中医从基础走向临床丛书

三焦辨证从此来

名医解读

历 代

温病学经典

李鑫辉 ——

主编

国家一级出版社 全国百佳图书出版单位

CS
K 湖南科学技术出版社 · 长沙

图书在版编目（CIP）数据

三焦辨证从此来 ： 名医解读历代温病学经典 / 李鑫
辉主编. -- 长沙 ： 湖南科学技术出版社，2025.4.

ISBN 978-7-5710-3431-3

Ⅰ．R254.2

中国国家版本馆 CIP 数据核字第 20259HZ481 号

SANJIAO BIANZHENG CONGCILAI —— MINGYI JIEDU LIDAI
WENBINGXUE JINGDIAN

三焦辨证从此来——名医解读历代温病学经典

主 编：李鑫辉
出 版 人：潘晓山
责任编辑：李 忠
出版发行：湖南科学技术出版社
社 址：长沙市芙蓉中路一段 416 号泊富国际金融中心
网 址：http://www.hnstp.com
湖南科学技术出版社天猫旗舰店网址：
 http://hnkjcbs.tmall.com
邮购联系：0731-84375808
印 刷：长沙鸿发印务实业有限公司
 （印装质量问题请直接与本厂联系）
厂 址：长沙县黄花镇工业园 3 号
邮 编：410137
版 次：2025 年 4 月第 1 版
印 次：2025 年 4 月第 1 次印刷
开 本：889 mm×1194 mm 1/16
印 张：28.75
字 数：860 千字
书 号：ISBN 978-7-5710-3431-3
定 价：298.00 元

《三焦辨证从此来——名医解读历代温病学经典》
编委会名单

主　编：李鑫辉

副主编：李彩云　　蒋　啸　　杜建芳

编　委：于静波　　王礼娟　　王　慧

　　　　史建辰　　刘泳钊　　刘贵淳

　　　　刘　莉　　李小莎　　肖丽菁

　　　　肖颖馥　　陆哲雯　　夏旭婷

　　　　颜梦凡

前　　言

　　越千年，扬华夏。光辉灿烂的温病学，横贯千年岁月，翻阅波澜壮阔的温病学发展史，就犹如世代薪火相传的火种，点亮世代相承的中医学子智慧之灯。温病医籍、名著浩如烟海，积淀着数以千年的学术精华，蕴藏着历代医家的思维智慧和实践经验。熟读精研中医古典医籍是当代中医继承、创新的基石，深入开展古典医籍精华的梳理和挖掘，采精发蕴，有利于中医学子厚重温病理论底蕴，树立中医疗效自信。历史证明，中医学习成才之路，非经典名著滋养下的躬身实践，别无蹊径。三焦辨证以上焦、中焦、下焦三焦为纲，对温病过程中的病理变化、证候特点及其传变规律进行分析和概括，确立治疗原则并借以推测预后转归，是温病的辨证纲领。三焦辨证，继前贤，集大成，创新论，切实用，使温病的辨证体系日臻完善，全面且系统。

　　本书锤炼理论精华，荟萃名家临证经验，守正创新，临床实用性强；融诸家临床精华于一炉，内容丰富翔实，再现千古名医学术精髓、圆机活法、传世名方，把温病经典的魅力演绎得淋漓尽致；聚焦历代经典著作对三焦辨证理论的认识，全面呈现了三焦辨证与温病学波澜壮阔的发展史，从先秦两汉到明清时期，从温病学萌芽阶段到形成阶段，循流探源，察标求本，深挖典籍，有利于中医学子理清三焦辨证与温病学学术发展脉络，探源溯流，察标求本，全面系统把握温病学学术思想，弘扬中医药文化；便于中医学子掌握温病大家的诊治思路，传承中医辨证精髓，拓展临床辨证思维，领悟其用药遣方之精妙，提高温病理论与临床水平，是一部重要的温病学专著。

湖南中医药大学
李鑫辉

目　录

第三篇　三焦辨证的成长

第四篇　三焦辨证的形成

总　论

第一节　三　焦

"三焦"一词首次出现在《黄帝内经》中，《素问·金匮真言论》"胆、胃、大肠、小肠、膀胱、三焦六府皆为阳"，指出三焦为六腑之一。《素问·灵兰秘典论》"三焦者，决渎之官，水道出焉"，意指六腑三焦是水液运行之通道。《灵枢·营卫生会》又以生理特点为依据，将三焦分为上焦、中焦、下焦三部分，指出"上焦如雾，中焦如沤，下焦如渎"，认为部位三焦是上焦、中焦、下焦的合称，包含了相应部位脏腑的生理功能。历代医家对三焦形态、实质、功能等有不少论述，总结起来有以下几方面的内容。

一、部位三焦

将人体分为上焦、中焦、下焦三个部位，《灵枢·营卫生会》："上焦出于胃上口，并咽以上，贯膈而布胸中……中焦亦并胃中……下焦者，别回肠，注于膀胱，而渗入焉。"一般来说，心肺为上焦，上焦出胃上口，故胃上口以上的脏器均属上焦。喻嘉言《医门法律》中指出"上焦若窍，窍有窍漏之义，可以通达之物，必是胃之上脘"。《医学入门·三焦腑赋》指出三焦的功能"上焦主出，阳气温于皮肤分肉之间，若雾露之溉焉"。

脾、胃为中焦，胃中到回肠的中间所有脏腑均属中焦。《难经·三十一难》："中焦者，在胃中脘，不上不下，主熟腐水谷。"《灵枢·营卫生会》："中焦亦并胃中，出上焦之后，此所受气者，泌糟粕，蒸津液，化其精微上注于肺脉及化而为血，以奉生身，莫贵于此，故独得行于经遂，命曰营气。"

回肠以下则为下焦所属脏腑了。《灵枢·营卫生会》："下焦者，别回肠，注入膀胱，而渗入焉，故水谷者，常并居于胃中，成糟粕而俱下于大肠而成下焦。"《医学入门》："下焦主通利，溲便以时传下，出而不纳，开通秘塞。"说明膀胱和大肠为下焦的重要器官，是排泄的通道。

二、脏腑三焦

六腑之一，又称外腑、孤腑。《灵枢·本输》："三焦者，中渎之腑也，水道出焉，属膀胱，是孤之腑也。"《素问·六节脏象论》："脾、胃、大肠、小肠、三焦、膀胱者，仓廪之本，营之居也，名曰器，能化糟粕，转味而入出者也。"《医学正传》："三焦者，指腔子而言……总名三焦……其体有脂膜在腔子之内，包罗乎五脏六腑之外也。"作为脏腑之一的三焦，为人体水液运行的通道。津液自胃肠经三焦下渗膀胱，三焦水道通畅，则津液源源不断渗入膀胱，成为尿液生成之源。

三、气化三焦

《难经·六十六难》："三焦者，原气之别使也，主通行三气，经历于五脏六腑。"《中藏经》："三焦者，人之三元之气也……三焦通，则内外左右上下皆通也。其于周身灌溉，和内调外，荣左养右，导上宣下，莫大于此者也。"三焦有"主持诸气"之功，三焦气机通达则周身畅达，即"气行则水行，气化则水化"。所以说三焦是人体元气运行的通道。元气根源于肾，由先天之精所化，赖后天之精以养，通过三焦而输布到五脏六腑，充沛于全身，以激发、推动各个脏腑组织的功能活动，故称三焦是元气运行的通道。

四、辨证三焦

以临床证候表现辨别病变部位、脏腑，进而按病位划分上焦、中焦、下焦三类证候，用以阐明三焦所属脏腑在疾病过程中的病机变化、证候特点及其传变趋势。清代医家吴鞠通在博采众家的基础上，对温病过程中的各种临床表现进行综合分析和概括，以身体部位自上而下的三段分布总结形成了三焦辨证，是温病辨证方法之一。追其理论渊源可以上溯到《黄帝内经》《难经》。自此以后，历代医家每多发挥，对于三焦辨证的认识日趋完善，形成影响深远的中医辨证指导理论。

第二节　三焦辨证

三焦辨证为清代温病学家吴鞠通所倡导。吴鞠通依据《黄帝内经》对三焦部位的论述，并总结前人和他自己对温病实践的体会，用三焦以阐述温邪在病变过程中由上及下、由浅及深所引起各种病证的发展变化规律，并用以说明病邪所犯脏腑的病理变化及其证候特点，补充了卫气营血辨证论治的不足，成为指导温病临床辨证论治的依据。三焦辨证作为温病学的理论核心，具有重要的指导意义：①辨明病邪性质，判断病证属性。②归纳证候类型，分析病理变化。③识别温病病位层次传变的准则。吴鞠通指出"上焦病不治则传中焦，胃与脾也；中焦病不治则传下焦，肝与肾也；始上焦，终下焦"。④确立温病治疗原则，制定治法方药。吴鞠通提出"治上焦如羽（非轻不举），治中焦如衡（非平不安），治下焦如权（非重不沉）"。

一、三焦辨证的源流

三焦辨证为清代温病学家吴鞠通所确立，是温病辨证方法之一。追其理论渊源可以上溯到《黄帝内经》《难经》。自此以后，历代医家每多发挥，对于三焦辨证的认识日趋完善。我们通过对三焦辨证这一重要概念的文献进行归纳整理考证，理其脉络，溯其源流，以阐述三焦辨证形成与发展的演变过程。

（一）发源于《黄帝内经》

三焦辨证的理论渊源可以上溯到《黄帝内经》。《黄帝内经》所述"三焦"有两种不同的含义：一是作为六腑之一的气化三焦，《灵枢·本输》："三焦者，中渎之腑也，水道出焉，属膀胱，是孤之腑也。"二是作为人体上焦、中焦、下焦三个部位总称的部位三焦，《灵枢·营卫生会》："上焦出于胃上口，并咽以上，贯膈而布胸中……中焦亦并胃中……下焦者，别回肠，注于膀胱，而渗入焉。"《黄帝内经》还论及了三焦各部位的功能，如《灵枢·营卫生会》："上焦如雾，中焦如沤，下焦如渎"。此后，《难经》也有三焦的功能记载，"所以腑有六者，谓三焦也，有原气之别焉，主持诸气"，指出三焦为原气之别使，有主持诸气的功能。《黄帝内经》和《难经》有关三焦部位的区分和功能的论述为三焦辨证的产生奠定了理论基础。此后，历代医家在《黄帝内经》和《难经》的理论基础上，结合自身临床实践，运用三焦的概念总结三焦病证的病机变化及三焦分治的经验，成为三焦辨证形成的实践基础。

（二）发展于汉唐

东汉张仲景在阐述六经辨证体系的过程中，有多处体现三焦辨证分治的论述。《伤寒论》："食谷欲呕，属阳明也，吴茱萸汤主之。得汤反剧者，属上焦也。""伤寒服汤药，下利不止，心下痞硬，服泻心汤已，复以他药下之，利不止，医以理中与之，利益甚。理中者，理中焦，此利在下焦，赤石脂禹余粮汤主之。"《伤寒论·辨脉法》对三焦功能障碍导致的病理变化进行了详细论述。同时，张仲景又将三焦辨证与病邪辨证相结合，论述三焦受邪后所出现的病证。如《金匮要略·五脏风寒积聚病脉证并治》有"热在上焦者，因咳为肺痿；热在中焦者，则为坚；热在下焦者，则尿血，亦令淋秘不通"等论述，并提出"上焦得通""理中焦""利在下焦"三焦分治之法。唐代孙思邈在《备急千金要方》中论述了三焦胀、三焦病等证候表现，定三焦之位，明三焦虚实寒热之治，并提出了三焦寒热虚实的治法与方剂，体现了三焦辨证的思想。这些理论对后世以三焦区分不同证候的病位所在，并进而创立三焦辨证理论有很大启发。

（三）充实于宋金元

宋代医学著作，首先值得一提的是《圣济总录》，该书"以三焦为纲，寒热虚实为目"，较全面总结了宋代以前关于三焦的不同病证。《圣济总录》对三焦的运用不仅包含脏腑三焦，还包括部位三焦和辨证三焦，为后世三焦辨证理论体系的形成奠定了理论基础。金元时期，刘河间创新论、立新法、制新方在热病方面大胆革新，在理论上他主张伤寒六经俱是热证，进一步以三焦作为温热病的分期，即上焦为初期，中焦为中期，下焦为后期，使医家对于热病的证治有了系统的整体上的认识。罗天益着重于三焦气机变乱的分析，在其《卫生宝鉴》中对温热病提出了按邪热在上焦、中焦、下焦和气分、血分不同的病位制方用药，即用药分上焦热、中焦热、下焦热，开温热病运用三焦分部进行辨证论治的先河。

（四）形成于明清

清代喻嘉言强调温疫病的三焦病机，并指出了温疫三焦分治的原则。《尚论·详论温疫以破大惑》："温疫之邪，则直行中道，流布三焦。上焦为清阳，故清邪从之上入；下焦为浊阴，故浊邪从之下入；中焦为阴阳交界，凡清浊之邪必从此区分，甚者三焦相溷。"治疗上，"上焦如雾，升而逐之，兼以解毒；中焦如沤，疏而逐之，兼以解毒；下焦如渎，决而逐之，兼以解毒。"叶天士有"气病有不传血分，而邪留三焦"之言，以三焦结合卫气营血辨治温病，提出"上焦药用辛凉，中焦药用苦寒，下焦药用咸寒"，"上焦宜通宜降，中焦宜守宜行，下焦宜潜宜固"的三焦用药原则。薛生白在《湿热病篇》中有"湿邪蒙绕三焦""湿伏中焦""湿留下焦"等湿热证的病机与证治，丰富和完善了湿热病三焦的病机理论。

在历代医家对三焦理论的基础上，清代吴鞠通取法于河间，著《温病条辨》创立三焦辨证，以上焦、中焦、下焦为纲，以温病病名为目，将六经、脏腑及卫气营血辨证理论贯穿其中，重点论述三焦脏腑在温病过程中的病机变化，反映温病的发生、发展及传变规律，以作为温病的辨证纲领。吴鞠通同时总结了相应的治疗方药，提出"治上焦如羽，非轻不举；治中焦如衡，非平不安；治下焦如权，非重不沉"的著名治则，标志着温病学的理论体系已趋于完善。

二、三焦辨证的内涵

三焦辨证是吴鞠通依据《黄帝内经》对三焦部位与功能的学说，结合实践而创立的辨证纲领。把温邪对于不同部位脏腑的损害用三焦加以概括和说明，根据温病发生、发展的一般规律及症状变化的特点，以上焦、中焦、下焦为纲，对温病过程中的各种临床表现进行综合分析和概括，以区分病程阶段、识别病情传变、明确病变部位、归纳证候类型、分析病机特点、确立治疗原则并推测预后转归的辨证方法。下面主要重点阐述上焦证、中焦证、下焦证的主要病理和常见证候。

（一）上焦证

上焦证包括肺及心包（心）的病变。吴鞠通《温病条辨》："凡病温者，始于上焦，在手太阴。"温邪从口鼻而入，首先犯肺，肺卫病变多见于新感温病初期。如感邪轻者，正气抗邪有力，邪气不向里传，可从表而解；如肺卫邪热不解，由表入里，可引起肺热壅盛，若肺气大伤，其化源欲绝则可危及病人生命。若病人心阴、心气素虚，肺卫之邪可直接内陷心包，甚至导致内闭外脱而死亡。常见证候有如下。①邪袭肺卫证：温邪犯肺之初，症见发热，微恶风寒，咳嗽，头痛，口微渴，舌边尖红赤，舌苔薄白欠润，脉浮数等。②邪热壅肺证：肺卫之邪由表入里，邪热壅肺，症见身热，汗出，咳喘，口渴，苔黄，脉数等。③湿热阻肺证：多见于湿热或暑湿犯卫初期，症见恶寒，身热不扬，胸闷，咳嗽，咽痛，苔白腻，脉濡缓等。④邪陷心包证：温邪内陷心包，出现神志异常为主的病理变化，症见身灼热，神昏，肢厥，舌謇，舌绛等。⑤湿蒙心包证：气分湿热酿蒸痰浊，蒙蔽心包，症见身热，神志昏蒙，时清时昧，脘腹胀满，舌苔垢腻等。上焦病证遵循"治上焦如羽，非轻不举"的治疗原则，用清轻上行宣透的药物，以解除心肺热邪。邪在肺卫，宜辛凉解表，宣肺泄热；邪在肺气，宜清宣肺热；内陷心包必须清心开窍，泄热解毒。

（二）中焦证

中焦证一般为温病的中期或极期阶段，包括脾、胃、大肠的病变。该阶段邪气虽盛而正气尚未大伤，故邪正斗争剧烈，若治之得法，则不复再传，邪去而病愈。若邪热过盛或腑实严重，每可导致津液或正气大伤，可引起真阴耗竭或湿热秽浊阻塞机窍等危重证候。吴鞠通曰："一曰阳明太实，土克水者死……二曰秽浊塞窍者死。"因此需把好"中焦关"，使其勿向下焦证发展。常见证候如下。①阳明热盛证：邪热入足阳明胃经，里热蒸迫，症见壮热，不恶寒，反恶热，汗多，渴喜饮冷，尿赤，舌红，苔黄燥，脉洪大有力。②阳明热结证：热结阳明，肠道传导失司，症见日晡潮热，大便秘结，或热结旁流，腹部硬满疼痛，舌红苔黄、灰、黑而燥，脉沉实有力。③湿热中阻证：湿热病邪困阻中焦脾胃，湿重于热者，症见身热不扬，胸脘痞满，泛恶欲呕，舌苔白腻，或白多黄少等。湿热病重或热重湿轻者，症见发热持续不退，且汗出热不解，烦躁不安，脘腹痞满，恶心欲呕，舌红苔黄腻或黄浊等。④湿热滞肠证：湿热积滞，肠道传导失司，症见身热稽留，胸腹灼热，呕恶，脘腹胀满疼痛，大便溏垢不爽，舌红苔黄腻或黄浊，脉滑数等。中焦病证遵循"治中焦如衡，非平不安"的治疗原则，用药既不能太薄，也不能过于厚重，以平和为特点。邪在阳明，当清泄里热；湿热阻滞，当清化湿热；邪热结聚，肠道失司者，当通下逐邪。

（三）下焦证

下焦病证属温病的后期，包括肝、肾的病变，即吴鞠通所曰"中焦病不治，即传下焦，肝与肾也"。下焦病症病机上一般为邪少虚多或纯虚无邪，若正气渐复，驱除余邪外出则可痊愈；若阴津耗尽，则可出现阴竭阳脱的危证，所以吴鞠通总结："在下焦则无非邪热深入，消铄津液，涸尽而死也。"常见的证候有如下。①肾阴耗损证：温邪深入下焦，肾精耗伤，脏腑失养，症见低热持续不退，手足心热甚于手足背，精神疲倦，消瘦无力，或心中悸动不安，耳聋，口干咽燥而饮水不解，牙齿干燥无光泽，舌干绛或枯绛而干，无苔，脉虚细数或结代。②虚风内动证：肝肾阴亏，虚风内动，症见低热，形消神倦，咽干，齿黑，手足蠕动，甚或瘛疭，心悸或心中憺憺大动，甚则心中痛，时时欲脱，舌干绛，脉虚细无力。下焦病证遵循"治下焦如权，非重不沉"的治疗原则，温病至后期，元阴耗损，应采用质味浓厚，具有滋补潜镇作用的药物，以滋补肝肾，育阴潜阳。如肾精耗损证当滋补肝肾真阴；虚风内动证当滋阴息风以治之。

三、三焦辨证的证候传变

三焦所属脏腑的病机变化和证候表现，也标志着温病发展过程的不同阶段。上焦手太阴肺的病变多为温病的初期阶段；中焦足阳明胃的病变，多为极期阶段；下焦是足少阴肾、足厥阴肝的病变，多为末期阶段。所以吴鞠通提出温病的传变"始上焦，终下焦"，指出了温病的始发部位，以及病程发展阶段和传变的一般规律。人体是一个有机的整体，邪之所感，随处可传，故上焦、中焦、下焦的病变不是截然划分的，有时相互交错，相互重叠。此外，温邪始犯上焦手太阴肺，继则传至中焦足阳明胃的过程，称为顺传；温邪自手太阴肺卫传至手厥阴心包的过程，称为逆传。"肺经不解，则传于胃，谓之顺传。不但脏病传腑为顺，而自上及中，顺流而下，其顺也有不待言者，故温热以大便不闭为易治，为邪有出路也。若不下传于胃，而内陷心包，不但以脏传脏，其邪气入营，更进一层矣，故曰逆传。"

由于病邪的性质不一，其发病初起，并非皆始于手太阴肺经。如湿温初起，其病变重心在足太阴脾，兼邪郁肌表；暑温发之之初即可见中焦阳明病证。另如暑风、暑厥，病一开始即呈足厥阴肝、手厥阴心包见证。王孟英说："夫温热究三焦者，非谓病必上焦始，而渐及于中下也。伏气自内而发，则病起于下者有之，胃为藏垢纳污之所，湿温疫毒，病起于中者有之，暑邪夹湿者，亦犯中焦。又暑属火，而心为火脏，同气相求，邪极易犯，虽始上焦，亦不能必其在手太阴一经也。"所以关于三焦的病程阶段，应根据每一具体疾病而分别对待。

第三节　三焦辨证的临床指导意义

三焦辨证是温病学的核心理论之一，以上焦、中焦、下焦为纲，以温病病名为目，体现了三焦所属脏腑的病理变化，是分析温病病机变化的理论基础，辨别温病不同证候类型的纲领以及确立温病治则治法的主要依据。三焦辨证与脏腑辨证，在辨别脏腑病机变化、确定病变部位、病变性质和证候类型等方面，具有相似之处，除了广泛运用于温病的辨证之外，其理、法、方、药对临床诸多疾病也有一定的指导意义。

一、三焦辨证理论的临床指导应用

三焦辨证由清代医家吴鞠通所创立，其理论的形成和完善经历了漫长的发展史。吴鞠通博采众家之长并结合自身的经验，将三焦辨证系统化，并形成了三焦辨证纲领，近现代医家对三焦辨证也有诸多发挥应用。

基于对"三焦气化"的深刻理解，韩景献教授创立了三焦针法，该针法主张从调理三焦气化角度延缓衰老及治疗老年相关疾病，以膻中、中脘、气海为主穴，三穴分布于上、中、下三焦，以三焦为通道，刺膻中，调理上焦心肺，水谷之气与肺吸入的自然界清气生成宗气，进入心脉系统化赤而为血，经过三焦之气的推动与运输，布散全身；刺中脘，疏调中焦脾胃，脾胃为后天之本，受纳腐熟水谷，气血生化之场所，以三焦为通道，依赖三焦之气的运转，上输心肺及脑，下输下焦肝肾以充养后天，培补元气；刺气海，培补下焦肝肾，肾中之精乃先天之精，先天之精化生元气，为先天之本，先天与后天之本通过三焦通道借助于三焦之气的运转互相资助，互相既济，三穴相合共同达到"益气调血，扶本培元"的作用，主要应用于老年期痴呆、中风后遗症肢体偏瘫、帕金森病等神经系统疾病的治疗，在失眠、肾病、便秘等一些内科疾病中也发挥重要作用。

北京中医药大学孔光一教授将自己对三焦的理解作出了创新性的解读，首创"少阳三焦膜系"理论。孔光一教授提升了对三焦的认识，使之形象化，将人体与外界相通或与内部相连的各类膜层，统称为三焦膜系。三焦膜系分为外通性膜系和内通性膜系两类，外通性膜系为直接与外界相通的膜层，主要为呼吸道与消化道。内通性膜系主要为血运通道内外的膜层，以心、肝为主体，三焦膜系在人体广泛分布，形态各迥，运行津血，充养全身。在此理论指导下寻找解决临床复杂病证的路径，灵活运用于临床各科疾病的治疗。

三焦气化不利则会影响气、血、津液、精等的生成和体内代谢产物的排出，进而导致各种疾病产生，基于此不少学者运用该理论指导临床多种疾病的辨证诊疗。如有学者认为上焦、中焦、下焦任一部位气化功能失常，既可致气血津液化生不足，以致气虚无力行血、血虚滋养濡润不足，进而心失所养，不荣则痛，又可致气血津液升降不畅，运行、输布异常，以致心脉痹阻，不通则痛，由此指出三焦气化失司是冠心病心绞痛的中医病机。又如血管性帕金森综合征，有学者认为该病的病机关键在于三焦气化失司，气滞寒凝、痰瘀阻滞而致脉道"不通"或"不荣"，虚风内生，发为颤证。在血管性帕金森综合征的辨证施治中，无论是从五脏、阴阳还是气血津液角度辨治，其实都是三焦气化失司致病过程中的不同侧重点。在系统性红斑狼疮上，有学者从三焦气化角度分析其中医病机，认为三焦气化失司，津液输布失常，阻滞血行，从而导致"寒热往来""渴""心下悸，小便不利""脱发"等早期症状，三焦气化不利产生的痰、饮、水等病理产物引发"悬饮""溢饮""支饮"的病理表现与红斑狼疮中后期由免疫性复合物沉积引起全身多个器官受损的表现相符，提出系统性红斑狼疮的治疗当从调理三焦气化功能着手。在干燥综合征上，有学者提出该病的根本病机在于三焦气化失司，水液敷布失常，无法濡润脏腑、组织而致脏腑受损，肌肤干燥，指出治疗干燥综合征应选用通阳化气、利水布津治法，使三焦气化正常，水液得以润泽全身。

二、三焦辨证治则治法的临床指导应用

《温病条辨》指出"治上焦如羽，非轻不举；治中焦如衡，非平不安；治下焦如权，非重不沉"。在临床上，三焦辨证的治则被后代医家灵活应用于各种内外科疾病的治疗。

（一）治上焦如羽，非轻不举

《温病条辨》阐释了"温病由口鼻而入，自上而下，鼻通于肺，始手太阴"的发病特点，并针对温病初起，邪在上焦肺卫的一类疾病，提出"治上焦如羽，非轻不举"的治则，用药轻清、宣散为贵，处方剂量宜小，轻煎频服。"治上焦如羽"强调治疗以辛凉宣透为法、用药选质轻性浮之品、处方剂量以小为宜、煎服方法以轻煎频服为佳。如吴鞠通创立辛凉宣透之剂银翘散，以辛凉透热，疏泄腠理，驱邪出表，有治上不犯中，以轻去实之能；吴氏亦嘱"香气大出即取服，勿过煮"，"从普济消毒饮时时轻扬法"，均体现出"治上焦如羽，非轻不举"的原则。该治则对后世影响深远，至今仍在临床多学科中广泛应用。

如在耳鼻咽喉疾病治疗中，有医家认为耳鼻咽喉乃清阳之窍，位居于上，属上焦，性好轻灵，用药非轻不能上达，故可将"治上焦如羽"应用到耳鼻咽喉疾病的临床治疗中，尤其是对于风寒、风热、风燥等外邪侵袭肺卫，导致喉痹、伤风鼻塞、鼻鼽、耳胀等疾病，病在上焦肺卫，病情较轻浅，可遵此法。临床选用辛夷、荷叶、橘络、紫苏叶等花、叶类质地轻清的药物，且量少而精，以求用药轻扬，升而逐之。煎煮服法宜"轻"，如银翘散的煎煮方法为"香气大出，即取服，勿过煮"。芳香药物不宜久煎，以防有效成分挥发，多采取后下的煎煮方法。中药泡饮可视为是对煎服之轻的进一步发挥，尤其是一些复方中草药代茶冲泡治疗咽喉疾病效果显著。

又如在小儿推拿治疗上，小儿因其"五脏六腑，成而未全，全而未壮"，脏腑娇嫩，形气未充，上焦心肺功能尚不完善，且有"肺常不足"之说，相关医家就"治上焦如羽"在推拿治疗小儿肺系病证中的应用进行探讨。在选穴操作方面，参照治疗上焦病时的选药特点，小儿推拿在选穴时应以头面、上胸背部、上肢穴位为主，在手法的选取上，应尽量避免掐法、捏挤法等刺激较大的手法，如捏挤大椎、掐揉二扇门等，以推法、揉法等轻柔温和的手法为主，在操作上应注重轻巧柔和且深透。在推拿介质方面，选用由金银花、连翘、薄荷等具有质轻宣散作用的中药制成的润滑剂，亦能体现出"治上焦如羽"理论的原则。

（二）治中焦如衡，非平不安

"治中焦如衡，非平不安"阐明了中焦的治则及用药规律。"衡"原意指秤杆，"平"与"衡"为同义语。《黄帝内经》中就多次用到"衡"字："夫五运之政，犹权衡也。高者抑之，下者举之，化者应之，变者复之，此生长化收藏之理，气之常也，失常则天地四塞矣。""气之相守司也，如权衡不得相失也。"其中的"衡"更强调秤杆与秤砣之间相互协调作用，用此形容自然界和人体都处于动态的稳定中。"安"即平安，指脏器安和，病邪不干。

如慢性萎缩性胃炎的治疗，郑亮教授基于"治中焦如衡"理论，结合中焦生理病理特点，采用升降相宜、燥湿并济、寒热同调、补泻兼施等方法，自拟胃衡汤方论治慢性萎缩性胃炎，治法之衡，强调不是简单的补偏救弊，而是通过协调中焦枢纽、平衡气血阴阳，使气机平顺、功能有序。治则上常采用升降相宜、燥湿并济、寒热同调、补泻兼施等方法，以恢复中焦协调安和。用药之衡上，实证者，采用温阳散寒、理气祛湿、消食导滞，虚证则以健脾运脾、补气养血为主。对于虚实夹杂者，需补虚与泻实并重，滋补过重药物有助邪之虞，攻伐力强药物又有损阴耗阳之弊，因此用药多选补而不滞之品。

又如代谢相关脂肪性肝病，有学者基于"治中焦如衡"理论，认为本病的核心病机为胃强脾弱、胃热脾虚、痰热互结，治疗上主张脾胃兼顾，清热化痰，调畅中焦气机，临证时基于黄连温胆汤进行加减，同时配合健康管理，疗效显著。在重症肌无力的治疗上，有学者强调"治中焦如衡，非平不安"的治则，强调当治之以衡，温化湿邪，同时当常用温药，善用风药，重视脾胃，选用苍术汤等方剂加减。在针药协同治疗方面，主张针药同出一源，取穴以阳明为主，治之以衡，首选足三里、曲池、合谷，可配三阴交、阴陵泉、关元等穴，然后视其或肝肾亏虚，或肺阴不足，或阳气不通，或湿邪阻滞具体情况辨证选穴，纠正其虚实、邪正偏性。

（三）治下焦如权，非重不沉

"权"意为重，即治疗下焦病症如同秤砣一样，如果不用性质沉重的药物就不能直达在下之病所，所用药物以重镇滋腻味厚之品为主，使之直入下焦滋补肾阴，或用介类重镇之品以平息肝风，这些都体现了一个重的特点。所以"治下焦如权，非重不沉"是指治下焦病多用填补与潜镇两法，肾阴耗劫，法当填补；肝风内动，法宜潜镇。

对于咳嗽由下焦肝肾者，吴鞠通提出"治下焦如权（非重不沉）"，治下焦咳，宜固阴潜阳，咸寒收敛以治肾，调肝化饮以治肝，滋补肝肾法。吴氏此法主要用于伤燥日久波及下焦之阴，见昼凉夜热，干咳或不咳，病人除可见以上症状外，亦可伴有形瘦、颧红、口干等症，治宜大（小）定风珠、三甲复脉汤，三方均为吴氏所创。吴氏方论中言因为鸡子黄外形如珠，并得风木之精，能息风故名"定风珠"。小定风珠药少力较弱，大定风珠、三甲复脉汤均以大量血肉有情之品填补肾阴，配以介属潜肝阳，使阴与阳交纽，如吴氏曰"病深而入中下焦，不可以浅药治深病"。三者相同点为同为平息内风之剂，均可滋阴息风，不同点为小定风珠轻药治轻症，大定风珠滋阴息风力最强，三甲复脉汤安中缓急潜阳育阴较强。亦有后世医者从温与燥的角度分析吴氏治咳，并将其归于燥邪咳嗽。

现代医家应用三焦辨证"治下焦如权，非重不沉"的学术思想，在临床中采用镇肝息风汤治疗慢性肾脏病中晚期下焦虚风内动证，方中以龙骨、牡蛎、赭石等重镇药物来潜阳育阴填精，用沉降以直达下焦。

三、三焦辨证代表方药的临床指导作用

（一）上焦方药——以银翘散为例

银翘散是由温病代表人士也是四大家之一的吴鞠通所创制的方剂，由连翘一两、金银花一两、苦桔梗六钱、薄荷六钱、竹叶四钱、生甘草五钱、芥穗四钱、淡豆豉五钱、牛蒡子六钱组成。此方最早出现于《温病条辨》，该书也是吴鞠通的代表作之一，记载"太阴风温，温疫，温热……用辛凉平剂银翘散治之"。银翘散是吴鞠通遵循"温病邪气在肺部，外合皮毛，方选辛凉解表剂，以轻剂最好"的治疗方法，结合自己的实践经验，经过长期积累并创新，而建立此方。本方在温病的风温初起、风温及温热病药效明显，从清代一直沿用至今。治疗最常见的疾病有上呼吸道感染、咽喉炎、扁桃体炎、腮腺炎、麻疹、药疹、肺炎、水痘、猩红热、出血热、病毒性心肌炎等多种疾病。

如病毒性心肌炎，本病属于中医学"风温""心悸""胸痹"等范畴，正式中医病名规范为"心瘅"，范梅红教授依据多年临床经验，认为小儿病毒性心肌炎虽病位在心，但临床发病多与肺脏相关，感冒咳嗽等导致心肌损伤者最为多见。内外因相合，正气亏虚、邪毒侵心是发病要点，以银翘散加减、生脉散加减治之。金银花、连翘气味芳香，疏散风热的同时还可清热解毒；薄荷、牛蒡子疏散风热，清利头目，牛蒡子还可滑肠通便；射干、蝉蜕、僵蚕相配清热解毒、祛痰止咳；蒲公英、鱼腥草清热解毒并消痰散结；桔梗功在升浮发散，宣肺祛痰利气以止咳。人参、麦冬、五味子发挥益气生津作用，同诸多清热药配伍，清热不伤正，补益不留邪。诸药共奏清热解毒、活血益心之功，体现"清、补、通"三法。

（二）中焦方药——以宣白承气汤为例

宣白承气汤出自吴鞠通《温病条辨》卷二："阳明温病，下之不通，其证有五……喘促不宁，痰涎壅滞，右寸实大，肺气不降者，宣白承气汤主之。"宣白承气汤作为吴鞠通肺热移肠的经典方，配伍精当，由生石膏（五钱）、生大黄（三钱）、杏仁粉（二钱）、瓜蒌皮（一钱五分）组成。肺，五色属白，主宣发肃降，宣白即是宣发肺气；承气，为承顺腑气，此方具有清肺定喘，泻热通便之功。中医学认为，肺与大肠相表里，腑气的通降有赖于肺气的肃降，痰热内蕴，肺气不降，则变证丛生。本方用杏仁粉宣肺止咳，石膏清泄肺热，一宣一降，使气机得畅；生大黄泻热通便，瓜蒌皮润肺化痰，一润一泻，则痰祛热清。后世医家在该方的基础上发挥颇多，常用于肺炎、慢性阻塞性肺疾病、慢性支气管炎急性

发作、便秘、泄泻、脓毒血症等疾病。

如新型冠状病毒疫毒闭肺证，仝小林院士常用宣白承气汤加减治疗。仝小林院士认为，新型冠状病毒感染危重症病人大便通畅，然痰湿热瘀闭肺明显，出现咳痰、喘憋加重，当"逐邪勿拘结粪"，应用宣白承气汤加减治疗。痰湿热瘀闭肺，症见发热咳嗽、痰或多或少、痰黏或黄、喘憋气促、呕恶痞满、大便秘结等，以子龙宣白承气汤为主方加减治疗，即在宣白承气汤的基础上合用葶苈子、地龙以化痰活血通络，功能宣肺通腑、化痰通络，为"郁闭脱虚"中"闭"期的主方。如内闭外脱，症见咳痰、呼吸窘迫、脉疾多汗，甚至二便失禁、昏迷，可用破格子龙宣白承气汤回阳救逆、益气固脱、宣肺通腑、化痰通络，汗多者，加煅龙骨、煅牡蛎；神闭者，热闭凉开可用温病三宝（安宫牛黄丸、至宝丹、紫雪丹），寒闭温开可用苏合香丸。

（三）下焦方药——以青蒿鳖甲汤为例

青蒿鳖甲汤出自吴鞠通《温病条辨·下焦篇》："夜热早凉，热退无汗，热自阴来者，青蒿鳖甲汤主之。"温病后期，阴分已伤，余邪未清，深伏阴分，以夜热早凉、热退无汗、舌红少苔、脉来细数为主要临床表现，吴鞠通立青蒿鳖甲汤领邪外出，同时顾及已伤之阴液，方由青蒿、鳖甲、细生地黄、知母、牡丹皮组成，全方共奏养阴清热、透邪外出之功。后世医家发挥颇多，在临床各科上运用频繁，如外科术后、肝炎肝硬化、系统性红斑狼疮、崩漏、妇人腹痛、经断前后诸证、小儿口疮、小儿便秘及皮肤病等。

如慢性心力衰竭继发肺病感染，王行宽教授常用鳖甲配伍青蒿清透中焦厥阴少阳之邪，为治疗湿热内陷的心力衰竭继发肺部感染的黄金搭档。鳖甲本为血肉有情滋腻之品，具有养阴透热而不留邪的特点，至清代吴鞠通等医家将其用于下焦血热等症，代表名方为青蒿鳖甲汤、三甲复脉汤等。王行宽教授在治疗心力衰竭继发肺部感染的病症中，将鳖甲的剂量2倍于青蒿，意以养阴为主、清热透热为辅，将两者剂量等同，取滋阴透热之功效。

第一篇　三焦辨证的源头

第一章　黄帝《黄帝内经》

第一节　黄帝与《黄帝内经》

《黄帝内经》虽冠以"黄帝"书名，是因为黄帝氏族是华夏民族的始祖，她的文化对华夏大地的发展有着深刻的影响，所以历代华夏子孙都以自己是黄帝子孙为荣，在这种情况下，当时学者们为了使自己的学说更容易为世人接受遂将著作冠以"黄帝"以取重。从成编时代、全书内容都明确地指出《黄帝内经》是古代医家们经验总结的汇编，而不是出自某位医家的手笔，甚至不是时代或者地域的医学成就，其是众多医家们经验的总结汇编。

《黄帝内经》的学术体系宏大而广博，是以医疗实践的观察与验证为基础，又有古代自然科学、社会科学知识方法渗透，以古代哲学为骨架综合整理、升华理论而得出的文明瑰宝。总体来说，其是先民们通过对人体生命现象的长期观察，经过医疗实践的反复验证，受到古代哲学思想影响确立唯物观，以"精气"学说为核心，气化生理学为基础，阴阳、五行为运动变化规律，分析诠释人体生理和病理发展过程，以及人与自然密切相关的经验总结与理论汇编。

《黄帝内经》作为我国现存最早的一部医学典籍，是中医学发展史上影响最大的鸿篇巨制。《黄帝内经》的成编，确立了中医学的理论体系，为中医学发展奠定了坚实的基础，被后世尊称为"医家之宗"。关于《黄帝内经》的成书年代，历代医家学者的观点有很大争议，归纳起来大体有3种认识。①成书于战国说，此说多从文体上进行论证，如《内经十讲》："先秦之文，多作韵语，除五经之外，如《子文》《荀子》《韩非子》《吕氏春秋》《鬼谷子》等，与内经诸论韵语的文字相似，非后世之文可以比拟。"②成书于西汉说，此说最有力的论据是史籍《黄帝内经》的著录。《黄帝内经》之名，在史籍上首见《汉书·艺文志·方技略》："《黄帝内经》十八卷、《外经》三十七卷……合成医经七家，二百一十六卷。"③成书于东汉说，此说主要源于东晋皇甫谧，他认为《汉书·文艺志》记述《黄帝内经》仅18卷，虽名曰卷，实则是"篇"，无"积篇为卷"之例，因而《黄帝内经》18卷当为18篇之量，与今本《黄帝内经》相去甚远，再结合文字、注引、学术发展等情况，认为今本《黄帝内经》极有可能是东汉人在博采《汉书·艺文志》所著录的各种医经著作的基础上成书的。就以上三说，参考《黄帝内经》的成编年代，可以明确的是《黄帝内经》是古代医家们经验总结的汇编，绝非出自一个人手笔，也不是一个时代的医学成就，而是在一个时期内，众多医家们的经验总结。

本章节撷取《灵枢》与《素问》中有关三焦、营卫气血与热论的探讨，这些论述是后世温病学的滥觞。

第二节　《黄帝内经·灵枢》

【原文1】

刺诸热者，如以手探汤①；刺寒清②者，如人不欲行③。阴有阳疾者，取之下陵三里，正往无殆④，气下乃止⑤，不下复始也。疾高而内者，取之阴之陵泉；疾高而外者，取之阳之陵泉也⑥。（《灵枢·九针十二原第一》）

【注　释】

①刺诸热者，如以手探汤：杨上善说："刺热者，决泻热气，不久停针，徐引针使疾气疾出，故如手探汤，言其疾也。"

②寒清："寒清"同义复词。《吕氏春秋·有度》高注："清，寒。"

③如人不欲行：杨上善说："刺寒者，久留于针，使温气集补，故如上行，迟若不行，待气故也。"

④殆："殆"与"怠"通。《论语·为政》释文："殆本作怠。"

⑤气下乃止："下"作"去"解。《周礼·司民》："下犹去也。""气下乃止"是说邪气退去就须停针。

⑥疾高而内……取之阳之陵泉也：张介宾说："疾高者，在上者也，当下取之。然高而内者属脏，故当取阴陵泉；高而外者属腑，故当取阳陵泉。"

【解　读】

针刺热病，好像是手试沸汤，一触就起，针刺寒病，好像不愿出行的样子。阴分里有了阳邪热象，应当取足三里穴，准确进针，不能懈怠，邪气退了，就应该停针，假如邪气不退，还需要再刺。病出现在上部，而属于内脏的，可取阴陵泉；病出现在上部，而属于外腑的，可取阳陵泉。

【原文 2】

三焦者，上合①手少阳，出于关冲，关冲者，手小指次指之端也，为井金；溜于液门，液门，小指次指之间也，为荥；注于中渚，中渚，本节之后，陷者中也，为腧；过于阳池，阳池，在腕上，陷者之中也，为原；行于支沟，支沟，上腕三寸，两骨之间陷者中也，为经；入于天井，天井，在肘外大骨之上，陷者中也，为合，屈肘乃得之。三焦下腧，在于足大趾②之前，少阳之后，出于腘中外廉，名曰委阳，是太阳络也，手少阳经也。三焦者，足少阳太阴之所将③，太阳之别也，上踝五寸，别入贯腨肠，出于委阳，并太阳之正，入络膀胱，约下焦，实则闭癃，虚则遗溺。遗溺则补之，闭癃则泻之。（《灵枢·本输第二》）

【注　释】

①上合：腑在下而经在上，故曰上合。三焦布于人身上中下三部，此合上合，即指合于手经。

②足大趾：足大趾当作足太阳。据周学海考证，三焦病者，候在足太阳之外大络，在太阳少阳之间，取委阳。

③足少阳太阴之所将：据顾观光《灵枢校勘记》考证，此太阴为衍误，顾氏根据王冰注解认为，此应为："足三焦者，太阳之所将。"

【解　读】

三焦的经气循行，上合于手少阳经，它的脉气，出于关冲穴，关冲在小指侧环指之端，称为井金；脉气由此流于液门，液门在小指与环指之间，称为荥；脉气由此注于中渚穴，中渚在手背第四、五掌骨间陷中，称为腧；脉气由此过于阳池穴，阳池在手表腕上横纹陷中，称为原；脉气由此行于支沟穴，支沟在腕后三寸，两骨间陷中，称为经；脉气由此入归于天井穴，天井在肘外大骨之上，曲肘可以得穴，称为合。三焦的脉气，另通于足部的下俞，在足太阳经之前，足少阴胆经之后，别出于腘中外侧，称为委阳穴，这也是自足太阳经络别出之处。以上就是手少阴和三焦经所属的五输穴和原穴及其下腧穴的概况。三焦的脉气和足少阳、少阴两经相互联系，是足太阳经别络，它的脉气，从踝上五寸入贯于腿肚，出于委阳穴，由此并足太阳经的正脉，入内络于膀胱下焦。三焦的虚证，会出现小便失禁的遗尿病，治属虚的遗尿病，当用补法，治属实的癃闭病，当用泻法。

本段确立了经络学说中重要的"五输穴"理论，详述了五输穴的取穴方法、主治，其间又提出"六腑出自足三阳"的重要学术观点，构建了足三阳与六腑之间紧密的生理、病理关系。

【原文3】

　　　黄帝曰：请问脉之缓、急、小、大、滑、涩之病形何如？岐伯曰：臣请言五脏之病变也。心脉急甚者为瘛疭①；微急为心痛引背，食不下。缓甚为狂笑②；微缓为伏梁③，在心下，上下行，时唾血。大甚为喉吤；微大为心痹引背④，善⑤泪出。小甚为善哕，微小为消瘅⑥。滑甚为善渴⑦；微滑为心疝⑧引脐，小腹鸣。涩甚为喑⑨；微涩为血溢⑩，维厥，耳鸣，癫疾。（《灵枢·邪气脏腑病形第四》）

【注　释】

①瘛疭："瘛"是筋急，"疭"是筋缓。朱骏声说："瘛疭者，痉挛牵引之谓，世俗所谓惊风。"

②为狂笑：杨上善说："缓为阳。缓甚、热甚也。热甚在心，故发狂多笑。"

③伏梁：在腹部突起大如臂。杨上善说："心脉微缓，即知心下热聚，以为伏梁之病，大如人臂，从脐上至于心，伏在心下，下至于脐，如彼桥梁，故曰伏梁。"

④心痹引背：杨上善说："心脉微盛，发风湿之气，冲心为痹痛，痛后引背输。"

⑤善："多"的意思。《诗经·鄘风·载驰》郑笺："善，犹多也。"

⑥消瘅："消"指消瘦，"瘅"指内热。杨上善说："内热消瘦，故曰消瘅。"

⑦善渴：杨上善说："滑，阳也。阳气内盛，则中热喜渴。"

⑧心疝："疝"，痛的意思。杨上善说："阳气盛，内有微热，冲心之阴，遂发为心疝。"按：杨注据滑脉以释心疝，与《诸病源候论》卷二十所谓"阴气积于内，寒气不散，上冲于心，故使心痛"之心疝不同，应分别观之。

⑨涩甚为喑："喑"语声不出。杨上善说："涩者，血多气少，心主于舌。心脉血盛，上冲于舌，故喑不能言也。"

⑩血溢：丹波元简说："吐衄血之属。"

【解　读】

黄帝说：请问脉象的缓、急、小、大、滑、涩，它出现什么样的病形呢？岐伯说：我从五脏的病变说一下吧。心脉急甚的，会出现筋脉瘛疭；微急的，会出现心痛引脊背，食不能下。心脉缓甚的，会出现神不安而狂笑；微缓的，会出现伏梁病，其气或上行，或下行，有时唾血。心脉大甚的，会出现喉中如有刺物梗塞；微大的，会出现心痹，牵引脊背，常流泪。心脉小甚的，会出现呃逆；微小的，会出现消瘅病。心脉滑甚的，会出现多渴；微滑的，会出现心疝，牵引脐部，小腹里响。脉象涩甚的，会出现哑不能言；微涩的，会出现吐血、衄血以及阳维脉逆，而致耳鸣、头部等病。

【原文4】

　　　肺脉急甚为癫疾①，微急为肺寒热②，怠惰，咳唾血，引腰背胸，若鼻息肉③不通。缓甚为多汗④；微缓为痿瘘、偏风，头以下汗出不可止。大甚为胫肿；微大为肺痹⑤，引胸背起⑥，恶日光。小甚为泄，微小为消瘅。滑甚为息贲上气⑦，微滑为上下出血⑧。涩甚为呕血；微涩为鼠瘘，在颈支腋之间，下不胜其上⑨，其应善酸矣。（《灵枢·邪气脏腑病形第四》）

【注　　释】

①癫疾：杨上善说："肺脉毛，脉有弦急，是为冷气上冲，阳瞋发热在上，上实下虚，故为癫疾。"

②肺寒热：杨上善说："肺以恶寒弦急，即是有寒乘肺，肺阳与寒交战，则二俱作病，为肺寒热也。"

③鼻息肉：鼻腔内生赘肉肿块。《诸病源候论》卷二十九《鼻息肉候》："肺脏为风冷所乘，则鼻气不和。冷搏于血气，停结鼻内，故变生息肉。"

④缓甚为多汗：杨上善说："缓为阳也。肺得热气，外开腠理，故为多汗。"

⑤肺痹：五脏痹证之一。主要症状是烦满、喘、呕。

⑥引胸背起：杨上善说："前引胸，后引背输以是阴病，故引胸背起。"

⑦滑甚为息贲上气："息贲（bēn）"五积病之一，肺之积。主要症状是右胁下有包块，喘息气急。《诸病源候论》卷十三《上气鸣息候》："邪乘于肺则肺胀，胀则肺管不利，不利则气道涩，故气上喘逆，鸣息不通。诊其肺脉滑甚，为息奔上气。"

⑧微滑为上下出血：此由阳热微盛，内伤络脉，阳络伤则上出血，阴络伤则下出血。

⑨下不胜其上：杨上善说："其脉下虚，不胜上实。"

【解　　读】

肺脉急甚的，会出现癫疾；微急的，会出现寒热，倦怠无力，咳唾血，牵引腰背胸部都不舒服，并若鼻中有赘肉阻塞不通。肺脉缓甚的，会出现多汗；微缓的，会出现痿、瘘、漏风，头部以下汗出不可止的证候；肺脉大甚的，会出现足胫部发肿；微大的，会出现肺痹牵引胸背不安，厌烦日光。肺脉小甚的，会出现泄泻；微小的，会出现消瘅病。肺脉滑甚的，会出现喘息，肺气上逆；微滑的，会出现口鼻出血、前后阴出血。肺脉涩甚的，会出现呕血；微涩的，会出现鼠瘘，生在颈部或是腋下，呈现下虚不能承受上实的脉象，金能克木，那病人是非常喜吃酸味的。

【原文 5】

　　肝脉急甚者为恶言；微急为肥气①，在胁下如覆杯。缓甚为善呕②，微缓为水瘕痹③也。大甚为内痈④，善呕衄；微大为肝痹⑤，阴缩，咳引小腹。小甚为多饮，微小为消瘅。滑甚为㿗疝⑥，微滑为遗溺⑦。涩甚为溢饮，微涩为瘛挛筋痹。（《灵枢·邪气脏腑病形第四》）

【注　　释】

①肥气：五积病之一，肝之积，主要症状是左胁下有肿块突起，状如覆杯，久则咳嗽喘逆。

②善呕：呕是由于肝热。

③微缓为水瘕痹：杨上善说："阳气微热，肝气壅塞，饮溢为水，或结为瘕，或聚为痹。"

④内痈：由于肝气盛热，气结为痈。

⑤肝痹：症状是夜卧则惊，多饮，数小便。

⑥㿗疝：阴囊肿大。

⑦遗溺：杨上善说："阳气微盛，阴虚不禁，故为遗溺。"

【解　　读】

肝脉急甚的，会出现情绪失常，胡言乱语；微急的，会出现肥气病在胁下，好像扣着杯子一样。肝脉缓甚的，会出现呕逆；微缓的，会出现饮溢为水，或水聚为痹。肝脉大甚的，会出现内部痈肿，经常呕吐，鼻出血；微大的，是肝痹，阴器收缩，咳嗽时牵引小腹作痛。肝脉小甚的，会出现口渴多饮；微小的，会出现善食善饥、肌肉消瘦的病。肝脉滑甚的，会出现阴囊肿大；微滑的，会出现遗尿证。肝脉涩甚的，会出现痰饮；微涩的，会出现筋脉抽搐或筋脉挛急。

【原文 6】

　　脾脉急甚为瘛疭；微急为膈中①，食饮入而还出，后沃沫②。缓甚为痿厥③；微缓为风痿，四肢不用，心慧然④若无病。大甚为击仆⑤；微大为疝气⑥，腹里大脓血，在肠胃之外。小甚为寒热，微小为消瘅。滑甚为㿉癃，微滑为虫毒蛕蝎腹热。涩甚为肠㿉；微涩为内㿉，多下脓血。（《灵枢·邪气脏腑病形第四》）

【注　释】

①膈中：食后又吐出。杨上善说："当咽冷，不受食也。"
②后沃沫：陆懋修说："谓大便下肥汁也。"
③痿厥："痿"指四肢痿弱。"厥"指逆冷。
④慧然：明白。慧琳《音义》引《方言》："慧，明也。"
⑤击仆：卒然跌倒，称为击仆。又称"卒中"。
⑥疝气：丹波元简说："他四经举积名，而此独云'疝气'，可疑。《脉经》作'瘕气'是。《五十六难》：'脾之积曰痞气，在胃脘，覆大如盘，久不愈，令人四肢不收，发黄疸，饮食不为肌肤。'"

【解　读】

　　脾脉急甚的，会出现手足搐搦；微急的，会出现食后又吐出来，大便下厚沫。脾脉缓甚的，会出现四肢软弱，逆冷；微缓的，会出现风痿，四肢活动不便，心里明白好像无病。脾脉大甚的，会出现猝然昏倒；微大的，会出现痞气，内里许多脓血，在肠胃的外面。脾脉小甚的，会出现寒热往来；微小的，会出现肌肉消瘦。脾脉滑甚的，会出现阴囊肿大，小便不通；微滑的，会出现各种虫病，腹中有热感。脾脉涩甚的，会出现妇女带下病；微涩的，会出现内溃，下脓血。

【原文 7】

　　肾脉急甚为骨癫疾；微急为沉厥奔豚，足不收，不得前后。缓甚为折脊①；微缓为洞②，洞者，食不化，下嗌还出。大甚为阴痿，微大为石水③，起脐已下至小腹腄腄④然，上至胃脘，死不治。小甚为洞泄，微小为消瘅。滑甚为癃㿉，微滑为骨痿，坐不起，起则目无所见。涩甚为大痈，微涩为不月沉⑤痔。（《灵枢·邪气脏腑病形第四》）

【注　释】

①折脊：腰脊痛如折。
②为洞："洞"似古病名，主要症状是食不化，食入还出。它的病因，是由于命门气衰，下焦不化。
③石水：水肿病之一，腹满，脉沉。张介宾说："石水者，凝结少腹，沉坚在下也。"
④腄腄："腄腄"是误字，依《太素》应作"垂垂"。"垂垂"是说小腹因水肿隆起，并非言腹之下垂。慧琳《音义》卷七十四引《考声》："垂，高也。"
⑤沉：杨上善说："沉，内也。"

【解　读】

　　肾脉急甚的，会出现骨痿和癫疾；微急的，会出现足脚沉重，逆冷，难以屈伸，大小便不通。肾脉缓甚的，会出现脊痛如折；微缓的，会出现洞病，这种病的症状，是食物不能消化，入咽之后，还吐出来。肾脉大甚的，会出现阴痿；微大的，会出现石水这种病，肿胀起于脐下，以至小腹部，肿状隆起，如果上延至胃脘，这是死证，无法治疗。肾脉小甚的，会出现直泻无度的洞泄；微小的，会出现消瘅之病。肾脉滑甚的，会出现小便癃，阴囊肿大；微滑的，会出现骨痿，坐下不能起来，起来了，眼睛什么都看不见。肾脉涩甚的，会出现大痈；微涩的，会出现妇女月经不调、内痔等病。

【原文 8】

　　黄帝曰：病之六变者，刺之奈何？岐伯答曰：诸急①者多寒，缓②者多热；大者多气少血③；小者血气皆少④；滑者阳气盛，微有热；涩者多血少气，微有寒。是故刺急者，深内而久留之。刺缓者，浅内⑤而疾发针，以去其热。刺大者，微泻其气，无出其血。刺滑者，疾发针而浅内之，以泻其阳气而去其热。刺涩者，必中其脉，随其逆顺而久留之，必先按而循之⑥，已发针，疾按其尾，无令其血出，以和其脉。诸小者，阴阳形气俱不足，勿取以针，而调以甘⑦药也。（《灵枢·邪气脏腑病形第四》）

【注　释】

①诸急："诸"有"凡"义。"急"指紧脉。《礼记·曲礼上》郑注"急犹坚"。"坚""紧"古通。
②缓：沈又彭《医经读·诊集》说："缓者，弱也，非迟也，故主热。"
③大者多气少血：张介宾说："大为阳有余，阳盛则阴衰，故多气少血。"
④小者血气皆少：张介宾说："小者，近于微细，在阳为阳虚，在阴为阴弱。"
⑤深内、浅内："内"与"纳"同。谓进针入内。《荀子·富国》杨注："内读曰纳。"
⑥按而循之："按"应作"扪"。王冰说："扪循、谓手摸。'扪而循之'欲气舒缓。"
⑦甘：缓意。《广雅·释诂二》："甘，缓也。"

【解　读】

　　黄帝说：关于疾病所出现的六种脉象变化，针刺的方法怎样呢？岐伯回答说：凡是脉象紧的多属于寒，脉象缓的多属于热，脉象大的多属于气有余而血不足，脉象小的多属于气血都不足，脉象滑的属于阳气盛而微有热，脉象涩的血少气少而微有寒。因此，针刺急脉的病变，进针要深些，留针要长些。针刺缓脉的病变，进针应该浅，可是发针要快。针刺大脉的病变，略微泻其气，不能出血。针刺滑脉的病变，应快发针、浅刺，以泻阳气，排除热邪。针刺涩脉的病变，必须刺中经脉，随着气行的逆顺方向行针，而留针时间长一点，还应该先用手摸循经脉通路，使气舒缓，出针以后，赶快按揉针孔，不能使它出血，以调和经脉。凡是脉象小的，阴阳形气都虚弱，不适宜用针刺，而应该用缓和之药调治。

【原文 9】

　　黄帝曰：愿闻营卫之所行，皆何道从来？岐伯答曰：营出于中焦，卫出于下焦①。（《灵枢·营卫生会第十八》）

【注　释】

　　①营出于中焦，卫出于下焦：营气为水谷精微所化，出自中焦脾胃，且营气运行始于手太阴肺经，而肺脉起于中焦，故曰"营出中焦"。关于卫气之所出，注家之说有二：景岳在《类经·经络类·二十三》认为卫气出自下焦；而《灵枢集注》引《决气篇》认为：上焦开发，宣五谷味，故卫出上焦。目前学界对于此尚有争鸣，有待商榷。

【解　　读】

黄帝说：我希望了解"营卫二气"的运行是从哪里发出的道理。岐伯回答说：营气都是从中焦宣发出来的，卫气都是从上焦宣发而出的。

本节论述了营卫和上焦之所出。关于"卫出下焦"，历代争论颇多，属于讨论问题的角度不同所致。

【原文 10】

黄帝曰：愿闻三焦①之所出。岐伯答曰：上焦出于胃上口，并咽以上贯膈而布胸中，走腋，循太阴之分而行，还至阳明，上至舌，下足阳明，常与营俱行于阳二十五度，行于阴亦二十五度，一周也。故五十度而复大会于手太阴②矣。（《灵枢·营卫生会第十八》）

【注　　释】

①三焦：应作上焦，篆书写作"𠄌"，与三传写易误。从下文看，岐伯作答均为上焦。

②五十度而复大会于手太阴：《类经·经络类·二十三》："营气者，随宗气以行于十四经脉之中。故曰上焦之气，常与营气俱行于阳二十五度，阴亦二十五度。阴阳者，言昼夜也。昼夜周行五十度，至次日寅时，复会于手太阴肺经，是为一周。然则营气虽出于中焦，而施化则由于上焦也。"

【解　　读】

黄帝说：我希望了解一下上焦宣发的情况。岐伯回答说：上焦之气出于胃上口，并食管上行，穿过膈膜，布散于胸中，横走腋下，沿手太阴肺经循行向下，返回手阳明大肠经循行范围，上行至舌，又下注于足阳明胃经，与营气伴行。

【原文 11】

黄帝曰：人有热，饮食下胃，其气未定①，汗则出，或出于面，或出于背，或出于半身，其不循卫气之道而出②，何也？

岐伯曰：此外伤于风，内开腠理，毛蒸理泄③，卫气走之，固不得循其道，此气剽悍④滑疾，见开而出，故不得从其道，故命曰漏泄。（《灵枢·营卫生会第十八》）

【注　　释】

①其气未定：指饮食精微之气，尚未化成。

②不循卫气之道而出：杨上善说："卫气勇急，遂不循其道，即出其汗。"

③毛蒸理泄：毛蒸，谓皮毛为风热之邪所蒸郁。理泄，谓腠理开泄。杨上善说："蒸，火气上行也。"

④剽悍：杨上善说："慓，急也，悍，勇也。"

【解　　读】

黄帝说：人在有热的时候，饮食刚刚入胃，精微之气还未能化成，汗就先出来了，或者出于面，或者出于背，或者出于半身，它并不沿着卫气运行的道路而出，这是什么道理呢？

岐伯回答说：这是由于外为风邪所伤，以致在内腠理舒张，卫气行至肌表疏松的地方，就不依循它的流行道路运行了，卫气的性质剽悍滑利，见到开泄的地方就走，所以不沿着正常运行道路而出，名曰漏泄。

【原文 12】

　　黄帝曰：愿闻中焦之所出。岐伯答曰：中焦亦并胃中，出上焦之后①，此所受气者，泌糟粕，蒸津液，化其精微②，上注于肺脉，乃化而为血，以奉生身，莫贵于此，故独得行于经隧，命曰营气。(《灵枢·营卫生会第十八》)

【注　　释】

　　①中焦亦并胃中，出上焦之后：胃中，即中脘部。中焦之气的布散和上焦一样，起于胃中，但其气发出的时间，则在上焦之后。
　　②此所受气者……化其精微：此指中焦之气。受气，即受纳水谷之气，中焦之气，受纳饮食水谷，腐熟运化，泌别出糟粕，蒸化津液，化生为水谷精微。

【解　　读】

　　黄帝说：我希望了解中焦是怎样循行、运动的？岐伯回答说：中焦也是合在胃中的，但是发出的时间在上焦之后，主司化生水谷之味，除去糟粕，承接受纳精微物质，向上注于肺，然后化生为血液，滋养人体周身，没有什么东西比他更宝贵。因为他能独行经脉所以又称之为营。

【原文 13】

　　黄帝曰：夫血之与气，异名同类，何谓也？岐伯答曰：营卫者精气也，血者神气也，故血之与气，异名同类焉。故夺血者无汗，夺汗者无血，故人生有两死而无两生。(《灵枢·营卫生会第十八》)

【解　　读】

　　黄帝说：气和血，名称虽然不一样，而其实却属于一类，这是为什么？岐伯回答说：卫是水谷精气化生，营也是水谷精微变化而来，因此血和气，名虽不同，但是却属于同类。因此脱血者，不可发汗；伤气者，不可耗血，由于人生死亡是归途，无法死而复生。

【原文 14】

　　黄帝曰：愿闻下焦之所出。岐伯答曰：下焦者，别回肠①，注于膀胱而渗入焉。故水谷者，常并居于胃中，成糟粕，而俱下于大肠，而成下焦，渗而俱下，济泌别汁②，循下焦而渗入膀胱焉。(《灵枢·营卫生会第十八》)

【注　　释】

　　①别回肠：别，别行、别出之意。经文作"别回肠"，意即下焦之气由此别出于回肠，而注入于膀胱。下文有"俱下于大肠"，则可知回肠与大肠有别。
　　②济泌别汁：济，过滤之意。别汁，分别清浊之意。大肠有分别水液与谷食之糟粕功能。

【解　　读】

　　黄帝说：我希望了解到下焦是怎么样活动的呢？岐伯回答说：下焦可另外将糟粕运输至回肠，又将水液注入膀胱，逐渐渗泄的。所以水谷一类物质，经常都被贮存在胃的里面，经过了消化，形成糟粕的部分，逐渐下注到大肠，这是下焦主要活动之一。至于水液，也都是向下渗灌的，挤去水液，留取清液，其中秽浊的部分，就沿着下焦而注入膀胱。

【原文 15】

黄帝曰：人饮酒，酒亦入胃，谷未熟而小便独先下何也？岐伯答曰：酒者熟谷之液也①，其气悍以清，故后谷而入，先谷而液出焉②。(《灵枢·营卫生会第十八》)

【注　释】

①酒者熟谷之液也：酒是谷物经过腐熟以后酿成的液体。
②后谷而入，先谷而液出焉：张介宾说："上文言水谷入胃，必济泌别汁而后出。而何以饮酒独先下？盖以酒之气悍，则直连下焦，酒之质清，则速行无滞，故后谷而入，先谷而出。"

【解　读】

黄帝说：人喝了酒，酒也是入于胃中，谷物未经过腐熟消化，而酒液先从小便排泄，这是什么缘故？岐伯回答说：酒是谷类发酵而酿成的汁液，其气剽悍清纯，所以比食物后入，反而先于食物排泄而出。

【原文 16】

黄帝曰：善。余闻上焦如雾①，中焦如沤②，下焦如渎③，此之谓也。(《灵枢·营卫生会第十八》)

【注　释】

①上焦如雾：上焦布散水谷精微之气，升化蒸腾，像雾一样弥散。
②中焦如沤："沤"疑为"枢"之误，中焦消化水谷，升清降浊，其开合之机，就像枢轴一样。
③下焦如渎：下焦泌别清浊，排除糟粕，像沟渠排水一样。

【解　读】

黄帝说：好的。所以说，三焦的功能，上焦像雾一样，中焦像枢轴一样，下焦像水沟一样。

【原文 17】

皮寒热者，不可附席①，毛发焦，鼻槁腊②，不得汗。取三阳之络③，以补手太阴④。(《灵枢·寒热病第二十一》)

【注　释】

①不可附席：《广雅·释诂三》："附，近也。"杨上善说："肺主皮毛，风盛为寒热，寒热之气在皮毛，故皮毛热，不可近席。"
②槁腊：槁腊(xī，音昔)同义复词，即"干"的意思。《国语·鲁语》韦注："槁，干也。"《周礼·天官冢宰·叙官·腊人》贾疏："干曰腊"可证。
③取三阳之络：张介宾说："当泻足太阳之络穴飞扬，太阳即三阳，主在表之热。"
④以补手太阴：手太阴外合皮毛。皮寒热为在表之邪，故取足太阳络穴以疏其表，然后补手太阴经太渊、鱼际二穴以益肺气。

【解　读】

外邪侵入皮毛而发寒热，皮肤不可着席，皮毛枯燥，鼻孔发干，不出汗，治疗当取足太阳经的络穴，再用补的手法刺手太阴经穴。

【原文 18】

肌寒热者，肌痛①，毛发焦而唇槁腊，不得汗。取三阳于下以去其血者，补足太阴以出其汗。（《灵枢·寒热病第二十一》）

【注　释】

①肌痛：《五邪篇》："邪在脾胃，则病肌肉痛。"徐大椿曰："肌肉之邪，由皮肤而入故痛。"

【解　读】

外邪侵入肌肉而发生寒热，就感到肌肉痛，毛发焦枯，唇舌干燥，没有汗。治疗当取足太阳经在下肢的络穴以放出瘀血，然后，再用针补足太阴经，就可以出汗了。

【原文 19】

骨寒热者，病无所安，汗注不休①。齿未槁，取其少阴于阴股之络②；齿已槁，死不治③。骨厥亦然④。（《灵枢·寒热病第二十一》）

【注　释】

①汗注不休：汗淋漓不止。张介宾说："阴伤则液脱，故汗注不休也。"
②齿未槁，取其少阴于阴股之络：张介宾说："齿为骨之余，若齿未槁者，阴气尚充，犹为可治，当取足少阴之络穴大钟以刺之。"
③齿已槁，死不治：张介宾说："齿有枯色，则阴气竭，其死无疑。"
④骨厥亦然：骨厥是肾脏阴伤之病，故其针刺治法与骨寒热同。《灵枢·本神》："精伤则骨酸痿厥。"

【解　读】

外邪深入于骨而发寒热病，疼痛没有安适的地方，出汗淋漓不止。若是牙齿还没有枯燥的现象，当取足少阴大腿内侧的络穴；如果牙齿已经枯燥，便是不治的死证。关于骨厥病的诊断治疗也是这样。

【原文 20】

黄帝曰：余闻人有精、气、津、液、血、脉，余意以为一气耳，今乃辨为六名，余不知其所以然。岐伯曰：两神相搏，合而成形，常先身生，是谓精。何谓气？岐伯曰：上焦开发，宣五谷味，熏肤，充身泽毛，若雾露之溉，是谓气①。何谓津？岐伯曰：腠理发泄，汗出溱溱，是谓津。何谓液？岐伯曰：谷入气满，淖泽注于骨②，骨属屈伸，泄泽，补益脑髓，皮肤润泽，是谓液。何谓血？岐伯曰：中焦受气取汁，变化而赤，是谓血③。何谓脉？岐伯曰：壅遏营气，令无所避，是谓脉④。（《灵枢·决气第三十》）

【注　释】

①上焦开发……是谓气：上焦，指胸中。开发，开启发布。气，指宗气。宗气由水谷精微与吸入之自然清气结合而成，积于胸中，赖上焦之气宣发才能灌溉周身，乃《灵枢·营卫生会》所曰"上焦如雾"。
②谷入气满，淖泽注于骨：淖，泥沼。引申为满溢的意思。泽，即润泽。谷入于胃，化生精微，其

气满溢，生成为液，渗于骨节、脑髓。液对津而言，稠浊而渗灌于内，故属阴；津则清轻，布于腠理、皮肤之间化而为汗，为阳。

③中焦受气……是谓血：受气，即受纳水谷之气。汁，指饮食所化的精微物质，即《灵枢·营卫生会》所曰"中焦……此所受气者，泌糟粕，蒸津液，化其精微，上注肺脉，乃化而为血"。

④壅遏营气，令无所避，是谓脉：壅遏，指约束营血，使之行于一定的路径。本篇所曰脉，包括脉管和脉气两个方面，两者相辅相成，才能使营血正常运行。

【解　　读】

黄帝说：我听说人体有精、气、津、液、血、脉，我本来以为它是一种气，现在却有六种名称，我不知道它是为什么要这样分呢？岐伯说：阴阳两性相近，合而结成新的形体，这种产生形体的物质是在形体之先，称为精。（黄帝问）什么称为气呢？岐伯说：从上焦开发，发散五谷精微，温和皮肤，充实形体，润泽毛发，像雾露润泽草木一样，称为气。（黄帝问）什么称为津？岐伯说：腠理发泄，出的汗很多，称为津。（黄帝问）什么称为液呢？岐伯回答说：谷物入胃，气就充满全身，湿润的津液逐渐渗入骨髓，使得骨骼关节屈伸如意。这就是谷物精膏，在内补益脑髓，在外润泽皮肤，称为液。（黄帝问）什么称为血呢？岐伯说：中焦脾胃受纳食物，吸取汁液精髓，经过变化而成的红色汁液，称为血。（黄帝问）什么称为脉呢？岐伯说：像设堤坝一样，限制着气血的流行，使它无所回避与妄行的，称为脉。

本篇分析人体精、气、津、液、血、脉六气的生成、功能及病理特征。最后提出"五谷与胃为海"，就是说水谷精微与脾胃消化吸收，乃是六气生成的源泉。

【原文 21】

黄帝曰：愿闻六腑之应。岐伯答曰：肺合大肠①，大肠者，皮其应。心合小肠，小肠者，脉其应。肝合胆，胆者，筋其应。脾合胃，胃者，肉其应。肾合三焦膀胱②，三焦膀胱者，腠理毫毛其应。（《灵枢·本脏第四十七》）

【注　　释】

①肺合大肠：张介宾注：肺本合皮，而大肠应之。
②肾合三焦膀胱：张介宾注：肾本合骨。而此云三焦膀胱者，腠理毫毛其应，何也？三焦出气，以温肌肉充皮毛。此其所以应腠理毫毛也。

【解　　读】

黄帝说：我希望了解一下六腑在人体的察验情况。岐伯回答说：肺与大肠表里相合，大肠的情况，可以由皮肤来察验；心与小肠表里相合，小肠的情况则可以由血脉来推知；肝与胆表里相合，胆的情况，可以由筋来察验；脾与胃表里相合，胃的情况，可以由肉来推求；肾与三焦、膀胱表里相合，三焦膀胱的情况，可以由毫毛来察验。

本条构建、论述肺与皮、腠理毫毛与三焦毫毛的关系，这些理论，启发温病学家建新论、制新法、创新方，在临证和治疗上，给予后世极大的启示。

【原文 22】

肾应骨，密理厚皮者三焦膀胱厚①，粗理薄皮者三焦膀胱薄。疏腠理者三焦膀胱缓，皮急②而无毫毛者三焦膀胱急。毫毛美而粗者三焦膀胱直，稀毫毛者三焦膀胱结也。黄帝曰：厚薄美恶皆有形，愿闻其所病。岐伯答曰：视其外应，以知其内脏，则知所病矣③。（《灵枢·本脏第四十七》）

【注　释】

①三焦膀胱厚：杨上善说：肾以应骨，骨应三焦、膀胱。三焦之气，如沤沟渎与膀胱水府，故为一腑也。

②皮急：皮肤紧绷。《礼记·曲礼上》郑玄注："急，犹坚也。"

③则知所病矣：张介宾说："外形既明，内脏可察，病亦因而可知矣。"

【解　读】

骨的情况可以察验肾精是否充盛。因为肾主骨生髓，内有三焦、膀胱相应。皮肤纹理致密、坚实，则三焦、膀胱功能充盛；皮肤纹理疏松、稀薄，则三焦、膀胱功能低下。皮肤紧绷，而没有毫毛的，三焦、膀胱功能异常（水液代谢紊乱）。毫毛修长而粗壮，三焦、膀胱的功能疏达调畅；毫毛短少而稀疏，三焦、膀胱功能就郁结不舒。黄帝说：脏腑的厚薄、美恶，既然都有形质，希望再深入了解一下它会发生的病证。岐伯回答说：观察它外在的形质与相应情况，可以推知它内脏的变化，从而预判它将会发生的疾病。

【原文 23】

　　黄帝曰：愿闻勇怯之所由然。少俞曰：勇士者，目深以固①，长衡直扬②，三焦理横③，其心端直，其肝大以坚，其胆满以傍④，怒则气盛而胸张，肝举而胆横，眦⑤裂而目扬，毛起而面苍⑥，此勇士之由然者也。（《灵枢·论勇第五十》）

【注　释】

①目深以固：眼珠深陷而视物坚定。

②长衡直扬：《文选·魏都赋》刘注："眉上曰衡。"此谓长眉竖起。

③三焦理横：张介宾说："三焦理横，凡刚急者肉必横，柔缓者肉必纵也。"

④其胆满以傍："傍"通"旁"，旁有盛意。胆满溢盛、肝大以坚，上下文相对。

⑤眦：目眶。

⑥苍：青色。

【解　读】

黄帝说：我希望再了解勇敢、怯懦，为什么会有这样的区分。少俞说：勇士这类人，目珠深陷、视物坚定，长眉竖起，肌肉纹理粗横，他的心脏端直正常，肝脏大而坚实，胆汁盛满，在发怒时就会气盛胸张，肝举胆横，眼眶欲裂，目光四射，毛发竖起，面现青色，这就是他所以成为勇士的原因。

本条主要论述勇怯在诊断和治疗上的意义。"诊病之道，观勇怯骨肉皮肤，能知其情。以为诊法"。

【原文 24】

　　黄帝问于岐伯曰：愿闻五脏之腧，出于背者①。岐伯曰：胸中大腧在杼骨②之端，肺腧在三焦之间，心腧在五焦之间，膈腧在七焦之间，肝腧在九焦之间，脾腧在十一焦之间，肾腧在十四焦之间，皆挟脊相去三寸所③，则欲得而验之，按其处，应在中而痛解④，乃其腧也。灸之则可，刺之则不可。气盛则泻之，虚则补之。以火补者⑤，毋吹其火，须其自灭也，以火泻者⑥，疾吹其火，传其艾，须其火灭也。（《灵枢·背腧第五十一》）

【注　释】

①出于背者：杨上善说："五脏之腧者，有在手足。今者欲闻背之五腧。"

②杼骨：杨上善说："杼骨一名大杼，在项后第一椎下，两旁相去各寸半陷中。"

③皆挟脊相去三寸所：张介宾说："此自大腧至肾腧，左右各相去脊中一寸五分。故曰挟脊相去三寸也。"

④应在中而痛解：张介宾说："按其腧穴之处，必痛而且解，即其所也。"

⑤以火补者：杨上善说："火烧其处，正气聚，故曰补也。"

⑥以火泻者：杨上善说："吹令热入，以攻其病，故曰泻也。"

【解　读】

黄帝问岐伯：我希望深入了解一下五脏腧穴出于夹脊的道理。岐伯说：背中大腧，在项后第一椎骨两旁；肺腧穴在第三椎骨两旁；心腧穴在第五椎骨两旁；肝腧穴在第九椎骨两旁；脾腧穴在第十一椎骨两旁；肾腧穴在第十四椎骨两旁，这些腧穴都是夹脊两旁，左右距离脊中各一寸五分。如果打算检验它的穴位，就要用手指按压住该处，病人感到里面酸痛，或按之酸痛缓解，就是腧穴的所在。这些腧穴，应用上，以灸疗为宜，针刺要小心，不能妄用。在灸疗时，也要分清补泻，邪气盛的就要用泻法，正气虚的就要用补法。用艾火来补的时候，不要吹艾火，等待其慢慢燃尽；用艾火来泻的时候，快吹艾火，用手再拍其艾，也要等待火灭。

本篇主要说明背腧部五脏俞穴的部位与取法。在临床上，可以灸治，但不可以随意挑刺，意在说明临证需要分清补泻治法。

【原文 25】

　　黄帝问于伯高曰：夫邪气之客人也，或令人目不瞑，不卧出者，何气使然？伯高曰：五谷入于胃也，其糟粕、津液、宗气①分为三隧②。故③宗气积于胸中，出于喉咙，以贯心脉，而行呼吸焉。营气者，泌其津液④，注之于脉，化以为血，以荣四末，内注五脏六腑，以应刻数⑤焉。卫气者⑥，出其悍气之慓疾，而先行于四末分肉皮肤之间而不休者也。昼日行于阳，夜行于阴，常从足少阴之分间，行于五脏六腑，今厥气⑦客于五脏六腑，则卫气独卫其外⑧，行于阳，不得入于阴，行于阳则阳气盛，阳气盛则阳跷陷；不得入于阴，阴虚，故目不瞑。（《灵枢·邪客第七十一》）

【注　释】

①宗气：内藤希哲说：人身不外营卫二气，而又有宗气，何也？盖宗气即营卫之积于胸中者耳，非营卫之外又有宗气也。

②三隧：隧，道路。《诗经·大雅·桑柔》孔疏：隧者，道之别名也。

③故：语气助词"夫"。

④泌其津液：泌，分泌。廖平说："泌其津液，水谷所化之气。"

⑤刻数：指昼夜一百刻。

⑥卫气者：杨上善说："卫气起于上焦，上行至目，行手足三阳已，夜从足少阴分，上行五脏，至昼还行三阳。"

⑦厥气：邪气。

⑧则卫气独卫其外：杨上善说："邪气客于内脏腑中，则卫气不得深入于脏腑，卫气唯得卫外。"

【解　　读】

　　黄帝问伯高说：邪气侵入人体，或者使人不能合目而眠，一直出汗，这是什么原因呢？伯高说：当五谷进入胃口以后，其中的糟粕、津液、宗气，分为三条道路。宗气积于胸中，出于喉咙，以贯通心肺，而流通呼吸之气。营气分泌津液，渗注经脉，化为血液，外则营养四肢，内则注流脏腑。以于昼夜百刻的计算。卫气却是禀着悍疾之气，首先运行在四肢的分肉、皮肤之中，没有休止。白天行于阳分，夜间行于阴分，它入于阴分，经常从足少阴肾经开始，逐渐行于五脏六腑，则卫气就会单独捍卫着体表，捍卫着体表，使得阳气充盛，阳气充盛就会使得阳跷脉的灌注充盛，不得入阴分，阴气虚，所以不能合目而眠。

　　本篇提出邪气客人，能令人发生不眠之症，来说明卫气、营气、宗气的运行。

第三节　《黄帝内经·素问》

【原文1】

　　黄帝问曰：愿闻十二脏①之相使②，贵贱③何如？岐伯对曰：悉④乎哉问也，请遂言⑤之：心者，君主之官⑥也，神明⑦出焉。肺者，相傅⑧之官，治节⑨出焉。肝者，将军⑩之官，谋虑⑪出焉。胆者，中正⑫之官，决断⑬出焉。膻中⑭者，臣使之官，喜乐出焉。脾胃者，仓廪⑮之官，五味出焉。大肠者，传道之官，变化⑯出焉。小肠者，受盛之官，化物⑰出焉。肾者，作强⑱之官，伎巧⑲出焉。三焦者⑳，决渎之官，水道出焉。膀胱者，州都之官，津液藏焉，气化则能出矣。凡此十二官者，不得相失也。故主明则下安，以此养生则寿，殁世不殆，以为天下则大昌。主不明则十二官危，使道闭塞而不通，形乃大伤，以此养生则殃，以为天下者，其宗大危，戒之戒之。（《素问·灵兰秘典论篇第八》）

【注　　释】

①十二脏：张介宾说："分而言之，阳为腑，阴为脏；合而言之，皆可为脏。"
②相使："相"副词，互相之意。
③贵贱："贵"谓主要；"贱"谓次要。
④悉：详尽的意思。
⑤遂言：遂作"竟"解。"遂言"有尽量说完的意思。
⑥君主之官：《灵枢·师传》："五脏六腑，心为之主。"人的思想意识，精神活动及脏腑功能之间彼此协调，和气通畅，全赖于心的功能，故譬以君主之官，说明其重要性。
⑦神明：包括思想智慧，精神活动等。
⑧相傅：肺有助于心，主治和调节其他内脏，以及营卫气血的作用。
⑨治节：孙鼎宜说："肺与心同居膈上，犹之相傅也。人受气于谷，谷入于胃，以传于肺，五脏六腑皆以受气，其清者为营，浊者为卫，故曰治节出焉。""治"谓监督其事。
⑩将军：比喻肝性易动及刚强之意。
⑪谋虑：是说肝有主司思想活动的功能。
⑫中正："正"作"精"。中精之府，是说胆为清静之府，藏清汁。
⑬决断：胆为清虚藏器，不偏不倚，故以能出决断喻之。
⑭膻中：《医宗金鉴》卷六十六：心包居膈上，经始胸中，正值膻中所居之位，相火代君行事，实

君使也。膻中近于心，似君主之臣使，可代心宣令。心之志为喜，故曰喜乐出焉。

⑮仓廪：贮藏粮食的仓库。

⑯变化：指饮食消化、吸收、排泄的过程。

⑰化物：张介宾说："小肠居胃下，受盛胃中水谷而分清浊，水液由此而渗于前，糟粕由此而归于后，脾气化而上升，小肠化而下降，故曰化物出焉。"

⑱作强：指精力。

⑲伎巧："伎"通"技"，杨上善说：水性多智，智必多能，故有伎巧。

⑳三焦者：姚止庵说："三焦者，总括一身，宗、营、卫，三气所生，水道所出。"

【解　　读】

黄帝说：我希望深入地了解一下十二脏器在人体内的相互作用，有没有主从的区别？岐伯回答说：你问得真是详细啊，我尽量来说一下吧。在人体内，心的重要性就好比君主，人的聪明与智慧都是从心生出来的。肺脏就好比是宰相一样，主宰一身之气，人体内外上下的活动，都需要他来协调完成。肝就譬若将军一样，谋虑是由肝所主的。胆是清虚脏器，具有决断的能力。膻中就好比是个内臣，君主的喜乐都由他来表露。脾胃受纳水谷，好像仓库一样，五味对人体的营养供给，都是先由他受纳的。大肠主管输送，食物消化、吸收、排泄过程都是由他完成。小肠则接受由胃受纳的食物，进一步起到消化的作用。肾是精力的来源，智慧与技巧都是由其所主。三焦是水液代谢的通道，周身水液由他来管理。膀胱是水液汇聚的地方，经过气化作用，把尿排出体外，以上十二脏器的作用，不能失去协调。当然君主是最主要的，它如果得力，下面就会相安，这是根本道理。如果依据这些道理来规划生活，就能颐养天年，终身不生出严重的疾病。如果依据这些道理来治理国家，天下就会昌盛兴隆。反之，如果君主不得力，那么十二经就危险了，而各个脏器的活动一旦失去联系，形体就会受到伤害。对于养生来说，这样不能得到长寿的结果；对于治国来说，国家就会进入危难的局面，实在是值得警惕啊！

本篇讨论人身十二藏府（脏腑）的生理功能，指出了心的主宰作用。并说明各脏器之间的互相联系，从而阐发人体是一个完整的统一体，奠基了中医学整体观的思想。其对三焦的论述，启发温病学家阐发热病侵袭三焦的病理变化。

【原文 2】

帝曰：脏象何如？岐伯曰：心者，生之本，神之变也，其华在面，其充①在血脉，为阳中之太阳，通于夏气。肺者，气之本，魄之处也，其华在毛，其充在皮，为阳中之太阴，通于秋气。肾者，主蛰②，封藏之本，精之处也，其华在发，其充在骨，为阴中之少阴，通于冬气。肝者，罢极③之本，魂之居也，其华在爪，其充在筋，以生血气，其味酸，其色苍，此为阳中之少阳，通于春气。脾胃大肠小肠三焦膀胱者，仓廪之本，营之居也，名曰器，能化糟粕，转味而入出者也，其华在唇四白④，其充在肌，其味甘，其色黄，此至阴之类，通于土气。凡十一脏取决于胆也⑤。（《素问·六节脏象论篇第九》）

【注　　释】

①其充："充"有"实"义，见《谷梁传》。"其实"与上"其华"对文。

②主蛰：《说文》：蛰，藏也，虫至冬即蛰隐不出也。肾主水，为龙雷蛰藏之所，故曰：主蛰，封藏之本。

③罢极：《素问绍识》说：罢极当作四极，四极即四肢，肝其充在筋，故曰"四极之本"。

④四白：口唇四周白肉处。

⑤凡十一脏取决于胆也：疑为后人所增，盖脏象功能，胆擅两首，与理难通。

【解　读】

黄帝问说：我想深入了解一下人体内在与外在表现的关系。岐伯回答说：心是生命的根本，智慧的所在；心的荣华表现在面部，其功能是充实血脉，是阳中之太阳，与夏气相应。肺是气的根本，是藏魄的所在；肺的荣华表现在毫毛上，其功能是充实肌表，是阳中之太阴，与秋气相应。肾是真阴和真阳蛰藏的地方，是封藏的根本，精气贮藏的所在；肾的精气表现在头发上，其功用是充实骨髓，是阴中之太阴，与冬气相应。肝是四极的根本，藏魂的所在；肝的荣华表现在爪甲，其功用是充实筋力，是阳中之少阳，与春气相应。脾是水谷所藏的根本，是营气所生的地方；又称气化之所，意思是它能排泄水谷糟粕，是转化五味主管吸收、排泄的场所；脾的荣华表现在口唇四周，其功能是充实肌肉，属于至阴一类，与长夏相应。

本篇旨在讨论天度、继而阐明藏象、脉象，着重构建了人体内部脏腑与外部环境密切的关系。是后世温病学构建病因与病位、三焦辨证的理论圭臬。

【原文3】

黄帝问曰：余闻方士①，或以脑髓为脏，或为肠胃为脏，或以为腑。敢问更②相反，皆自谓是。不知其道，愿闻其说。岐伯对曰：脑、髓、骨、脉、胆、女子胞③，此六者，地气之所生也，皆藏于阴而象于地，故藏而不泻，名曰奇恒之腑④。夫胃、大肠、小肠、三焦、膀胱，此五者，天气之所生也，其气象天，故泻而不藏。此受五脏⑤浊气，名曰传化之腑⑥。此不能久留，输泻者也。魄门亦为五脏⑦，使水谷⑧不得久藏。所谓五脏者，藏精气而不泻也，故满而不能实。六腑⑨者，传化物而不藏，故实而不能满也。所以然者，水谷入口，则胃实而肠虚；食下，则肠实而胃虚。故曰：实而不满，满而不实也。（《素问·五脏别论篇第十一》）

【注　释】

①方士：懂方术的人。
②更：有"互"义，见《史记·万石君传》。
③女子胞：即子宫。
④奇恒之腑：异于寻常之腑，是说它在人体上，似脏非脏，似腑非腑，与一般脏腑作用不同。
⑤五脏：孙鼎宜说："此五脏谓肝心脾肺肾。"
⑥传化之腑：谓五腑（胃、大肠、小肠、三焦、膀胱，如果下连魄门，又称六腑）是传输运化五脏浊气（如糟粕、水分）的部位。
⑦魄门亦为五脏：孙鼎宜说："魄门谓肛门，以糟粕所出故名。"
⑧水谷：是饮食的通称。
⑨六腑：即传化之腑。

【解　读】

黄帝问说：我从方士那儿听说对脏腑的命名，是有分歧的。有的把脑髓称为脏，但是又有把脑髓称为腑的；有的把肠和胃称为脏，但又有胃肠称为腑的，他们的意见是相反的，却又都说自己是对的。我不知道到底谁说得正确，我希望能有更深的理解。

岐伯回答说：脑、髓、骨、脉、胆和女子胞，这六者，是感受地气而生的，都能藏精血，像地的厚能载物那样。它们的作用，是藏精气以濡养机体而不泄于体外，这称为"奇恒之腑"。像胃、大肠、小肠、三焦、膀胱，这五者，是感受天气而生的，它们的作用，像天的健运不息一样，所以是泻而不藏，它们受纳五脏的浊气，称为"传化之腑"。就是说它们受纳水谷浊气以后，不能久停体内，经过分化，要把精华和糟粕分别输送和排出的。加上"魄门"，算是六腑，它的作用，同样是使糟粕不能久藏在人体内。我们所说的五脏，它是藏精气而不泻的，所以虽然常常充满，却不像肠胃那样，要由水谷充实它。至于六腑呢，它的作用，是要把食物消化、吸收、疏泄出去，所以虽然常常是充实的，却不能像五脏那样地被充满。食物入口以后，胃里虽实，肠子却是空的，等到食物下去，肠中就会充实，而胃里又空了，所以说六腑是"实而不满"的。

本篇说明了奇恒之腑与传化之腑在人体生理上的不同功能，这些生理功能的论述为三焦生理、病理的总结奠定了坚实的理论基础。

【原文 4】

黄帝问曰：今夫热病者，皆伤寒之类也。或愈或死，其死皆以六七日之间，其愈皆以十日以上者，何也？不知其解，愿闻其故。岐伯对曰：巨阳①者，诸阳之属也，其脉连于风府②，故为诸阳主气③也。人之伤于寒也，则为热病④，热虽甚不死。其两感于寒而病者⑤，必不免于死。（《素问·热论篇第三十一》）

【注　　释】

①巨阳：太阳。

②风府：穴名，在项上，入发际一寸。

③诸阳主气：杨上善说："诸阳者，督脉、阳维脉也。督脉为阳脉之海，阳维维诸阳脉，总会于风府，属于太阳，故足太阳脉为诸阳主气。"

④则为热病：《医经解惑论》：诸阳之气，皆从内而达外，故外伤于寒，则阳气不能外达于外，而邪欲破阳内入，阳欲拒邪外出，正邪互争，乃怫郁为病热也。

⑤其两感于寒而病者："其"作"若"解，"两感"谓表里俱受邪，亦是阳明俱病。

【解　　读】

黄帝问：据传一般所谓的热病，都是伤寒一类，有的就痊愈了，有的就死亡了，那些死亡的大约在六七天之间，痊愈的在十天以上，这是什么道理呢？我不太明白，希望深入地了解这方面的道理。岐伯回答说：足太阳经，是诸阳所会的地方，它的经脉连于风府，所以能够为诸阳主气。人在伤于寒邪的时候，就会发热，如果是单纯的发热，往往预后不会很差；但是如果是阳经、阴经都感受寒邪，则预后就会很差。

本篇对热病的成因、症状、传变、治疗、预后与调养均作了细致的总结论述，是研究外感病重要的参考篇目，为后世温病学家们研究外感病奠定坚实理论基础。

【原文 5】

帝曰：愿闻其状。岐伯曰：伤寒一日，巨阳受之，故头项痛腰脊强；二日阳明受之，阳明主肉，其脉侠鼻络于目，故身热目痛而鼻干，不得卧也；三日少阳受之，少阳主胆，其脉循胁络于耳，故胸胁痛而耳聋，三阳经络皆受其病，而未入于脏者，故可汗而已①；四日太阴受之，太阴脉布胃中络于嗌，故腹满而嗌干；五日少阴受之，少阴脉贯肾络于肺，系舌本，故口燥舌干而渴；六日厥阴受之。厥阴脉循阴器而络于肝，故烦满而囊缩②，三阴三阳、五脏六腑皆受病，荣卫不行，五脏不通，则死矣。

其不两感于寒者，七日巨阳病衰，头痛少愈；八日阳明病衰，身热少愈；九日少阳病衰，耳聋微闻；十日太阴病衰，腹减如故，则思饮食；十一日少阴病衰，渴止不满，舌干已而嚏；十二日厥阴病衰，囊纵^③，少腹微下，大气皆去，病日已矣。（《素问·热论篇第三十一》）

【注　释】

①故可汗而已：全文起于"伤寒之病，始入于皮肤之腠理。渐胜于诸阳，而未入于府，故须汗发其寒热而散之"。

②烦满而囊缩："满"与"懑"同，即烦闷之意。"囊"谓阴囊。

③囊纵："纵"谓之松缓。"囊纵"与前文"囊缩"相对。

【解　读】

黄帝问：我希望再深入地了解一下伤寒的症状。岐伯回答说：伤寒的第一天，太阳经感受寒邪，所以头项腰背皆痛。第二天，病邪传入阳明，阳明主司肌肉，它的经脉挟鼻，络于目，所以身热、鼻干、夜不能寐、不得安卧。第三天，病邪传入少阳。少阳主骨，它的经脉循行于两胁，络于两耳，所以胸胁满、耳聋。如果三阳经都已经受病，但是邪热还没有入腑，可以通过发汗来治疗。第四天，病邪传入太阴。太阴经脉分布于胃，络于咽嗌，所以腹部胀满、咽嗌干燥。第五天，病邪传入少阴，少阴经脉通于肾、络肺、连系舌本，所以口热、舌干而渴。第六天，病邪传入厥阴。厥阴经脉环络阴器、络于肝，所以烦闷、囊缩拘挛。如果三阴三阳经、五脏六腑都受了病，荣卫不能通行，脏气不得条达，愈后就会很差了。

如果不是两感于寒邪的，那么到了第七天，太阳病就会减轻，头痛也就会得到缓解；等到第八天的时候，阳明病就会缓解，身热也随之消退；到了第九天，少阳病也会减轻，耳聋会有所好转。到了第十天，太阴病会有所减轻，胀满的腹部会有所消退，变得与往常一样，胃口就慢慢恢复了。到第十一天，少阴病会有所减轻，口也不再渴了，舌也不再干了，并且还会打喷嚏。到第十二天，厥阴病减轻了，阴囊也松缓下来，少腹部也变得舒服，邪气退却了，病也就缓解了。

【原文6】

帝曰：治之奈何？岐伯曰：治之各通其脏脉，病日衰已矣。其未满三日者，可汗而已；其满三日者，可泄而已。

帝曰：热病已愈，时有所遗者^①何也？岐伯曰：诸遗者，热甚而强食之，故有所遗也。若此者，皆病已衰，而热有所藏^②，因其谷气相薄，两热相合，故有所遗也。

帝曰：善。治遗奈何？岐伯曰：视其虚实，调其逆从，可使必已矣。帝曰：热病当何禁之？岐伯曰：病热少愈，食肉则复，多食则遗^③，此其禁也。（《素问·热论篇第三十一》）

【注　释】

①时有所遗者：杨上善说："遗，余也。大气虽去，犹有残热在脏腑之内外，因多食，以谷气热与故热相薄，重发热病，名曰余热病。"

②热有所藏："藏"作"残"解，见《淮南子·说林》高注。"残余"联绵词。此是说病虽衰。尚有残余之热未尽。

③则复……则遗：张介宾说："复者，病复作。遗则延久也。"

【解　读】

黄帝又问：怎样治疗呢？岐伯回答说：治疗的方法，应根据脏腑的症状，随经分别地治疗，使其病日渐衰退。那受病未满三天的，可以通过发汗使其痊愈。病已超过三天，可以通过泻下使其痊愈。

黄帝说：热病大体已经好了，却常常还有余热不清的情况，这是为什么呢？岐伯回答说：凡是余热不清的，都是因为发热重的时候，没有注意饮食造成的。像这样，病虽然已经减轻，可是余热未尽，于是谷气与余热搏结在一起，所以就是余热不清的现象。

黄帝说：讲得好。那么怎样治疗余热呢？岐伯说：只有根据病的虚实，而订立正治与反治，病就会好的。黄帝说：患了热病有什么禁忌呢？岐伯说：患热病的，如果稍好些，就吃肉一类的东西，就会复发；如果吃得过多，也会有余热，这就是热病的禁忌。

【原文 7】

帝曰：其病两感于寒者，其脉应与其病形何如？岐伯曰：两感于寒者，病一日，则巨阳与少阴俱病，则头痛口干而烦满；二日则阳明与太阴俱病，则腹满身热，不欲饮食，谵言；三日则少阳与厥阴俱病，则耳聋囊缩而厥。水浆不入，不知人，六日死。帝曰：五脏已伤，六腑不通，荣卫不行，如是之后，三日乃死何也？岐伯曰：阳明者，十二经脉之长也，其血气盛，故不知人，三日其气乃尽，故死矣。（《素问·热论篇第三十一》）

【解　读】

黄帝说：假如两感于寒的病人，它的脉象和症状是怎样的呢？岐伯说：两感于寒的病人，第一天太阳和少阳二经都染上病，就会出现头痛、口干、烦闷而渴的症状；第二天阳明与太阴二经都染上病，就有肠满、发热、不想吃东西、语无伦次的症状；第三天少阳与厥阴二经都染上病，就会有耳聋、阴囊挛缩、厥逆的情况，这种愈后就不会太好。黄帝说：病情发展到五脏损伤，六腑不通，荣卫不和的地步以后，愈后都不会太好，这是什么原因？岐伯说：阳明经是十二经中最重要的经脉，这一经的邪气盛，病人就容易神志昏蒙，三天以后阳明精气尽，愈后多不会太好。

【原文 8】

凡病伤寒而成温者①，先夏至日者为病温②，后夏至日者为病暑③，暑当与汗皆出④，勿止。（《素问·热论篇第三十一》）

【注　释】

①凡病伤寒而成温者：章楠说："此言凡病伤寒，则不独指冬时之寒也。盖寒邪化热，随时皆有。"

②先夏至日者为病温：吴鞠通说："温者，暑之渐也。先夏至，春候也，春气温，阳气发越，阴精不足以承之，故为病温。"

③后夏至日者为病暑：吴鞠通说："后夏至，温盛为热，热盛则湿动，动与湿搏而为暑也。"

④暑当与汗皆出：章楠说："暑与火湿合化，以其兼湿，故多自汗，当与皆汗出而勿止之。若止其汗，则湿闭其热，病必重矣。"

【解　读】

凡伤于寒邪而变成温病的，在夏至以前发病的称为温病，在夏至以后发病的称为暑病，暑病应当发汗，使热从汗出，而不能予以收敛。

【原文 9】

肝热病者，小便先黄，腹痛多卧身热，热争，则狂言及惊，胁满痛，手足躁，不得安卧^①；庚辛甚，甲乙大汗，气逆^②则庚辛死。刺足厥阴少阳^③。其逆则头痛员员，脉引冲头也。（《素问·刺热篇第三十二》）

【注　　释】

①不得安卧：孙鼎宜说："肝脉挟胃，而邪克之，胃不和故卧不安也。"
②气逆：姚止庵说："气逆非喘逆，谓病甚而气溃乱也。"
③刺足厥阴少阳：张琦说："一脏一腑，表里气通，故有俱病者，有不俱病者，当视其经脉刺之，泄其经脉，使脏腑之邪外出。"

【解　　读】

肝脏的热病，病人首见的就是小便发热发黄，腹痛，喜卧，身体发热。热盛则多发狂言，惊悸，惊惧，胁痛，手足躁扰不安，不能卧，如再肝气上逆，则更头痛眩晕。逢庚辛之日，病就会加重，逢甲乙之日，则大汗淋漓。如果病人气已溃乱，则庚辛之日病邪深入。治法当刺足厥阴与足少阴两经。

本篇主要归纳五脏热证与刺热的法则，将热邪发病与脏腑进行构建，启发后世构建三焦辨证，阐明病位、症状、发病以及治则。

【原文 10】

心热病者，先不乐，数日乃热。热争，则卒心痛，烦闷善呕^①，头痛面赤，无汗；壬癸甚，丙丁大汗，气逆则壬癸死。刺手少阴太阳。（《素问·刺热篇第三十二》）

【注　　释】

①善呕：张琦说："善呕者，胃脉入心，心热胃亦病也。"

【解　　读】

心脏的热病，病人先感受到情绪上的波动忧愁，几天以后，热盛则心里烦躁、恶心、头痛、面部赤红、无汗。壬癸的时候，病就会加重。逢丙丁之日，会出现大汗。若病人气已经溃乱，逢壬癸之日，病会加重。治法刺手少阴和手太阴两经。

【原文 11】

脾热病者，先头重颊痛，烦心颜青，欲呕身热，热争则腰痛，不可用俯仰，腹满泄，两颔痛；甲乙甚，戊己大汗。气逆则甲乙死。刺足太阴阳明。（《素问·刺热篇第三十二》）

【解　　读】

脾热病者，病人先感受到头重，眉目之间痛，心里烦闷，想呕吐，身体发热。热盛，则感到腰痛以致不能俯仰，腹部胀满，两颔疼痛。逢甲乙之日，病就会有所加重。逢戊己之日，就会大汗。若病人气已经溃乱，逢甲子之日，病会加重。治法刺足太阴和足阳明两经。

【原文 12】

肺热病者，先渐然厥，起毫毛^①，恶风寒，舌上黄身热^②，热争则喘咳，痛走胸膺背，不得大息，头痛不堪^③，汗出而寒^④；丙丁甚，庚辛大汗，气逆则丙丁死。刺手太阴阳明。出血如大豆，立已。（《素问·刺热篇第三十二》）

【注　　释】

①起毫毛：是说皮肤因寒起栗也。

②舌上黄身热：章楠说："邪热郁于肺，阳气不达于皮毛，故状似外感，而实由内邪郁闭，以肺主一身之气故也，所以舌黄身热。"

③头痛不堪：章楠说："肺经之脉，本不上头，以内火不得外发，直上冲脑而痛，故曰不堪，与外感在经之头痛不同。"

④汗出而寒：孙鼎宜说："身虽热而汗，质寒，俗谓之冷汗。"

【解　　读】

肺热病者，病人先感受到寒冷，皮肤栗起，畏风，舌上发黄，身体发热。热盛，就会罹患喘促、咳嗽等证，咳嗽甚会引发胸痛，牵连到背，甚至不能深呼吸，头痛不堪忍受，冷汗淋漓。逢丙丁之日，病就会加重。逢庚辛之日，大汗淋漓。若病人气已经溃乱，逢丙丁之日，病会加重。治法当刺手太阴与手阳明两经，刺出豌豆大的血滴就好了。

【原文 13】

肾热病者，先腰痛胻酸，苦渴数饮，身热，热争则项痛而强①，胻寒且酸，足下热，不欲言，其逆则项痛，员员澹澹然；戊己甚，壬癸大汗，气逆则戊己死。刺足少阴太阳。诸汗者，至其所胜日汗出也。（《素问·刺热篇第三十二》）

【注　　释】

①热争则项痛而强：章楠说："足少阴之筋脉，上项结于枕骨，与太阳之筋合。热争而欲出于太阳不得外达，故项痛而强。"

【解　　读】

肾脏所发的热病，病人先感受到腰痛，小腿酸胀，口渴，渴欲饮水，身体发热。热盛则头项疼痛而又强直，小腿凉而酸，脚下热，懒言少语。如果肾气上逆，就会感到项强急迫。逢戊己之日，病情会加重。逢壬癸之日，便出大汗。如病人气已溃乱，逢戊己之日，病情就会加重。治法当刺足少阴和足太阳两经。

【原文 14】

肝热病者，左颊先赤；心热病者，颜先赤；脾热病者，鼻先赤；肺热病者，右颊先赤；肾热病者，颐先赤。病虽未发①，见赤色者刺之，名曰治未病。热病从部②所起者，至期而已③；其刺之反者④，三周而已；重逆则死⑤。诸当汗者，至其所胜日⑥，汗大出也。（《素问·刺热篇第三十二》）

【注　　释】

①病虽未发：章楠说："左颊、颜、鼻、右颊、颐，是肝、心、脾、肺、肾、脏之气应于面之部位。病虽未发，其色先见，可见邪本伏于气血之中，随气血流行而不觉。良工望而知其邪动之处，乘其始动，即刺而泄之，使邪势杀而病自轻。用药之法，亦可类推。"

②部：即色部。《灵枢·五色篇》："五色之见也，各出其色部。"此处指部，如上所言之部位是。

③至期而已：姚止庵说："期谓五脏所主之日期。热起何部，按部寻经，早为施治，或汗而表其邪，

或寒而清其火，至其应王之期，自无不愈。"

④其刺之反者：张介宾说："反谓泻虚补实，病而反治，其病必甚。三周者，谓三遇所胜之日而后已。"

⑤重逆则死：张介宾说："一误者尚待三周，再误者焉得不死。"

⑥至其所胜日：章楠说："所胜日者，如肝得甲乙，心得丙丁之类。"

【解　读】

热邪在肝的病人，左颊先见赤色；热邪在心的病人，额头上先见赤色；热邪在脾的病人，唇上先见赤色；热邪在肺的病人，右颊先见赤色；热邪在肾的病人，颐部先见到赤色。大凡在疾病还没有发作的时候，见到面部红赤，就先给予针刺治疗，称为治未病。如果热病已经发展到一定程度了，那么就要根据辨治加以合适的治法、治则，在其所胜之日，病势就会好转。但是如果治疗方案选取不得当，病势就会迁延（此三周为约数）。如果治疗方案订立错误，造成误治愈后就会很差。总而言之，热病应当考虑汗法，如果及时正确地选取恰当治法，到了所胜之日就会汗出而愈。

【原文 15】

治诸热病，以饮之寒水①，乃刺之；必寒衣②之，居此寒处，身寒而止也。（《素问·刺热篇第三十二》）

【注　释】

①以饮之寒水：章楠说："以其久伏之郁，热从内发，故治之必先饮寒水，从里逐热，然后刺之。"

②寒衣："寒"通"薄"，见《左传》闵公二年杜注。寒衣，即薄衣。

【解　读】

治疗热病的时候应该先给病人喝清凉的水，然后再用刺法；并且让病人穿着单薄的衣物，住凉爽的地方。这样，有助于身上的热邪退散。

【原文 16】

热病先胸胁痛，手足躁，刺足少阳，补足太阴，病甚者为五十九刺①，热病始手臂痛者，刺手阳明太阴而汗出止。热病始于头首者，刺太阳而汗出止。热病始于足胫者，刺足阳明而汗出止。热病先身重骨痛，耳聋好瞑，刺足少阴，病甚为五十九刺。热病先眩冒而热，胸胁满，刺足少阴少阳。（《素问·刺热篇第三十二》）

【注　释】

①甚者为五十九刺：根据王冰的注文，五十九刺所取穴位如下：上星、白会、前顶、百会、后顶（计五穴）、五处、承光、通天、络却、玉枕、临泣、目窗、正营、承灵、脑空（左右合二十穴），以上二十五穴，以越诸阳之热逆。大杼、膺俞、缺盆、背俞（左右计八穴），以泻胸中之热。气街、三里、巨虚、上下廉（左右计八穴），以泻胃中之热。云门、髃骨、委中、髓空（左右计八穴），以泻四支之热。魄户、神堂、魂门、意舍、志室（左右计十穴），以泻五脏之热。

【解　读】

热病如果出现胸胁痛闷，手足躁扰不安的症状，就刺足少阳经、补手太阴经；若病较重的，用五十九刺的方法。热病起于手臂的，刺手阳明、太阴两经得汗。热病起于头部的，刺足太阳经得汗。热病起于足胫的，刺足阳明经得汗。热病如果病人先觉身体重、骨节痛、耳聋、好睡，就刺足少阴经；如病较重，用五十九刺的方法。热病先眩晕、胃热、胸胁胀闷的，就刺足少阳经。

【原文 17】

太阳之脉，色荣颧骨，热病也，荣未交，曰今且得汗，待时而已。与厥阴脉争见者，死期不过三日，其热病内连肾，少阳之脉色也。少阳之脉，色荣颊前，热病也，荣未交，曰今且得汗，待时而已，与少阴脉争见者，死期不过三日。（《素问·刺热篇第三十二》）

【解　读】

少阳经脉的病，赤色显在两颧骨上，这是热病的象征。如果荣色未坏，只要使它得汗，待到其所胜之时，病自然会好的。但如果同时又见厥阴经的脉证，那么死期就不会超过三天。太阳经脉之病，赤色显在面颊筋上，这是热病的象征，如果荣色未坏，只要使它得汗，待到其所胜之时，病自然会好的。但如果同时又见少阴经的脉证，那么死期就不会超过三天。

【原文 18】

热病气穴①：三椎下间主胸中热，四椎下间主膈中热，五椎下间主肝热，六椎下间主脾热，七椎下间主肾热，荣在骶也，项上三椎陷者中也。颊下逆颧为大瘕②，下牙车③为腹满，颧后为胁痛。颊上者，膈上也。（《素问·刺热篇第三十二》）

【注　释】

①气穴：高世栻说："阳气循行之穴孔也。"
②大瘕："瘕"（音假）即大瘕泄，似属痢疾。
③下牙车：即颊车。

【解　读】

治疗热病的气穴，第三脊椎下面主泻肺热；第四脊椎下面主泻心热；第五脊椎下面主泻肝热；第六脊椎下面主泻脾热；第七脊椎下面主泻肾热。怎样度量脊椎呢？从颈项三椎以下凹陷的中央，是大椎穴。又诊察面部之色，可以推知腹部的病，如赤色从颊下上逆于颧，为痢疾之病；赤色见于颊车的，为腹部胀满之病；赤色见于颧骨后部的为胁痛之病。凡颜色见于颊上的，病都在膈上。

【原文 19】

黄帝问曰：有病温者，汗出辄复热①，而脉躁疾不为汗衰，狂言不能食，病名为何？岐伯对曰：病名阴阳交②，交者死也。帝曰：愿闻其说。岐伯曰：人所以汗出者，皆生于谷，谷生于精。今邪气交争于骨肉而得汗者，是邪却而精胜也。精胜，则当能食而不复热。复热者邪气也，汗者精气也；今汗出而辄复热者，是邪胜也，不能食者，精无俾也，病而留者，其寿可立而倾也。且夫《热论》曰：汗出而脉尚躁盛者死。今脉不与汗相应，此不胜其病也，其死明矣。狂言者是失志，失志者死。今见三死③，不见一生，虽愈必死也。（《素问·评热病论篇第三十三》）

【注　释】

①汗出辄复热：孙鼎宜说："汗出则热应衰，今汗出辄复热，是逆证。"

②阴阳交：章楠说："邪势弥漫，外感阳分之邪，与内伤阴分之邪，交合为一，而本源正气绝矣。"
③三死：指不能食、脉躁、汗出而热。

【解　　读】

黄帝问说：罹患温邪的人，在汗出以后，身体又反复发热，脉象躁动不安，病情不因为汗出而缓解，并且狂言乱语，不吃东西，这是什么病呢？岐伯回答说：这种病的名字称为阴阳交，阴阳交是一种难治的疾病，愈后多不良。黄帝继续问说：我想再深入了解一下阴阳交发生的道理。岐伯回答说：人体之所以会汗出，是因为水谷入胃，化生精微。现在邪正在骨肉之间交争而能够汗出，这是因为邪气退却而精气胜的原因，精气胜就应该能吃东西，不再发热；热是邪气的标志，精气是正气的反映。现在汗出而又发热，说明邪气胜于精气，不能食谷则精气匮乏，精微物质匮乏则正气更衰，邪气更胜。汗出，但是热稽留不退，病人的寿命就危在旦夕了。《素问·热论》说过：汗出而脉仍然躁动，愈后不良。现在脉象与汗出情况不相匹配，是精气不能胜邪的标志。至于语言昏狂，那还是热盛影响精神的原因，而精神失常也是愈后不良的标志。现在愈后不良的标志出现了三个，痊愈的征象不明显，那么即使在病程过程中有好转的现象，最后的愈后也不会太好。

本篇论述热病中阴阳交、风厥、劳风、肾风等四种病证，并开始归纳它的病源、症状、治法和愈后。在阴阳交中，开始有层次地分析热邪伤人，在表如何传变，在里如何传变，启发后世叶天士构建卫气营血体系。

【原文20】

帝曰：有病身热汗出烦满，烦满不为汗解，此为何病？岐伯曰：汗出而身热者，风也；汗出①而烦满不解者，厥也，病名曰风厥②。帝曰：愿卒闻之。岐伯曰：巨阳主气，故先受邪；少阴与其为表里也，得热则上从之③，从之则厥也。帝曰：治之奈何？岐伯曰：表里刺之④，饮之服汤。（《素问·评热病论篇第三十三》）

【注　　释】

①汗出：谓汗自出。
②风厥：杨上善说："内热开于腠理为汗，非精气为汗，故身热不解名为风。烦心满闷不解名厥。有风有厥，名曰风厥。"
③上从之：王冰说："上从之，谓少阴随从于太阳而上也。"
④表里刺之：张介宾说："刺表以泻风热之阳邪，刺里以下少阴之逆。"

【解　　读】

黄帝说：有人患身体发热，汗出烦闷，就是说烦闷不因汗出而解，这是什么病？岐伯说：汗出而身体发热的，是由于风邪；汗出而烦闷不解的，是由于气之上逆，这个病名称为风厥。黄帝说：希望听到这其中的道理。岐伯说：太阳经主宰诸阳之气，是一身之表，所以容易先受病邪，而少阴和太阳为表里，如少阴受太阳发热的影响，从而随之上逆。便成为厥。黄帝说：怎样治疗呢？岐伯说：刺太阳和少阴两经的穴，并且内服汤药。

【原文21】

帝曰：劳风为病何如？岐伯曰：劳风法在肺下①，其为病也，使人强上冥视，唾出若涕②，恶风而振寒，此为劳风之病。帝曰：治之奈何？岐伯曰：以救俯仰③。巨阳引④。精者三日⑤，中年者五日，不精者七日，咳出青黄涕，其状如脓，大如弹丸，从

口中若鼻中出，不出则伤肺，伤肺则死也。（《素问·评热病论篇第三十三》）

【注　释】

①法在肺下：吴崑说："其受邪由于肺下，盖四椎、五椎、六椎之间也。"
②唾出若涕：《素问识》："古无痰字，此云唾出若涕，谓吐黏痰也。"
③以救俯仰：谓注意休息，防止动作。王注："止屈伸于动作、不使劳气滋蔓。"其义最精。其他解释均似附会。
④巨阳引：张璐说："邪在肺下，既不能从表而解；又非实热燥结，可攻下而除。势必借资膀胱阳气，上吸胸中。使郁闭之邪，从上解散。"
⑤精者三日：张璐说："精壮之人，亦必服药三日，始得见效；若治中年，及不精壮者，更须五七日为期。"

【解　读】

黄帝说：劳风这种病，是怎样的？岐伯说：劳风发病是在肺下，它的症状，是头项强直，目视不明，吐黏痰，恶风又发寒战。黄帝说：怎样治疗呢？岐伯说：首先要节制动作，注意休息；其次是借助服药引太阳经的阳气，以解郁闭之邪。通过这样的治疗，精壮的三天可以见愈，中年人精气稍衰的，五天可见愈，老年或精气不足的，七天可见愈。这种病人，咳出青黄的痰，样子像稠脓，大小像弹丸。这种稠痰应从口中或鼻中排出才好，如果不能咳出，就要伤肺，伤肺就会死亡。

【原文 22】

有病肾风者，面胕疣然①痈②，害于言，可刺不？岐伯曰：虚不当刺，不当刺而刺，后五日其气必至③。帝曰：其至何如？岐伯曰：至必少气时热，时热从胸背上至头，汗出，手热，口干苦渴，小便黄，目下肿，腹中鸣，身重难以行，月事不来，烦而不能食，不能正偃④，正偃则咳，病名风水，论在《刺法》中。（《素问·评热病论篇第三十三》）

【注　释】

①面胕疣然：胕（音附），即足背。疣然，肿起貌。面胕疣然，是说面部和足背水肿。
②痈：王冰说："谓目下痈如卧蚕形也。"
③后五日其气必至：王冰说："至，谓病气来至也，然谓脏配一日，而五日至肾。"
④正偃：即仰卧。

【解　读】

黄帝说：有患肾风的病人，面部足背水肿、目下痈起像卧蚕一样，言语也感不便，像这样的病人，可以针刺吗？岐伯说：肾已重虚，不当用刺法，如已用了刺法，病气必然会来的。黄帝道：病气来了会怎样？岐伯说：如病气来了，一定感到气短，时时发热，从胸背上至头部、汗出、手热、多渴、便色黄、眼睑水肿、腹中响、身体觉沉，行动困难。若病人是妇女，月经就会停止，胸中烦闷，不能仰卧，仰卧就咳嗽得非常厉害，这病称为风水，在《刺法》篇里有详细的论述。

【原文 23】

帝曰：愿闻其说。岐伯曰：邪之所凑，其气必虚，阴虚者，阳必凑①之，故少气时热而汗出也。小便黄者，少腹中有热也。不能正偃者，胃中不和也。正偃则咳甚，

上迫肺也。诸有水气者，微肿先见目下也。(《素问·评热病论篇第三十三》)

【注　　释】

①凑：有"聚"义。

【解　　读】

黄帝说：希望你说说这其中的缘由。岐伯说：邪气的聚集，必定首先是因为正气的不足。肾阴不足，风阳就乘虚聚合起来，所以短气，时时发热、汗出、小便色黄，这是有了内热。不能仰卧，是胃中不和。仰卧就咳嗽加重，是水气上迫肺脏。凡是有水气的病人，其预兆可在目下看出。

【原文 24】

帝曰：何以言？岐伯曰：水者阴也，目下亦阴也，腹者至阴之所居，故水在腹者，必使目下肿也。真气上逆，故口苦舌干，卧不得正偃，正偃则咳出清水也。诸水病者，故不得卧，卧则惊①，惊则咳甚也。腹中鸣者，病本于胃也。薄脾则烦不能食，食不下者，胃脘隔也。身重难以行者，胃脉在足②也。月事不来者，胞脉③闭也，胞脉者属心而络于胞中，今气上迫肺，心气不得下通，故月事不来也。帝曰：善。(《素问·评热病论篇第三十三》)

【注　　释】

①卧则惊：张志聪说："胃络上通于心，阳气入阴。阴阳相薄，故惊恐。"
②胃脉在足：杨上善说："胃脉足阳明在足。今胃气不和，气下于足，遂令身重足不能行也。"
③胞脉：即分布在子宫上的脉络。

【解　　读】

黄帝说：为什么？岐伯说：水属于阴，目下也是属于阴的部位，腹部为至阴之处，所以腹中有水，目下必然发现微肿。心气上逆，所以口苦舌干，不能仰卧，仰卧就会咳出清水。凡是水气的病人，都不能仰卧，因为卧后就会感到惊悸不安，而惊悸就会使咳嗽加重。腹中鸣响，是由于脾虚。水气迫胃就烦闷不想吃东西。食物不能下咽，是胃中有阻隔。身体觉沉，难以行动，是胃的经脉下行于足的缘故。妇女月经不来，是因为胞脉闭塞。胞脉属于心脏，而下络于胞中，现在水气上逆逼迫肺脏，心气不得下通，所以月经就不来了。黄帝说：讲得好。

【原文 25】

黄帝问曰：少阴何以主肾？肾何以主水？岐伯对曰：肾者，至阴也，至阴①者，盛水②也；肺者，太阴也，少阴者，冬脉也，故其本在肾、其末在肺③，皆积水也。帝曰：肾何以能聚水而生病也？岐伯曰：肾者，胃之关也④，关门不利，故聚水而从其类也⑤。上下溢于皮肤，故为胕肿，胕肿者，聚水而生病也。(《素问·水热穴论篇第六十一》)

【注　　释】

①至阴：杨上善说："至，极也，肾者，阴之极也。"
②盛水：马前说："肾居下焦，为阴中之阴，水为阴，肾亦为阴，水病乃盛水也。"
③其本在肾、其末在肺：姚止庵说："水原于肾，故云本；由肾而溢于肺，故云末也。"

④胃之关也：姚止庵说："肾主化气，而命门之火，实生脾胃土、肾足则气通，肾虚则气闷。胃以肾为通塞者，实以肾为胃之本原，不可不知也。"

⑤故聚水而从其类：王冰说："关闭则水积，水积则气停，气停则水生，水生则气溢，气水同类，故云关闭不利，聚水而从其类。"

【解　　读】

黄帝问道：少阴为什么主肾？肾又为什么主水？岐伯答道：肾是至阴之脏，而阴属水，所以说肾是主水的脏器。肾属少阴，这是因为少阴在冬季最旺，而冬季正是与水相应的。因此水肿的病，它的根本在肾，它的标末在肺，肺肾两脏如不健全，都能够积水为病。黄帝又问道：肾为什么能够积水而生病呢？岐伯说：肾就好比胃的闸门，闸门不灵活了，就会积聚水液并使邪气猖獗，水液上下泛溢于皮肤，其内会发生腹水，发生腹水的原因，就是水液的不断积聚。

【原文 26】

帝曰：诸水皆生于肾乎？岐伯曰：肾者，牝脏①也，地气上者属于肾，而生水液也，故曰至阴。勇而劳甚则肾汗出，肾汗出逢于风，内不得入于脏腑，外不得越于皮肤，客于玄府，行于皮里，传为胕肿②，本之于肾，名曰风水③。所谓玄府者，汗空也。（《素问·水热穴论篇第六十一》）

【注　　释】

①牝脏：阴脏。
②胕肿：指水肿。似与前条之"故为胕肿"义异。
③名曰风水：孙鼎宜说："以肾主水，故曰'本之于肾'逢风得之，故又名曰'风水'。"

【解　　读】

黄帝问道：一切水病，都是由肾脏导致的吗？岐伯答道：肾是阴脏，地气与肾相通而生为水液，所以称为至阴。假如有人自恃其勇，入房或劳力过甚，就会汗出，当汗出的时候，遇到风邪，汗孔骤闭，余汗未尽，向内不得回到其脏，向外不能泄于皮肤，就会滞留在玄府，流走于皮肤，最后形成水肿。这种病是由肾的病变所导致的，又因感风而成，所以称为风水。

【原文 27】

帝曰：水俞五十七处①者，是何主也？岐伯曰：肾俞②五十七穴，积阴之所聚也，水所从出入也③。尻上五行行五者，此肾俞，故水病下为胕肿大腹，上为喘呼④，不得卧者标本俱病故肺为喘呼肾为水肿，肺为逆不得卧，分为相输俱受者⑤，水气之所留也。伏菟上各二行行五者⑥，此肾之街也，三阴之所交结于脚也⑦。踝上各一行行六者⑧，此肾脉之下行也，名曰太冲。凡五十七穴者，皆藏之阴络，水之所客也⑨。（《素问·水热穴论篇第六十一》）

【注　　释】

①处：作"穴"解，此与下"肾俞五十七穴"异文同义。
②肾俞：孙鼎宜说："肾主水，故水俞统名肾俞，非谓足少阴一经之穴也。"
③水所从出入也：姚止庵说："肾俞为水俞，肾居于内，俞应于外，肾病有积聚，于是水从俞而出入矣。"

④喘呼：喘息急促。慧琳《音义》卷三十引《考声》："呼，出息也，气出喉有声也。"王注以"呼"为"大呼"，不切。

⑤分为相输俱受者：高世说："肾气上升，肺气下降，上下分行，相为输布。今俱受病者，乃水气之所留聚也。"

⑥伏菟上各二行行五者：伸腿时，股部有肉隆起，状如伏菟，故名之。在伏菟以上，每侧各二行，每一行各有五穴。

⑦三阴之所交结于脚也：指足太阴交出厥阴之前，上膝股内前廉；足少阴上股内后廉；足阴交出太阴之后，上腘内廉。"脚"作"胫"解。见《说文·肉部》，是从膝盖到脚跟的一段。

⑧踝上各一行行六者：张介宾说："踝上各一行，独指足少阴肾经而言，行六穴，则大钟、照海、复溜、交信、筑宾、阴谷是也。"

⑨水之所客也：杨上善说："是等诸穴，皆肾之阴脏所终之输，水客之舍也。"

【解　读】

黄帝说：治疗水病的俞穴有五十七处，它们究竟和什么相关联呢？岐伯说：肾俞五十七穴，是阴气积聚的地方，也是水液从此出入的地方。尻上有五行，每行有五个穴，五五二十五穴这是督脉和足太阳经脉所主的俞穴。所以有了水病，就会下见水肿与腹部膨大，在上部则出现喘息急促，不能平卧，这是标本同病：喘呼属肺，水肿属肾。肺被上逆的水气所迫，就不能平卧，肺肾本是互相输应的，现在同时受病了，这就是由于水气稽留的关系。伏菟上各有两行，每行五个穴，这是肾气通行的道路，而和肝脾二经交结在小腿下；足内踝上各有一行，每行有六个穴，这是肾脉下行的部分，称为太冲。以上五十七个穴，都是脏的阴络，也是水液所停留的地方。

【原文 28】

帝曰：春取络脉分肉①何也？岐伯曰：春者木始治，肝气始生，肝气急，其风疾，经脉常深，其气少，不能深入，故取络脉分肉间。（《素问·水热穴论篇第六十一》）

【注　释】

①春取络脉分肉：此谓针宜浅刺，刺及络脉分肉即可。《素问识》："本节论四时刺法，与水热穴义不太涉，疑是他篇错简。"

【解　读】

黄帝说：春天针刺，要取络脉分肉，为什么？岐伯说：春天是草木开始生发的季节，与之相应的肝脏之气自然也呈现出生意。肝气的性能很急。它的变动像风一般的迅速。因为经脉深藏，而在春时，其气还少，不能深入到经脉，所以只能浅刺，取络脉分肉之间。

【原文 29】

帝曰：夏取盛经分腠，何也？岐伯曰：夏者火始治，心气始长，脉瘦气弱①，阳气留溢，热熏分腠，内至于经，故取盛经分腠，绝肤而病去者②，邪居浅也。所谓盛经者，阳脉也。（《素问·水热穴论篇第六十一》）

【注　释】

①脉瘦气弱：马前说："脏气始长，其脉尚瘦，其气尚弱。因为心气始长，所以脉气未盛。"

②绝肤而病去者：姚止庵说："夏热气浮，邪居阳分，用针不必太深。'绝肤'谓但绝（有破义）其

皮肤而病邪已去也。"

【解　　读】

黄帝说：夏天针刺，要取盛经分腠，为什么？岐伯说：夏天是火当令，人体内与之相应的心气也开始旺盛起来，因此虽然脉瘦气弱，却充满了阳气。热气熏蒸于分腠之间，向内进入经脉，所以应取盛经分腠。针刺只透过皮肤，病邪就会外出，这是因为病邪处于浅表的关系。所谓的"盛经"，就是阳脉。

【原文 30】

帝曰：秋取经俞①何也？岐伯曰：秋者金始治，肺将收杀，金将胜火，阳气在合，阴气初胜，湿气及体②，阴气未盛，未能深入，故取俞以写阴邪，取合以虚阳邪③，阳气始衰，故取于合。（《素问·水热穴论篇第六十一》）

【注　　释】

①秋取经俞：张介宾说："俞应夏，经应长夏，皆阳分之穴。"
②湿气及体：初秋是湿土主气，易侵人体。
③取俞以写阴邪，取合以虚阳邪：姚止庵说："肺以太渊为俞，以尺泽为合。"孙鼎宜说："阳邪，谓六腑之邪。"

【解　　读】

黄帝说：秋天刺法，要取经俞，为什么？岐伯说：秋天是金当令，人体与之相应的肺脏，表现了收敛之象。金气旺了，反要胜火，阳气在经脉的合穴，阴气只是刚旺起来，它侵犯人体，但不是太盛，还不能深入，所以应取俞穴以泻阴邪，取合穴以泻阳邪，因阳气初衰，所以要取合穴。

【原文 31】

帝曰：冬取井荥何也？岐伯曰：冬者水始治，肾方闭①，阳气衰少，阴气坚盛，巨阳伏沉②，阳脉乃去，故取井以下阴逆，取荥以实阳气③。故曰冬取井荥、春不鼽衄④，此之谓也。（《素问·水热穴论篇第六十一》）

【注　　释】

①肾方闭：姚止庵说："方闭，谓初冬也，阳衰阴盛，冬至之后，一阳始生。"
②巨阳伏沉：足太阳气伏沉在骨。
③取荥以实阳气：姚止庵说："冬阴寒逆，抑之使下，冬阳气微，实之为贵。《甲乙》《千金》'实'作'通'，非也，元起作'遣'尤非。"
④冬取井荥、春不鼽衄：吴崑说："冬时取其在下之井荥，则下无逆阴，故春时木气升发，亦无鼽衄之患。

【解　　读】

黄帝说：冬天刺法，要取井荥，为什么？岐伯说：冬天是水气当令，人体内与之相应的肾脏就呈现出阳衰阴盛的气象。足太阳经气伏沉在骨，阳气随之下行，故取井穴以抑制阴逆的太过，取荥穴以充实阳气的不足。所以"冬取井荥、春不鼽衄"就是这个道理。

【原文 32】

帝曰：夫子言治热病五十九俞，余论其意，未能领别其处，愿闻其处，因闻其意。岐伯曰：头上五行行五者，以越诸阳之热逆也^①；大杼、膺俞、缺盆、背俞，此八者，以泻胸中之热也；气街、三里、巨虚上下廉，此八者，以泻胃中之热也；云门、髃骨、委中、髓空^②，此八者，以泻四支之热也；五脏俞傍五^③，此十者，以泻五脏之热也。凡此五十九穴者，皆热之左右^④也。（《素问·水热穴论篇第六十一》）

【注　释】

①以越诸阳之热逆也：热之逆上于头者，即刺头上二十五俞以泄之。

②髓空：正名腰俞，见《刺热篇》王注。据经文谓云门等穴为"此八者"，分明指左右穴言，则腰俞当为双穴，与今言"腰俞"为单穴者不合，旧注于此并略。罗树仁谓："'长强'与'腰俞'同在二十一椎下，或'长强'居中，'腰俞'居其两傍。"是否？录候明达。

③五脏俞傍五：每一脏俞之旁，各有一穴，两侧共有十穴。

④左右：犹云"经过"，见《汉书·楼护传》颜注。这是说五十九穴，皆热之所经过，故可刺而泻之。

【解　读】

黄帝说：夫子所说治疗热病的五十九个俞穴，我已经明白了它们的大概，但还不能分清俞穴的部位，现在希望听一下其部位的所在和它们的作用。岐伯说：头上五行，每行五穴，能够泄越诸阳经上逆的热邪。大杼、膺俞、缺盆、背俞，这八个穴，可以泻除胸中的热邪；气街、三里、上巨虚、下巨虚，这八个穴，可以泄除胃中的热邪。云门、髃骨、委中、髓空这八个穴，可以泄除四肢的热邪。以上五十九个穴位，都是热邪所经过的，可以刺而泻之。

【原文 33】

帝曰：人伤于寒而传为热，何也？岐伯曰：夫寒盛则生热也。（《素问·水热穴论篇第六十一》）

【解　读】

黄帝说：人受了寒邪，会转为发热，这是什么缘故？岐伯说：寒邪太甚，就会郁而发热。

第二章　秦越人《难经》

第一节　秦越人与《难经》

相传《黄帝八十一难经》是渤海郡秦越人所作。秦越人曾得到长桑君的秘传心授，于是深刻地明白了医学的道理，甚至能够透视脏腑，剖胸取心。据传他的医术水平一度直追轩辕时期的名医扁鹊，因其住所在卢国，所以又被称为卢医或者卢扁鹊。

勘考《黄帝内经》有两册，每册各九卷，因其书文义古奥，几乎难以完全掌握精义。于是秦越人便抄录书中精华部分，从《素问》与《灵枢》二书中，共选取了八十一章，引申推演其中的医学至理，探索书中蕴藏的深奥精髓，最终装订成书，命名为《八十一难》，留传后世子孙。《难经》通过对 81 个中医基础理论问题的探讨，与《黄帝内经》的学术内容相互阐释，互相发挥，互相补充，是构成中医学基础理论体系的必不可少部分，被历代学者奉为中医理论研究的又一津梁之作。

本章遴选二十五难、三十难、三十一难、三十二难、三十八难、三十九难、五十八难、六十六难注解，其中二十五难讨论心包经是十二经组成之一；三十难与三十一难讨论营卫生成与三焦部位的划分；三十二难讨论心肺与营卫气血的关系；三十八难、三十九难讨论脏五腑六还是脏六腑五；五十八难讨论广义外感病的种类及表现；六十六难讨论十二经原穴与三焦的关系。这些问题上承《黄帝内经》经旨，是对《黄帝内经》所提论述的进一步阐释；下启后世温病学发展，为后世温病学家叶天士讨论卫气营血辨证、吴鞠通论述三焦辨证、陈平伯提出新感温病种类及表现等问题提供重要理论圭臬。

第二节　《难经》

【原文 1】

二十五难曰：有十二经，五脏六腑十一耳，其一经者，何等经也？

然：一经者，手少阴与①心主②别脉也。心主与三焦为表里，俱有名而无形③，故言经有十二也。（《难经·二十五难》）

【注　释】

①与：意同谓，即叫作、称为的意思。

②心主：指手厥阴心包经。

③形：分界；郑注云："形，谓制分界也。"

【解　读】

第二十五问：人体有十二经脉，但是五脏六腑合起来只有十一条，脏腑与经脉相配还剩一条，那么这条经脉是由什么脏腑所主的呢？

回答说：剩下的一条经脉是手少阴心经的别脉手厥阴心包经。心包与三焦互为表里，都有名称但是却没有具体分界，所以连同心包络在内，共有十二条经脉。

本难提出了十二经与脏腑相配的问题，并指出心包与三焦都是有名而无形的。

【原文 2】

三十难曰：荣气之行，常与卫气相随不^①？

然：经言人受气于谷，谷入于胃，乃传于五脏六腑，五脏六腑皆受于气，其清者为荣，浊者为卫。荣行脉中，卫行脉外，荣周不息^②，五十而复大会^③，阴阳相贯^④，如环之无端，故知荣卫相随也。（《难经·三十难》）

【注　释】

①不：同"否"。

②荣周不息：荣，同"营"，围绕的意思。指营卫之气一刻不停地循环周流。

③五十而复大会：五十，指荣卫之气在昼夜中各运行五十周次。大会，是指荣行脉中，卫行脉外，两者虽然分道而行，但是经过五十周次后，再总的会合一次。

④阴阳相贯：荣为阴，卫为阳。贯，穿连、连通、贯通的意思。

【解　读】

第三十问：营气的循行，常常与卫气相伴相随而行吗？

回答说：医经上说，人体是通过饮食水谷来获取精微之气的。饮食水谷进入胃中，通过消化后形成精微物质，输送到五脏六腑，正是因为这个过程，五脏六腑才都受到了精微之气的滋养。精微物质中轻清的称为营气，而把重浊的称为卫气。营气流行在脉中，卫气运转在脉外，营卫之气一刻不停地循环流转，一天一夜各循行五十周次后，再总的会合一次，这样营卫之间相互贯通，就如同圆形没有端口一样地往复，由此知道营卫之气是相伴相随而行的。

本难论述了营卫之气的来源与循行。

【原文 3】

三十一难曰：三焦者何禀，何生^①？何始，何终？其治^②常在何许^③？可晓以不？

然：三焦者，水谷之道路，气之所终始也。上焦者，在心下，下膈，在胃上口，主内^④而不出。其治在膻中，玉堂下一寸六分，直^⑤两乳间陷者是。中焦者，在胃中脘，不上不下，主腐熟水谷。其治在齐旁。下焦者，在脐下，当膀胱上口，主分别清浊，主出而不内，以传导也，其治在脐下一寸。故名曰三焦。其府^⑥在气街。一本曰冲。（《难经·三十一难》）

【注　释】

①何禀，何生：禀，受、承受的意思。生，《难经校注》认为当为"主"，乃形近而误。

②治：治疗、施治。这里指针刺治疗的穴位。

③何许：许，处所的意思。何许即何处。

④内：通"纳"。

⑤直：遇到，面对的意思。

⑥府：聚，汇聚的意思。这里指气聚的处所。

【解　读】

第三十一问：三焦接受什么物质，主管什么职责？它的部位从哪里开始，到哪里结束？治疗三焦病变的穴位在什么地方？可以清楚地告诉我吗？

回答说：人体的三焦是水谷等食物出入、消化、吸收的通道，也是人体气机活动的始终。上焦的位置，起于心下，向下通过膈，止于胃的上口，主要功能是受纳食物而不向上排出。它的针治部位在膻中，膻中穴位于玉堂穴下一寸六分，正好在两乳头之间的凹陷处。中焦的位置，在胃的中脘，不偏上也不偏下，主要功能是消化饮食。它的针治部分在脐的两旁。下焦的位置，从脐下开始，止于膀胱上口，主要功能是分别清浊，专主排出而不纳入，故有传导的功能，它的针治部位在脐下一寸。所以上、中、下三部合称为三焦，三焦之气汇聚在气街的部位，也有著作把气街称为气冲。

【原文 4】

三十二难曰：五脏俱等①，而心肺独在膈上者，何也？

然：心者血，肺者气。血为荣，气为卫，相随上下，谓之荣卫，通行经络，营周于外，故令心肺在膈上也。(《难经·三十二难》)

【注　释】

①等：相等、一样的意思。

【解　读】

第三十二问：五脏都是相等同的，而只有心肺的位置在膈以上，这是什么道理呢？

回答说：心脏主血流的运行，肺脏主司一身之气。血有营养的作用，气有抵御外邪的功能，两者相伴循行全身上下，所以称为荣卫。它们通行在经络之中，周行于躯体之外，所以心脏和肺脏都在膈膜的上面。

【原文 5】

三十八难曰：脏唯①有五，腑独有六者，何也？

然：所以腑有六者，谓三焦也。有原气之别②焉，主持诸气，有名而无形，其经属手少阳，此外腑③也，故言腑有六焉。(《难经·三十八难》)

【注　释】

①唯：独的意思。

②别：第六十六难有"三焦者，原气之别使也"之说，意思与此相同，可见此处的"别"应作"别使"的略称。别使，是使者的意思。

③外腑：指三焦囊括胸腹腔内的脏腑，犹如外围的城墙一样，所以称为外腑。

【解　读】

第三十八问：脏只有五个，而腑却有六个，这是什么道理呢？

回答说：之所以腑有六个，是加上三焦的缘故。三焦如同原气的使者，具有主持全身脏腑、经络等各种气化活动的功能，虽有腑的名称而没有像腑一样的一定形状。它的经脉属于手少阳经。这是包围在胸腹腔内、脏腑之外的腑，所以说腑有六个。

【原文 6】

三十九难曰：经言腑有五①，脏有六者，何也？

然：六腑者，正有五腑也。然五脏亦有六脏者，谓肾有两脏也。其左为肾，右为

命门。命门者，谓精神之所舍也，男子以藏精，女子以系胞，其气与肾通，故言脏有六也。（《难经·三十九难》）

【注　释】

①腑有五：指胆、小肠、胃、大肠、膀胱，不包括三焦，即文中所谓的"正有五腑"。

【解　读】

第三十九问：医经上说，腑有五个，脏有六个，这是什么意思呢？

回答说：所谓六腑，实际上正式的只有五个。然而五脏也有被称为六脏的，是因为肾有两个。左边的称为肾，右边的称为命门。命门，是精气和神气贮藏的地方，在男子用以贮藏精气，在女子用以维系子宫。它的气与肾相通，所以说脏有六个。

【原文 7】

　　腑有五者，何也？

　　然：五脏各一腑，三焦亦是一腑，然不属于五脏，故言腑有五焉。（《难经·三十九难》）

【解　读】

腑有五个，这是为什么呢？

回答说：五脏各有一个相表里的腑，三焦也属腑，但它不与五脏相表里，所以有五腑之说。

【原文 8】

　　五十八难曰：伤寒有几，其脉有变不？

　　然：伤寒有五，有中风，有伤寒，有湿温，有热病，有温病，其所苦各不同。（《难经·五十八难》）

【解　读】

伤寒病有哪几种，它们的脉象有不同吗？

回答说：伤寒病有五种，即中风、伤寒、湿温、热病、温病，它们所表现的临床症状各不相同。

【原文 9】

　　中风之脉，阳浮而滑，阴濡而弱①。湿温之脉，阳濡而弱，阴小而急。伤寒之脉，阴阳俱盛而紧涩。热病之脉，阴阳俱浮。浮之而滑，沉之而散涩，温病之脉②。行在诸经，不知何经之动③也，各随其经所在而取之。（《难经·五十八难》）

【注　释】

①阳浮而滑，阴濡而弱：阳、阴，在《难经》中既可以指代寸、尺，也能够指代沉、浮。本难后文有"热病之脉，阴阳俱浮"，所以此处阴、阳应指寸、尺。

②浮之而滑，沉之而散涩，温病之脉：浮之而滑，沉之而散涩，疑为错简。前文论述疾病脉象皆是一阴一阳的表达方式，咸归于热病之脉则语义矛盾。结合后文"行在诸经，不知何经之动也，各随其经所在而取之"应为对以上五种疾病概括，所以此处应为错简，存疑。

③动：变动。此处指发病。

【解　读】

中风的脉象，寸部脉浮浅而滑利，尺部脉濡软而无力。湿温的脉象，寸部脉濡软无力，尺部脉细小而紧急。伤寒的脉象，寸部、尺部都有力而紧涩。热病的脉象，寸部、尺部都浮而浅。轻取时滑利，重按则散漫、艰涩，则是温病的脉象。病邪侵入经脉并随之循行，不容易辨别究竟是哪一经发病，但是还是需要切脉用以判断疾病在经脉上的归属。

【原文 10】

伤寒有汗出而愈，下之而死者；有汗出而死，下之而愈者。何也？

然：阳虚阴盛①，汗出而愈，下之即死；阳盛阴虚，汗出而死，下之而愈。（《难经·五十八难》）

【注　释】

①阳虚阴盛：这里的阴阳指的是表里，虚、盛，分别指感受病邪和没有感受病邪的不同状态，因其虚，所以病邪乘之；因其盛，所以病邪不入。阳虚阴盛，即指表有邪而里无邪，可类推后文阳盛阴虚。

【解　读】

伤寒病有通过发汗而治愈的，有的用了下法却加重了疾病的程度；有的使用汗法加重病情，却通过下法治愈了疾病。这是什么原因呢？

回答说：表有邪气，但是里无邪气的，就能够通过汗法获得疗效，这时候如果妄用下法就会加剧疾病；邪气已经不在表，而入里结聚的情况，却还要妄立汗法的，往往会加剧疾病的进展；这时候需要立下法来解决问题。

【原文 11】

寒热之病，候之如何也？

然：皮寒热者，皮不可近席，毛发焦，鼻槁①不得汗。肌寒热者，皮肤痛，唇舌槁，无汗。骨寒热者，病无所安，汗注不休，齿本②槁痛。（《难经·五十八难》）

【注　释】

①槁：本意指草木枯槁，后用以形容干枯、燥结。
②齿本：即牙齿。本，根本的意思。

【解　读】

有寒热症状的一类疾病，证候的表现是什么样的呢？

回答说：寒热在皮肤的，皮肤灼热，不能贴近席面，毛发枯焦，鼻孔干燥、无汗。寒热在肌肉的，皮肤肌肉疼痛，口唇和舌干燥、无汗。寒热在骨的，全身感到不适，汗如水注、流出不止，牙齿枯槁疼痛。

【原文 12】

六十二难曰：脏井荥①有五，腑独有六者，何谓也？

然：腑者阳也，三焦行于诸阳，故置一俞②名曰原③。腑有六者，亦与三焦共一气也。（《难经·六十二难》）

【注　释】

①井荥：指井穴和荥穴，这里是作为五腧穴的代称，即井、荥、输、经、合穴。

②俞：俞穴，指穴位，"俞"通"腧""输"，音义相同。现在一般用"腧"泛指人体的穴位；"输"指五腧穴；"俞"指背俞穴。

③原：原穴。是脏腑元气经过和停留的部位。

【解　读】

第六十二问：五脏的经脉各有井、荥、输、经、合五穴，六腑的经脉却有六个腧穴，这是怎么一回事呢？

回答说：六腑的经脉属阳，三焦的元气运行在各阳经之间，所以多了一个穴位，称为原穴。六腑的经脉各有六个输穴，也就与三焦之气相互贯通，共成一气。

本难论述了由于三焦之气运行于六腑阳经，所以与五脏相比，除五输穴外，还单独存在一个原穴。

【原文 13】

六十六难曰：经言肺之原出于太渊，心之原出于太陵①，肝之原出于太冲，脾之原出于太白，肾之原出于太溪，少阴之原出于兑骨②，胆之原出于丘墟，胃之原出于冲阳，三焦之原出于阳池，膀胱之原出于京骨，大肠之原出于合谷，小肠之原出于腕骨。（《难经·六十六难》）

【注　释】

①太陵：即大陵，经穴的名称，位于掌面腕横纹中点，掌长肌腱与桡侧腕屈肌腱之间凹陷处。

②兑骨：兑，与"锐"想通，兑骨，此处指神门穴，位于掌骨后腕横纹尺侧端凹陷中。

【解　读】

第六十六问：医经上说，手太阴肺经的原穴是太渊，手厥阴心包经的原穴是大陵，足厥阴肝经的原穴是太冲，足太阴脾经的原穴是太白，足少阴肾经的原穴是太溪，手少阴心经的原穴是兑骨，足少阳胆经的原穴是丘墟，足阳明胃经的原穴是冲阳，手少阳三焦经的原穴是阳池，足太阳膀胱经的原穴是京骨，手阳明大肠经的原穴在合谷，手太阳小肠经的原穴在腕骨。

本难提出十二经的原穴名称，并讨论五脏以俞为原的道理，以及把三焦之气所通行的穴位作为原穴的原因。

【原文 14】

十二经皆以俞为原者，何也？

然：五脏俞者，三焦之所行，气之所留止也。（《难经·六十六难》）

【解　读】

问：十二经脉都把输穴作为原穴，这是什么原因呢？

回答说：十二经脉中五脏各经脉的腧穴，因为有三焦之气的通行和停留，所以才把输穴作为原穴。

【原文 15】

三焦所行之俞为原者，何也？

　　然：脐下肾间动气者，人之生命也，十二经之根本也，故名曰原。三焦者，原气之别使①也，主通行三气②，经历于五脏六腑。原者，三焦之尊号也，故所止辄为原。五脏六腑之有病者，取其原也。(《难经·六十六难》)

【注　　释】

①原气之别使：别使，另外的使者。这里指三焦能通行原气，是原气流行的通道。
②三气：指宗气、卫气和营气。

【解　　读】

问：把三焦之气所通行的输穴作为原穴，这是什么原因呢？
回答说：人脐下肾间的动气，是维持生命的原动力，是十二经的根本，所以称为原气。三焦，是原气运送到全身各处的通道，有贯通运行卫气、营气、宗气的功能，能使原气循行于五脏六腑。原，是对三焦的尊称，因此三焦之气所留止的穴位，则成为原穴。脏腑如果有了疾病，都可以取原穴加以治疗。

【原文 16】

　　七十一难曰：经言刺荣无伤卫，刺卫无伤荣，何谓也？
　　然：针阳者，卧针①而刺之。刺阴者，先以左手摄按②所针荣俞之处，气散乃内针。是谓刺荣无伤卫，刺卫无伤荣也。(《难经·七十一难》)

【注　　释】

①卧针：即横刺、平刺，进针时针身与皮肤呈1°～5°，沿皮刺入，因为针身卧倒，所以称为卧针。
②摄按：摄，本义为牵曳，这里有执、持的意思。按，用手向下压。摄按，是指在腧穴部位往来按摩。

【解　　读】

第七十一问：医经上说，刺营不要伤卫，刺卫不要伤营，这是什么道理呢？
回答说：针刺属阳的卫分，应将针身卧倒沿皮刺入。针刺属阴的营分，先用左手确定腧穴部位，并加以揉按，使局部的卫气散开，然后进针。这就是刺营不要伤卫，刺卫不要伤营的针刺方法。
本难讨论针刺营或卫的疾病而不伤正的具体方法。这对后世温病的启发是极大的。根据爬梳吴鞠通医案与《温病条辨》，吴氏在变通拟定增液承气汤、新加黄龙汤以及冬地三黄汤的方案中，内寓"祛邪而不伤正"为主要制方思想，无疑皆渊薮于此。

【原文 17】

　　七十六难曰：何谓补泻？当补之时，何所取气？当泻之时，何所置气？
　　然：当补之时，从卫取气；当泻之时，从荣置气①。其阳气不足，阴气有余，当先补其阳，而后泻其阴。阴气不足，阳气有余，当先补其阴，而后泻其阳。荣卫通行，此其要也。(《难经·七十六难》)

【注　　释】

①从卫取气……从荣置气：荣、卫，即营卫，营行脉中较深，卫行脉外而较浅，这里主要代表针刺部位的深浅。取，捕取的意思。置，弃置的意思。从卫取气是说取卫分之气以补经气之虚，从荣置气是说从荣分引出邪气以弃置。

【解　　读】

第七十六问：什么称为补泻？施用补法的时候，应该从什么地方取气？施用泻法的时候，应该从什么地方泻气？

回答说：施用补泻的时候，应该从卫分取气；施用泻法的时候，应该从营分泻气。如果阳气不足，阴气有余，应该先补它的阳气，然后泻散它的阴气。如果阴气不足，阳气有余，应该先补它的阴气，然后泻散它的阳气。使营卫之气能够正常流通运行，这就是针刺的要领。

本难主要论述补营泄卫的补泻方法和阴阳补泻的先后步骤。这对后世影响深远，叶天士即汲取此处学养，创制卫、气、营、血四分辨证，进而确立卫之后方言气，营之后方言血的证治顺序。

第三章　张仲景《伤寒杂病论》

第一节　张仲景与《伤寒杂病论》

张机，字仲景，生于东汉汉桓帝元嘉二年（152年），去世于建安二十四年（219年）。他于205年完成《伤寒杂病论》的撰写，逾今有1 800年。东汉末年是一个白骨露于野、千里无鸡鸣的乱世。仲景深受宗族十去其七之悸动；悲愤于当时医者各逞家技、因循旧方的僵化；不耻于彼时孜孜汲汲、启踵豪强的世风；满怀感往昔之沦丧，伤横夭而莫救的心情，皓首穷经、忧愁忧思而著此作。在《伤寒杂病论》成书以前，就有《黄帝内经》《难经》《神农本草经》等古典医籍，医学家张仲景在继承《内》《难》等丰富医学知识基础上，结合自身临证实践，总结汉代以前医学成就，写成《伤寒杂病论》，对中医学的发展作出了重要贡献。由于东汉末年，兵祸频至、战乱纷纷，以致该书散轶不全。后经晋代王叔和将原书析为《伤寒论》与《金匮要略》二书。

《伤寒论》为诊治外感病提供了提纲挈领的辨证纲领与行之有效的治疗措施，对后世医家有极大的启发作用。《素问·热论》："今夫热病，皆伤寒之类也。"仲景根据热论六经分证的基本理论，创造性地把外感病错综复杂的证候及其演变，加以萃取提炼，整合出较为完整的六经辨证体系。难能可贵的是，仲景将《素问》《灵枢》提出的脏腑、经络、病因等学说与诊断、治法等方面知识有机地联系在一起；并且将具体方剂与药物的使用归纳入汗、吐、下、和、温、清、消、补的治法范畴。对于外感热病的发生、发展、转归提出肯綮得当的具体治疗措施，使中医学的基本理论与临证实践紧密地结合起来，从而奠定了"辨证论治"的基础，是我国医学史上第一部理法方药完备的巨擘之著。

明清温病学大家，如吴又可、叶香岩、薛生白、吴鞠通、王士雄、雷少逸、俞根初莫不根柢于此。本章所载条文皆为温病学家发展应用仲景学说的代表方证，如《伤寒论》三承气汤发展至《温病条辨》五承气汤的沿革变化，撷取"饮其流者怀其源"之意。

《金匮要略》是我国现存最早的一部诊治杂病的专著，与《伤寒论》并称双姝并蒂，皆为中医学津梁之作。由于本书在理论构建与临床指导上都具有较高的指导意义与实用价值，对于后世临床医学的发展有着重大贡献与深远影响，所以古今医家皆对此书推崇备至，赞誉其为方书之祖、医方之经，为治疗杂病扛鼎之作。书名《金匮要略》言简意赅地表明本身内容精要，价值珍贵，应藏于兰室金匮，慎重保存。原书共为二十五篇，首篇《脏腑经络先后病篇》，属总论性质，对疾病的病因病机、预防、诊断、治疗等方面，都以例言的形式，作出原则性提示。从第二篇《痉湿暍病脉证治》到第十七篇《呕吐哕下利病脉证治》属于内科范围疾病。第十八篇《疮痈肠痈浸淫病》则属外科。第十九篇《跌蹶手指臂肿转筋阴狐疝蛔虫病脉证治》，将不便于归类的几种疾病合为一篇。第二十篇至第二十二篇专论妇产科疾病。最后三篇为杂疗方与食物禁忌，带有验方性质。

作为方书之祖、医方之经，仲景在《金匮要略》所载方证具有较高的实践指导意义。后世温病学大师，例如，叶香岩、薛生白、吴鞠通、王士雄皆学养根柢于此。并接受仲景革新求变的精神内核，根据现实情况大胆化裁《金匮要略》所载方证。在继承仲景绳矩的基础上，革新求变、确立新法、拟定新方。其中代表则是吴鞠通吸取仲景学养，深究泻心汤应用，确立苦辛法，变三泻心汤为九泻心汤，大开后学眼界。本章所选方证多为此类，源出仲景，流至温病。

第二节 《伤寒论》

【原文 1】

太阳病，桂枝证，医反下之，利遂不止。脉促者，表未解也；喘而汗出者，葛根黄芩黄连汤主之。(《伤寒论·辨太阳病脉证并治·34》)

葛根黄芩黄连汤方

葛根半斤　甘草二两（炙）　黄芩三两　黄连三两

上四味，以水八升，先煮葛根，减二升，内诸药，煮取二升，去滓。分温再服。

【解　读】

"太阳病，桂枝证"，指太阳中风邪在肌表。在表当汗不当下，如误下，故曰"反"（亦可看作是病机的转折），以致邪气内陷而下利不止。若脉象由原来浮缓而变为急促的，说明其人阳气盛，有抗邪外达之势，则表邪未能全部内陷，故曰"表未解也"。既然表邪未解，有里热下利，故称此证为"协热利"。表里之热迫肺，肺气不利故作喘。热邪逼迫津液外越，故汗出。表里皆热，发热一证，也自在言外。既为热利，其大便粘秽，暴注下迫等症在所难免。治以葛根芩连汤而两解表里之热。

葛根汤所治之下利，与葛根芩连汤之下利，两者必须鉴别。前者以二阳合病的表实证为主，辨证关键在于无汗；后者则以里热为主，辨证关键在于汗出。

喻嘉言说："太阳病，原无下法，当用桂枝解外，医反下之，则邪热之在太阳者，未传阳明之表，已入阳明之里。所以其脉急促，其汗外越，其热上奔则喘，下奔则泄，故舍桂枝而用葛根，以专主阳明之表，加芩、连以清里热，则不治喘而喘止，不治利而利止。此又太阳、阳明两解表里之变法也。"

此方证主要讨论里热夹表又兼下利的证治。葛根芩连汤以下利不止，脉促，喘而汗出为特点。热邪因下而入里，壅郁于阳明则下利；表邪不解则脉促；热郁阳明则汗出；表里俱热，热壅于上则作喘。后世温热大师叶天士深受仲景影响，对葛根芩连汤所寓之法又作精辟论述，以芩连之苦通腑气，仍用葛根解肌开表，斯成表里两解之法；可谓是仲景用药之法重要的发挥。

【原文 2】

发汗后，不可更行桂枝汤，汗出而喘，无大热者，可与麻黄杏仁甘草石膏汤。(《伤寒论·辨太阳病脉证并治·63》)

下后，不可更行桂枝汤，若汗出而喘，无大热者，可与麻黄杏仁甘草石膏汤。(《伤寒论·辨太阳病脉证并治·162》)

麻黄杏仁甘草石膏汤方

麻黄四两（去节）　杏仁五十个（去皮尖）　甘草二两（炙）　石膏半斤（碎，绵裹）

上四味，以水七升，煮麻黄，减二升，去上沫，内诸药，煮取二升，去滓，温服一升。本云黄耳杯。

【解　读】

两条文义相近，可合并作解，文中"不可更行桂枝汤"，应接在"无大热者"之后，属倒装文法。

风寒在表，发汗可解。但当外邪闭郁，肺有蕴热之时，若用辛温发汗，则使肺热加重。邪热迫肺，肺失清肃，故见喘息。肺热蒸腾，逼迫津液外泄，故见汗出。因此，汗出而喘便成为肺热不清的明证。此证汗出而喘，但不恶风寒，反映表无寒邪，所以不可更用桂枝加厚朴杏子汤；汗出而喘，并非"汗出而渴"，也不可用白虎汤。既无太阳表证，也无阳明热证，乃是肺热作喘而无疑。然肺合于卫而主皮毛，故此证亦可见到发热，甚至高热不退，故不可被"无大热"一语所局限。麻黄汤证是无汗而喘；桂枝加厚朴杏子汤证是有汗而喘，均为太阳表邪不解影响肺气之所致。本证则是表邪已解，热壅迫肺，肺失清肃而作喘，故治疗重在清宣肺热，而不在发汗解表，因而选用麻杏甘石汤。

尤在泾说："发汗后，汗出而喘无大热者，其邪不在肌腠，而入肺中，缘邪气外闭之时，胸中已自蕴热，发汗之后，其邪不从汗而出之表者，必从内并于肺耳。"

程郊倩说："无大热之在表，亦无大热之在里，则知喘属麻黄汤之本证，而汗乃肺金为辛热所伤，逼蒸成汗，非风伤卫之自汗也，其脉必浮数可知。"

此方证讨论汗下后，邪热壅肺作喘的治法。后世温病学家叶天士根据麻杏石甘汤的配伍特点又有发挥，将其用于治疗失音、咳嗽或者喘肿复感疟邪，间日寒战发热，渴饮者。吴鞠通深究仲景麻杏石甘汤内涵，参考叶天士应用此方医案，在《温病条辨·下焦篇》第 48 条，制定出麻杏石甘汤方证，以之治疗热饮。原文谓之曰："喘咳息促，吐稀涎，脉洪数，右大于左，喉哑，是为热饮，麻杏石甘汤主之。"

【原文 3】

太阳病不解，热结膀胱①，其人如狂②，血自下，下者愈。其外不解者，尚未可攻，当先解其外；外解已，但少腹急结③者，乃可攻之④，宜桃核承气汤。(《伤寒论·辨太阳病脉证并治·106》)

桃核承气汤方

桃仁五十个（去皮尖）　大黄四两　桂枝二两（去皮）　甘草二两（炙）　芒硝二两

上五味，以水七升，煮取二升半，去滓，内芒硝，更上火微沸，下火，先温服五合，日三服，当微利。

【注　释】

①热结膀胱：膀胱，在此代指下焦部位，包括胞宫等。热结膀胱，指邪热与瘀血结于下焦部位。
②如狂：指神志失常，似狂非狂。
③少腹急结：指下腹部拘急硬痛。
④攻之：指祛邪的治疗方法。此处指通下瘀热的治法。

【解　读】

太阳病不解，又致热结膀胱，结合"血自下，下者愈"分析，是既言病因，又言病机，说明病证因太阳表邪不解，外邪化热入里，与血结于下焦。由于血蓄下焦，故见少腹急结：心主血脉，主神志，邪热与瘀血互结，上扰心神，则见如狂之失常。对本证的治疗，其表证不解者，当先解表，不可先攻逐瘀血。外邪已解，只有蓄血证的表现，即可用桃核承气汤攻下瘀热。从病人如狂，尚未至发狂之甚；有瘀血自下，邪热随瘀而去，病证可愈的机转，和兼有表证当先解表的治则等分析，可以判断证属蓄血轻证。

钱天来说："注家有血蓄膀胱之说，恐尤为不经。愚谓仲景之意，盖以太阳在经之表邪未解，故热邪随经，内入于腑，而瘀热结于膀胱，则热在下焦，血受煎迫，故溢入回肠，其所不能自下者，蓄积于少腹而急结也。"

此方证指出蓄血轻证治法，并提示病有表里之别，当以解表为先，后治里证。叶天士承袭仲景此法又作发挥：第一，去桂之辛热，加入牡丹皮、泽兰等凉血散血，治疗妇人热入血室的瘀热证；其二，参络病治法，取桃仁、大黄，加入鳖甲、当归、茺蔚子，搜剔络中瘀热。吴鞠通根据叶氏变通桃核承气汤的经验，结合自己心得，在《温病条辨·下焦篇》第21条中制定出吴氏桃核承气汤，原文谓："少腹坚满，小便自利，夜热昼凉，大便闭，脉沉实者，蓄血也，桃核承气汤主之，甚则抵挡汤。"值得一提的是，吴鞠通师仲景法而不泥仲景方，其桃核承气汤的组成不同于伤寒所载桃核承气汤。

【原文 4】

小结胸病，正在心下，按之则痛，脉浮滑者，小陷胸汤主之。（《伤寒论·辨太阳病脉证并治·138》）

小陷胸汤方

黄连一两　半夏半升（洗）　瓜蒌实大者一枚

上三味，以水六升，先煮瓜蒌，取三升，去滓，内诸药，煮取二升，去滓，分温三服。

【解　读】

小结胸的成因与大结胸相类似，多由表邪入里，或表证误下，邪热内陷，与痰相结而成。其证心下硬满，按之则痛，不按则不痛，说明邪浅热轻，病变部位比较局限，仅在心下胃脘部。其脉浮滑，浮为有热而浅，滑主痰热之邪，是属痰热互结病势轻浅之象，与大结胸之脉沉紧、心下硬痛者不同。由于本证属痰热互结，其势轻浅，病位局限，不比大结胸之邪结深重，病位广泛，故称为"小结胸"，治宜小陷胸汤清热涤痰而开结。

张兼善说："从心下至少腹石硬而痛，不可近者，大结胸也；正在心下，未及腹胁，按之痛未至石硬，小结胸也，形证之分若此。盖大结胸者，是水结在胸腹，故其脉沉紧；小结胸者，是痰结在心下，故其脉浮滑。水结宜下，故用甘遂、葶、杏、硝、黄等；痰结宜消，故用瓜蒌、半夏等。"

张令韶说："汤有大小之别，证有轻重之殊，今人多以小陷胸汤治大结胸证，皆致不救，遂诿结胸为不可治之证。不知结胸之不可治，只一二节，余皆可治者。苟不体认经旨，必致临时推诿，误人性命也。"

此方证主要讨论热与痰结于胸膈的治法。小陷胸汤的核心药是黄连与半夏，黄连苦寒泄热，半夏辛温开结；黄连清胆气，半夏降胃气；黄连苦燥能清热，半夏辛温能燥湿；再辅以瓜蒌苦寒助黄连泄热，行散助半夏开痰。基于这一认识叶天士用此方主治湿热痰，既调和少阳阳明，又恢复胆胃气机升降，用此结构治疗胸膈、胸脘痞结等证。吴鞠通则根据仲景之理，叶天士之用，参照自己心得在《温病条辨·中焦篇》第38条制定出了小陷胸加枳实汤，原文谓之曰："脉洪滑，面赤身热头晕，不恶寒，但恶热，舌上黄滑苔，渴欲凉饮，饮不解渴，按之胸下痛，小便短，大便闭者，阳明暑温，水结在胸也，小陷胸加枳实汤主之"。

【原文 5】

太阳与少阳合病，自下利者，与黄芩汤；若呕者，黄芩加半夏生姜汤主之。（《伤寒论·辨太阳病脉证并治·172》）

黄芩汤方

黄芩三两　芍药二两　甘草二两（炙）　大枣十二枚（擘）

上四味，以水一斗，煮取三升，去滓，温服一升，日再、夜一服。

黄芩加半夏生姜汤方

黄芩三两 芍药二两 甘草二两（炙） 大枣十二枚（擘） 半夏半升（洗） 生姜一两半（一方三两，切）

上六味，以水一斗，煮取三升，去滓，温服一升，日再、夜一服。

【解 读】

"合病"为两经同时发病，而无先后次第之分。本条之"太阳与少阳合病"，当以少阳受邪为主。因少阳的火郁之邪内迫阳明，下趋大肠，故"自下利"。少阳热邪下迫，疏泄不利，还可见到肛门灼热、泻下黏秽，腹痛甚至里急后重等症。治以黄芩汤清少阳之热则下利可愈。若少阳之邪热上逆于胃而见呕吐者，则用黄芩加半夏生姜汤清热降逆止呕。

汪苓友说："太少合病而至下利，则在表之寒邪悉入而为里热矣。里热不实，故与黄芩汤以清里热，使里热清而在表之邪自和矣。所以此条病，不但太阳桂枝在所当禁，并少阳柴胡亦不须用也。"

程知说："言太阳、少阳合病下利，宜用和法也，曰太阳则尚有表证也。然已见下利，则入里之热已明，故不解外而清内。成无己云：太阳阳明合病，下利为在表，当与葛根汤；阳明少合病，下利为在里，可与承气汤。此太阳、少阳合病，下利在半表半里，非汗下所宜，故与黄芩、芍药以合解之。呕者，邪上逆也。故加半夏、生姜以散邪气。"

此条论述郁热入里太少合病下利或呕的治法。仲景原方以黄芩苦寒清泄少阳，除肠澼下利；芍药配甘草缓急止痛；大枣调营养卫。其中黄芩配芍药，善除肠中积热。虽是太少合病，但未用太阳经药，而直清少阳，以求枢机通利而热自解。叶天士则抓住黄芩汤配伍特点，将此方转化用于伏寒化温，内伤真阴，外发少阳的春温证治。吴鞠通根据叶天士变通应用黄芩汤方案，在《温病条辨·中焦篇》第 87 条，订立出"苦辛寒法"。其原文谓之："自利不爽，欲作滞下，腹中拘急，小便短者，四苓合芩芍汤主之。"

【原文 6】

发汗后，水药不得入口为逆，若更发汗，必吐下不止。发汗、吐、下后，虚烦①不得眠，若剧者，必反复颠倒，心中懊憹②。栀子豉汤主之；若少气③者，栀子甘草豉汤主之。若呕者，栀子生姜豉汤主之。（《伤寒论·辨太阳病脉证并治·76》）

发汗，若下之而烦热，胸中窒④者，栀子豉汤主之。（《伤寒论·辨太阳病脉证并治·77》）

伤寒五六日，大下之后，身热不去，心中结痛⑤者，未欲解也，栀子豉汤主之。（《伤寒论·辨太阳病脉证并治·78》）

阳明病，脉浮而紧，咽燥口苦，腹满而喘，发热汗出，不恶寒，反恶热，身重。若发汗则躁，心愦愦⑥，反谵语。若加温针，必怵惕⑦，烦躁不得眠；若下之，则胃中空虚，客气动膈，心中懊憹，舌上胎⑧者，栀子豉汤主之。（《伤寒论·辨阳明病脉证并治·221》）

阳明病，下之，其外有热，手足温，不结胸，心中懊憹，饥不能食⑨，但头汗出者，栀子豉汤主之。（《伤寒论·辨阳明病脉证并治·228》）

下利后，更⑩烦，按之心下濡者，为虚烦也，宜栀子豉汤。（《伤寒论·辨厥阴病脉证并治·375》）

栀子豉汤方

栀子十四个（擘）　香豉四合（绵裹）

上二味，以水四升，先煮栀子，得二升半，内豉，煮取一升半，去滓，分为二服，温进一服，得吐者，止后服。

栀子甘草豉汤方

栀子十四个（擘）　甘草二两（炙）　香豉四合（绵裹）

上三味，以水四升，先煮栀子、甘草，取二升半，内豉，煮取一升半，去滓，分二服。温进一服。得吐者，止后服。

栀子生姜豉汤方

栀子十四个（擘）　生姜五两　香豉四合（绵裹）

上三味，以水四升，先煮栀子、生姜，取二升半，内豉，煮取一升半，去滓。分二服，温进一服。得吐者，止后服。

【注　释】

①虚烦：虚，是与有形之实邪相对而言；烦，心烦。虚烦，指心烦由无形邪热所致。

②心中懊憹：心中烦闷殊甚，莫可名状。

③少气：即气少不足以息。

④胸中窒：窒，塞也。胸中窒，即胸中有堵塞不适之感。

⑤心中结痛：心中因热邪郁结而疼痛。

⑥心愦愦：愦，糊涂，昏乱。心愦愦，即形容心中烦乱不安之状。

⑦怵惕：怵，害怕，恐惧。怵惕，即恐惧不安之状。

⑧舌上苔：指舌上有黄白薄腻苔垢。

⑨饥不能食：言懊憹之甚，似饥非饥，心中嘈杂似饥，而又不能进食。

⑩更：更加，越发。

【解　读】

76条，"虚烦"是证候名称。烦者，热也，指病因为热邪而生，烦者，心烦也，指病证为热扰于心所致。因此，"烦"字既包含了病因，也包含了主症。"烦"字前冠以"虚"字，借以说明病变性质，且有鉴别诊断的意义。"虚"，非指正气之"虚"，乃是与有形之"实"邪相对而言。表邪入里，若与有形之物，如水、痰饮、宿食等相互搏结，则形成实证，如热邪与水相结的结胸证，及燥热与宿食燥屎相结的阳明腑实证等，均有心中懊憹或烦躁的症状，这是实性之烦而非虚烦。本条之烦，虽因热邪内陷，但并未与有形之物相结，只是无形之邪扰乱胸膈而蕴郁不去，所以称为"虚烦"。

虚烦虽无实邪，但却有火热之郁，故又称"郁烦"。它与一般的火热证，如心火、肺火、肝火等不同，在于火郁而不伸，火热之邪蕴郁胸膈，其轻者，心烦不得眠；其重者，必反复颠倒，心中懊憹。火郁当清之、发之，故用栀子豉汤。

《医宗金鉴》说："未经汗吐下之烦，多属热，谓之热烦；已经汗吐下之烦，多属虚，谓之虚烦。不得眠者，烦不能卧也，若剧者，较烦尤甚，必反复颠倒，心中懊憹也。烦，心烦也；躁，身躁也。身之反复颠倒，则谓之躁无宁时，三阴死证也。心之反复颠倒，则谓之懊憹，三阳热证也。懊憹者，即心中欲吐不吐，烦扰不宁之象也，因汗吐下后，邪热乘虚客于胸中所致。既无可汗之表，又无可下之里，故用栀子豉汤顺其势以涌其热，自可愈也。"

77 条辨热郁胸膈胸中窒塞的证治。心主血，肺主气，二脏同居胸中。火郁胸膈，既可影响气分，亦可影响血分。本条所论，则是火郁之邪使胸中之气不利而见"烦热，胸中窒"的证候。"烦热"，或谓心烦、身热；或谓热而特甚，二说皆通。"胸中窒"指胸中有窒塞不快之感。反映了火郁之邪，影响了气分，治法仍用栀子豉汤清宣火郁，则气机自然畅通，其证自会迎刃而解。

方有执说："窒者，邪热驱滞而空塞，未至于痛而比痛较轻也。"

张令韶说："窒，窒碍而不通也。热不为汗下而解，故烦热，热不解而留于胸中，故窒塞而不通也，亦宜栀子豉汤，升降上下，而胸中自通矣。"

78 条辨火郁气血不利心中结痛的证治。"伤寒五六日大下之后，身热不去"，然不见恶寒的表证，说明邪已化热入里，若火热郁于胸膈，必见心烦懊恼等证；若进而影响气血不利，气血不利则痛，故见"心中结痛"之证，因火郁结滞所致，故仍用栀子豉汤。

柯韵伯说："病发于阳而反下之，外热未除，心中结痛，虽轻于结胸，而甚于懊恼矣。结胸是水结胸胁，用陷胸汤，水郁则行之也。此乃热结心中，用栀子豉汤，火郁则发之也。"

221 条论阳明热证误治后的诸种变证及下后余热留扰胸膈的证治。太阳伤寒脉浮紧，必伴见恶寒、发热、无汗、身痛等症，属于表实。阳明病，脉浮而紧，浮是里热外扬，紧是邪热成实，属于里热实证。里热上冲，胃失和降，故咽燥口苦。热盛于里，气机阻滞，则腹满而喘。热盛伤气，因而身重。其发热汗出、不恶寒、反恶热，是阳明病外症，由于里热太盛迫津外泄所致。本条阳明病脉浮紧与太阳伤寒脉象虽同，但主症不同，机制不同。可以说明脉证合参以辨证为主，理论必须紧密结合临床实际的重要性。若将脉浮紧、发热、汗出等误认为伤寒表证，妄用辛温发汗，则津液愈伤，里热愈盛。热扰心神则心中愦愦然烦乱不安，更加谵语，是阳明热结成实之征。若误用温针强发其汗，是以火济热，心神受扰，故有怵惕、烦躁不得眠等变证。若认腹满为腑实而误用下法，则下后胃中空虚，邪热乘虚郁于胸膈之间，出现心中懊恼不安、舌上生苔等症，当用栀子豉汤以清宣胸膈郁热。

228 条则是对阳明热郁胸膈的栀子豉汤证证治的补充。阳明病，如属腑实，下之当愈。今下后邪热未尽，而留扰胸膈。或腑实未成而早用下法，或燥屎虽去而余热尚存。皆可使邪热入里郁于胸膈。外有热、手足温，是无形邪热散漫，当为未下前即具有之症，小可说明虽用下法而非转为太阴虚寒证。不结胸，是下后邪热未与胸中水饮相结，故非结胸证。因郁热扰于胸膈，故心中懊恼，饥不能食。邪热蒸腾于上，所以但头汗出，当用栀子豉汤以清胸膈郁热。

汪苓友说："此亦阳明病误下之变证。阳明误下，邪热虽应内陷，不比太阳病误下之深，故其身外犹有余热，手足温，不结胸。手足温者，证其表和而无大邪。不结胸者，证其里和而无大邪。表里已无大邪，其邪但在胸膈之间，以故心中懊恼，饥不能食者，言懊恼之甚，则似饥非饥，嘈杂不能食也。但头汗出者，成无己注云：'热自胸中熏蒸于上，是故但头汗出而身无汗也。'"

375 条以栀子豉汤论治心烦，按之心下濡等症。条文中下利当属热性下利，经治疗后下利虽止，但余热未尽，上扰胸膈，故心烦更甚。按之心下濡，表明此非为有形之实邪所致，而是下利止后余热未尽，无形邪热留扰胸膈之故。虚烦，即强调是因无形邪热而致的心烦。临床上，本证还可见心中懊恼、口渴、舌红、脉数，甚或伴有失眠、胸中窒闷等症，宜栀子豉汤清宣胸膈郁热。

阳明热证误治后各种变证及下后热留胸膈的证治。栀子豉汤药仅两味，豆豉微辛，栀子微苦，合寓"轻苦微辛"法。轻苦与微辛配合，既能辛散苦泄而宣表，又可辛开苦降泄热，更能一升一降而开达无形陈腐郁结。因其质轻，药达病所主要在上焦。叶天士广泛地将此法应用于外感风温、秋燥、暑湿上焦卫分证，内伤杂病火、气痹郁所致的胸脘痞塞、胀闷、食入不安、痰多咳逆、食下呃逆、劳倦嗔怒。病证表现虽繁，但其核心病机则为邪郁三焦、气机痹结不通。吴鞠通则据此订立三香汤法，其在《温病条辨·中焦篇》第 55 条谓之曰："湿热受自口鼻，由募原直走中道，不饥不食，机窍失灵，三香汤主之。"

【原文 7】

伤寒脉浮滑，此以表有热，里有寒①，白虎汤主之。(《伤寒论·辨太阳病脉证并治·176》)

三阳合病，腹满身重，难以转侧，口不仁②，面垢③，谵语，遗尿。发汗则谵语；下之则额上生汗，手足逆冷；若自汗出者，白虎汤主之。(《伤寒论·辨阳明脉证并治·219》)

伤寒，脉滑而厥者，里有热，白虎汤主之。(《伤寒论·辨厥阴病脉证并治·350》)

白虎汤方

知母六两　　石膏一斤（碎，绵裹）　　甘草二两（炙）　　粳米六合

上四味，以水一斗，煮米熟，汤成，去滓，温服一升，日三服。

【注　释】

①表有热，里有寒：据宋代林亿等按语，此处当作表里俱热解为是。

②口不仁：口中感觉失常，黏腻不清爽，食不知味，言语不利。

③面垢：面部如蒙油垢，此因阳明热浊之气上熏于面所致。

【解　读】

176 条辨阳明病表里俱热的证治。伤寒，脉浮滑，浮为热盛于外，为表有热。其证当有身热、汗自出、不恶寒、反恶热。滑为热炽于里，为里有热，当有舌上干燥而烦、大烦渴引饮不解之症。此条凭脉象以赅括病机，当指阳明表里俱热之证，故用白虎汤以清阳明独盛之热。本条"表有热，里有寒"，明显与临床实际不合，当是原文字有错讹，故今据以脉测证法释为表里俱热；当与 350 条互参。

219 条论三阳合病，邪热偏重阳明的证治及治禁。本条原文末二句应接"谵语，遗尿"下，属于倒装句法。此言三阳合病，但综合全部证候作出细致的分析，实即阳明里热独盛之证。由于邪热内盛胃气不能通畅，因而腹满。阳明热盛，伤津耗气，故身重，难以转侧。胃之窍出于口，胃热炽盛，津液受灼，则口不仁。足阳明经脉绕面部，热势上蒸，所以面部油垢污浊。热扰神明则见谵语，热盛神昏，膀胱失约，故遗尿。此时热邪充斥于上下内外而见自汗出。治法应独清阳明里热，而用白虎汤治之。若误认身重为表证，妄发其汗，则津液外泄，里热愈炽而谵语更甚（《金匮玉函经》"发汗则谵语"下有"甚"字，其义可从）。若因腹满谵语而误认为阳明腑实，妄用下法，则阴液竭于下，阳气无所依附而上越，故出现额上生汗、手足逆冷之危证。

《医宗金鉴》说："三阳合病者，必太阳之头痛发热，阳明之恶热不眠，少阳之耳聋寒热等证，皆具也。太阳主背，阳明主腹，少阳主侧。今一身尽为三阳热邪所困，故身重难以转侧也。胃之窍出于口，热邪上攻，故口不仁也。阳明主面，热邪蒸越，故面垢。热结于里，故腹满。热盛于胃，故谵语。热迫膀胱，故遗尿。热蒸肌腠，故自汗也。证虽属于三阳，而热皆聚胃中。故当从阳明热证主治也。若从太阳之表发汗，则津液愈竭，而胃热愈深，必更增谵语，若从阳明之里下之，则阴益伤，而阳无依则散，故额汗肢冷也。要当审其未经汗下，而身热自汗出的，始为阳明的证，宜主以白虎汤，大清胃热，急救津液，以存其阴可也。"

350 条阐述热郁致厥的脉象与治法，脉滑而厥者，此属热厥，而非寒厥。因滑为阳脉，主热，热邪郁遏于里，阳气不达四肢，则手足厥逆。阳虚肢厥，脉必微细，今脉滑而不微细，则可肯定不属阴盛阳虚，而是热盛阳郁。本条只提脉象，乃举脉略证的省文笔法，意在突出里有热的辨证要点，应知除脉滑

而厥外，当有胸腹灼热、烦渴、口干、舌燥、小便黄赤等里热证，用白虎汤辛寒清解里热，里热清则阳气通达，而肢厥可愈。

钱天来说："滑者，动数流利之象，无沉细微涩之形，故为阳脉，乃伤寒郁热之邪在里，阻绝阳气，不得畅达于四肢而厥，所谓厥深热亦深也。"

《医宗金鉴》："今脉滑而厥，滑为阳脉，里热可知，是热厥也。然内无腹满痛，不大便之证，是虽有热而里未实，不可下而可清，故以白虎汤主之。"张隐庵说："此章因厥故，复列于厥阴篇中，非厥阴之本病也。"

此方证讨论无形邪热郁于气分的脉象与证治。白虎汤重用石膏辛寒清气，清泄阳明胃热；知母甘苦寒，一方面可助石膏清里热，另一方面可与粳米养胃阴，二药配合，尤可清热除烦；再辅以甘草、粳米益胃护津，安中养正，并防石膏、知母之寒。白虎汤是治疗阳明热盛的名方，叶天士汲取仲景学养后，每多用此治疗暑温、温热等温病热在气分证。吴鞠通则参照仲景、叶桂应用白虎汤的经验，在《温病条辨》中进一步发挥白虎汤，将其作为温病热入气分，邪在手太阴肺的开表三法之一；将其订立为辛凉重剂的代表，与辛凉轻剂桑菊饮、辛凉平剂银翘散，鼎足而立，组成治疗上焦辛凉三法。

【原文8】

服桂枝汤，大汗出后，大烦渴不解，脉洪大者，白虎加人参汤主之。（《伤寒论·辨太阳病脉证并治·26》）

伤寒若吐、若下后，七八日不解，热结在里，表里俱热，时时恶风，大渴，舌上干而燥，欲饮水数升者，白虎加人参汤主之。（《伤寒论·辨阳明病脉证并治·168》）

伤寒脉浮，发热无汗，其表不解，不可与白虎汤；渴欲饮水，无表证者，白虎加人参汤主之。（《伤寒论·辨阳明病脉证并治·170》）

若渴欲饮水，口干舌燥者，白虎加人参汤主之。（《伤寒论·辨阳明病脉证并治·222》）

白虎加人参汤方

知母六两　石膏一斤（碎，绵裹）　甘草二两（炙）　粳米六合　人参三两

上五味，以水一斗，煮米熟汤成，去滓，温服一升，日三服。

【解　读】

26条论太阳病传阳明，热盛气阴两伤的证治。太阳中风服桂枝汤，应以"遍身漐漐微似有汗者益佳"。今服桂枝汤而令汗出如水流漓，为发汗不得法。汗生于阴而出于阳，乃阳气蒸化津液而成，今大汗出后，伤津助热，以致邪热转属阳明。阳明热盛，气液两伤，则其人大烦渴不解。所谓"大烦渴不解"，是形容烦渴之甚，由于这里的"烦"有热甚和渴甚的两层意思，故大烦渴不解又分别表现为心烦大渴、大热大渴或大渴为甚，以至于饮水数升而不能解。脉见洪大，是阳明里热蒸腾，气血涌盛的征象。然里热盛而气液不足，故脉呈洪大而按之软亦自在言外。

前25条有"服桂枝汤大汗出，脉洪大者，与桂枝汤，如前法"，与本条所述脉证相似，但治法却不相同。25条是服桂枝汤，药虽对证，但由于汗不如法，以致大汗出而表未解，脉由前之浮缓而变为洪大。脉虽变而证未变，提示太阳中风证仍在，说明此洪大脉乃是阳气仍盛于外，里无烦渴等症，所以还应治以桂枝汤，如前法服。切不可过早使用白虎汤。本条是服桂枝汤大汗出后，症见大烦渴不解、脉洪大，为表邪内陷，转属阳明而气液两伤之证，则非桂枝汤所能治，故以白虎加人参汤治疗。以上两条的辨证关键在于渴与不渴。

成无己说："大汗出，脉洪大而不渴，邪气犹在表也，可更与桂枝汤。若大汗出，脉洪大，而烦渴

不解者，表里有热，不可更与桂枝汤，可予白虎加人参汤，生津止渴，和表散热。"

《医宗金鉴》："大烦渴，阳明证也。洪大，阳明脉也。中风之邪，服桂枝汤，大汗出后不解，大烦渴脉洪大者，是邪已入阳明，津液为大汗所伤，胃中干燥故也。宜与白虎加人参汤，清热生津，而烦渴自除矣。"

168 条属伤寒误治，迁延不解，表邪入里化热，阳明胃热炽盛，故曰"热结在里"。伤寒，误用吐下法后，津液受损，经数天不解，因津伤化燥，而形成阳明热结在里之证。所谓"表里俱热"，表热当指身热、汗自出、反恶热等阳明外证。里热是指舌上干燥大烦渴不解等而言。虽时时恶风并非太阳证。此病重点，主要是因阳明里热太盛，充斥内外，津气受伤，汗多肌疏所致，故用白虎汤直清阳明里热，加人参以益气生津。

钱天来说："大渴，舌上干燥而烦，欲饮水数升，则里热甚于表热矣。谓之表热者，乃热邪已结于里，非尚有表邪也。因里热太甚，其气腾达于外，故表间亦热，即《阳明篇》所谓蒸蒸发热，自内达外之热也。"

汪苓友说："时时恶风者，乃热极汗多，不能收摄，腠理疏，以故时时恶风也。里热，则胃府中燥热，以故大渴，舌上干燥而烦，欲饮水数升。此因吐下之后，胃气虚，内亡津液，以故燥渴甚极也。"

170 条论白虎汤的禁忌证及白虎加人参汤证的辨证要点。伤寒，脉浮，发热无汗，证属太阳伤寒，治法当发汗解表。若兼有内热，亦当宗发表清里两解之法，不可误用白虎汤。用之则寒凉冰伏，徒损中阳，促使表邪内陷，造成变证。故"其表不解"，实为白虎汤及其类证之禁例。若太阳表证已解，阳明里热太盛，并见渴欲饮水等伤津耗气之证，当用白虎汤直清里热，加人参以益元气，生津液。

钱天来说："若渴欲饮水，则知邪热已入阳明之里，胃之津液枯燥矣；然犹必审其无表证者，方以白虎汤，解其烦热，又加人参，以救其津液也。"

222 条承 221 条，论阳明热证误下后，不仅邪热未除，而且又耗伤气津，出现了渴欲饮水，口干舌燥的见证，故治以清阳明里热，益气生津之法，用白虎加人参汤。

阳明热盛津伤的证治及禁例。白虎人参汤比白虎汤多人参，人参益气安中，仲景在此用人参主治热盛津伤并见渴欲饮水、心下痞、呕吐等症。从仲景原文看，白虎加人参汤各条具有口渴，与白虎汤证相较可知，白虎加人参汤证的辨证要点在于津伤口渴，具体可见发热、口燥、心烦、背微恶寒等症。吴鞠通则依循仲景、香岩经验，将白虎加人参汤用作暑温主方，治疗暑温、伏暑肺胃蕴热证。更难能可贵的在于，吴氏还对白虎汤禁忌作出了规范，如《温病条辨·上焦篇》第 9 条所谓："白虎本为达热出表，若其人脉浮弦而细者，不可与也；脉沉者，不可与也；不渴者，不可与也；汗不出者，不可与也；常须识此，勿令误也。"

【原文 9】

发汗后，恶寒者，虚故也。不恶寒，但热者，实也。当和胃气，与调胃承气汤。（《伤寒论·辨太阳病脉证并治·70》）

阳明病，不吐不下，心烦者，可与调胃承气汤。（《伤寒论·辨阳明病脉证并治·207》）

太阳病三日，发汗不解①，蒸蒸发热②者，属胃也，调胃承气汤主之。（《伤寒论·辨阳明病脉证并治·248》）

调胃承气汤方

大黄四两（去皮，清酒洗）　甘草二两（炙）　芒硝半升

上三味，以水三升，煮取一升，去滓，内芒硝，更上火微煮令沸，少少温服之。

【校　勘】

《金匮玉函经》《千金翼方》："不吐不下，心烦"均作"不吐而下烦"，《脉经》同。"谓胃承气汤"，无"调胃"二字。

《金匮玉函经》《外台秘要》："发汗不解"均作"发其汗不解"，"蒸蒸发热"均作"蒸蒸然发热"。

《脉经》："调胃承气汤"作"承气汤"。

【注　释】

①发汗不解：指发汗后热病不解，非太阳病不解。

②蒸蒸发热：形容其热，犹如蒸笼中之热气，自内向外蒸腾一般。

【解　读】

70条是汗后引起的两种不同转归：一是阳不足则为虚；一是热入里而成实。所以同为汗法而出现两种相反的结果，是由病人的体质情况决定的。

207条文字简略，仅言"心烦"一症，很容易和栀子豉汤证相混。栀子豉汤的心烦，大多在吐下之后，余热未尽，扰于胸膈，并无里实燥结之证，故用栀子豉汤清热宣泄，心烦可除。本证除心烦之外，必有腹满、便秘、舌苔黄燥之症，故用承气汤泻其燥实。

248条，方有执说："此概言阳明发热之大旨，三日，举大纲言也。"一语点出此为阳明病，更有助于我们对本条证治的理解。文中提出用调胃承气汤治之，意在示人大法，其他承气汤也可随证选用，《脉经》只言"承气汤主之"也可作为佐证。

苦寒通下法是指以大黄为主药组方形成的治法，该法具有通泄胃肠结热、泻火解毒的作用，用于治疗阳明腑实证。在仲景时代，此法以三承气汤（调胃、小、大）为代表。后世温病学家们在此基础上，创制一系列疗效卓著的变通承气方，如吴有性制定的具有滋阴养血通下功能的养荣承气汤；杨璿制定的具有泻火解毒通下功能的解毒承气汤；吴鞠通吸取仲景、香岩经验创制的五承气汤：宣白承气汤、增液承气汤、牛黄承气汤、导赤承气汤、新加黄龙汤；俞根初制定的犀连承气汤；从而发展了仲景的苦寒通下学说，极大地丰富了下法的内容与方法。

【原文 10】

阳明病，其人多汗，以津液外出，胃中燥，大便必硬，硬则谵语，小承气汤主之。若一服谵语止者，更莫复服。（《伤寒论·辨阳明病脉证并治·213》）

阳明病，谵语发潮热，脉滑而疾者，小承气汤主之。因与承气汤一升，腹中转气者，更服一升；若不转气，勿更与之。明日又不大便，脉反微涩①者，里虚也，为难治，不可更与承气汤也。（《伤寒论·辨阳明病脉证并治·214》）

太阳病，若吐、若下、若发汗后，微烦，小便数，大便因硬者，与小承气汤和之愈。（《伤寒论·辨阳明病脉证并治·250》）

小承气汤方

大黄酒四两（洗）　　厚朴二两（炙，去皮）　　枳实三枚（大者，炙）

上三味，以水四升，煮取一升二合，去滓，分温二服。初服汤当更衣，不尔者，尽饮之，若更衣者，勿服之。

【校　勘】

《金匮玉函经》："硬"作"坚"。

《脉经》《千金翼方》：均作"承气汤主之"，无"小"字。《金匮玉函经》："腹中转气"作"腹中转矢气"

《注解伤寒论》："若吐、若下、若发汗后"，无"后"字。

《金匮玉函经》："若吐、若下、若发汗后"，无三个"若"字，"大便因硬"句作"大便坚"。"与"字上有"可"字。

【注　　释】

①微涩：脉象微而不流利。

【解　　读】

213 条，本条再论小承气汤证，并以大便硬为辨证重点与大承气汤互相鉴别。阳明病，见汗出，本为里热炽盛，迫津外泄的反映。今汗多，则津液所泄亦多，而致肠胃干燥，则大便必干硬而难以解下；浊气上攻，扰于心神，故作"谵语"。证属燥热初结，未见潮热，手足濈然汗出，所以不用大承气汤，而用小承气汤泻下除满为宜。但即使是小承气汤，亦当中病即止，一服谵语止，更莫复服。说明了阳明病汗多，津液外泄，胃中干燥，可以导致大便硬，腑热上扰心神谵语。说明津伤化燥是便硬内实之因。徐灵胎说："谵语由便硬，便硬由胃燥，胃燥由于津少，层层相因。"因燥结尚未甚，故以小承气和其胃气，如一服谵语得止，则停服，改以他药调理，过服则伤正气。

214 条以从《脉经》《千金翼方》删"小"字而为"承气汤主之"为是。条文指出虽然是阳明病有潮热、谵语，但见脉滑而疾，滑为热实，亦可能是"痰结见滞，得热变疾气早虚者有之"（周禹载），而脉疾可能是因燥结未甚所致，所以不可妄用大承气汤而要以小承气汤主之。若见脉滑而疾且沉实有力，则应使用大承气汤了。下面的"因与承气汤一升，腹中转气者，更服一升"，恰好从反面证明先与大承气汤亦可能对症，因为给小承气汤嫌药力不逮。

本条有一点可与 212 条互参，即为柯氏所言："此脉来滑疾，是失其常度，重阳必阴，仲景早有成见。"所以谈到脉可由滑疾转为微涩的"里虚"（气血两虚）状，且"为难治"，此与 212 条所云"脉弦者生，涩者死"都是从阳盛则阴绝这样一个阴阳消长的规律来观察疾病的。

250 条，太阳病误治后，形成小便数，大便硬的证治。太阳表证，经用汗、吐、下等法治疗后，如表邪未得尽除则易使邪气入里化热。表邪化热入里，可以出现多种变证。今见"微烦，小便数，大便因硬"，则为邪热内陷阳明而成腑实之证。燥热内扰于心，故而"微烦"；燥热逼迫津液偏渗膀胱，故见"小便数"，因小便数多，津液不能还流大肠，而使大便燥结。太阳病，或涌吐，或发汗，或攻下，误治而病不解，津液损伤，表邪入里，邪热内扰而心烦，燥实内结而便硬，小便数则津液下泄，更促成热结便硬的证候。本证因太阳误治津伤而致，仲景以"和之愈"三字示人非大承气汤阳明大实证，不可峻攻以免伤其胃气。故本证大便虽硬，却未至燥屎之甚，无谵语、潮热等症。治以小承气汤泻热通便，调和胃气。

成无己《注解伤寒论》："吐下发汗，皆损津液，表邪乘虚传里。大烦者，邪在表也，微烦者，邪入里也。小便数，大便因硬者，其脾为约也，小承气汤和之愈。"成氏认为该证是脾约证，可供参考。

【原文 11】

伤寒若吐、若下后不解，不大便五六日，上至十余日，日晡所发潮热，不恶寒，独语如见鬼状。若剧者，发则不识人，循衣摸床，惕而不安，微喘直视，脉弦者生，涩者死。微者，但发热谵语者，大承气汤主之，若一服利，则止后服。（《伤寒论·辨阳明病脉证并治·212》）

阳明病，谵语，有潮热，反不能食者，胃中必有燥屎五六枚也。若能食者，但硬

耳，宜大承气汤下之。(《伤寒论·辨阳明病脉证并治·215》)

汗出谵语者，以有燥屎在胃中，此为风也，须下者，过经乃可下之。下之若早，语言必乱，以表虚里实故也。下之愈，宜大承气汤。(《伤寒论·辨阳明病脉证并治·217》)

大下后，六七日不大便，烦不解，腹满者，此有燥屎也。所以然者，本有宿食故也，宜大承气汤。(《伤寒论·辨阳明病脉并治·241》)

大承气汤方

大黄四两（酒洗）　厚朴半斤（炙，去皮）　枳实五枚（炙）　芒硝三合

先煎枳实、厚朴，去渣，内大黄，再煎去渣，内芒硝微煎，分二次服，得下余勿服。

以水一斗，先煮二物，取五升，去滓；纳大黄，更煮取二升，去滓；纳芒消，更上微火一二沸，分温再服。得下，余勿服。

【校　　勘】

《金匮玉函经》："日晡所"作"日晡时"，"摸床"作"撮空"，"惕而"作"怵惕"。

《金匮玉函经》《脉经》："反"字上均有"而"字。《脉经》："承气汤"上无"大"字。

《脉经》："宜大承气汤"作"属大柴胡汤、承气汤证"。成无己本、《金匮玉函经》："须下者"均作"须下之"。

【解　　读】

212条意在说明，伤寒日久不愈而见腑实内结者，多有严重的津液耗损，病情较轻者，尚可与大承气系汤急下存阴；津伤欲竭，邪盛正衰者，禁用本方攻下。伤寒表证或吐，或下后，邪气不得从外解，进而津伤化燥，邪陷成实，出现五六天，甚至十余天不大便，又见日晡潮热，不恶寒，都是腑实已成的征象。"独语如见鬼状"，乃阳明浊气上攻，扰于心神所致，当及时用大承气汤攻下燥热邪气。

汪苓友说："此条举谵语之势重者而言。伤寒若吐若下后，津液亡而邪未尽去，是为不解。邪热内结，不大便五六日，上至十余日，此为可下之时。日晡所发潮热者，府实燥甚，故当其旺时发潮热也。不恶寒者，表证罢也。独语者，即谵语也，乃阳明腑实而妄见妄闻。病剧则不识人。剧者，甚也。热气甚大，昏冒正气，故不识人。循衣摸床者，阳热偏胜而躁动于手也。惕而不安者，胃热冲脑，心神为之不宁也。又胃热甚而气上逆则喘。今者喘虽微而直视，直视则邪干于脏矣。故其死生之际，须于脉候决之。"

危候虽多而脉弦者，"知阴未绝，而犹可生"，"脉涩则阴绝"，预后不良。阴未绝，则正气尚能与邪相争，故脉弦，尚可用承气汤急下存阴，以救万一；阴已绝，则正衰无力与邪相争，故脉涩，上证如果病势进一步发展，其严重者，发则神志昏糊而不识人，并且无意识地循衣摸床，躁扰不安，且心神不稳，气粗似喘，目睛上视，这不仅阳明腑实燥结，而且又波及厥阴、少阴二经。阴从下竭，风自内生，病属危笃。若脉见弦者，乃少阳生发有余之脉，说明正气犹存，生机未泯，故曰"脉弦者生"；若脉见涩者，为营血虚少，阴液涸竭，生机已绝，命已难续，故曰"涩者死"。对于这种情况，仲景虽未明言，但不可用承气攻下之意已在其中。214条进一步明确指出："脉反微涩者，里虚也，为难治，不可更与承气汤也。"对此后世所创的滋阴攻下的增液承气汤等方，可酌情试用。

谵语、潮热、为阳明腑实已成之证，但其程度又有轻重之别。轻者，仅大便硬；重者，燥屎坚结。其鉴别之法，要参照饮食情况。若"不能食"，是燥屎坚结，肠实胃满，腑气不通，食物难容之故，故曰"胃中必有燥屎五六枚也"。此时当用大承气汤以攻下其内结之燥屎。若能食者，知其燥屎未至坚结，

腑气犹能下达，胃满未甚，这仅是大便硬而已，故不能妄用大承气汤。215条之所以可用能食不能食辨燥屎，是因为不能食反映出热伤胃中津液，燥屎结于肠胃。燥结甚的，当用大承气汤无疑。据213条，胃中津伤而燥结不甚的，又可用小承气汤。所以《脉经》云"承气汤主之"，而不言大小是有道理的。本条是对212条的再一次补充：阳明病，潮热，谵语，若不能食，用大承气汤；若能食，则不可用。

217条指出了阳明腑证的一个特殊情况，即兼表证，为表虚里实时的治疗，强调必俟表证已罢，方可攻之。之所以认为是表虚，是因"汗"。表虚（太阳中风）可自汗，但阳明亦本有汗出，所以特意指出"此为风也"以别之。伤寒四五天，按疾病发展规律，是邪气离表入里之期。症见"脉沉而喘满"，喘满若因表邪束表而作，其脉当浮；今见脉沉，知是腑气壅实，影响肺气不得宣降所致，故云"沉为在里"。邪气在里，不当汗而汗，以致津液外泄，肠胃得不到津液滋润而"大便为难"，从而形成"表虚里实"的证候。日久津液益耗，里热愈炽，燥气更甚，浊气上扰于心，必见"谵语"。但临床单凭汗出这一点即认为是兼太阳表证，未免根据不足，应结合其他太阳中风证的特征。

241条言下后燥屎复结的证治。阳明实重证，经过大下之后，如果大便通利，秽浊得下，则脉静身凉，知饥能食，那么病自可愈。如今大下后六七天又不大便，如果证见心烦不解，腹部胀满疼痛，这种情况就是下后余热未尽，津液未复，病人所吃的食物，变为宿食，又与热相结合变为燥屎，仍宜用大承气以泻热通腑，下其燥屎。

本条"下后六七日不大便，烦不解，腹满痛"是辨大承气证的关键。如果症状见不大便，心烦腹满，结实未甚，当用小承气汤。也有下后心烦、谵语、不大便，蒸蒸发热等为阳明里热独盛证而选用调胃承气汤的，说明下后因证而辨，仍可再下。但在下法范围内使用何方，又须根据病情作出决定。

【原文 12】

伤寒脉结代①，心动悸②，炙甘草汤主之。(《伤寒论·辨阳明病脉证并治·170》)

炙甘草汤方

甘草四两（炙）　生姜三两（切）　人参二两　生地一斤　桂枝三两（去皮）　阿胶二两　麦门冬半升（去心）　麻仁半升　大枣三十枚（擘）

上九味，以清酒③七升，水八升，先煮八味，取三升，去滓，内胶烊消尽，温服一升，日三服，一名复脉汤。

【注　释】

①脉结代：是结脉和代脉的并称。两种脉都是"脉来动而中止"，其中止无定数，无规律的脉象称为结脉；止有定数，有规律的脉象称为代脉。

②心动悸：形容心跳动得很厉害。

③清酒：《周礼·天官酒正》："辨酒之物：一曰事酒，二曰昔酒，三曰清酒。"清酒，祭祀之酒。指清纯上好的米酒。

【解　读】

伤寒，若病在太阳，当见恶寒、发热、脉浮等表证。今不见表证，却见脉结代、心悸的脉证，说明病在太阳而内累少阴。因太阳与少阴为表里，太阳感寒，若少阴内虚，则极易出现少阴心悸之证；也有心主素虚，复感风寒而见心悸脉结代者。手少阴心主血脉，赖气血以温煦，今心阴阳气血亏虚，失其所养，鼓动无力，则见脉结代、心动悸之症。悸者，内动也；"心动悸"，形容心跳动得很厉害。治以炙甘草汤补阴阳、调气血、复脉为先。

《医宗金鉴》："心动悸者，谓心下筑筑，惕惕然动而不安也。若因汗下者多虚，不因汗下者多热，欲饮水小便不利者属饮，厥而下利者属寒。今病伤寒，不因汗下而心动悸，又无饮热寒虚之证，但据结代不足之阴脉，即主以炙甘草汤者，以其人平日血气衰微，不任寒邪，故脉不能续行也。此时虽有伤寒之表未罢，亦在所不顾，总以补中生血复脉为急，通行营卫为主也。"

　　此方证论述心阴阳两虚证治法。叶桂根据仲景重用复脉汤重用生地黄的经验，辅以麦冬、阿胶、胡麻仁滋阴养血，以此为核心配伍结构，取"甘守津还"之意；又仿仲景黄连阿胶用法，加入酸寒之白芍，从而构成咸寒滋阴补益肝肾真阴的基本结构。吴鞠通则总结叶天士案，在《温病条辨·下焦篇》中，以此为基础，创制咸寒滋阴息风法，为虚风内动证提供新的思路。自此源出仲景的炙甘草汤，则可变化为加减复脉汤、救逆汤、一甲复脉汤、二甲复脉汤、三甲复脉汤、小定风珠、大定风珠等。咸寒滋阴法的创立，不仅填补了明清补肾法只重温补的空白，而且扩充了滋阴补肾的旧说，具有极高的理论价值与临床指导意义。

【原文 13】

　　少阴病，得之二三日以上，心中烦，不得卧，黄连阿胶汤主之。(《伤寒论·辨少阴病脉证并治·303》)

黄连阿胶汤方

　　黄连四两　黄芩二两　芍药二两　鸡子黄二枚　阿胶三两（一云三挺）

　　上五味，以水六升，先煮三物，取二升，去滓，内胶烊尽，小冷，内鸡子黄，搅令相得，温服七合，日三服。

【解　读】

　　本条为少阴病热化证。真阴已虚，邪火复炽。肾水亏于下，心火亢于上，心肾不得相交，故心中烦而不得卧。它与单纯的邪热或单纯的阴虚不同，所以治必兼顾滋阴与清火同用，黄连阿胶汤为代表方剂。本证与栀子豉汤证虽然都有心烦不得卧（眠），但病机却有所不同，栀子豉汤证热扰胸膈，病在气分，阴液未伤，故舌苔多薄腻微黄；本证为心火炽盛，肾阴亏虚，故不仅苔黄，而舌必红绛。所以一则治宜清宣郁热，一则治宜滋阴清火。

　　张兼善说："今但心烦不卧，而无呕利四逆等证，是其烦为阳烦，乃真阴为热邪煎熬也，故必解热生阴以为主治。"

　　此方证论述少阴病，阴虚阳亢化热的治法。叶桂将仲景黄连阿胶汤所寓之法概括为"咸补苦泄"法，苦泄是指用黄芩、黄连泄火，咸补是指用阿胶、白芍滋阴补益肝肾精血。吴鞠通根据叶氏用此法治疗温病的经验，在《温病条辨·下焦篇》第11条订立出黄连阿胶汤方证："少阴温病，真阴欲竭，壮水复炽，心中烦，不得卧者，黄连阿胶汤主之。"又在自注中解释道："以黄芩从黄连，外泄壮火以内坚真阴；芍药从阿胶，内护真阴而外御亢阳。"并将黄连阿胶汤与加减复脉汤、清蒿鳖甲汤鼎足为下焦温病论治三法，大开后学治疗下焦肝肾真阴亏损思路。

【原文 14】

　　伤寒，脉微而厥，至七八日肤冷，其人躁无暂安时者，此为脏厥①，非蛔厥②也。蛔厥者，其人当吐蛔，今病者静而复时烦者，此为脏寒③，蛔上入其膈，故烦，须臾④复止，得食而呕，又烦者，蛔闻食臭出，其人常自吐蛔。蛔厥者，乌梅丸主之。又主久利。(《伤寒论·辨厥阴病脉证并治 338》)

乌梅丸方

　　乌梅三百枚　细辛六两　干姜十两　黄连十六两　附子六两（炮，去皮）　当归

四两　蜀椒四两（出汗）　桂枝六两（去皮）　人参六两　黄柏六两

上十味，异捣筛，合治之。以苦酒渍乌梅一宿，去核，蒸之五斗米下，饭熟捣成泥，和药令相得，内白中，与蜜杵二千下，丸如梧桐子大，先食饮服十丸，日三服，稍加至二十丸。禁生冷，滑物，臭食等。

【注　释】

①脏厥：因肾脏真阳极虚而致的四肢厥逆。
②蛔厥：因蛔虫窜扰而致的四肢厥冷。
③脏寒：指脾脏虚寒，实际指代肠中虚寒。
④须臾：很短的时间。

【解　读】

本条主要讨论脏厥与蛔厥的治法。首先本方证提出脏厥，目的在于与蛔厥进行鉴别，通过比较，可更加突出蛔厥的特点，具有极大的辨证意义。脉微而厥，是脏厥与蛔厥都能见到的脉证，至七八天，不但肢厥，发展至周身俱冷，并且躁扰无一刻安宁，乃真阳大损，脏气欲绝的征象，表明病情继续恶化，预后极其不良，这是脏厥的危候。故断言"非蛔厥也"。关于蛔厥的诊断，主要有以下几点：一是四肢虽厥，但周身不冷；二是有吐蛔病史；三是病者时静时烦，得食而呕兼烦。这是脏寒而蛔不安，向上窜扰故烦。蛔虫不扰，则烦止安静。进食时，蛔因食气又动而窜扰，则呕又兼烦，并会吐出蛔虫。这种蛔厥，属于上热下寒的寒热错杂证，所以治宜乌梅丸。本方又能主治寒热错杂的久利。

喻嘉言："脉微而厥，阳气衰微可知，然未定其为脏厥、蛔厥也。惟肤冷而躁，无暂安时，乃为脏厥。用四逆汤及灸法，其厥不回者，死。"

魏念庭说："若夫蛔厥固亦阳衰邪退，而阳陷待升，为证之轻者，其蛔因胃底虚寒，浮游于上，故有易吐之势。二证虽厥同，而烦躁不同。肾寒之脏厥，躁无暂安时，胃寒蛔厥，烦而有静时也。以此可辨其寒在肾在胃，而分证以治之也。仲景又为申明蛔厥吐蛔之理，亦属之脏寒，此脏属胃，《黄帝内经》十二脏，并腑以言脏也。况胃寒未有不脾寒者，见蛔上入于膈，烦有起止，得食而呕，而烦、吐，皆脏寒而蛔不安伏之故也。"

《医宗金鉴》："伤寒脉微而厥，厥阴脉证也。至七八日不回，手足厥冷，躁无暂安时者，此为厥阴阳虚阴盛之脏厥，非阴阳错杂之蛔厥也。若蛔厥者，其人当吐蛔，今病者静而复时烦，不似脏厥之躁无暂安时，知蛔上膈之上也；故其烦须臾复止也。得食而吐又烦者，是蛔闻食臭而出，故又烦也，得食蛔动而呕，蛔因呕吐而出，故曰其人当自吐蛔也。"

叶天士独具慧眼地看出了乌梅丸组方的奥妙，抓住乌梅丸"酸"这一核心，或再加白芍、木瓜、山茱萸、山楂肉等酸药，以之或合苦寒药以酸苦泄热；或合甘寒、甘温药以酸甘化阴；或合辛温辛热药以酸辛通阳破结。从而灵活变通，制定了酸苦辛法、酸甘苦法、酸辛甘法、酸苦复辛甘等具体的治法处方，广泛用于治疗暑温、温热等温病以及呕吐、胃痛、泄泻、痢疾、久疟、痞证等杂病。而且，将该方的重点放在调肝安胃上，治疗厥阴逆犯阳明所引起的种种病证，从而创新发展了仲景乌梅丸法。

吴鞠通汲取叶氏变通应用乌梅丸的经验，于《温病条辨》拟定出椒梅汤、减味乌梅丸、连梅汤、人参乌梅汤，加减人参乌梅汤等方证，使乌梅丸法成了温病中独树一帜的重要治法，吴氏称之为"酸甘辛苦法"，原文谓之曰："暑邪深入厥阴，舌灰，消渴，心下板实，呕恶吐蛔，寒热，下利血水，甚至声音不出，上下格拒者，椒梅汤主之。"

【原文 14】

伤寒解后，虚羸①少气，气逆欲吐，竹叶石膏汤主之。（《伤寒论·辨阴阳易差后

劳复病证并治·397》)

竹叶石膏汤方

竹叶二把 石膏一斤 半夏半升（洗） 麦门冬一升（去心） 人参二两 甘草二两（炙） 粳米半升

上七味，以水一斗，煮取六升，去滓，内粳米，煮米熟，汤成去米，温服一升，日三服。

【注 释】

①虚羸：虚弱消瘦。

【解 读】

竹叶石膏汤即白虎加人参汤加减化裁而成，但竹叶石膏汤用麦冬不用知母，白虎加人参汤用知母不用麦冬，因白虎加人参汤证为阳明气分大热，虽有气阴两伤，但仍以热盛为重，故在治法上以祛邪为主。知母与麦冬虽均为生津养液之品，但知母清热之力胜于麦冬，故当用知母，而不用麦冬。竹叶石膏汤证，乃大病之后，虚羸少气，形气俱伤，余热未尽，在治法上以扶正为主，麦冬补液有余而清热不足，故用麦冬不用知母，以免更伤正气而病难愈。

伤寒虽同是感受寒邪，但其病变转归，又随人体素质即阳气盛衰的不同而各异。一般地说，阳虚体质者，多损阳而化寒；阳盛体质者，而多伤阴化热。今伤寒病解之后虽大热已去，但气液受伤，并有余热未尽，致使胃失和降，故其人身体虚弱消瘦，少气不足以息而气逆欲吐。治当清泄余热，益气养液，用竹叶石膏汤。

张隐庵说："此言差后而里气虚热也。伤寒解后，津液内竭，故虚羸，中土不足，故少气虚热上炎，故气逆欲吐，竹叶石膏汤主之。"

伤寒解后，余热不清，气液两伤的治法。叶天士在继承仲景应用竹叶石膏汤的基础上，发明"甘寒清气热存阴法"变通竹叶石膏为仲景治瘅疟续方。叶氏应用竹叶石膏汤的基本手法，即用竹叶合石膏清泄透达气热，用麦冬甘寒滋阴生津液。在研究《临证指南医案》过程中，我们还发现叶天士有以竹叶石膏汤治疗春温初起的经验。春温为伏气温病，阴液内伤，伏热自里外发，治疗方案必须兼顾滋阴与透热。竹叶石膏汤有麦冬、人参养阴生津扶正，竹叶、石膏辛凉甘寒清透伏热，两法结合，颇能切合春温病机。叶氏此法为春温的辨治开拓了新思路，填补了春温初起治法上的不足，具有重要的学术意义。

第三节 《金匮要略》

【原文1】

病者一身尽痛，发热，日晡所剧①者，名风湿。此病伤于汗出当风，或久伤取冷②所致也。可与麻黄杏仁薏苡甘草汤。（《金匮要略·痉湿暍病脉证第二》）

麻黄杏仁薏苡甘草汤方

麻黄半两（去节，汤泡） 甘草一两（炙） 薏苡仁半两 杏仁十个（去皮尖，炒）

上挫麻豆大，每服四钱匕，水盏半，煮八分，去滓，温服。有微汗，避风。

【注　　释】

①日晡所剧：晡，即申时，指下午 3～5 时，也有认为是傍晚左右的。

②取冷：贪凉。

【解　　读】

本条论述风湿在表的证治和成因。风湿在表，故一身尽疼。风与湿合，湿邪容易化热化燥，故身疼发热而日晡增剧，这是风湿病的特点，其病发病的原因是汗出当风或久伤取冷。汗出当风谓正当汗出之时，腠理开疏，感受风邪，因此汗液不得外泄，着而为湿；久伤取冷，亦即经常贪凉受寒之意。病属于风湿在表，仍当使之微汗而解，用麻杏苡甘汤轻清宣化，解表祛湿。方中麻黄、甘草微发其汗，杏仁、薏苡仁利气祛湿。本方实为麻黄汤以薏苡仁易桂枝，是变辛温发散为辛凉解表之法。

麻杏薏苡汤是仲景在《金匮要略》中用来治疗外湿的方剂。同属治疗外湿证的治法，但有寒热之分。此条启示后世温病治疗风暑湿杂感的外湿证，吴鞠通在此条的启示下创制杏仁薏苡汤，吴氏称其为"苦辛温法"，其原文谓曰："风暑寒湿，杂感混淆，气不主宣，咳嗽头胀，不饥舌白，肢体若废，杏仁薏苡汤主之。""咳嗽、头胀、不饥"，为风、湿合邪，郁于上、中两焦，肺与脾胃气机不司宣降所致。"肢体若废，提示肢体疼痛不能举动，为风湿郁阻经络而成。""风暑湿混杂"，说明病在夏暑，暑湿与风三气杂至为病。方用防己合薏苡仁，宣利经络湿热（暑湿）以通痹，治肢体经络若废；用杏仁、厚朴、半夏合薏苡仁，宣上、畅中、渗下，分消三焦湿浊，以治咳嗽、头胀、胃不知饥，令用极轻剂量的桂枝、生姜，辛温疏散风湿；用白蒺藜疏风定痛。药虽与麻杏薏甘不同，但法循麻杏薏甘而出。

【原文 2】

伤寒八九日，风湿相搏，身体疼烦，不能自转侧，不呕不渴，脉浮虚而涩者，桂枝附子汤主之；若大便自利者，去桂枝加白术汤主之。（《金匮要略·痉湿暍病脉证第二》）

桂枝附子汤方

桂枝四两（去皮）　生姜三两（切）　附子三枚（炮去皮，破八片）　甘草二两（炙）　大枣十二枚（擘）

上五味，以水六升，煮取二升，去滓，分温三服。

白术附子汤方

白术二两　附子一枚半（炮，去皮）　甘草一两（炙）　生姜一两半（切）　大枣六枚

上五味，以水三升，煮取一升，去滓，分温三服。一服觉身痹，半日许再服，三服都尽，其人如冒状，勿怪，即是术、附并走皮中逐水气，未得除故耳。

【解　　读】

本条论述风湿相搏而见表阳虚的证治。伤寒八九天，是指伤寒表证八九天不解。不解的原因，是由于风、寒、湿三气合邪，互相搏聚，痹着肌表，经脉不利，故见身体疼烦，不能自转侧。不呕不渴，表明湿邪尚未传里犯胃，亦未郁而化热。脉浮虚而涩，"浮虚"为浮而无力，"涩"为湿滞，是表阳虚损又兼风寒湿邪逗留肌表的征象。用桂枝附子汤温经和阳，祛风化湿。方中重用桂枝祛风，佐以附子温经助阳，是为表阳虚风寒湿盛者而设；甘草、大枣、生姜，调和营卫，益助表虚。

"小便不利，大便反快"，因湿邪在里。"大便坚，小便自利"，则湿不在里，说明里气调和，湿邪仍逗留肌表，只是服用桂枝附子汤后，风邪已去，寒湿未尽，身体尚疼，转侧未便，故用白术附子汤祛湿温经。方中白术、附子，逐皮间湿邪，温经复阳；甘草、大枣、生姜，调和营卫，为表阳虚而湿气偏胜所设。方后注云："一服觉身痹，半日许再服，三服都尽，其人如冒状，勿怪，即是术、附并走皮中，逐水气，未得除故耳。"是本方助阳逐湿，微取发汗，由肌表经脉而逐湿外出的方法。

叶天士继承仲景此法，用以治疗冷湿伤阳而致形寒，经络拘束。师桂枝附子法，以桂枝合附子温散经络外湿；仿白术附子法，用白术合附子温燥脾肾内湿。令取理中汤、四逆法，以干姜合附子温补脾肾真阳。吴鞠通汲取叶天士临证思想，于《温病条辨·上焦篇》湿温寒湿第49条，拟定出"桂枝姜附汤方证"，吴氏谓此为"苦辛热"法。其原文曰："寒湿伤阳，形寒脉缓，舌淡，或白滑不渴，经络拘束，桂枝姜附汤主之。"后世医家据此可知，治湿须细分寒热、内外，不可蛮用辛燥，亦不可纯用苦燥。

【原文3】

狐惑之为病，状如伤寒，默默欲眠，目不得闭，卧起不安，蚀①于喉为惑，蚀于阴②为狐，不欲饮食，恶闻食臭，其面目乍赤、乍黑、乍白③。蚀于上部④则声喝⑤，甘草泻心汤主之。（《金匮要略·百合狐惑阴阳毒病脉证第三》）

甘草泻心汤方

甘草四两　黄芩三两　人参三两　干姜三两　黄连一两　大枣十二枚　半夏半斤

上七味，水一斗，煮取六升，去滓，再煎，温服一升，日三服。

【注　释】

①蚀：虫蛀样，此为腐蚀之意。

②阴：肛门、生殖器前后二阴。

③乍赤、乍黑、乍白：指病人的面部和眼睛颜色一会儿变红、一会儿变黑、一会儿变白，变幻不定。乍，突然。

④上部：指咽喉。

⑤声喝：声音嘶哑。

【解　读】

本病是由湿热虫毒引起。状如伤寒谓本病初起有寒热症状，类似伤寒。默默欲眠，目不得闭，卧起不安这是因湿热内壅而表现出来的烦扰不安的样子。不欲饮食，恶闻食臭是湿热内壅而胃气不和，尤在泾谓虫扰于胃使然。面目乍赤、乍黑、乍白是邪正相争而在面部表现病色的情况，可因虫毒内扰所致。如虫毒上蚀咽喉，则咽喉部蚀烂；虫毒下蚀二阴，则前阴或后阴溃疡，而且有时上下同时溃疡。由咽喉被蚀引起的声音嘶哑宜用甘草泻心汤清热解毒扶正。方中芩、连苦寒，清热解毒，干姜、半夏辛燥化湿，佐参、枣、草以和胃扶正，共成清热化湿、安中解毒之功。

此条为仲景时代对狐惑病的认识。汉唐时代医家认为，狐惑病由湿热虫毒诱发，在本病过程中，可以出现上下皆病、倏轻倏重的表现。对于湿热为病的表现以及治法，直到明清时期才有更为深刻的认识。在仲景的提示下，吴鞠通提出所谓"蚀于喉与蚀于阴"，其实质是湿热上攻咽喉与下趋阴器的表现，遂在甘草泻心汤的基础上提出"苦辛法"，并在《温病条辨》创制泻心九变。

吴鞠通尊崇仲景变通应用泻心法基本手法，是使用最基本的四味药：半夏、生姜、黄连、枳实。最精简则往往只用黄连、半夏。经过统计吴氏变通方中，九方中有七方用了枳实，九方皆有黄连，八方芩、连并用，一方无黄芩；九方中七方用半夏，三方半夏、生姜同用，二方半夏、干姜并用。这些用药手法皆源自三泻心汤对叶、吴等温病学家的启示。

【原文 4】

阳毒之为病，面赤斑斑如锦文①，咽喉痛，唾脓血。五日可治，七日不可治。升麻鳖甲汤主之。(《金匮·百合狐惑阴阳毒病脉证治第三》)

升麻鳖甲汤方

升麻二两　当归一两　蜀椒一两(炒去汗②)　甘草二两　雄黄半两(研)　鳖甲手指大一片(炙)

上六味，以水四升，煮取一升，顿服之，老小再服取汗。

【校　勘】

《肘后备急方》《千金要方》：阳毒用升麻汤，无鳖甲，有桂枝。

【注　释】

①锦文：丝织品上的彩色花纹或条纹。此处指病人的脸部有赤色的斑块，如同锦纹一样。文，通"纹"。

②去汗：去水、去油之谓。

【解　读】

阴阳毒病系感受疫毒所致，面赤斑斑如锦文、咽喉痛、唾脓血是阳毒的主症，血分热盛故面部起红斑著明如锦纹，热灼咽喉故痛；热盛肉腐，肉腐则成脓，故吐脓血。五天可治，七天不可治，是指出早期治疗的重要意义。早期则邪毒未盛，正气未衰，易于治疗；日久则毒盛正虚，难以治疗。主以升麻鳖甲汤清热解毒散瘀，方中升麻、甘草清热解毒，鳖甲、当归滋阴散瘀，雄黄、蜀椒解毒，以阳从阳欲其速散。

详读此条可知，在仲景时代的医疗实践中，医学家们就已经遇到了热毒为因，病发斑疹在上的表现，并提出相应的治法与方剂。吴鞠通基于温病发斑为热入血属于阳毒为病的见解，遂吸收仲景升麻鳖甲汤，又结合后世温病学家们积累经年的用药经验创制化斑汤。

吴氏在上焦篇16条自注中说："温病忌汗……时医不知而误发之，若其人血燥，不能蒸汗，温邪郁于肌表血分，故必发斑疹也。"这是在继承仲景之后，再次对阳热为病发斑机制的精辟解读，特别是"热甚血燥""邪郁于肌表血分"的认识，可谓是吴鞠通继承仲景，但不循旧论的独创见解。

【原文 5】

温疟者，其脉如平，身无寒但热，骨节疼烦，时呕，白虎桂枝汤主之。(《金匮要略·疟病脉证治第四》)

白虎桂枝汤方

知母六两　甘草二两(炙)　石膏一斤　粳米二合　桂枝三两(去皮)

上锉，每五钱，水一盏半，煎至八分，去滓，温服，汗出愈。

【校　勘】

《脉经》《千金要方》："呕"下有"朝发暮解，暮发朝解，名曰温疟"。

【解　　读】

本条论述温疟的证治。首条"疟脉自弦","弦数者多热"等论述，说明了疟病脉象的特点。"其脉如平"是指温疟的脉象和平时常见的脉一样，多见弦数。身无寒但热，为内热盛的征象。但临床所见，温疟亦微恶寒，若同时见骨节疼烦，此为表邪未解。热伤胃气，故时时作呕。可用白虎汤清热、生津、止呕，加桂枝以解表邪。

辛寒清气泄热法是指以性味辛寒的药物为主药形成的治法，白虎汤、白虎汤加人参汤为其代表方。温病学家们称这类方剂为"辛寒重剂"可"达热出表"，是治疗热入气分，肺胃热炽伤津的主方。

白虎桂枝汤属于白虎类方，此类方药皆由仲景制定。明清温病学家叶天士、薛雪、吴鞠通、王士雄等人在不断吸收仲景思想之后，不循旧论、锐意创新，遂将此类方剂用作治疗温病的主方，广泛用于多种温病的气分证，并有许多挥发、改良。如以白虎加苍术汤治疗湿温，用白虎加麦冬生地黄、玄参方治疗阳明发斑等。不仅大大扩展了此类方剂的使用范围，而且也匠心独具地裁定出一系列疗效卓著变通白虎类方，使之成为治疗温病的主方。

【原文 6】

《千金翼》炙甘草汤一云复脉汤：治虚劳不足，汗出而闷，脉结代，行动如常，不出百日，危急者，十一日死。(《金匮要略·血痹虚劳病脉证治第六》)

炙甘草汤

甘草四两（炙）　桂枝　生姜各三两　麦门冬半升　麻仁半升　人参 阿胶各二两　大枣三十枚　生地黄一斤

上九味，以酒七升，水八升，先煮八升，取三升，去滓，内胶消尽，温服一升，日三服。

【解　　读】

本方即《伤寒论》中的炙甘草汤。治伤寒"心动悸，脉结代"。《千金要方》治虚劳诸不足，汗出胸闷、脉结代、心悸等，其病机均为阴阳气血不足。方中以甘草、人参、大枣补中益气，用麦冬、麻仁养阴润燥，地黄、阿胶养血复脉，用桂枝、生姜温阳通脉。所以本方不论伤寒、杂病，凡是出现脉象结代、心悸怔忡等症，皆可用本方治疗。

炙甘草汤又称复脉汤，出自仲景《伤寒论》第 177 条："伤寒脉结代，心动悸，炙甘草汤主之"与《金匮要略·血痹虚劳篇》此条。后世温病学家皆十分推崇仲景此法，灵活变通，制定出一系列加减类方，不仅将其化裁治疗温病，而且广泛地用于治疗各科杂病。

在仲景复脉汤启示下，温病学家们又创制咸寒滋阴四法。其中之一便是，以生地黄、白芍、麦冬、阿胶等咸寒滋阴药为主药组成的单纯咸寒滋阴法，以加减复脉汤为代表方剂。用以治疗肝肾真阴受损的下焦温病，后经历代温病学家发展，如今也可广泛用于治疗内生火热，耗伤肝肾所致的各种杂病。

【原文 7】

大逆①上气，咽喉不利，止逆下气者，麦门冬汤主之。(《金匮要略·肺痿肺痈咳嗽上气病脉证治第七》)

麦门冬汤方

麦门冬七升　半夏一升　人参二两　甘草二两　粳米三合　大枣十二枚

上六味，以水一斗二升，煮取六升，温服一升，日三夜一服。

【校　　勘】

"大逆"，徐大椿、尤在泾等注本，并改为"火逆"，《医宗金鉴》亦云"大"字当是"火"字。《千金要方》《外台秘要》"下气"下俱无"者"字，是。

【注　　释】

①大逆：《金匮要略论注》《金匮悬解》等均作"火逆"，宜从。

【解　　读】

本条论述虚火咳喘的证治。本证由于肺胃津液耗损，虚火上炎所引起。津伤则阴虚，阴虚则火旺，火旺必上炎，以致肺胃之气俱逆，于是发生咳喘；更因肺胃津伤，津不上承，故咳而咽喉干燥不利，咳痰不爽。此外，当有口干欲得凉润、舌红少苔、脉象虚数等症。本病虽见于肺，而其源实本胃，胃阴不足，则肺津不继。治以麦门冬汤，清养肺胃，止逆下气。方中重用麦冬为主，润肺养胃，并清虚火；半夏下气化痰，用量很轻，且与大量清润药物配伍，则不嫌其燥；人参、甘草、大枣、粳米养胃益气，使胃得养而气能生津，津液充沛，则虚火自敛、咳逆上气等症，亦可随之消失。如果火逆甚的，可加竹叶、石膏。

甘寒滋阴法是指用沙参、麦冬、玉竹、生地黄等甘寒滋阴为主药组成的治法，该法具有生津增液、滋阴润燥的功效。此类治法是温病学家们吸取仲景《金匮要略》麦门冬汤重补胃阴经验而拟定的，吴鞠通在《温病条辨》中又根据自身学养创制沙参麦冬汤、益胃汤、玉竹麦门冬汤等方剂。

后世温病学们对麦门冬汤的拓展，在继承仲景之学的基础上，创新了中医学脾胃学说的理论；是东垣之后，又一次对脾胃理论的构建，其脾胃分治、胃阴学说的出现丰富了中医学对脾胃疾病的见解。不仅为温病邪热损伤肺胃阴津证确立了有效的治法，而且为杂病火热内伤胃阴的治疗提供了思路与方法。

【原文8】

胸痹心中痞①，留气结在胸，胸满，胁下逆抢心②，枳实薤白桂枝汤主之；人参汤亦主之。（《金匮要略·胸痹心痛短气病脉证治第九》）

枳实薤白桂枝汤方

枳实四枚　厚朴四两　薤白半斤　桂枝一两　栝蒌实一枚（捣）

上五味，以水五升，先煮枳实、厚朴，取二升，去滓，纳诸药，煮数沸，分温三服。

人参汤方

人参　甘草　干姜　白术各三两

上四味，以水八升，煮取三升，温服一升，日三服。

【校　　勘】

《千金要方》作"心中痞，气结在心"。《外台秘要》作"心中痞坚，留气结于胸中"。"痞"下有"气"字。《千金要方》《外台秘要》并无"人参汤亦主之"六字。《金匮玉函经》作"心下痞气，气结在胸"。

【注　　释】

①心中痞：胸中及胃脘有痞塞不通之感。

②胁下逆抢心：胁下气逆，上冲心胸。

【解　读】

本条论述胸痹虚实不同的证治。胸痹本为阳气虚、阴寒盛的虚实夹杂之证，故在临床上应具体分别偏虚和偏实的不同进行治疗。从本条的叙证上看，其病情是在胸痹的主症基础上，添出"心中痞，留气结在胸，胸满，胁下逆抢心"的证候，这不但说明其病势已由胸部向下扩展到胃脘两胁之间，而且胁下之气又逆而上冲，形成胸胃合并证候。治疗时，应视其兼证不同，分别虚实异治。偏于实的，上述病情表现较急，尚应有腹胀、大便不畅、舌苔厚腻、脉象弦紧等，为阴寒邪气较著，应急速治其标实，法宜通阳开结、泄满降逆，方用枳实薤白桂枝汤。方中枳实消痞除满，厚朴宽胸下气，桂枝、薤白通阳宣痹，栝蒌实开胸中痰结。诸药同用，则痞结之气可开，痰浊之邪得去，胸胃之阳可复，此为祛邪以扶正，即如《心典》所谓"去邪之实，即以安正"之法。偏于虚的，上述病情表现较缓；更见有四肢不温、倦急少气、语声低微、大便溏、舌质淡、脉弱而迟等，为中焦阳气衰减，当从缓救其本虚，法宜补中助阳，方用人参汤。方中人参、白术、炙甘草补益中气，干姜温中助阳，诸药同用，则阳气振奋，阴寒自消，此为扶正以祛邪，即如《心典》所谓"养阳之虚，即以逐阴"之法。

温阳逐湿法，理出叶天士《温热论》，叶氏指出：湿邪害人最广，如面色白者，需要顾其阳气，湿胜则阳微。此论精辟地阐明了湿邪易损阳气的特点。寒湿之邪不仅易于损伤中焦脾胃阳气，也可以下损肾阳、上损心阳，导致寒湿内留，脾胃心肾阳气俱损证。

寒湿伤阳临床以舌淡、苔白腻，畏寒、脘痞、便溏为表现。治疗大法则须兼顾温燥寒湿以治其标，兼以温补阳气以求固本。理中汤即条文中人参汤出自《伤寒论》386条、396条与《金匮要略》上述条文，是仲景治疗中焦阳气虚损的代表方剂。吴鞠通在继承仲景之学的基础上，又结合叶桂的治疗经验，拟定出术附汤、加减附子理中汤、术附姜苓汤、桂枝姜附汤，用以治疗寒湿内留、损及三焦阳气之证。大大拓展了后世温阳逐湿的制方思路，裁定了卓有疗效的治湿方剂。

【原文 9】

肝着，其人常欲蹈其胸上，先未苦时，但欲饮热，旋覆花汤[①]主之。（《金匮要略·五脏风寒积聚病脉证治第十一》）

旋覆花汤方

旋覆花三两　葱十四茎　新绛少许

上三味，以水三升，煮取一升，顿服之。

【校　勘】

旋覆花汤方药物及服法，乃根据赵刻本《妇人杂病篇》所载增补。

【注　释】

①旋覆花汤：原本缺药物及服法，现将《妇人杂病脉证并治》篇所载移于此。

【解　读】

本条论述肝着病的证治。肝着，是肝脏受邪而疏泄失职，其经脉气血郁滞，着而不行所致。因肝脉布胁络胸，故其证可见胸胁痞闷不舒，甚或胀痛、刺痛，若以手按揉或捶打其胸部，可使气机舒展，气血运行暂时通畅，则稍舒，故其人常欲蹈其胸上。本病在初起时，因为病在气分，热饮可使气机通利，所以但欲热饮；及其既成，则经脉凝瘀，虽热饮亦无益，故治以旋覆花汤，行气活血，通阳散结。方中主以旋覆花善通肝络而行气，更以新绛活血化瘀，助以葱茎温通阳气而散结。气行血行，阳通瘀化则肝着可愈。

和解湿热法，是指能够疏利少阳气机，分消湿热的一种治法。此法主治湿热之邪阻滞肝胆、三焦气机，导致少阳枢机不利，临证主要表现为胸痞作呕、口苦、胁肋胀痛、舌苔厚腻，兼有眩、烦、悸等症状。《金匮要略》载旋覆花汤有两处，除上述外，《金匮要略·妇人杂病脉证治》第11条亦载，主证胁肋疼痛，脉弦。吴鞠通根柢仲景，吸收叶天士应用旋覆花汤治疗络病经验，创制"苦辛淡合芳香开络法"，其原文谓："伏暑、湿温胁痛，或咳，或不咳，无寒，但潮热，或竟寒热如疟状，不可误认柴胡证，香附旋覆花汤主之；久不解者，间用控涎丹。"

吴鞠通融合仲景与叶天士两位"医中巨擘"的思想，在使用旋覆花汤的基础上，吸收叶氏在旋覆花汤加半夏、陈皮、茯苓等化痰涤饮通络的具体手法，拟定香附旋覆花汤。《温病条辨》香附旋覆花汤自注中，吴鞠通将香附旋覆花汤主治胁肋疼痛的病机归纳为"积留支饮，悬于胁下"，为后世治疗"痰饮滞络"的病证确立了行之有效的治疗大法，拓展了络病治疗的思路与方法。

【原文10】

　　心胸中大寒痛，呕不能饮食，腹中寒，上冲皮起，出见有头足①，上下痛而不可触近，大建中汤主之。(《金匮要略·腹满寒疝宿食病脉证治第十》)

大建中汤方

蜀椒二合（去汗）　干姜四两　人参二两

上三味，以水四升，煮取二升，去滓，内胶饴一升，微火煎取一升半，分温再服；如一炊顷②，可饮粥二升，后更服，当一日食糜③，温覆之。

【注　释】

①上冲皮起，出见有头足：指腹部皮肤因寒气攻冲而起伏，出现犹如头、足般的块状肠型蠕动。
②如一炊顷：意即大约烧一餐饭的时间。
③食糜：即喝粥。

【解　读】

本条论述脾胃虚寒的腹满痛证治。心胸中大寒痛，是言其痛势十分剧烈，痛的部位相当广泛。从上下来说，由腹部到心胸；从内外来说，由脏腑到经络，均为寒气所充斥，而发生剧烈的疼痛。当寒气冲逆时，则腹部上冲皮起，似有头足的块状物，上下攻冲作痛，且不可以手触近；又因寒气上冲，故呕吐不能饮食。病由脾胃阳衰，中焦寒甚所引起，故用大建中汤主之。方中蜀椒、干姜温中散寒，与人参、饴糖之温补脾胃合用，大建中气，使中阳得运，则阴寒自散，诸症悉愈。

仲景以本方治疗脾胃虚寒所致腹满痛，兼有手足逆冷、脉沉伏等证候。叶天士善于变通此方，用以治疗胁痛、急心痛、呕逆、胃脘痞满、呕吐、上吐下泻等症，叶氏在汲取仲景用药经验的基础上，以桂枝、花椒为基础结构，旨在治肝寒凝滞之证。吴鞠通则参照叶氏变通大建中汤用法，在《温病条辨·下焦篇》寒湿第52条创制椒桂汤方证，并称此法为"苦辛通法"，其原文谓："暴感寒湿成疝，寒热往来，脉弦反数，舌白滑，或无苔，不渴，当脐痛，或胁下痛，椒桂汤主之。"

【原文11】

　　腹中寒气，雷鸣切痛①，胸胁逆满，呕吐，附子粳米汤主之。(《金匮要略·腹满寒疝宿食病脉证治第十》)

附子粳米汤方

附子一枚（炮） 半夏半升 甘草一两 大枣十枚 粳米半升。

上五味，以水八升，煮米熟，汤成，去滓，温服一升，三日服。

【注　释】

①雷鸣切痛：雷鸣，形容肠鸣的声音；切痛，腹痛的程度。

【解　读】

本条论述脾胃虚寒、水湿内停的腹满痛证治。本病的病位在腹，主要症状是肠鸣。由于脾胃阳虚，不能运化水湿，所以脘腹雷鸣切痛，寒气上逆，出现胸胁逆满，呕吐。治以附子粳米汤散寒降逆，温中止痛。附子温中散寒以止腹痛，半夏化湿降逆止呕，粳米、甘草、大枣扶中益胃以缓急迫。如虚寒甚者，可酌加花椒、干姜，以增逐寒之力。

叶天士师法仲景此方证，临证变通将附子粳米合大半夏，治疗以呕噎吞酸、噎膈反胃、噫气不爽、胃脘痛、下痢等为表现的胃阳虚衰、肝寒犯胃证。吴鞠通则采辑叶氏临证经验，于《温病条辨·中焦篇》湿温第95条，拟定加减附子粳米汤，吴氏称此为"苦辛热法"，原文谓之曰："自利不渴者属太阴，甚则哕，冲气逆，急救土败，附子粳米汤主之。"吴氏此法虽名近仲景，但实则不同，系仲景附子粳米化裁而来，体现后世温病学家革新求变之旨。

【原文 12】

《外台》柴胡桂枝汤方：治心腹卒中痛①者。（《金匮要略·腹满寒疝宿食病脉证治第十·附方》）

柴胡桂枝汤方

柴胡四两 黄芩 人参 芍药 桂枝 生姜各一两半 甘草一两 半夏二合半 大枣六枚

上九味，以水六升，煮取三升，温服一升，日三服。

【注　释】

①心腹卒中痛：突然感受外邪而致心腹疼痛。

【解　读】

本方适用于外感性的胸腹两胁疼痛，小柴胡汤疏表并治腹胁疼痛，合桂枝汤调和营卫，疏解外邪，和胃、止腹痛。仲景《金匮要略》多论及疝、腹痛治法，叶天士《临证指南医案·伏暑门》中治伏暑内发，新凉外加的医案中多根柢于此。吴鞠通吸收仲景、叶氏经验，于《温病条辨·上焦篇·补秋燥胜气论》创制"桂枝柴胡各半汤加吴萸楝子茴香木香汤"方证，并谓此为"苦温，佐以甘辛法"，其原文曰："燥金司令，头痛，身寒热，胸胁痛，甚则疝瘕痛者，桂枝柴胡各半加吴萸楝子茴香木香汤主之。"

【原文 13】

胁下偏重，发热，其脉紧弦，此寒也，以温药下之，宜大黄附子汤。（《金匮要略·痰饮咳嗽病脉证治第十二》）

大黄附子汤方

大黄三两　　附子三枚（炮）　细辛二两

上三味，以水五升，煮取二升，分温三服；若强人煮取二升半，分温三服。服后如人行四五里，进一服。

【校　　勘】

《脉经》：无"发热"二字。

【解　　读】

本方证论述寒实内结的证治。这里所谓"胁下"，是包括胁及腹而言。胁下偏痛，谓左胁下或者右胁下痛，而非两胁下俱痛。弦紧脉主寒主痛，是寒实内结之征。这里所说的"发热"，不是指表证，也不是阳明腑实证。因为表证发热、其脉当浮，阳明腑实发热，其脉滑数。本证发热而脉弦紧，皆由寒实内结，阳气郁滞，营卫失和所致。

吴鞠通由此变化裁定《温病条辨》"苦辛温下法"，吴氏在《温病条辨·下焦篇·寒湿》第53条谓："寒疝脉弦紧，胁下偏痛，发热，大黄附子汤主之。"此条与下焦篇52、下焦篇54鼎足而形，共成温下焦寒疝三法。

【原文 14】

心下有痰饮，胸胁支满①，目眩，苓桂术甘汤主之。（《金匮要略·痰饮咳嗽病脉证治第十二》）

苓桂术甘汤方

茯苓四两　桂枝　白术各三两　甘草二两

上四味，以水六升，煮取三升，分温三服，小便则利。

【注　　释】

①胸胁支满：胸胁有支撑胀满感。

【解　　读】

本条论述痰饮（狭义）的证治。心下即胃之所在，胃中有停饮，故胸胁支撑胀满；饮阻于中，清阳不升，故头目眩晕。治以苓桂术甘汤，温阳蠲饮，健脾利水。方中茯苓淡渗利水，桂枝辛温通阳，两药合用，可以温阳化水；白术健脾燥湿，甘草和中益气，两药相协，又能补土制水。

寒湿蕴蓄不解，可以损伤清阳，阻遏气机，形成寒湿水气阻遏阳气证。其病机以寒湿水气阻遏脾胃中阳为重心，仲景以苓桂类方主治这类水湿上泛证。但是寒湿为病可以累及三焦，上可凌心、下可累肾，从而导致上焦清阳或下焦真阳困遏证。寒湿困遏清阳临证表现为：舌体胖大，舌苔白腻、水滑，胃脘痞满支满，心悸，小便不利，大便溏等证素。后世温病学家在继承仲景的基础上，变通苓桂术甘汤，创制"通阳利湿法"。

吴鞠通在学习仲景与总结叶桂经验后，在《温病条辨》中制定出苓姜术附汤方证，其原文谓："寒湿伤脾胃两阳，寒热，不饥，吞酸，形寒，或脘中痞闷，或酒客湿聚，苓姜术桂汤主之。"即在苓桂术甘基础上，去甘缓之甘草，加入辛温利水的生姜。除此以外，温病学家们变通苓桂术甘汤尚有苓桂术甘加薏苡仁生姜汤、苓桂蘸甘汤、苓桂栝薤生姜汤、苓桂术鹿姜枣汤，苓桂术朴汤等，一系列"苦温复辛温通阳利湿方剂群"，大大拓宽了后世治疗寒湿的思路与方法。

【原文 15】

膈间支饮①，其人喘满，心下痞坚，面色黧黑②，其脉沉紧，得之数十日，医吐下之不愈，木防己汤主之。虚者③即愈，实者④三日复发，复与不愈者，宜木防己汤去石膏加茯苓芒硝汤主之。（《金匮要略·痰饮咳嗽病脉证治第十二》）

木防己汤方

木防己三两　　石膏十二枚（如鸡子大）　　桂枝二两　　人参四两

上四味，以水六升，煮取二升，分温再服。

【校　勘】

《外台秘要》卷八作"石膏鸡子大三枚"。《心典》《浅注》《述义》《新义》《补正》等注本俱作"如鸡子大十二枚"。

【注　释】

①膈间支饮：谓饮邪支撑于胸膈。
②黧黑：黑而晦暗。
③虚者：此指痞结虚软。
④实者：此指坚结成实。

【解　读】

本条论述支饮的证治。膈间有支饮，发为喘满，心下痞坚等症状，这是水停心下，上迫于肺所致。寒饮留伏于里，结聚不散，所以其脉沉紧。饮聚于膈，营卫运行不利，故面色黧黑。发病数十天，曾经吐下诸法治疗，病仍不愈，这是支饮的重证，而且病情虚实错杂。此时宜用木防己汤。方中防己、桂枝一苦一辛，行水饮而散结气，可使心下痞坚消散；石膏辛凉以清郁热，其性沉降，可以镇饮邪之上逆；人参扶正补虚，因病经数十天，又经医吐下之，故应邪正兼顾。服药之后，能得痞坚虚软，这是水去气行，结聚已散，病即可愈；若仍痞坚结实，是水停气阻，病情仍多反复，再用此方，不能胜任，应于原方中去石膏之辛凉，加茯苓以导水下行，芒硝以软坚破结，方能更合病情。

自《素问·痹论》起，治痹皆以"风寒湿三气杂至"为圭臬，治法不离辛温燥烈。直至仲景，在大量的临床实践中发现，湿可以在转归过程中逐渐热化，遂开辟清化湿热，宣通经络热痹的新思路，代表即为木防己汤。后世温病学家则在木防己汤的基础上变通化裁，用以治疗湿热痹证。吴鞠通在吸收仲景与香岩的基础上，在《温病条辨》中制定出了加减木防己汤。吴氏称其为"苦辛温淡宣利湿热通痹法"，此法以防己、石膏、薏苡仁、通草、滑石等组方，具有清利湿热、宣通经络、通痹止痛的功效，治疗湿热之邪蕴结中焦，弥漫上下，流注经络、筋肉、关节等所形成的湿热痹证。

【原文 16】

心气不足①，吐血、衄血，泻心汤主之。（《金匮要略·惊悸吐衄下血胸满瘀血病脉证治第十六》）

泻心汤方：亦治霍乱

大黄二两　　黄连一两　　黄芩一两

上三味，以水三升，煮取一升，顿服之。

【校　　勘】

"不足"，当从《千金要方》改作"不定"为是，即心烦不安之意。

【注　　释】

①心气不足：《千金要方》作"心气不定"。宜从，即心烦不安之意。

【解　　读】

本条论述热盛吐衄的证治。心藏神，主血脉，心火亢盛，扰乱心神于内；迫血妄行于上，故见心烦不安、吐血、衄血。治以泻心汤，取大黄、黄连、黄芩苦寒清泄，直折其热，使火降则血亦自止。

苦寒泻火解毒法是指用黄连、黄芩、大黄、栀子等苦寒药为主组方形成的治法，该法具有清热泻火解毒的功效。自仲景时代伊始，三黄泻心汤就是该法的代表方剂，用以治疗热盛破血妄行，其方剂组成精良，性味单纯，单刀直入，力专效宏，是直折火势，清降火邪，治疗火热证最直接、有效的方剂之一。

吴鞠通在继承仲景之学的基础上，又提出"慎用苦寒"的告诫，深化了中医临床使用苦寒的见解。在《温病条辨·中焦篇》第31条自注中："举世皆知苦能降火，寒能泄热，坦然用之而无疑，不知苦先入心，其化以燥，服之不应，愈化愈燥。"此处，吴氏提出轻清治温，慎用苦泻，这是颇为合理的。

第二篇　三焦辨证的发展

第四章　王叔和《脉经》

　　王叔和（201—280 年），名熙，字叔和，高平（今属山东）人。魏晋之际的著名医学家、医书编纂家。王叔和幼年家境贫寒，使他从小就养成了勤奋好学，谦虚沉静的性格。他特别喜爱医学，读了不少古代医学典籍，并渐渐学会了诊脉治病的医术。在开始行医的时候，因为家境贫穷，衣衫破旧，人们瞧不起他，他只好背着药箱四处流浪，常常食宿无着。由于他对脉学很有些研究，慢慢也治好了许多疑难病人，请他看病的人也就越来越多了，他的名声也就越来越大，逐渐传遍了整个洛阳城。王叔和 32 岁那年他被选为魏国少府的太医令。魏国少府中藏有大量历代著名医典和医书，存有许多历代的经验良方。王叔和利用当太医令这个有利条件，阅读了大量的药学著作，为他攀登医学高峰奠定了坚实的基础。

　　《脉经》是我国现存最早的脉学专著。诊脉是中医学的独特诊断方法，脉象也在诊断中占有非常重要的参考意义。在此书中，王叔和将脉象分为 24 种，其中对于每种脉在医生指下的特点、代表病证等等，都描述得十分贴切，语言生动准确，非常实用。再者，王叔和将诊脉法归纳整理，又大胆创新，将古时"三部九候"繁琐的诊脉方法（人迎、寸口、趺阳三部，每部三候脉，共九候）改作了"独取寸口"的"寸口脉"诊断法，只需察看双侧的寸口脉，便可以准确地知晓人身的整体状况。另外，他还强调诊脉时要注重病人的年龄、性别、身高、体型、性格等不同因素，不可一成不变，不能脱离实际情况。他在《脉经》序言中提到，诊脉是很难掌握的，"在心易了，指下难明"。这句话也成了历代医家教授和学习脉学时的"警世"之言，对于业医者来说，几乎不可不知。在脉诊的艰苦学习中，习医者也能充分体会重在临床实践，不可纸上谈兵的重要性。

　　《脉经》全书共十卷，九十八篇，刊行之后，自晋至唐历三百余年流传不绝。宋代校正医书局曾对此书进行校勘。现存主要版本有：元天历三年（1330 年）广勤书堂刻本、明成化间据元泰定本翻刻本、明赵府居敬堂刻本、明万历三年（1575 年）福建刻本、清道光二十四年（1844 年）刊《守山阁丛书》本、清光绪十七年（1891 年）《周氏医学丛书》本、清光绪十九年（1893 年）杨守敬校勘本等。本章节选《脉经》中与三焦辨证最重要的 19 条原文进行讲解。

【原文1】

　　从鱼际^①至高骨（其骨自高），却行一寸，其中名曰寸口。从寸至尺，名曰尺泽^②。故曰尺寸。寸后尺前，名曰关。阳出阴入，以关为界。阳出三分，阴入三分，故曰三阴三阳。阳生于尺动于寸，阴生于寸动于尺。寸主射上焦，出头及皮毛竟手。关主射中焦，腹及腰。尺主射下焦，少腹至足。（《脉经·卷一·分别三关境界脉候所主第三》第 1 条）

【注　　释】

①鱼际：鱼际穴。该穴位于手外侧，第 1 掌骨桡侧中点赤白肉际处，属手太阴肺经，主治咳嗽、咯血、咽干、咽喉肿痛、失音、掌中热、小儿疳积等病症。

②尺泽：尺泽穴。该穴位于肘横纹中，肱二头肌腱桡侧凹陷处，属手太阴肺经，主治咳嗽、气喘、咯血、胸部烦满、咽喉肿痛、肘臂挛痛等病症。

【解　　读】

人体分为上焦、中焦、下焦等三部，其中上焦为三焦上部，处于膈以上的部分，其生理特点为上焦如雾。多从胃上口出，并至咽喉以上，贯穿膈部且满布胸部，包括心、肺两脏和头面部等部位。因卫气从胸中走至腋下，沿手太阴肺经运行，故部分人群又将上肢归为上焦。寸口属于手太阴肺经的动脉，肺主气而朝百脉，肺的经脉起于中焦脾胃，脾胃为脏腑气血营养的来源，所以全身脏腑经脉气血的情况，可从寸口脉上体现出来。肺主宣发，外合皮毛，通过肺的宣发，通过气、血、津、精输布全身，以濡养肌肤。

中焦是人体部位名，三焦的中部，指上腹部分。它的主要功用是助脾胃，主腐熟水谷，泌糟粕，蒸津液，化精微，是血液营养生化的来源。关部主射膈以下至脐部，故作用于腰腹部。

下焦是人体部位名，三焦的下部，指下腹腔自胃下口至二阴部分。能分别清浊，渗入膀胱，排泄废料，其气主下行。尺部属于足少阴肾经，起于足小指下，直行于腹腔内，从肾上行，主射下焦。

本条概括了寸关尺三部阴阳属性及主射三焦的部位。"三焦"一词最早出现在《黄帝内经》，在《黄帝内经》论述三焦的基础上，后世医家认为三焦应与其他脏腑一样，有表里关系，一定是有名有形的，进而探讨三焦的实质所指。王叔和将脉经与三焦联系在一起，用寸关尺三部定位脏腑，以寸关尺三部的虚实强弱、浮沉滑数等来判断所对应脏腑的疾病状态，从而辨证施治，这种方法的准确性在不断实践中得到证实，为后世医家治疗各脏腑疾病提供了诊疗依据。

【原文 2】

心部脐部在左手关前寸口是也，即手少阴经也，与手太阳为表里，以小肠合为府。合于上焦，名曰神庭①，在龟（一作鸠）尾②下五分。（《脉经·卷一·两手六脉所主五脏六腑阴阳逆顺第七》第 1 条）

【注　　释】

①神庭：神庭穴。前发际正中直上 5 分，属督脉，主治癫痫、惊悸、失眠、头痛等病。

②龟尾：鸠尾穴。在上腹部，前正中线上，胸骨剑突结合部下 1 寸，属任脉，主治心胸痛、反胃、癫狂、心悸等病。

【解　　读】

心部和脐部所属疾病主要体现在左手寸口部，属于手少阴心经，与手太阳小肠经相表里，出于上焦的神庭穴和鸠尾穴。

本条概括了心部脐部所属经脉和在上焦的穴位。上焦，部位在人体的上半部分，心和肺都属于三焦的上焦。中医学认为，心主血脉，可以流通全身的血液，是血液运行的动力和基础；肺为华盖，主一身之气，宣发和肃降。所以中医学认为"上焦如雾"，就像雾露一样将人体的水谷精微布散周身。王叔和将寸口脉定位在上焦，通过判断寸口脉的变化迅速定位疾病属于上焦疾病，再通过综合判断病人的临床表现准确定位到所属脏腑，快速缩小范围，争取救治时间，对后世医家节省救治时间具有一定的指导意义。

【原文 3】

肝部在左手关上是也，足厥阴经也，与足少阳为表里，以胆合为府，合于中焦，名曰胞门①（一作少阳），在大仓②左右三寸。肾部在左手关后尺中是也，足少阴经也，与足太阳为表里，以膀胱合为府，合于下焦，在关元③左。（《脉经·卷一·两手六脉所主五脏六腑阴阳逆顺第七》第 2 条）

【注　释】

①胞门：胞门穴，即气穴。该穴位于下腹部，当脐中下 3 寸，前正中线旁开 0.5 寸，属足少阴肾经，主治月经不调、白带、小便不通、泄泻、痢疾等。

②大仓：大仓穴，即太仓穴，中脘穴。该穴位于上腹部，前正中线上，脐中上 4 寸，属任脉，主治胃痛、腹痛、腹胀、呕逆、胃溃疡等病症。

③关元：关元穴。在下腹部，前正中线上，当脐下 3 寸，属任脉，主治少腹疼痛、霍乱吐泻、疝气、遗精、阳痿等病症。

【解　读】

肝部所属疾病主要体现在左手关部，属于足厥阴肝经，与足少阳胆经相表里，出于中焦的胞门穴。肾部所属疾病主要体现在左手尺部，属于足少阴肾经，与足太阳膀胱经相表里，出于下焦关元穴左侧。

本条概括了肝部和肾部所属经脉和在中焦、下焦的穴位。在《黄帝内经》中，肝属于中焦，肾属于下焦，吴鞠通《温病条辨》指出："中焦病不治，则传下焦，肝与肾也……"将肝肾归属于下焦，后世医家普遍认为在治疗温病时就用下焦的分类，除此之外皆将肝归属于中焦范围，王叔和亦是这样认为的。

【原文 4】

肺部在右手关前寸口是也，手太阴经也，与手阳明为表里，以大肠合为府，合于上焦，名呼吸之府，在云门①。（《脉经·卷一·两手六脉所主五脏六腑阴阳逆顺第七》第 3 条）

【注　释】

①云门：云门穴。该穴位于胸部，锁骨下窝凹陷中，肩胛骨喙突内缘，前正中线旁开 6 寸，属手太阴肺经，主治咳嗽、气喘、胸痛等肺系病症及肩背痛。

【解　读】

肺部所属疾病主要体现在右手寸口部，属于手太阴肺经，与手阳明大肠经相表里，出于上焦云门穴。

本条概括了肺部所属经脉和在上焦的穴位。肺属于上焦，位于胸腔，王叔和将其脉象定位在右手寸口部，他认为左右手的"寸关尺"所代表的意义不同，左手"寸关尺"代表"心肝肾"，右手"寸关尺"代表"肺脾命门"，这种方法更加细化准确，所以现在中医医师诊脉两只手都把，能准确判断疾病所在脏腑变化。

【原文 5】

脾部在右手关上是也，足太阴经也，与足阳明为表里，以胃合为府，合于中焦脾

胃之间，名曰章门①，在季胁前一寸半。（《脉经·卷一·两手六脉所主五脏六腑阴阳逆顺第七》第 4 条）

【注　释】

①章门：章门穴。该穴位于人体的侧腹部，当第 11 肋游离端的下方，属足厥阴肝经，主治腹痛、腹胀、泄泻、胁痛、痞块等病症。

【解　读】

脾部所属疾病主要体现在右手关部，属于足太阴脾经，与足阳明胃经相表里，出于中焦章门穴。

本条概括了脾部所属经脉和在中焦的穴位。《温病条辨》指出"上焦病不治，则传中焦，脾与胃也"，温病学家认为，"凡病温热，始于上焦"，对于脾胃病伴发热等温热表现的病人，也可反推疾病所处三焦部位，以及传变规律，为治疗疾病找到更多的治疗方法并提供理论依据。

【原文 6】

肾部在右手关后尺中是也，足少阴经也，与足太阳为表里，以膀胱合为府，合于下焦，在关元右，左属肾，右为子户，名曰三焦①。（《脉经·卷一·两手六脉所主五脏六腑阴阳逆顺第七》第 5 条）

【注　释】

①三焦：为六腑之一，是上、中、下三焦的合称，能通行元气，运行水谷，运行水液。

【解　读】

肾部所属疾病主要体现在右手尺部，属于足少阴肾经，与足太阳膀胱经相表里，出于下焦关元穴右侧。

本条概括了肾部所属经脉和在下焦的穴位。三焦是人体水液运行的主要通道，《素问·灵兰秘典论》："三焦者，决渎之官，水道出焉。"人体水液代谢是一个复杂的生理过程，是多个脏腑的一系列生理功能的综合作用。水液代谢虽由各脏腑共同协作而完成，但人体水液的升降出入，周身环流，则必须以三焦为通道才能实现，肾主水，能主持和调节人体水液代谢，调节尿液的生成，肾位于三焦的下焦，王叔和将右手尺部脉象与肾、肾经相联系，将脉与经络相联系，通过干预经络循行上的穴位达到治疗疾病的目的。

【原文 7】

右手尺中神门①以后脉阴阳俱虚者，足少阴与太阳经俱虚也。病苦心痛，若下重不自收，篡反出，时时苦洞泄②，寒中泄，肾、心俱痛。一说云肾有左右，而膀胱无二。今用当以左肾合膀胱，右肾合三焦。（《脉经·卷二·平人迎神门气口前后脉第二》第 36 条）

【注　释】

①神门：神门穴。腕横纹尺侧端，尺侧腕屈肌腱的桡侧凹陷处，属手少阴心经，主治心绞痛、无脉症、神经衰弱、癔病、精神分裂症等病。
②洞泄：中医病名，指湿盛伤脾的泄泻。

【解　　读】

右手尺中神门穴以后处脉阴阳俱虚的，表明足少阴肾经与足太阳膀胱经都亏虚；心痛病，加之泄泻不收，为心肾皆有疾病；肾部疾病分左右两个部分，膀胱则不分，如今通常说左肾疾病多合并膀胱疾病，右肾疾病多合并三焦疾病。

本条概括了神门穴所属经脉和左右肾脉象所合部位。肾所属右手尺部，位于下焦，王叔和认为，神门穴以后的部位出现脉阴阳都虚的虚象脉则表明足少阴肾经和太阳膀胱经都亏虚，因为他们互为表里经脉，他通过穴位定位找到右手尺部，准确判断疾病所属脏腑，并将两种以上临床表现合并，将所属脏腑合并治疗，为面对不止单一症状的病人提供新的治疗思路。

【原文 8】

寸口脉迟，上焦有寒，心痛咽酸、吐酸水。宜服附子汤、生姜汤、茱萸丸、调和饮食以暖之。（《脉经·卷二·平三关病候并治宜第三》第 14 条）

【解　　读】

《脉经·卷一·分别三关境界脉候所主第三》第 1 条已讲述，寸口脉主射上焦，迟脉脉来迟慢，一息不足四至，相当于每分钟脉搏在 60 次以下，多见于寒证，所以寸口脉迟，多指上焦有寒证，伴有心痛咽酸、吐酸水。

本条概括了治疗寸口迟脉的病因和治疗方药。附子汤由附子、茯苓、人参、白术、芍药五味药组成，有温经助阳、祛寒化湿的功效，主治寒湿内侵、身体骨节疼痛、恶寒肢冷、苔白滑、脉沉微。生姜汤由生姜组成，有解表散寒、温中止呕的功效，对寒犯中焦或脾胃虚寒之胃脘冷痛、食少、呕吐者，可收祛寒开胃、止痛止呕之效。茱萸丸由吴茱萸等药组成，吴茱萸有散寒止痛，降逆止呕的功能。用此三方调和饮食，可以治疗寸口脉迟，伴心痛咽酸、吐酸水的疾病。王叔和通过寸口脉迟，以及病人的临床表现快速判断病人寒在上焦，所以及时地使用了具有温中散寒，止呕的方药，不单纯通过脉象做出判断，而是脉证结合，准确及时地治疗病人的疾病，这一诊疗方式对后世医家具有指导意义。

【原文 9】

关脉伏，中焦有水气，溏泄。宜服水银丸，针关元，利小便，溏泄便止。（《脉经·卷二·平三关病候并治宜第三》第 28 条）

【解　　读】

《脉经·卷一·分别三关境界脉候所主第三》第 1 条已讲述，关部脉主射中焦，伏脉重按推筋着骨始得，甚则暂伏而不显，多见于里证，水气病，泄泻。可以服用水银丸，针刺关元穴，即利小便，使泄泻停止。

本条概括了治疗关部伏脉的病因和治疗方药。王叔和通过临床实际诊疗效果得出关部伏脉的病人中焦有水气，便溏，使用水银丸救治，针灸关元穴，此为其实践所得，是中医学的宝贵财富。

【原文 10】

尺脉芤，下焦虚，小便去血。宜服竹皮生地黄汤，灸丹田①、关元，亦针补之。（《脉经·卷二·平三关病候并治宜第三》第 45 条）

【注　　释】

①丹田：丹田穴。该穴位于下腹部，前正中线上，当脐下 1.5 寸，属任脉，主治少腹疼痛、遗精、

阳痿、疝气、泄泻等病症。

【解　读】

《脉经·卷一·分别三关境界脉候所主第三》第 1 条已讲述，尺部脉主射下焦，芤脉浮大中空，如按葱管，多见于失血、伤阴等虚证。可以服用竹皮生地黄汤，火灸或针刺丹田、关元穴以补其虚。

本条概括了治疗尺部芤脉的病因和治疗方药。王叔和通过临床实际诊疗效果得出尺部芤脉的病人下焦虚弱，气虚则血虚，虚则补之，故在治疗时主要采用补法，此为其实践所得，是中医学的宝贵财富。

【原文 11】

尺脉迟，下焦有寒。宜服桂枝丸，针气海①、关元，补之。（《脉经·卷二·平三关病候并治宜第三》第 49 条）

【注　释】

①气海：气海穴。该穴位于前正中线上，脐下 1.5 寸，属任脉，主治虚脱、形体羸瘦、脏气衰惫、乏力等气虚病证；水谷不化、绕脐疼痛、腹泻、痢疾、便秘等肠腑病症；小便不利、遗尿；遗精、阳痿、疝气；月经不调、痛经、闭经、崩漏、带下、阴挺、恶露不尽、胞衣不下等妇科病症。

【解　读】

《脉经·卷一·分别三关境界脉候所主第三》第 1 条已讲述，尺部脉主射下焦，迟脉脉来迟慢，一息不足四至，相当于每分钟脉搏在 60 次以下，多见于寒证，所以尺部迟脉，多指下焦有寒证。可以服用桂枝丸，针刺气海穴、关元穴以温补寒凝。

本条概括了治疗尺部迟脉的病因和治疗方药。王叔和通过临床实际诊疗效果得出尺部迟脉的病人下焦有寒，桂枝有散寒止痛的作用，在治疗时主要采用补法，此为其实践所得，是中医学的宝贵财富。

【原文 12】

尺脉浮者，客阳在下焦。（《脉经·卷四·辨三部九候脉证第一》第 27 条）

【解　读】

本条概括了尺部浮脉的病变部位。《脉经·卷一·分别三关境界脉候所主第三》第 1 条已讲述，尺部脉主射下焦，浮脉轻取即得，重按稍减而不空，举之有余，按之不足，可以理解为浅脉，一般见于表证，亦见于虚阳浮越证，所以王叔和认为尺部浮脉，多为下焦虚阳，这为后世医家遇到此类脉象做出判断提供理论依据。

【原文 13】

脉有三部，阴阳相乘。荣卫气血，在人体躬。呼吸出入，上下于中，因息游布，津液流通。随时动作，效象形容，春弦秋浮①，冬沉夏洪②。察色观脉，大小不同，一时之间，变无经常，尺寸参差，或短或长。上下乖错，或存或亡。病辄改易，进退低昂。心迷意惑，动失纪纲，愿为缕陈，令得分明。师曰：子之所问，道之根源。脉有三部，尺寸及关。荣卫流行，不失衡铨，肾沉心洪。肺浮肝弦，此自经常，不失铢分。出入升降，漏刻周旋，水下二刻，一周循环，当复寸口，虚实见焉。变化相乘，阴阳相干。风则浮虚，寒则紧弦，沉潜水蓄，支饮急弦，动弦为痛，数洪热烦。设有不应，知变所缘。三部不同，病各异端。太过可怪，不及亦然，邪不空见，终必有奸。审察表里，三焦别分，知邪所舍，消息诊看，料度腑脏，独见若神。为子条记，传与贤人。（《脉经·卷五·张仲景论脉第一》第1条）

【注　释】

①春弦秋浮：弦，即弦脉，脉象特征是脉形端直而形长，脉势较强、脉道较硬，切脉时在指下直起直落，如按琴弦。浮，即浮脉，脉象特征是轻取即得，重按稍减但不空，举之有余，按之不足。《黄帝内经》中认为"春脉如弦"，五行中，春对应五脏中的肝，肝主疏泄，以柔缓为贵，若气机不利，情志不遂，则会导致经脉拘束，弦紧，表现为弦脉，所以春季脉弦多见于肝胆疾病；《黄帝内经》称秋脉为毛脉，五行中，秋对应五脏中的肺，肺为"娇脏"，易感外邪，当外邪侵袭肌表，机体会驱邪外出，表证见浮脉是机体驱邪外出的表现，秋季脉浮多见于肺部疾病。

②冬沉夏洪：沉，即沉脉，脉象特征是轻取不应，重按始得，举之不足，按之有余，即沉脉显现的位置比较深。洪，即洪脉，脉象特征是脉体宽大而浮，充实有力，来盛去衰，若波涛汹涌。《黄帝内经》称沉脉为实脉，五行中，冬对应五脏中的肾，沉脉的形成有邪实内郁和脏腑虚弱，气血不足两种；五行中，洪脉对应五脏中的心，多见于外感热病，脉来状如汹涌波涛，且夏日阳气亢盛，腠理开泄，呈现"来盛"状态，去时如波涛落后，势力缓弱，呈现"去衰"状态，夏季洪脉多见于阳明气分热盛，邪盛正衰。

【解　读】

本条描述了五脏的脉象，如何从脉象和病变在三焦的部位来观察气血的升降出入。"脉有三部，阴阳相乘。荣卫气血，在人体躬……随时动作，效象形容，春弦秋浮，冬沉夏洪。"脉有寸、关、尺三部，荣卫流行，各有法度，肝弦、肺浮、肾沉、心洪，这是在描述五脏的脉象。"出入升降，漏刻周旋，水下二刻，一周循环。"表示气血荣卫，随脉上下，出入升降，与古代漏刻计时一致，水下百刻为一天，水下二刻，气血循环一周表示人一天的气血会循环50次。"当复寸口，虚实见焉"人的气血一天循环50次，50次循环后，又回到寸口。可以从寸口脉的虚实察人体气血的虚实。"变化相乘，阴阳相干"脉象的变化，相乘和相干，总的来说都是阴阳二气的变化。"风则浮虚，寒则牢坚；沉潜水蓄，支饮急弦；动则为痛，数则热烦。"如果身体有风，脉就多是浮虚的，因为风为阳邪，风邪在表，风令脉浮，会有汗出，就是因为卫气受到风的干扰，导致阳相对偏盛，将荣气带出来，所以汗出，又因为汗出，荣虚，所以脉虚。如果身体有寒，脉象多牢坚；沉潜水蓄，是指身体内有寒水，那么脉象一般是在沉位，因为水为阴邪，这种沉位的水证表示里水，而风水证和皮水证才兼浮象；支饮急弦，支饮是水饮停留在胸膈，水饮结，则气行不利，气行不利则脉急；动则为痛，动脉是一种无头尾、如豆大的脉象，一般见于关上，而尺、寸也有，比较少见，动脉是指阴阳相搏，数则热烦，虚证的数脉，就是心脏血虚，血不足以濡润四肢，心脏就会加快跳动，把血液供应到四肢上，所以是一种血虚；实证的数，是热迫血，所以也会数。"设有不应，知变所缘，三部不同，病各异端。"智者知气血根源的变化，寸、关、尺三部不同，病邪之合化各异。"太过可怪，不及亦然"，这句话是指脉太过和不及都不好，比如就脉势而言，脉搏动有力，有外鼓的势头，这是太过，表示气太强，而搏动无力为不及，表示气的内陷。"邪不空见，中必有奸，审察表里，三焦别焉"，学者当察气血的升降出入，确定病在气分还是血分，病在上焦还是中下焦，得了病，肯定是邪，邪不空见是也。"知其所舍，消息诊看，料度脏腑，独见若神。为子条记，传与贤人。"这条，王叔和是想说仔细审查脏腑的偏盛，察气血在脉的消息，将这脉法传给后世的贤人。

【原文14】

三焦病者，腹胀气满，小腹尤坚，不得小便，窘急，溢则为水，留则为胀，候在足太阳之外，大络^①在太阳少阳之间，赤见于脉，取委阳^②。（《脉经·卷六·三焦手少阳经病证第十一》第1条）

【注　释】

①大络：即全身最大的络脉，一称"经隧"。其中包括十四经各有一条大络，再加上脾脏有一条大络（以上又合称"十五络"）和胃腑有一条大络（名"胃之大络"）。

②委阳：委阳穴。该穴位于膝部，腘横纹上，股二头肌腱的内侧缘，属足太阳膀胱经，主治腹满、腰脊强痛、腿足挛痛等病。

【解　读】

三焦疾病，见腹胀气满，尤其以小腹坚硬为临床表现，小便不利，窘迫不得下，溢出脉外则为水，留在脉内则胀满，证候现于足太阳膀胱经外，大络见于膀胱经与三焦经之间，显于脉上者，针刺委阳穴。

本条概括了三焦病的临床表现和治疗方法。王叔和通过临床实际诊疗效果得出三焦疾病多腹胀气满，小腹坚，针刺委阳穴可以治疗此类疾病，此为其实践所得，对后世医学有指导意义。

【原文15】

少腹病肿不得小便，邪在三焦，约取太阳大络，视其结脉与厥阴小络^①，结而血者肿，上及胃管，取三里^②。（《脉经·卷六·三焦手少阳经病证第十一》第2条）

【注　释】

①小络：指浅浮于体表的络脉，或指孙络，即络脉别出的细小分支。

②三里：足三里。位于小腿外侧，犊鼻下3寸，犊鼻与解溪连线上，属足阳明胃经，主治胃肠病证、下肢痿痹、神志病、外科疾病、虚劳等。

【解　读】

王叔和认为病人少腹肿胀，小便不利为邪在三焦，为太阳经大络结厥阴经小络，出现血肿，向上达胃管部，可以治疗选取足三里。本条概括了少腹病邪的位置、病因和治疗方法，为其临床实践经验所得，对中医脉学的发展具有指导意义。

【原文16】

三焦胀者，气满于皮肤，壳壳然而坚，不疼。热在上焦，因咳为肺痿^①。热在中焦，因腹坚。热在下焦，因溺血。（《脉经·卷六·三焦手少阳经病证第十一》第3条）

【注　释】

①肺痿：中医病名。是指肺叶痿弱不用，临床以咳吐浊唾涎沫为症状，为肺脏的慢性虚损性疾病。

【解　读】

三焦气胀满者，表皮坚硬而不痛，如果热在上焦，会出现肺痿；热在中焦则腹部坚硬；热在下焦，会皮下出血。温病学家认为上焦病证主要为温邪侵犯肺经及逆传心包的证候，温热后期，由于邪热留于肺胃而出现肺痿；中焦胃受之，胃热到相当程度，大便就要硬；热在下焦，膀胱受之，血热则尿血。

本条概括了三焦胀满，热在不同部位造成的疾病。

【原文 17】

　　手少阳之脉，起于小指次指之端，上出两指之间，循手表腕，出臂外两骨之间，上贯肘，循臑外，上肩，而交出足少阳之后，入缺盆，交膻中，散络心包，下膈，遍属三焦。其支者，从膻中上出缺盆，上项，挟耳后，直上出耳上角，以屈下额，至其支者，从耳后，入耳中，出走耳前，过客主人前，交颊，至目锐眦。是动则病耳聋，辉辉，嗌肿，喉痹，是主气所生病者，汗出，目锐眦痛，颊肿，耳后、肩、臑肘、臂外皆痛，小指次指不用。盛者，则人迎大一倍于寸口。虚者，则人迎反小于寸口也。（《脉经·卷六·三焦手少阳经病证第十一》第 4 条）

【解　读】

　　"手少阳之脉，起于小指次指之端……至目锐眦。"这是手少阳三焦经的循行部位，本经分布在环指外侧、手背、上肢外侧面中间，肩部、颞部、耳翼后缘，眉毛外端，左右各 23 穴，主要治疗侧头、耳、目、咽喉、胸胁病，热病及经脉循行部位的其他病证。

　　"盛者，则人迎大一倍于寸口。虚者，则人迎反小于寸口也。"寸口脉主要反映内脏的情况，人迎（颈总动脉）主要反映体表情况，在正常情况下，春季人迎脉稍大于寸口脉；秋冬季寸口脉稍大于人迎脉。如果人迎脉大于寸口脉一倍、二倍、三倍时，疾病由表入里，并说明表邪盛为主，如人迎脉大于寸口脉四倍者称为"外格"，大而数者是危重的证候。反之，寸口脉大于人迎脉一倍、二倍、三倍时，为寒邪在里，或内脏阳虚，寸口脉四倍于人迎脉者称为"内关"，大而数者亦为危重征象，这种观点对后世医家有重要指导意义。

　　本条描述手少阴三焦经的循行部位以及"人迎脉"与"寸口脉"大小不同，所反映疾病盛衰也不同。

【原文 18】

　　寸口迟，上焦有寒。（《脉经·卷十·上阳跷阴跷带脉》第 54 条）

【解　读】

　　本条概括了寸口部迟脉的病因。《脉经·卷一·分别三关境界脉候所主第三》第 1 条已讲述，寸口脉主应上焦，迟脉脉来迟慢，一息不足四至，相当于每分钟脉搏在 60 次以下，多见于寒证，所以寸口迟脉，多指上焦有寒证，这为后世医家遇到此类脉象提供理论依据。

【原文 19】

　　尺中迟，下焦有寒，背痛。（《脉经·卷十·上阳跷阴跷带脉》第 56 条）

【解　读】

　　本条概括了尺部迟脉的病因。《脉经·卷一·分别三关境界脉候所主第三》第 1 条已讲述，尺部主射下焦，迟脉脉来迟慢，一息不足四至，相当于每分钟脉搏在 60 次以下，多见于寒证，所以尺部迟脉，多指下焦有寒证，伴有背痛，针对这一观点，后世医家在临床实践的疗效中已经得到验证。

第五章　葛洪《肘后备急方》

第一节　葛洪与《肘后备急方》

葛洪，字稚川，号抱朴子，丹阳句容（今江苏句容县）人，是我国东晋著名的医药学家、炼丹术家、道教理论家，在医学、制药化学以及道教理论等方面做出了巨大的成就和重要贡献。

葛洪长年隐居广东罗浮山，此地乃岭南医药肇始之地。在与岭南民间广泛、深入的接触中，葛洪深感疾病的发生和传播多是因为缺少医者、医术不彰，而又无简易的治疗方法，只好坐以待毙。葛洪本来已著成100卷的大型医学著作《玉函方》，但又觉得此书篇幅太大，应用不便，于是他应当时岭南经济文化尚很落后的状况，在已有100卷的《玉函方》基础上，摘其主要内容，采其"单行轻易，约而易验""率多易得之药"编撰成《肘后卒救方》3卷（后世整理成《肘后备急方》8卷）。书名为《肘后备急方》，就是随身携带以备临时应用的意思。在编写体例上，因病检方，对于每一病候，重在突出主症，详列多种治法治方，以备临时应急，切合临床实际，十分方便临床应用，符合当时的社会背景，同时体现了葛洪体恤劳苦大众，医者仁心的高尚医德。

葛洪《肘后备急方》记载的百余种病证涵盖了今之内外妇儿的常见病种，其中外感热病及传染病的证治对后世影响颇深，尤为重要。因岭南彼时地处化外被称为"瘴疠之乡"，气候炎热潮湿，发热性流行性传染性感染性疾病占据诸病之首。葛洪在《肘后备急方》专门论述伤寒、时气、温病（含瘴气、疫疠、温毒）诸病症防治，并按照发病日程提倡循日辨治外感热病的主张，观察到了外感热病起病急骤、传变迅速、变化多端的特点，分别采用治疗外感热病不同时段的方法及实践与民间验方，即是岭南温病学术之起源，也为后世叶天士温病学说卫气营血辨证理论和吴鞠通三焦辨证理论创立提供参考依据。本章所用版本为明代万历年间岳州刘自化奉檄校刊本。

第二节　《肘后备急方》

【原文1】

又伤寒有数种，人不能别，令一药尽治之者。若初觉头痛，肉热，脉洪，起一二日，便作葱豉汤：用葱白一虎口，豉一升，以水三升煮取一升，顿服取汗。不汗，复更作，加葛根二两，升麻三两，五升水煎取二升，分再服，必得汗。若不汗，更加麻黄二两，又用葱汤，研米二合，水一升，煮之少时，下盐、豉后，纳葱白四物，令火煎取三升，分服取汗也。

又方，豉一升，小男溺三升，煎取一升，分为再服，取汗。

又方，葛根四两，水一斗煎取三升，乃内豉一升，煎取升半，一服。捣生葛汁，服一二升，亦为佳也。

若汗出不歇已三四日，胸中恶，欲令吐者：

豉三升，水七升煮取二升半，去滓，内蜜一两，又煮三沸，顿服。安卧，当得吐。不瘥，更服，取差。秘法传于子孙也。

又方：生地黄三斤，细切，水一斗煮取三升，分三服。亦可服藜芦吐散及苦参龙胆散。

若已五六日以上者：

可多作青竹沥，少煎令减，为数饮之，厚覆取汗。

又方：大黄　黄连　黄檗　栀子各半两　水八升煮六七沸　内豉一升　葱白七茎煮取三升，分服，宜老少。

又方：苦参二两　黄芩二两　生地黄半斤　水八升煮取一升，分再服。或吐下毒则愈。

若已六七日，热极，心下烦闷，狂言见鬼，欲起走。

用干菜萸三升，水二升煮取一升后，去滓，寒温服之，得汗便愈。此方恐不失，必可用也，秘之。

又方：大蚓一升，破去，以人溺煮令熟，去滓，服之。直生绞汁及水煎之，并善。又绞粪汁，饮数合至一二升，谓之黄龙汤。陈久者佳。

又方：取白犬，从背破取血，破之多多为佳，当及热以缚胸上，冷乃去之，此治垂死者活。无白犬，诸纯色者亦可用之。

又方：取桐皮，削去上黑者，细擘之，长断，令四寸一束，以酒五合，以水一升煮取一升，去滓，顿服之。当吐下青黄汁数升，即差。

又方：鸡子三枚　芒硝方寸匕，酒三合，合搅散消，尽服之。

又方：黄连三两 黄檗　黄芩各二两　栀子十四枚　水六升煎取二升，分再服，治烦呕不得眠。（《肘后备急方·卷二·第十三　治伤寒时气温病方》）

【解　　读】

又伤寒有多种，难以区别，用一服药都能治疗。如果刚觉头痛，身热，脉洪大，患病一二天，作葱豉汤：用葱白6 g，豆豉6 g，用水2 100 mL煮取700 mL，一次服下，发汗。如不出汗，再作，加葛根30 g，升麻45 g，3 500 mL水煎取1400 mL，分两次服下，必能出汗。如不出汗，再加麻黄30 g。又用葱汤，磨米20 g，水700 mL少煮片刻，下盐、豆豉后，纳葱白四物，用火煎服2 100 mL，分两次服下，发汗。

又方：豆豉6 g，男童尿2 100 mL，煎取700 mL，纳入豆豉6 g，煎取450 mL，一次服下。捣生葛汁，服700～1 400 mL，疗效也较好。

如果汗出不止，已经三四天，胸中恶心，应让病人呕吐。

豆豉18 g，水4 900 mL煮取1 880 mL，去渣，纳蜜15 g，又煮三沸，一次服下。平卧，应当能吐出。如不愈，再服，直到病愈。此法保密，只传子孙。

又方：生地黄700 g，细切，水一斗煮取2 100 mL，分3次服。也可服藜芦吐散及苦参龙胆散。

如果已患病五六天以上：

可多制作青竹沥，稍微煎熬，频频喝下，厚厚覆盖发汗。

又方：大黄、黄连、黄柏、栀子各25 g，水5 600 mL煮六七沸，纳入豆豉6 g，葱白七茎，煮取2 100 mL，分两次服，适宜老少病人。

又方：苦参30 g，黄芩30 g，生地黄115 g，水5 600 mL煮取700 mL，分两次服。或吐或下，将毒邪排出则病愈。

如果已患病六七天，身大热，心下烦闷，狂言见鬼，想起身逃跑：

用干吴茱萸 18 g，水 1 400 mL 煮取 700 mL，去渣，冷热适中服下，汗出则病愈。此方有效，必然可用，请珍藏。

又方：大蚯蚓 50 g，剖去泥，用人尿煮熟，去渣，服下。活蚯蚓绞汁及水煎，疗效也好。又可绞粪汁，饮数合至 700～1 400 mL，称之为黄龙汤，陈久者好。

又方：取白狗，从背部切开取血，切口大较好，趁热敷病人胸上，冷则换下。此方治疗垂死病人可以痊愈。没有白色狗，其他单一颜色的狗也可使用。

又方：取桐皮，削去上黑皮，劈细，切四寸长，用酒 800 mL，加水 700 mL，煮取 700 mL，去渣，一次服下，应当吐下数升青黄汁，立刻病愈。

又方：鸡蛋 3 个，芒硝 60 g，酒 1 500 mL 搅匀，一次服下。

又方：黄连 45 g，黄柏、黄芩各 30 g，栀子 45 g，水 4 200 mL 煎取 1 400 mL，分两次服，治疗烦呕不能睡眠。

本条阐述葛洪根据发病日程判断病情，并针对不同病程制定不同治法。葛洪虽然对"伤寒""时行""温病"的理论界定尚属明确，但在篇中有"又伤寒有数种，人不能别，令一药尽治之者"，"治伤寒及时气、温病，及头痛、壮热、脉大"等语，说明葛洪在临床治疗上并未截然分明。葛洪以发病日程作为判断病情的依据，针对不同病程制定不同治法。"若初觉头痛，肉热，脉洪，起一二天，便作葱豉汤……不汗，复更作，加葛根二两，升麻三两……若不汗，更加麻黄二两。"可见，对于疾病初起，葛洪治用汗法，且汗法有轻重之分，最轻者用葱豉汤，随病情需要加重发汗力度。"若汗出不歇已三四天，胸中恶，欲令吐者：豉三升，水七升煮取二升半，去滓，纳蜜一两，又煮三沸，顿服。安卧，当得吐。……亦可服藜芦吐散。"此时表证传里，病在上焦，故吐之。若病至五六天以上，热结于里，则用大黄、黄连、黄柏、栀子之类下之。由此可见，葛洪论治外感病是根据发病日程而采用汗、吐、下等不同治法。

【原文 2】

治温毒发斑，大疫难救，黑膏：生地黄半斤，切碎，好豉一升，猪脂二斤，合煎五六沸，令至三分减一，绞去滓，末雄黄、麝香如大豆者，内中搅合，尽服之，毒从皮中出，即愈。（《肘后备急方·卷二·第十三 治伤寒时气温病方》）

【解 读】

治温毒发斑，难于救治的大瘟疫，黑膏：生地黄半斤，切碎，好豆豉一升，猪油二斤，合煎五六沸，减至三分之二，绞去渣，雄黄、麝香如大豆大小，为末，纳入猪油中搅和匀，全部服下，毒从皮肤中排出，立刻病愈。

本条记录了治疗温毒发斑的黑膏方。黑膏方是一种特殊的内服膏剂。这种剂型在设计上、理论上和实际临床应用上都有其学术价值。油脂特别是动物油脂，传统多用为软膏基质，具有良好的溶媒作用。皮肤的吸收度和吸收时限都高于植物油脂和矿物油脂。猪膏油煎是一种提取工艺，雄黄加热后可能生成可溶性砷化合物，会增加药物的毒性，麝香含有大量挥发性成分，也不宜加热处理，本方此二味均不加热提取而采用直接配合的方法，符合现代药剂工艺要求。所以这种剂型值得学习和借鉴。方中生地黄清热解毒，豆豉发散，更与雄黄、麝香配伍，处方的设计也是非常合理的。加入紫草一味，疗效当可进一步提高。

【原文 3】

此本在杂治中，亦是伤寒毒气所攻。故凡治伤寒方甚多，其有诸麻黄、葛根、桂枝、柴胡、青龙、白虎、四顺、四逆二十余方。并是至要者，而药难尽备，且诊候须明悉，别所在撰大方中，今唯载前四方，尤是急须者耳。其黄膏、赤散在辟病条中预合，初觉患便服之。（《肘后备急方·卷二·第十三　治伤寒时气温病方》）

【解　读】

此方原在杂治中，也是伤寒毒气所致，所以治伤寒的方剂特别多。有麻黄、葛根、桂枝、柴胡、青龙、白虎、四顺、四逆等二十余方，都是非常重要的，然而药难全备，并且诊断必须明确。在所撰写的大方中，现在只载录前四个方剂，尤其是急需的。黄膏、赤散，在辟病条中，预先合制，刚发现患病就服用。

本条记录了治伤寒毒气的主要方剂。葛洪用药注重实用易得，篇中记录了治伤寒常用四方。此四方指麻黄解肌汤、葛根解肌汤、小柴胡汤、大柴胡汤。虽此四方药难尽备，但"此四方最第一急须者，若幸可得药，便可不营之，保无死忧"，故葛洪仍收录之。若药物极难备齐之方，葛洪则舍去不录，如："十日以上，皆名坏病，唯应服大小鳖甲汤。此方药分两少而种数多，非备急家所办，故不载。"充分体现了葛洪编撰《肘后备急方》的初衷："率多易得之药，其不获已须买之者，亦皆贱价，草石所在皆有。……凡人览之，可了其所用，或不出乎垣篱之内，顾昐可具。"

此外，也说明葛洪所制治外感病方注重表里双解，每以辛温发汗解表之药配伍苦寒清热之品，以达解表清里之疗效。从中可以看出，葛洪已认识到《伤寒论》方药在治疗外感病的局限性，发现外感病中不仅有伤寒，还有外感温热病，用伤寒方无法通治外感温热病，故针对外感温热病创制一系列专方，增加了解表清里的治法，较之《伤寒论》先表后里的治法是一种创新与突破，意味着在临床实践层面认识到外感温热病与伤寒的区别。可以认为，葛洪治疗外感病学术思想受到《黄帝内经》、华佗、《伤寒论》等前人学说的影响，并在临床层面注意到外感温热病与伤寒治疗的不同，由此创制了一系列表里双解的方药，发前人所未发。但是在关于外感温热病的理论阐述上则未突破前人论述，缺乏系统的温病理论探讨。

【原文 4】

伤寒、时行、温疫，三名同一种耳，而源本小异，其冬月伤于寒，或疾行力作，汗出得风冷，至夏发，名为伤寒。其冬月不甚寒，多暖气及西风，使人骨节缓堕受病，至春发，名为时行。其年岁中有疠气，兼挟鬼毒相注，名为温病。如此诊候并相似，又贵胜雅言，总名伤寒。世俗因号为时行，道术符刻言五温，亦复殊大归终止，是共途也。然自有阳明、少阴、阴毒、阳毒为异耳。少阴病例不发热，而腹满下痢，最难治也。（《肘后备急方·卷二·第十三　治伤寒时气温病方》）

【解　读】

伤寒、时行、温疫，三个病名属同一类疾病，而致病根源有小差异。其中冬季感受寒邪，或急行用力，汗出受风寒，感而未即发，立夏季发病，亦名为伤寒。其中冬季不冷，暖气及西风多，让人骨节松缓懈惰而感病邪，至春季发病，名为时行。一年之中有疠气，与鬼毒邪气合并传染，名为温病。如此三病诊断证候都很相似，又以伤寒之名较为正规，所以都称之为伤寒。世俗称之为时行，道术符刻称之为五温，也是名称差别大而实质相同，属同一类。然而自有阳明、少阴、阴毒、阳毒之差异。少阴病不发热，而腹满下痢，最为难治。

本条文认为伤寒、时行、温病总属伤寒，并指出其不同之处。葛洪认为"伤寒""时行""温病"三者有不同之处。考《素问·阴阳应象大论》载："冬伤于寒，春必病温。"《素问·热论》载："凡病伤寒而成温者，先夏至日者为病温，后夏至日者为病暑。"参《伤寒论·伤寒例》载："伤寒为毒者，以其最成杀厉之气也。中而即病者，名曰伤寒。不即病者，寒毒藏于肌肤，至春变为温病，至夏变为暑病。暑病者，热极重于温也。是以辛苦之人，春夏多温热病者，皆由冬时触寒所致，非时行之气也。"又言："凡时行者，春时应暖而反大寒，夏时应热而反大凉，秋时应凉而反大热，冬时应寒而反大温，此非其时而有其气。是以一岁之中，长幼之病多相似者，此则时行之气也。"又言："其冬有非节之暖者，名曰冬温。冬温之毒，与伤寒大异。"可以看出，葛洪所说之"伤寒"相当于《素问》及《伤寒例》所说的"温病"；葛洪所言之"温病"相当于《伤寒例》所言之"时行"；葛洪所指之"时行"指冬月伤于非时之温，至春令发病，与伤于冬月非节之暖所致之冬温有别，也与冬月感寒至春发为温病相异，故葛洪所指之"时行"为《素问》及《伤寒例》所未载。由此可见，葛洪对这三种病的认识明显受《素问》及《伤寒论·伤寒例》影响，虽然对病名的论述名同实异，有所发挥，但葛洪的认识始终未超出《伤寒例》的范畴。

【原文 5】

又疗伤寒已八九天至十余天，大烦渴热胜而三焦有疮䘌^①者，多下或张口吐舌呵吁，目烂口鼻生疮，吟语不识人，除热毒止痢方：龙骨半斤，碎，以水一斗煮取四升，沉之井底令冷，服五合，渐渐进之，恣意饮，尤宜老少。（《肘后备急方·卷二·第十三　治伤寒时气温病方》）

【注　释】

①䘌：古病名，以二阴蚀烂为主症。

【解　读】

又治患伤寒已经八九天至十余天，大烦渴热盛而三焦有䘌疮者的病人，多下痢，或张口吐舌喘息，目烂口鼻生疮，呻吟不识人，除热毒止痢方：龙骨 250 g，打碎，用水 10 L 煮取 4 L，沉井底放冷，服五合，渐渐增加，随意饮，尤其适合老人儿童。

本条记录了除热毒止痢方的证治。伤寒后期，热邪弥漫三焦，出现三焦蚀烂、下痢、神昏等症状，可用除热毒止痢方治疗，其主药龙骨甘涩、平，无毒，归心、肝、肾、大肠经；具有镇惊安神，平肝潜阳，固涩，收敛的作用；主惊痫癫狂，心悸怔忡，失眠健忘，头晕目眩，自汗盗汗，遗精遗尿，崩漏带下，久泻久痢，溃疡久不收口及湿疮。

【原文 6】

避瘟疫^①药干散

大麻人　柏子人　干姜　细辛各一两　附子半两　炮捣筛，正旦以井华水举家各服方寸匕，疫极则三服，日一服。

老君神明白散

术一两　附子三两　乌头四两　桔梗二两半　细辛一两　捣筛，正旦服一钱匕。一家合药，则一里无病。此带行，所遇病气皆消。若他人有得病者，便温酒服之方寸匕亦得。病已四五日，以水三升煮散，服一升，覆取汗出也。

赤散方

牡丹五分　皂荚五分（炙之）　细辛　干姜　附子各三分　肉桂二分　真珠四分　踯躅四分　捣筛为散，初觉头强邑邑，便以少许内鼻中，吸之取吐，温酒服方寸匕，覆眠得汗即差。晨夜行及视病，亦宜少许以内粉粉身佳。牛马疫，以一匕著舌下，溺灌，日三四度，甚妙也。

度瘴散

辟山瘴恶气。若有黑雾郁勃，及西南温风，皆为疫疠之候方：

麻黄 椒各五分 乌头三分 细辛 术 防风 桔梗 桂 干姜各一分 捣筛，平旦酒服一盏匕，辟毒诸恶气。冒雾行，尤宜服之。

太乙流金方

雄黄三两 雌黄二两 矾石 鬼箭各一两半 羖羊角②二两 捣为散，三角绛囊贮一两，带心前并门户上。月旦青布裹一刀圭。中庭烧，温病人亦烧熏之，即差。

辟天行疫疠

雄黄 丹砂 巴豆 矾石 附子 干姜等分，捣蜜丸，平旦向日吞之一丸如胡麻大，九日止，令无病。

常用辟温病散方

真珠 肉桂各一分 贝母三分 熬之，鸡子白熬令黄黑，三分，捣筛，岁旦服方寸匕。若岁中多病，可月月朔望③服之，有病即愈。病人服者，当可大效。（《肘后备急方·卷二·第十五 治瘴气疫疠温毒诸方》）

【注 释】

①瘟疫：感受疫疠毒气，成为流行的急性传染病的总称。
②羖羊角：指黑色的公羊角。
③朔望：朔，阴历初一；望，阴历十五。

【解 读】

辟瘟疫药干散：大麻仁、柏子仁、干姜、细辛各15g，附子7.5g，炮炙，捣筛为末，正月初一用井花水全家人各服60g，疫气严重则服3次，每天1次。

老君神明白散：术15g，附子45g，乌头60g，桔梗37.5g，细辛15g，捣筛为末，正月初一服1.5g。一家制作此药，邻里都不患病。带此药行路，所遇病气都可消除。如果他人有得病者，也可温酒服60g。得病已经四五天，用水2 100 mL煮散，服700 mL，温覆发汗出。

赤散方：牡丹2.5g，皂荚2.5g（炙），细辛、干姜、附子各1.5g，肉桂1g，珍珠2g，蹦躅2g，捣筛为散。初觉头项强痛，就用少量散纳入鼻孔中，吸入则吐，温酒服60g，厚覆睡卧，汗出即愈。夜晚或清晨赶路，或探视病人，也可用少量散加粉内涂身避秽较好。牛、马疫病，取一钱匕药散放舌下，尿灌下，每天三四次，特别有效。

度瘴散：辟山瘴恶气。如果有黑雾郁集升起，及西南温风，都是疫疠之证候，治方：麻黄、椒各1.5g，乌头1.5g，细辛、术、防风、桔梗、桂、干姜各1g，捣筛为散，清酒送服1.5g，辟各种毒恶邪气。冒雾外出，尤应服用。

太乙流金方：雄黄45g，雌黄30g，矾石、鬼箭各22.5g，黑色公羊角30g，捣为散，三角红袋装30g，带心前并挂门上。每月初一青布裹0.3g，院中焚烧，温病病人可烧熏，病愈。

辟天行疫疠：雄黄、丹砂、巴豆、矾石、附子、干姜等份，捣蜜为丸，清晨面向太阳吞服如胡麻大一丸，服 9 天，可保无病。

常用辟温病散方：珍珠、肉桂各 0.5 g，贝母 1.5 g，熬；鸡蛋清熬黄黑 1.5 g，捣筛为散，每年元旦服 60 g。如果年内多病，可于每月初一、十五日服下，有病即愈。病人服用，非常有效。

本条列举了预防温病的常用方。葛洪非常重视预防，其倡导养生、按摩、导引及服药防病都体现了他重视预防的先进思想。如他说："夫导引疗未患之患，通不和之气，动之则百关气畅，闭之则三宫血凝，实养生之大律，祛疾之玄术。""未患之患"即"未病之病"，类似今日之健康与亚健康状态。又葛洪主张家庭应有"常备药"，岭南更须常贮常山、蜀漆等，防瘴疟可预服"度瘴散"，防瘟疫可服"辟瘟疫药干散"，防温病可常用"辟温病散"等。

葛洪虽然对"瘴气""疫疠""温毒"并无理论性的论述，但其在治疗方药、服药方式、剂型等方面都独具特色，颇成体系。在治疗"瘴""疫"时以植物药为主，其次为矿物药。其选药以大辛大热、发散走窜、辟秽逐邪之品为主。以方测证，可知葛洪认为"瘴""疫"基本病机应为寒湿困阻。处方剂型有散、香囊、丸，没有汤剂，便于携带，应急使用。服药时机注重未病先防，服药时多以温酒或酒送服，强调辛散辟邪之意。预防方式有服药、身带香囊、室内系带香囊、熏烧等方式。对于瘴疫初起，治疗方式根据症状而有所不同，同一散剂可有不同用药方式。

【原文 7】

若肿从脚起稍上进者，入腹则煞人，治之方：小豆一斛，煮令极烂，得四五斗汁，温以渍膝已下，日二为之，数日消尽。若已入腹者，不复渍，但煮小豆食之，莫杂吃饭及鱼盐。又传饮小豆汁，无小豆，大豆亦可用。如此之病，十死一生，急救之。（《肘后备急方·卷三·第二十四　治卒身面肿满方》）

【解　　读】

如果从脚部肿起，逐渐向上蔓延，进入腹部则有生命危险，治疗药方：

取小豆一斛，煮至极烂，得汁四五斗，乘温浸泡膝部以下，每天 2 次，数天后即可消尽。如已进入腹部，不必再浸泡，只煎煮小豆食用，不可杂食米饭和鱼、盐等。还可专饮服小豆汁，如无小豆，亦可用大豆。若患此病症，十死一生，应及时救治。

本条论述水肿从下入腹时的证治。葛洪重视辨病分型，他在所著《玉函方》中就强调"分别病名，以类相续，不相杂错"的思想，在《肘后备急方》中也得到很好的体现。如他把水肿区别为身面皆洪、肿从脚起、肿偏有所起处、大腹水肿等类型，都难能可贵。如肿从下入腹，以发病缓慢，病情重，肿从脚起为特点，虚损程度重，则以固本为主，避免攻逐水饮伤正气，常以食疗法和外治法结合。

【原文 8】

水病之初，先目上肿起如老蚕色，侠头脉动，股里冷，胫中满，按之没指，腹内转侧有节声，此其候也。不即治，须臾身体稍肿，肚尽胀，按之随手起，则病已成，犹可为治。此皆从虚损大病，或下痢后，妇人产后，饮水不即消，三焦受病，小便不利，乃相结渐渐生聚，远流诸经络故也，治之方：葶苈一升，熬，捣之于白上，割生雄鹒鸡①合血共头，共捣万杵，服如梧子五丸，稍加至十丸。勿食盐。常食小豆饭，饮小豆汁，鲤鱼佳也。

又方，防风、甘草、葶苈各二两，捣，苦酒和丸，如梧子大三丸，日三服，常服之。取消平乃止。（《肘后备急方·卷四·第二十五　治卒大腹水病方》）

【注　　释】

①雄鹒鸡：雄性鸡中优秀个体。

【解　　读】

水肿病初起阶段，先从眼皮上肿起，颜色与老蚕相仿，在头两侧太阳穴附近可见脉搏跳动，大腿内冷，小腿胀满，若用手按则没指，翻转体位腹内漉漉有声，这就是水肿病的证候。如不及时治疗，全身其他部位很快也会出现不同程度的浮肿，腹部胀满，若以手按则随手弹起。说明病已形成，但尚可治疗。这都是因虚损大病，或患下痢以后、妇女产后等，饮水未能及时消解，使三焦受病，小便不通畅，导致体内水分日渐积聚，再排放到各个经络所引起的。治此病方：葶苈60 g，炒，再放入臼内捣。割雄鸡血连鸡头，共捣二万杵。做成药丸如梧子大，每服5丸，逐步加至10丸。勿食盐，可常食小豆饭，饮小豆汤，吃鳢鱼，对治疗本病都很有益处。

又方：防己、甘草、葶苈各30 g，共捣，以苦醋和丸如梧子大。每服3丸，每天3服。连续服用，直至水肿平复消失为止。

本条论述水肿的病因病机及肿从上入腹时的证治。葛洪概括"大腹水"病因病机为"皆从虚损大病，或下痢后，妇人产后，饮水不即消，三焦受病，小便不利，乃相结渐渐生聚，远流诸经络，故也"。病理性质属于本虚标实，病位在三焦。肿从上入腹，以发病快，来势急，初见目肿，而后遍及全身入腹中为特点，治疗上以泻肺为主，常用葶苈子泻肺平喘、利水消肿。

【原文 9】

《王氏博济》治三焦气不顺，胸膈壅塞，头昏目眩，涕唾痰涎，精神不爽。

利膈丸：牵牛子四两，半生半熟，不蛀①皂荚、涂酥二两，为末，生姜自然汁煮，煮糊丸如桐子大，每服二十九，荆芥汤下。（《肘后备急方·卷四·第二十八　治胸膈上痰癖诸方》）

【注　　释】

①不蛀：不被虫咬。

【解　　读】

《王氏博济方》治三焦气不顺，胸膈壅塞，头昏目眩，涕唾痰涎，精神不爽。利膈丸：牵牛子60 g（半生半熟），未经虫蛀的皂荚、涂酥各30 g，同为细末，用生姜自然汁煮糊为丸，丸如梧桐子大。每服20丸，以荆芥汤服下。

本条阐述利膈丸的证治。葛洪在《肘后备急方》中多处提到三焦，此处三焦指气和水液的通道，若气滞则水液停滞，即气滞津停而成痰饮，此时可用利膈丸下痰涎。

【原文 10】

杜壬方治上焦有热，口舌咽中生疮，嗽有脓血。桔梗一两，甘草二两，上为末，每服二钱，水一盏煎六分，去滓，温服，食后细呷之，亦治肺痈。（《肘后备急方·卷三·第二十三　治卒上气咳嗽方》）

【解　　读】

杜壬方治疗上焦有热，口舌咽中生疮，嗽有脓血：取桔梗15 g，甘草30 g，同为细末，每服6 g，用一盏水煎煮得1.8 g，去渣温服。每于饭后细细呷服，也可治疗肺痈。

本条论述上焦热的证治。葛洪从施惠于民的愿望出发，重视简验便廉的原则，用药提倡简验廉而易得，不必追求道地贵重药材。针对上焦有热的口舌咽中生疮，痰中带血，选择简单有效的祛痰止咳方桔梗甘草汤。

第六章　孙思邈《备急千金要方》

第一节　孙思邈与《备急千金要方》

孙思邈（581—682 年），京兆华原（今陕西耀州区）人，唐代医药学家、道士，被后人尊称为"药王"。孙氏自幼勤奋，天资聪敏，七岁就学，日诵千字不忘，有神童之称，因体弱多病，为筹"汤药之资，罄尽家产"，故致力岐黄，终生未辍。弱冠后，品性高雅，博学多闻。"善谈老庄及百家之说，兼好释典"，淡于名利，不入仕途，曾先后婉辞隋文帝、唐太宗及唐高宗诏请，行医民间，过着隐居生活。他"白首之年，未尝释卷"，足迹遍及川、陕一带山区。在长期医疗实践中，赢得"真人""药王"之称，受到历代后学敬仰。他逝世后，人们在五台山建庙立碑，至今前往瞻仰参观者，仍络绎不绝。

孙氏集终生精力，著成《备急千金要方》30 卷，成书于 652 年，虽名为方书，实乃各科兼备、理法俱全的医学巨著。书中从基础理论到临床各科治疗，都做了系统的全面论述，其中除了唐代医家和孙氏的医疗经验外，还收录了许多现已失传的古代医籍的内容。宋代林亿赞云"上极文字之初，下讫有隋之世，或经或方，无不采撷，集诸家之所秘要，去众说之所未至……厚德过于千金，遗法传于百代"（《备急千金要方·新校备急千金要方序》）。因此，该书受到历代医家珍视，是学习和研究中医学的重要参考文献。

《备急千金要方》孙氏自谓："人命至重，有贵千金，一方济之，德逾于此。"（《备急千金要方·序》）故名。该书简称《千金要方》或《千金方》，内容包括序例、妇人、少小、七窍、风毒、脚气、诸风、伤寒、肝脏、胆腑、心脏、小肠腑、脾脏、胃腑、肺脏、大肠腑，肾脏、膀胱腑、疔肿、痈疽、痔漏、解毒、杂治、备急、食治、养性、平脉、针灸等，凡 232 门，合方论 5 300 首。

孙思邈处于伤寒学说盛行而温病学说发展缓慢的时代，当时仲景《伤寒论》已经很有影响，该书将温病置于伤寒体系内进行论述，且详于伤寒，略于温病，前者有论有方，后者有论无方，致使医家不察，误用伤寒方统治温病，其效不一。孙思邈虽然认为仲景"特有神功，寻思旨趣，莫测其致"。但不拘于一家之见，仍然"博采群经"，"幽求今古"，在其所著《备急千金要方》中，详细地展示了他自己的温病理论，对温病学说的形成发展起了良好的促进作用。孙氏将伤寒与具有传染性的时行温病分开论治，其关于时行瘟疫防重于治的思想对流行病治疗也很有借鉴意义。通过查阅这一时期记载的许多方剂，可以发现后世诸多温病方皆可在本书找到源头，其制方思想启发了温病诸法，如清气凉血、增液承气、泄热透斑、甘寒养阴诸法，补充伤寒的不足。此外，孙氏重视清热解毒，对庞安时及后世温病诸家治疗传染病也有很大启发。更重要的是，孙氏对三焦理论也有详细的阐述。简言之，《备急千金要方》中记载了温病的病因、证治、预防、三焦理论等文献，内容丰富，是研究隋唐时期我国温病学的重要著作。本章所用版本为日本嘉永影宋刻本缩版影印本。

第二节　《备急千金要方》

【原文1】

是故天无一岁不寒暑，人无一日不忧喜。故有天行温疫病者，即天地变化之一气也。斯盖造化①必然之理，不得无之。故圣人虽有补天立极之德，而不能废之。虽不能废之，而能以道御之。其次有贤人善于摄生，能知撙节②，与时推移，亦得保全。天地有斯瘴疠，还以天地所生之物以防备之，命曰知方，则病无所侵矣。然此病也，俗人谓之横病，多不解治，皆云日满自瘥，以此致枉者，天下大半。凡始觉不佳，即须救疗，迄至于病愈。汤食竞进，折其毒势，自然而瘥。必不可令病气自在，恣意攻人，拱手待毙，斯为误矣。（《备急千金要方·卷九·伤寒方上·伤寒例第一》）

【注　释】

①造化：创造化育。《抱朴子·对俗》："夫陶冶造化，莫灵于人。"
②撙节：约束，克制。《礼记·曲礼上》："是以君子恭敬撙节，退让以明礼。"

【解　读】

所以天没有哪一年无寒暑，人没有哪一天无忧喜。因此上天就会降温疫病，这就是天地变化之气的一种。这是创造化育的必然之理，不可能没有。虽然圣人有补阙天地而树立最高法则的功德，也不能废掉温疫等天地变化之气。虽然不能废掉它，却能通过掌握自然规律来驾驭它。其次有贤人善于保养身体，懂得克制，而与时季相推移，也得保全自身天真。天地有这些瘴疠之类邪气，还需用天地所生的物种来防备，这就叫懂得方法。那么病邪就不能侵入人身了。但是这种病症，世俗之人称它横病，都说等它满了一定的天数后就会自然痊愈，故很多人不加解救与施治。而世间因此夭折的人，确实太多了。凡是开始感觉不好时，就须救治，直到病愈。汤药与饮食一起进，抵消其毒势，自然就会痊愈。必定不能让病毒邪气自由自在地任意攻击人体，而只拱手等待死亡，这太错误了。

本条阐述了孙思邈对温病的认识，提倡养生并及时治疗温病。孙思邈精研《黄帝内经》及唐代以前诸家经书，探赜索隐，锐意创新，在没有形成温病学体系的当时能够认识到温病的发病和危害性，提倡养生并及时治疗温病，广泛地影响着后世医家对该病的预防和治疗，促进了温病与伤寒的分化，促进了温病学的发展。

【原文2】

《小品》曰：古今相传，称伤寒为难治之疾，时行温疫是毒病之气，而论治者不判伤寒与时行温疫为异气耳。云伤寒是雅士之辞，天行温疫是田舍间号耳，不说病之异同也。考之众经，其实殊矣，所宜不同，方说宜辨，是以略述其要。经言：春气温和，夏气暑热，秋气清凉，冬气冰冽，此四时正气①之序也。冬时严寒，万类深藏，君子②周密③则不伤于寒。或触冒之者，乃为伤寒耳。其伤于四时之气，皆能为病，而以伤寒为毒④者，以其最为杀厉之气也。中而即病，名曰伤寒。不即病者，其寒毒藏于肌骨中，至春变为温病；至夏变为暑病。暑病，热极重于温也。是以辛苦之人，春夏多温病、热病者，皆由冬时触冒寒冷之所致，非时行之气也。凡时行者，是春时应暖而反大寒，夏时应热而反大冷，秋时应凉而反大热，冬时应寒而反大温，此非其时而有其气。是以一岁之中，病无长少多相似者，此则时行之气也。伤寒之病，逐日深浅，以施方治。今世人得伤寒，或始不早治，或治不主病，或日数久淹⑤，困乃告师。师苟依方次第而疗，则不中病。皆宜临时消息⑥制方，乃有效耳。（《备急千金要方·卷九·伤寒方上·伤寒例第一》）

【注　释】

①四时正气：指四时正常的气候。

②君子：指善于养生的人。

③周密：指居处周密。

④毒：指厉害。

⑤日数久淹：此谓病拖延了很多天。

⑥消息：此谓灵活变通，随证遣药。

【解　　读】

《小品方》说：从古至今，皆称伤寒是难治的病，时行温疫是毒病之气，而论治的人也不判别伤寒之气与时行温疫的不同，只说伤寒是高雅之人的说法，时行温疫是民间的说法，而不说病的异同。作者考察各家经典著作，发现它们有大不相同的实质，它们各自所宜不同，处方与论证应详加辨别，所以我在这里概略地叙述其道理。经书上说：春天的气候温和，夏天的气候酷热，秋天的气候清凉，冬天的气候严寒。这是四时正常的气候的顺序。冬天严寒，万物都深深藏伏，善于养生的人居处要周密，就不会被寒气所伤。有的感觉触犯了严寒的冬气，就成为伤寒。但被四季之气所伤的，都能致病，而以伤寒最为厉害，其原因就在于它最具杀厉之气。如果机体被这种杀厉之气所侵犯，立即就会生病，此乃伤寒。不立即生病的，其寒毒藏在肌骨中，到春天变成温病，到夏天变成暑病。暑病，是极热之气，比温病更严重。所以辛苦的人，在春夏季常发生温病、热病，其原因都是由于在冬天时触犯寒冷而导致的，并不是时行之气。凡是时行之气，是春天应温暖却反而特别寒，夏天应炎热却反而特别冷，秋天应凉爽却反而特别热，冬天应寒冷却反而特别温暖，这是违反时令而具有的气候。所以，无论年龄老少的病人，一年之中大多有相似的症候，这就是时行之气。对于伤寒病，应该随应其入侵机体的日程及深浅，来施以不同的治疗。现在世人患了伤寒病，有的在病初患时不早治，有的治法不对症，有的病人拖延了很多天，等到病势垂危，才请医生诊治，就为时太晚了。若医生又只知遵照处方的先后顺序而加以治疗，则不对症。所以医生都应临时灵活变通，随证遣药，才能获得最佳的治疗效果。

本条阐述伤寒和温病的病因区别。为了进一步分辨伤寒和温病的病因，孙思邈引用《小品方》之精论，加以说明。这种认识是符合现代医学"平时人之口腔咽喉等处都存在着病毒和细菌，不使人发病，一旦抵抗力低下，这些致病因素可直接侵入人体使人致病"之观点的。对流行性传染病病因特点的认识，孙思邈也引用了《小品方》一书的观点学说。以上所述，《千金要方》对于温病病因，病状之认识，都比《黄帝内经》《难经》《伤寒杂病论》有较大的发展，其中有些学说及观点至今仍被现代医学所沿用。

【原文 3】

　　辟疫气，令人不染温病及伤寒，岁旦①屠苏酒②方。

　　大黄十五铢　白术十八铢　桔梗 蜀椒各十五铢　桂心十八铢　乌头六铢　菝葜十二铢　一方有防风一两

　　上七味㕮咀，绛袋盛，以十二月晦日③日中悬沉井中，令至泥，正月朔日④平晓出药，置酒中煎数沸，于东向户中饮之。屠苏之饮，先从小起，多少自在。一人饮，一家无疫；一家饮，一里无疫。饮药酒得三朝，还滓置井中，能仍岁饮，可世无病。当家内外有井，皆悉着药，辟温气也。（《备急千金要方·卷九·伤寒方上·辟温第二》）

【注　　释】

①岁旦：指一年的第一天。

②屠苏酒：药酒名。古代风俗，阴历正月初一，全家人须饮屠苏酒。

③晦日：阴历每月的最后一天。

④朔日：阴历每月初一日。

【解　读】

辟除疫气，使人不染温病及伤寒，在正月初一服屠苏酒。

大黄 45 g，白术 54 g，桔梗、花椒各 45 g，桂心 54 g，乌头 18 g，菝葜 36 g，又方有防风 15 g。

以上 7 味药分别切细，以绛袋盛装，在十二月的最后一天日中时悬沉到井中，使其至泥，正月初一日凌晨取出药，置酒中熬数沸，在东向户中饮服。饮屠苏酒时，先从小起，多少任意饮。一人饮，一家无疫；一家饮，一乡无疫。饮药酒后三朝，还将药渣置于井中，可常年饮用，则可一世无病。若家内、外有井，则全都悬药，可以辟除温气。

本条记录了温病的预防方——屠苏酒。关于对温病传染的认识，孙思邈说："温疫转相染著，乃至灭门，延及外人，无收尸者"，又云："天气不和，疾疫流行"，这是孙思邈对急性传染病的描述。烈性传染病的暴发，限于当时条件及人们对于该病认识不足，致使发生"冤魂塞于冥路，夭死盈于旷野"的悲惨情景。故孙思邈非常重视预防以减少疾病发生，提出了许多预防温疫的方法，如屠苏酒方、太乙流金散等。可见在唐代人们就注意用药物预防温疫，并在井中投预防药物。

【原文 4】

温风之病，脉阴阳俱浮，汗出体重，其息必喘，其形状不仁，默默但欲眠。下之者，则小便难；发其汗者，必谵言；加烧针者，则耳聋难言；但吐下之，则遗失便利。如此疾者，宜服葳蕤方。

葳蕤 白薇 麻黄 独活 杏仁 芎䓖 甘草 青木香各二两 石膏三两

上九味㕮咀，以水八升煮取三升，去滓，分三服，取汗。若一寒一热，加朴硝一分及大黄三两下之。如无木香，可用麝香一分。（《小品方》云：葳蕤汤治冬温及春月中风，伤寒则发热头眩痛，喉咽干，舌强，胸内疼，心胸痞满，腰背强，亦治风温。）
（《备急千金要方·卷九·伤寒方上·辟温第二》）

【解　读】

温风这种疾病，其阴阳脉俱浮。出汗，体重，其呼吸必定喘急，其身体麻木，沉默不想说话只想睡眠。若用下法来治，就会小便困难；若发其汗，病人必神志不清，妄言乱语；若加烧针，病人就会耳聋难言；若只用吐下的治法，就会遗失便利。像这样的病人，宜服葳蕤汤。

玉竹、白薇、麻黄、独活、杏仁、川芎、甘草、青木香各 30 g，石膏 45 g。以上 9 味药分别切细，以 5 600 mL 水来熬取 2 100 mL 汤药，去掉药渣，分作 3 次服用，使病人出汗。若一寒一热，加朴硝 0.3 g 及大黄 45 g 来使病人下泻。（《小品方》说：葳蕤汤用于治冬温及春月中风，一患上伤寒就发热，头眩痛，咽喉干，舌强直，胸内疼痛，心胸痞满，腰背强直的证候，也用于治风温。）

本条论述葳蕤汤的证治。《备急千金要方》中对于温病的治疗方法，内容丰富。孙氏认为治疗温病，要以速为贵，多用黄芩、升麻、葛根、大青叶等药，并配合针灸等法。也记载了许多治疗温病的方剂，例如葳蕤汤：玉竹、白薇、麻黄、独活、杏仁、川芎、甘草、青木香、石膏。这是一个宣肺解表润燥的方剂，此方若以现在的温病学说水平来分析，固多可议之处，但是此方给后世温病学者加减后用以滋阴发汗，这也未尝不是从《备急千金要方》方面的一个发展。

【原文 5】

犀角地黄汤

治伤寒及温病应发汗而不汗之，内蓄血者及鼻衄、吐血不尽，内余瘀血，面黄、大便黑，消瘀血方。

犀角一两　生地黄八两　芍药三两　牡丹皮二两

上四味㕮咀，以水九升煮取三升，分三服。喜妄如狂者，加大黄二两、黄芩三两。其人脉大来迟，腹不满自言满者，为无热，但依方，不须加也。（《备急千金要方·卷十二·胆腑方·吐血第六》）

【解　读】

犀角地黄汤，治伤寒及温病应发汗而不出汗，体内积血者及鼻衄吐血不止，里面大量瘀血，面色发黄，大便黑，须消除瘀血的处方。

犀角 15 g，生地黄 120 g，芍药 45 g，牡丹皮 30 g。

以上 4 味药分别切细，以 6 300 mL 水来熬取 2 100 mL 汤药，分 3 次服用。喜妄如狂者，加大黄 30 g、黄芩 45 g。病人脉大来迟，腹不满而自己说胀满的，这是无热的证候，只依方而不须加减。

本条论述犀角地黄汤的证治。犀角地黄汤首载于《备急千金要方》，具有清热解毒，凉血散瘀的功能。吴鞠通将其作为温病热入血分的代表方，用于血热所致的热扰心神，身热谵语，舌绛起刺，脉细数；或热伤血络，斑色紫黑、吐血、衄血、便血、尿血，舌红绛，脉数等。

【原文 6】

论曰：夫三焦者，一名三关也。上焦名三管反射，中焦名霍乱，下焦名走哺，合而为一，有名无形，主五脏六腑往还神道，周身贯体，可闻不可见，和利精气，决通水道，息气肠胃之间，不可不知也。三焦名中清之腑，别号玉海。水道出属膀胱合者，虽合而不同。上中下三焦同号为孤腑，而荣出中焦，卫出上焦。荣者，络脉之气道也；卫者，经脉之气道也。其三焦形相厚薄大小并同膀胱之形云。（《备急千金要方·卷二十·三焦脉论第四》）

【解　读】

三焦，又称三关。上焦名为三管反射，中焦名为霍乱，下焦名为走哺，三焦合而为一，有其名而无其形。三焦主掌五脏六腑之神往还的通道，它贯通全身，只能听到但不能看见。三焦和利精气，舒通水道，在肠胃之中调理运行气机，不可不知。三焦名为中清之府，别号为玉海。水道行水的经络出属膀胱并与之相合的，虽合但不尽同。上中下三焦同称为孤腑，而荣从中焦生出，卫从上焦生出。荣是络脉的气道，卫是经脉的气道。三焦的形状、厚薄、大小，都与膀胱的情形相对应。

本条论述晋唐时代对三焦的认识、论其形质与功能，就形质论，孙思邈认为三焦有名而无形，他认为三焦功能以通行水道，在彼时三焦称谓尚未统一，足见三焦在建构与认识上是一个逐步深化的过程。

【原文 7】

三焦病者，腹胀气满，少腹尤坚，不得小便，窘急，溢则为水，留则为胀，候在足太阳之外大络，在太阳、少阳之间，亦见于脉，取委阳。

小腹肿痛，不得小便，邪在三焦，约取太阳大络，视其结脉，与厥阴小络结而血者，肿上及胃脘，取三里。

三焦胀者，气满于皮肤壳壳而不坚疼（一云壳壳而坚）。

久咳不已，传之三焦，咳而腹满，不欲饮食也。（《备急千金要方·卷二十·三焦脉论第四》）

【解　读】

三焦生了病，腹胀气满，小腹尤其坚硬，不能小便。小便窘急，漫溢就成为水肿，滞留就发胀。三焦生病会在足太阳之外的大络，即在太阳、少阳经之间表现出来，也在脉象上有表现，治取委阳穴。

小腹肿痛，不能小便，是有病邪在三焦，应约取太阳经大络，审视结脉，以及足厥阴小络结，针刺出血的，肿上达胃脘的，取足三里。

三焦胀的，皮肤表层气满但不坚痛。

久咳不已，病迁延到三焦，症状为咳嗽腹满，不想进食。

本条论述三焦的病机病证和治疗方法，此时对于三焦病理的认识尚停留于水肿气胀腹满等病症，而治疗之法尚拘泥于针刺其外治法上，认知水平尤待深入。

【原文8】

手少阳之脉，起于小指次指之端，上出两指之间，循手表腕，出臂外两骨之间，上贯肘，循臑①外上肩而交出足少阳之后，入缺盆，交膻中，散络心包，下膈，遍属三焦。其支者，从膻中上出缺盆，上项，夹耳后，直上出耳上角，以屈下额至䪼②。其支者，从耳后，入耳中，出走耳前，过客主人前交颊，至目锐眦。

是动则病，耳聋辉辉焞焞③，嗌④肿喉痹。是主气所生病者，汗出，目锐眦痛，颊肿，耳后、肩、臑、肘臂外皆痛，小指次指不用。为此诸病，盛则泻之，虚则补之，热则疾之，寒则留之，陷下则灸之，不盛不虚，以经取之。盛者，人迎大再倍于寸口，虚者人迎反小于寸口也。（《备急千金要方·卷二十·三焦脉论第四》）

【注　释】

①臑：肱骨。

②䪼：颧骨。

③辉辉焞焞：形容听觉失聪，闻声不清晰。

④嗌：咽喉。

【解　读】

手少阳经的脉，从小指、次指指端出发，上行并从两指之间出来，沿着手腕表面上行，从手臂外两骨间穿出，向上通过肘，再沿着肱骨外侧上行至肩，在足少阳经的后面交出，再进入缺盆，交会于膻中，散络心包，下行到膈，偏属三焦。它的支脉，从膻中上行出缺盆，再上行至项，夹耳后，直上从耳上角出来，再折向额部向下抵达颧骨；它的另一支脉，从耳后进入耳中，从耳前出来，过颧弓上缘与前一支脉相交于颊部，再到外眼角。

手少阳经之脉被扰动就会耳聋失聪、咽肿、喉痹。三焦主气所生的病，如出汗，外眼角疼痛，面颊发肿，耳后、肩、肘、肱、手臂外疼痛，小指次指不能活动。生了这种病，是盛就泻，是虚就补，是热就去，是寒就留，经分属部陷下就灸，不盛不虚，就按经治取调理。正气盛者，人迎比寸口处脉象大两倍；正气虚者，人迎反比寸口处脉象小。

本条论述三焦经脉循行、病机病证和诊断治疗。三焦经脉所过会产生由于经脉阻滞而生的病变，即《黄帝内经》中"不通则痛"。

【原文9】

论曰：夫上焦如雾（雾者，霏霏起上也）。其气起于胃上脘，并咽以上贯膈布胸中，走腋，循足太阴之分而行，还注于手阳明，上至舌，下注足阳明，常与荣卫俱行于阳二十五度，行于阴亦二十五度，为一周，日夜五十周身，周而复始，大会于手太阴也。主手少阳心肺之病，纳而不出。人有热，则饮食下胃，其气未定，汗则出，或出于面，或出于背，身中皆热，不循卫气之道而出者何？此外伤于风，内开腠理，毛蒸理泄，卫气走之，固不得循其道。此气剽悍滑疾，见开而出，故不得从其道，名曰漏气①，其病则肘挛痛。食先吐而后下，其气不续，膈间厌闷，所以饮食先吐而后下也。寒则精神不守，泄下便痈，语声不出。若实，则上绝于心；若虚，则引气于肺也。

治上焦饮食下胃，胃气未定，汗出，面背身中皆热，名曰漏气，通脉泻热，泽泻汤方：泽泻　半夏　柴胡　生姜各三两　地骨皮五两　石膏八两　竹叶五合　莼心一升　茯苓　人参各二两　甘草　桂心各一两

上十二味㕮咀，以水二斗煮取六升，分五服。

治上焦热，腹满而不欲饮食，或食先吐而后下，肘挛痛，麦门冬理中汤方：

麦门冬　生芦根　竹茹　廪米各一升　生姜四两　白术五两　莼心五合　甘草　茯苓各二两　橘皮　人参　葳蕤各三两

上十二味㕮咀，以水一斗五升煮取三升，分三服。

胸中膈气聚痛好吐　灸厥阴俞，穴在第四椎两边，各相去一寸五分，灸随年壮。

治上焦虚寒，短气不续，语声不出，黄芪理中汤方：

黄芪　桂心各二两　丹参　杏仁各四两　桔梗　干姜　五味子　茯苓　甘草　芎藭各三两

上十味㕮咀，以水九升煮取三升，分为三服。

治上焦冷，下痢，腹内不安，食即注下，黄连丸方：

黄连　乌梅肉各八两　桂心二两　干姜　附子　阿胶各四两　榉皮　芎藭　黄檗各三两

上九味为末，蜜丸如梧子大。饮下二十丸，加至三十丸。

治上焦闭塞，干呕，呕而不出，热少冷多，好吐白沫清涎，吞酸，厚朴汤方：

厚朴　茯苓　芎藭　白术　元参各四两　生姜八两　吴茱萸八合　桔梗　附子　人参　橘皮各三两

上十一味㕮咀，以水二斗煮取五升。分为五服。（《备急千金要方·卷二十·三焦虚实第五》）

【注　释】

①漏气：病名。因风邪内干肠胃而致，症见饮食入胃，先吐而后下。

【解　读】

上焦像雾，上焦的气从胃上脘开始，进入咽中，穿过膈并散布胸中，离开腋部，沿着足太阴的支脉运行，返注手阳明经，再上行到舌，下行注入足阳明经，与荣卫一同在阳经中周游二十五次，以及在阴经中周游二十五次，这合称为一周期。如此周而复始一昼夜共游遍全身五十次，最后大会合于手太阴。上焦主手少阳经和心肺的病，只进不出。人有热，此时饮食下胃，胃气不能平定，汗就会流出，或在脸上，或在背后流，同时体内发热。为什么不能沿着卫气之道而出呢？这是因为在外被风邪中伤，体内腠理开张，蒸毛发而体汗出，卫气于是外泄，因此不沿着卫气之道运行。上焦之气剽悍滑疾，只要有开张的地方就会泄出，故不能循着卫气之道运行，此称为漏气。生有这种病就会肘挛痛，饮食下则先吐后

下，因上焦之气不相续接，膈间烦闷，故饮食下则先吐而后下。三焦有寒就会精神不守，泄下便痢，说不出声。若三焦实，就会上绝于心；若虚，就引气到肺。

治疗因上焦饮食下胃，胃气未定，而致背上、脸上出汗，体内发热，名为漏气的病，通脉泻热，用泽泻汤。

泽泻、半夏、柴胡、生姜各 45 g，地骨皮 75 g，石膏 120 g，竹叶 750 g，莲子心 100 g，茯苓、人参各 30 g，甘草、桂心各 15 g。

以上 12 味，切细，加水 20 L 煮取药汁 4 200 mL，分 5 次服。

治疗上焦热，腹满不欲食，或饮食先吐后泻，肘挛痛，服麦门冬理中汤。

麦冬、生芦根、竹茹、陈仓米各 120 g，生姜 60 g，白术 75 g，莲子心 750 g，甘草、茯苓各 30 g，橘皮、人参、玉竹各 45 g。

以上 12 味，切细，加水 15 L 煮取药汁 2 100 mL，分 3 次服。

胸中膈气聚痛好吐，灸厥阴俞，有多少岁则灸多少壮。穴位在第四椎两边，各相距 1.5 寸。

治疗上焦虚寒，短气不续，说不出声，用黄芪理中汤。

黄芪、桂心各 30 g，丹参、杏仁各 60 g，桔梗、干姜、五味子、茯苓、甘草、川芎各 45 g。

以上 10 味，切细，加水 9 L 煮取药汁 2 100 mL，分 3 次服。

治疗上焦冷，下痢，腹中不安，饮食易注下，用黄连丸。

黄连、乌梅肉各 120 g，桂心 30 g，干姜、附子、阿胶各 60 g，櫰皮、川芎、黄柏各 45 g。

以上 9 味，研末，制成梧桐子般大小的蜜丸，每次饮服 20 丸，以后渐加至 30 丸。

治疗上焦闭塞，干呕却又呕不出，热少冷多，爱吐白沫、清口水，用厚朴汤。

厚朴、茯苓、川芎、白术、玄参各 60 g，生姜 120 g，吴茱萸 120 g，桔梗、附子、人参、橘皮各 45 g。

上 11 味，切细，加水 20 L 煮取 5 L，分 5 次服。

本条详述上焦寒热虚实的治法与方剂。详述三焦经脉走行，进而对上焦发病提出有寒热虚实之不同，补全了治法方药，弥补了内难时代论多治少的缺憾。

【原文 10】

论曰：中焦如沤（沤者，在胃中如沤也），其气起于胃中脘，在上焦之后。此受气者，主化水谷之味，泌糟粕，蒸津液，化为精微，上注于肺脉，乃化而为血，奉以生身，莫贵于此。故独得行于经隧，名曰营气。主足阳明，阳明之别号曰丰隆，在外踝上，去踝八寸，别走太阴，络诸经之脉，上下络太仓，主腐熟五谷，不吐不下。实则生热，热则闭塞不通，上下隔绝；虚则生寒，寒则腹痛洞泄，便痢霍乱，主脾胃之病。夫血与气，异形而同类，卫气是精，血气是神，故血与气异名同类焉。而脱血者无汗，此是神气；夺汗者无血，此是精气，故人有两死而无两生，犹精神之气隔绝也。若虚则补于胃，实则泻于脾，调其中和其源，万不遗一也。

治中焦实热闭塞，上下不通，隔绝关格，不吐不下，腹满膨膨，喘急，开关格，通隔绝，大黄泻热汤方：

蜀大黄（切，以水一升浸）　黄芩　泽泻　升麻　芒硝各三两　羚羊角　栀子各四两　生玄参八两　地黄汁一升

上九味㕮咀，以水七升煮取二升三合，下大黄更煮两沸，去滓下硝，分三服。

治中焦热，水谷下痢，蓝青丸方：

蓝青汁三升　黄连八两　黄檗四两　乌梅肉　白术　地榆　地肤子各二两　阿胶五两

八味末之，以蓝青汁和，微火煎，丸如杏仁大，饮服三丸，日二，七月七日合大良，当并手丸之。

治中焦寒，洞泄下痢，或因霍乱后，泻黄白无度，腹中虚痛，黄连煎方：

黄连 酸石榴皮 地榆 阿胶各四两 黄檗 当归 厚朴 干姜各三两

上八味咬咀，以水九升煮取三升，去滓，下阿胶更煎取烊，分三服。

四肢不可举动，多汗洞痢 灸大横，随年壮，穴在挟脐两边各二寸五分。（《备急千金要方·卷二十·三焦虚实第五》）

【解　读】

中焦如浸在胃中，中焦之气从胃中部起始，位置在上焦之气的后面中焦之气，主化解水谷滋味，分离糟粕，蒸津液，化成精微之液，向上流注于肺脉，于是化成血液，用以滋养全身，没有比这更重要的。故中焦之气独独在经道中运行，名为营气。中焦主阳明经，阳明之别叫丰隆，在外踝上，离踝有八寸的地方出发走向足太阴经，与各种经脉结络，上下与太仓结而为络，主消化五谷，不吐不泻。中焦实则生热，生热就会闭塞不通，上下隔绝。中焦虚就会生寒，生寒则导致腹痛、洞泄、便痢、霍乱。中焦主脾胃之病。血与气形状不同，性质一样，卫气是精，血气是神，故血与气名称不同而性质同。而脱血的人不取汗，那是神气；夺汗的人不取血，那是精气。故人有两死（阴阳之气必须同时具备人才能生存，所以脱阳会死去，脱阴也会死）而没有两生，如同精气与神气相隔绝一般。若中焦虚就补胃，中焦实就泻脾，调理中焦，调和病源，会万无一失。

治疗中焦实热闭塞，上下不通，隔绝关格，不吐不下，腹部膨胀，喘急，开关格、通隔绝，用大黄泻热汤。

蜀大黄（切，水 1 000 mL 浸），黄芩、泽泻、升麻、芒硝各 45 g，羚羊角、栀子各 60 g，生玄参 120 g，地黄汁 1 000 mL。

以上 9 味，切细，加水 7 000 mL 煮取药汁 2 600 mL，下大黄再煮两沸，去渣加芒硝，分 3 次服。

治疗中焦热，水谷痢，用蓝青丸。

蓝青汁 3000 g，黄连 120 g，黄柏 60 g，乌梅肉、白术、地榆、地肤子各 30 g，阿胶 75 g。

以上共 8 味，后 7 味研末，用蓝青汁调和，放在微火上煎，搓制成杏仁般大小的药丸，每次饮服 3 丸，1 天 2 次。

治疗中焦寒，洞泄下痢，或因为患霍乱之后，泻黄白物不止，腹中虚痛，用黄连煎。

黄连、酸石榴皮、地榆、阿胶各 60 g，黄柏、当归、厚朴、干姜各 45 g。

以上八味切细，加水 9 000 mL 煮取药汁 3 000 mL，去渣，放入阿胶烊化，分 3 次服。

四肢不能举动，多汗，洞泄下痢，灸大横穴，有多少岁灸多少壮。穴位在脐两边各 2.5 寸处。

本条详论中焦寒热虚实的治法与方剂。本条首列中焦生理特点、循行规律，进而对中焦发病进行归纳，寒热错杂用大黄泻热汤，中焦兼痢可用蓝青丸，寒者黄连煎。

【原文 11】

论曰：下焦如渎（渎者，如沟水决泄也），其气起胃下脘，别回肠，注于膀胱而渗入焉。

故水谷者，常并居于胃中，成糟粕而俱下于大肠。主足太阳，灌渗津液；合膀胱，主出不主入；别于清浊，主肝肾之病候也。若实则大小便不通利，气逆不续，呕吐不禁，故曰走哺。

若虚则大小便不止，津液气绝。人饮酒入胃，谷未熟而小便独先下者何？盖酒者，熟谷之液也，其气悍以滑，故后谷入而先谷出也。所以热则泻于肝，寒则补于肾也。

治下焦热，大小便不通，柴胡通塞汤方：

柴胡 黄芩 橘皮 泽泻 羚羊角各三两 生地黄一升 香豉一升（别盛） 栀子四两 石膏六两 芒硝一两

上十味㕮咀，以水一斗煮取三升，去滓纳芒硝，分三服。

治下焦热或下痢脓血，烦闷恍惚，赤石脂汤方：

赤石脂八两 乌梅二十枚 栀子十四枚 白术 升麻各三两 廪米一升 干姜二两

上七味㕮咀，以水一斗煮米熟，去米下药煮取二升半，分为三服。

治下焦热盛，气逆不续，呕吐不禁，名曰走哺，止呕人参汤方：

人参 葳蕤 黄芩 知母 茯苓各三两 白术 橘皮 生芦根 栀子仁各四两 石膏八两

上十味㕮咀，以水九升煮取三升，去滓，分三服。

治下焦热毒痢，鱼脑杂痢赤血，脐下小腹绞痛不可忍，欲痢不出，香豉汤方：

香豉 薤白各一升 栀子 黄芩 地榆各四两 黄连 黄檗 白术 茜根各三两

上九味㕮咀，以水九升煮取三升，分三服。

膀胱三焦津液下大小肠中，寒热赤白泄痢，及腰脊痛，小便不利，妇人带下 灸小肠俞五十壮。

治下焦虚冷，大小便洞泄不止，黄柏止泄汤方：

黄檗 人参 地榆 阿胶各三两 黄连五两 茯苓 榉皮各四两 艾叶一升

上八味㕮咀，以水一斗煮取三升，去滓，下胶消尽，分三服。

治下焦虚寒，津液不止，短气欲绝，人参续气汤方：

人参 橘皮 茯苓 乌梅 麦门冬 黄芪 干姜 芎䓖各三两 白术 厚朴各四两 桂心二两 吴茱萸三合

上十二味㕮咀，以水一斗二升煮取三升，分三服。

治下焦虚寒损，腹中瘀血，令人喜忘，不欲闻人语，胸中噎塞而短气，茯苓丸方：

茯苓 干地黄 当归各八分 甘草 人参 干姜各七分 杏仁五十枚 厚朴三分 桂心四分 黄芪六分 芎䓖五分

上十一味末之，蜜丸如梧子。初服二十丸，加至三十丸为度，日二，清白饮下之。

治下焦虚寒损，或先见血后便转，此为近血，或利不利，伏龙肝汤方：

伏龙肝五合（末） 干地黄五两（一方用黄檗） 阿胶三两 发灰二合 甘草 干姜 黄芩 地榆 牛膝各三两（一作牛蒡根）

上九味㕮咀，以水九升煮取三升，去滓，下胶煮消，下发灰，分为三服。

治下焦虚寒损，或先便转后见血，此为远血，或利或不利，好因劳冷而发，宜续断止血汤方：

续断 当归 桂心各一两 干姜 干地黄各四两 甘草二两 蒲黄 阿胶各一两

上八味㕮咀，以水九升煮取三升半，去滓，下胶取烊，下蒲黄，分三服。

治三焦虚损，或上下发泄，吐唾血，皆从三焦起，或热损发，或因酒发，宜当归汤方：

当归　干姜　地黄　柏枝皮　小蓟　羚羊角　阿胶各三两　　芍药　白术各四两　　黄芩　甘草各二两　蒲黄五合　青竹茹半升　伏龙肝一鸡子大　发灰一鸡子

上十五味㕮咀，以水一斗二升煮取三升半，去滓，下胶取烊，次下发灰及蒲黄，分三服。

五脏六腑心腹满，腰背疼，饮食吐逆，寒热往来，小便不利，羸瘦少气，灸三焦俞，随年壮。

腹疾腰痛，膀胱寒澼饮注下，灸下极俞，随年壮。

三焦寒热，灸小肠俞，随年壮。

三焦膀胱肾中热气，灸水道，随年壮，穴在挟屈骨相去五寸，屈骨在脐下五寸。屈骨端，水道挟两边各二寸半。（《备急千金要方·卷二十·三焦虚实第五》）

【解　　读】

下焦功用在于决渎流通，如排水般，故称下焦如渎。下焦之气起始于胃下部，转至肠中，注入膀胱并渗透进去。因此水谷常停留在胃中，成了糟粕才一起下入大肠中。下焦主足太阳经，灌注以及渗透津液；与膀胱交相合，主膀胱津液向外排泄不主津液内入；泌别清浊津液，主肝肾的病候。若下焦实，则大小便不通利，气逆不续，呕吐不禁，故称为走哺；若下焦虚，大小便则不止，津液气绝。人喝酒入胃，谷物还未消化为何小便就已先行出来了呢？这是因为酒是谷物的精液，酒气强悍而滑，故在谷物后进入胃，而在谷物前排出体外。因此下焦热就要泻肝，下焦寒就要补肾。

治疗下焦热，大小便不通，用柴胡通塞汤。

柴胡、黄芩、橘皮、泽泻、羚羊角各45 g，生地黄1 000 g，香豉200 g（另装），栀子60 g，石膏90 g，芒硝30 g。

以上10味切细，加水一斗煮取药汁3 000 mL，去渣，放入芒硝。分3次服。

治疗下焦热或下痢脓血，烦闷恍惚，用赤石脂汤。

赤石脂120 g，乌梅20 枚，栀子14 枚，白术、升麻各45 g，陈仓米150 g，干姜30 g。

以上7味，切细，加水1 000 mL将米煮熟，去米下药煮取药汁1 750 mL。分为3次服。

治疗下焦热，气逆不续，呕吐不禁，名为走哺，用止呕人参汤。

人参、玉竹、黄芩、知母、茯苓各45 g，白术、橘皮、生芦根、栀子仁各60 g，石膏120 g。

以上10味切细，加水6 300 mL煮取药汁2100 mL，去渣，分3次服。

治疗下焦热毒痢，鱼脑杂痢，便赤血，脐下小腹绞痛难忍，想大便又便不出，用香豉汤。

香豉、薤白各200 g，栀子、黄芩、地榆各60 g，黄连、黄柏、白术、茜根各45 g。

以上9味，切细，加水6 300 mL煮取药汁2 100 mL，分3次服。

膀胱三焦的津液下到大小肠中，于是生作寒热赤白痢，以及腰脊疼痛，小便不利，妇女带下，灸小肠俞50壮。

治疗下焦虚冷，大小便则洞泄不止，用黄柏止泄汤。

黄柏、人参、地榆、阿胶各45 g，黄连75 g，茯苓、樗皮各60 g，艾叶500 g。

以上3味切细，加水一斗煮取药汁2 100 mL，去渣，下阿胶烊化。分3次服。

治疗下焦虚寒，津液排泄不止，短气欲绝，用人参续气汤。

人参、橘皮、茯苓、乌梅、麦冬、黄芪、干姜、川芎各45 g，白术、厚朴各60 g，桂心30 g，吴茱萸9 g。

以上12味切细，加水6 400 mL煮取2 100 mL。分3次服。

治疗下焦虚寒损，腹中有瘀血，让人善忘，不想听人声，胸中噎塞而短气，用茯苓丸。

茯苓、干地黄、当归各4 g，甘草、人参、干姜各3 g，杏仁50 枚，厚朴1.5 g，桂心1.8 g，黄芪

3 g，川芎 2.5 g。

以上 11 味研末，制成如梧桐子般大小的蜜丸，初服 20 丸，以后加至 30 丸，1 天 2 次，用白开水送服。

治疗下焦虚寒损，先出现便血后下大便，此为近血，有的下痢有的不下痢，用伏龙肝汤。

伏龙肝 150 g，取末，干地黄 75 g，一方用黄柏，阿胶 45 g，发灰 60 g，甘草、干姜、黄芩、地榆、牛膝各 45 g，一作牛蒡根。

以上 9 味切细，加水 6 300 mL 煮取药汁 2 100 mL，去渣，下阿胶烊化，下发灰，分为 3 次服。

治疗下焦虚寒损，先大便后转而见血，此为远血，有的下痢有的不下痢，易因劳累寒冷而发，用续断止血方。

续断、当归、桂心各 15 g，干姜、干地黄各 60 g，甘草 30 g，蒲黄、阿胶各 15 g。

以上 8 味切细，加水 6 300 mL 煮取药汁 2 450 mL，去渣，下阿胶并烊化，再下蒲黄。分 3 次服。

治疗三焦虚损，或上发下泄，吐唾血。病皆从三焦起，或因热损而发，或因酒而发，用当归汤。

当归、干姜、干地黄、柏枝皮、小蓟、羚羊角、阿胶各 45 g，芍药、白术各 60 g，黄芩、甘草各 30 g，蒲黄 150 g，青竹茹 100 g，伏龙肝 150 g，发灰 150 g。

以上 15 味，切细，加水 6 400 mL 煮取药汁 2 450 mL，去渣，下阿胶并烊化，再下发灰和蒲黄。分 3 次服。

五脏六腑及心腹胀满，腰背疼痛，饮食吐逆，时寒时热，小便不利，羸瘦少气，灸三焦腧，多少岁的病人则灸多少壮。

腹疾腰痛，膀胱寒而患澼、饮、注下，灸下极腧，病人多少岁则灸多少壮。

三焦寒热，灸小肠腧，病人多少岁灸多少壮。

三焦、膀胱及肾被热气中伤，灸水道，病人多少岁灸多少壮。穴夹屈骨两旁相距 5 寸。屈骨在脐下 5 寸。水道离屈骨端两边各 2.5 寸。

本条论述下焦寒热虚实的治法与方剂。综合以上三段可知孙思邈对三焦寒热辨证进行了系统的理论论述。在书中分别论述了三焦的概念，三焦病、三焦胀等证候表现，明确了三焦的部位，并提出了三焦寒热虚实的治法与方剂，体现了三焦辨证的思想。《备急千金要方·三焦虚实第五》说："夫上焦如雾……主手少阳心肺之病，若实则上绝于心，若虚则引起于肺也。""中焦如沤……其气起于胃中脘，若虚则补于胃，实则泻于脾，调其中和其源，万不遗也。""下焦如渎……主肝肾病候也……所以热则泻于肝，寒则补于肾也。"

【原文 12】

黄帝曰：五味入于口，各有所走，各有所病。酸走筋，多食酸，令人癃，不知何以然。少俞①曰：酸入胃也，其气涩以收也。上走两焦，两焦之气涩，不能出入，不出即流于胃中，胃中和温，即下注膀胱，膀胱走胞，胞薄以耎，得酸则缩卷，约而不通②，水道不利，故癃也。阴者积（一作精）筋之所终聚也。故酸入胃，走于筋也。

咸走血，多食咸令人渴，何也。答曰：咸入胃也，其气走中焦，注于诸脉，脉者，血之所走也，与咸相得即血凝，凝则胃中汁涩，汁涩则胃中干竭，（《甲乙》云：凝则胃中汁注之，注之则胃中竭。）竭则咽路焦，焦故舌干喜渴。血脉者，中焦之道也，故咸入胃，走于血。（皇甫士安云：肾合三焦，血脉虽属肝心而为中焦之道，故咸入而走血也。）

辛走气，多食辛令人愠心，何也。答曰：辛入胃也，其气走于上焦，上焦者，受使诸气而营诸阳者也，姜韭之气熏至，荣卫不时受之，却溜于心下，故愠愠痛也。辛味与气俱行，故辛入胃而走气，与气俱出，故气盛也。

苦走骨，多食苦，令人变呕，何也。答曰：苦入胃也，其气燥而涌泄，五谷之气皆不胜苦，苦入下脘，下脘者，三焦之道，皆闭则不通，不通故气变呕也。齿者，骨之所终也，故苦入胃而走骨，入而复出，齿必黧疏。（皇甫士安云：水火相济，故骨气通于心。）

甘走肉，多食甘，令人恶心，何也。答曰：甘入胃也，甘气弱劣，不能上进于上焦，而与谷俱留于胃中，甘入则柔缓，柔缓则蛔动，蛔动则令人恶心。其气外通于肉，故甘走肉，则肉多粟起而胝。（皇甫士安云：其气外通于皮，故曰甘入走皮矣。皮者肉之盖，皮虽属肺，与肉连体，故甘润肌肉并于皮也。）

黄帝问曰：谷之五味所主，可得闻乎。伯高对曰：夫食风者则有灵而轻举，食气者则和静而延寿，食谷者则有智而劳神，食草者则愚痴而多力，食肉者则勇猛而多嗔。是以肝木青色宜酸，心火赤色宜苦，脾土黄色宜甘，肺金白色宜辛，肾水黑色宜咸。内为五脏，外主五行，色配五方。（《备急千金要方·卷二十六·序论第一》）

【注　释】

①少俞：传说中上古医家。相传为俞跗之弟，黄帝之臣，精于医药，尤擅针灸。
②约而不通：谓膀胱气机郁滞而不能通畅。

【解　读】

黄帝问少俞道：饮食五味进入口中后，各有所喜欢归入的脏腑经络，也各有其病的发生。酸味走筋，过多地食用酸味的食物，就会导致小便不通；这是为什么呢？少俞回答说：味酸的食物进入胃后，酸性收涩，只能行于上、中二焦，而气化的出入较困难，便留滞胃中；胃中调和功能正常，就使酸味下注于膀胱，膀胱的皮菲薄而且濡软，遇酸后则卷曲收缩，使膀胱口受阻不通，尿液的通行受到影响，故小便不通。前阴是诸筋聚集的地方，故说酸入于胃而走筋。

黄帝问：咸味走血。过多地进食咸味的食物，会使人口渴，又是为什么？少俞回答：将咸味的东西摄入胃后，咸味之气上走中焦，输注到血脉，与血相合，随血行走，血与咸味相合，则使血液浓稠，血液浓稠则胃中水液收涩，胃中水液收涩而干竭。（《甲乙经》说：血液浓稠则胃中的水液注入血脉之中，而使胃中水液枯竭。）如果胃中水液不足，则不能上滋咽部，而使咽部焦干，舌根也干燥，故口渴。血脉是中焦精微输送到周身的道路，血也出于中焦，故咸味入于胃后，出于中焦而走血分。（皇甫士安说：肾与三焦上合血脉，虽然属于肝与心，但它是中焦的通道，故咸味入胃后走血。）

黄帝问：辛味走气，过多地食辛味的食物，会使人心中郁闷不舒，这是为什么？少俞回答说：辛味的东西摄入胃后，辛味之气走上焦，上焦禀受中焦的精微之气而营运它们散布于肌表腠理，若姜、韭的辛味熏蒸于上焦，时常影响到营卫之气，而回溜到心下，就会使人心中郁闷不舒，隐隐作痛。辛味与卫气相伴而行，故辛味入胃后能走表、开发毛窍而与汗一同外出，故使人气盛。

黄帝问：苦味走骨，过多地进食苦味的食物，会使人作呕，这是为什么？少俞回答说：将苦味的东西摄入胃后，其气燥而涌泄，五谷的气味皆不能胜过苦味，苦味之气行入下脘，皆影响到三焦的通道，而使其不通，以致水谷不得散布，胃的功能失常，故令人作呕。牙齿是骨的余部，苦味的东西从齿门进入，而又从齿门吐出，牙齿必黄黑而稀疏，所以知道苦味走骨。（皇甫士安说：水火相济，所以骨之气与心相通。）

黄帝问：甘味走肌肉，过多地进食甘味的食物，会使人烦闷，为什么？少俞回答说：甘味的东西摄入胃后，气味非常柔弱微小，不能上行到上焦，而与水谷共同留积在胃中。甘味使胃柔润，胃柔润则气行缓慢，以致虫扰动不安，虫扰动不安就使人烦闷。甘入脾，脾主肌肉，甘味之气外通于肌肉，所以说甘走肉，肉就会多起粟状厚皮。

　　黄帝问道：食物的五味对生物的决定性影响，又是怎样的呢？伯高回答说：食风的生物富有灵性而轻健能飞，食气的生物平和宁静而寿命很长。食谷的生物有智慧而劳神，食草的生物愚蠢痴呆而力大，食肉的生物勇猛而多怒。所以肝在五行上属木、在五色上属青色，在五味上宜酸；心在五行上属火，在五色上属红色，在五味上宜苦味；脾在五行上属土，在五色上属黄色，在五味上宜甘味；肺在五行上属金，在五色上属白色，在五味上宜辛；肾在五行上属水，在五色上属黑色，在五味上宜咸。此乃五脏与五行五色五方的搭配。

　　本条论述五脏与五味五行五色五方的搭配。是以五行归类法加以概括。酸苦甘辛或分别归入不同之脏，孙思邈认为尽管五味可补益五脏，但仍应谨防太过，过则为害。

第三篇 三焦辨证的成长

第七章　韩祗和《伤寒微旨论》

第一节　韩祗和与《伤寒微旨论》

韩祗和，北宋人，《宋史》未立传。陈振孙《直斋书录解题》称本书"不著作者，序言元祐丙寅，必当时名医也，其书颇有发明"。《四库全书·伤寒微旨论·提要》称："祗和北宋名医，以伤寒为专门者。特《宋史·方技传》不载，其履贯遂不可考耳。"《伤寒微旨论》正文中多次出现其行医区域，主要"怀卫二郡""邢磁二郡""滏阳"等，相当于今河南、河北省所属区域。据上所述韩祗和是北宋著名医家，主要生活在今河南、河北一带。其成书约在"元祐丙寅"，应为宋哲宗赵煦元祐元年，即 1086 年。

《伤寒微旨论》是北宋著名医学家韩祗和撰写的研究外感热病专著。本书在继承仲景学术思想基础上，结合北宋彼时临床实际进行阐发。韩祗和本于自身临证纪实，不循旧论提出了许多前人未发的内容，极大地丰富了中医外感热病理论与实践，揭《伤寒论》研究之序幕，开寒温之辨的先河，对后世产生极大影响。

《伤寒微旨论》上下两卷，共 15 篇。上卷为伤寒源篇、伤寒平脉篇、辨脉篇、阴阳盛虚篇、治病随证加减药篇、用药逆篇、可汗篇、可下篇。下卷为总汗下篇、辨汗下药力轻重篇、温中篇、小便大便篇、蓄血篇、阴黄证篇、劳复证篇等。共载方 39 首。仅从书名上看，《伤寒微旨论》似乎是一部阐发仲景学说的专著，以《黄帝内经》所述有关理论为基础，对外感热病病机、伤寒传经、平脉、汗下温等治法，大加阐发论述；但是习者更需要向韩祗和学习的是他勇于创新，发仲景未尽之意的一面。韩氏重视临床实践，并从实践中发现实际问题、提出解决办法、不盲从经旨、不守约旧方，丰富了外感热病的理论探讨与临床经验，开创了宋朝研究伤寒、变革伤寒的学风，对后世温病学产生深远影响。《四库全书·提要》称赞本书"推阐张机之旨而能变通其间"。

本次校勘所用主要校本、参本如下：清嘉庆十三年（1808 年）江苏常熟藏书家张海鹏据《四库全书》刊刻的《墨海金壶·伤寒微旨论》，简称"墨本"。清道光二十四年（1844 年）上海金山藏书家钱熙祚据《墨海金壶》复刻的《诛丛别录·伤寒微旨论》，简称"铢本"。清咸丰四年（1854 年）浙江新昌藏书家庄肇麟《四库全书》刊刻的《长恩书室丛书·伤寒微旨论》，简称"长本"。

第二节　《伤寒微旨论》

【原文 1】

夫伤寒之病，医者多不审察病之本源，但只云病伤寒，即不知其始阳气内郁结而后成热病矣。自冬至之后一阳渐生，阳气微弱，犹未能上行，《易》"潜龙勿用"[①]是也。（《伤寒微旨论·卷上·伤寒源篇》）

【注　释】

①潜龙勿用：语见《周易·乾卦》。喻事物在发展之初，虽势头较好，但尚弱小，应该小心谨慎，不可轻动。此处指阳气渐生，但尚微弱。

【解　　读】

伤寒病，医生多不审察病源，只说患了伤寒，而不知道最初是阳气内郁而后变成热病。从冬至开始，阳气逐渐产生，但还很微弱，不能上升。《易经》所谓"潜龙勿用"，就是指此而言。

【原文2】

至小寒之后，立春以前，寒毒杀厉之气太过，时中于人则传在脏腑。其内伏之阳被寒毒所折，深浃于骨髓之间，应时不得宣畅。所感寒气浅者，至春之时伏阳早得发泄则其病轻，名曰温病。（《伤寒微旨论·卷上·伤寒源篇》）

【解　　读】

在小寒之后，立春以前，寒毒等杀伐厉气太过强烈，如果感染就会在脏腑间传变。这时潜伏在体内的阳气被寒毒所压制，（寒毒）深深地浸入骨髓之间，应时而不能宣泄通畅。如果感染的寒气较轻，到春天时潜伏的阳气得以宣发，病情也就较轻，这就称为温病。

【原文3】

感寒气重者，至夏至之后真阴渐发，其伏阳不得停留，或遇风寒，或因饮食沐浴所伤，其骨髓间郁结阳气为外邪所引，方得发泄。伏阳既出肌肤，而遇天气炎热，两热相干即病证多变，名曰热病。（《伤寒微旨论·卷上·伤寒源篇》）

【解　　读】

如果感染的寒气较重，到了夏至以后，体内的真阴开始逐渐生发，潜伏的阳气不得停留于内，或者遇到风寒，或者因饮食、沐浴所伤，骨髓间郁结的阳气被外邪所引发，才能发泄出来。伏阳既然外出到肌肤，而遇到天气炎热，两热相合就会使病情多变，这就称为热病。

【原文4】

按《素问·生气通天论》云："冬伤于寒。"注云："冬寒且凝，春阳气发，寒不为释，阳怫于中，寒怫相持，故病温。"《热论》云："人之伤于寒也则病热。"注云："寒毒薄于肌肤，阳气不得散发而内怫结，故伤寒者，反为热病也。"以此证之，即伤寒之病本于内伏之阳为患也。（《伤寒微旨论·卷上·伤寒源篇》）

【解　　读】

按照《素问·生气通天论》的说法："冬伤于寒。"注解说："冬季寒冷且凝结，春季阳气生发，寒气未能消释，阳气被阻遏于中，寒气与阳气相持不下，因此导致温病。"《素问·热论》说："人被寒气所伤就会得热病。"注解说："寒毒侵袭肌肤，阳气不能散发而内郁结，所以伤寒病人反而出现热病。"以此证明，伤寒这种病本来是由于内伏的阳气造成的。

【原文5】

《伤寒受足经篇》云：人身有十二经络分布上下，故手三阳三阴，足有三阳三阴，手三阳者，太阳小肠也，阳明大肠也，少阳三焦也；三阴者，太阴肺也，少阴心也，厥阴心包络也。足三阳者，太阴膀胱也，阳明胃也，少阳胆也；三阴者，太阴脾也，少阴肾也，厥阴肝也。今伤寒之为病，只受于三阳三阴者何也？《热论》云："一日巨阳受之，头项痛，腰脊强。二日阳明受之，阳明主肉，故身热，目疼而鼻干，不得卧。三日少阳受之，少阳主胆，故胸胁痛而耳聋。四日太阴受之，故腹满而咽干。五日少阴受之，故口燥，舌干而渴。六日厥阴受之，故烦满囊缩。"（《伤寒微旨论·卷上·伤寒源篇》）

【解　　读】

《伤寒受足经篇》说：人体有十二经络分布在上体和下体，所以手上有三阳三阴，脚上也有三阳三阴。手上的三阳是：太阳小肠经，阳明大肠经，少阳三焦经；三阴是：太阴肺经，少阴心经，厥阴心包络经。足上的三阳是：太阳膀胱经，阳明胃经，少阳胆经；三阴是：太阴脾经，少阴肾经，厥阴肝经。现在伤寒这种病，只受于三阳三阴经，这是为什么呢?《素问·热论》说："第一天太阳经受病，就会头项痛，腰脊强。第二天阳明经受病，阳明主肉，所以身体发热，眼睛痛而鼻子干，不能睡觉。第三天少阳经受病，少阳主胆，所以胸胁痛而耳朵聋。第四天太阴经受病，所以肚子胀满而咽喉干燥。第五天少阴经受病，所以口唇干燥，舌头干燥而口渴。第六天厥阴经受病，所以心烦胸满阴囊收缩。"

【原文 6】

今《经》中论其伤寒病所传受，而不传于手之三阳三阴，古今未见其说焉。且人之生也，禀天地阴阳气，身半以上同天之阳，身半以下同地之阴。或四时有不常之气，阳邪为病则伤于手经也，阴邪为病则伤于足经也。故冬毒之气则中于足经矣。《易》云"水流湿，火就燥"是也。《太阴阳明论》："阳受风气，阴受湿气。"注云："同气相求尔。"又曰："伤于风者，上先受之，伤于湿者，下先受之。"注云："阳气炎上，故受风；阴气润下，故受湿。盖同气相合尔。"《至真要大论》云："身半以上，其气三天之分也，天气主之。身半以下，其气三地之分也，地气主之。"注云："当阴之分，冷病归之，当阳之分，热病归之。"《脉要精微论》云："故中恶风，阳气受之也。"以此为证，即寒毒之气只受于足之三阳三阴明矣。（《伤寒微旨论·卷上·伤寒源篇》）

【解　　读】

现在《黄帝内经》中论述伤寒病是如何传播和感染的，但不传播到手上的三阳三阴经，古今没有见到这样的说法。而且人生下来，承受天地阴阳二气，身体上半部分等同于天之阳，身体下半部分等同于地之阴。有时四时之气不正常，阳邪为病则伤到手经，阴邪为病则伤到足经。所以冬天寒毒之气则中到足经。《易经》"水流湿，火就燥"就是指这个意思。《素问·太阴阳明论》说："阳受风气，阴受湿气。"注解说："同气相求。"又《黄帝内经》："伤于风者，上先受之，伤于湿者，下先受之。"注解说："阳气炎上，所以受风；阴气润下，所以受湿。大概同气相合。"《素问·至真要大论》：身体上半部分，是天气主之，身体下半部分，是地气主之。注解为："在阴性分，冷病归之；在阳性分，热病归之。"《素问·脉要精微论》："所以中恶风，阳气受之。"以此为证，即寒毒之气只受于足上的三阳三阴经。

【原文 7】

今人投下药，才见大便利及三五次，急投和气药以补之。本意用大黄等凉药，疏导胃中热气。热气才过，乘虚之际，却投和气补①药。决然②变成发黄、斑出、衄血、畜③血、狂走之患矣。（《伤寒微旨论·卷上·可下篇》）

【注　　释】

①补：墨本、珠本、长本此字下有"热"字。

②决然：必然，必定。

③畜：通"蓄"。《荀子·天论》："畜积收藏于秋冬。"

【解　读】

现在的人用下法，刚刚看到大便通利，有些许溏稀或者次数稍多，便马上改弦更张急用苦温或者甘温去补益中气。本来需要用大黄这样的苦寒药，去疏导胃中热气。刚刚疏导通利，胃中尚在空乏之时，又马上用上温补之品，壅塞胃气。这样的用药方式会造成大量坏病的出现，比如：发黄、发斑、衄血、蓄血、神志惊狂等。

本篇论述伤寒下法应用，可见彼时宋人用下颇为拘谨，并且秉承宋时用药特色喜温、喜补、喜峻，畏寒、畏下、畏缓；不恰当的下法造成种种坏病。韩氏此篇有意针砭时弊，提出彼时"畏下、畏寒"的用药问题。此篇对于后世温病学家启示意义深远，后世吴有性、吴鞠通能勇于不守旧约、锐意变革"承气"，与韩氏思想颇为有关。

【原文 8】

凡投下药，候四五日以后有下脉及有可下证，即可下之。假令病人不投下药，至六七日大汗后依然腰痛，咽干而渴，日晡发热，颊赤，胸中冒闷，两手脉实而数，宜用黄芩汤一两服和之。直候大汗出后至第五六日，投大承气汤或调胃承气汤亦无害。盖于汗后至第五六日投下药者，是因病人大病后气血虚弱，不可早下也。（《伤寒微旨论·卷上·可下篇》）

【解　读】

大凡是需要使用下法，观察四五天以后，出现了可下的脉象与可下的症状的，就要大胆应用下法。如果（医生）犹豫不决，到了六七天以后，出现了大汗、周身关节痛、咽干口渴、日晡发热、面颊赤红、胸中窒闷、双侧脉象大而数，可以先用黄芩汤和之。等到表气和解以后，五到六天，再投大承气汤或者调胃承气汤也可以。至于汗后要等五到六天的原因，是因为病人大病之后气血受损，不宜用攻伐力量过于大的方法。

【原文 9】

前《可汗篇》别立方药而不从仲景方。今《可下篇》中不别立药，而从仲景方者何？盖太平之人，饮食动作过妄而①阳气多。若用大热药发表，则必变成坏病，故参酌力轻而立方也②。世人阳气既多，若用下药，当从至阴药投之。非仲景承气汤之类，即别药不能对病矣。请医者深详之。（《伤寒微旨论·卷上·可下篇》）

【注　释】

①而：墨本、珠本、长本作"作"。

②故参酌力轻而立方也：墨本、珠本、长本作"故斟酌轻重而立方也"。

【解　读】

前文《可汗篇》中没有完全遵从仲景方而另立了新方。而今在《可下篇》中却几乎遵从了仲景方而并没有创制新方，这是什么原因呢？那是因为时代不同了，承平日久的人，饮食无忧、娱乐活动多样，所以阳气充盛。仲景时代所用的大辛大热药并不符合今人的体质特点，极易造成坏病，所以要参照病邪的轻重、病人的体质因素特点，重新创制新方。那么既然病人阳气充盛，要用下法，就要用苦寒泻下的药。仲景所立方药很符合热者寒之的总体治病原则，所以不必另外定立新方。医生们对此要深思其理，领会经旨。

【原文 10】

凡医者治伤寒病，遇其邪气在表，并不分邪气之轻重，脉理之虚盛，只凭脉浮便将发表药一例投之，务期汗多为快。药力过剂，遂致衄血、吐血、发斑、汗漏、四肢拘挛，因成亡阳之患也。（《伤寒微旨论·卷下·辨汗下药力轻重篇》）

【解　　读】

大凡是医生去治外感病，如果辨识出邪气在表，但是没有更加条分缕细地辨识邪气的轻重，脉象的盛衰，就仅仅凭着脉浮而立汗法，组方力求发汗猛而峻。势必导致药重于病而产生坏病，比如衄血、吐血、发斑、漏汗，甚至会造成四肢拘挛、亡阳这样的重证。

针对彼时用药不深究辨证，片面强调"方证对应"的思想，韩氏力倡药有轻重、人有虚实，不可一见表邪便大辛峻热而取汗。其思想直启后世罗太无、朱丹溪，所以罗氏才会说出："区区裴、陈之学，泥且杀人。"韩祗和所力倡的这种"药有轻重、人有虚实"临证指导思想，为后世温病学家提出"以法统方"治学思想，奠定了坚实的理论基础。

【原文 11】

病人无汗发热，三部脉浮，寸脉大于关尺者，此是阳盛。阳邪既盛，若入于胃中即变成瘀热之患。当用解表药，以消阳气。解表药者，石膏、甘草、芍药、生姜、豆豉、薄荷、柴胡、葛根之类是也。（《伤寒微旨论·卷下·辨汗下药力轻重篇》）

【解　　读】

病人目前遍身无汗，发热，脉象浮大，寸口大于关尺，这是邪气壅盛在表。表邪既盛，则易于传入阳明而形成胃中瘀热。对于表邪壅盛的要用解表药，以解除在表之邪。此时可以选取石膏、甘草、芍药、生姜、豆豉、薄荷、柴胡、葛根这样的辛散之品。

【原文 12】

病人发热，冒闷，或谵语，脉见阳盛者，可投下药，以消阳气。阳气既消，则无忽变之证。消阳药者，大黄、芒硝、栀子、甘草、枳实之类是也。如用大黄、芒硝、须用少兼厚朴以和之。若一服未中，再服之。不可务期快利，切宜慎守也。（《伤寒微旨论·卷下·辨汗下药力轻重篇》）

【解　　读】

病人出现了发热、眩晕、胸闷，甚至谵语，脉躁疾的，可以用攻下法，用来消除入里之邪。入里之邪被消除，则不会出现变证、坏病。这时候选药可以选大黄、芒硝、栀子、甘草、枳实这类的药物；如果是选取大黄、芒硝，这类苦寒咸寒的攻下药，可以再稍微佐入一些苦温的厚朴来配合。如果吃了药，没有缓解，可以继续吃。但是不要求快求猛，这时立法宜缓和为妥。

【原文 13】

今立此篇校量^①药力轻重者，盖谓医流执守古方，不能随形证浅深增减药味也。若能辨药轻重，随证用药，何虑太过不及之责也。葛氏《肘后》篇曰：伤寒有数种，初觉作葱豉汤，顿服，取汗。如不汗，加葛根、升麻，更加作麻黄豉汤②。以此校之，即古人岂一端而治病，故其③轻重出此篇以明之。（《伤寒微旨论·卷下·辨汗下药力轻重篇》）

【注　释】

①校量：墨本、珠本、长本均作"较量"。较量：考查。下文"较之"均作"校之"。

②伤寒有数种……更加作麻黄豉汤：语本葛洪《肘后备急方论·卷二·伤寒时气温病方》"更加作"，墨本、珠本、长本作"更作加"。

③其：墨本、珠本、长本均作"具"。

【解　读】

现在书写的这篇考较药力有轻重的缘由，就是因为现今的医生们大多因循旧方，而不能根据具体情况进行药味和剂量的增损。如果能够辨识药力的轻重，随证变法，又何愁治病过程中出现太过与不及呢？葛洪在《肘后备急药方》中说：虽为伤寒，细细考较又各有不同，病邪尚轻的可以给予葱豉桔梗汤；如果没有发越表邪，则再加葛根、升麻；最后针对表邪重的，可以用麻黄豉汤。从此处观之，古人根部不会死板、守旧的立法，所以写出本篇揭橥大纛。

【原文 14】

凡治畜①血证，抵当汤丸中皆用虻虫、水蛭及桃仁之类，尽是破血药，若非此药则不能下之。今之用者往往投之太过，盖为不审其病之轻重与其人之老少强弱也。如遇蓄血证与仲景方对，即可全用其法治之。若病势少轻，人又老弱，仿效抵当汤丸，别用破血药治之，亦可知此变通，庶免后患。（《伤寒微旨论·卷下·畜血证篇》）

【注　释】

①畜：通"蓄"。

【解　读】

大凡是治疗蓄血证，仲景抵挡汤、抵挡丸都用到了虻虫、水蛭、桃仁等这一类的破血药，是因为如果不是这类峻烈的破血药，没办法取效于病位较深的血证。但是今天的医生往往用得太多、太峻，既不推求病邪的轻重也不辨识体质的强弱。遇到症似蓄血的病人，往往就不加增损地用仲景全方。可是，如果是针对病势没有那么重抑或体质稍弱的病人，可以效仿抵挡丸的制方思想，用力量稍轻的破血药来治疗，这称为知道变通，可以避免过用峻重导致的变证。

本篇总结蓄血证用药经验，与《辨汗下药力轻重篇》相同，重点阐述审证用药当分轻重、辨体质的观点。此篇对于后世温病学家总结、拓展营血分用药有重要指导意义。

【原文 15】

治伤寒病发表药，无出仲景桂枝汤，最为古今发表药之精要。于今时之用，即十中五六变成后患。非药之过，乃医流不知其时也。尝观主医者于霜降后，立春以前，天气寒列①，用桂枝汤发表，尚有鼻衄、狂躁、咽中生疮之患，甚者至于发斑、吐血、黄生②，岂是药之过剂？盖人之肌体阳多，不能任其热药，况乎春之时矣？（《伤寒微旨论·戒桂枝汤篇③》）

【注　释】

①列：通"冽"，寒冷。《方言》卷二："燕代朝鲜冽水之间曰盰。"戴震疏证。

②黄生：黄疸出现。

③戒桂枝汤篇：本篇辑自《永乐大典》卷 3614。

【解　读】

历来治疗寒邪犯表的外感病，都脱离不了仲景所立桂枝汤的圭臬，可以说是古今发表剂中的群方之魁。可是，从今天的应用经验上看，十个中有五六个却愈后不良。并非方剂本身的原因，而是应用桂枝汤的人不知应时用药。以我的见闻来说，在霜降以后，立春之前这段天寒凛冽的时间，使用桂枝汤尚有鼻衄、狂躁、咽中生疮的变证，至于发斑、吐血、发黄，又岂单是药物多以辛温组成这一方面的原因。大约今时人的体质，阳气充盛，不耐热药，更何况如果是春令，气温升高的时候呢？

本篇针砭时弊地提出桂枝汤临床应用效果不尽如人意的问题。提出使用辛温发表剂，不能一味因循旧法，还要考虑天时、体质的问题。

【原文 16】

夫用药之法同时而异方者，因贵贱忧乐不同耳。况太平与乱世之人，岂可一概而治之耶？《素问》立《异法方宜论》，乃是随五方风俗而调治也。故《礼记·王制》篇云："五方①之民，言语不通，嗜欲不同，达其志，通其欲。"《著至教论》云："足以治群僚，不足以治王侯。"注云："布衣与血食②，主疗亦殊矣。"《方盛衰论》云："论必上下，度民君卿。"注云："度量民及君卿，三者调养之殊异，何者？忧乐若分，不同秩③也。"此同时之人尚分忧乐，何况异世人乎？且仲景本建安人也。汉末之际，兵革未尝少息，居民无逸乐之聚，故嗜欲寡，滋味薄，则人之精气充实，邪毒难犯。虽有伤寒之病，非桂枝汤不能发表。方今之时，太平久矣。居民忧逸④相传，近及数世。恣酒嗜欲，耗散精血。筋骨柔脆。其于豪贵之家，多是服芳草石药，为养命之术。因兹肌体之间，阳气多而阴气少。阳气既多，时遇邪气为害，若投至热药发表，足可以助阳为病。兹知其桂枝汤不可容易与人服也。戒之哉！戒之哉！假令居村落，少近乎市井之人，有伤寒病，若参酌其桂枝令服之，往往中病者，盖肌体充实可服之。若与市人一法治之，则成后患，况富贵之人乎？且仲景《伤寒论》内桂枝难投，而承气可用者何？盖谓太平之人，禀受阳气多及脏腑柔脆，故热药成患，而寒药可用也。医者宜加深察焉！（《伤寒微旨论·戒桂枝汤篇》）

【注　释】

①五方：指东、南、西、北、中 5 个方位。

②血食：吃鱼肉之类荤腥食物。此指吃鱼肉荤腥食物的贵族。

③秩：官吏的职称、俸禄。此指境遇、待遇等。

④忧逸：安闲。"忧"通"优"。

【解　读】

用药的方法在同一时段可能会使用不同的方案，是因为病人的体质不同。更何况太平与战乱时的人，怎么能够用同一的方法、剂量来治疗呢？《素问》之所以要专篇讨论《异法方宜论》，就是因为不同地域的人，有不同的生活习惯，因其不同特点而订立不同治法。所以《礼记·王制》篇记载说："不同地域的居民，语言不同，喜好不同，需要根据不同特点来疏达情志、欲望。"《素问·著至教论》说："能治百姓的药，不一定可以治君王。"因为体质不同，君王的治疗方法要展现特殊性。《素问·方盛衰论》说："讨论需要分层，要涵盖君王、百姓。"为什么要度量君王、大臣、百姓呢？因为他们的社会层次不一样，他们各自的忧愁烦恼也不一样。如果同时代的人都各有不同，那么更何况不同时代的呢？而且仲景是建安时代的人。汉朝末年，兵祸、战乱从未停息，彼时的人们没有享乐的欢愉，所以欲望需求上并不过度、饮食也很清淡，这样的人由于欲望和饮食节制，反而精气充盛，外邪不易袭扰。所以得了外感病，需要用辛温的方法来疏散表邪。但是今时之人不同，承平日久，人民贪欲享乐，尤其是这几十年，纵情于声色犬马，耗散精血，使得筋肉疏松、柔脆。至于那些豪强朱门，多是胡乱服用金石一类的药品，自以为这是补养、长生的方法。于是，现在人的体质阳旺居多、阴液匮乏。体质是阳旺的人，遇到邪气郁表，再投辛热，那不是以热济热吗？所以，大家要注意现在桂枝汤不是所有人都合适的，一定要引以为戒、引以为戒。如果碰到藜藿之体祸患伤寒的话，才可以考虑使用桂枝汤。体质上阳虚的人与体质上阳亢的人怎么能使用相同的治法呢？那么为什么桂枝使用颇多禁忌，而承气却可以用呢？还是因为体质的原因，生活在太平年代的人，脏腑柔脆、阳气偏亢，所以用热药要小心，但是用寒药就正好切中肯綮。做医生的人要好好思考、深入观察。

第八章　庞安时《伤寒总病论》

第一节　庞安时与《伤寒总病论》

庞安时（约 1042—1099 年），宋代蕲州蕲水（今湖北浠水县麻桥）人，是我国北宋时期著名的医学家，史称"北宋医王"。庞氏少时即喜医方，名盛于淮南。尤其擅长伤寒，精研仲景之学，深得长沙妙旨。在学术思想上，承袭《内》《难》，旁涉诸家，阐发伤寒，推论温病，颇多卓见。其著作有《伤寒总病论》《难经辨》，后者轶失于兵祸。

《伤寒总病论》是北宋时期研究《伤寒论》的专著。全书主要围绕：明辨伤寒、温病之别，寒毒病因说，经络与伤寒病机转归三个主题展开。对中医学的主要流派均产生直接影响或启发，尤其是对温病学说的创立与发展，后世赞其"皓首穷经研伤寒，自此天下辨寒温"。

《伤寒总病论》是庞安时潜心三十年力著，几乎是其一生的研究结晶。庞氏终身杏林、名闻天下、医术精明，且有苏轼、黄庭坚为其作序，足见该书影响甚大。全书共六卷，前三卷论述伤寒六经证，后三卷载暑病等热证。当时庞安时已经认识到伤寒与温病是性质不同的两类外感热病，于是提出寒温需要分治的论断。旁氏之学启发后世温病学派思想形成，对温病学说的建立与发展具有深远的意义。

此次遴选以清道光三年黄氏士礼居复宋刻本为底，四库全书影印、宣统三年武昌医馆重刻士礼居本为参校本。

第二节　《伤寒总病论》

【原文 1】

庞曰：《素问》云冬三月是谓闭藏，水冰地裂，无扰乎阳。又云：彼春之暖，为夏之暑；彼秋之忿，为冬之怒，是以严寒之冬令，为杀厉之气也。故君子善知摄生，当严寒之时，周密居室而不犯寒毒，其有奔驰荷重，劳房之人，皆辛苦之徒也。当阳气闭藏，反扰动之，令郁发腠理，津液强渍，为寒所搏，肤腠反密，寒毒与荣卫相浑。当是之时。勇者气行则已，怯者则著而成病矣。其即时成病者，头痛身疼，肌肤热而恶寒，名曰伤寒。其不即时成病，则寒毒藏于肌肤之间，至春夏阳气发生，则寒毒与阳气相搏于荣卫之间，其患与冬时即病候无异。因春温气而变，名曰温病也。因夏暑气而变，名曰热病也。因八节虚风而变，名曰中风也。因暑湿而变，名曰湿温也。因气运风热相搏而变，名曰风温也。其病本因冬时中寒，随时有变病之形态尔，故大医通谓之伤寒焉。其暑病、湿温、风温死生不同，形状各异，治别有法。（《伤寒总病论·卷一·叙论》）

【解　读】

庞安时说：《素问》说，冬季三个月是闭藏的时令，水结冰地冻裂，不要扰动阳气。又说：那些春天的温暖，就转变为夏天的暑热；那些秋天的肃杀，就转变为冬天的严寒，所以严寒的冬天，就成为杀戮病疫之气了。因此君子善于养生，在严寒的冬天，周密地做好居室防寒，而不触犯寒毒，那些劳累或性生活过度的人，都是辛苦劳累之辈。当阳气闭藏的时候，反而扰动它，使郁热蒸发于腠理之间，津液浸渍而不能泄越，被寒气所侵袭，使皮肤腠理反受严密束缚，寒毒与荣卫互相交混。在这个时候，身体强健之人阳气行于外而病已愈，身体羸弱的人则邪气留著而形成疾病。那些即时形成的病，头痛、身疼、肌肤热而恶寒，名叫伤寒。那些不立刻形成的病，寒毒藏于肌肤之间，到了春夏阳气发动时，则寒毒与阳气相搏斗于荣卫之间，其所患之病与冬季即病之候没有差异。因春季温暖之气而变化，名叫温病；因夏季暑热之气而变化，名叫热病；因八节气虚风而变化，名叫中风；因暑湿之气而变化，名叫湿温；因气运与风热互相搏击而变化，名叫风温。这些疾病本来都是由于冬季中寒所生，随时有变化的病态表现而已，所以高明的医生都称之为伤寒。至于暑病、湿温、风温其死生不同、形状各异、治疗方法也有别。

【原文 2】

王叔和云：土地温凉，高下不同，物性刚柔，餐居亦异。是以黄帝兴四方之问，岐伯立四治之能，以训后贤，开其未悟。临病之工，宜两审之。

庞曰：叔和非医之圆机，孰能臻此也。如桂枝汤自西北二方居人，四时行之，无不应验。自江淮间地偏暖处，唯冬及春可行之。自春末及夏至以前，桂枝、麻黄、青龙内宜黄芩也。自夏至以后，桂枝内又须随证增知母、大青、石膏、升麻辈取汗也。若时行寒疫及病人素虚寒者，正用古方，不在加减矣。夏至以后，虽宜白虎，详白虎汤自非新中暍而变暑病所宜，乃汗后解表药耳，以白虎未能驱逐表邪故也。或有冬及始春寒甚之时，人患斯疾，因汗下偶变狂躁不解，须当作内热治之，不拘于时令也。南方无霜雪之地，不因寒气中人，地气不藏，虫类泄毒，岚瘴间作，不在此法，治别有方也。又一州之内，有山居者为居积阴之所，盛夏冰雪，其气寒，腠理闭，难伤于邪，其人寿，其有病者多中风中寒之疾也。有平居者为居积阳之所，严冬生草，其气温，腠理疏，易伤于邪，其人夭，其有病者多中湿中暑之疾也。凡人禀气各有盛衰，宿病各有寒热，因伤寒蒸起宿疾，更不在感异气而变者。假令素有寒者，多变阳虚阴盛之疾，或变阴毒也。素有热者，多变阳盛阴虚之疾，或变阳毒也。（《伤寒总病论·卷一·叙论》）

【解　读】

王叔和说：地域有别，山河不同，物质自性有刚柔之别，所以起居、饮食亦有差别。所有《黄帝内经》岐伯与黄帝要讨论不同地域对发病的影响与治法，为的就是垂津立法，开示后辈。所以医生临机治病，需要细细斟酌方域不同的影响。

庞安时说：王叔和真的是深谙医理圆融的人，不然怎么能讲出如此精辟的道理。比如用桂枝汤，在西北使用时，四时皆可用之。但是到了江淮流域气温偏暖的地方，就只能在冬、春二季使用。在春末到夏至的时间段，如果使用桂枝、麻黄、青龙则加入黄芩较为妥当。在夏至以后，如果使用桂枝汤就必须增加知母、大青叶、石膏、升麻这类辛凉、辛寒的药。如果流行的是寒疫或者病人素体虚寒，就很契合仲景原方，可以不用再加减。夏至以后用药，虽然可以用白虎，但是要通晓白虎汤并非适用于中暍的变证，更适宜辛温发汗不效后，因为白虎可以达邪出表。如果有冬日到春日天气寒冷，病人罹患此疾，因为汗下失序导致躁狂，需要分清表里，此时时令对发病的影响就不大了。南方气候没有那么寒冷，不是中寒，因为温热或者虫毒、岚瘴为病的，另有治法与方药。即便一个地方，也有山的南北不同，冬夏不同，气寒闭，腠理闭郁，难伤于邪，其人寿，病人以中风、中寒为多。在南方居住的人，气温高，腠理疏松，更易中风，其人夭，病人以中湿、中暑疾病的多。但凡人的禀气各有盛衰，本有宿病又会各感受新邪，伤寒之中各有杂病。病人体质不同，素体阳虚的病人多变阳虚阴盛证甚至变成阴毒。素体阳旺的人则多变阳盛阴虚之证甚至变成阳毒。

庞安时根据其丰富的临证经验体会出"医之圆机"，进而提出、时令、地域、体质都是影响病邪转归的重要因素。这些"医法圆融"的总结给予后世温病学家们莫大的启示。

【原文 3】

庞曰：辛苦之人，春夏多温热者，皆由冬时触冒寒毒所致。自春及夏至前为温病者，《素问》、仲景所谓伤寒也。有冬时伤非节之暖，名曰冬温之毒，与伤寒大异，即时发病温者，乃天行之病耳。其冬月温暖之时，人感乖候之气，未即发病，至春或被积寒所折，毒气不得泄，至天气暄热，温毒乃发，则肌肉斑烂也。又四时自受乖气，而成腑脏阴阳温毒者，则春有青筋牵，夏有赤脉攒，秋有白气狸，冬有黑骨温，四季有黄肉随，治亦别有法。《难经》载五种伤寒，言温病之脉，行在诸经，不知何经之动，随经所在而取之。中风木，伤寒金，热病火，湿温水，温病土，治之者各取其所属。（《伤寒总病论·卷五·天行温病论》）

【解　　读】

庞安时说：辛苦劳力的人，春夏多发温热病，都是由于冬天感受寒毒导致的。在春天到夏至这段时间感受病邪的，即《素问》仲景讨论的伤寒。冬天感受非时的热邪，称为冬温之毒，这与伤寒不同，就是时令温邪，也就是人们常说的天行之邪。至冬时感受温邪，人们感受乖戾之气却没有马上发病，到了来年春天被积聚了一个冬天的寒邪所伤，寒毒无法宣泄到了春天，发为温毒，肌肉溃烂。又有感受四时不正之气入腑，而发为阳明温毒的，发在春日则可见"青筋牵"，发在夏天则可见"赤脉攒"，发在秋天则可见"白气狸"，发在冬天则可见"黑骨温"，长夏则发为"黄肉随"，治法各不相同。《难经》中所载五种外感病，说温病之脉，散在诸经，不知何经受邪，只能看其外在表现，随证施治。中风属木，伤寒属金，热病属火，湿温属水，温病属土，治法可以从其属而推求。

本篇庞安时希望总结出天行温病的规律，于是从《黄帝内经》《难经》入手，开始在理论上发展天行温病的理论。必须指出旁氏最终将其理论归于五行，这种推衍的办法是彼时理论构建的方法论；但是这种推衍依然与临证实践有所差距，这些空白由后世温病学家们补全。

【原文 4】

据《难经》温病，本是四种伤寒，感异气而变成温病也。土无正形，因火而名，故以温次热也。土寄在四维，故附金木水火而变病，所以王叔和云：阳脉浮滑，阴脉濡弱，更遇于风热，变成风温；阳脉洪数，阴脉实大，更遇其热，变成温毒，温毒为病最重也；阳脉濡弱，阴脉弦紧，更遇湿气，变为湿温；脉阴阳俱盛，重感于寒，变成温疟，斯乃同病异名，同脉异经者也。故风温取足厥阴木、手少阴火，温毒专取手少阴火，温疟取手太阴金。湿温取足少阴水、手少阴火，故云随经所在而取之也。天行之病，大则流毒天下，次则一方，次则一乡，次则偏着一家，悉由气运郁发。有胜有伏，迁正退位，或有先后。天地九室相形，故令升之不前，降之不下，则天地不交，万化不安，必偏有宫分，受斯害气，庄子所谓运动之泄者也。且人命有遭逢，时有否泰，故能偏着一家。天地有斯害气，还以天地所生之物，以防备之，命曰贤人知

方矣。(《伤寒总病论·卷五·天行温病论》)

【解　　读】

根据《难经》所述,温病最初是由四种外感病引发的,受到不同气候因素的影响而逐渐转化为温病。之所以称其为温病,是因为它与火的作用有关。土的形态不固定,会受到金木水火的影响而引发病症。因此,根据王叔和所说:阳脉浮滑、阴脉濡弱,再遇到风热邪气,就会变成风温;阳脉洪数、阴脉实大,再遇到热邪,就会变成温毒,而温毒是最严重的病症;阳脉濡弱、阴脉弦紧,再遇湿气,就会变成湿温;阴阳脉搏皆盛,受寒邪刺激,就会变成温疟,这些都是同一种疾病不同名称、相同脉象但不同经络的表现。因此,治疗时针对风温应选择足厥阴肝经和手少阴心经的穴位;针对温毒应专门选择手少阴心经的穴位;治疗温疟应选择手太阴肺经的穴位;治疗湿温应选择足少阴肾经和手少阴心经的穴位。所以称其为"随经所在而取之"。天行瘟疫,病情严重的会波及整个国家,其次是波及一方,再次是波及一个乡村或一个家庭,这完全是由于气候运行所导致的。病情有时好转有时恶化,变换病位、病性都有可能,顺序先后不一定固定。天地九室相互关联,如果天地气运不交融,万物就无法安定,必然出现偏差和害气,这正如庄子所说的"运动之泄"。此外,人的命运也会有不同的遭遇和好坏,因此病症也可能偏重某个家庭。天地中存在这样的害气,为了防范,应借助天地所产生的物质,以备不时之需,这就是所谓的贤人知道应对方法。

本篇庞氏论证了温病的病因病机,并提出了相应的治疗方法,虽存在一定的纰漏如"温病,本是四种伤寒",但实则开温病之先河,较早地确定了温病与伤寒的区别、温病的类型等等,为后世温病学家的研究奠定了基础。

【原文 5】

疗疫气令人不相染,及辟温病伤寒屠苏酒。

大黄　桂枝　桔梗　川椒各十五铢　　白术十铢　　乌头　菝葜　防风各六铢

㕮咀,缝囊盛,以十二月晦日早,悬沉井中至泥,正旦平晓,出药置酒中,屠苏之①东,向户饮之。屠苏之饮,先从小起,多少自任。一人饮一家无病,一家饮一里无恙。饮药酒三朝,还置井中。若能岁岁饮,可代代无病,当家内外井皆悉著药,辟温气也。忌猪肉、生葱、桃李、雀肉等。(《伤寒总病论·卷五·辟温疫论》)

【注　　释】

①"之":通"至",面向。

【解　　读】

治疗疫气,使人不被感染,并且预防温病和伤寒的方法是饮屠苏酒。

屠苏酒:包括大黄、桂枝、桔梗、花椒各 45 g,白术 30 g,乌头、菝葜、防风各 18 g。

将这些药材捣碎后放入细布袋中,于阴历 12 月 30 日早晨并将袋子悬挂在井中,直到布袋中的药材完全陷入泥泞。正月初一早上,将布袋从井中取出,将药材倒入酒中,然后向宅院的方向饮用。从年纪较小的人开始喝,饮用的数量随个人情况而定。一个人饮用后,整个家庭就不会得病;每个家庭饮用后,整个村庄就不会有疫情。连续饮用 3 天后,将药囊放回井中。如果每年都能坚持饮用屠苏酒,代代都可以免疫,家中内外的水井都应该进行同样的处理,用以抵御温病的侵袭。在饮用期间,应避免食用猪肉、生葱、桃李和麻雀肉等食物。

本篇体现了我国古代治疗瘟疫的方法,然其中之"伤寒""温病"似为狭义之"伤寒""温病",其中方药可作参考,管窥先贤于传染病积极的治疗态度且取得了一定的成效,至于其中"屠苏之东向户饮之。"笔者拙见，东方生风，风生木，乃取其生发条达之意。

【原文6】

伏热在胃，令人胸满气逆，逆则哕；若大下后，胃中虚冷，亦致哕也。

温病有热，饮水暴冷哕，茅根葛根汤。

茅根　葛根各半升

水四升，煮两升，去滓，温饮一盏。

温病热未除，重被暴寒，寒毒入胃，蕴结不散变哕，梓皮饮子。

单煮梓皮汁，稍稍饮之佳。

温病积饮冷，冷结胃中，热入肾中，变壮热大哕者，服梓皮汤。夫肾中有热者，病差后，足心皮喜剥脱去，头发秃落，是其证也。

温病胃冷变哕，茅根橘皮汤。

白茅根半升　橘皮一两半　桂枝　葛根各一两

咬咀，水三升，煎去半，去滓，温饮一盏，哕止停后服。微有热，减桂半两。微有热，宜去桂，加生姜二两。

温病有热，饮水暴冷，枇杷茅根汤。

枇杷叶　茅根各半升

水四升，煮去半，去滓，稍热饮之一二盏。

温病者，此热入肾，肾脏恶燥，热盛则肾燥，肾燥故渴，引饮而自救也。

葳蕤汤疗冬温，及春月中风伤寒，发热，头眩痛，咽干舌强，胸中痛，心胸痞满，腰背强。

葳蕤　白薇　麻黄　独活　大杏仁生　芎䓖　甘草　青木香　葛根各一两　石膏一两半

咬咀，水五升，煎二升半，去滓，饮一盏，通口服之，取汗。若一寒一热者，加朴硝半两，大黄一两半，朴硝末后下。（《伤寒总病论·卷五·温病哕方论》）

【解　读】

伏热在胃中会导致胸闷气逆，逆流则会引发呃逆；如果经过用下法，胃中变得虚寒，也会引发呃逆。

对于温病所致的热在胃中，饮用冰冷的水会导致呃逆，可以使用茅根葛根汤来缓解。

茅根葛根汤：茅根和葛根各350 g，水2 400 mL，煮成1 400 mL，去除渣滓，温热饮用一小杯。

当温病热未消除，又受到严寒的刺激时，寒毒进入胃中，积聚不散引发呃逆，可以饮用梓皮汤。

梓皮单独煮汁后适量饮用即可。

温病引起的寒饮积聚在胃中，热气侵入肾中，导致剧烈呃逆，可以服用梓皮汤。如果肾中有热，病情好转后，足底皮肤会剥脱，头发掉落，这是相应的症状。

温病胃寒引发的呃逆，可以饮用茅根橘皮汤。

茅根橘皮汤：白茅根175 g，橘皮60 g，桂枝、葛根各40 g，水2 100 mL，煮至剩下一半，去除渣滓，温热饮用一小杯，等呃逆停止后再继续服用。

如果有微弱的热感，可以减少桂枝的用量。如果有微弱的热感，应去掉桂枝，增加生姜两片。

温病所致的热化入肾脏，导致肾脏过于干燥，热势旺盛时肾脏更加干燥，肾脏干燥则出现口渴，渴求进水以自救。可以使用枇杷茅根汤来缓解。

枇杷茅根汤：枇杷叶和茅根各175 g，水2 800 mL，煮至剩下一半，去除渣滓，稍微加热后饮用一至两小杯。

葳蕤汤，用于治疗冬温，以及春季中风和伤寒所导致的发热、头晕痛、咽干口渴、胸部疼痛、心胸胀满、腰背酸痛等症状。

玉竹、白薇、麻黄、独活、大杏仁（生）、川芎、甘草、青木香、葛根各 40 g，石膏 60 g，水 3 500 mL，煎煮成 1 750 mL，去除渣滓，饮用一小杯，口服并出汗。

如果同时存在寒热交替的情况，可以增加朴硝 20 g、大黄 60 g，朴硝研末稍后服下。

本篇提出了伏邪致病和新感温病的症状和治法，详细地记录了方药用法及证候转归等。

【原文 7】

病人素伤于风，因复伤于热，风热相搏，则发风温。四肢不收，头痛身热，常自汗出不解，治在少阴、厥阴。少阴火、厥阴木。不可发汗，汗出则谵语，内烦扰不得卧，善惊，目光无精。治之复发其汗，如此者医杀之耳。

风温之为病，脉阴阳俱浮，汗出体重，其息必喘，嘿嘿但欲眠。下之则小便难，发汗则谵语，加温针则耳聋难言，但吐下之则遗尿，宜葳蕤汤。因发汗后，身体不恶寒，而反恶热，无下证者，名曰风温，知母石膏汤。

知母一两　石膏一两半　葛根　葳蕤各三分　甘草　黄芩　升麻　人参　杏仁　羌活　防风各半两

哎咀，水三升，煎一升半，去滓，温饮一盏，通口与之取汗。（《伤寒总病论·卷五·伤寒感异气成温病坏候并疟论》）

【解　读】

病人由于受风，又因受热而生病，风热同时作用，导致发生风温。四肢不收，头痛身热，经常自汗出且不能好转，治疗方法在于治疗少阴、厥阴。（少阴火，厥阴木。）不可发汗，发汗就会出现谵语，内心烦扰，不能躺下休息，容易惊慌，目光无神。治疗方法不当会导致汗出再次发作，这种方法会害死病人。

风温的病情体现在阴阳脉都浮，汗出后身体感觉重，喘促，表情淡漠想要入睡。用下法会导致小便困难，发汗则出现谵语，使用温针加温会导致耳聋口齿不清，只通过呕吐和泻下导致遗尿。这种情况下应当使用葳蕤汤。如果在发汗后，身体不畏寒，反而畏热，没有下证的情况下，则称之为风温病，此时可以使用知母石膏汤。

知母石膏汤：知母 40 g，石膏 60 g，葛根、玉竹各 1 g，甘草、黄芩、升麻、人参、杏仁、羌活、防风各 20 g。加水 2 100 mL，煎煮至 1 050 mL，去渣，温热饮用一小盏，通口饮下以助发汗。

本篇论述了温病误治的后果和温病忌汗、忌下、忌吐、忌温针的证型，提出了葳蕤汤、知母石膏汤治风温的用法，启发了后世温病学家。

【原文 8】

病人素伤于寒，因复伤于寒，变成温疟，寒多热少者，华佗赤散主之。

寒热相半者，丹砂丸。兼治间日疟子。

丹砂　人参各一钱　附子一个（半两者）

细末，蜜丸梧桐子大，煎竹叶汤，吞下二三十丸，发前三服。中病则吐，或身习习麻木，未中病加至四十丸。间日发前如法服，中病即止。

温疟内热甚，昏昏嘿嘿①者，麦奴丸主之。

温疟其脉如平，身无寒但热，骨节烦疼，时呕，白虎加桂枝汤。

石膏四两   知母一两半   甘草半两   粳米一合半   桂枝三分

哎咀，水三升半，煮米熟，去米下药，取一升半，温饮一盏。

温疟之为病，先热后寒。

病人尝伤于湿，因而中暍，湿热相搏，则发湿温。病苦两胫逆冷，腹满，又胸头目痛苦妄言，治在少阴，不可发汗。汗出则不能言，耳聋，不知痛所在，身青而色变，名曰重暍，如此者医杀之耳。（《伤寒总病论·卷五·伤寒感异气成温病坏候并疟论》）

【注　　释】

①昏昏嘿嘿：昏昏默默，迷糊，不知所以。

【解　　读】

病人平时伤于寒邪，后又再次受到寒邪的伤害，发展成了温疟。如果病人表现为寒象多热象少，用华佗赤散予以治疗。如果寒象热象相当，可以使用丹砂丸进行治疗，同时可以治疗间日疟。丹砂和人参各3 g，附子一个 20 g，研成细末后制成蜜丸，如梧桐子大小，用竹叶汤煎煮后服用，每次服用二三十丸，发病前服用 3 次。中病邪后病人会出现呕吐，或者身体出现麻木感。若没有中病邪则加至四十丸。间日疟病发前按照相同的方式服用，中病即止。对于温疟中内热症状严重、神志不清的病人，可以使用麦奴丸进行治疗。如果病人脉象平稳，身体没有寒象，只有热象，骨节疼痛，时常呕吐，可以用白虎加桂枝汤进行治疗。取石膏 160 g、知母 60 g、甘草 20 g、粳米 100 g、桂枝 1 g，研碎后用 2 100 mL 水将米煮熟，然后去掉米将药材煎煮，取 1 050 mL 的药液温服。温疟是一种先出现热症后出现寒症的疾病。病人曾伤于湿邪，导致中暍（暑热中暍），当湿邪和热邪互结时，就会发生湿温。病人双腿寒冷，腹部胀满，还有胸部、头部、眼部疼痛，精神错乱，这种情况需要在治疗时重视少阴，不宜进行发汗治疗。如果采用汗法则会出现无法言语、耳聋、不知痛苦的位置、皮肤变青而变色等情况，这是重度中暍，这是医生害人的结果。

本段讲述温疟的病因病机及其治法，详细地论述了温疟的各种表现及证型以及相应的治法，提出了用如丹砂丸、华佗赤散等方药治疗温疟，同时应用白虎汤等治疗一派热象等，开温病治疗之先河，同时提出何为中暍、重暍及相应的表现。

【原文 9】

治湿温如前证者，白虎汤主之。方在伤寒厥阴门中。

湿温多汗，妄言烦渴，石膏甘草散。

石膏 甘草等分

细末，浆水调下二钱匕，日三服。

庞曰：愚医昧于冷热之脉，见足胫冷，多行四逆辈，如此医杀者不可胜计。湿温脉小紧，有如伤寒脉，但证候有异，数进白虎，则胫自温而差也。（《伤寒总病论·卷五·伤寒感异气成温病坏候并疟论》）

【解　　读】

治疗湿温与前面所提到的证候相同的病人，可以使用白虎汤进行治疗。这个方剂在《伤寒论》厥阴篇中有详细记载。

湿温病病人出现多汗、胡言乱语、烦躁口渴等症状，可以使用石膏甘草散来治疗。

将石膏和甘草等分，研细末，用水调成糊状，每天服用 6 g 的量，每天分为 3 次服用。

庞安时说：一些水平较低的医生不理解冷热脉的特点，只看到腿脚冷，就盲目地使用四逆汤之类的药物，这样的医治实际上杀伤的人数不可胜计。湿温脉象小而紧，与伤寒的脉象类似，但证候有所不同，多次使用白虎汤，则可以使腿部温暖而康复。

庞安时细分伤寒、温病，认为许多医生墨守成规、不加变通地使用四逆汤类的方剂医治病人，贻误世人，是将伤寒与温病混淆。以白虎汤治疗湿温病中脉小而紧的病证才能切中病证，是《黄帝内经》所载"寒因寒用，热因热用"治则的体现。

【原文 10】

病人素伤于热，因复伤于热，变为温毒。温毒为病最重也。

本太阳病不解，转入少阳，小柴胡证罢，此为坏证，知犯何逆，以法治之。

寸口脉洪而大，数而滑，洪大荣气长，数滑胃气实，荣长即阳盛，怫郁不得出，胃实即牢难，大便苦干燥，三焦闭塞，津液不通。医复发汗，令阳气盛不周；复重下之，大便遂秘，小便不利。荣卫相搏，五心烦热，两目如火，鼻干面赤，舌燥齿黄而大渴，过经成坏病。治如前证。

三黄石膏汤

石膏一两　黄连 黄柏 黄芩各半两　香豉二合半　栀子五个　麻黄三分

㕮咀，水三升，煎取一升，分三服。未中病，再一剂，其效如神。（《伤寒总病论·卷五·伤寒感异气成温病坏候并疟论》）

【解　读】

病人原本受到热邪的伤害，后来再次受到热邪的伤害，转化为温毒，温毒是最严重的病情。太阳病未能得到解决，转变为少阳病，这是小柴胡汤的证型，是一种因治疗不当而恶化的病证，需要明确所犯邪气的病因病机，然后用相应的方法加以治疗。

寸口脉洪而大，数而滑利，洪大的脉象代表着体内的营气旺盛，数滑的脉象代表着胃气实盛。营气旺盛即阳气盛，受阻而无法顺利出来，胃气实盛即失去了通畅，导致大便干燥困难，三焦闭塞，体内津液无法正常循环。医生再次发汗，导致阳气更加受阻；再次过度泻下，大便更加秘结，小便也不畅通。营卫相互紊乱，导致心烦发热，眼睛发红如火，鼻子干燥，面色红赤，舌头干燥，牙齿出现黄色，口渴症状明显，这是治疗不当导致病邪深入而恶化的病证。治疗方法同之前的病情。

三黄石膏汤的组成为石膏 40 g，黄连、黄柏、黄芩各 20 g，香豉 30 g，栀子 20 g，麻黄 1 g。先煎、再煮，取 700 mL 分 3 次服用。如果病情未能得到控制，可以再服用一剂，其效果非常显著。

本段讲述温毒的成因，并论述了太阳病误治而病邪深入少阳，温病误用发汗、攻下导致的病情加重以及此类病证的治法。

【原文 11】

《深师方》曰：伤寒已八九日，三焦生热，其脉滑数，昏愦，身热沉重拘急，或时呻吟。欲攻内则沉重拘急，由表未解，直用汗药则毒因加剧。古方无表里兼疗者，思以三黄汤解其内，有所增加，以解其外，故用三黄石膏汤。

论曰：伤寒发汗，或下或误，后三焦热，脉候洪数，谵语不休，昼夜喘息，鼻中屡衄血，而疾势不解，身目如发黄，狂躁欲走，宜三黄石膏汤。

以上四种温病，王叔和所谓同病异名也，同脉异经者也。风温与中风脉同，温疟与伤寒脉同，湿温与中湿脉同，温毒与热病脉同，唯证候异而用药有殊耳，误作伤寒发汗者，十死无一生。（《伤寒总病论·卷五·伤寒感异气成温病坏候并疟论》）

【解　读】

《深师方》里说：伤寒已经八九天了，三焦产生热邪，脉来滑数，病人昏迷，身体发热沉重，肌肉拘急，有时还会呻吟。如果想攻其里证，但发现表征还没有解除，直接使用汗药会加重病情。古代方剂中没有同时解除里证和表证的办法，所以考虑使用三黄汤来解决里证，再增加一些药物来解决表证，因此使用三黄石膏汤。

书中说：伤寒在发汗或泄下或误治后出现三焦热证，脉象洪数，病人神志恍惚，不分昼夜地喘息，鼻子不断出血，且病势不缓解，身体和眼睛变得发黄，烦躁不安，想要走动，这时适合使用三黄石膏汤。

以上所述的四种温病，就是王叔和所说的同一种病，只是名称不同，同一脉证而只是所病的经络不同。风温和中风的脉象相似，温疟和伤寒的脉象相似，湿温和中湿的脉象相似，温毒和热病的脉象相似，只是证候不同，需要使用不同的药物治疗，如果误当作伤寒而发汗治疗，十个人里面可能没有一个能够存活。

本段讲述了伤寒化热后的症状、证型与治法，以及三黄石膏汤在解表清里、伤寒误治中的用法，并述误将伤寒与温病中相同脉象而不同证候混淆的后果。

【原文 12】

有病温汗出者，辄复热而脉躁疾，不为汗衰，狂言不能食，病名阴阳交，见三死而未见一生。寅申巳亥辰戌丑未年有此证。温病得病，便短息微闷，神识惺惺，脉尺寸反者死。子午卯酉年有此证。

凡温病人三二日，身热脉疾，头痛，食饮如故，脉直疾，八日死；四五日头痛脉疾，喜吐，脉来细，十二日死，此病不疗；八九日脉不疾，身不痛，目不赤，色不变，而反利，脉来牒牒①，按不弹手指，时时大，心下硬，十七日死。（《伤寒总病论·卷六·温病死生候》）

【注　释】

①牒牒：迭迭，频频。

【解　读】

有些人得温病后出现汗出的情况，但汗出后仍然发热并且脉象急促，病情不会因为汗出而有所缓解，狂躁妄言且不能进食。这种病被称为阴阳交，几乎没有人能够生还。到了寅申巳亥辰戌丑未年，这种病证就会出现。病人得此温病后，他们会出现呼吸短促，神志不清，尺脉寸脉颠倒者便会死亡。到了子午卯酉年，这种病证就会出现。

一般来说，温病的病人在两三天内，会感到全身发热，脉象急促，头痛，食欲正常，脉象始终急促，如果病情发展到了第八天，就可能会死亡；四到五天头痛脉象急促，常常想要呕吐，脉象细，到了第十二天就可能会死亡，这种病是无法治愈的；八到九天脉象不再急促，身体不再疼痛，眼睛不红肿，皮肤不变色，却出现了下利，脉象快，按压不会反弹，有时脉体会变大，心下部位坚硬，到了第十七天就可能会死亡。

本段论述阴阳交之症状、转归，以及其发病的时间规律，其中，"凡温病人三二日，身热脉疾，头痛，食饮如故，脉直疾，八日死"似《素问·热论》之"今夫热病者，皆伤寒之类也，或愈或死，其死皆以六七日之间，其愈皆以十日以上者"。讲述了温病病情可能的发展趋势，是我国古代时间医学的体现，可作为参考。

第九章　朱肱《南阳活人书》

第一节　朱肱与《南阳活人书》

朱肱，字翼中，号无求子，北宋吴兴人，授奉议郎及医学博士，人称朱奉议。朱氏治学伤寒，考古验今，潜心二十一载，几经充实，于1108年完成此书撰写。《南阳活人书》是整理研究仲景《伤寒论》较早的著作。朱肱参合晋以下诸家之说、论述精详，在阐发仲景学说，发展外感病的理论体系与辨证论治方面，做出了卓绝的贡献，受后世推崇；历代医家对本书评价颇高，如徐灵胎说："宋人之书，能发明《伤寒论》，使人有所执持而易晓，大有功于仲景者，《活人书》为第一。"其对后世伤寒研究影响巨大。

朱肱历二十年，于宋代大观二年著成《伤寒百问》，共二十卷，九万余字。政和元年由其子献书，得于国子监刊印。之后，成都、福建、浙江等地相继刊出。大观五年，武夷张藏作序，并改名为《南阳活人书》。至政和八年，朱肱又重新校正，改百余处，于杭州大隐坊镂版刊行。四明王作肃博取诸家要义，附注各条之下，而为《增释南阳活人书》。

至明代万历十九年，徐镕初校本，系徐氏在本书隐晦百年后，广收多种刊本校定后刊行，名《活人书》，惜原刊本已佚。万历四十四年，徐镕重校，仍以前本为基，并由文林郎关中张惟任作序，仍名《活人书》，二十卷刊行。万历二十九年吴勉学校本，系在徐氏初校本二十卷基础上，又将第二十卷"小儿伤寒"与"小儿疱疹"分为二卷，并增补李子建《伤寒十劝》一卷，共二十二卷，另附录《伤寒药性》《活人书释音》等，名为《类证活人书》。本书遴选篇目即遵从《类证活人书》版本。

《类证活人书》中关于"伤寒传经不传手""四时温疫责邪在脏""三纲鼎立"等问题对后世影响重大，尤其是对许叔微、成无己、喻嘉言、陶华等，受朱氏影响颇深。温病学家例如叶天士、吴鞠通则在具体问题上质疑喻嘉言、陶华，可以说朱氏从另一个角度，引导了温病学理论体系、临证辨证的形成与发展。

本次收录以徐镕重校本为底本，参考吴勉学《古今医统正脉全书本》光绪儒雅堂本（以下称"别本"）

第二节　《南阳活人书》

【原文1】

问表证

答曰：发热恶寒，身体痛而脉浮者，表证也。表证者，恶寒是也。恶寒者，表之虚，此属太阳，宜汗之。然伤寒发表，须当发汗，亦自不同。春不可大发汗，以阳气尚弱，不可大亟夺，使阴气胜于时。天寒初解，荣卫腠理缓，可用小柴胡汤之类。冬不可汗者，以阳气伏藏，不可妄扰。不问伤寒、中风，并数与桂枝麻黄各半汤。或得少汗而解，或无汗自解。夏月天气大热，玄府开，脉洪大，宜正发汗，但不可用麻黄桂枝热性药，须是桂枝麻黄汤加黄芩、石膏、知母、升麻也。夏月有桂枝麻黄证，不加黄芩辈，服之转助热气，便发黄斑出也。白虎汤虽可用，然治中暑与汗后一解表药耳。白虎未驱逐表邪，况夏月阴气在内，或患热病而气虚人，妄投白虎，往往有成结胸者，以白虎性寒，非治伤寒药也。凡发汗欲令手足俱周，溅溅然一时许为佳，不欲如水流漓，服汤中病即止，不必尽剂。然发汗，须如常覆腰以上，厚衣覆腰以下，盖腰以上流漓、而腰以下至足心微润，病终不解。凡发汗，病证仍在者，三日内可二三汗之，令腰脚周遍为度。（《南阳活人书·卷三·十三》）

【解　　读】

问：什么是表证？

答：发热恶寒，身体痛而脉浮的，是表证。表证就是恶寒，恶寒是表虚，属于太阳，应当发汗。然而伤寒发表，必须发汗，（这个情况）也自不相同。春天不可大发汗，因为阳气尚弱，不可大急夺取，让阴气胜于时令。寒冷天气刚刚缓解，荣卫腠理疏松，可以用小柴胡汤之类。冬天不可发汗，因为阳气潜藏，不可妄自扰动。不问伤寒、中风，同时多次用桂枝麻黄各半汤。或者得少汗而病解，或者无汗出而病解。夏月天气大热，汗孔开启，脉象洪大，应当发汗，但不可用麻黄桂枝热性药，应该是桂枝麻黄汤加黄芩、石膏、知母、升麻。夏天有桂枝麻黄证，不加黄芩等药，服了会转而助长热气，就会发生黄斑外出。白虎汤虽然可以使用，然而只是治疗中暑和汗后的解表药而已。白虎汤未驱逐表邪，何况夏天阴气在内，患热病而气虚的人，胡乱投用白虎汤往往形成结胸证，因为白虎汤性寒，不是治疗伤寒的药。凡是发汗要让四肢都出汗，一阵阵地出为好，不想要像水流一样淋漓不止。服汤药中病即止，不必服完一剂。然而发汗须像平常那样盖住腰部以上，厚衣盖住腰部以下。因为腰部以上出汗淋漓不止而腰部以下至足心微微湿润，病终究不会解除。凡是发汗，病证仍在的，三天内可以二三次发汗，让腰脚周遍出汗为标准。

【原文 2】

问：三阴有可汗乎？

答曰：阴病不当发汗，发汗即动经。然太阴脉浮，少阴发热，亦须微微取汗，但不正发汗耳。大抵风寒中人，与荣卫相薄而发热，又未曾行诸汗药，虽无阳证，须少汗解逐之。王叔和云：表中风寒，入里则不消。故知初病脉沉细数，虽里不消，本表中风寒，须宜温覆少汗而解。仲景太阴证脉浮可汗，宜桂枝汤。少阴病，发热脉沉，宜麻黄附子细辛汤。少阴二三日，常见少阴证无阳证者，宜麻黄附子甘草汤。微发汗，皆阴证表药也。要知脉沉细数，病在里，不可发汗，此大略之言耳。脉应里而发热在表，宜小辛之药，取微汗而温散也。大抵伤寒太阳伤寒证发热恶寒，宜发其汗，然热多寒少，其脉微弱，或尺脉迟者，不可发表也。其人当汗而衄血、下血者，不可表也。坏病者，不可表也。妇人经水适来，不可表也。风温者，不可表也。湿温者，不可表也。虚烦者，不可表也。病人腹间左右上下有筑触动气者，不可表也。以此见古人慎用表药如此。（《南阳活人书·卷三·十三》）

【解　　读】

问：三阴可不可以发汗？

答：阴病不应当发汗，发汗就会动经。然而太阴脉浮，少阴发热，也需要微微发汗，但不要一味地发汗。大致上风寒侵入人体，与荣卫相激而发热，又未曾使用过发汗药，虽然没有阳证，需要稍微发点汗来解。王叔和说：表中的风寒，入里就不会消散。所以初病脉沉细数，虽然是里证但不会消散，仍然是表证中风寒，需要温覆微微取汗而解。仲景太阴证脉浮可汗，应当用桂枝汤。少阴病发热脉沉，宜麻黄附子细辛汤。少阴二三天，常见少阴证无阳证者，当用麻黄附子甘草汤。微发汗，都是阴证表药。要知道脉沉细数，病在里，不可发汗，这是大致的说法。脉应当在里而发热在表，要用微辛的药，取其微微发汗而温散。大致上伤寒太阳伤寒证发热恶寒，应当发其汗，然而热多寒少，其脉微弱，或尺脉迟的，不可发表。病人当汗而衄血、下血的，不可发表。坏病的，不可发表。妇女经水适来，不可发表。风温的，不可发表。湿温的，不可发表。虚烦的，不可发表。病人腹间左右上下有筑触动气的，不可发表。以此可见古人慎用表药如此。

【原文3】

　　问发躁狂走，妄言，面赤，咽痛，身斑斑若锦文，或下利黄赤，而脉洪实。

　　答曰：此名阳毒也。伤寒病，若阳气独盛，阴气暴绝，必发躁狂走妄言，面赤，咽痛，身斑斑若锦文，或下利赤黄，脉洪实或滑促①，宜用酸苦之药，令阴气复而大汗解矣。葶苈苦酒汤、阳毒升麻汤、大黄散、栀子仁汤、黑奴圆，可选而用之。近人治伤寒脉洪大，内外结热，舌卷焦黑，鼻中如烟煤，则宜以水渍布薄之，叠布数重，新水渍之，稍捩去水②，搭于胸上，须臾蒸热，又渍令冷，如前薄之，仍数换新水，日数十易。热甚者，置病人于水中，热势才退则已，亦良法也。（《南阳活人书·卷四·二十一》）

【注　释】

①滑促：别本"滑促"下有"无汗者"三字。
②稍捩去水：捩，本意为扭转，转动。《韩愈·送穷文》："捩手覆羹"。

【解　读】

　　有人问：临证中有一些病人出现了情志躁扰狂越、谵语妄言、面赤、咽痛、斑疹隐隐色红赤、泄泻黄赤、脉洪实的症状，这是什么问题呢？

　　回答说：这称为阳毒，得了外感病，如果造成"阳气独盛，阴气暴绝"这种证型就会出现：躁狂走妄言、面赤、咽痛、身斑斑若锦文、或下利赤黄、脉洪实或滑促的表现。这时候治疗宜用酸苦法，赶快扶助阴气，发越闭郁之阳。葶苈苦酒汤、阳毒升麻汤、大黄散、栀子仁汤、黑奴圆，都可以备选。近时治疗伤寒而见脉洪大、内外结热、舌卷焦黑、鼻中如烟煤者，有一种方法即用冷水擦拭病人胸部，以帮助散热，如果邪热复起的，就再用冷水擦拭，这样重复十几次。如果热势高涨的，可以将病人置于水中，以使退热，也是很好的方法。

　　朱肱在其丰富的临证经验中，观察到有些外感病的转归并不是向"阳气损伤"的方向转化，而是出现了一系列"阳气毒盛，阴气暴绝"的表现。于是，朱氏力求以实事求是的态度来归纳证型、提出治法、举例方药。这种力求实证、拒绝盲从的治学态度，启发后世温病学家大胆革新，力倡寒、热之别。

【原文4】

　　问病人潮热，独语如见鬼状，发则不识人，寻衣撮空，直视微喘。

　　仲景云：伤寒若吐、若下后，不解，不大便五六日，上至十余日，日晡所发潮热，不恶寒，独语如见鬼状。若剧者，发则不识人，循衣摸床，惕而不安，微喘直视，但发热谵语者，大承气汤主之。若一服利，则止后服。脉弦者生，涩者死①。（《南阳活人书·卷四·二十二》）

【注　释】

①脉弦者生，涩者死：弦者，阳也。涩者，阴也，阳证见阴脉者死。病人有阳证而脉涩者，慎不可下。

【解　读】

有人问：病人出现潮热，独语如见鬼状，发则不识人，寻衣撮空，直视微喘是什么原因？

回答说：仲景说得了伤寒，医家使用吐、下的方法治疗，没有治好，反而发生了不大便五六天甚至十余天，傍晚时潮热，不恶寒，谵语幻视。甚至是神智狂越，循衣摸床，惕而不安，微喘直视，发热谵语的病人，用大承气汤来治疗。若一服后大便得下，便可以停药。脉弦者愈后良好，脉涩者愈后差。

在丰富的临证实践中，朱肱看到了热实结于阳明的证型及其表现，并验证仲景所立下法与承气辈，是解决此类证型行之有效的手法。这对温病学家们继续深入研究邪热与有形结实大有裨益，实开创新之源。

【原文 5】

此一卷论治法。古人治伤寒有法，非杂病之比。五种不同，六经各异，阴阳传受，日数浅深、药剂温凉，用有先后，差之毫厘，轻者危殆，况不识法者乎？伤寒惟两感不治，其余证候，虽感异气，能消息之，无不愈者。其有差失，仲景所谓医杀之耳。知其治者，若纲在网，如此而汗，如此而吐，如此而下，桂枝、承气、瓜蒂、四逆用之而不差。唯其应汗而下，为痞，为结胸，为懊憹。应下而汗，为亡阳，为谵语，为下厥上竭。又有当温反吐，疗热以温，变证百出，无复纪律，扰扰万绪起矣。大抵伤于寒为病热，孙真人云：服承气汤得利瘥，慎不中补也，热气得补复成。王叔和云：虚热不可大攻之，热去则寒起。二人之论，疑若相戾①，然热气有实有虚，非深得仲景之意，岂能至此耶？（《南阳活人书·卷五·序论》）

【注　释】

①疑若相戾：戾，曲也。《小雅》曰："从犬，出户下身曲戾也。"相戾，有相矛盾之意。

【解　读】

这一卷讨论治法。古人治伤寒法度严谨，和治疗杂病有所区别。大体上说，外感病分为五种，六经为病表现各不相同，由表入里，病程各异，所以用药必须辨识表里寒热。在治疗上，表里汗下不可失序，如果辨证不精细，就会造成种种坏病，更何况是不知法度的人呢？伤寒表里俱损的人愈后多不良，其余的证候，如果能得到适当的治疗与休息，愈后大都良好。那些不知道法度，胡乱施治的人，就是仲景所谓用药石"杀人"的庸医。通晓治法的人，提纲挈领，知道何时该用汗法，何时该用吐法，何时该用下法，如此自可桂枝、承气、瓜蒂、四逆皆用之有的。如果该用汗法却用了下法，则会形成痞证、结胸、懊憹。应下而汗的，则发亡阳、谵语、下厥上竭。又有本该用温法反而用吐法的，以热济热，变证蜂起。大抵伤于寒邪而发热的，孙真人说：服用承气汤而得下利止，可以不用补法，用补反而致热。王叔和说：虚热不能乱用攻伐，如果乱用攻伐，后果就是邪热去而中阳伤。初看觉得孙真人与王叔和说的互相矛盾，但是仔细思考，热有虚实，如果不是深谙仲景经旨，是没办法说出这种精辟的论断的。

此卷讨论伤寒治法，说明汗、下、吐，各种治法有其适用范围。为后世温病学以法统方奠定基础。

【原文 6】

问冬谓之伤寒，春谓之温病，夏谓之热病？

答曰：《素问》云：冬三月，是谓闭藏，水冰地坼，无扰乎阳。又云：彼春之暖，为夏之暑，彼秋之忿，为冬之怒？是以冬令严寒①。为杀厉之气，君子善摄生，当严寒之时，行住坐卧，护身周密，故不犯寒毒。彼奔驰荷重劳房之人，皆辛苦之徒也，当阳闭藏，而反扰动之，则郁发腠理，津液强渍，为寒所薄，肤腠致密，寒毒与荣卫相浑，当是之时，壮者气行则已，怯者则着而成病矣。其即时而病者，头痛身疼，肌肤热而恶寒，名曰伤寒。其不即时病者，寒毒藏于肌肤之间，至春夏阳气发生，则寒毒与阳气相薄于荣卫之间，其病与冬时即病无异，但因春温气而变，名曰温病；因夏热气而变，名曰热病。温、热二名，直以热之多少为义。阳热未盛，为寒所制，病名为温；阳热已盛，寒不能制，病名为热，故大医均谓之伤寒也②。（《南阳活人书·卷五·三十一》）

【注　释】

①以冬令严寒：别本作"严寒冬令"。

②故大医均谓之伤寒也：按，既以伏寒变而为温为热，尚可言寒能制其阳热耶？盖是春夏阳热已变其伏寒，即非有寒不能制其阳热也。外有寒邪能折伤气者，乃是时行寒疫。与温、热二病所论阳气盛衰，时日则同。至于论暴寒之寒，与伏寒已变之寒，自是相远矣。

【解　读】

或有人问：为什么冬日得病称为伤寒，春天得病称为温病，夏天得病称为热病？

回答说：《素问》说：冬三月，气机封藏，天寒地坼，阳气内闭。又说：时令在春为暖，在夏为暑，在秋为凉，在冬为寒，冬寒是杀厉之气，所以善于摄生的君子，在冬寒之时，起坐行卧皆需要周密小心，才能不被寒毒入侵。那些奔波劳顿，不注意摄养的人，都是辛苦藜藿之体。本来冬日应该收摄肾阳，反而总是扰动它，是故阳郁于腠理，迫津液外出。如果这个时候又被寒气所扰，寒毒就会和荣卫浑于肌表。如此，体质壮实的还能承受，体质虚损的就会很快发病。发病的病人就会头痛、遍体疼痛、发热恶寒，称为伤寒。那些没有感寒即病的人，寒毒就会藏在肌肤分肉之下，到了明年春夏再发出，寒毒与阳气在营卫斗争，病与伤寒无异，但是因为是在春日发出，所以称为温病；发生在夏天的称为热病。温、热二字的意义，是以热的多寡来说的。阳热之势不盛，不能胜寒称为温；阳热之势盛大，寒已不能制约称为热，所以医生们还是称为伤寒。

将外感病进行分类，并进行解读，讨论时令不同，病名不同，病性不同的原因。这些讨论为温病学的发展奠定了坚实的理论圭臬。但是必须指出，朱肱此时虽已有意识区分伤寒、温病、热病的概念，却囿于寒毒与伏邪的桎梏，没能对"性质属热"的病因与"感而即发"的新感温病做出正确归纳，殊为遗憾。

【原文 7】

问仲景有发汗者，有和解之者。

答曰：伤寒表证须看荣卫深浅，故仲景有正发汗汤剂，如麻黄汤、桂枝汤、大青龙汤，是也。有和解其表，如小青龙汤、桂枝麻黄各半汤、白虎汤、桂枝二越婢一汤、柴胡桂枝汤、小柴胡汤，之类是也。后人不能深究寒邪①浅深，药性紧慢，一概用药，因兹夭伤。其间纵获生全，往往汗后虚乏，遂致劳复，或变生百病，淹引岁月，卒至不救。此皆由汗下过度，阴阳并竭，血气赢损，以致此祸。如遇病轻，但当和解之，所谓和其荣卫，以通津液，令其自解也。（《南阳活人书·卷五·三十四》）

【注　释】

①深究寒邪：别本作"热"。

【解　读】

或有人问：为什么仲景治疗伤寒有的使用汗法，有的使用和法呢？

回答说：伤寒表证需要看病邪所入的深浅，所以仲景有其邪在表，汗而发之的治法。那些体现正法正治的方剂比如麻黄汤、桂枝汤、大青龙汤。还有一些方剂则并非如此，比如小青龙汤、桂枝麻黄各半汤、白虎汤、桂枝二越婢一汤、柴胡桂枝汤、小柴胡汤，都属于兼有"和解法"在内的方剂。后世学者不能深究外邪的深浅、药性的快慢，用药不加辨证，不仅没有治好病反而导致了身体的夭伤。这期间总是获得了痊愈，在日后的生活中，往往落下虚损、劳复的后遗症，甚至在其后的岁月里变病丛生、夭亡莫救。都是因为汗下过度，导致了气血受损、阴阳并竭。这样的话，如果是病邪不深入的，就不要用过于峻重的治法，而选取和法治之。

本篇内容探讨同样是外感病，有的情况可以使用汗法，有的情况可以使用和法。这是由于外邪深浅、药性紧慢不同导致的。朱肱在治法的层次提出针对不同病人体质，采用不同的治法。体现朱氏丰富的临床经验与灵活的临证思维。

【原文 8】

问仲景有宜下之，有微和其胃气者。

答曰：伤寒里证，须看热气浅深。故仲景有宜下之，如大承气汤、小承气汤、十枣汤、大柴胡汤，是也。有微和其胃气，如调胃承气汤、脾约丸、少与小承气。微和之之类是也。《金匮玉函》云：虚者十补勿一泻，强实者泻之，虚实等者，泻勿大泻之①。故王叔和序伤寒有承气之戒。

又问转药孰紧？答曰：大承气最紧②。小承气次之，调胃承气汤又次之，大柴胡又次之③。仲景治法，荡涤热积皆用汤液，不得用丸子药，不可不知也。(《南阳活人书·卷五·三十五》)

【注　释】

①泻勿大泻之：别本"泻之"下有"梅师云：宿病老弱人，服今药方，相及为佳耳"十七字。
②大承气最紧："最"上有"厚朴多"三字。
③大柴胡又次之：大柴胡加大黄，小柴胡加芒硝，方为转药。盖为病轻者设也。治伤寒不得用丸子药，仲景云："知医以丸药下之，非其治也。"

【解　读】

或有人问：为什么仲景治疗伤寒有的适合使用下法，有的适合和胃气呢？

回答说：外邪入里以后，就必须辨识"邪热"的深浅。所以仲景治法有宜下，比如大承气、小承气、十枣汤、大柴胡这类。还有微和胃气的治法，比如调胃承气汤、脾约丸或者少与小承气汤，这都是"和法"的典范。《金匮玉函经》说：体质虚损的人，可用补法少用泻法；体质强壮是使用泻法的先决条件，平人可用泻法，但是要注意分寸。所以王叔和有承气汤使用的禁忌。

问：那么这些方药里，谁的力量最大呢？回答说：下法中，大承气力量最雄；小承气次于大承气；调胃承气次于小承气；大柴胡次于调胃承气。仲景的治法，涤荡热邪都要用汤液，不用丸药，这点需要知晓。

本篇内容探讨同样是外感病，有的情况适合使用下法，有的情况适合使用和法。这是由于外邪深浅、体质强弱不同导致的。朱肱在治法的层次提出针对不同病人体质，治法需要变化化裁；对后世温病学发展多变、灵活的治法提供蓝本与范式。

【原文 9】

问伤寒已经发汗吐下仍不解①。

仲景云：太阳病三日，已发汗，若吐，若下，若温针，仍不解者，为坏病，桂枝不中与也，当知何逆，随证治之。又云：太阳病不解，转入少阳者，胁下硬满，干呕不能食，往来寒热，尚未吐下，其脉沉紧者，可与小柴胡汤。若已吐下发汗，小柴胡证罢，此为坏病，知犯何逆，以法治之。盖为病中又感异气，变为坏病。（《南阳活人书·卷五·三十七》）

【注　释】

①仍不解：古人谓之坏病。

【解　读】

或有人问：为什么外感病已经用了汗、吐、下，仍有不解，甚至会有坏病呢？

仲景法则认为：太阳病三天，已经使用发汗的治法，或者用吐法，或者用下法，或者用温针，仍没有治好的，就是坏病，不可以再强发其汗，应当辨病知源，随证施治。又有：太阳病没有治好，转入了少阳，胁下硬满，干呕不能食，往来寒热，还没有用吐下法的，若其脉沉紧，可用和解的方法治疗。若已经用了吐、下、发汗，小柴胡证罢，就会成为坏病，需要辨病知源，随证施治。是在生病的病程中，又感受新的病邪，变成坏病。

此篇解释"坏病"的成因，因为没有选择恰当治法，或者在病程中又感受"异气"，就会形成坏病。朱氏在大量的临证观察中，总结的"坏病"的原因。在恒动观的影响下，朱氏将坏病的原因进行归纳、梳理，为后世总结病程转归规范蓝本。

【原文 10】

以时令寒暑燥湿风气不节，脉息与少阳相异①，证候与伤寒不同。明当消息其由，以法治之。若脉尺寸俱盛，重感于寒，变为温疟②。阳脉浮滑，阴脉濡弱，更遇于风，变为风温③。阳脉洪数，阴脉实大，更遇温热，变为温毒④，为病最重。阳脉濡弱，阴脉弦紧，更遇温气，变为温疫⑤。脉证之变，方治不同。仲景谓温病之脉，行在诸经，不知何经之动，随其经而取之也。又有伤寒过经，再受热邪，留蓄脏腑，病候多变，久而不瘥，阴阳无复纲纪，及伤寒解后，虚羸少气，皆名坏伤寒也。知母麻黄汤、鳖甲散、黑奴丸。检方与病证相参选用之。若伤寒解后，虚羸少气，气逆吐者，竹叶石膏汤主之。（《南阳活人书·卷五·三十七》）

【注　释】

①脉息与少阳相异：别本有"小柴胡证罢"五字。
②温疟：先热后寒，名曰温疟，在第六卷四十四问。
③风温：四肢不收，头疼身热，常自汗出，在第六卷四十五问。
④温毒：春月肌肉发斑，名曰温毒，在第六卷五十一问。

⑤瘟疫：一岁之中，长幼疾壮多相似，感四时不正之气，在第六卷四十六问。

【解　　读】

时令中寒、暑、燥、湿、风病因不同，脉象与可用"和解法"的脉象不一样，证候表现也与单纯感于寒的证候表现不同。应当探明病因，参以合适的治法。如果尺脉与寸脉都躁疾不安的，虽然所感病因为寒，但是会转归为温疟。浮取脉滑，沉取脉弱，又感受风邪的，则转归为风温。浮取脉洪数，重按实大有力，感受温热的，则转归为温毒，愈后不良。浮取濡弱，沉取弦紧的，又感受四时不正疫气，则转归为温疫。脉象与表现不同，治法与方药便需要随之变化。仲景说温病的脉象，在诸经各有不同，想要探求病邪入侵何经，要看哪一经出现了相应的表现。还有伤寒后，又感受热邪，外邪入里，证候变化，往往久治不愈，阴阳没有了交济互生，伤寒解后，身体虚损皆为坏病。知母麻黄汤、鳖甲散、黑奴丸都是可以备选的方药，可临证参酌选用。伤寒缓解后，虚羸少气，气逆呕吐的，可以用竹叶石膏汤备选。

本篇朱氏建构不同脉象与转归的关系。尤其难能可贵的是，提出"脉证之变，方治不同"的论断，从此论看，朱氏反对僵化、机械地对照伤寒条文使用相应治法方剂，强调临证的特殊性、灵活性，这些思想深刻地影响后世温病学家，不拘旧论、大胆变革。

【原文 11】

此一卷论伤寒、伤风、热病、中暑、温病、温疟、风温、温疫、中湿、湿温、痉病、温毒之名。天下之事，名定而实辨，言顺则事成。又况伤寒之名，种种不同，若识其名，纵有差失，功有浅深，效有迟速耳。不得其名，妄加治疗，往往中暑乃作热病治之，反用温药，湿温乃作风温治之，复加发汗，名实混淆，是非纷乱，性命之危，危于风烛。今于逐问下，详载疾状而名之曰某病，庶几因名识病，因病识证，如暗得明，胸中晓然，无复疑虑，而处病不差矣。（《南阳活人书·卷六》）

【解　　读】

这一卷讨论伤寒、伤风、热病、中暑、温病、温疟、风温、温疫、中湿、湿温、痉病、温毒的病名。天下的规律，需要归纳病名的概念，只有概念清晰才能更深入地研究。何况外感病中病名不同、病因不同、内涵不一、外延有别，若是能识得每种病的因、位、势、性及病机，纵使用药上有些许差错，也是有可能治愈疾病的。但是如果不识病名，胡乱施治，本受热邪却依旧用温热药，本是湿温却认作风温，妄用辛温，是无法治愈的。所以医者要扪心自问，是否识得病名、病因、病位、病性、病势，及熟谙不同治法的方剂，这样才有资格为医治病。

本篇朱氏探讨不同病名的内涵，明确指出明确地归纳病名是诊病论治的先决条件。世说中医辨证不辨病，但从朱氏此篇看，宋氏名家就已经非常重视对病名的归纳。其次指出当世"以热济热，夭之由也"的谬误。这些精辟的论述影响后世温病学家进一步归纳病名、深究治法。

【原文 12】

问脉浮而缓，寸大而尺弱，自汗，体热，头疼，恶风，热多寒少，其面光而不惨，烦躁，手足不冷。

答曰：此名伤风也。伤风之候，头疼，发热，脉缓，汗出，恶风，当须解肌，宜桂枝汤主之。轻者只与柴胡桂枝汤、败毒散、独活散，可选用之。治太阳中风，有汗用桂枝汤。项背强者，桂枝汤加葛根也。里寒者，桂枝去芍药加附子汤也。凡发汗后，汗不止，为漏风，桂枝加附子汤主之。腹满者，桂枝加芍药汤。痛甚者，桂枝加大黄汤也。虽然，桂枝汤自西北二方居人，四时行之，无不应验，自江淮间，唯冬及春初可行。自春末及夏至以前，桂枝证可加黄芩半两。夏至后，有桂枝证，可加知母二两、石膏二两，或加升麻半两。若病人素虚寒者，正用古方，不在加减也。又问伤寒与伤风，何以别之？答曰：伤寒者，脉紧而涩，伤风者，脉浮而缓。伤寒者畏寒不畏风，伤风者畏风不畏寒。大抵太阳病者，必脉浮、发热、恶风、恶寒也。恶寒者，不当风而自憎寒，恶风者，当风而憎寒也。六经脉浮有汗为中风，脉紧无汗为伤寒。阳明善饥为中风，不食为伤寒。少阳两耳聋、目赤、胸满而烦为中风，口苦咽干目眩为伤寒。若三阴伤风无变异形证，但四肢烦疼，余证同三阳也。（《南阳活人书·卷六·三十九》）

【解　　读】

问：脉象浮而缓，寸脉大而尺脉弱，自汗，身体发热，头痛，恶风，热多寒少，面色光亮而不惨淡，烦躁，手足不冷，这是什么病？

答：这个病名为伤风。伤风的证候是头痛，发热，脉缓，汗出，恶风。治疗应当解肌，桂枝汤主之。轻症可选用柴胡桂枝汤、败毒散、独活散。治疗太阳中风有汗，用桂枝汤。治疗项背强直的，用桂枝汤加葛根。治疗里寒者，用桂枝去芍药加附子汤。凡是发汗后，汗出不止的，是漏风，用桂枝加附子汤治疗。腹满的，用桂枝加芍药汤。痛甚的，用桂枝加大黄汤。虽然桂枝汤在西北二方居民中间四季使用，没有不应验，但在江淮地区，只有冬及春初可行。自春末及夏至以前，桂枝证可以加黄芩 20 g。夏至后有桂枝证可以加知母 80 g、石膏 80 g 或加升麻 20 g。若加知母 80 g、石膏 80 g 或加升麻 20 g，如果病人平素是虚寒的体质，正应当用古方治疗，不需要加减药物。又问：伤寒与伤风，怎样区别呢？回答说：伤寒的脉象紧而涩，伤风的脉象浮而缓。伤寒病人怕冷而不怕风，伤风病人怕风而不怕冷。大致太阳病都表现脉浮、发热、恶风、恶寒。恶寒的病人，即使不受风也会感到寒冷；恶风的病人，遇风就会感到寒冷。六经脉象浮有汗的为中风，脉象紧无汗的为伤寒。阳明经病表现为善饥为中风，不食为伤寒。少阳经脉两耳聋、两目赤、胸满而烦的为中风，口苦、咽干、目眩的为伤寒。至于三阴经伤风则没有明显的症状变化，只是四肢烦疼，其余症状与三阳经相同。

【原文 13】

问夏至以前，发热恶寒，头疼，身体痛，其脉浮紧。

答曰：此名温病也。春月伤寒，谓之温病。冬伤于寒，轻者夏至以前发为温病，盖因春温暖之气而发也①。治温病与冬月伤寒、夏月热病不同，盖热轻故也②。升麻汤、解肌汤、柴胡桂枝汤。最良。热多者，小柴胡汤主之；不渴，外有微热者，小柴胡加桂枝也③；嗽者，小柴胡加五味子也④；烦躁、发渴、脉实、大便秘涩者，大柴胡微利也。或烦渴、发热不恶寒，与虚烦者，并竹叶石膏汤。次第服之。麻黄、桂枝、大青龙，唯西北二方四时行之无有不验，若江淮间，地偏暖处，惟冬月及正初乃可用正方，自春末至夏至以前，桂枝、麻黄、大青龙内宜加减也⑤。（《南阳活人书·卷六·四十三》）

【注　　释】

①盖因春温暖之气而发也：又非瘟疫也。

②治温病与……盖热轻故也：春初秋末，阳气在里，其病稍轻，纵不用药治之，五六天亦自安。

③不渴，外有微热者，小柴胡加桂枝也：别本"枝也"下有"渴者小柴胡去半夏加人参、括楼根"十四字。

④嗽者，小柴胡加五味子也：别本"子也"下无"烦躁"至"利也"十七字。

⑤桂枝、麻黄、大青龙内宜加减也："减也"下别本有"加减法在热病门中"八字。

【解　　读】

或有人问：夏至以前，发热恶寒，头痛，身体痛，其脉浮紧，是什么证，该如何治？

回答说：这是温病。春月伤于外感，称为温病。冬日伤于寒邪，感而未发，到了夏至以前发病的称为温病，是因为又感受了春日的时令之邪所以诱发。治疗温病与冬月的伤寒、夏月的热病不同，因为此时热邪轻。升麻汤、解肌汤、柴胡桂枝汤都可以备选。热多的，可以用小柴胡汤；发热但口不渴的，可以用小柴胡加桂枝汤；咳嗽的，可以用小柴胡加五味子；口渴烦躁、大便秘涩、脉实的，用大柴胡汤，微下。或有发热不恶寒、烦渴或体虚而烦躁，可以用竹叶石膏汤，视其轻重缓急而选择。麻黄、桂枝、大青龙，在西北四时皆行之有效，但是在江淮，地域温暖的地方，只有冬月及正月初可用全方，在春末至夏至的时候，桂枝、麻黄、大青龙汤内需要减少辛温药的用量。

本篇朱氏根据自己临证经验提出：在西北与江淮，使用伤寒方必须根据地域与时间进行增损。尤其是"麻黄、桂枝、大青龙，唯西北二方四时行之无有不验，若江淮间，地偏暖处，惟冬月及正月初乃可用正方，自春末至夏至以前，桂枝、麻黄、大青龙内宜加减也"的经验，启迪后世温病学家重视临机决断需得灵活，必须随时、随证变法，岂可举死方困生人。

【原文 14】

问初春病人，肌肉发斑瘾疹如锦纹，或咳嗽心闷，但呕清汁者。

答曰：此名温毒也。温毒发斑者，冬时触冒寒毒，至春始发病。初在表，或已发汗吐下，而表征未罢，毒气不散，故发斑，黑膏主之。又有冬月温暖，人感乖戾之气，冬未即病，至春或被积寒所折，毒气不得泄，至天气暄热，温毒始发，则肌肉斑烂瘾疹如锦纹，而咳，心闷，但呕清汁，葛根橘皮汤主之，黄连橘皮汤尤佳。（《南阳活人书·卷六·五十一》）

【解　　读】

问：初春时，病人出现肌肉上发出如锦纹的斑疹，或者咳嗽、胸闷，只是呕吐清涎，这是什么病？

答：此名温毒。温毒引发斑疹的，是冬天触冒了寒毒，到春天才开始发病。此病初期在表，或者已经发汗、吐、下，而表证未除，毒气不散，所以发斑，宜用黑膏方治疗。又有冬天温暖，人感染了乖戾之气，冬天未立即发病，到春天被积寒所抑制，毒气不得发泄，到天气炎热时，温毒才开始发作，则肌表斑烂瘾疹如锦纹，咳嗽、胸闷、呕吐清涎，宜用葛根橘皮汤治疗，黄连橘皮汤格外好。

【原文 15】

此一卷论发热。大抵伤寒寒多易治，热多难治。伤寒发热者，以其寒极则生热，治法多用冷药，故令热不去。仲景热多寒少，用桂枝二越婢一汤；不渴、外有微热者，用小柴胡加桂汤，皆温表之义也。近时多行小柴胡汤，不问阴、阳、表、里，凡伤寒家皆令服之。此药差寒，不可轻用，虽不若大柴胡汤、小承气汤之紧要之药，病不相主，其为寒一也。往往因服小柴胡汤而成阴证者甚多。仲景虽云伤寒中风，有柴胡证，但见一证便是，不必悉具，此为少阳证，当服小柴胡，不必少阳证悉具耳。况本方又有加减，随证增损。古人方治，审谛如此，后人妄投，良可怪也。（《南阳活人书·卷八·总论》）

【解　读】

这一卷讨论的是发热。大致来说，伤寒引起的发热容易治疗，而中热引起的发热则难以治疗。感受寒邪而发热的，是因为寒气盛到极点就会产生热，治疗时多用寒药，所以热邪不容易去掉。张仲景说热多寒少，用桂枝二越婢一汤；口不渴、身体有微热的，用小柴胡加桂汤，都是温表治法。近来人们常常使用小柴胡汤，不问是阴性还是阳性、是表证还是里证，凡是伤寒病都让病人服这种药。这种药稍带寒性，不能轻易使用。虽然它不像大柴胡汤、小承气汤是紧要之药，但病药不相适宜，也会使病情由阳转阴。往往因为服小柴胡汤而成为阴证的人很多。张仲景虽说过伤寒、中风有柴胡证，但见到一个症状便是，不必所有的症状都具备。而这是因为少阳证，应当服小柴胡汤，不必少阳证全部具备。况且小柴胡汤还有随证增加或减少的加减方。古人治疗疾病是如此审慎精细的，而后人随便投用，实在令人奇怪。

【原文 16】

问发热。

答曰：发热而恶寒者，属太阳也。身热汗出濈濈然者，属阳明也。脉细头痛，呕而发热者，属少阳也。病人不渴，外有微热者，小柴胡加桂也。病人无表里证，发热七八日，脉虽浮数，宜大柴胡汤下之。假令已下，脉数不解，合热则消谷善饥，至六七日不大便者，有瘀血也，抵当汤主之。若伤寒瘥后，更发热者，小柴胡汤主之。又问阴证有发热者乎？答曰：太阴、厥阴皆不发热，只少阴发热，有二证，仲景谓之反发热也。少阴病初得之，发热脉沉者，麻黄附子细辛汤。少阴病下利清谷，里寒外热，手足厥逆、脉不出者，通脉四逆汤主之。大抵阴证发热，终是不同，脉须沉，或下利，手足厥也。（《南阳活人书·卷八·五十六》）

【解　读】

问：发热如何辨治？

回答说：发热而恶寒的，属于太阳病；身体发热而汗出连绵不断的，属于阳明病；脉细头痛、呕吐而发热的，属于少阳病。病人不口渴，身有微热的，可用小柴胡汤加桂心。病人没有表里证，发热七八天，脉象虽然浮数，但仍宜用大柴胡汤下之。假如下后，脉数不解，现在有热而容易饥饿，过了六七天不大便的，说明有瘀血，宜用抵当汤治疗。如果伤寒病愈后，又发热的，用小柴胡汤治疗。又问：阴证有发热的吗？回答说：太阴、厥阴都不发热，只有少阴发热，有两种证型。张仲景称之为反发热。少阴病刚得病时发热、脉沉的，用麻黄附子细辛汤治疗。少阴病下利清谷、里寒外热、手足厥逆、脉象沉、细的，用通脉四逆汤治疗。大致阴证发热终究是不同的，其脉象必须是沉的或有下利、手足厥逆的。

【原文 17】

问热多寒少。

答曰：太阳热多寒少有三证。有热多寒少而不呕，清便自可者；有热多寒少而脉微弱者；有热多寒少而尺脉迟者。其用药皆不同也。太阳病八九日如疟状，热多寒少，而脉都大微弱者，无阳也，不可发汗，宜桂枝二越婢一汤主之。热多寒少，而尺中迟者，血少也，先以小建中汤加黄芪。以养其血。尺尚迟，再作一剂，然后晬时①用小柴胡汤、桂枝二越婢一汤。辈小剂，随证治之。（《南阳活人书·卷八·五十七》）

【注　释】

①晬时：整天。

【解　读】

问：热多寒少如何辨治？

回答说：太阳病热多寒少有三类证型。一类是热多寒少不呕吐，大小便正常的；一类是热多寒少而脉微弱的；一类是热多寒少而尺脉迟的。用药都各有不同。太阳病八九天像疟疾一样，热多寒少，而脉都大而微弱，是阳气不足，不可发汗，宜用桂枝二越婢一汤治疗。热多寒少而尺脉迟，是血虚，先用小建中汤加黄芪，以养血。如果尺脉仍然迟，再作一剂，然后过一天用小柴胡汤、桂枝二越婢一汤，随证加减治疗。

【原文 18】

问潮热。

答曰：潮热者大率当下。仲景云：潮热者，实也。大承气汤证云：其热不潮，未可与之也。则知潮热当下无疑矣。其然，更看脉与外证，脉若弦若浮，及外证恶寒，犹有表证，且以小柴胡汤解之。若腹大满不通者，可与小承气汤，微和胃气，勿令大泄也。纵使潮热当行大承气汤，亦须先少与小承气。若不转矢气，不可攻之。复发热腹满者，大柴胡下之。若胸胁满而呕，日晡发潮热者，小柴胡加芒硝主之。又有日晡发潮热而微利；又有微发潮热而大便溏者，或潮热而咳逆者，皆当用小柴胡汤也。冬阳明潮热，当行黄芩汤。已上潮热，并属阳明也。太阳有潮热乎？仲景大陷胸者为大结胸，属太阳也。（《南阳活人书·卷八·五十八》）

【解　读】

问：潮热如何辨治？

回答说：潮热的大多要用下法。张仲景说：潮热的是实证。大承气汤证中说：如果热不是潮热，就不能用承气汤。可知潮热应当用下法无疑了。然而还要看脉象和外证，脉象弦或浮，以及外证恶寒，还有表证，可用小柴胡汤解表。如果腹部胀满不通的，可用小承气汤，轻微地调和胃气，不要峻下。即使潮热应当用大承气汤，也要先少用小承气汤。如果不转矢气的，不可用攻下。再发热腹满的，用大柴胡汤攻下。如果胸胁满而呕吐，日晡发热的，用小柴胡汤加芒硝治疗。还有日晡发热而微利的，又有微发热而大便溏泄的，或发热而咳嗽气喘的，都应当用小柴胡汤治疗。冬季阳明潮热，应当用黄芩汤治疗。以上潮热，都属于阳明病。太阳病有潮热吗？张仲景的大陷胸病就是大结胸病，属于太阳病。

【原文 19】

问往来寒热。

答曰：往来寒热者，阴阳相胜也。阳不足则先寒后热，阴不足则先热后寒。大抵有三证，有表证而往来寒热者，用小柴胡也；有里证而往来寒热者，大柴胡也；已表或已下而往来寒热者，皆可用柴胡桂枝干姜汤。仲景云：血弱气尽，腠理开，邪气因入，与正气分争，往来寒热，休作有时，小柴胡汤主之。又云，伤寒五六日中风，往来寒热，胸胁苦满，默默不欲食，心烦喜呕，或胸烦而不呕，或渴，或腹中痛，或胁下痞硬，或心下悸、小便不利，或不渴、身有微热，或咳者，小柴胡汤主之。伤寒十余日，热结在里，往来寒热者，大柴胡汤主之。伤寒五六日，已发汗，复下之，胸胁满，小便不利，渴而不呕，头汗出，往来寒热，心烦，柴胡桂枝汤也。（《南阳活人书·卷八五十九》）

【解　　读】

问：往来寒热如何辨治？

回答说：往来寒热，是阴阳两种邪气相争的证候。阳不足的就先感到寒，然后发热；阴不足的就先发热，然后转寒。大致上可分为三类证型：有表证而往来寒热的，用小柴胡汤治疗；有里证而往来寒热的，用大柴胡汤治疗；已经发汗或已经泻下而往来寒热的，都可用柴胡桂枝干姜汤治疗。张仲景说：血气虚弱，毛孔疏松，感受风寒，正邪相争，往来寒热，时发时止，用小柴胡汤治疗。又说：伤寒、中风五六天，往来寒热，胸胁苦满，沉默寡言，不想吃东西，心中烦躁，想呕吐，或者胸中烦热而不呕，或者口渴，或者腹中痛，或者胸胁下痞硬，或者心悸、小便不利，或者不渴、身有微热，或者咳嗽的，用小柴胡汤治疗。伤寒、中风十余天，热结在里，往来寒热，用大柴胡汤治疗。伤寒、中风五六天，已经发汗，又用下法治疗，胸胁满闷，小便不利，口渴但不呕吐，头部汗出，往来寒热，心烦，用柴胡桂枝汤治疗。

第十章 刘河间《黄帝素问宣明论方》

第一节 刘河间与《黄帝素问宣明论方》

刘河间，即刘完素（约 1110—1200 年），字守真，号通玄处士，河北河间人，世称刘河间。刘河间自幼聪明好学、喜读医书。在他 25 岁的时候，母亲突然得了重病，曾经三次去请医生治疗，却都没有请到，致使母亲的病不能及时得到治疗，不久便病情恶化而死亡。这段不幸的经历，使刘河间悲痛欲绝，感慨万千，恨自己不懂医学而痛失母命，从此立下志向，专心学医。他初曾拜陈师夷为师，学成后独立行医，声誉渐隆。其为医，独好《素问》，朝夕研读，手不释卷，终得要旨，并根据其原理，结合北方环境气候特点，及民众饮食醇厚、体质强悍的特性，围绕《黄帝内经》病机十九条，倡伤寒火热病机理论，主寒凉攻邪，善用防风通圣散、双解散等方治疗，名盛于大定、明昌年间（1161—1195 年）。金彦宗曾三次征聘，坚辞不就，章宗爱其淳素，特赐号为"高尚先生"。刘完素认为，火热病机非常广泛，故而对于风、湿、燥、寒等一些病证，刘氏也从火热阐发，这样就形成了其以火热为中心的学术观点。其中，刘氏强调了风、湿、燥、寒诸气在病理变化过程中，皆能化生火热，而火热也往往是产生风、湿、燥、寒的原因，这就是著名的"六气皆能化火"学说。刘氏认为，风气与火热的关系十分密切，风有助火势之力，若已有火热之证，再兼有风气，则又可使火热病症表现更为突出。另一方面，病理上的风，又往往因火热过甚而成。而且，风与火热之气，在病变过程中，又往往容易相兼为病，这样风与火热的关系就十分密切了。对湿与火热而言，刘氏认为，人体感受热邪之后，由于火热怫郁于人体之中，造成气机不得宣行，则津液不布，水湿不运，停于人体成为水湿之邪。此外，若湿气闭郁，阳气不得宣通，亦可以内生火热。湿与热二者之间互相影响，形成了非常密切的关系。就燥与火热来讲，刘完素认为燥邪性属秋阴，属阴邪范围，并提出了治疗原则"宜开通道路，养阴退阳，凉药调之，慎毋服乌、附之剂"。他认为"金燥虽属秋阴，而其性异于寒湿，反同于风火热也"。即指燥虽属阴邪，但又有与风、火、热等阳邪类似的特点，而火热邪气伤人往往表现出干燥之象，这样，燥与火热的关系就十分密切了。至于寒与火热，一为纯阴，一为纯阳，水火难融，二者不可相兼为病。刘氏指出，寒性收引，感寒之后，闭塞其外，阳气不得宣通而怫郁，也可以成为热证。而"心火热甚，亢极而战，反兼水化制之，故寒栗也。然寒粟者，由火甚似水，实非兼有寒气也"。说明寒郁可以生热，热郁可见寒证，寒与火热的关系也十分密切。这样，就形成了以火热病机为中心的六气病机学说。随着他的创新理论广泛流传，师从者甚多，先后有荆山浮屠、葛雍、穆子昭、马宗素、镏洪、常德、董系、刘荣甫等从之，私淑者也不少，如张从正、程辉、刘吉甫、潘田坡等，最终形成明显的寒凉攻邪医风，开创了金元医学发展的新局面，形成金元时期一个重要学术流派"河间学派"。他从 25 岁开始研究《黄帝内经·素问》，直到 60 岁从未中断，学识渊博。他据《素问》病机十九条，阐明六气过甚皆能化火的理论。故治法上多用寒凉药，并创制了不少治疗伤寒病的方剂，对后世温病学说有很大启发。为中医学各学派的创立奠定了良好的基础。

《黄帝素问宣明论方》，又名《宣明论方》《医方精要宣明论》，十五卷，成书于 1172 年，是刘河间重要的临床著作。卷一、卷二把《黄帝内经》记载的六十一种病证加以解释与论述，并制定六十二方与其配合。以下诸卷共分十七门，每门先述总论，下列主治之方，计三百五十首左右。《宣明论方》是一部很有临床价值的著作，金元时期盛行于北方，与南宋的《太平惠民和剂局方》形成了南北对峙的局面，后人称之为"南局北宣"。宋代官方颁布的《太平惠民和剂局方》用药多温燥，而刘完素生活的北方地区风土刚燥，居民禀赋强壮，兼之饮食牛羊乳酪，脍炙醇浓。而刘氏所处时代又是宋金交战，动乱不安，因而疫病多次流行，这些热病用《太平惠民和剂局方》温燥之品治疗，往往无效，对刘氏有很大启示，因而从《黄帝内经》病机十九条及运气学说中受到启示，提出"火热论"观点，一反当时流行的擅用温燥药的习惯，多以寒凉之剂抑阳泻火，独成一派，对后世影响很大。同时，《素问》《灵枢》虽然提到了大量杂病，但方药仅仅记述了十二方，刘氏根据自己多年的临床经验，对《素问》的五十一种杂病一一提出治疗方药，使《黄帝内经》杂病理论与临床紧密结合，著成《黄帝素问宣明论方》一书。刘完素从五运六气出发，提出"六气皆从火化"，"伤寒六经传变皆是热证"说，动摇了当时寒邪致病说的统治地位，结束了辛温法统治外感病的局面，补充了仲景之未备，为温病学家探索新的病因病机和治法奠定了基础。在此基础上，明代吴又可创立戾气学说，清代余霖创立疫疹"火热侵及肺胃布散十二经"说，叶天士创立卫气营血辨证学说，吴鞠通创立了三焦辨证说等，使温病学说逐渐成熟完善起来。刘完素倡导表里双解、清热泻火、苦寒燥湿、通里攻下等法，对后世温病学派辛凉宣透、甘寒清热、苦寒清热、淡渗利湿、通腑泄热等法都产生了重要的影响。

《黄帝素问宣明论方》版本众多，现存元刻本、明《古今医统正脉全书》本、《刘河间医学六书》（明万历二十九年步月楼刻本）、《刘河间伤寒三书》（明末秀谷吴继宗刻本）、《刘河间伤寒三书》（清宣统元年上海千顷堂书局石印本）等，1949 年后有排印本。本章以《古今医统正脉全书》本为据，参考《刘河间伤寒三书》（明末秀谷吴继宗刻本），本章节选与温病三焦和卫气营血辨证理论相关的原文进行讲解。

第二节 《黄帝素问宣明论方》

【原文 1】

  膀胱不利，致三焦约①而遗溺②，肾精不足，强上冥视③，唾之若涕④，恶风振寒，为之劳风。（《黄帝素问宣明论方·卷一·诸证总论》）

【注　释】

①三焦约：三焦者，水谷之道路，气之所终始也。若出现小腹痛肿、小便不利等症，此乃邪在三焦，约束而不得行，故名三焦约，治当疏导三焦，分别清浊。
②遗溺：即遗尿，指睡眠中小便遗出，多见于虚证。
③强上冥视：强上，指头项强急不舒；冥视，指视物不清。
④唾之若涕：唾出黏痰似鼻涕。

【解　读】

膀胱气化功能失常，邪在三焦，约束而不得行，三焦气机受阻，出现遗尿，肾之精气亦表现为不足，头项强急不舒、视物不清，唾出黏痰似鼻涕，出现恶风寒的症状，这就是劳风病。

本条论述了三焦与肾、膀胱、肺在遗溺中的关系。这是刘河间总结《黄帝内经》脏腑之三焦和部位三焦的含义，运用三焦理论分析遗溺的病机。其认为三焦气虚可导致遗尿，肺从上焦，通调水道，下输膀胱，肾上连肺，且肺为肾之母脏，母虚子亦虚，子病亦可及母，肺属金，肾与膀胱属水，所以金乃水之源，膀胱乃渗泄之腑，肾者主之，肾精不足，则见强上冥视，唾之若涕，肺气不足，则见恶风振寒，此则三焦不足可知。为后世从三焦论治疾病提供借鉴，亦为温病学派三焦辨证理论的创立提供参考。

【原文 2】

热盛则阳络①溢，阳络溢为衄衊②。(《黄帝素问宣明论方·卷一·诸证总论》)

【注　　释】

①阳络：指上行或部位较浅的脉络。
②衄衊：狭义专指各种程度的鼻出血，广义上也可指汗孔乃至全身各处出血，在此指鼻出血。

【解　　读】

热邪旺盛则容易出现上行或部位较浅的脉络之血外溢，其外溢多表现为鼻出血。

本条体现了上焦热盛动血的症状。刘河间倡导"火热论"，擅于从火热分析疾病的病机，其认识到上焦火热之邪旺盛导致迫血妄行，会出现衄血的情况。有鉴于此，后世医家叶天士提出热邪入血分之"入血则耗血动血"的病理表现。吴鞠通则进一步在《温病条辨》上焦篇中指出太阴温病上焦血溢的治疗方药："太阴温病，血从上溢者，犀角地黄汤合银翘散主之。"

【原文 3】

一阳①发病，少气嗽泄②，三焦不利，上咳下泄，心烦不宁，其动若掣，调中散主之，治心掣③不定，胸中刺，气痞壅，上苦咳嗽，下苦泄利。

白术　干姜炮　当归　人参　五味子　赤茯苓去皮　甘草炙各一两　　官桂一两半

上为末，每服三钱，水一盏，煎至八分，温服，去滓，稍热，日二服，临卧。(《黄帝素问宣明论方·卷一·心掣证》)

【注　　释】

①一阳：指少阳。
②嗽泄：嗽，指咳嗽；泄，指泄利。
③心掣：心掣是一个病名。心悸掣动，属怔忡之类。掣，牵引之意。或因心气虚寒，或因胆与三焦火炽传心所致。症见心悸不宁，有牵引紧缩感，甚则作痛，伴少气、咳呛或便泄。

【解　　读】

少阳经出现病症，见言语无力，呼吸微弱，咳嗽，大便泄泻，出现三焦气虚，气机不利，在上则见咳嗽，在下则可见腹泻，久则可致心阳不足，出现心神不定、烦躁不安，甚至心悸。用调中散治疗，其主治心悸掣动无规律，胸部刺痛，气机痞满滞塞，上焦出现咳嗽，下焦出现腹泻。

本条论述了三焦与心掣证的关系。刘河间重视从三焦论治疾病，调中散虽名调中，实则以调补中焦之气通利三焦，方中白术、赤茯苓健脾益气，干姜、官桂温中助阳，五味子补肺气，人参大补元气，当归补气活血，如此则三焦之气得补，气机得畅。为后世温病学派创立三焦辨证提供借鉴。

【原文 4】

胆受胃热，循脉而上于脑，阳络溢，血妄行，在鼻空衊，目瞑①者。定命散治胆受热，血妄行，鼻中衄衊②并血汗不止。

朱砂　水银　麝香各等分

上为末，每服半钱，新汲水调下，不计时候。如用药，看老幼虚实加减。(《黄帝素问宣明论方·卷一·衄衊证》)

【注　　释】

①目瞑：闭眼不想睁开。

②衄蔑：也作"衄蔑"，狭义专指各种程度的鼻出血，广义上也可指汗孔乃至全身各处出血，本条特指鼻出血。

【解　　读】

胆经受胃中邪热熏蒸，邪热循少阳胆经上循于头面部，浅表的络脉为热邪灼伤致血溢脉外，迫血妄行，表现为鼻出血，闭眼不想睁开。定命散主治胆经受热，迫血妄行，鼻中出血不止。

本条论述了衄蔑证的病因病机、临床表现及治疗方药。刘河间认为，导致衄蔑证的病因是胃中有热，其病机是胃热传少阳胆经上循脑，致头面部阳热盛，迫血妄行，而出现鼻出血。其实质也是热入血分的过程，方用定命散主治，方中朱砂、水银性寒而清血热，麝香活血通络而祛瘀。后世温病学家叶天士总结前人经验，进一步提出"入血就恐耗血动血，直须凉血散血，加生地、阿胶、赤芍等物"的热入血分治疗原则及药物。

【原文 5】

小腹痛，不得大小便，邪气入客①，约而不行，故谷气②不得通也，枳壳丸主之，治三焦约，调顺三焦气脉，消痞滞③，利胸膈，治风，通大小便。

陈皮一两　槟榔半两　牵牛四两（一半生一半熟，捣，取头末一两半，余不用）木香一分　枳壳二两

上为末，炼蜜为丸，如桐子大，每服十五丸，生姜汤下，食后，日三服。（《黄帝素问宣明论方·卷二·三焦约证》）

【注　　释】

①邪气入客：指外界的病邪进入人体并对身体健康产生不良影响。

②谷气：饮食水谷之气。

③痞滞：是指脾胃气机不畅，胃脘痞胀不适的感觉。

【解　　读】

小腹部疼痛，大小便不通，是由于外邪侵入体内，气机受阻而不运行，所以饮食水谷之气不能够畅通，用枳壳丸为主方，治疗三焦约症，调理通顺三焦气机及脉道，通利胸膈，祛风邪，疏通大小便。

本条概括了三焦约证的临床表现、病因病机和治法方药等。外邪侵入，三焦气机不通，脾胃升降失调，致二便不通，小腹疼痛，刘河间提倡行气导滞、攻里通下，用枳壳丸主治，陈皮、木香、枳实行气导滞，槟榔、牵牛攻里通下，则三焦气脉通畅，诸症可愈。对后世温病学派治疗中焦积滞使用通腑泄热等治法产生了重要的影响。

【原文 6】

所谓风气甚而主目眩运①，由风木王则是金衰不能制木，而木能生火，故风火多为热化，皆为阳热多也。（《黄帝素问宣明论方·卷三·诸风总论》）

【注　　释】

①眩运：即眩晕。

【解　　读】

风邪太过而引发其主病见头晕目眩，由于风邪属木，而金衰不能克木，而五行中木能生火，风火相合多表现为化热，是因为阳热盛。

本条论述了风火化热。刘河间主张"六气皆从火化"，此条即为风气生火化热之论，风属木，而木生火，故风火为邪，阳热盛。风火化热为后世温病学派对风温病的认识提供了理论基础，陈平伯进而提出"盖风不兼寒，即为风火"之论。

【原文 7】

又曰，风寒热诸疾之始生也，人之脏腑皆风之起，谓火热阳之本也。谓曲直动摇①，风之用也；眩运呕吐，谓风热之甚也。夫风热怫郁②，风大生于热，以热为本，而风为标风③，言风者，即风热病也。（《黄帝素问宣明论方·卷三·诸风总论》）

【注　　释】

①曲直动摇：风属木，曲直，指树木枝条具有生长、升发、柔和，能屈能伸的特性，引申为风具有生长、升发、条达、舒畅等类似性质。风性主动，动摇，指风邪致病具有动摇不定的特征。

②怫郁：滞留郁结。

③标风：以风邪为标。

【解　　读】

风寒、风热等疾病发病之源，人体五脏六腑都是产生风邪之处，火热其本质为阳邪。柔和升发、动摇不定是风邪所致，眩晕呕吐是风热之邪太过。风热病邪滞留郁结，风由热邪大盛而产生，以热邪为本，以风邪为标，此风即是风热病。

本条提出了"热极生风"之论。刘河间在诊治中风病方面，对其病因病机、诊断、治法、预后等有其独到见解和认识，刘氏创新了《黄帝内经》和前代医家有关中风的论述观点，突破了前代以"外风"论治的障碍，主张"亦非外中于风"，首创中风病的"内风"观，认为中风病以热为本，以风为标，提出热极生风理论，开创了论治中风由外风转向内风的先河。后世温病学家在河间学派从"内风"论治中风的基础上进一步创新理法方药，如叶天士提出"阳化内风"之说，吴鞠通更明确提出治疗温病热盛动风证、阴虚风动证等病证之方药。

【原文 8】

夫热病者，伤寒之类也。人之伤于寒，则为病热。寒毒藏于肌肤，阳气不行散发，而内为怫结①，故伤寒者反病为热，热虽甚不死。奈巨阳②为首，巨阳者，诸阳之属也。（《黄帝素问宣明论方·卷四·热总论》）

【注　　释】

①怫结：郁结不解。

②巨阳：经络名称，太阳经的别名。

【解　　读】

热病属于伤寒一类的疾病，人外感寒邪，则可出现发热。寒邪太甚闭藏于人体肌表，阳气不能向外运行散布于体表，而在里郁结不解，故郁而发热致感受寒邪而反见发热，其热势虽甚却不致命。太阳为诸阳经之首，太阳经统率人身的阳经，其经脉上连风府，而风府会聚督脉和阳维脉，所以太阳经主持人身阳经之气。

本条概述了热病与广义伤寒的关系，以及伤寒化热的机制。刘河间解释六经传受主要依据《素问·热论》曰"今夫热病者，皆伤寒之类也""人之伤于寒者，则为病热"，指出伤寒为热主要是寒化热。将伤寒释为热病，开拓了《伤寒论》研究的另一途径，为后来的温热病找到了切入点。明代医家吴又可认为，温病的过程中，邪气可以浮越诸经，"浮越某经即显某经之病"，如浮越太阳经，可兼有头项痛、腰痛，浮越于少阳经，可兼有胁痛、耳聋、寒热、呕而口苦。这与河间的六气传变有着相似之处。后世医家吴鞠通更加细分了伤寒和温病的区别，吴氏认为，伤寒和温病两病，实有水火的区别，伤寒之源，源于水，温病之源，源于火。伤寒为寒邪，是水之气，先伤膀胱经，是以水病水；温病为温邪，是火之气，先伤肺经，是火乘金。该看法实为在刘河间的基础上经过总结实践而得来。

【原文 9】

　　《素问》诸热瞀瘛①，暴喑冒昧②，躁扰狂言，骂詈惊骇，肤肿疼痠③，气逆，皆手少阳相火心胞络、三焦之气也。（《黄帝素问宣明论方·卷四·热总论》）

【注　　释】

①瞀瘛：瞀，指目眩、眼花或心烦闷乱、神志昏糊；瘛，指四肢抽搐。
②暴喑冒昧：暴喑，系指突然声音嘶哑或失音的急性喉部病证；冒昧，指神志迷糊症状。
③痠：同"酸"，疼痛的意思。

【解　　读】

《素问》讲的各种发热而见视物昏花，肢体抽搐的病证，突然声音嘶哑或失音的急性喉部病证，神志迷糊症状，急躁乱动，精神狂妄，语言粗鲁，辱骂诅咒，惊恐不安，皮肤肿胀酸痛，气机上逆，皆属于少阳心包、三焦相火之气。

本条概述了三焦火热实证的临床表现。刘河间从五运六气出发，提出"六气皆从火化"，动摇了当时寒邪致病说的统治地位，结束了辛温法统治外感病的局面，补充了仲景之未备，为温病学家探索新的病因病机和治法奠定了基础。在此基础上，明代吴又可创立戾气学说，清代余霖创立疫疹"火热侵及肺胃布散十二经"说，叶天士创立卫气营血辨证学说，吴鞠通创立了三焦辨证说等，使温病学说逐渐成熟完善起来。

【原文 10】

消痞丸

　　治积湿毒热甚者，身体面目黄，心胁腹满，呕吐不能饮食，痿弱难以运动，咽嗌不利，肢体焦尪①，眩悸②膈热，坐卧不宁，心火有余而妄行，上为咳血、衄血，下为大小便血，肠风痔瘘，三焦壅滞闭癃③，热中④消渴，传化失常，小儿疳积热。

　　黄连　干葛各一两　　黄芩　大黄　黄檗　栀子　薄荷　藿香　厚朴　茴香（炒）各半两　木香　辣桂各一分　　青黛一两（研）　牵牛二两

　　上为细末，滴水丸，如小豆大，每服十丸，新水下，温水亦得，小儿丸如麻子大。病本湿热内甚，本自利者，去大黄、牵牛，忌发热诸物。（《黄帝素问宣明论方·卷四·药证方》）

【注　　释】

①焦尪：焦，指干枯；尪，同"尩"，指脊背弯曲。

②眩悸：头晕心悸。

③闭瘅：闭，指大便不通，便秘；瘅，指热症或湿热症。

④热中：指内热。

【解　读】

消痞丸治疗湿毒积聚化热，热势很重的病证，可见全身尤其是面部、双目发黄，胸胁部、腹部胀满，呕吐并伴有不想饮水、进食，身体萎靡虚弱致行走困难，咽喉也不适，肢体瘦弱干枯、脊背弯曲、头晕心悸、胸膈发热，静坐、睡觉都自觉烦躁，心火盛而导致血液不循常道，在上焦表现为咳痰带血、鼻中出血，在下焦表现为大小便带血，便血痔疮，三焦气机蕴结滞留，大便不通，湿热内留，内热多饮、多食、多尿、形体消瘦，气机传输运化失其常道，小儿可见疳积发热。

本条概述了消痞丸治疗三焦湿毒化热证。湿毒久积化热弥漫三焦，可见全身及面目发黄、身体痿弱行走困难，湿热熏蒸上焦可见咳痰带血、鼻出血、咽喉不利、头晕心悸及胸膈发热等症，湿热内阻中焦可见腹部胀满、呕吐而不欲饮食等症，湿热流注下焦则见大小便带血、痔疮等症，刘河间主张用具有清热泻火、苦寒燥湿之效的消痞丸治疗，为后世温病学家从三焦论治湿温、伏暑等湿热类温病及提出淡渗利湿、苦寒清热等治法提供借鉴。

【原文 11】

妙功藏用丸新补

亦名显仁丸，又名神芎丸，治呕哕不食，痿弱难运，血溢血泄①，淋闭②不通，或泄利，三焦壅滞，传化失常，功不可述，并宜服之。

大黄　黄芩　黄连各半两　黑牵牛一两　滑石二分　荆芥穗二两　防风一分　川芎一两　木香二分　官桂三分（去皮）。（《黄帝素问宣明论方·卷四·药证方》）

【注　释】

①血溢血泄：血溢，指血失常道从上窍溢出；血泄，即大小便下血。

②淋闭：病证名。又作淋闷、淋秘。淋与癃闭的总称。小便滴沥涩痛谓之淋，小便急满不通谓之闭。

【解　读】

妙功藏用丸，亦名为显仁丸，又名为神芎丸，用来治疗呕吐不欲饮食，身体萎靡虚弱难以行走运动，血失常道从上窍溢出或大小便下血，小便滴沥涩痛或急满不通，或者大便泄泻下利，三焦气机蕴结滞留，气机传输运化失其常道，妙功藏用丸功效很好难以描述，最好服用才能知道。

本条概述了运用妙功藏用丸治疗三焦壅滞化热证。刘河间用表里双解之妙功藏用丸治疗三焦气机壅滞，传化失常，郁而化热，在上部出现鼻出血、牙龈出血、呕吐不欲饮食，在下部可见大小便下血，或者小便滴沥涩痛或急满不通，或者大便泄泻下利，对后世温病学派辛凉宣透、苦寒清热等治法产生了影响。

【原文 12】

黄连解毒汤

治伤寒杂病，热毒烦闷，干呕口燥，呻吟喘满①，阳厥②极深，蓄热内甚，俗妄传为阴毒者。及汗下吐后，寒凉诸药不能退热势。两感③证同法。

黄连（去须）黄柏　黄芩　大栀子各半两。

上锉如麻豆大，每服称半两，水一茶盏，煎至四分，绞去滓，温服。（《黄帝素问宣明论方·卷六·伤寒门》）

【注　释】

①呻吟喘满：呻吟，指病痛时的低哼声；喘满，指气喘而有胸部满闷证候。

②阳厥：热盛而致手足厥冷，甚至不省人事的病证。一名热厥。

③两感：两感，指阴阳两经表里同病，又称"伤寒两感"，"重感"的别称，即重复感受两种病邪。如脏腑本有积热之邪在内，又再外感风寒，出现表里同病的证候。

【解　读】

黄连解毒汤治疗外感风寒或内伤杂病导致热势太甚而出现情绪烦躁，干呕、口中干燥，因病痛不适而导致出现低哼声，气喘且伴有出现胸部满闷的证候，热盛而致手足厥冷，体内蓄积热邪太甚，民间错误地传为阴毒。以及用了汗法、下法、吐法之后，各种寒凉药物都不能使热势减退。阴阳两经表里同病或重复感染两种病邪亦可以用此法。

本条概述运用黄连解毒汤治疗三焦火毒热盛证。刘河间主张"六气皆从火化"，倡导"火热论"，擅于用寒凉药物治疗各种火热症，对于外感或内伤疾病出现三焦火热炽盛的表现，症见烦躁、口干舌燥、呕吐、气喘胸满，甚至出现厥逆，其用黄连解毒汤清热泻火解毒，全方以苦寒之黄连、黄柏、黄芩、栀子四味药组成。为后世温病学派苦寒清热等治法的提出产生了影响。

【原文 13】

凉膈散

一名连翘饮子，亦有加减法。治伤寒表不解，半入于里，下证未全；下后燥热怫结于内，烦心懊①，不得眠，脏腑积热，烦渴头昏，唇焦咽燥，喉闭目赤，烦渴，口舌生疮，咳唾稠黏，谵语狂妄②，肠胃燥涩，便溺结，风热壅滞，疮癣发斑，惊风热极，黑陷将死。

连翘一两　山栀子半两　大黄半两　薄荷叶半两　黄芩半两　甘草一两半　朴硝一分

上为末，每服二钱，水一盏，蜜少许，同煎至七分，去滓，温服。（《黄帝素问宣明论方·卷六·伤寒门》）

【注　释】

①懊：烦恼。

②谵语狂妄：表现为神志错乱、迷惑、语无伦次、不安宁、激动等特征，并时常带有妄想或幻觉的暂时性神经失常。

【解　读】

凉膈散又名连翘饮子，也有加减法。治疗伤寒表证没有解除，而传入半表半里，但是可下之证尚未全备的情况；用下法之后出现伤阴燥热郁结在里，情绪烦躁，睡不着觉，体内脏腑内积有热，表现为心烦口渴，头部眩晕，口唇及咽喉干燥，喉部疼痛闭阻，眼部发红，口腔舌体生热疮，咳吐出来的唾液是黏稠的、神志错乱、迷惑、语无伦次、不安宁、激动等特征，并时常带有妄想或幻觉的暂时性精神失常；胃肠道是干涩阻滞，故大小便内结不通畅；风热之邪蕴结滞留于体内，出现皮肤生疮癣、发斑疹；甚至出现热极生风，手脚搐搦。如疮、斑疹等出现颜色变黑而内陷，就离死亡不远了。

本条概述运用凉膈散治疗上中二焦火热证。刘河间用凉膈散治疗伤寒入半表半里而误用下法，致热邪入里，郁结不解，出现心烦失眠、口渴、眩晕、口唇及咽喉干燥伴喉部疼痛、眼部发红、口舌生疮，甚至出现神志错乱、迷惑、语无伦次等特征并时常带有妄想或幻觉的暂时性精神失常，大便不通，可出现皮肤生疮癣、发斑疹，其实质是上中二焦火热证。对后世温病学派辛凉宣透、甘寒清热、苦寒清热等法都产生了重要的影响。

【原文 14】

紫菀散

治劳，体热心寒，脉滑短，咳嗽，妇人多有此疾，口干眼涩，骨瘘短气，皆因肠胃燥滞，营卫不能开发，玄府①闭塞，热郁内余；可以开发阴阳，宣通涩滞，和营卫，顺三焦，兼服人参白术汤。

紫菀 桑白皮 桔梗 续断 甘草 五味子各一两 赤小豆一合

上为末，水一大盏，药末五钱、青竹茹弹子大，同煎至七分，温服，去滓。（《黄帝素问宣明论方·卷九·劳门》）

【注　释】

①玄府：指皮肤表面的汗毛孔，以其细微幽玄不可见，或汗液色玄，从孔而出，故名玄府。

【解　读】

紫菀散治疗虚劳，体表烦热心胸阳气不足，脉象短而滑，咳嗽，妇女多发此类疾病，口干眼睛干涩，筋骨瘘弱，呼吸气短，都是由于胃肠有燥邪为患，积滞在里，导致营卫二气不能被调动散布于全身，皮肤汗孔开阖失常而闭塞，热邪不得发散而郁于体内。紫菀散可以调动人体阴阳之气，宣通壅涩之积滞，调和营卫，调顺三焦气机，可以配合人参白术汤服用。

本条概述了内热消渴的病因病机及治法方药。在水谷精微和津液生成代谢过程中，胃的游溢精气、小肠的泌别清浊、大肠主津发挥了重要作用。津液在脾气散精作用下通过三焦布散周身，三焦主持诸气，是一身之气升降出入的通道。故刘河间认为，燥热邪气郁闭胃肠三焦玄府，导致气、津液生成输布障碍，形成消渴，而其治疗重在宣通三焦气机、调和阴液，故其以紫菀散开发阴阳，宣通涩滞，和营卫，顺三焦。后世叶天士提出治疗湿热病"通阳不在温，而在利小便"亦是重视宣通气机。

【原文 15】

燥干者，今肺之本燥①，金受热化，以成燥涩也。兼火热，致金衰耗液而损血。郁而成燥者，由风能胜湿，热能耗液。（《黄帝素问宣明论方·卷十·燥门》）

【注　释】

①肺之本燥：肺属金，金性燥，肺为娇脏，肺亦受燥邪侵袭。

【解　读】

因燥而干，肺属金，金性燥，肺为娇脏，肺亦受燥邪侵袭，肺受燥邪而化热，而导致干燥涩滞。燥邪兼夹火热之邪，导致肺之津液耗损，耗损太过则使血液亦受损。邪气郁滞而导致干燥，由于风性善行而能祛湿，热性炎上而能损耗津液。

　　本条论述了燥热化火伤阴的病证。《素问·六元正气大论》指出："燥胜则干。"王冰注曰："干于外则皮肤皴折，干于内则精血枯涸，干于气及津液，则肉干而皮著于骨。"在此基础上，刘河间总结为"诸涩枯涸，干劲皴揭，皆属于燥"。燥邪多为内燥，由风、热、寒邪产生，风能胜湿化燥，热能耗液为燥，寒主收敛致燥。燥邪产生后，耗伤气血津液，导致郁闭玄府，燥邪常与热邪相兼致病。明末清初著名医家喻嘉言受刘完素燥气病机的影响，对秋燥独加阐述，创立了著名方剂清燥救肺汤，不仅发展完善了秋燥的病因病机和治疗方法，而且对温病学的发展也做出了贡献。清代温病学家吴鞠通治疗秋燥，除应用桑杏汤、沙参麦冬汤、翘荷汤外，即选用清燥救肺汤治疗，他说："诸气膹郁，诸痿喘呕之因于燥者，喻氏清燥救肺汤主之。"

【原文 16】

　　　　狂阳心火①燥其三焦，肠胃燥热怫郁，而水液不能宣行也，则周身不得润泽②，故瘦悴③黄黑也。(《黄帝素问宣明论方·卷十·燥门》)

【注　　释】

　　①狂阳心火：心火旺盛。
　　②润泽：滋润荣泽。
　　③悴：憔悴。引申为枯槁，失去润泽。

【解　　读】

　　心火旺盛使三焦津液被劫而出现干燥，胃肠道内燥热郁滞，导致津液不能宣通运行于全身，则出现全身皮肤肌肉等失去滋润荣泽，而表现为形体肌肉瘦弱、皮肤枯槁而色黄黑。

　　本条概述了三焦燥热的临床表现。刘河间认为，燥热邪气产生之后作用于胃肠，因为"盖燥热太甚，而三焦肠胃之腠理怫郁结滞，致密壅塞，而水液不能渗泄浸润于外，荣养百骸"，引起津液吸收功能障碍，出现形体瘦弱、皮肤枯槁。在此基础上，后世温病学家进一步补充完善燥邪致病学说，如清初喻嘉言在《医门法律》中指出《黄帝内经》中"秋伤于湿"应为"秋伤于燥"，并著有论述燥邪为患的专篇"秋燥论"，首立秋燥病名，并创制清燥救肺汤为治秋燥主方。对燥邪的寒热属性，各医家的看法不同，如喻嘉言认为燥属火热，沈目南认为燥属次寒，俞根初、王孟英、费晋卿又认为秋燥有温、凉两类，吴鞠通则以胜复气化之理来论述燥气，以胜气属凉，复气属热。

第十一章　张子和《儒门事亲》

第一节　张子和与《儒门事亲》

张子和（1156—1228 年），名从正，号戴人，晚号上津老人。张子和的故里，在《儒门事亲》及我国医史文献中有多种记载，分别有"睢州考城""宛州""陈州""郜城"等，比较统一的说法是前者，据史料考证，更确切一点应该是现在的兰考县与民权县之间是其故乡，其他则是久居之地及游逸行医之地，或因时代不同建置辖属变更或易名而已。金贞元四年（1156 年），张从正生于金朝睢州考城县张老庄（今兰考县小宋集北四里北沙岗）张从正因家乡民权为春秋时期戴国，而自号"戴人"。十余岁时承庭训，跟随父亲学医，博览医书，深究医理，勤奋自励，弱冠成器，二十余岁悬壶应诊。中年时代，即成一方名医。他用药也以寒、凉为多。他认为风寒等是在天之邪气，雨露等是地之邪气，最容易使人染病。饮食的酸、苦、甘、咸等是水的各种邪气，也是致病的原因，认为这些病因都不是人体内所应有的，一旦致病，就应当祛除体外。祛除方法采用汗、下、吐三法为要，凡风寒痼冷等所致，疾病在下，可用下法；凡是风痰宿食所致，可用吐法。他行医奔波于陈州、徐州、汴京、归德府数十府、州、县，医疾救亡，功绩卓著，深得人民敬仰。张从正后来长期在陈州宛丘县行医，又有人称他为"张宛丘"。金宣宗兴定年间，谕诏从正，补太医，因非其所愿，不久辞职归里，后与麻知几、常仲明等讲研医理，著书传世。他毕生从事"攻邪存正"研究，论病首重邪气，治病祛邪为先，主张祛邪则元气自复，擅用汗、吐、下三法，与刘完素、李东垣、朱丹溪一起被后世誉为金元四大家。

《儒门事亲》是张子和的代表作，其中包括他平时撰写的论文和临床经验的收集，约于 1220 年前后著成，取名《儒门事亲》的用意是：儒者能明事理，事亲的人就应当知医道。全书共十五卷，前三卷为张子和亲撰，后十二卷由麻知几、常仲明整理润色而成，是一部杂记式的著作，蕴涵着张子和学术思想的精华，保存了他医疗实践中许多独特、有效的治疗方法。病因发病学观点，是张子和《儒门事亲》的学术亮点。张子和认为，人体发病皆由邪气所致，病的虚实变化、病程长短、病情轻重皆与邪气有关，因而要治愈疾病就必先攻邪，邪去则正复。这是张子和病因发病学观点的学术思想核心，是运用汗、吐、下三法的理论依据，从而确立了"论病首重邪气，治病先论攻邪"的诊治疾病总原则。可以概括为"病因邪生、证由邪定、邪去正安"。张子和根据病邪的由来分为三种，分别称为"天邪""地邪""人邪"，认为天之六气为天邪，天邪发病在乎上；地之六气为地邪，地邪发病在乎下；人之六气为人邪，人邪发病在乎中。感邪不同则病位不一、证候各别，治疗则要因势利导，所谓"处之者三，出之者亦三"，从而为汗、吐、下三法的运用初步确定了适应范围，即在表者用汗，在下者用下，在上者用吐。张子和又把诸药物、诸治法统于三法之中，如"辛、甘发散，淡渗泄，酸、苦、咸涌泄。发散者归于汗，涌泄者归于吐，泄者归于下。渗为解表归于汗，泄为利小便归于下"。又如把引涎、追泪、嚏气等凡上行者皆并为吐法；把针、灸、蒸、薰、按摩等凡能解表者皆并为汗法；把催生、下乳、通经、逐水、泄气凡下行者皆并为下法等。因此张子和断然提出"三法可以兼众法"的结论，并说"圣人止有三法，无第四法也"。可见张子和运用的汗、吐、下三法远远超出了《伤寒论》开创的三法范围，突破了六经辨证治疗的常规用药规律。

张子和祛邪三法之中，以下法最多，不论杂病、伤寒，皆有使用，而汗法多用于外感，吐法则多用于奇难杂证。他治郁证则强调吐法和下法，所谓"吐之令其条达"。他据此治愈了一些情志性疾病，说明他用吐、下治病方法至精至熟。张子和极力主张养生用食补，治病用药攻，反对滥用补药。认为使用三法旨在抑强平亢，所以要攻字当头，夺字为先，但必须中病即止。饮食调养，五味贵和，不可偏胜，否则则增气为祸。这是他攻邪存正思想的另一侧面，也是他补偏救弊的意识反映。张子和的病因发病学思想，还据《素问》"百病皆生主于气"的理论，又据刘河间之说，认为情志性疾病与"心"有关，所谓"五志所发，皆从心造……以平心火为主"。他又据五行生克制胜之理，提出了"九气疾病更相为治"观点，"悲可以治怒……喜可以治悲……恐可以治喜………怒可以治思……思可以治恐"，并以此观点指导心理治疗，改变病人心理病理状态，从而取得良好效果。书中记述了一些相关病案，说明张氏极有卓见，既继承前贤理论，又丰富自己内容，读后备感新颖。该书注重阐发邪实为病的理论，倡导攻下三法治疗诸病。书中以六邪归纳诸病之因，以三法治之，名之为"六门三法"，他在书中极力矫正当时的世医喜用温补的毛病，创立以"攻邪论"为中心的理论学说，主张祛邪以安正，并对自己提出的"汗、下、吐"三法的运用，从理论到实践都作了详细的论述。三法均有具体用法、注意事项、禁忌证，应用范围广泛，内容丰富，所用药物遵崇完素，偏于寒凉，颇有心得。同时书中对应用补法有独到见解，认为邪去后才可言补，重在以五谷、五蔬、五果、五畜、五菜充养之。他用"气血壅滞"的理论，把许多疾病的治疗纳入"宣通气血"疗法的范围。丰富和发展了中医学的治疗方法和临床用药，推动了后世温病学的发展。

《儒门事亲》有 22 种不同版本。金代刻本已不可复见，据考证，其概貌与现通行本内容出入不大。元代刻本为现存最早刻本。明代刻本有两种版式。一是《医方类聚》辑录本，以丛书面目出现；二是邵辅本与《古今医统正脉全书》本，邵本十四卷（不包括非子和所著的《三消论》），《古今医统正脉全书》本十五卷（含《三消论》），均为现通行本的主要底本。清代刻本以《四库全书》本为代表，民间也多有坊刻本。国外刊本有日本正德辛卯八月据邵本的翻刻本，是为日本洛阳松下睡鹤堂本。民国期间较好的刊本是《中国医学大成》丛书所收录的刊本。本章以《古今医统正脉全书》本为据，节选与温病密切相关的 12 条原文进行讲解。

第二节　《儒门事亲》

【原文 1】

春之温病，夏之热病，秋之疟及痢，冬之寒气及咳嗽，皆四时不正之气也，总名之曰伤寒。人之劳役辛苦[①]者，触冒[②]此四时风、寒、暑、湿不正之气，遂成此疾。（《儒门事亲·卷一·立诸时气解利禁忌式三》）

【注　释】

①劳役辛苦：劳役，指为政者役使人民作工，强迫的劳动；辛苦，指艰难困苦，很疲倦的感觉；故劳役辛苦引申为过度劳动、辛苦劳动。
②触冒：触，接触之意，冒，指冒着，引申为感受、遭受之意。

【解　读】

发于春季的温病，发于夏季的热病，发于秋季的疟疾及痢疾，发于冬季的寒邪及咳嗽，皆属于四时不正之气，统称为伤寒病。人们在过度辛苦劳动之后，感受这一年四季之风邪、寒邪、暑邪、湿邪等不正之气，从而导致伤寒病的发生。

本条概述了四时不正之气及其致病条件。这是张子和对外感病邪，即"虚邪贼风"的致病过程的概述，同时重申了《黄帝内经》中"邪之所凑，其气必虚"的发病原理。为后世温病学派审视温病的病因病机及发生提供借鉴，如陈平伯提出"总见里虚者表不固，一切时邪，皆易感受"之论。

【原文 2】

人之伤于寒也，热郁于内，浅则发，早为春温①。若春不发而重感②于暑，则夏为热病。若夏不发而重感于湿，则秋变为疟痢。若秋不发而重感于寒，则冬为伤寒。故伤寒之气最深。（《儒门事亲·卷一·立诸时气解利禁忌式三》）

【注　释】

①春温：伏气温病的一种，系冬受寒邪，伏至春季所发的温热病。
②重感：即重复感受两种病邪。

【解　读】

人们感受风寒之邪，邪热郁闭于内，邪伏层次较浅则发病，早发于春季为春温。如果春季不发病，而至夏季再感受暑邪，则夏季发为热病。若夏天也不发病，但感了湿邪，到秋季就发为疟疾、痢疾等病。若秋季也不发病，但是却感受了寒邪，到冬季则发为伤寒病。所以至冬季发为伤寒的，之前感受的邪气伏于体内的位置最深。

本条提出了春温的病因病机。张子和对伏邪发病的理解，伤寒热郁于内，至春发为春温，至夏由暑邪诱发为热病，至秋感于湿邪发为疟痢，至冬发为伤寒，颇具有伏气温病的理论雏形，是对《黄帝内经》"冬伤于寒，春必温病"理论的进一步阐发。后世温病学家在此基础上进一步完善伏邪温病相关理论，如叶天士提出"春温一证，由冬令收藏未固，昔人以冬寒内伏，藏于少阴，入春发于少阳，以春木内应肝胆也"。并提出苦寒清里热的治法，以黄芩汤为主方，若因外邪引动，须先辛凉解表。

【原文 3】

然而伤寒及温热①，但发必先发热恶寒，头项痛，腰脊强②者，一日在太阳经故也。（《儒门事亲·卷一·立诸时气解利禁忌式三》）

【注　释】

①温热：病名，包括各种温病、热病，或根据感受热邪的轻重、类别和季令的不同，而分别称之为温病、热病者。
②强：僵直，不柔和。

【解　读】

伤寒、温病、热病，其发病必先出现发热恶寒、头项部疼痛，腰部及脊背部僵直，是由于初发一天病邪侵袭太阳经所致。

本条概述了伤寒和温热发病的初起症状。张子和认为伤寒和温热发病初起症状皆相似，都能见太阳经表证。为后世温病学家探讨温病的初起症状提供参考，如薛生白说："湿热证，始恶寒，后但热不寒，汗出，胸痞，舌白，口渴不引饮。"吴鞠通说："太阴之为病，脉不缓不紧而动数，或两寸独大，尺肤热，头痛，微恶风寒，身热自汗，口渴，或不渴，而咳，午后热甚者，名曰温病。"陈平伯说："风温为病，春月与冬季居多，或恶风，或不恶风，必身热、咳嗽、烦渴，此风温证之提纲也。"

【原文 4】

又如正、二、三月，人气在上，瘟疫①大作，必先头痛，或骨节疼，与伤寒、时气②、冒暑③、风湿及中酒④之人，其状皆相类，慎勿便用巴豆大毒之药治之。（《儒门

事亲·卷一·立诸时气解利禁忌式三》)

【注　释】

①瘟疫：是指具有强烈传染性和流行性的疾病，为一切疫病的总称。
②时气：因气候变化而流行的传染病。
③冒暑：指一般的伤寒证。感受暑邪之后，邪阻肠胃，出现恶寒发热、心烦、口渴、腹痛水泻、小便短赤、恶心呕吐、头重眩晕等症。
④中酒：饮酒成病。

【解　读】

比如正月、二月、三月，人体阳气多聚于上部，此时恰逢瘟疫大流行，必然先出现头痛，或者骨节疼痛，与患有伤寒病、因气候变化而流行的传染病、伤暑证、风湿病及饮酒致病的人，他们的发病症状类似，但使用巴豆等大毒药物就必须慎重。

本条提出了瘟疫的初起症状及治疗禁忌。张子和提出瘟疫初起见头痛或骨节痛等症，且初起表证时禁用下法，为后世温病学派对于下法在温病的使用提供借鉴。

【原文 5】

遇亢阳炎热之时，以辛凉解之；遇久寒凝冽之时，以辛温解之。辛凉之剂①者，凉膈、通圣之类是也；辛温之剂②者，升麻、葛根之类是也。（《儒门事亲·卷一·小儿疮丹瘾疹旧蔽记五》)

【注　释】

①辛凉之剂：全方以辛凉药性为主的方剂，旨在祛除风热之邪。
②辛温之剂：全方以辛温药性为主的方剂，旨在祛除风寒之邪。

【解　读】

遇到阳热亢盛及火热盛，用辛凉之法治疗，遇到长期虚寒及寒邪太盛，用辛温法治疗。药性辛凉的方剂，如凉膈散、通圣散一类；药性辛温的方剂，如升麻汤、葛根汤一类。

本条提出了辛凉与辛温不同的治法及代表方剂。张子和提出了外感病辛温、辛凉两种不同的治法，是对《黄帝内经》"寒者热之，热者寒之"之法的继承与发展，且其列出了相应代表方，认为凉膈散等为辛凉之剂，葛根汤等为辛温之剂。后世吴鞠通有鉴于此，在总结叶天士临床用药的基础上，提出了治疗温病初起的辛凉轻剂桑菊饮、辛凉平剂银翘散及辛凉重剂白虎汤。

【原文 6】

亦由饮酒食肉，腥脍①生冷过度；或因居处坐卧湿地，当风取凉，风之气归于三焦，传于脾胃，脾胃得冷，水谷不消，皆成霍乱②。（《儒门事亲·卷一·霍乱吐泻死生如反掌说七》)

【注　释】

①腥脍：泛指鱼肉荤腥。
②霍乱：古代把上吐下泻同时并作的病都包括在霍乱的范围内，认为这是一种胃肠挥霍撩乱的现象，故名霍乱。

【解　　读】

也由于喝酒吃肉，进食鱼肉荤腥及生冷食物过度，或者因为生活起居之处属于湿气重的地方，又喜欢吹风贪凉，风邪经由三焦传于中焦脾胃，脾胃受寒冷之气，导致饮水水谷不能消化，从而发生上吐下泻之霍乱病。

本条概述了邪气经三焦导致霍乱的病因病机。张子和认为，饮酒食肉，腥膻生冷过度或因居处坐卧湿地使体内寒湿偏重，再遇风邪外感，邪经三焦传于脾胃导致脾胃运化功能失调而成霍乱。为后世温病学派思考三焦含义提供参考。

【原文 7】

又如春三月，风伤于荣，荣为血，故阴受之。温伤于卫，卫为气，故阳受之。初发之后，多与伤寒相似，头痛，身热，口干，潮热①，数日不大便，仲景所谓阴阳俱浮②，自汗出，身重，多眠睡，目不欲开者是也。若以寒药下之，则伤脏气；若以温药补之，则火助风温，发黄发斑，温毒热增剧矣！风温外甚，则直视③、潮热、谵语④、寻衣撮空⑤、惊惕而死者，温补之罪也。（《儒门事亲·卷二·推原补法利害非轻说十七》）

【注　　释】

①潮热：指按时发热，或按时热势加重，如潮汐之有定时的症状。
②阴阳俱浮：是指寸部和尺部俱现浮象，寸脉属阳，尺脉属阴，两部脉俱浮，即浮洪脉。
③直视：指病人在神志不清的情况下，两眼向前凝视，目睛无神的症状。
④谵语：指神志不清，胡言乱语，语无伦次，声高气粗的表现。
⑤寻衣撮空：即循衣摸床，撮空理线，是指重病神志不清时，病人不由自主地伸手抚摸衣被、床沿，或伸手向空，手指时分时合。为失神的表现。

【解　　读】

如春季三月之时，风邪易侵犯营气，营气属于血液组成部分之一，所以是损伤了人体阴气。温热之邪易侵犯人体卫表之气，卫气属于阳气的组成部分之一，所以损伤的是人体的阳气。初起发病之后，其症状多与伤寒病相似，症见头痛，身发热，口干，潮热，数天不大便，正如张仲景所说的"风温脉阴阳俱浮，自汗出，身重，多眠睡，目不欲开者"一样。如果用苦寒之药下之，则伤人体脏腑之气，若用温补之药，反而助长风温之邪，出现皮肤发黄发斑疹，极大增加了温热毒邪之热势！风温之邪过于旺盛，出现两眼向前凝视，目睛无神，潮热，神志不清，胡言乱语，语无伦次，声高气粗，不由自主地伸手抚摸衣被、床沿，或伸手向空，手指时分时合，甚至由于过度惊恐而死亡，这就是妄用温补的过错。

本条提出了风温病因病机、初起症状及治疗禁忌。张子和在总结张仲景《伤寒论》关于风温论述的基础上，认为风温为病初起见头痛、身热、口干、潮热、数天不大便、汗出、身重、多眠睡等症，并提出初起禁苦寒攻下及温补，下之则伤脏气，温补则更助邪热。清代叶天士在《三时伏气外感篇》中明确提出："风温者，春月受风，其气已温。"不仅明确了风温是感受时令之邪所致的春季新感温病，而且还阐明了其病机特点、传变趋向及治疗原则。其后，陈平伯著有关于风温的专著《外感温病篇》，对本病进行了系统的论述。谓："风温为病，春月与冬季居多，或恶风，或不恶风，必身热，咳嗽，烦渴。"指明了本病的发生季节和初起的临床特点。此外，清代一些著名医家如吴鞠通、章虚谷、吴坤安、王孟英等，都对风温的因、证、脉、治作了阐述和补充，从而进一步丰富了风温辨证论治的内容。

【原文 8】

　　盖五脏，心为君火正化①，肾为君火对化②，三焦为相火正化，胆为相火对化。得其平，则烹炼③饮食，糟粕去焉；不得其平，则燔灼④脏腑，而津液竭焉。故入水之物，无物不长；入火之物，无物不消。夫一身之心火，甚于上为膈膜之消；甚于中，则为肠胃之消；甚于下，为膏液之消；甚于外为肌肉之消。上甚不已，则消及于肺；中甚而不已，则消及于脾；下甚而不已，则消及于肝肾；外甚而不已，则消及于筋骨。四脏皆消尽，则心始自焚而死矣。故《素问》有消瘅、消中、消渴、风消、膈消、肺消之说。消之证不同，归之火则一也。（《儒门事亲·卷三·三消之说当从火断二十七》）

【注　　释】

　　①正化：指六气正当其主令时位之所化，与"对化"共同说明十二地支化生六气的道理。
　　②对化：与"正化"共同说明十二地支化生六气的道理。如巳亥所以化生厥阴，系因厥阴属风木，木生于亥，故正化于亥，但亥与巳相对，故又对化于巳。因此，十二地支中巳与亥同为厥阴风木司天之年。
　　③烹炼：提炼、锤炼。
　　④燔灼：指烧炙、烧灼，邪火内烁之意。

【解　　读】

　　五脏之中，心为君火正化，肾为君火对化，三焦为相火正化，胆为相火对化。君火与相火平衡协调，则能够提炼饮食水谷精微，使糟粕排出；若二者不能平衡协调，则会出现邪火内烁五脏六腑，而使其津液枯竭。进入水中的生物，都能得到生长；进入火中之物，都被消灭、消化了。人体中的心火，热盛于上焦表现为隔膜之消；热盛于中焦，则表现为肠胃之消；热盛于下焦，表现为膏液之消；热盛于外为肌肉之消。上焦火热旺盛不止，则消及于肺；中焦火热旺盛不止，则消及于脾；下焦火热旺盛不止，则消及于肝肾；外甚而不已，则消及于筋骨。四脏皆消尽，则心始自焚而死矣。所以《素问》有消瘅、消中、消渴、风消、膈消、肺消之说。各"消证"的症状有所不同，但其病因归于火热之邪则是一致的。

　　本条概述了三焦相火等是导致三消形成的重要因素。刘完素提出"六气过及皆能化火"，认为六气与五志是消渴发病的主要病因，提出火热怫郁为消渴的重要病机；张子和曾私塾于刘河间深受其学术思想及经验影响颇深，"三消之说当从火断"，其核心为"火热"之邪，张氏说："夫一身之心火，甚于上为膈膜之消；甚于中，则为肠胃之消；甚于下，为膏液之消；甚于外为肌肉之消。上甚不已，则消及于肺；中甚而不已，则消及于脾；下甚而不已，则消及于肝肾；外甚而不已，则消及于筋骨。"首次理论性地提出消渴的发生系火邪内盛为其本，火邪传变他脏耗伤脏腑气阴，致消渴疾病发生发展。张子和这种火"热伤气阴"理论为后世"温病伤阴"理论的发展提供有益启发。温邪为阳热之邪，易于灼伤阴液，尤其是热邪炽盛高热不退时，很容易出现阴液损伤的表现。正如吴鞠通在《温病条辨》中所说："温热阳邪也，阳盛伤人之阴也。"所以在温病过程中易于出现口渴、舌干、唇焦、齿燥、小便短少等阴液受伤的表现。在温病后期，阴伤的表现尤其明显。一般来说，邪在上焦、中焦或卫分、气分阶段，多易损伤肺胃之津液，阴伤的程度尚轻，以口鼻唇咽的干燥征象为主要表现；邪入营血或深入下焦，则阴伤程度较重，常表现为全身性的津枯液涸，肝肾阴精耗竭。

【原文 9】

　　风温病，多发风伤于荣、温伤于卫。血为荣，气为卫。其脉两手多沉，自汗出，身重，多睡必鼾^①。三日以里，且宜辛凉解之，或辛温解之。如不已，表证未罢，大不可下，如下则胃中虚空。四日之外，表热入里，则谵语、口干、发疹、潮热、直视失溲^②者，十死八九。（《儒门事亲·卷四·暑二》）

【注　释】

①多睡必鼾：嗜睡打鼾。
②失溲：小便失禁、自遗之症。

【解　读】

风温之病，多出现风邪损伤营气，温邪侵犯卫气。营气属于血液，卫气属于阳气。风温病可见两手脉象为沉脉，自汗出，身体重，多嗜睡打鼾。发病三天以内，可以用辛凉之法治疗，或者也可以用辛温法治疗。如果没有治好，表证尚未解除，不可以用下法，如果用下法将导致胃气受损。发病四天以后，在表之热邪内传入里，则会出现神志不清，胡言乱语，语无伦次，声高气粗，皮肤发斑疹，潮热，两眼向前凝视，目睛无神等症状，十个病人中有八九个死亡。

本条提出了风温初起可用辛凉解表及风温由表入里传变的症状表现。张子和提出风温病初起可用辛凉之法，并强调禁用下法，如表证失治，则热邪入里出现谵语、口干、发疹等里热炽盛之症。后世叶天士提出卫气营血辨证，他认为"在卫汗之可也，到气才可清气，入营犹可透热转气，入血就恐耗血动血，直须凉血散血"的重要论述。

【原文 10】

四之气^①为病，多发暑气^②，头痛、身热、发渴。不宜作热病^③治，宜以白虎汤。得此病不传染，次发脾泄、胃泄、大肠泄、小肠泄、大瘕泄、霍乱吐泻，下痢及赤白相杂，水谷不分消，肠鸣切痛，面浮足肿，目黄口干，胀满气痞，手足无力。小儿亦如此。四之气病，宜渗泄^④，五苓散之类也。（《儒门事亲·卷十·大暑未上四之气》）

【注　释】

①四之气：运气术语。出《素问·六微旨大论》。主气之第四气，为太阴湿土之气，主秋分前60天。亦即由大暑至秋分，包括立秋、处暑、白露三个节气。
②暑气：夏季的主气，六淫之一。
③热病：一切外感热性病，意同广义的伤寒。
④渗泄：一种治疗方法，一般湿邪偏盛的病人常用利水渗湿的方法，可以利尿通小便以祛湿。

【解　读】

主气之第四气为患，多引发暑病，症见头痛、身发热、口渴。不能单纯当作外感表热证治疗，适合用白虎汤。四之气为病不会发生传染，后面会引发脾泄、胃泄、大肠泄、小肠泄、大瘕泄、霍乱吐泻，出现下痢及大便赤白相杂、完谷不化、肠鸣亢进、腹部疼痛、面部浮肿、腿也水肿、目黄口干、胀满气痞、手足无力等症状。小儿发病也是这样。对于四之气所引发的脾泄、胃泄、大肠泄、小肠泄、大瘕泄、霍乱吐泻等病，适合用利水渗湿的方法治疗，如五苓散一类的方药。

本条概括了四之气为病初起症状及治疗方药。这是张子和对四之气为病的理解，不宜作单纯外感表热证处理，宜白虎汤清里热，暑易兼湿为病，即暑湿为患，易侵袭中焦，多以腹泻为主症，湿热皆重祛湿用利水渗湿法治疗。为后世区分和治疗暑温和暑湿提供示范，如叶天士更明确提出了"夏暑发自阳明"及"暑必兼湿"的见解，突出了暑病的病理特点。吴鞠通则在《温病条辨》中首次提出："暑温者，正夏之时，暑病之偏于热者也。"至此确立了暑温的病名。在治法上，如王纶在《明医杂著》中所说："治暑之法，清心利小便最好。""暑气通于心"，心与小肠相表里，故清心涤暑，导热下行，给暑热外出之机，特别是兼夹湿邪者，更应注意导湿下行。叶天士则引用张凤逵所说："暑病首用辛凉，继用甘寒，再用酸泄、酸敛。"此即概括指出了本病气分阶段治疗的基本大法。若暑热化火，生痰生风，内传心营，引起闭窍、动风、入营、动血等病变时，则须根据病情而采取清营凉血、化痰开窍、凉肝息风等法。

【原文 11】

发斑①者，心经受热，故有此证。详斑轻重用药之理，轻者斑红，可用越桃饮子；重者斑紫，毒气胃中盛也，大青四物汤、玄参升麻汤主之。潮热腹满者，谓邪热在胃中也，可以荡涤邪热，流湿润燥②，宜急治之。杂病寸口脉沉实者，亦在胸中。有启玄子注云：上盈不愈者，吐而夺之，此病乃瘳③矣。斑黑者，危而难治也。（《儒门事亲·卷十一·论火热二门》）

【注　释】

①斑：温病中的常见体征，为肌肤上出现的红色皮疹。辨识其形态、色泽、疏密、分布等，对于判断病邪性质、病位浅深、病情轻重、气血津液盛衰及证候顺逆等具有重要的意义。斑，点大成片，平展于皮肤，有触目之形，无碍手之质，压之不退色，消退不脱屑的红色斑块；疹，点小呈琐碎小粒，形如粟米，高于皮面，抚之碍手，压之退色，消退后常有脱屑的红色皮疹。斑与疹可同时出现，故前人常举斑以赅疹，或称疹而实指斑，也有统称为斑疹者。

②流湿润燥：本条特指治法，通过除热及因热而郁结之水湿痰饮，使郁结气机得以流通，津液滋润使燥得解。

③瘳：病愈。

【解　读】

体表皮肤出现斑疹，是由于心经有热，所以有这样的症状。详细说明斑疹病情轻重以及用药治疗之理论，病情轻的，斑疹色红，可以用越桃饮子治疗；病情重的，斑疹色紫，是由于胃中热毒旺盛，用大青四物汤、玄参升麻汤治疗。症见潮热腹部胀满者，可知邪热在胃中，可以清除邪热，通过除热及因热而郁结之水湿痰饮，使郁结气机得以流通，津液滋润使燥得解，且治疗要迅速及时。各种内伤杂病出现寸口脉象沉实，也提示邪气在胸中。启玄子（即唐代王冰）注云：上部邪气盛而致病不愈，用吐法祛其邪，则此病乃愈。斑疹色黑，属于病情危重而难以治疗。

本条概述斑的成因及通过斑色辨别疾病轻重程度，并给出相应的治疗方药。张子和认识到发斑与热有关，其认为发斑是由于心经受热而成，在此基础上，清代章虚谷提出"热闭营中，故多成斑疹，斑从肌肉而出属胃，疹从血络而出属肺"，陆子贤则进一步阐明其形成机制即"斑为阳明热毒，疹为太阴风热"。张子和认为斑色体现出病情轻重不一，如"轻者斑红，可用越桃饮子；重者斑紫，毒气胃中盛也，大青四物汤、玄参升麻汤主之"，若兼潮热腹满等阳明见症宜急治之，否则见"斑黑者，危而难治也"。叶天士则系统总结前人经验提出："若斑色紫，小点者，心包热也；点大而紫，胃热也；黑斑而光亮者，热盛毒盛，虽属不治，若其气血充者，或依法治之，尚可救；若黑而晦暗者，必死。若黑而隐隐，四旁赤色，火郁内伏，大用清凉透散，间有转红为可救者；若挟斑带疹，皆是邪之不一，各随其部而泄。然斑属血者恒多，疹属气者不少，斑疹皆是邪气外露之象，发出宜神情清爽，为外解里和之意。如斑疹出而昏者，正不胜邪，内陷为患，或胃津内枯之故。"是温病学派论治斑疹最为系统的方法之一。

【原文 12】

但诸人咯脓血、衄血、大小便血者，可服三黄丸、黄连解毒丸、凉膈散加桔梗、

当归、大黄、芍药、犀角地黄汤，大作剂料，时时呷^①之。(《儒门事亲·卷十一·论火热二门》)

【注　　释】

①呷：小口地喝，吸饮。

【解　　读】

　　所有人出现咳吐脓血、鼻中出血、大小便下血，可以服用三黄丸、黄连解毒丸、凉膈散加桔梗、当归、大黄、芍药、犀角地黄汤等治疗，多准备药物，熬上一大锅汤药，频繁地小口吸饮。

　　本条概述治疗热盛动血出现的咯血、衄血、大小便血的方药。张子和继承了刘河间的"火热论""六气皆从火化"等学术思想，临床中擅于使用寒凉药物，对于咯血、衄血、大小便血等热盛动血证的治疗，重视应用清热解毒、凉血止血之三黄丸、黄连解毒丸、凉膈散、犀角地黄汤等方药。后世叶天士总结血分证的病机及治法为"入血就恐耗血动血，直须凉血散血"，吴鞠通则进一步提出用犀角地黄汤主治。

第十二章　罗天益《卫生宝鉴》

第一节　罗天益与《卫生宝鉴》

罗天益（约1220—1290年），字谦甫，号容斋，元代医学家。幼承父训，攻读诗书。及长，逢金末乱世，弃儒习医，拜李杲门下学医多年。1251年后，被征为太医，元兵南下，罗天益一再随军征战，他在军中，还四处访师问贤，以提高医术。当时名医李杲年迈，欲传术于后世，罗天益跟从李杲学医十余年，潜心钻研，尽得其传。作为入室弟子，整理刊出多部李杲遗著，如《脾胃论》《兰室秘藏》等。除此之外，个人著有《东垣试效方》《内经类编》《卫生宝鉴》《药象图》《医辨》等书。罗天益整理刊出多部李杲的医学著作，对传播"东垣之学"起到了重要作用；罗天益学术思想遥承于洁古，授受于东垣，又突出脏腑辨证、脾胃理论、药性药理的运用的"易水学派"特色，也是易水学派理论形成和发展过程中承前启后的一位重要医家。

《卫生宝鉴》由罗天益撰，是一部承袭李杲医学思想，理宗《黄帝内经》《难经》，旁参诸家之说，结合个人经验整理而成的综合性医书。现有明永乐年间刻本、清光绪本等多种版本，新中国成立后有排印本。

本书具有以下两个特点：其一是每门附方的分类排列体现了辨证论治的精神；其二是将药物性能按五气及升降浮沉分为了"风升生、热浮长、湿化成、燥降收、寒沉藏"五类。书中反映了罗氏的主要学术思想，补李杲脾胃论之不足，强调脾胃又重视整体，继承发展了金元四大家的针灸学术思想，同时书中对温热病已提出了按邪热在上焦、中焦、下焦和气分、血分不同的病位制方用药的见解，把三焦作为温热的先期，开温热病运用三焦分部进行辨证施治的先河，为温补学派的壮大做出了较大贡献，对于之后清代的叶天士、吴鞠通的温病学说的观点，其实产生了相当大的影响。

《卫生宝鉴》全书共分为二十四卷，另有后人补遗一卷。内容分为四部分，卷一至卷三为药误永鉴，卷四至卷二十为名方类集，卷二十一为药类法象，卷二十二至二十四为医验记述。"药误永鉴"有札记性短文25篇，以病案形式，结合一个专题进行辨析，以警示后学及同行不要犯误治之错；"名方类集"共28门，每门有论有方，精选古今效方766首，以证系方，理法具备，论述临证各科疾病的诊治，为该书主要部分；"药类法象"简述张元素、李杲的药物学理论，将药物按五方、五时、生化收藏及升降浮沉等分类而论之；"医验记述"为医案部分，载录作者长期从事临床的诊治经验，内容丰富；最后为元代以后他人所补充的"补遗"，选辑张仲景以下诸家有关外感、中暑等病证的验方。该书理论上本于《素问》《难经》以求其因，并充分吸收李杲的"脾胃学说"及张元素、张璧、钱乙等医家的认识，围绕临证脏腑杂病的辨证论治理论进行系统阐发，具有鲜明的"易水学派"特色。

第二节　《卫生宝鉴》

【原文1】

仲景云：阳盛阴虚，下之则愈，汗之则死者，此言邪气在里之时也。夫寒邪始伤于表，不解而渐传入于里，变而为热。人之身在里者为阴。华佗云：一日在皮，二日在肤，三日在肌，四日在胸，五日在腹，六日在胃，入胃谓之入腑也。腑之为言聚也，若府库而聚物焉，又为水谷之海、荣卫之源。邪气入于胃而不复传流水谷，水谷不消去，郁而为实也。此阳盛阴虚者此也，故潮热引饮，腹满而喘，手足絷絷汗出，大便难而谵语，宜大承气汤，下之则愈。潮热者为实也，此外已解，可攻其里而反汗之，表无阴邪，汗又助阳，阳实而又补，表里俱热，不死何待？《外台秘要》云：表和里病，下之则愈，汗之则死，正此意也。（《卫生宝鉴·卷一·阴盛阳虚汗之则愈下之则死》）

【解　　读】

凡阳热盛而阴液虚损的病证，误用发汗就会引起死亡，要用攻下药就会痊愈。寒邪都是从表侵入，表邪不解逐渐入里，进而化热。人体在里者属阴。华佗云：一日在皮，二日在肤，三日在肌，四日在胸，五日在腹，六日在胃，入胃谓之入腑也。腑是藏东西的地方，像仓库一样储存物品，又是水谷之海，荣卫的源头。邪气侵犯胃，让胃不能再传递水谷精微，水谷在胃内不能消化，就郁积在一起成为实邪。这就是阳盛阴虚的原因。所以感到潮热想要喝水，肚子胀并喘，手足微微汗出，排便困难并且有谵语的症状，应该用大承气汤治疗。攻下就能痊愈。潮热的症状是实邪导致的。现在外面的邪气已经去除，应该要治疗里面的邪气，却用了发汗的方子，在表没有阴邪，发汗又助力阳邪，阳邪实又用补药，造成表里俱热，不死还得等到什么时候呢？《外台秘要》说：表里同病，用攻下之法则痊愈，发汗之法则死，也就是这个意思。

本条指出伏气温病的治疗，初起还是可以使用伤寒之治法。如果邪气郁久而化热，阴液被烁，则阳盛而阴虚，此即伏气之温病也。里热炽盛，应当急下以救阴。如果再用辛温的方法，用发汗的方法来治疗，那么阴液就越虚损。误用发汗就会引起死亡，故应该要用攻下药，那么就会痊愈。阳盛，则意味着体内阳气过盛。脾阳主要掌管消化吸收，阳盛可能导致脾胃功能过旺，引发口干、口渴、大便干燥等问题。孤阴不生，独阳不长。阴虚不是凭空生出来的，它的源头往往就是阳虚，阴阳二者是相互依存的。

【原文 2】

予溯流而寻源，盖暑天之热已伤正气，以有毒大热之剂下之。一下之后，其所伤之物已去而无余矣。遂遗巴豆之气，流毒于肠胃之间，使呕逆而不能食，胃气转伤而然。及下脓血无度，大肉陷下，皮毛枯槁，脾气弱而衰也。舌上赤涩，口燥咽干，津液不足，下多亡阴之所致也。阴既已亡，心火独旺，故心胸燥热，烦乱不安。经曰：独阳不生，独阴不长，夭之由也。遂辞而退，后易他医。医至，不审其脉，不究其源，惟见痞满，以枳壳丸下之。病添喘满，利下不禁而死。《金匮要略》云：不当下而强下之，令人开肠洞泄便溺不禁而死。此之谓也。夫圣人治病，用药有法，不可少越。《内经》云：大毒去病，十去其六；小毒治病，十去其七；常毒治病，十去其八；无毒治病，十去其九。如不尽行，复如法以谷肉果菜养之，无使过之，过则伤其正矣。《记》有之云：医不三世，不服其药①。盖慎之至也。彼僧非医流，妄以大毒之剂下之太过，数日之间，使人殒身丧命。用药之失，其祸若此，病之择医，可不谨乎？戒之。（《卫生宝鉴·卷一·下多亡阴》）

【注　　释】

①记有之云：医不三世，不服其药：出自《礼记》，指的是医生没有祖孙三代相承，就不能用他的药物。又指医生没有熟读三种基础医书，就不能服用他的药。

【解　　读】

　　追根溯源地说，原来暑热的天气已经把正气耗伤，用有毒性的大热之药攻下，攻下之后被耗伤的正气已经散尽而什么也不剩了。于是遗留的巴豆的药力，在肠胃之间停留，让人呕逆不能饮食，胃气就这样被伤害了。到了一直无节制地拉脓血的时候，身体的肌肉下陷，皮毛枯竭，脾气也虚弱衰竭了。舌头红而干涩，口咽干燥，津液不足，这是因为泄泻太多导致阴液消亡。阴液已经消亡了，唯独有心火旺盛，所以感到心胸烦躁热，烦乱不得安宁。《黄帝内经》说：“只有阳不能创造生命，只有阴也不能养育万物，这是天道的规律。”于是我告辞离开了，后来这个人换了别的医生。医生没有认真审查他的脉象，不追究其根本原因，只看见他痞满的症状用枳壳丸来攻下。这加重了他喘息的病症，泄泻不停死了。《金匮要略》说：“不应该用下法的病如果强行用了下法，会让人肠子失禁泄泻，拉个不停而死。”这正符合这种说法。原来医术高强的人治病，用药都讲究方法，都不敢稍有僭越的地方。《黄帝内经》说：“凡用大毒药治病，病去十分之六即不可再服；一般的毒药，病去十分之七；小毒的药物，病去十分之八；即使没有毒之药，病去十分之九，也不可再服。如果邪气没有完全去除，以谷、肉、果、菜之类的饮食调养，使邪去正复而病痊愈，不可过度用药，以免伤人正气。”《礼记》说：“医生没有祖孙三代相承，就不能用他的药。”原来用药如此谨慎。那个医生不是正经医生，随便用大毒性的药物，攻下得太过猛了，让人几天之内又受到了损伤，使得人命都没了。用药的过失，危害如此之大，病人找医生，能不谨慎吗？以此为戒。

　　本条论述下多亡阴的证治。罗天益认为其脉跳得快，但是非常虚，明显是中气不足之证。认为此病本身也痞满，又用泄下的药伤了脾胃之气，胃气被伤，又不停泄下造成中气下陷，故出现上热下寒之证，也就是阴阳绝离。此病病因为脾被湿困，应利小便，不应该用泄下之药否则会有生命危险应该补中气。人应该要心肾相交，其最重要的一点是脾胃做中央，人体是一个圆的，脾胃是中轴，脾升胃降，脾气升，带着肾水上去，胃气降，带着心火下来；而此病脾不升，胃不降，心火下不来，肾水上不去，故造成上热下寒。

【原文3】

　　逮春正月至汴，随路多以礼物来贺，相公因痛饮数次，遂病。脉得沉细而弦，三四动而一止。其证头疼咳嗽，自利腹痛，与新虏人病无异。其脉短涩，其气已衰，病已剧矣，三日而卒。邪气害人，其祸如此。《内经》云：乘年之虚，遇月之空，失时之和，因而感邪，其气至骨①。又曰：避邪如避矢石。钱仲阳亦曰：粪履不可近襁褓。婴儿多生天吊惊风②，亦犹正气尚弱，不能胜邪故也。由是观之，圣贤之言，信不诬矣！（《卫生宝鉴·卷三·时气传染》）

【注　　释】

　　①乘年之虚，遇月之空……其气至骨：是罗天益的化用，原句为“乘年之衰，逢月之空，失时之和，因为贼风所伤，是谓三虚”。

　　②天吊惊风：为病名，出《本草纲目》，即天钓。天钓出明代万全《育婴家秘》。惊风的一种。又名天吊惊风、天钓惊风。临床以高热惊厥，头目仰视为特征。

【解　　读】

　　待春季正月的时候到了汴京，一路上有很多人带着礼品来庆贺总帅相公打了胜仗，总帅趁此多次畅快喝酒玩乐，于是就病倒了。他的脉象沉细而弦，跳三四次后停一次。他的症状有头痛、咳嗽，泄泻腹痛，和那些刚来的俘虏的症状没有差别。再之后他的脉短而涩，说明他正气已衰，疾病已经加剧了，没多久他就死了。邪气侵害人体，能带来如此严重的后果。《黄帝内经》说："正当岁气不足的虚年，遇上月亮亏缺不圆，四时气候失和，这时候如果感受外邪，那邪气就会深入骨髓。"（《黄帝内经》）又说："避邪要像避开箭石那样。"钱仲阳也说："粪便鞋子不能靠近襁褓中的婴儿，婴儿多有天吊惊风，也是因为正气尚且虚弱，不能战胜邪气。"从这可以看出，圣贤前辈说的话，确实不是骗人的！

罗天益在本段提出有的邪气能够在人与人之间互相传染的特点，并借用总帅相公被俘虏传染疾病致死的例子来说明，但罗天益并未对该种邪气进一步阐述，仅为对传染病的一个初步认识。本段中时气传染的观点与吴又可《温疫论》中的"戾气"学说相应，不可不谓是对《温疫论》中观点的启蒙。罗天益在行医过程中发现了有一种邪气先在俘虏之中传播，他认为该病具有传染性，并提醒文中的相公注意，该观点也得到了副帅的佐证，但总帅相公却不以为意，竟致其死。罗天益与吴又可二人对于时邪的认识具有共性，二人都认为时邪具有一定的传染性，罗黄帝从《黄帝内经》以及钱仲阳的观点佐证，表明了该种邪气受自然环境影响，可经由环境和人传播，吴又可《温疫论》也赞同了这一点，指出"有天受，有传染"。且罗也发现了病邪的感染程度，与人体内的正气有关，正气虚则"其气已衰．病已剧矣"，而吴又可也提到了"本气充满，邪不可入"，论述了机体抵抗力的重要性。罗氏观点，尚有欠缺，他发现了时邪的传染性质和传播途径，并未形成系统的理论，吴在《温疫论》中提到"夫温疫之为病，非风、非寒、非暑、非湿，乃天地间别有一种异气所感"，进一步将该种具有传染性质的邪气与其余邪气划分开来，并命名为"异气"，又称"戾气"，由此可见，本段罗天益对时邪的论述，有承上启下之功，他在一定程度上启发了后世温病医家对传染性病邪的认识。

【原文4】

有天气大热时，劳役得病，或路途劳役，或田野中劳役，或身体怯弱，食少劳役，或长斋久素，胃气久虚劳役，其病肌体壮热，躁热闷乱，大恶热，渴饮水，此与阳明伤寒热白虎汤证相似。鼻口中气短促上喘，此乃脾胃久虚，元气不足之证，身亦疼痛。至日西作，必谵语热渴，闷不止，脉洪大空虚，或微弱，白虎汤证其脉洪大有力，与此内伤中热不同，治用清暑益气汤。（《卫生宝鉴·卷二十五·似外感阳明中热证》）

清暑益气汤方

人参　白术　陈皮　神曲　泽泻各半钱　黄芪一钱半　少汗者减半钱　甘草炙　黄柏酒浸　葛根　青皮　当归身　麦门冬各三分　苍术一钱半　升麻一钱　五味子九枚

上十五味锉，作一服，水二盏，煎至一盏，去渣，稍热服，食远。

【解　读】

天气很热的时候，因为劳役得病，有的是因为路途劳累，有的是因为在田野劳作，有的是因为体质弱，吃得少而得病，还有长期吃素，胃气长期不足而致病。这个病的症状是肌肤体表高热，烦躁闷热且心烦意乱，而且非常怕热，想要喝水，这与阳明伤寒热白虎汤的症状相似。口鼻呼吸短促喘气，这是脾胃长期虚损，元气不充足的症状，全身也会疼痛。到了太阳下山，必定出现谵语发热口渴的症状，并一直感到烦闷，脉象洪大但是中间空虚，或者是微弱的表现，白虎汤证的脉象洪大并且有力，和白虎汤这种内伤热证不一样，治疗应该用清暑益气汤。

罗天益通过清暑益气汤证与白虎汤证的鉴别，二者同样病在中焦，证候表现和治疗却存在差异。文中通过证候表现和病机来阐述白虎汤证与清暑益气汤证的不同。二者同样病在中焦，易发病于暑热当令的季节，并都初起即犯中焦脾胃，出现阳明气分热盛的证候，依罗天益所述表现为"肌体壮热，躁热闷乱，大恶热，渴饮水"。但二者不同点在于白虎汤证有实热，而人体正气未伤，是为实证，泄热即可，清暑益气汤证既有实热，也有本身因劳累、体弱、食少、食素带来的先天或后天的虚损，加上暑热侵袭，伤及脾胃津气，因此有气促、脉象空虚或微弱的证候表现，总的来说为虚实夹杂证，二者症状虽相似，但病机不同。这两个方虽都可治暑温病，能解中焦阳明胃热，但白虎汤功专清气泄热，兼以生津，而清暑益气汤是用于暑热未解而津气已伤者，与白虎加人参汤相比，本方清热益气作用较逊而生津之力较优。

【原文 5】

有长夏五六月湿热之时，人困倦，四肢不收①，精神短少，胸满短气，肢节疼痛，气促而喘，身热而烦，或大便泄利而黄，或白泔色，或渴，或不渴，或不饮食，或小便频数而黄，治用清暑益气汤。方见前。（《卫生宝鉴·卷二十五·长夏湿热胃困》）

【注　　释】

①四肢不收：手脚常处于无力状态，四肢乏力。

【解　　读】

长夏五六月湿热的时候，人常感到困倦，四肢乏力，精神疲惫，呼吸不畅，关节疼痛，呼吸气促而喘，身体热而感烦躁，或者大便泄泻不成形为黄色或白泔色，或者口渴，或者不口渴，或者不想吃饭，或者小便次数多颜色黄，应该用清暑益气汤治疗。方药同前。

罗氏认为：长夏当令，人常感觉疲惫，精神不振，头晕。罗天益认为其原因是湿热交困，湿性重浊，容易引起头身困重、四肢酸楚、倦乏沉重等症状。湿虽为长夏主气，可五脏中的脾位于人体中央，属土，主运化水湿，所以脾与长夏相应。脾脏喜燥而恶湿，湿又为阴邪，好伤人之阳气，尤其是易伤脾阳。长夏在五行属土，在五方属中央，在五气属湿，在五脏属脾。脾胃位于身体的中央，脾胃和三焦构成人体上输下传的太极枢纽，起着升清降浊作用。"脾主运化"，"与胃相表里"，脾胃承担着消化食物、供应营养的重要任务，就像自然界土之养育万物一样，故强调"脾为后天之本""气血生化之源"。又因脾主四肢肌肉，脾胃功能强健，则人体肌肉强壮、健康、少病、长寿。

【原文 6】

凉膈散

治大人小儿积热烦躁，多渴，面热唇焦，咽燥舌肿，喉闭，目赤，鼻衄，颔颊结硬①，口舌生疮，谵语狂妄，肠胃燥涩，便溺闭结②，睡卧不安，一切风壅③。皆治之。

连翘四两　朴硝二两　川大黄二两　薄荷 黄芩 山栀子 甘草（炙）各一两

上七味为末。每服三钱。水一盏半。竹叶五七片。蜜少许。煎至七分。去渣。温服。食后。小儿半钱。量岁数加减。得利下。止后服。（《卫生宝鉴·卷六·上焦热》）

【注　　释】

①颔颊结硬：下巴两旁有结块。
②便溺闭结：二便不通。
③风壅：风痰壅热。

【解　　读】

冰膈散方证由脏腑积热聚于胸膈所致，故以上、中二焦见证为主。若火之散漫者，或在里，或在表，皆可清之散之而愈。如挟有形之物，结而不散者，非去其结，则病终不痊。热聚胸膈，郁而内扰，则胸膈烦热；热灼津伤，上润匮乏，则口渴、咽燥、唇焦；火性上炎，热壅络损，而见面红目赤、口舌生疮、咽痛吐衄；火扰心神，则睡卧不宁，甚则谵语狂妄；燥热内结，故有便秘溲赤；舌红苔黄、脉滑数，均为里热炽盛之象。方中既有连翘、黄芩、栀子、薄荷、竹叶，疏解清泄胸膈邪热于上；更用调胃承气汤合白蜜，通便导滞，荡热于中，使上焦之热得以清解，中焦之实由下而去。是以清上与泄下并行，但泻下是为清泄胸膈郁热而设，所谓"以泻代清"，其意在此。上焦无形火热炽盛，中焦燥热内结，但清上则中焦燥结不得去，独泻下则上焦邪热不得解，唯清泻兼施，方能切中病情，故治宜清热泻火通便为法。若热毒壅阻上焦，症见壮热、口渴、烦躁、咽喉红肿、大便不燥者，可去朴硝，加石膏、桔梗以增清热凉膈之功。罗天益在《卫生宝鉴》中治宜清热泄火通便。

【原文 7】

泻脾散

治脾热目黄，口不能吮乳。

藿香 山栀各七钱 石膏半两 甘草三两 防风四两（去芦）

上五味，用蜜同炒香为末，每服二钱至三钱，水一盏，煎至七分。温服清汁，无时。（《卫生宝鉴·卷六·中焦热》）

【解 读】

泻脾散方治证为脾胃伏火熏蒸于上所致。治当泻脾胃伏火。后世方书多谈脾虚、脾寒及脾湿者，极少谈脾热。只有在谈到泻黄散的主治时，才会提到一个似乎属于该方的专用名词伏火，或称为"脾中伏火""脾经伏火""脾胃伏火"。李东垣书中所称"伏火"与此处"伏火"有别。细思，火或热，与伏火的区别在于：前者上达外散，后者郁伏不散。治疗上，前者清中需泻，后者清中需散。

脾主肌肉、四肢，开窍于口，唇为脾之外候；脾恶湿，主运化水湿。脾中伏火的具体表现应该是唇、口、肌肉、四肢之处的火热类病变，也可合有湿邪。吴昆《医方考》说："唇者，脾之外候；口者，脾之窍，故唇口干燥，知脾火也。苦能泻火，故用山栀；寒能胜热，故用石膏；香能醒脾，故用藿香；甘能缓脾，故用甘草；用防风者，取其发越脾气而升散伏火也。"

伏邪温病研究的是易于发生温病的内因——体内因素，其要点有二：一是易于发生温病的体质；二是所伏之邪。伏邪温病的发病特点是由于伏邪的存在，当感受温邪的侵袭后，热势往往由里及表或由里及里。脾胃为中焦，该方主要为脾胃伏火，邪伏日久，常常有气机郁滞和邪毒壅遏。治疗伏邪疾病，疏利三焦是关键。尤其是水湿停聚，痰饮内停，壅遏气机者，更要注意疏利三焦。故《临证指南医案》指出："凡伤寒必究六经，伏气须明三焦。"此之谓矣。

【原文 8】

大承气汤

治痞①满②燥③实④，地道不通。

大黄四两（酒洗） 浓朴半斤（姜制） 芒硝三合 枳实五枚（去穰）

《内经》云：燥淫所胜，以苦下之。大黄枳实之苦以除燥热。又曰：燥淫于内治以苦温。浓朴之苦以下结满。又曰：热淫所胜，治以咸寒。芒硝之咸以攻蕴热。上四味，用水五升，先煮二味至三升，去渣，纳大黄，煮取二升，去渣，入芒硝，更上火，微煮一二沸。分温再服。得下，余勿服。（《卫生宝鉴·卷六·下焦热》）

【注　　释】

①痞：脘腹部痞塞，或有压重堵闷感。
②满：脘腹部胀满。
③燥：肠燥，即肠内有粪便结块，大便不通按之腹部坚硬，舌苔干燥等证。
④实：腑实，即肠内有宿食、积粪等有形的实邪。

【解　　读】

大承气汤方为治阳明腑实证的主方。系由伤寒之邪内传阳明之腑，入里化热或温病邪入胃肠，热盛灼津，燥屎乃成，邪热与肠中燥屎互结成实所致。

使用本方时，应以痞（心下闷塞坚硬）、满（胸胁脘腹胀满）、燥（肠有燥粪，干结不下）、实（腹中硬满，痛而拒按，大便不通或下利清水而腹中硬满不减）四证及苔黄、脉实为依据。正如张秉成说："此方须上中下三焦痞满燥实全见者，方可用之。"吴鞠通亦说："承气非可轻尝之品……舌苔老黄，甚则黑有芒刺，脉体沉实，的系燥结痞满，方可用之。"厚朴苦温以去痞，枳实苦寒以泄满，芒硝咸寒以润燥软坚，大黄苦寒以泄实去热，合而用之，既能消痞除满，又使胃肠气机通降下行以助泻下通便。

温病所见下焦病变，一则为肝肾亏虚，或阴精虚而风火动；二则湿浊阻滞膀胱，气不化浊而水道阻滞；三则湿热下注大肠，传导异常；四则邪热痰浊凝聚血络而致瘀血疟母等。以上病证之治，多取质重气厚、镇潜重坠之品，故言治下焦病用药如秤锤一样沉重，非这种重坠法不能沉降以直达病所。故本证用峻下热结之法治之。

【原文 9】

滋肾丸

治下焦阴虚，脚膝软而无力，阴汗阴痿①，足热不能履地，不渴而小便闭。

肉桂二钱　知母二两（酒洗焙干）　黄柏二两（酒洗焙）

《内经》曰：热者寒之。又云：肾恶燥，急食辛以润之。黄柏之苦辛寒，泻热补水润燥为君。知母苦寒，以泻肾火为佐。肉桂辛热，寒因热用也。

上为末，熟水丸如鸡头实大。每服一百丸加至二百丸，百沸汤送下，空心服之。（《卫生宝鉴·卷六·下焦热》）

【注　　释】

①阴汗阴痿：肝肾虚而淫热壅于下焦。

【解　　读】

滋肾丸方证主要由热在下焦，膀胱气化不利而致。

《黄帝内经》有云，无阳则阴无以生，无阴则阳无以化。又云，膀胱者，州都之官，津液藏焉，气化则能出矣。此病小便癃闭，是无阴而阳气不化也，凡利小便之药，皆淡味渗泄为阳，只是气药，阳中之阴，非北方寒水，阴中之阴所化者也。此乃奉养太过，膏粱积热损北方之阴。肾水不足，膀胱肾之室，久而干涸，小便不化，火又逆上，而为呕哕，非膈上所生也。

肾主骨生髓，是因为肾精具有主持骨骼化生骨髓的作用。肾藏精，精生髓。髓分骨髓、脊髓和脑髓，皆由肾精所化。髓居于骨中称为骨髓，骨的生长发育都要依赖于骨髓的充盈及其所提供的营养。所以说，肾精充足，髓的化生有源头，骨骼才能够得到滋养，才能够坚固有力。肾中精气不足，骨髓生化无源，不能营养骨髓，可见脚膝软弱无力，不耐久立和劳伤，或容易发生骨折，或常出现腰膝酸软、步履不稳等症。肾中有水有火，水不足则火独治，故虚热；冲脉起于二阴之交，直冲而上至胸，水不制火，故气逆上而喘。方中用苦寒质润之知母以滋润肾阴，且又降火；黄柏苦寒，泻下焦湿热而坚阴，二药共用，滋阴降火，清热燥湿之力尤强，为君药。配少许肉桂以温养命门真阳，蒸水化气，使小便通利，为佐药。三药合用，使下焦湿热得清，肾阴得补，气化正常，癃闭自除。

下焦主要指肝、肾，温邪深入下焦，指肝肾病变，属温病后期阶段，多为邪少虚多之候。下焦证多发生在疾病后期，一般属邪少虚多，病情虽然得到了缓解，但阴精大衰，因此病情仍然较重。如果正气渐复，驱除余邪就会逐渐痊愈。

【原文 10】

桃仁承气汤

治热结膀胱[①]，其人如狂[②]，热在下焦，与血相搏，血自下[③]则热随出而愈。

芒硝 甘草各二两　大黄三两　桂枝二两（去皮）　桃仁五十个（去皮尖）

《内经》曰：甘以缓之，辛以散之。小腹急结，缓以桃仁之甘。下焦蓄血，散以桂枝之辛。大热之气，寒以取之。热甚搏血，加二味于调胃承气汤中也。

上咬咀，用水七升，煮取二升半，去渣纳芒硝，再上火煮一二沸。温服五合，日三服，得微利止。（《卫生宝鉴·卷六·血分热》）

【注　释】

①热结膀胱：太阳病没有治愈，陷到里面的里热，与瘀血纠结在一起，在少腹这个地方。
②如狂：指神志不正常，但较发狂为轻。
③血自下：提示自动下血，即肠道出血、尿道出血或阴道出血，为疾病向愈的征兆。

【解　读】

桃仁承气汤证成因为太阳表邪不解，邪气循经入腑化热，和血结于下焦。

邪热与血相互搏结，使气血瘀滞，则小腹急结硬满。由于血热初结，血结不坚不深，其人虽如狂，但非狂之甚，并有瘀血自下排泄，为蓄血极轻浅，瘀热亦可随瘀血下走而去，则病有可愈的机转，尚不需用药攻下。方中大黄、芒硝，苦寒、咸寒并用，功能泄热破结，大黄又可去瘀生新；桃仁活血化瘀以破蓄血；桂枝辛温通阳行气，用于本方其意不在解表，而在通阳，行阴，开结，在寒凉药中酌加温热药，在血分药中配以气分药，使全方皆活，其组方妙用值得借鉴。炙甘草调和诸药，保护正气。共成泄热行瘀之剂。

吴又可《温疫论》蓄血篇专论温疫蓄血的病机与治法，认为温疫"胃实失下"，或"邪热久羁，无由以泄，血为热搏"，可致瘀血、蓄血。其临床表现有少腹硬满，至夜发热，甚或喜笑如狂，若瘀血下行则便色如漆等。瘀热互结，少腹急结胀满。由于病在血分，不在气分，膀胱气化如常，所以小便自利，不受太大影响。心主血，藏神，血分有了瘀热，上扰于心神，所以可能如狂、谵语，还有在瘀热影响下，入夜以后发热。

【原文 11】

黄连解毒汤

治大热甚烦，错语[①]不得眠。

黄连七钱半　黄柏　栀子各半两　黄芩一两

上四味锉散，每服五钱，水一盏半，煎至一盏，去滓，热服，未知，再服。

海藏加防风、连翘，为金花丸，治风热。加柴胡，治小儿潮热。与四物相合为各半汤，治妇人潮热。(《卫生宝鉴·卷六·通治三焦甚热之气》)

【注　释】

①错语：火毒炽盛，内外皆热，上扰神明。

【解　读】

黄连解毒汤证火毒热盛，充斥三焦，波及上下内外所致。

火性炎上，热毒易入血分，热毒蒸灼易生痰浊。热毒上扰神明，故大热烦躁，错语不眠；热灼津伤，则口燥咽干；热毒迫血妄行，随火上逆，则为吐衄；灼伤脉络，外溢肌肤，则为发斑；热毒蒸灼，浊血下迫大肠，则为下痢，瘀浊熏蒸外越，则为黄疸；热壅肌肉，则为痈肿疔毒，皆为火毒炽盛之征。

明代吴昆说："阳毒，上窍出血者，此方主之。治病必求其本。阳毒上窍出血，则热为本，血为标，能去其热，则血不必治而自归经矣。故用连、芩、栀、柏苦寒解热之物以主之。然惟阳毒实火，用之最宜。若阴虚之火，则降多亡阴，苦从火化，而出血益甚，是方在所禁矣。"(《医方考》)清代汪讱庵说："此手足阳明、手少阳药也。三焦积热，邪火妄行，故用黄芩泻肺火于上焦，黄连泻脾火于中焦，黄柏泻肾火于下焦，栀子通泻三焦之火从膀胱出。盖阳盛则阴衰，火盛则水衰，故用大苦大寒之药，抑阳而扶阴，泻其亢甚之火，而救其欲绝之水也。然非实热，不可轻投。"(《医方集解》)

【原文 12】

(此邪热客心肺，上攻头目为肿盛，俗云大头天行病)

头面肿盛，目不能关①，上喘，咽喉不利②，舌干口燥。治用试效方普济消毒饮子。

黄芩　黄连各半两　人参三钱　橘红　玄参　生甘草　柴胡　桔梗各二钱　黍粘子　马勃　板蓝根各一钱　僵蚕(炒)升麻各五分　连翘一钱

上十四味细末，半以汤调，时时服之，半用蜜丸，口噙化之。或加防风、薄荷、川芎、当归身，咀。或大便硬，加酒煨大黄一钱或二钱以利之。如肿势盛大，宜针刺之。(《卫生宝鉴·补遗·头大》)

【注　释】

①头面肿盛，目不能关：风热疫毒上攻头面，气血壅滞。
②咽喉不利：温毒壅滞咽喉。

【解　读】

大头瘟是由于邪热客于心肺之间、上攻于头目而引起的。以恶寒发热，头面红肿焮痛，目不能开，咽喉不利为其临床特点。

本病病机中既涉及内有蕴热的内因，又包括感受风热疫毒的外因，为疫疠毒邪壅于肺胃，发于头面所致。疫疠之邪外袭，故在疾病初起阶段有恶寒发热的表现。继而头面风热疫毒搏结气血，腐败血肉，可见头面红肿焮痛，肿势加重，导致目不能开，咽喉肿结，甚至滴水不进。温毒侵犯少阳、阳明两经所致。少阳者主相火，阳明者主燥金，两经之脉均起自面部，与鼻、目、耳、头等清窍密切相关。故两经感受温毒之侵，必然上越头目，出现"大头天行"之患。

大头瘟基本病因为风热疫毒，普济消毒饮组方主要体现出清热解毒与疏散风热的配伍特点。方用黄芩、黄连以清降头面热毒，用酒炒，则其力更捷。复以玄参、板蓝根、马勃以助之；以连翘、牛蒡子、薄荷、僵蚕以疏散头面风热，又以甘草、桔梗助之，并清利咽喉；妙在升麻、柴胡之用，既以其疏散风热，"火郁发之"，又可以引诸药直达头面。尤与芩、连相配，既可助芩、连速攻头面热毒，又借芩、连之苦降而不致升发太过。至于陈皮之佐伍，则在于理气解郁，和护胃气，既不致使热壅气滞，又可避诸寒凉药伤胃之弊。

普济消毒饮主治大头瘟，其病机为风热疫毒侵袭于上焦头面部，主要症状表现为恶寒发热、咽喉不利、头面部红肿热痛、目不能开、舌红苔黄、脉数有力。用后世的卫气营血辨证来看，实际上是卫气同病，以气分为主。

【原文 13】

三才封髓丹

降心火，益肾水，滋阴养血，润补下燥。

天门冬（去心）熟地黄 人参各半两　黄柏三两　砂仁一两半　甘草（炙）七钱半

上六味为末，面糊丸如桐子大，每服五十九。苁蓉半两切作片子，酒一盏，浸一宿，次日煎三四沸，去渣，空心食前送下。（《卫生宝鉴·卷六·下焦热》）

【解　读】

肾是人体的先天之本，主管人体生长发育。《黄帝内经》称"肾者主水，受五脏六腑之精而藏之，故五脏盛，乃能泻"，人体五脏六腑功能正常，肾才能发挥正常作用。肾阴不足，从而导致相火妄动，心中烦乱，心神失养，此时，再不可补肾阳，以助肾火。古人云"壮水之主，以制阳光"，意思就是制火，需用水，故而此时当补肾阴，再养心神。心主火，肾主水，心火和肾水在人体活动中相互作用，彼此协调，肾水要上济心火，使得心火不会过于亢盛，心火要下行暖肾水，使得肾水不会过于寒凉，二者相互制约为用，称为心肾相交。如果二者之间的平衡打破，如心火过亢，下耗肾水，致使阴精匮乏；或肾水不足，心火失济，阴精不能上承，同时肾阳相对偏亢等都会出现阳气浮越或阴气不足的症状，即我们所说的心肾不交的状态。

三才封髓丹方中熟地补肾中之精血；人参补气安神益智；天冬下能滋补肾阴，上能清肺以滋水源。天（天冬）、地（生熟地）、仁（砂仁）加强了上、中、下三焦的滋补之功。本方三焦并治，从下焦肾入手以治本。

【原文 14】

三黄丸

治三焦热。

黄连 黄芩 大黄各等分

上为末，炼蜜丸如桐子大，每服三十九，熟水吞下。（《卫生宝鉴·卷六·通治三焦甚热之气》）

【解　读】

热分实热和虚热，虚热属于体内阴液不足导致，而实热是由于人体体质壮实，嗜食辛辣及肥甘厚腻之物，或者长期压力大，肝火旺盛，导致人体内生实热，脾喜燥不喜湿，湿邪积聚的时间久了，就像没有翻晒的稻谷一样会化热。故消热积，除了清热，还要除湿，三黄之性味均苦寒，苦能燥湿降逆，寒能清热泄浊，正是对症之选。三黄丸中黄芩清泻上焦之火；黄连清泻心火，兼泻中焦之火；大黄上、中、下三焦之火均可除。

三焦热盛是由于体内的热毒炽盛，造成体内充斥着三焦而引起的三焦火毒热盛，热在上焦，上灼头面，就会出现目赤面红，眼睑肿痛；心火上炎，会出现心中烦躁，甚至口舌生疮；热在中焦，内生湿热，会出现口苦口臭，饮食欠佳，热重于湿又会出现食欲旺盛；心火下移小肠，会出现小便黄赤，肠道热盛，则大便秘结。因而，三焦热盛会出现很多实火的表现。

【原文 15】

调胃承气汤

治胃中实热而不满。

甘草半两　芒硝九钱　大黄二两

《内经》云：热淫于内，治以咸寒，佐以苦甘、芒硝咸寒以除热，大黄苦寒以荡实，甘草甘平，助二物推陈而致新。

上锉如麻豆大，水一大盏，煎二味，取七分，去渣。下硝，更上火二三沸，顿服之，无时。（《卫生宝鉴·卷六·中焦热》）

【解　读】

调胃承气汤方所主之证，属于阳明燥热初结，形成原因有两个，一为中焦热结，腑气不通，胃气不降，浊气上逆所致。二为伤津化热，燥热成实，而形成阳明燥热证。

本方用芒硝，泻下热邪，使腑气通畅，配用炙甘草、大黄，可使本方具备足够的功效，取炙甘草甘缓之性，使硝、黄以留中泻热，充分发挥缓调和胃之效。中焦证候，主要指足太阴脾、足阳明胃和手阳明大肠之病变。脾为阴脏，喜燥恶湿，其气主升、主运化；胃为阳腑，喜润恶燥，其气主降，主收纳。二者一阴一阳，同居中焦，为气机升降、水液代谢之中枢。温病伤及中焦，多造成邪热蕴于阳明胃，湿热蕴结太阴脾，或致胃阴大伤或致脾气不升、胃气不降，总之多为脾与胃的润燥、升降等不协调而共同发病。欲协调中焦，必以调理脾胃法，所谓调理脾胃，即平衡脾胃功能，这种调理脾胃升降、润胃燥脾的治疗方法，形容如"衡"一样平，俾脾胃调和，则受纳健运正常。

【原文 16】

白虎汤

治伤寒大汗出后，表证已解，心胸大烦渴，欲饮水①，及吐或下后七八日，邪毒不解，热结在里，表里俱热，时时恶风，大渴，舌上干燥，而烦欲饮水数升者。宜服之。

知母七两半　甘草三两七钱半　石膏二十两

上㕮咀，每服三钱，水一盏半，入粳米三十粒，煎至一盏，去渣温服。或加人参、亦得。此药立夏后、立秋前可服。春时、及立秋后、亡血家，并不可服。（《卫生宝鉴·卷六·气分热》）

【注　释】

①欲饮水：邪热入中焦，伤了胃阴，就会渴欲饮水，饮不解渴。

【解　读】

白虎汤为主治阳明气分热盛证。凡伤寒化热、内传阳明之经，温病邪传气分，皆能出现本证。此种热在气分、津液耗伤之证，当从撤热保津论治。纯热无积，自然不宜攻下；津液已伤，亦忌苦寒，虑其苦极化燥，更损阴津；唯宜辛寒清热，甘寒生津，于证始惬。

白虎汤是八法中"清法"的代表方剂，自张仲景创立该方以来，对后世影响深远。诸多医家对此方有较多阐述，如《伤寒明理论》说："白虎，西方金神也，应秋而归肺，热甚于内者，以寒下之；热甚于外者，以凉解之。其有中外俱热，内不得泄，外不得发者，非此汤则不能解之也。夏热秋凉，暑暍之气，得秋而止，秋之令曰处暑，是汤以白虎名之谓能止热也。"《伤寒来苏集·伤寒附翼》说："白虎主西方金也，用以名汤者，秋金得令，而暑清阳解，此四时之序也。"中国古代哲学中"白虎"为西方金神，对应秋季凉爽干燥之气，以白虎命名，比喻本方的解热作用迅速，犹如秋季凉爽干燥的气息降临大地，一扫长夏湿热之气。

白虎汤主治阳明气分热盛之证。凡伤寒化热传入阳明，或温病邪传气分，皆可致此。临床以大热、大汗、大渴、脉洪大为辨证要点。主药石膏，辛甘大寒，以制阳明（气分）内盛之热；知母苦寒质润，一能助石膏清肺胃之热，二能润燥以滋阴；甘草、粳米，既能益胃护津，又可防大寒伤中之弊，共为佐使。本方在《伤寒论》是用治阳明热证的主方，在温病学范围是用治气分证的代表方，两类疾病均属里热证，对石膏用量皆宜偏重，方能生效。

【原文 17】

清凉四顺饮子

治一切丹毒[①]，积热壅滞，咽喉肿痛。

当归（去芦）甘草（炙）赤芍药 大黄各等分

上㕮咀，每服五钱，水一盏，煎至七分，去渣，食后温服。（《卫生宝鉴·卷六·血分热》）

【注　释】

①丹毒：素体血分湿热，兼感天行风热疫毒之气，或体表皮肤破伤，毒邪乘袭，湿热火毒暴发于皮肤间而成。

【解　读】

热毒属阳邪，其性燔灼。其火热之性伤阴败血、灼伤脉络。此外，热毒为病亦有"毒"的特点，毒乃火之变，火乃毒之渐，此毒便依附于火而生成而肆虐害体，临床多表现为红肿热痛、溃烂等。素体血分有热，外受火毒，热毒蕴结，郁阻肌肤而发；或由于皮肤黏膜破伤（如鼻腔黏膜、耳道皮肤或头皮破伤，皮肤擦伤、脚湿气糜烂，毒虫咬伤，臁疮等），毒邪乘隙侵入而成。肺、胃二经郁热上炎，就可引起咽喉肿痛。邪强正弱，热邪侵入血分，血分炽热，"血得热则沸"，热伤血脉，迫血妄行，"阳络伤则血外溢，阴络伤则血内溢。"张景岳说："动者多由火，火盛则逼血妄行。"故用清凉四顺饮子清热解毒凉血。

【原文 18】

柴胡饮子

解一切肌骨蒸热[①]，积热作发，或寒热往来，蓄热寒战，及伤寒发汗不解。或不经发汗传受，表里俱热，口干烦渴。或表热入里，下证未全，下后热未除。及汗后余热劳复。或妇人经病不快，产后但有如此证，并宜服之。

柴胡　人参　黄芩　甘草（炙）大黄　当归　芍药各半两

上七味锉散，每服四钱，水一盏，姜三片，煎至六分，去渣，温服，小儿分三服。病除为度。日三服，热甚者加服。（《卫生宝鉴·卷六·气分热》）

【注　释】

①肌骨蒸热：阴虚不能制约阳气，造成的虚热内生的症状。

【解　读】

柴胡饮子用于素体血虚兼有少阳证，且表里均热较重者。胆为清净之府，主司气机升发，其经在半表半里，不可汗吐下，法宜和解。邪入本经，乃由表而将至里，当撤热发表，迎而夺之，勿令传太阴。素体血虚兼有少阳证，伤寒发热，汗出不解，此非太阳表证不解，为邪犯少阳，其发热为往来寒热；有人不经发汗传受，表里俱热，口干烦渴；有的表热入里，以及发汗后有余热又重新发热；妇女经期不舒服，生产后有这样的症状，都应该服此方的。本方中柴胡透解邪热，疏达经气；黄芩清泄邪热；人参、炙甘草扶助正气，抵抗病邪；生姜和胃气，生津。使用以上方剂后，可使邪气得解，少阳得和，上焦得通，津液得下，胃气得和，有汗出热解之功效。卫分之邪不解，传入气分，或因温热之邪直入气分，或气分伏热外发，或邪热由营分转出气分所致，常见于外感温热病极期阶段。温热邪气从口鼻而入，侵犯于肺，肺被温热邪气所熏扰，人体气机被扰，气机运行不利，肺不能宣发卫阳于体表，故温病初起会有微恶风寒。可见，温病一初起，就有里热伤津，气机逆乱，热邪被气郁于里的典型的气分证表现，只是热邪被郁于里，肺失宣发，卫阳失于对体表的温煦而微恶风寒，表现出类似太阳伤寒的"表证"。因而，温病里热为本，外寒是标，本质是郁。所以，温病的致病因素温热邪气在体内的肺、心等脏器之中，并非如同伤寒邪在肌表，故不可发汗，治当清解里热，兼以辛凉透表，使温热邪气被清，气机恢复，透邪外达而病愈。

【原文 19】

涤痰丸

治三焦气涩，下痰饮，消食，利胸膈满①。咳唾稠黏，面赤体倦常服化痰宽膈。

木香二钱　槟榔　京三棱各半两　陈皮　青皮　枳壳各三钱　半夏（制）半两　大黄一两　黑牵牛二两（炒）

上为细末，面糊丸桐子大，每服三十九，食远，姜汤下。（《卫生宝鉴·卷十二·咳嗽门》）

【注　释】

①利胸膈满：痰浊壅塞，使胸膈不适满闷。

【解　读】

三焦作为"一腔之大腹"，主司气机升降，为浊阴与清阳运行的主要通道，三焦通则清浊分。液有余便是痰。三焦乃水气通行的道路，若三焦失于通调，则水停气滞，水气互结，也可发为痰饮。肺、脾、肾三焦的水液代谢异常（肺失宣降，津液不布；脾失健运，水湿停留；肾失蒸化，水不化气；三焦不通，水气互结），加之气滞、寒凝、湿聚、火热煎熬，凝聚而成痰浊，停于三焦各部。故用涤痰丸理气化痰。

第十三章　朱丹溪《格致余论》

第一节　朱丹溪与《格致余论》

朱震亨（1281—1358年），字彦修，元代著名医学家，婺州义乌（今浙江金华义乌）人，因其故居有条美丽的小溪，名"丹溪"，学者遂尊之为"丹溪翁"或"丹溪先生"。他早年修习儒学，因母亲之疾而立志从医，他一边研习《素问》《难经》等经典著作，一边拜师学医，他先是跟随许谦学医，后四处访求名医学习，拜入罗知悌名下，终成为一代名医，因其医术高明，临证治疗效如桴鼓，多有服药即愈不必复诊之例，故时人又誉之为"朱一贴""朱半仙"。朱氏研习了刘完素、李杲、张从正三家的理论后，说道："医之为书，至是始备；医之为道，至是始明。"但他也指出了这三家理论犹未备滋阴大法，始觉"湿热相火，已成滓没"。因此，他提出了"阳常有余，阴常不足"之说，创阴虚相火病机学说，申明人体阴气、元精之重要，故而被后世誉为"滋阴派"的创始人，也正因"滋阴学说"是朱氏最有声誉的阴正学说，是中医养生文化的精髓和集大成所在，因此他与刘完素、张从正、李东垣并列为"金元四大家"，在中国医学史上占有重要地位。朱丹溪弟子众多，方书广传，是元代最著名的医学家。

朱丹溪在世期间留下了许多著作，著有《格致余论》《局方发挥》《丹溪心法》《金匮钩玄》《素问纠略》《本草衍义补遗》《伤寒论辨》《外科精要发挥》等。《格致余论》为朱氏的代表作之一，序论所言"古人以医为吾儒格物致知一事"，是此书名字的由来，朱氏的理论来源于《黄帝内经》，因其早年修习儒学，故其理论深受理学影响，并集刘、李、张等人之长。朱氏观察到当时人们恣食厚味、放纵情欲的生活习惯，江南地区湿热相火为病最多的情况，以及江南《太平惠民和剂局方》温燥之风盛行的局面，撰成了《格致余论》，此书主要论点为人身相火易动，阴精易亏，百病皆由此而生，而抑制相火妄动，保护阴精则是养生防病及临床辨证施治的关键。本书集中反映了朱丹溪的主要学术思想和学术内容：一是阳常有余、阴常不足论。朱氏受理学思想的启发，把理学中"阳有余、阴不足"的观点融入进医学，并结合天地日月运行规律与《黄帝内经》中"年至四十，阴气自半"及"男子六十四而精绝、女子四十九而经断"的观点，提出了人体"气常有余，血常不足""阳常有余，阴常不足"。因此，朱氏列"饮食箴""色欲箴"，提倡人们节制饮食和色欲，达到"气血冲和、阴平阳秘"的状态以延年益寿。二是相火论，该理论与"阳常有余、阴常不足"的观点相互联系，朱氏提出"相火"为"一身之动气"，人体的生命力来源于相火和气的运动，这也是朱氏所谓的"人非此火不能有生"。相火，为肝、肾二脏所专司，并分属于心胞络、膀胱、三焦、胆诸脏腑。虽然相火维持着人体的生命功能，但相火妄动即为贼邪，即是"元气之贼"。二者体现的是相火的生理和病理状态，正常情况下相火能维持人体的功能活动，病理状态下相火就变成了损伤元气的邪火，而导致疾病的发生。三是为纠正当时人们用药的偏颇，反对妄用攻下治法和滥用《太平惠民和剂局方》中辛燥刚烈之剂，并倡立养阴之法。朱氏在书中提到"完阴易乏，阳易亢，攻击易详审，正气须保护"。他擅长使用滋阴降火、导痰行滞、解郁散结等法，对气、血、痰、郁诸证的治疗有独特见解，并丰富了杂病证治内容，故后人有"杂病法丹溪"之语。本书成书之时，虽未形成系统的温病理论，但书中记载的散碎的三焦理论，仍体现了朱氏对于火热之邪和三焦的独到认识，这些理论对于我们理解温病学说以及温病中的三焦学说都具有参考意义。

此书约成书于元至元七年（1347年），现存主要版本为元刊本（附《局方发挥》）、明正德间刊本、《古今医统正脉全书》本、日本宽文五年（1665年）村上勘兵卫新刊本、《四库全书本》，该书共收包括序在内的医论共 41 篇，本章选取元刊本为参考文献，并节选了对于温病、三焦辨证具有启蒙意义的条文予以解读。

第二节 《格致余论》

【原文 1】

《内经》曰："冬不藏精者，春必病温。"十月属亥①，十一月属子，正火气潜伏闭藏，以养其本然之真②，而为来春发生升动之本。若于此时恣嗜欲以戕贼③，至春升之际，下无根本，阳气轻浮，必有温热之病。夫夏月火土之旺，冬月火气之伏，此论一年之虚④耳。（《格致余论·阳有余阴不足论》）

【注　释】

①亥：是地支的第十二支，在五行中属水，下文的"子"为地支的第一支，五行也属水。
②本然之真：本来的状态，文中指身体本来健康、精气充足的状态。
③戕（qiāng）贼：伤害，残害。
④一年之虚：即一年当中的四月、五月、六月、十月、十一月。

【解　读】

《黄帝内经》说："冬季不能藏精，春天必有温热之病。"十月在十二支属亥，十一月属子，正需将火气潜伏闭藏，以养护我们身体本来健康、精气充足的状态，从而作为来年春天生发升动的根本。如果在这个时候放纵嗜欲而伤害到了身体的根基，到春升之际，下没有根基，阳气轻浮，一定会发生温热之病。夏季火土旺盛，冬季火气潜伏，这就是为什么会有"一年之虚"。

本段虽未言明三焦，但对于疾病病位的辨证论治，已有了初步的概念。该文沿袭了《黄帝内经》中冬病春温的观点，解读了春季温热病发生的基本机制，言明春季病温的原因是下无根本，病在下焦。"冬不藏精者，春必病温"一语源自《素问·金匮真言论》，原句是："故藏于精者，春不病温。"前者是对于后者的化用。朱丹溪认为，下焦之阴升，上焦之阳降，是身体自然调和的状态，十月、十一月皆为阴月，五行属水，正为火所不胜，也因此火需收敛，不能张扬，否则极易耗伤体内阳气之火，从而损伤了人体精气，以致春季升发之时，虚火浮越于外，且十月、十一月正是气温乍寒之时，需要阳气内守，与精气一起助卫气生成顾护体表，如此时阳气被扰，人体易感受寒邪，郁久化热，到了春天阳气升腾，就成了"温病"，此观点与《黄帝内经》一脉相承，又对温病学派有启发作用，它体现了温病学说中伏邪致病的机制，并也阐述了为何本由寒邪主导的冬季却有火热病邪蛰伏，以待来春发为温病的病理机制。

朱丹溪在原有《黄帝内经》条文的基础上，进一步提出了"冬不藏精"的原因为"恣嗜欲"，这也与他要求人们节饮食、节欲的观念相合，他论述了冬季放纵饮食情欲所带来的后果之一便是伤害体内的精气——过食肥甘厚味会助长体内之火，耗伤精气，而放纵情欲、房劳过度又会损伤肾精，冬季气候寒冷，是本该封藏精气以待春季升发的时候，嗜食纵欲使得下焦精气早早亏虚，来春无升发之根本，虚火便会浮越在外，温热之病也因此产生。

朱丹溪的"四虚"思想：四虚为一年之虚、一月之虚、一日之虚和平素之虚。一年之虚，即一年当中的四月、五月、六月、十月、十一月，即文中所说的"夏月火土之旺，冬月火气之伏，此论一年之虚耳"。丹溪认为："天地以五行更迭衰旺而成四时，人之五脏六腑亦应之而衰旺"。四月属巳，五月属午，为火大旺之时，火为肺金所不胜，火旺则金衰；六月属未，为土大旺之时，土为水所不胜，土旺则水衰。一月之虚，即上弦前、下弦后，月廓月空之时。丹溪说：若上弦前、下弦后，月廓月空，亦为一月之虚。一日之虚，即"遇大风大雾、虹霓飞电、暴寒暴热、日月薄蚀、忧愁忿怒、惊恐悲哀、醉饱劳倦、谋虑勤动，又皆为一日之虚"。平素之虚，为病人初退、疮病发作阶段。这四虚，是丹溪对中医疾病和养生理论的一个创新，人体种种异常，朱丹溪归为犯此四虚之故，人体的亚健康状态均可与欲动损阴有关，沉溺声色，邪思淫欲，精神颓废，纳减火升，因此朱氏认为不绝其邪念，治之无功。

【原文 2】

若夫血气两亏，痰客中焦，妨碍升降，不得运用①，以致十二官各失其职②，视听言动，皆有虚妄③。以邪治之，其人必死。吁哉冤乎！谁执其咎？（《格致余论·虚病痰病似有邪祟论》）

【注　释】

①运用：气血运行和发挥作用。
②十二官各失其职：心、肝、脾、肺、肾等十二脏腑各失去其本来的职责功能。
③虚妄：人体的感官出现了幻觉、不正常的现象。

【解　读】

如果气血俱亏，就容易出现痰在中焦聚集、盘踞，妨碍气机升降，阻碍上下气血运行和作用，导致心、肝、脾、肺、肾等十二脏腑各失去其本来的职责功能，出现视觉、听觉、言语、动作等的幻觉、不正常。世人将它当作中邪来治疗，那个人严重了会死。这样的事情真是太冤枉可惜了，谁又来承担这个过错呢？

朱氏在该段解释了痰、虚之病，有时表现出像有鬼上身的症状，就如同有邪祟侵犯一样，他从三焦分析，认为此病为痰阻滞在中焦这个人体重要的代谢枢纽，妨碍了脾胃的正常生理功能，导致了人体气机、水液升降失常，以至于动静失常，五感受蒙。朱氏认为"百病中多有兼痰者，世所不知也"，"怪病多痰"可理解成三焦水液代谢异常所导致的病变。痰的产生与脏腑的功能密切相关，脏腑中的肺、脾、肾、肝、三焦、膀胱与痰的代谢联系最为密切。肺为水之上源，主宣降，输布津液，通调水道；脾主运化水湿；肾阳主水液蒸化；肝主疏泄，有利于水液输布；三焦为水液运行的通道；膀胱为州都之官，主贮尿和排尿。故肺、脾、肾、肝、三焦及膀胱功能失常，均可聚湿而成痰。所以，水湿痰饮多由外感六淫，内伤七情或饮食劳逸等，使肺、脾、肝、肾、三焦及膀胱等脏腑气化功能失常，水液代谢障碍，以致水液停滞而成。朱丹溪尤其擅长治疗杂病，离不开他对脾胃重要性的认识，认为脾具有阴柔和阳刚两种特性，是协调五脏六腑正常运行的重要器官，因此他也说过："治痰法，实脾土，燥脾湿是其治本也。"他强调，中焦的枢纽作用处于一个沟通上下的位置，中焦不调，痰湿积滞，极易影响上焦和下焦的正常功能，痰湿经由三焦水液代谢散布各处，淤堵各处经脉，怪病也由此而来。

【原文 3】

移精变气①乃小术耳，可治小病。若内有虚邪，外有实邪，当用正大之法，自有成式，昭然可考。然符水惟膈上热痰，一呷凉水，胃热得之，岂不清快，亦可取安。若内伤而虚②，与冬严寒，符水③下咽，必冰胃而致害。彼郁热在上，热邪在表，须以汗解。率得清冷，肤腠固密，热何由解？必致内攻，阴阳离散，血气乖争④，去死为近。（《格致余论·虚病痰病似有邪祟论》）

【注　释】

①移精变气：为古代祝由方法，是一种原始心理治疗术。指运用各种方法转移和分散精神心理活动

的指向，以缓解或消除精神刺激而引起的气机紊乱等病理状态的一种情志自我调摄疗法。

②内伤而虚：根据前文文意，该词指的是痰热内伤致虚的病人。

③符水：旧时道士用来驱鬼、治病的有咒语的水。

④血气乖争：乖，不和谐、不顺。指血与气不和谐相互争斗的一种状态。

【解　读】

祝由之术为简单的治疗方法，可以治一些轻微的病症，如果人体内有虚邪，外受实邪，应该用正统的治疗方法，这些治法都已经形成了体系，明明白白地摆在那可以参考的。如果只有膈上聚积了一些热痰，喝了凉水，胃内之热得到凉解，怎么会不感到轻快，也可以安稳症状，如果病人因痰热内伤致虚，又在严寒冬季，与符水一同咽入腹中，必然会由于让胃冰冷使得身体遭到伤害。而身体上部聚积郁热，热邪浮于身体表面，应当使病人发汗来解此症。草率地使用清凉寒冷的药物，虽然起作用很快，但是体热又从哪里疏解呢？这必然会导致内里受伤，阴阳相离，血与气相互争斗，离死也不远了。

该条承接上文，论述了巫蛊之术误治内伤痰热证所带来的病理机制和后果，但关于这段的阐述，可体现朱氏对三焦之中病邪转化的认识。朱氏认为：内伤痰热致虚者初起为热郁结于上焦，邪热留恋在表，这实际上就是热侵于上焦肺卫，这样的病人如果突然受到寒凉刺激，很容易让皮毛腠理收缩，肺不能从汗孔宣泄热邪，热邪在体内助气走窜，同时也耗伤血液，加上疾病日久正气虚弱，从而导致了阴阳不平衡，二者相争，气血失和。

朱丹溪发现同样为热病而用符水治疗的病人，有的服用符水后，病情得到了缓解，有的却在服后出现了病情加重，甚至不日而死的情况，他论述了两种情况：一是病人体内有胃热湿痰，服用凉水自然清解了胃热之火，使人"清快"，疾病自然得到了缓解；二是内伤痰热病已久，已经损伤了正气，这样的人本来就体质虚弱，猛然得寒凉刺激，又是在冬日，腠理毛孔因寒冷刺激而闭缩，热邪无处宣泄，自然导致热反内攻，从而造成了阴阳离散，血气乖争的局面。他提出气血不足是造成这种差异的主要原因，气血为身之神也，如果人因饮食厚味或贪凉饮冷，就会产生痰，又因为本身气血匮乏、正气不足不能制痰，让痰停于中焦，妨碍气机升降，导致整个脏腑功能紊乱，就容易出现神志的问题。

【原文4】

心肺，阳也，居上；肝肾，阴也，居下；脾居中，亦阴也，属土。经曰：饮食入胃，游溢精气，上输于脾，脾气散精，上归于肺，通调水道，下输膀胱，水精四布，五经并行①。是脾具坤静②之德，而有乾健③之运。故能使心肺之阳降，肾肝之阴升，而成天地交之泰④，是为无病之人。（《格致余论·鼓胀论》）

【注　释】

①五经并行：五经，指五脏所属的五条经脉，即足厥阴肝经、手少阴心经、足太阴脾经、手太阴肺经和足少阴肾经。五经并行，指的是水精通灌于五脏经脉，从而输布于身体四周。

②坤静：来源于《易经》，坤是卦名，象征地。地载万物，也可使万物归隐，所以坤有归与藏的意思，坤卦是唯一的纯阴卦，是"至柔""至静"之卦。

③乾健：同"坤静"来源于《易经》，乾卦象征天，代表阳性，性质为刚健。

④天地交之泰：来源于《易经》，泰，指泰卦，即六十四卦中的第十一卦译为应时而变。地交之泰，寓意在本文意指人体符合自然生长规律。

【解　读】

心和肺属阳性，处上位；肝和肾则为阴，处下位；而脾在正中间，也为阴，属土。《黄帝内经》曾提到：饮食之物进入胃中后，其精气四处游溢，往上走输送到脾中，脾散布精气，再往上归于肺，使得水路通畅，精气得以往下输送至膀胱，使得水中精气得以遍布身体四处，使得五脏经脉能够并行无阻。所以说虽然脾有坤的至阴至柔，但是也有乾的阳性刚健。因脾对人体气机的调控非常重要，脾气健运能够辅助心肺阳气下济助肝肾阴精升腾，使得人体的运行符合自然生长的规律，这就是健康无病的人。

　　丹溪认为肾肝之阴升，心肺之阳清肃下降，才是维持脏腑阴阳平衡的关键之处，"阴升阳降"理论对三焦辨证理论有启发意义，上、中、下三焦的联系可考于此。此段朱氏提出了脾胃对于五脏的重要作用，强调脾的生理功能和特性是让肾肝之阴升，心肺之阳清肃下降的原因，他认为脾所带来的调和作用，让肾肝阴升、心肺阳降，从而维持了脏腑阴阳平衡。该文也是朱氏"阴升阳降"理论的一个阐述，具体的机制为：饮食入胃，胃初步腐熟水谷后的精气上布脾胃，脾运化为水谷精微后输布于肺，肺再经由通调水道的生理功能下布膀胱，从而将水精输送至身体各处，从而达到一种肾肝之阴升，心肺之阳清肃下降的平衡状态。

　　阴阳升降理论可追溯至《黄帝内经》，经曰："升已而降，降者谓天，降已而升，升者谓地。天气下降，气流于地，地气上升，气腾于天。故高下相召，升降相因，而变作矣。"阴阳的升降实际就是阴和阳的相互升降，丹溪作为哲学大家和医学大家，不仅注意到阳升阴降，还注意到自然界和人体存在着阴升阳降，因此他在《局方发挥》中说道："阳往则阴来，阴往则阳来，一升一降，无有穷已。"阴升阳降主要表现为两个方面。一是脏腑之间的阴升阳降：①心与肾，在脏腑方面心五行属火，为阳，肾五行属水为阴，在生理上心阳需下温肾水，使肾水不寒，肾阴当上济心阳，使心阳不亢，谓之"水火既济"，若心阳不能下降于肾，或肾阴不能上济心阳，人常常出现失眠、心悸、心烦、腰膝酸软等表现，谓之"心肾不交"；②肺与肝，肺位置居上，为阳脏，肝居下焦，为阴脏，肺生理功能主降，肝生理功能主升，若肝升太过，肺降不及，则出现咳逆上气，谓之"肝火犯肺"，或肺降太过，则出现胸胁胀满不适，头晕等症；③脾与胃，脾为五脏之一，胃为六腑之一，五脏属阴，六腑属阳，脾主升胃主降，二者合作才能很好地完成消化功能，脾气升则能疏布水谷精微，胃气降则下传糟粕。二是气血方面的阴升阳降，气为阳血为阴，丹溪认为气宜降血宜升，阳气降则可温暖下位，阴血升则可荣润清窍，故丹溪在《局方发挥》提到："气为阳宜降，血为阴宜升，一升一降，无有偏胜，是谓平人。"

　　朱丹溪与李东垣二人同样论述过"阴阳升降"理论，也同样认为脾对于人体具有十分重要的作用，二者观点的不同在于：朱氏提出的观点为"阴升阳降"，李氏提出的观点为"阳升阴降"。李氏的理论机制大概为：脾主升清，虽体阴而用阳，其将水谷精气上奉心肺，心肺又把其灌溉四周，即表现为脾之"清阳上升"；胃主降浊，将糟粕向下传递排出体外，表现为"浊阴下降"，此即为李氏所说"阳升阴降"。李东垣的观点根源于《黄帝内经》，朱氏的理论受易、理学影响较深，但二人的观点并不矛盾，李氏观点注重脾阳的升清功能，强调的是脾阳向上输送水谷精气，而朱氏观点注重精气水液，侧重点在于阴液在脾的作用下向上输布，二者的阴阳升降描述的是不同的对象。

　　朱氏的"阴升阳降"启发了三焦辨证理论：阴升阳降的过程，实际上就是人体精气在上、中、下三焦运行转化的过程。吴鞠通在《温病条辨》云："上焦病不治，则传中焦，胃与脾也；中焦病不治，则传下焦，肝与肾也。"该观点与朱氏理论有相通之处，上焦病热日久，会生痰湿，阻滞窍道，阴气难升，肺阳与心阳失养，继而影响脾胃，脾胃功能受损又影响了肝肾之阴升，疾病由上焦发展至下焦的过程实际上就是阴失于升，阳不得降的过程。

【原文5】

　　病热之人，其气炎上，郁为痰饮，抑遏清道①，阴气不升，病热尤甚。积痰得热，亦为暂退，热势助邪，其病益深。（《格致余论·恶寒非寒病恶热非热病论》）

【注　释】

　　①清道：清气通行的道路，多指人体上呼吸道。

【解　　读】

因为患病而身体发热的人，属于热症且积攒于上身，会积攒成痰，导致上呼吸道不通畅，阴气无法上升，致使因病发热的情况更加严重。积攒的痰同时也会积郁热，阴气也会暂时退下去，而热的势头不减，病症就会更加严重。

朱丹溪在此论述了感受热邪者却热势不重的原因，该理论可窥见三焦理论的雏形。热病者热势不深的原因主要是因为上焦热邪蒸腾阴液为痰，痰浊阻滞清窍，困遏腠理，热邪不能向外发，转向内攻，从外看呈现出热势减退的倾向，但实际上病情并未得到缓解且伤及本源。该条体现了朱氏对于三焦疾病关系的初步认识，上焦肺卫感受热邪，久之生痰妨碍中焦脾胃，脾的调节作用受损，致使阴气不升，阳气不降，继而影响致下焦肝肾。心肺之热转为脾胃之痰者，是上焦之病于中焦的传变，痰遏窍道，热不能发，所以会出现热势暂退的情况，但热邪转而内燔阴液，致使肝肾之阴受损，疾病逐渐加重，又可看作是中焦之病于下焦的传变。

【原文 6】

惟火有二：曰君火，人火也；曰相火，天火也。火内阴而外阳，主乎动者也，故凡动皆属火。以名而言，形气相生，配于五行，故谓之君；以位而言，生于虚无，守位禀命①，因其动而可见，故谓之相。（《格致余论·相火论》）

【注　　释】

①守位禀命：禀命，旧指所受命于天的命运或体气，现指承受命令。该词意指（相火）安守其位履行使命。

【解　　读】

火分为两种，一种称为君火，指的是人身上的火，另一种称为相火，指由天而生的火。火内部属阴而外属阳，主要掌管动。从名字来看，形与气在五行中相配时是相生的，所以称之为君；从它的位置来看，火生于虚无中，安守其位履行使命，因为它的运动是可以看到的，所以称为相。

本文是朱丹溪"相火论"理论的描述，该理论是对后世温病学家具有启发作用，后世医家治疗温病的"滋阴"治法大抵源于此处。丹溪所论"相火"，包括正常与异常二种不同状况，即"相火之常"与"相火之变"："相火之常"是指处于正常状况下的相火，即人身生生不息的机能活动，为生命之源；"相火之变"是处于异常状况下的相火，属人身生命机能的异常，为致病之本。一是相火之常体现在：①人有此生，亦恒于动，凡动皆属火，火即指人体在机体的正常活动和脏腑的正常生理功能；②相火能维持人的正常生理功能，具有补益、促进生化，并为维持人体机能提供能量；③相火以肝肾精血为物质基础。二是相火之变体现在：①相火妄动，动失其常，即人体功能活动失去节制，导致人体机能异常从而致病；②引起相火妄动的主要原因为情志过极，而色欲过度、饮食厚味等也是其中的原因；③相火异常的病理特点主要有：相火失养、暴悍酷烈、煎熬真阴。而朱氏认为煎熬真阴会对人产生极大的危害，导致"阴虚则病，阴绝则死"，也因此朱氏主张抑制相火、保护阴精，提出了滋阴降火的治疗原则。

相火和三焦二者之间的联系：三焦在五行属火，与心包相表里，也因此三焦为少阳相火，主气化，与各处相火都有交通联络。三焦在相火方面的生理功能为分布元气，主一身升降出入，刘完素说："右肾属火，游行三焦，兴衰之道由于此，故七节之傍，中有小心，是言命门相火也。"由此可以看出相火和三焦之间的密切联系。病理方面吴鞠通的三焦辨证理论中，提到"温病由口鼻而入，鼻气通于肺，口气通于胃。肺病逆传则为心包，上焦病不治，则传中焦，胃与脾也，中焦病不治，即传下焦，肝与肾也"。这个过程，是外来温邪破坏身体平衡，三焦功能失常，导致体内相火妄动，影响各处脏腑的过程。

【原文 7】

胆者，肝之腑；膀胱者，肾之腑；心胞络者，肾之配；三焦以焦言，而下焦司肝肾之分，皆阴而下者也。（《格致余论·相火论》）

【解　读】

胆在脏腑中与肝相应；膀胱在脏腑中与肾相应；心包络则与肾相配。三焦分开来说，下焦主要掌管肝肾的区分，因此都属阴且居下。

本段是朱丹溪对于脏腑关系，以及三焦和脏腑之间关系的论述。从这里可以看出朱丹溪、吴鞠通二人对于三焦认识的差异，朱氏对于三焦脏腑的认识与吴鞠通所创三焦辨证理论，同源于《黄帝内经》中关于三焦的论述，二者对于三焦有许多相同的观点，二人皆认可与《黄帝内经》中对于上焦心肺、中焦脾胃、下焦肝肾的划分，在此理论基础上，朱氏侧重于解释三焦脏腑的生理机制，他受易学和理学的影响，易学认为世间万物都并非相对独立，而是你中有我，我中有你，而三焦的上下关系必然也存在着上中有下、下中有上的关系，因此他认为人体是在中焦脾胃的调和作用下，让下焦肾肝之阴上升，上焦心肺之阳清肃下降，维持着正常的生理功能。吴鞠通在前人对于三焦生理特性和作用的认识基础上，侧重描述三焦的病理机制，他根据《黄帝内经》有关三焦部位的概念，结合温病发生、发展变化的一般规律，及病变累及三焦所属脏腑的不同表现，创立了三焦辨证这一温病辨证纲领，以上焦、中焦、下焦为纲，以温病病名为目，将六经、脏腑及卫气营血辨证理论贯穿其中，重点论述三焦脏腑在温病过程中的病机变化，并以此概括证候类型，按脏腑进行定位、诊断和治疗。吴氏的三焦辨证反映了邪气侵犯人体后由上至下发展变化的三个不同阶段，据病邪种类，大致可分上焦温热、上焦湿热，中焦温热、中焦湿热，下焦温热、下焦湿热等证候，而他对于温热病的病机认识，离不开历代医家对于三焦逐渐完备的生理机制认识。

【原文 8】

人之有生，心为火居上，肾为水居下，水能升而火能降，一升一降，无有穷已，故生意①存焉。水之体静②，火之体动。动易而静难，圣人于此未尝妄言也。儒者立教曰："正心、收心、养心。"③皆所以防此火之动于妄也。（《格致余论·房中补益论》）

【注　释】

①生意：人体生生不息之意。
②水之体静：谓水的本性是静。
③正心、收心、养心：是儒家修身养性的要求，其在提倡仁爱修身的同时，还以正心、收心、养心来追求自我完善。

【解　读】

人之所以能生存，是因为心属火居于上，而肾属水且居于下，水能上升而火能下降，一升一降，往返无穷尽，因此人才能够生生不息。水的本性是静，火的本性是动，火的妄动很容易，而水的内静却很难，圣人对此没有乱说。儒生立身之教说："正心、收心、养心。"都是为了防止火的妄动。

此段以朱丹溪"阴升阳降"理论为基础，论述节制房室生活的必要性。作者从其"阳常有余，阴常不足"观点出发，表明人体精气易亏易损，心火容易妄动，而房室生活最易耗散阴精，故宜节制房事，以防止阴精的耗散，如恣情纵欲，房事太多，犹如火上浇油，戕害生机。这实际上从理论上批判了古代房中家"数数御女""女多益善"的荒谬。古医书有一种说法，三焦之火秘于肾，也就是三焦之火在命门。命门相火将津液蒸腾，上布至上焦，上焦接收水液，又将其降至下焦，因此心和肾之间密切相关，修身养心不仅可以守护体内神明，也可顾护肾的阴气。本段亦可以看作是朱氏对"阴升阳降"理论的进一步阐发，他从心、肾关系为切入点，进一步阐发阴升阳降对人体正常生命功能的重要作用，并由此证明了节欲的重要性。丹溪用水火升降来描述心肾之气机变化的过程。从心火、肾水二者的关系出发，说明升降有序能够维持人体生命活动。心属阳为火脏，在人体中位居于上，在上者以降下为宜，故心阳宜降，以温煦的特性来滋养他脏。肾属阴为水脏，位居于下，在下者以上升为当，故肾阴宜升，以约束限制他脏。二者之间，心火下降于肾以温肾水，可使肾水不寒；肾水上升以养心火，可使心火不亢，心肾之间的这种调和关系被丹溪论作"心肾相交"或"水火既济"。该理论也阐释了温病病程中易耗伤阴津的原因为动易而静难，温热之邪极易诱发人体内火的妄动，妄动扰静，就容易耗伤体内阴气。

第十四章　戴原礼《金匮钩玄》

第一节　戴原礼与《金匮钩玄》

戴思恭，字原礼，号肃斋，浙江浦江县马剑（今属诸暨市）人，生于元泰定元年（1324 年），卒于明永乐三年（1405 年），乃元末明初时期的著名医家。戴原礼幼年就嗜好读书，遍读诗书，尤其热衷于医书。等到弱冠之年，方才弃儒治医，与其父亲仲积公从学于朱丹溪。朱丹溪见戴氏天资聪颖，倍于常人，故器重其才，尽以医术以授之。当时丹溪先生弟子虽然众多，但只有戴原礼能独得其秘，故后世称戴原礼为"震亨高弟"。戴氏尽得丹溪真传，医术精湛，医德高尚，享誉当地一带，后于明洪武二十五年（1392 年）入朝为御医，后官至太医院史。永乐三年（1405 年）辞归故里，逾月而卒，终享年 82 岁。戴氏著有《订正丹溪先生金匮钩玄》《秘传证治要诀》《证治要诀类方》《推求师意》等书，而《订正丹溪先生金匮钩玄》即为本书。

《金匮钩玄》成书的具体年月不详，最早见刊成册的时间可以追溯至明成化二十一年（1485 年），曾因避清朝康熙帝的名讳将书名改为《金匮钩元》。《薛氏医案》收入本书时曾改名为《平治荟萃》。后光绪十七年（1891 年）、民国十三年（1924 年）等均有翻刻。其他如《古今医统正脉全书》《周氏医学丛书》《四库全书》等均收录本书。《金匮钩玄》全书共三卷，并阴医论六篇。卷一、卷二为内科、喉科和外科病症，卷三为妇、儿病症，每病症均简要地论述病因病机、治疗方药，全书论病不出丹溪气、血、痰、郁的观点，并灵活运用于中风、咳喘、泄泻等众多疾病的辨证治疗中，文中的"戴云"，或为戴原礼的补注。此外，戴原礼在继承丹溪学说"相火论"的基础上，结合刘河间"五志过极化火"、李东垣"火与元气不两立"等学说，提出"气化火，血易亏""阳易亢，阴易亏""一水不胜二火"的论点，指出三焦内寄相火，并根据五脏火化之候而分别治之，扩大了火热论的治疗范畴，丰富了三焦辨证的理论体系，在学术上独树一帜，对后世温病治疗具有重要的启迪意义。

《金匮钩玄》目前常见的版本包括明成化二十一年（1485 年）山阳沈纯刻本、明慎修堂刻本、明万历二十九年（1601 年）《古今医统正脉全书》本、清光绪十七年（1891 年）《周氏医学丛书本》本、清光绪庚子（1900 年）《丹溪全书》本、清光绪二十年甲午（1894 年）刻本、清文奎堂刻本、清二西堂刻本、1931 年上海中医书局石印本等。本章以明慎修堂刻本为版本校之，并节选了对于三焦辨证具有启蒙意义的条文予以解读。

第二节　《金匮钩玄》

【原文 1】

戴云：郁者，结聚而不得发越也。当升者不得升，当降者不得降，当变化者不得变化也。此为传化失常，六郁之病见矣。气郁者，胸胁痛，脉沉涩；湿郁者，周身走痛，或关节痛，遇阴寒则发，脉沉细；痰郁者，动则即喘，寸口脉沉滑；热郁者，瞀[1]闷，小便赤，脉沉数；血郁者，四肢无力，能食，便红，脉沉；食郁者，嗳酸，腹饱不能食，人迎脉平和，气口脉紧盛者是也。气血中和，万病不生；一有怫郁，诸病生焉。

气郁：香附子、苍术、川芎。

湿郁：苍术、川芎、白芷。

痰郁：海石、香附、南星、瓜蒌。

热郁：青黛、香附、苍术、川芎、栀子。

血郁：桃仁、红花、青黛、川芎、香附。

食郁：苍术、香附、针砂（醋炒）、山楂、神曲（炒）。

春加芎，夏加苦参，秋冬加吴茱萸。

越鞠丸

解诸郁。又名芎术丸。

苍术 香附 抚芎 神曲 栀子等分为末，水丸如绿豆大。

凡郁，皆在中焦，以苍术、抚芎开提其气以升之。假如食在气上，提其气则食自降。余皆仿此。（《金匮钩玄·卷一·六郁》）

【注　释】

①瞀：头晕目眩。

【解　读】

戴原礼认为，气机结聚郁滞不得发散，升降变化失常因而所致"气、血、湿、热、痰、食"六郁。气郁为六郁之始，气机郁滞，疏泄不利，则症见胸胁满闷，两胁疼痛，脉沉涩；气郁不能化湿，则成湿郁，湿为阴邪，其性重浊黏滞，每因气化失司，而停滞于内，故症见周身或关节沉重疼痛，遇寒加重，得温痛减，脉沉细；气主输布传化，津液赖气以行，气郁不能布津，则停聚而为痰郁，则症见痰黏胶固，吐之难出，动则气喘，寸口脉沉滑；气属阳，气郁化热，久郁易从热化，所谓"气有余便是火"，且痰、湿、食、血诸郁，亦常郁而化热，热郁常症见头晕目眩、目赤、小便赤；气为血之帅，气机郁滞，则不能促血运行，是以血郁，四肢缺乏濡养而疲乏无力，饮食尚可，血郁随便而出，故见便红；饮食纳而能化，全赖气的推动，气郁纳化失常，食滞内停，发为食郁，食郁则症见嗳气吞酸、腹部饱胀不能食、人迎脉平和，气口脉紧盛。气血调和则万病不生，一旦气血出现郁滞不畅，则诸病丛生。

气郁可用香附、苍术、川芎，湿郁用苍术、川芎、白芷，痰郁可用海石、香附、南星、瓜蒌，热郁可用青黛、香附、苍术、川芎、栀子，血郁可用桃仁、红花、青黛、川芎、香附，食郁可用苍术、香附、针砂、山楂、神曲。春季常加川芎，夏季加苦参，秋冬季加吴茱萸。

越鞠丸又名芎术丸，由苍术、香附、川芎、神曲、栀子组成，可解诸般郁。越鞠丸治重在调理中焦而升降气机，方中香附辛香入肝，行气解郁，以治气郁；川芎辛温，乃血中气药，既可活血祛瘀治血郁，又可助香附行气解郁；栀子苦寒，既入气分，又走血分，可清热泻火，以治火郁；苍术辛苦性温，燥湿运脾，以治湿郁；神曲入脾胃，《汤液本草》亦云：神曲可"调中下气。"因而长于消食导滞，以治食郁；因痰郁乃气滞湿聚而成，若气行湿化，则痰郁随之而解，故方中不另用治痰之药。诸药合用，以恢复中焦正常的升降出入，而达到治郁的目的。

凡各种郁证都因为中焦升降失常。因脾胃居于中焦，为升降运化的枢纽。因此，致郁的关键是传化失常，因而中焦致郁者为多。可用苍术、抚芎以升之，即升提气机使中焦郁结向上发越而出。正如戴思恭在《推求师意》指出："苍术，阳明药也，气味雄壮辛烈，强胃健脾，开发水谷气，其功最大……抚芎，手足厥阴药也，直达三焦，俾生发之气，上至目头，下抵血海，疏通阴阳气血之使也。"假如食郁积滞在气上，升提其气机则食郁自降。其他郁证皆可如这般治法。

本条条文阐述了六郁的不同临床表现及用药特点。戴氏在《推求师意·郁证》中说："郁病多在中焦。六郁例药，诚得其要。中焦者，脾胃也。胃为水谷之海，法天地，生万物，体乾坤健顺，备中和之气，五脏六腑皆禀之以为主，荣卫天真皆有谷气以充大。"认为"脾胃居中，心肺在上，肾肝在下。凡有六淫、七情、劳役妄动，故上下所属之脏气，致有虚实克胜之变。而过于中者，其中气则常先四脏，一有不平，则中气不得其和而先郁"，故而"中焦致郁多也"。对此，戴原礼基于郁证与中焦的论述进一步丰富了三焦辨证的理论。

【原文 2】

　　戴云：暑，乃夏月炎暑也。盛热之气著人也，有冒、有伤、有中，三者有轻重之分，虚实之辨。或腹痛水泻者，胃与大肠受之；恶心者，胃口有痰饮也。此二者，冒暑也，可用黄连香薷饮。盖黄连退暑热，香薷消蓄水。或身热头疼，躁乱不宁者，或身如针刺者，此为热伤在分肉也，当以解毒汤、白虎汤加柴胡，如气虚者，加人参。或咳嗽，发寒热，盗汗出不止，脉数者，热在肺经，用清肺汤、柴胡天水散之类，急治则可，迟则不可治矣。或火乘金也，此为中暑。凡治病须要明白辨别，慎勿浑同施治。春秋间亦或有之，切莫执一，随病处方为妙。黄连香薷饮，夹痰加半夏，气虚加人参、黄芪，或清暑益气汤加减用之。（《金匮钩玄·卷一·暑》）

【解　　读】

戴原礼说：暑热之邪源于夏季的炎热天气。炎热的气候影响人体，可以分为冒暑、伤暑、中暑三种情况，且有轻重之分，虚实之别。如果出现腹痛水泻，可能是胃和大肠受到了影响；如果出现恶心，可能是胃内留有痰饮。这两种情况都属于冒暑，可以使用黄连香薷饮来治疗。因为黄连能退暑热，香薷能消除休内积聚的水湿。如果出现身体发热头疼，烦躁不安，或者感觉身被刺扎一样的不适，说明是热气伤及肌肉，可以使用解毒汤、白虎汤加柴胡等进行治疗，如果有耗伤津气的情况，可以加用人参。如果出现咳嗽、发热恶寒、盗汗不止且脉数，说明热在肺经，可以使用清肺汤、柴胡天水散等进行治疗，但需及时治疗，否则病情延误就无法控制。如果出现火邪太盛乘金，这是中暑的情况。对待疾病，必须要明确辨别，避免进行一概而论的治疗。春秋季节也可能出现类似情况，不能固守一种治疗方法，应根据疾病情况调整处方。夹痰的情况可以在黄连香薷饮中加入半夏来治疗，气虚的情况可加入人参和黄芪，或者使用清暑益气汤来调理，具体用法可以根据需要进行相应的调整。

本条条文论述了暑邪的分类、不同证候表现及论治。戴原礼在继承既往暑病理论的基础上将暑病进一步分为冒暑、中暑、伤暑三类，并根据其不同的病机特点提出不同的用药，这为暑温的治疗提供了新的思路与方法，丰富了温病的理论体系。

【原文 3】

　　戴云：暑风者，夏月卒倒，不省人事者是也。有因火者，有因痰者。火，君相二火也；暑，天地二火也。内外合而炎烁，所以卒倒也。痰者，人身之痰饮也。因暑气入而鼓激痰饮，塞碍心之窍道，则手足不知动蹑而卒倒也。此二者皆可吐。《内经》曰：火郁则发之。挟火、挟痰实者，可用吐法。吐即发散也，量其虚实而吐之。吐醒后，可用清剂调治之。（《金匮钩玄·卷一·暑风》）

【解　　读】

　　戴原礼认为，暑风者，指夏天里因受热过度而突然昏倒，失去知觉的人。有因于体内火盛而导致，也有因痰伏而引发的。其中，火指君火和相火，暑指天地间的两种火气。当内外的火气相互作用，引发炎热而使人突然昏倒。痰指人体内的痰饮。因受暑热之邪内侵而激发素体痰饮，阻塞了心的窍道，因此手足不能运动并突然昏倒。这两种情况都可以通过吐法来解决。《黄帝内经》中提到：对于火邪则用发散的方法。对于同时存在火和痰的实证病人，可以使用吐法进行治疗。吐法即升散的方法，须根据病人的虚实来实施。通过适量的刺激来促使体内虚实的平衡而实施吐法。吐法施行后，可以使用清剂来调理。

　　本条条文主要阐述了暑风的发病原因及治法。暑风是较为危急的暑邪，主要表现为突然昏倒，不省人事，这可能是因火邪、痰邪所致，结合《黄帝内经》的"火郁发之"可以通过宣通、疏导、透达、升散等方法因势利导。戴原礼认为暑风在夹火、夹痰的情况下可以用吐法，使内热得清，邪得外出，这是对"火郁发之"这一治法的补充，同时也是对暑温之病治法的补充。

【原文 4】

　　火有可发者二：风寒外来者可发，郁者可发。阴虚火动难治。火郁当发，看何经。轻者可降，重则从其性升之。实火可泻，小便降火极速。凡气有余便是火。火急甚重者，必缓之，生甘草兼泻兼缓，人参、白术亦可。人壮气实、火盛颠狂者，可用正治，或硝水冰水①饮之。人虚，火盛狂者，可用生姜汤与之，若投以冰水正治，立死。有补阴即火自降者，炒黄柏、地黄之类。山栀子仁大能降火，从小便泄去。其性能屈曲下行降火，人所不知。凡火盛者，不可骤用凉药，必用温散。

　　又方：左金丸　治肝火。黄连六两　茱萸一两或半两　水为丸，白汤下五十丸。（《金匮钩玄·卷一·火》）

【注　　释】

　　①硝水冰水：是古代的一种制冰方法。在古代通常使用清凉的冰块或冰水来解暑降温。硝水是一种溶解了硝石（化学名为硝酸钠）的水，硝石在水中溶解时会吸收周围的热量，使水温下降，形成冰水。

【解　　读】

　　火邪之为病，有两种可用发散的情况：一是风寒外感邪气郁久化热可发，二是情志过极体内郁结可发。阴虚火动的情况比较难治。火气郁结须因势利导，用升散透达、疏导宣通之法，需观察所属经络。火郁轻者可通过降火方法治疗，但火郁重者则需要因势利导，用升散透达处理。实热时可以泻火，从小便中泻火的速度最快。气的过盛有余便会产生火邪。火郁甚重者必须缓泻之，可以使用甘草泻火、缓解，人参、白术也可用于此。对于体质壮实、火气旺盛甚至导致精神错乱的人，可以采用正治法，或者饮用硝水冰水来降火。对于素体虚弱、火气旺盛的人，可以使用生姜汤进行治疗，如果投之以硝水冰水，情况立刻会恶化。对于阴虚可以用滋阴降火的办法，如可用炒黄柏、地黄等药品。栀子仁能够很好地降火，并且可以通过小便泻火。其性屈曲下行因此可降火，这是人们所不知道的。对于火气旺盛的情况，不可以突然使用凉药，必须使用温散的方法。

　　又方：左金丸　可以治疗肝经火旺。黄连 240 g　茱萸 40 g 或 20 g。

　　水为丸，白开水饮下 50 丸。

　　戴原礼认为，火盛于内，劫夺阴气，必以苦寒治之，即实火可泻。如果素体虚弱所提及的"人虚火盛狂"，仿《伤寒论》用通脉四逆加猪胆汁汤治疗阳虚格阴证之法，提出"火盛者不可骤用凉药，必用温散"，故先用辛温之生姜汤，此为反治之法，顺其病势而治也。对于火热之邪应当分别论治，实火当泻，火郁当发，虚火当补，这一论述丰富了中医热病论治的范畴。

【原文 5】

发斑属风热。戴云：斑，有色点而无头粒者是。如有头粒者，即疹也。风热夹痰而作，自里而发于外，通圣散消息^①，当以微汗以散之。下之，非理也。

内伤斑者，胃气极虚，一身火游行于外所致。宜补以降之。发斑似伤寒者，痰热之病发于外，微汗以散之。下之，非理也。（《金匮钩玄·卷一·发斑》）

【注　释】

①消息：酌情加减使用。

【解　读】

发斑属于风热范畴。戴思恭认为，斑是有着色斑点却没有突出皮肤的颗粒。如果有颗粒感，抚之碍手，那就是疹子了。风热与痰邪一起发作时，从里发于外，可以使用通圣散来消散，通常使用微汗的方法来散解。下利并不是合适的治法。

本条条文介绍了斑与疹的区别，并指出外感与内伤发斑治疗的不同。内伤发斑主要是由于胃气极度虚弱，全身火热之邪在体内四处流转所引起的。可以通过补益之法来消斑。发斑和伤寒相似的，是因为痰热之邪而发于外，可以使用微汗来散解。下利并不是合适的治法。

【原文 6】

疹，浮小有头粒者是。随出即收，收则又出者是也。非若斑之无头粒也，当明辨之。属热与痰在肺，清肺火降痰，或解散出汗，亦有可下者。（《金匮钩玄·卷一·疹》）

【解　读】

本条条文介绍了疹的特点及治法。

疹是指超过皮肤表面有头颗粒的情况。一出现就马上消退，消退后又再次出现的情况。不同于没有颗粒的斑，因此要好好鉴别。疹属痰与热的情况表明邪在肺脏，宜清肺火以降痰，或通过发散出汗的方式也可以有一定效果，甚至有时可以用下法。

斑与疹皆是温病的常见症状，在温病诊断上占有很重要的地位，通过辨斑疹的色泽、形态、分布等情况，可以诊断病情的轻重，邪正之盛衰，从而提供治疗依据。

【原文 7】

气虚，血虚，痰，风闭，实热。吐之以提其气，气升则水自下之，盖气承载其水也。气虚，用人参、黄芪、升麻等先服后吐，或参、芪药中探吐。血虚，四物汤先服后吐，芎归汤吐亦可。痰多，二陈汤先服后吐。皆用探吐。痰气闭塞，二陈汤加木香^①、香附探吐。实热利之。

一妇人脾痛，后患大小便不通，此是痰隔中焦，气滞于下焦。二陈汤加木通，初吃后，粗^②再煎服，吐之。（《金匮钩玄·卷二·小便不通》）

【注　释】

①木香：对应下段，此处应为"木通"，《玉机微义》也作"木通"。

②粗：药物渣滓。

【解　读】

气虚、血虚、痰、风闭、实热均可以导致小便不利，采用涌吐之法以提其气，气升水自下则小便通利，因为气能承载水。对于气虚，可以使用人参、黄芪、升麻等药物先服后吐，或者使用参、芪等药物来探吐。对于血虚，可以先服用四物汤后吐，也可以使用芎归汤来进行吐治。对于痰多，可以先服用二陈汤后吐治。以上都是采用探吐的方法。对于痰气阻塞，可以在二陈汤中加入木香、香附等药物来进行探吐治疗。如果出现实热的情况，则可采用通利的方法。

妇女自觉胃脘部疼痛，之后又出现大小便不通畅，这是因为痰邪阻滞中焦，气机升降失常，气滞于下焦。可服用二陈汤加木通，再取药物渣滓煎服，吐后便痊愈。

本条条文介绍了用小便不利的治疗吐法通利三焦治疗小便不通的方法。对小便不通的治疗，一般以通利为法。而戴原礼治疗小便不通，则继承朱丹溪的"吐法"，主张下病上取而用吐法通利三焦，并强调在辨证论治的基础上活用吐法。脾痛乃中焦痰阻，中焦闭则下焦塞，譬如滴水之器，闭其上窍，则下窍不通，开其上窍，则下窍必利，必上窍通而后下窍之水出焉。故以吐之为法，用二陈汤加木通，以其既可祛中焦之痰，又可开下焦之气，水道随之畅通。

《素问·五常政大论》："上取下取，内取外取，以求其过……病在下取上。"《灵枢·终始》中也提及"病在下者，高取之"，诸如《诸病源候论·卷之十三·气病诸候》中提到："肺布叶举，使上焦不通，荣卫不散，热气在内，故气消也。恐则精却，精却则上焦闭，闭则气还，还则下焦胀，故气不行。"此处论述了人体上下焦气机相通，若上焦气机闭塞，则下焦气机不行，指出了若病变在下焦，可以从上焦论治，正好对应了提壶揭盖治法从上焦治疗下焦小便不利的思路。

【原文 8】

服凉药不愈者，此中焦气不足，虚火泛上无制，用理中汤，甚者，加附子，或噙官桂亦可。

又方：用西瓜浆水，口痛甚者，以此徐徐①饮之。冬月，紫榴皮烧灰噙②之。（《金匮钩玄·卷二·口疮》）

【注　释】

①徐徐：速度缓慢。
②噙：是将药物或物品放在口中，保持其中，使其缓慢溶化或滋味渗入口腔。

【解　读】

如果服用了凉性药物后病情没有好转，表示中焦的气不足，导致虚火泛上无以克制，这个时候用理中汤来治疗。更有甚者，可以加入附子，或者使用噙官桂也可以。

又方：使用西瓜捣烂取汁液，然后加水稀释后饮用。对于口疮痛甚的情况，可以慢慢地喝。在冬天，可以将紫榴皮烧成灰然后含着它。

本条条文指出口疮实证与虚证的不同治法。《丹溪心法》有"口舌生疮，皆上焦热壅所致"之言，说明实证口疮的发作多由脏腑积热化火而致，故用西瓜浆水徐徐饮之，专泻上焦火热之邪。还有一种情况则可能是"上焦假热、中焦真寒"，治法上"惟治其寒，不惑其热"。《金匮翼》言"胃虚食少，肾水之气逆而承之，则为寒中。脾胃虚衰之火，被迫上炎，作为口疮。"对于口疮服凉药不愈者，可能是因为中焦土虚，相火冲上无制，故而反用理中汤温中散寒，健脾扶正，甚者加附子或噙官桂以引火归元。正如王肯堂在其《证治准绳》中提及用理中汤治疗口疮"理中汤者，因胃虚谷少，则所胜肾水之气逆而承之，反为寒中，脾胃衰虚之火，被迫炎上则为口疮，故用参、术、甘草补其土，姜、附散其寒，则火得所助，接引其退舍矣"。

【原文9】

　　火之为病，其害甚大，其变甚速，其势甚彰①，其死甚暴。何者？盖能燔灼焚焰，飞走狂越，消烁于物，莫能御之。游行乎三焦，虚实之两途。曰君火也，犹人火也；曰相火也，犹龙火也。火性不妄动，能不违道于常，以禀位听命营运造化，生存之机矣。夫人在气交之中，多动少静，欲不妄动，其可得乎。故凡动者，皆属火。龙火一妄行，元气受伤，势不两立。偏胜则病移他经，事非细故，动之极也，病则死矣。经所以谓一水不胜二火之火，出于天造。君相之外，又有厥阴脏腑之火，根于五志之内，六欲七情激之，其火随起。大怒则火起于肝，醉饱则火起于胃，房劳则火起于肾，悲哀动中则火起于肺。心为君主，自焚则死矣。（《金匮钩玄·附录·火岂君相五志俱有论》）

【注　释】

①彰：明显，显著。

【解　读】

　　火邪发病，其病情非常危险，它的变化非常迅速，势头十分明显，死亡往往极为突然。为什么会这样呢？因为火邪能够燃烧，疯狂扩散，消烁于物体之中，没有什么能够控制它。火热在身体内游走于三焦，有虚实两条途径。所谓君火，类比于人身上的火；所谓相火，类比于龙身上的火。火不随意妄动，能够顺应常规而不违背道理，顺服于位命营运造化，这是生存之机要。而人在活动之中，多动少静，想要不妄动是不太可能的。所以，凡是有运动的都属于火。相火一旦妄动，元气就会受到损伤，无法共存。如果火势偏盛，病变则可能会转移到其他经上，这不是小问题了，当火势越大时，疾病就会进一步发展可能会导致死亡。所以称一水不能胜君、相二火，这是先天的原因。除了人体内的君火和相火之外，还有根植于五脏六腑的厥阴之火，它主要寄存于五志之内，六欲七情会激发出这种火焰，使它随之而起。当情绪愤怒时，火会起于肝脏；酒醉和暴饮暴食会引发胃火；过度的房事会引发肾火；悲伤激动会引发肺火。心脏是君主之官，一旦心火过旺，那就会导致死亡。

　　本条条文论述了三焦与相火的关系，并指出五脏火化之候有别，须分别而治之。相火一词首见于《素问·天元纪大论》，曰"君火以明，相火以位"，和君火相对应，同以"君臣"之意被命名。故君火在人身之中即为心火，乃人体之主宰，而相火则为包络、三焦之火，是维持人体正常生命活动的动力，二者相辅相成，只有相互配合协调，人体才能健康，二者不可偏废。《医学正传》曰："人之相火亦游行于腔子之内，上下膏膜之间，命名三焦。"三焦者，"焦，燔之近炭也"，三焦内寄相火，三焦和相火同样有名而无形，是全身气机与津液运行的通道。少阳三焦，为元气之别使，元气生于肾，以水谷精微运化成气血津液后由三焦布达全身，激发和维持五脏六腑的功能；相火动而中节，有助于生命活动，成为生生不息的动气，但是相火如果妄动，就会成为病理之灾，煎熬真阴，耗伤元气。因此三焦气机调和，升降有度，相火守位，气和养形，形乃自生。相火一扰，三焦不畅，元气壅滞，疏布障碍，气化失司，火、毒、痰、瘀等实邪内生。故有"相火一扰，能为百病"之说。戴原礼继承其师朱丹溪"相火论"的理论，参合诸家之书，专论相火，与"阳有余阴不足论"的理论相得益彰，且进一步丰富了三焦学说的理论。

【原文10】

　　此皆少阳相火之热，乃心包络三焦之气所为也。是皆火之变见于诸病也。谓为脉，虚则浮大，实则洪数。药之所主，各因其属。君火者，心火也，可以湿伏，可以水灭，可以直折，惟黄连之属可以制之；相火者，龙火也，不可以湿折之，从其性而伏之，惟黄柏之属可以降之。噫！泻火之法，岂止如此，虚实多端，不可不察。以脏气司之：如黄连泻心火，黄芩泻肺火，芍药泻脾火，柴胡泻肝火，知母泻肾火，此皆苦寒之味，能泻有余之火耳。（《金匮钩玄·附录·火岂君相五志俱有论》）

【解　读】

这都是少阳相火，是心包络三焦之气所产生的。这些都是火的变化在各种疾病中的表现。虚则见脉浮大，实则见脉洪数。药物的主要治法，根据不同情况而定。君火指的是心火，可以通过湿气来压制，可以用水来熄灭，可以直接制服，只有黄连等药物可以控制它；相火指的是龙火，不能用湿气或制服来处理，只能根据其特性来制服，只有黄柏等药物可以降低它。噫！泻火的方法不仅如此，虚实情况多种多样，不可忽视。根据脏腑气机来判断：比如黄连可以泻心火，黄芩可以泻肺火，芍药可以泻脾火，柴胡可以泻肝火，知母可以泻肾火，这些都是苦寒性味，能够泻去体内多余的火气。

本条条文概括了相火热的不同论治。戴原礼提及"少阳相火之热，乃心包络三焦之气所为"，认为相火虽然寄存于肝肾之中，但与三焦、心包络等脏腑有着密切的关系。相火发挥正常作用，有赖于脏腑功能的正常。在继承丹溪"相火为龙雷之火""阳常有余阴不足"理论的基础上，并总结不同药物泻火的特色，如黄连泻心火、黄芩泻肺火、芍药泻脾火、柴胡泻肝火、知母泻肾火等。

【原文 11】

若饮水多而小便多者，名曰消渴。若饮食多而不甚渴，小便数而消瘦者，名曰消中。若渴而饮水不绝，腿消瘦，而小便有脂液者，名曰肾消。此三消者，其燥热同也。故治疾者，补肾水阴寒之虚，而泻心火阳热之实，除肠胃燥热之甚，济一身津液之衰。使道路散而不结，津液生而不枯，气血利而不涩，则病日已矣。岂不以滋润之剂，养阴以制燥，滋水而充液哉。何故？泄漏消渴，多者不知其书，谓因下部肾水虚，不能制其上焦心火，使上实热而多烦渴，下虚冷而多小便。若更服寒药，则元气转虚，而下部肾水转衰，则上焦心火尤难治也。但以暖药补养元气，若下部肾水得实，而胜退上焦心火，则自然渴止，小便如常，而病愈也。（《金匮钩玄·附录·三消之疾燥热胜阴》）

【解　读】

如果喝水多而小便频繁，则称为消渴。如果进食多而不甚渴，小便频繁而消瘦，称为消中。如果口渴而喝水不断，腿部消瘦，而小便带有脂液，称为肾消。此三消都与燥热有关。因此治疗这类疾病的时候，应补阴寒之肾水，同时泄心火之实盛，纠正肠胃的燥热，以恢复全身匮乏的津液。让通道畅通无阻，津液生生不息，气血畅通无滞，病情就会逐渐好转。如何做到？以滋润剂滋养阴液以对抗干燥，滋养水分以充盈体液。这是什么缘故呢？因为泄泻导致消渴，更多的人并不明白这一点。这是因为下焦肾水不足，不能制约上焦心火，导致上焦实盛燥热，出现烦渴症状，下焦虚寒则见小便频繁。如果再服用寒性药物，则元气会进一步虚弱，下部肾脏水分会进一步减少，上焦的心火更难治疗。只有通过温补药物来滋养元气，使下部肾水得到滋养，并战胜上焦心火，因此口渴就自然停止，小便恢复正常，病情会得到改善。

消渴病，当先辨三消脏腑，以定病位，戴原礼认为：消渴之疾为三焦受病，有上消、中消和肾消，分别对应上、中、下三焦，其所对应的脏腑为肺、胃、肾。

　　本条条文概括了三消的不同论治。有关消渴的病机，戴氏与刘河间《三消论》中的观点一致，认为消渴在于燥热太甚，故三焦肠胃之腠理结滞壅塞，水液不能渗泄浸润于外，虽多饮水入于肠胃之内，终不能浸润于外，渴不止而小便多。因而治疗上宜"补肾水阴寒之虚，而泻心火阳热之实，除肠胃燥热之甚，济一身津液之衰"，故在使用泻热养阴药物的同时注重使用暖药充养元气，使得下焦肾水充实可胜上焦心火。消渴与三焦辨证的历史源流在《黄帝内经》，即认为主要与中焦脾胃有关，由于过食肥甘厚味导致消渴，并提出了三消分证的雏形，及隋唐宋金元时期起用三焦阐释消渴病，并提出了具体治法。等到明清时期三焦辨证在消渴病辨治中的应用逐渐成熟，指出上、中、下三焦为不可分割的整体，以三焦统领消渴病所涉脏腑，强调三者在生理上相互协助，病理上相互影响的关系，为后世沿用甚广。

第十五章　王安道《医经溯洄集》

第一节　王安道与《医经溯洄集》

　　王履（1332—1391 年），字安道，号畸叟，又号抱独山人，元末江苏昆山县人，是我国著名医学家、画家和诗人。王安道学医于朱丹溪，是其门人，尽得朱氏之学。《古今医统》称王安道"学究天人，文章冠世，极深医源，直穷奥妙"。《四库全书提要》称其"实能贯彻源流，非漫为大言以夸世者"。著有《医经溯洄集》《百病钩玄》《医韵统》，《百病钩元》《医韵统》两书均佚，现唯有《医经溯洄集》行于世，是其代表作。

　　《医经溯洄集》，全书 1 卷，计 21 篇医论。"溯洄"寓有对医学探本溯源之义。《医经溯洄集》内容主要有研究《黄帝内经》《伤寒论》等医著心得，对于温病与伤寒的辨析和对李东垣学说的探讨等。他在该书中提出了许多独特的见解，立论精辟。他对《黄帝内经》"亢害承制"理论的阐发，精辟入里，提出了"有制之常"与"无制之变"的概念。对于中风之病因，首创"真中"与"类中"之说。在外感病方面，他指出不得将"温病、热病混称为伤寒"，二者各"有病因，有病名，有病形"，应该把温病与伤寒区分开来，不能混淆其治法。王氏强调审因、正名、察形三者在诊断中有机统一的重要性，他指出伤寒是寒邪由表入里，治宜辛温解表，温病与伤寒则异。王履指出温病的临床特点：第一是发热，第二是里热为主，并指出发热、口渴，不恶寒为温病主要的临床表现。温病的病因，王履将其归结为"冬伤于寒，伏而后发"，指出温病的发生主要是感受冬季霜降后、春分前之寒邪，不立即发病，而是潜伏于人体内，郁热至春过时而发病。关于温病的治法，王履认为应该是清泄里热为主，兼用辛凉解表之法。王履认为，温病以里证为多，着重指出温病应该以"清里热为主"，主张用寒凉剂以清热；至于温病表证则采用"辛凉之法"。由是王履澄清了长期以来对于伤寒、温病的混乱看法，使温病得以从伤寒的范畴中摆脱出来。王履所阐发的"泻南补北"说，构成了治疗温病之清热与养阴两大治法的主要理论依据，对明清温病学说的发展均起了重要的奠基和促进作用。清代吴啸《温病条辨·凡例》赞誉他为"始能脱却伤寒，辨证温病"之医家。

　　《医经溯洄集》主要版本有明初刊本、《古今医统正脉全书》本和《四库全书》本等。明初刊本为最早版本，但流传较少。明代万历年间王肯堂、吴勉学《古今医统正脉全书》本，是为通行本。

第二节　《医经溯洄集》

【原文1】

　　秋者，清肃之气，收敛下行之体也，为湿所伤，是长夏之气，不与秋令也。秋令不及，所胜妄行，故火得以炎上而克金。心火既刑于肺，故肺气逆而为咳。所不胜[①]者侮之，木气上行，与火同德，动而不息者也。所生者受病，故肾水亏也。长夏已亢，三焦之气盛也。命门者，三焦之合也，故迫肾水上行，与脾土湿热相合为疾，因咳而动于脾之湿，是以咳嗽有声，有涎。不发于秋，而发于冬者，以其六阴之极，

肃杀始得其气故也。(《医经溯回集·四气所伤论》第 1 条)

【注　释】

①所不胜：胜，与"克"通。在五行相克关系中"克我"者为所不胜。如土被木所克，则木为土所不胜。

【解　读】

秋季为清肃之气，主收敛下行。湿为长夏之主气，与秋季时令不合。秋季之主气弱，其所胜妄行，克制秋令之气，在五脏表现中为心火克肺，肺气升降失调，上逆而发为咳。此外，三焦在五行属火，其阴阳属性为阳，长夏过三焦之气盛。三焦气盛，迫肾水上行，与湿热相合而咳，表现为咳嗽有声，有涎。由于秋天主肃杀，六阴之极，疾病被遏制未能发，于冬季而发病。

本条文对《黄帝内经》"秋伤于湿，上逆而咳""秋伤于湿，冬生咳嗽"解说，并阐释了长夏、命门与三焦的关系。在该条文中，王氏阐释了长夏、命门与三焦的关系，即长夏之季，三焦气盛；而命门位于人体下焦部位，双肾或双肾之间，为三焦之合，三焦之气盛，可迫肾水上泛而致病。

【原文 2】

夫其用地黄为君者，大补血虚不足与补肾也，用诸药佐之者，山药之强阴益气，山茱萸之强阴益精而壮元气，白茯苓之补阳长阴而益气，牡丹皮之泻阴火而治神志不足，泽泻之养五脏、益气力、起阴气而补虚损五劳，桂、附之补下焦火也。(《医经溯回集·八味丸用泽泻论》第 1 条)

【解　读】

金匮肾气丸，出自《金匮要略》，又名"八味肾气丸"，由地黄、山茱萸、山药、泽泻、茯苓、牡丹皮、桂枝、附子八味药组成。王安道认为，该方中地黄为君者，补血入肾经；山药补气益阴；山茱萸之强阴益精壮元气；白茯苓益气补阴；牡丹皮泻阴火；泽泻咸以泻肾邪，兼益气养五脏；桂枝、附子补下焦之火，此处卜焦为下焦部位之意，即温肾助阳。

该条文解读金匮肾气丸的组方思路，论述桂、附补下焦火之意。金匮肾气丸是为肾阳不足之证而设，"益火之源，以消阴翳"，辅以利水渗湿，方中桂枝、附子补下焦之火，以温肾助阳。方中诸药相配，不燥不腻，振奋肾阳，气化复常。

【原文 3】

夫人身之阴阳，有以表里言者，有以上下之分言者，有以气血言者，有以身前身后言者，有以脏腑言者，有以升降呼吸之气言者，余如动静、语默、起居之类甚多，不必悉举。此所谓阴虚之"阴"，其所指与数者①皆不同。盖劳动之过，化为火矣，况水谷之味又少入，是故阳愈盛而阴愈衰也。此阴虚之"阴"，盖指身中之阴气与水谷之味耳！或以下焦阴分为言，或以肾水真阴为言，皆非也。(《医经溯回集·内伤余议》第 1 条)

【注　释】

①数者：即上文中所列举的阴阳中之阴。

【解　读】

阴阳学说是中医学重要的理论之一，阴阳的对立统一是天地万物运动变化的总规律，阴阳具有普遍性。于人体而言，亦可分阴阳，如王氏所说以表里、上下、气血、身前身后、脏腑、呼吸升降之气等皆可分。他指出劳动太过，化火伤阴，而水谷之物（为有形之物，相对于气而言，属阴）食入偏少，故阳盛阴虚。因此《素问·调经论》"阴虚生内热"中之"阴虚"，指水谷有形之物及人身之阴气（精、血、津、液），而非前面所论述阴阳之阴。

此条文为《素问·调经论》中"阴虚生内热"的释义。本条文中"下焦"为部位下焦之义，指脐以下的下腹部，内有小肠、大肠、膀胱、肾等脏器，用以对本条文论述的阴虚之阴来进行区别论证。

【原文 4】

夫有所劳役者，过动属火也，形气衰少者，壮火①食气也。谷气不盛者，劳伤元气②，则少食而气衰也。上焦不行者，清阳不升也。下脘③不通者，浊阴不降也。夫胃受水谷，故清阳升而浊阴降，以传化出入，滋荣一身也。今胃不能纳，而谷气衰少，则清无升而浊无降矣。故曰：上焦不行，下脘不通。然非谓绝不行不通也，但比之平常无病时，则谓之不行不通耳！上不行下不通则郁矣，郁则少火皆成壮火。而胃居上焦、下脘两者之间，故胃气热；热则上炎，故熏胸中而为内热也。（《医经溯回集·内伤余议》第 2 条）

【注　释】

①壮火：阳气过亢，火热内生，则成病理上的"火"，称为"壮火"。
②元气：由元精（父母之精）所化生，由后天水谷精气和自然清气结合而成之气。
③下脘：指胃腔下口幽门部。

【解　读】

劳动太过致生内火，阳热亢盛的实火容易损伤人体的正气，气津受损而形气衰少。饮食过少者，谷气不足，气血津液生化乏源可出现气衰之征。上焦不行，则清阳不升；下脘不通者，则浊阴不降。胃受纳腐熟水谷，气血生化有源，三焦通畅，则清阳升浊阴降。若劳役过度，过而化火，伤阴耗气；或饮食过少，气血生化乏源，则可出现气衰之征。上焦之气衰，通行不畅，则人身之清阳不升；下脘之气衰，运行不畅，则人身之浊阴不能下降。清阳不升，浊阴不降，于体内郁滞而化火，火邪内扰而生内热。这种内热由气虚所致，为李东垣所述之"气虚生热"，治疗上当以"甘温益气除热"。

该条文论述了"内热"的成因及"上焦不行"的影响。该条文中指出"上焦不行"是"气虚生热"中的重要因素。"上焦"是指部位三焦而言，"不行"反映了其"主行三气"的功能，为元气运行的通道。王安道分析了由于上焦功能不畅导致的病理改变，他的这种理论认识在《黄帝内经》《难经》的基础上有了进一步的发展。

【原文 5】

有病因，有病名，有病形①；辨其因，正其名，察其形。三者俱当，始可以言治矣。一或未明，而曰不误于人，吾未之信也。且如伤寒，此以病因而为病名者也；温病、热病，此以天时与病形而为病名者也。由三者皆起于感寒，或者通以伤寒称之。夫通称伤寒者，原其因之同耳。至于用药，则不可一例而施也。何也？夫伤寒，盖感于霜降后春分前，然不即发，郁热而发于春夏者也。伤寒即发于天令寒冷之时，而寒邪在表，闭其腠理，故非辛甘温之剂，不足以散之，此仲景桂枝、麻黄等汤之所以必用也；温病、热病后发于天令暄热之时，怫②热自内而达于外，郁其腠理，无寒在表，故非辛凉或苦寒或酸苦之剂，不足以解之，此仲景桂枝、麻黄等汤，独治外者之所以不可用，而后人所处水解散③、大黄汤④、千金汤⑤、防风通圣散之类，兼治内外者之所以可用也。（《医经溯洄集·伤寒温病热病说》第1条）

【注　释】

①病形：病变的部位、形状及表现。

②怫：郁结、滞留之意。

③水解散：出自《肘后备急方》，由麻黄、大黄、黄芩、桂心、甘草、白芍组成。

④大黄汤：历代方书中大黄汤甚多，如《肘后备急方》中大黄汤由大黄、黄连、黄柏、栀子组成，能除六经之热。

⑤千金汤：历代方书中有多个千金汤，如《备急干金要方》中千金汤由蜀椒、牡蛎组成，治疗小儿暴惊啼绝死，或有人从外来，邪气所逐，令儿得疾。

【解　读】

本条文提纲挈领地提出了新的观点：外感病有伤寒、温病之分，两者不可混为一谈，在治疗上自是有别。临床诊断治疗中审因、正名、察形三者有机统一对疾病诊疗至关重要，只有有了正确的诊断，才可有正确的治疗。在疾病治疗中病因、病名、病形三者均应明确，若三者中某一项未明确，则可出现误诊误治的可能，因此王安道说"一或未明，而曰不误于人，吾未之信也"。王氏认为伤寒、温病、热病三者的原始病因都是寒邪，但伤寒为冬感寒邪而即发者，温病、热病为冬感寒邪伏而后发于春夏者。这些论述继承了《黄帝内经》中的有关观点，但王氏指出温病、热病不得"混称伤寒"。在温病学说尚未成熟阶段，医者多以伤寒方通治温热，流弊甚大，因此王氏提出伤寒与温病、热病当分治，这在当时是十分新颖的学术观点，使温病得以从伤寒的范畴中摆脱出来，为明、清时期温病学说的发展提供了理论依据。

此外，王氏强调温病、热病发病有郁热在内，非为在表之寒，即"怫热自内而达于外，郁其腠理，无寒在表"。在治疗上，伤寒与温病不可同执一法。王氏指出伤寒为寒邪郁闭腠理，故当以辛温之剂发汗散寒解表，如张仲景之桂枝汤、麻黄汤一类。温病、热病表证的治疗，基于其表证多属里热怫郁所致，所以其治疗以清里热为主，而解表兼之，可选用大黄汤、千金汤、防风通圣散之类。

【原文6】

夫即病之伤寒，有恶风①、恶寒②之证者，风寒在表，而表气受伤故也；后发之温病、热病，有恶风、恶寒之证者，重有风寒新中③，而表气亦受伤故也。若无新中之风寒，则无恶风、恶寒之证，故仲景曰：太阳病，发热而渴，不恶寒者，为温病。温病如此，则知热病亦如此。是则不渴而恶寒者，非温、热病矣。然或有不因新中风寒，亦见恶风、恶寒之证者，盖病人表气本虚，热达于表，又重伤表气，故不禁风寒，非伤风恶风、伤寒恶寒也，但卫虚则恶风，荣虚则恶寒耳！且温病、热病，亦有先见表证，而后传里者。盖怫热自内达外，热郁腠理，不得外泄，遂复还里，而成可攻之证，非如伤寒从表而始也。（《医经溯洄集·伤寒温病热病说》第2条）

【注　释】

①恶风：指病人遇风怕冷，避风可缓。

②恶寒：凡病人自觉怕冷，多加衣被，或近火取暖，仍感寒冷不能缓解的，称为恶寒。

③重有风寒新中：指又新感风寒之邪。

【解　　读】

本条文对温病、热病与伤寒"恶风、恶寒"症状进行比较鉴别，同时分析温病、热病的传变规律。该条文中，王氏指出伤寒"恶风、恶寒"是由于外感风寒，伤及在表之阳气。温病、热病之"恶风、恶寒"是由于复新感风寒之邪，或者是素体体虚，人体之卫气、荣血不足，即"卫虚则恶风，荣虚则恶寒"。伤寒与温病、热病虽均可有"恶风、恶寒"之症状，但机理自是不同，需仔细斟酌鉴别。

温病是感受温邪所引起，以发热为主症，多具有热象偏重、易化燥伤阴等特点的一类外感热病。"发热而渴，不恶寒"是温病的主要特征表现。不恶寒，提示非外感风寒之邪；发热而渴提示机体有热象。感受风寒之邪，则多有恶寒而口不渴之症，因此王氏说："是则不渴而恶寒者，非温、热病矣。"在临证中，可通过借助恶寒、口渴之症来鉴别是否为温病。

温病按其发病类型可分为新感和伏邪两大类。新感温病是指初起病发于表的一类温病，其病机传变一般多为由表入里、由浅入深。伏邪温病初起以里热证为主，其病机传变有两种情况：一为病邪进一步深入；一为病邪向外透解。因此，王氏说"且温病、热病，亦有先见表证，而后传里者"，即为外感温邪初起见表证，而后传里之病症。"盖怫热自内达外，热郁腠理，不得外泄，遂复还里，而成可攻之证"指里有内热，向外透解不成而复病邪进一步深入者。因此，从发病类型上，温病与伤寒亦有所不同。

【原文 7】

或者不悟此理，乃于春夏温病、热病，而求浮紧之脉，不亦疏①乎？殊不知紧为寒脉，有寒邪则见之，无寒邪则不见也。其温病、热病，或见脉紧者，乃重感不正之暴寒，与内伤过度之冷食也，岂其本然哉！又或者不识脉形②，但见弦便呼为紧断③为寒，而妄治，盖脉之盛而有力者，每每兼弦，岂可错认为紧而断为寒。夫温病热病之脉，多在肌肉之分，而不甚浮，且右手反盛于左手者，诚由怫热在内故也。其或左手盛或浮者，必有重感之风寒，否则非温病、热病，自是暴感风寒之病耳④！（《医经溯洄集·伤寒温病热病说》第 3 条）

【注　　释】

①疏：疏忽、不周密。
②脉形：即脉象。
③断：判定。
④耳：语气助词。

【解　　读】

紧脉，脉形特征为脉来绷急，状若牵绳转索；多主寒证、痛证，寒邪侵袭可见紧脉，未感寒邪则无紧脉。温病、热病非感寒邪之病，故脉象非浮紧之脉。故王安道说"紧为寒脉"，倘若温病、热病见紧脉，则多为复感寒邪，或者内伤冷食所致，非温病、热病自身的脉象特征。同时，王氏强调在临证诊脉需辨别相似脉。如弦脉脉象特征为端直以长，如按琴弦；但该脉象易被误认为紧脉而误诊，因此王氏说"但见弦便呼为紧"是妄治。

该条文对温病的脉象进行分析，同时强调临证诊脉需辨别相似脉，以免误诊。该条文中王氏指出温病、热病的脉象特点为：右手脉势盛于左手，浮脉非其主要特征，在临床证治中可互参借鉴之。

【原文 8】

凡温病、热病，若无重感①，表证虽间见②，而里病为多，故少有不渴者。斯时也，法当治里热为主，而解表兼之，亦有治里而表自解者。余每见世人治温热病，虽误攻其里，亦无大害，误发其表，变不可言，此足以明其热之自内达外矣。其间有误攻里，而致大害者，乃春夏暴寒所中之疫证，邪纯在表，未入于里故也，不可与温病、热病同论。夫惟世以温病、热病混称伤寒，故每执"寒"字，以求浮紧之脉，以用温热之药。若此者，因名乱实，而戕③人之生，名其可不正乎？（《医经溯洄集·伤寒温病热病说》第4条）

【注　　释】

①重感：指复外感寒邪。
②间见：间或出现之义。
③戕：残害。

【解　　读】

温病、热病有郁热在内，在临床表现上以里症居多，其表证多属里热怫郁所致，不可以治伤寒之法来治疗温病、热病，在治疗上当以清里热为主，而解表兼之，同时指出也有里热清而表证自除的情况。自此，王氏在诊治原则上将伤寒与温病加以鉴别，提出了"清里热"为主的治疗方法，对后世温病学的发展起到了重要的奠基和促进作用。清代吴鞠通在《温病条辨·凡例》中赞誉他为"始能脱却伤寒，辨证温病"之医家。

本条文提出温病、热病的治疗当以清里热为主，并分析了相关误治之法。王安道指出对于热郁于里的温病、热病不可使用辛温解表之法，易加重里热之邪，助热伤津，同时邪热会随升提之性逆上易生变证，故王氏说"误发其表，变不可言"。既往医家将温病、热病混称为伤寒，多以温热之药治之，显然方药不宜，因此王氏呼"因名乱实，而戕人之生"，强调应为温病、热病正名。

【原文9】

又书方多言四时伤寒，故以春夏之温病、热病，与秋冬之伤寒，一类视之，而无所别。夫秋冬之伤寒，真伤寒也。春夏之伤寒，寒疫①也，与温病、热病自是两涂②，岂可同治？吁！此弊之来，非一日矣。历考方书，并无救弊之论，每每雷同，良可痛哉！虽然，伤寒与温病、热病，其攻里之法，若果是以寒除热，固不必求异；其发表之法，断不可不异也。况伤寒之直伤阴经，与太阳虽伤，不及郁热即传阴经为寒证，而当温者，又与温病热病大不同，其可妄治乎？或者知一不知二，故谓仲景发表药，今不可用，而攻里之药，乃可用。呜呼！其可用不可用之理，果何在哉？若能辨其因，正其名，察其形，治法其有不当者乎？彼时行不正之气所作，及重感异气而变者，则又当观其何时何气，参酌伤寒、温热病之法，损益而治之，尤不可例以仲景即病伤寒药通治也。（《医经溯洄集·伤寒温病热病说》第5条）

【注　　释】

①寒疫：王安道认为寒疫是从春分至秋分之间的自然界暴寒所致，并指出寒疫的病因为四时非常之气及重感异气而成，治法上与伤寒、温病也应该有所差异。
②两涂：涂，同"途"。两涂，即两种情况。

【解　　读】

既往医书中多言四时伤寒，将温病、热病、伤寒视为一类而无分别。但秋冬之伤寒确为伤寒，与温病、热病当有所区别，不可用同样的方法治疗。伤寒初起为外感寒邪，宜辛温解表法，而温病、热病为外感温邪，治疗上宜泄热解表，故王安道说"其发表之法，断不可不异也"。在疾病的传变演变上，伤寒可入里化为热证，在此种情况下与温病、热病清泄里热治法一致。而伤寒在后期传至阴经化为太阴病证、或少阴寒化证时，当以温药治之，此时"与温病热病大不同"。

本条文指出温病与伤寒在解表及治里上均有区别，不可互混。在条文中王氏强调，诊察治病当"辨其因，正其名，察其形"，在治疗上，不可一概以伤寒药通治温病与伤寒，当明确病因、病性、病机及传变上的不同，参酌伤寒与温病、热病的不同治法，增减以治之。

第四篇　三焦辨证的形成

第十六章　吴又可《温疫论》

第一节　吴又可与《温疫论》

　　吴又可，名有性，号淡斋，字又可，江苏吴县人，明末清初著名医学家，约生于明万历十年（1582 年），卒于清顺治九年（1652 年）。吴又可躬身亲历多次温疫流行。由于当时医家对疫病的治疗，或用伤寒之法，或妄用峻攻祛邪之剂，往往无效，甚至导致病情迁延，向重症转化，致枉死者不可胜数。吴氏目睹惨景，悉心研索，深感"守古法不合今病"。吴氏指出病人"不死于病，乃死于医；不死于医，乃死于圣经之遗亡也"，于是"静心穷理，格其所感之气，所入之门，所受之处，及其传变之体"，结合"平日所用历验方法"，潜心钻研，认真总结，提出了一套新的认识，于 1642 年著成《温疫论》一书。该书在温疫的病因、病机、传变及治疗等方面均有卓见，使其与伤寒病分开另论，为温病学说的形成与发展作出了贡献，是中医疫病学的奠基之作，在世界传染病学史上有很大的影响。

　　《温疫论》是温病学发展史上具有划时代意义的标志性著作，是中医理论原创思维与临证实用新法的杰出体现，分上下两卷。吴氏在《温疫论》中深刻而系统地论述了温疫的病因、发病条件、传染途径、病变趋势、临床表现、诊断方法、治疗禁忌和选方用药等。该书不仅广泛继承了前人有关温疫的认识，而且通过吴氏自己的临床实践有了许多重大突破，因而与传统理论相比有较大的不同，在中医外感热病学中独树一帜，形成了颇有影响的"温疫学派"。

　　《温疫论》版本众多，本章所引用原文系遴选自中华书局出版社 2020 年出版，唐文吉、唐文奇注释版。此版底本为文渊阁《四库全书》本，参校本为曹炳章主编《中国医学大成》本，并参考了人民卫生出版社 2007 年出版的张志斌整理本。以上三个版本都是较为权威与成熟的，虽然前四库版与曹版书名作"瘟疫论"。但是更早的版本，如康熙年间新聚堂本、金陵长庆堂本，都作"温疫"，且"温疫"一词作为书名在当今学界认可度更高，我们在遴选和解读中，泛论疫证之处仍用"瘟疫"，以符合现代语义，但在有所特指处则用"温疫"。

　　在学术成就上，首先，吴又可提出"杂气论"，阐明温疫是由疠气引起的。在《温疫论》原序中的第一句话就明确写道："夫温疫之为病，非风、非寒、非暑、非湿，乃天地间别有一种异气所感。"其次，对彼时瘟疫混同伤寒的现象，进行驳斥，详论温疫与伤寒的区别，从因证脉治等方面对两者进行鉴别比较，提示人们不可把温疫混同于伤寒。再次，在治法上吴氏重视攻邪，提出"客邪贵乎早治"，"一窍通诸窍皆通，大关通而百关尽通"的观点，治疗温疫，重视祛邪，逐邪推崇下法，用药推崇大黄，认为大黄"润而最降，能逐邪拔毒"。最后，发病观上，吴氏认为感邪浅深不同，温疫发病的早晚也不同。认为感邪深者，感而即发。感邪较浅，正气尚盛者，可能不会立即发病，但可以在一定条件下诱发。

　　吴又可《温疫论》中的学术观点在彼时医界宛如惊雷。可惜，原作未来得及刊行，腐朽的明王朝就湮没在战火与瘟疫之中。时至清初，《温疫论》越来越受到医学界的重视，出现了大量版本，也影响了一大批医家，如叶天士、吴鞠通、王孟英、雷少逸、柳宝诒、何廉臣等；论及其学术成就与后世影响，《温疫论》已远非局限于一部讨论瘟疫的专著，而成为了后世中医界同仁必读的经典著作。

第二节　《温疫论》

【原文 1】

　　病疫之由，昔以为非其时有其气①，春应温而反大寒，夏应热而反大凉，秋应凉而反大热，冬应寒而反大温，得非时之气，长幼之病相似以为疫。余论则不然。夫寒热温凉，乃四时之常，因风雨阴晴，稍为损益②，假令秋热必多晴，春寒因多雨，较之亦天地之常事，未必多疫也。伤寒与中暑，感天地之常气。疫者感天地之疠气③，在岁运④有多寡，在方隅⑤有厚薄，在四时有盛衰，此气之来，无论老少强弱，触之者即病。邪从口鼻而入，则其所客，内不在脏腑，外不在经络，舍于夹脊⑥之内，去表不远⑦，附近于胃，乃表里之分界，是为半表半里，即《针经》⑧所谓横连膜原是也。胃为十二经之海⑨，十二经皆都会于胃，故胃气能敷布⑩于十二经中，而荣养百骸⑪、毫发之间，弥所不贯。凡邪在经为表，在胃为里，今邪在膜原者，正当经胃交关之所，故为半表半里。（《温疫论·原病》）

【注　释】

　　①非其时有其气：某个时令出现了本不属于这个时令的气候。东汉张仲景《伤寒论·伤寒例》有："凡时行者，春时应暖而反大寒，夏时应热而反大凉，秋时应凉而反大热，冬时应寒而反大温，此非其时而有其气。是以一岁之中，长幼之病多相似者，此则时行之气也。"

　　②损益：这里指一年四季的寒热温凉，会根据天气阴晴风雨的或多或少，而稍有增减。损，减少。益，增多。

　　③疠气：指天地之间的某种不正之气，容易导致瘟疫。后文又作"戾气"，意同。

　　④岁运：不同年岁的大运气候特点。

　　⑤方隅：方位，地区。

　　⑥夹脊：此处相当于膜原，处于半表半里之间。

　　⑦去表不远：距离表层不远。

　　⑧《针经》：又称《灵枢经》，是现存最早的中医理论著作，共九卷，八十一篇，与《素问》九卷合成《黄帝内经》。南宋史崧将原《灵枢经》改编为二十四卷本，成为了现存最早和唯一行世的《灵枢》版本。

　　⑨十二经之海：海，汇聚。《灵枢·海论第三十三》："胃者，水谷之海，其输上在气街，下至三里。冲脉者，为十二经之海，其输上在于大杼，下出于巨虚之上下廉。膻中者，为气之海，其输上在于柱骨之上下，前在于人迎。脑为髓之海，其输上在于其盖，下在风府。"

　　⑩敷布：即普遍而周全地分布。

　　⑪百骸：全身各个组织器官的统称。

【解　读】

　　瘟疫的由来，过去人们都以为是因为某个时令出现了本不属于这个时令的气候，春天应该温暖却很冷，夏天应该很热却很凉，秋天应该凉却很热，冬天应该冷却很暖，人遇到了不属于这个季节的气候，于是老少同病，病情相似，这就称为"疫"。但我的观点却不是这样。春暖、夏热、秋凉、冬寒，是一年四季的常规，因为风雨阴晴，会有所出入，比如秋天如果热，肯定是晴天多，春天如果冷，肯定是因为经常下雨，这也是天地之间的常事，未必会导致瘟疫。伤寒和中暑，都是人体感受天地之间常规的气。瘟疫则是感受天地间的疠气，疠气会根据每年的大运气候特点而或多或少，在不同的区域会有厚薄，在一年四季也有盛衰，这股疠气一来，无论老人少年，无论身体强弱，只要碰到，都会得病。邪气从口、鼻进入后，既不停留在内部脏腑，也不停留在外面的经络，而是停留在夹脊之内，离体表不远，在胃附近，是表里的分界之处，所以叫半表半里，也就是《灵枢》所说的"横连膜原"。胃是十二经之海，十二经的精气都可以汇聚于胃，所以胃气也能普遍而周全地分布到十二经脉中，去营养全身各处，哪怕再细微的地方，都无所不到。但凡邪在经，都可以看作在表，在胃则为在里。现在邪在膜原，为经和胃之间交界的地方，所以是在半表半里。

本条论述了瘟疫的病因和发病特点。首先，吴又可阐述了瘟疫的病因并非传统认知的"非时之气"，打破前人理论局限，认为瘟疫起源于天地"疠气"，并且其致病力强，"无论老少强弱，触之者即病"。其次，吴氏论述瘟疫的感邪途径以口鼻为主，即通过空气或饮食侵入人体。吴氏此处言及瘟疫发病易邪客膜原，但实际上不同性质的疠气对于脏腑经络定位倾向有所不同，比如湿热性质的疠气多先犯于膜原，燥热性质的疠气多客于阳明胃腑。最后，吴氏阐述了膜原的部位特点，后世医家何秀山对其作出了解释，"膜者横隔之膜，原者空隙之处，外通肌腠，内近胃腑，即三焦之关键，为内外交界之地，实一身之半表半里也。"

【原文 2】

温疫初起，先憎寒①而后发热，日后但热而无憎寒也。初得之二三日，其脉不浮不沉而数②，昼夜发热，日晡③益甚，头疼身痛。其时邪在夹脊之前，肠胃之后，虽有头疼身痛，此邪热浮越于经，不可认为伤寒表证，辄用麻黄、桂枝之类强发其汗。此邪不在经，汗之徒伤表气，热亦不减。又不可下④，此邪不在里，下之徒伤胃气，其渴愈甚。宜达原饮。（《温疫论·温疫初起》）

【注　释】

①憎寒：一种外有恶寒甚至轻微寒战、内有烦热的症状。
②浮、沉、数：都是脉象。浮脉轻取即得，往往为病在表。沉脉须重按方有，通常为病在里。数脉指脉速快，通常一呼一吸之间五次以上，也就是每分钟八十次以上，往往是有热邪的标志。
③日晡：指一天之中的申时。晡，申时。即下午三时至五时。
④下：即泻下的治法。

【解　读】

瘟疫初起时，先怕冷，甚至有轻微寒战而发热，以后就只有热象，不再怕冷。刚得病的两三天，脉不浮不沉而数，白天黑夜都发热，黄昏时分尤其厉害，头痛，身体痛。这时候，邪气潜伏在夹脊之间，胃肠之后，即使有头疼体痛，这是热邪往阳经浮越，不能误以为是伤寒邪气在表，而用麻黄汤、桂枝之类，强行发汗。此时邪气不在经，发汗只是白白伤了表气，热也不会退。也不可以用泻下的方法，因为邪不在肠胃，泻下只能白白伤了胃气，使口渴加剧。宜用达原饮。

本条论述瘟疫初起的证治。首先，吴又可总结瘟疫初起的症状：瘟疫初起，邪在膜原，此为半表半里之地，是气机升降出入的枢纽，邪留于此，必会阻闭气机，出现先恶寒后发热，日后但热不寒，初得之二三天，其脉不浮不沉而数，昼夜发热，日晡益甚，头疼身痛等表现。此时不可误诊为伤寒表证，伤寒脉浮为其一，湿热邪伏膜原多舌苔厚腻浊如积粉为其二，可资鉴别。其次，提出瘟疫初起的治疗：因其病位在膜原，一般药物难以达其病所，故吴氏用辛香燥烈之达原饮来开达膜原，直击病所，以解其邪。此证不可误用汗法与下法，概因病位不在表亦不在里之故。

【原文 3】

　　温疫发热一二日，舌上白苔如积粉，早服达原饮一剂，午前舌变黄色，随现胸膈满痛，大渴烦躁，此伏邪即溃，邪毒传胃也，前方加大黄下之，烦渴少减，热去六七①。午后复加烦躁发热，通舌变黑生刺，鼻如烟煤②，此邪毒最重，复瘀到胃，急投大承气汤。傍晚大下，至半夜热退，次早鼻黑、苔刺如失。此一日之间而有三变，数日之法，一日行之。因其毒甚，传变亦速，用药不得不紧③。设此证不服药，或投缓剂，羁迟二三日，必死。设不死，服药亦无及④矣。尝见温疫二三日即毙者，乃其类也。（《温疫论·急证急攻》）

【注　　释】

①热去六七：发热退去六七成。
②鼻如烟煤：鼻孔发黑，有如烟煤一样，大热证才会出现的表现。
③紧：尽快。
④及：达到效果。

【解　　读】

　　瘟疫发热一两天，舌苔白厚，像堆起来的粉一样。早上服达原饮一剂，午前舌苔就变成了黄色，随之出现胸膈胀闷，口大渴，烦躁，这是因为伏邪要溃散，邪毒传到了胃腑。于是在前方的基础上加入大黄，把疫邪泻出去；服药后，心烦口渴稍减，发热去掉了六七成。午后，又更加烦躁、发热，而且整个舌头都发黑了，生出芒刺，鼻孔也发黑，像烟煤一样。这是因为邪毒继续溃散，传到胃腑，使得胃火更旺，这时候就要赶快使用大承气汤。傍晚，大便泻下，到了半夜，热势渐衰。第二天早上，鼻子上的黑色与舌苔上的芒刺都消失了。这是一天之内，病有三变，本应用几天的治法，一天便使用了。是因为疫毒伤人实在是太严重了，传变也迅速，用药不得不快。假设这种情况不服药，或者服药太缓，贻误病机，两三天人就死了。即使不死，服药也没有效果，我曾见祸患疫毒两三天就死掉的，都是这类情况。

　　本条论述瘟疫"急证急攻"的证治思想。首先，吴又可所谓之"急证"，乃指疫邪极盛，盘踞膜原，迅即邪毒内溃，传入胃腑，在短时间内便出现急重证候。"急攻"的依据是邪结胃腑，主要表现于舌苔"一日之间而有三变"，即舌苔白厚如积粉转为黄燥再转为变黑生刺，同时尚有胸膈满痛、烦渴等胃腑实热见证。"急攻"主要体现为"数日之法，一日行之"，即迅速逐邪外出。"急攻"的前提须是"急证"，此时不可羁迟延误，不可投缓药致药力不逮；然而，亦须注意中病即止，不可过用久用伤正。

【原文 4】

　　邪发于半表半里，一定之法①也。至于传变，或出表，或入里，或表里分传。医见有表复有里，乃引经论，先解其表，乃攻其里，此大谬也。尝见以大剂麻黄②连进，一毫无汗，转见烦躁者，何耶？盖发汗之理，自内由中以达表。今里气结滞，阳气不能敷布于外，即四肢未免厥逆，又安能气液蒸蒸③以达表？譬如缚足之鸟，乃欲飞升，其可得乎？盖鸟之将飞，其身必伏，先纵足而后扬翅，方得升举，此与战汗之义同。又如水注④，闭其后窍，则前窍不能涓滴，与发汗之义同。凡见表里分传之证，务宜承气⑤先通其里。里气一通，不待发散，多自能汗解。（《温疫论·内壅不汗》）

【注　　释】

①一定之法：既定的法则。

②麻黄：麻黄或麻桂类方剂，常用于表证。
③气液蒸蒸：在里的津气水液受阳气蒸腾而达于体表。
④水注：一种专供注水于砚的盛水器。
⑤承气：指承气类方剂，如承气汤类，根据具体情况选用。

【解　读】

疫邪从半表半里开始发，这是既定的规律。至于传变，有的向体表传变，有的向里传变，有的同时从表里分途而传。医生见到既有表证又有里证，多引用经论，先解其表，再攻其里，这就大错特错了。曾经见到过这类医生给病人用了大剂量的麻桂类药物，但是一点汗都没有，病人反而表现出烦躁，这是怎么回事呢？发汗的道理，是从体内，经由中焦而达到体表。现在体内之气郁结，滞涩不通，阳气就不能敷布于体表，就连四肢都不免厥逆发冷，又怎么能使气和津蒸腾到体表呢？这就好比是被束缚住了双脚的鸟，想飞起来，怎么可能呢？鸟想要飞，必然先要把身体向下伏，然后把脚一蹬，再展翅，才能飞起来，这跟战汗的原理相同。又好比水注，把后面的孔堵住，则前面的孔里一滴水都漏不出来，这也与发汗的原理相同。凡是见到表里分传的情况，一定要先用承气汤通里，里面的气一通，不用发散，大多能够自然出汗而痊愈。

本条论述瘟疫里结兼表的治疗。吴又可承前病发膜原半表半里之说，言瘟疫之传变既可由膜原向表外传，或向里内传，亦可向表里分传。吴氏指出，表里分传有内壅里结而兼表证者，务必要先通其里，不可固守"外不解者，尚未可攻"之论。因疫邪壅积于体内，阳气被遏，无以振奋，就算强用汗剂也达不到汗出邪泄的目的。而若里气一通，阳气宣展，自能鼓邪随汗而解。但吴氏也在其后强调，此证通下不宜过猛，否则有重下伤阴致汗源匮乏、表闭不通之虞。

【原文5】

里证下后，脉浮而微数，身微热，神思或不爽①，此邪热浮于肌表，里无壅滞也。虽无汗，宜白虎汤，邪从汗解。若大下后或数下②后，脉浮空③而数，按之豁然如无，宜白虎汤加人参，覆杯则汗解④。下后脉浮而数，原当汗解，迁延五六日脉证⑤不改，仍不得汗者，以其人或自利⑥经久，或素有他病先亏，或本病日久下迟，或反复数下，以至周身血液枯涸，故不得汗。白虎辛凉，除肌表散漫之热邪，加人参以助周身之血液，于是经络润泽，元气鼓舞，腠理⑦开发，故得汗解。（《温疫论·下后脉浮》）

【注　释】

①爽：清爽。
②数下：多次使用泻下法。
③浮空：浮脉的一种，往往是因气虚使血管不充盈导致的。
④覆杯则汗解：病人喝完药后，刚刚把杯子扣在桌子上，就汗出而解了。形容在很短的时间内汗出病解。医书中常用"覆杯而愈""效如桴鼓"等形容疗效迅速。
⑤脉证：脉象以及病证的统称。
⑥自利：腹泻。
⑦腠理：皮肤、肌肉的纹理，包括皮肤和肌肉的交接处，是卫气所在之地，有输布津液，防御外邪侵袭等功能。

【解　读】

泻下后脉浮而数，本应通过出汗而解，但拖延了五六天，脉象和症状都不变，仍然不能出汗，是因为病人要么腹泻时间久了，要么是此前有其他疾病使身体先亏损了，要么是因为这次的疫病拖延太久，泻下太迟或泻下次数过多，以至于全身血液和津精枯少干涸，所以不能出汗，仍用白虎汤辛凉清散肌表漫散热邪，元气被鼓动起来，腠理能打开、发散，所以汗出病解。

本条论述瘟疫下后脉浮的证治。吴又可认为，里证下后脉应平顺，此时脉反浮数，为里邪已去，余热无所依而浮游散漫于气分，此时病人仍身热、神烦的，尤可用白虎汤辛凉清解；若是脉浮微数，身微热者，说明余热不甚，就算病人已阴伤无汗，也可用小剂量白虎汤发汗祛邪，因量小不至伤阴；若是大下、数下后脉浮数而中空的，此时气阴耗伤较甚，除用白虎汤清余热外，还应加一味人参补益气阴；下后脉浮数，用白虎汤后脉证仍未好转、无汗的，虑其血液枯涸，汗源匮乏，余邪无汗作泄，亦应另加人参以益气血，鼓舞元气。

【原文 6】

里证下后，脉不浮，烦渴减，身热退，越四五日复发热者，此非关饮食、劳复[①]，乃膜原尚有余邪隐匿，因而复发，此必然之理。不知者每每归咎于病人，误也。宜再下之即愈。但当少与，慎勿过剂[②]，以邪气微也。（《温疫论·邪气复聚》）

【注　释】

①劳复：外感病愈后，又因为过度劳累而复发。
②过剂：用药剂量过多。

【解　读】

出现里证，泻下之后，脉不浮，心烦口渴大为减轻，身体发热也消退了，过了四五天，又发热了，这并不是因为饮食不当或者过劳而复发，而是膜原还隐藏有残存的邪气，所以又会复发，这也是必然之理。医家不知此理，往往责怪病人不注意，这是不对的。适宜再用下法，就会痊愈，药只应当少用一些，千万小心剂量不要过多，因为此时邪气甚微。

本条论述了瘟疫下后复发的原因及处理。吴又可认为，以往医家对于疾病愈后复发多归咎于病人饮食不节或者劳累过度，即食复与劳复。吴氏则指出瘟疫下后复发多因膜原之邪胶着难去，残邪复聚而生，此时宜再下逐邪，务使祛邪殆尽，并强调此时余邪衰微，再下慎勿过剂。

【原文 7】

应下失下[①]，口燥舌干而渴，身反热减，四肢时厥，欲得近火壅被，此阳气伏也。既下厥回[②]，去炉减被，脉大而加数，舌上生津，不思水饮，此里邪去，郁阳暴伸也。宜柴胡清燥汤，去花粉、知母，加葛根，随其性而升泄之。此证类近白虎，但热渴既除，又非白虎所宜也。（《温疫论·下后脉反数》）

【注　释】

①应下失下：本应该用泻下法却没有使用。
②既下厥回：已经使用下法，身体厥冷回暖。

【解　读】

应当用泻下法的病证，却没有使用下法，出现口中燥渴，舌干，身上发热而反减退，四肢时常发冷，想烤火、盖被子，这是阳气潜伏导致的。用泻下的方法，身体厥冷回暖，没那么怕冷了，不想烤火，也不想盖被子了，脉象更加洪而快，舌上有了津液，也不想喝水，这是里邪去掉了，伏郁的阳气猛然伸展，适宜用柴胡清燥汤，去掉天花粉、知母，加葛根，顺着邪气伸张之势，把它升提开泄出去。这个病证类似白虎汤证，但因为大热大渴没有了，所以不宜白虎汤。

本条论述瘟疫下后脉反数的病机和治法。吴又可认为，里证本应泻下而有所延误，此时病人有厥冷之象，此因邪气壅盛，阳气潜藏，故出现真热假寒。此时予泻下以去里邪，伏郁之阳气猛然伸展，故病人肢体复温，永象反比原来更快，其症似白虎汤证但无大热大渴之象，故用柴胡清燥汤去天花粉、知母，加葛根，其意在顺邪气伸张之势把邪气升提开泄出去。

【原文 8】

　　温疫下后二三日，或一二日，舌上复生苔刺，邪未尽也，再下之。苔刺虽未去，已无锋芒而软，然热渴未除，更下之。热渴减，苔刺脱，日后更复热，又生苔刺，更宜下之。（《温疫论·因证数攻》）

【解　读】

　　瘟疫，用泻下的治法，两三天或一两天后，舌苔上再生出芒刺，是因为邪气未尽。再用下法，芒刺虽然没有去掉，但软下来了，可是发热、口渴等症状没有消除，还需要再用泻下法，发热、口渴减轻，舌上芒刺脱落，过了几天后又出现热象，舌头上又出现芒刺，可以继续用泻下法。

　　本条论述瘟疫数用下法的病证举例。吴又可主张"凡下不以数计""有是证必用是药"。瘟疫下后，凡"舌上复生苔刺"者、"苔刺虽未去，已无锋芒而软，然热渴未除"者、"热渴减，苔刺脱，日后更复热，又生苔刺"者，均是里热未尽之证，需连续用下，突破了下法"一天一剂"的陈规，体现了吴氏有邪必除、逐邪务尽的治疗思想。

【原文 9】

　　大凡客邪贵乎早治，乘人气血未乱，肌肉未消，津液未耗，病人不至危殆，投剂不至掣肘①，愈后亦易平复。欲为万全之策者，不过知邪之所在，早拔去病根为要耳。但要谅人之虚实，度②邪之轻重，察病之缓急，揣邪气离膜原之多寡，然后药不空投，投药无太过不及之弊。是以仲景自大柴胡③以下，立三承气④，多与少与，自有轻重之殊。勿拘于下不厌迟⑤之说。应下之证，见下无结粪⑥，以为下之早，或以为不应下之证，误投下药。殊不知承气本为逐邪而设，非专为结粪而设也。（《温疫论·注意逐邪勿拘结粪》）

【注　释】

①掣肘：本义为拉胳膊，比喻从旁干扰，牵掣别人的工作。
②度：揣度，推测。
③大柴胡：指大柴胡汤，出自东汉张仲景《伤寒论·辨太阳病脉证并治》。
④三承气：即大承气汤、小承气汤和调胃承气汤。
⑤下不厌迟：后人对《伤寒论》下法的总结，因为伤寒之邪由表而入，表邪未尽时，切不可妄用下法，所以伤寒有"下不厌迟"之说。
⑥结粪：指大便秘结。结，凝结。

【解　读】

　　大凡外邪入侵人体，贵在尽早除邪，要乘着病人气血未乱，肌肉没有消瘦，津液没有耗尽，没有到达病危状态及早用药，这样才不容易受限制，愈后也更容易恢复。想要治病的万全之策，不过是知道邪气在哪，尽早地制订相应方案，拔除病邪。考量方案就需要衡量病人的虚实，推测邪气的轻重，观察病情的缓急，揣度邪气的多少，然后再谈用药。这样用药才不会无的放矢，用量上也才有考量依据。所以，仲景在大柴胡汤后，又建立三承气汤法，以体现轻重区别，不可拘泥于"下不厌迟"的说法。当用泻下的病证，见泻下后未见结粪，就以为是下早了，或是误用了泻下法，殊不知承气本为祛邪而设，并不是为泻下结粪而设的。

本条强调用攻下法应注意的问题。首先，吴又可强调勿拘"下不厌迟"之说：受《伤寒论》的影响，仲景后的医家大都形成一个局限思维，即外邪多由表侵袭人体，故疾病初期强调解表，而慎用泻下，有着"下不厌迟"一说。吴氏则打破前医固有思维，认为瘟疫外邪致病，祛邪为首务，并且祛邪务早，避免邪气入里伤津耗液严重导致病人危殆。瘟疫可下之证有三十余候，吴氏认为应下之证，不必悉俱，并下之宜早，这是对仲景"急下存阴"思想的继承和变通。其次，吴氏认为泻下法为逐邪之要，勿拘于结粪。吴氏于此处提出承气汤类实为逐邪，而不仅仅是泻下，与吴氏在《妄投寒凉药论》中认为大黄走而不守，功专在通下，使邪热有随大便外出之机相呼应。并且提出不需过度拘泥于大黄之用量，应视病情需要而用之，打破以往医家慎用泻下之药的误区。

【原文 10】

夫疫乃热病也，邪气内郁，阳气不得宣布①，积阳为火，阴血②每为热搏。暴解之后，余焰尚在，阴血未复，大忌参、芪、白术，得之反助其壅郁，余邪留伏，不惟目下淹缠，日后必变生异证，或周身痛痹③，或四肢挛急④，或流火结痰⑤，或遍身疮疡，或两腿钻痛，或劳嗽⑥涌痰，或气毒流注⑦，或痰核穿漏⑧，皆骤补之为害也。凡有阴枯血燥者，宜清燥养荣汤。若素多痰，及少年平时肥盛者，投之恐有腻膈⑨之弊，亦宜斟酌。大抵时疫愈后，调理之剂，投之不当，莫如静养、节饮食为第一。（《温疫论·解后宜养阴忌投参术》）

【注　　释】

①宣布：宣发于外，散布开来。
②阴血：泛指津液、血液、精液等有润濡功能的精微物质。
③痛痹：因气血被邪气阻滞而产生的各类疼痛。
④四肢挛急：四肢筋脉肌肉紧张或抽动。
⑤流火结痰：火毒到处流窜，出现发红或疮疡，痰结成核或瘰疬。
⑥劳嗽：因长期咳嗽而成的劳损，往往不易治疗。
⑦气毒流注：邪气壅滞到身体某个部位，出现脓肿、疼痛。
⑧痰核穿漏：痰核瘰疬破溃，造成穿孔。
⑨腻膈：滋腻以导致的气机阻滞。

【解　　读】

瘟疫是热病，邪气积郁在内，阳气不得宣发于外，蕴蓄在体内就会生成火热，阴血也随之受到影响。邪气猛然散解，火热仍有残留，阴血也没有恢复，非常忌用人参、白术、黄芪，用了就会加速气机的壅塞和郁滞。残留的邪气留滞并潜伏，不但会使病情缠绵不解，还会变化出各种不同的变证来。要么全身疼痛不通，要么四肢拘急痉挛，要么遍身红疹，要么遍身疮疡，要么两腿疼痛如针刺，要么痰结，这都是滥用补药的伤害。但凡是阴血虚损的病人，宜用清燥养荣汤。如果平素痰多，或者年少，体质肥胖的，用这个方则会出现滋腻，阻滞气机的弊病，所以也要酌情加减。一般来说，时行瘟疫病愈后，调理的方剂如果用得不恰当，还不如不要吃药，只需要安心静养，通过饮食调理最好。

本条论述瘟疫后期证治。首先吴又可认为，人参、黄芪、白术虽能健脾益气，但热病暴解，其内生之火未清，耗损之液未补，此时妄投参、芪、术等温热补药不仅有助焰之嫌，更会加速气机的壅郁，使得病情缠绵、变证丛生，故要慎用。其次，吴氏提出疫邪内伏，阳被邪郁，化为火毒，阴血被灼，故瘟疫解后多见阴伤邪留证，提出两大治疗原则：一是养阴润燥，清散余邪，其创立了"清燥养荣汤""柴胡养荣汤""承气养荣汤"和"萎贝养荣汤"，专为瘟疫邪解之后而设，体现了热病后期养阴保津的证治思想；二是安适静养，节其饮食，并应兼顾病人体质特点。

【原文 11】

所谓杂气者，虽曰天地之气，实由方土之气①也。盖其气从地而起，有是气则有是病，譬如所言天地生万物，然亦由方土之产也。但植物藉雨露而滋生，动物藉饮食而颐养。盖先有是气，然后有是物。推而广之，有无限之气，因有无限之物也。但二五之精②，未免生克制化③，是以万物各有宜忌，宜者益而忌者损，损者制也。故万物各有所制，如猫制鼠，如鼠制象之类，既知以物制物，即知以气制物矣。以气制物者，蟹得雾则死，枣得雾则枯之类，此有形之气，动植之物皆为所制也。至于无形之气，偏中于动物者，如牛瘟、羊瘟、鸡瘟、鸭瘟，岂当人疫而已哉？然牛病而羊不病，鸡病而鸭不病，人病而禽兽不病，究其所伤不同，因其气各异也。知其气各异，故谓之杂气。（《温疫论·论气所伤不同》）

【注　释】

①方土之气：一方水土所含之气。
②二五之精：即阴阳五行之气的交感和运行。语出北宋著名哲学家周敦颐《太极图说》："二五之精，妙合而凝。"二，指阴阳；五，指五行。
③生克制化：通过五行的相生相克，实现事物的变化及事物之间的制约。

【解　读】

所谓杂气，虽说是天地之气，其实是以某个地域的地气为主。这种气是从土地中滋生出来的，有这个气就会滋生这个病。就好比说天地生万物，其实就是一方水土所产。那里的植物靠雨露滋养，动物则靠饮食颐养。必须先要有这个气，然后才有这个物。推而广之，有无穷无尽的气，因而有无穷无尽的物。但阴阳五行的精气，未免有生克制化等相互作用，因此万物之间各有宜忌，宜就是有益，而忌就是有损，损就是制约。所以，万物之间各有制约，如猫能够制约老鼠，如老鼠能制约大象之类，既然知道用物来制约物，就知道用气来制约物。以气来制约物，比如螃蟹遇见雾就会死，枣子遇见雾就会枯，这是有形的气，动物、植物都会被气制约。至于无形的气，偏于影响动物的，比如牛瘟、羊瘟、鸡瘟、鸭瘟，哪里只是人有瘟疫呢？然而，有时候牛病羊不病，鸡病而鸭不病，人病而禽兽不病，其所伤害的动物不同，是因为其气不同。知道其气的不同，所以称其为杂气。

本条论述杂气致病的地域性和物种选择性。吴又可于此篇提出杂气说，认为"方土之气"即一方水土蕴生之气，不同地域环境往往滋生不同的致病邪气。吴氏秉承着先有气后有物的思想，延伸出一方水土之气引发特定的疾病，这就是瘟疫（病）的地域性特点。由于杂气的种类不同，其性质和致病特点亦不同，对所侵犯的种属对象则有不同的选择性。可见杂气是一类致病物质的统称，而非某种单一的邪气。

【原文 12】

凡邪所客，有行邪①，有伏邪②，故治法有难有易，取效有迟有速。假令行邪者，如正伤寒③始自太阳，或传阳明，或传少阳，或自三阳入胃，如行人经由某地，本无根蒂④，因其浮游之势，病形虽重，若重在经，一汗而解，若果传胃，一下而愈，药到便能获效。先伏而后行者，所谓温疫之邪，伏于膜原，如鸟栖巢，如兽藏穴，荣卫所不关⑤，药石所不及⑥。至其发也，邪毒渐张⑦，内侵于腑，外淫于经，荣卫受伤，诸证渐显，然后可得而治之。方其浸淫之际，邪毒尚在膜原，此时但可疏利，使伏邪易出。邪毒既离膜原，乃观其变，或出表，或入里，然后可导邪而出，邪尽方愈。初发之时，毒势渐张，莫之能御，其时不惟不能即瘳⑧其疾，而病证日惟加重，病家见症反增，即欲更医，医家不解，亦自惊诧，竟不知先时感受，邪甚则病甚，邪微则病微。病之轻重，非关于医，人之生死全赖药石。故谚有云："伤寒莫治头，劳怯莫治尾⑨。"若果正伤寒，初受肌表，不过在经之浮邪，一汗即解，何难治之有？盖指温疫而设也。所以疫邪方张之际，势不可遏，但使邪毒速离膜原便是，治法全在后段工夫，识得表里虚实，更详轻重缓急，投剂不致差谬，如是可以万举万全，即使感受之最重者，按法治之，必无殒命之理。若夫久病枯削，酒色耗竭，耆耄风烛⑩者，此等已是天真几绝，更加温疫，自是难支，又不可同日而语矣。

【注　释】

①行邪：指侵犯人体后能及时发病或传变而不潜伏的病邪。
②伏邪：侵入人体后不随即发病，而是伏藏于体内的病邪。
③正伤寒：指冬季感受寒邪后马上发病，出自明代陶华《伤寒全生集》，这里指狭义伤寒。
④无根蒂：即无法附着。根蒂，植物通过根附着于土地，花通过花蒂附着于植物。
⑤不关：与之不相关。
⑥药石所不及：即药物不能达到病所，用药不能起到很好的效果。药石，即药剂和砭石，尤其用于泛指药物。
⑦邪毒渐张：邪毒渐渐显现出来。
⑧瘳：治愈。
⑨伤寒莫治头，劳怯莫治尾：指治愈有伏邪的外感病需要一个过程，在刚开始治疗的时候不会马上见到效果；而虚劳之类的病证，越治疗到后面会越复杂，所以，医生不要在病尾接手。劳怯，阴虚内热性质的虚劳病证。
⑩耆耄风烛：耆耄，泛指高年之人。耆，指六十岁以上的老人。耄，指八九十岁的老人。风烛，风中之烛，随时可能熄灭，比喻老人随时可能死亡。

【解　读】

凡是外邪侵犯人体，有行邪、伏邪的区别，所以治法有难有易，见效也有快有慢。如果是行邪，就像冬令感受寒邪而发病的正伤寒，从太阳病开始，要么传入阳明经，要么传入少阳经，要么从三阳经而传入肠胃，就像行人从某地走过，本来无法附着，因为他是浮游着的，病情虽然重，但他只在经，一发汗就散解了；如果传到肠胃，一泻下就痊愈了，药用下法，就能取效。先伏后行，就是说瘟疫之邪潜伏在膜原，就像鸟栖息在巢中，就像野兽藏匿在洞穴里，不在营卫循行的范围，药力也无法到达。等到他发病，邪气才渐渐显露出来，由内入侵到肠胃，外则浸淫至经脉，致使营卫受伤，各种症状逐渐显露，然后才能有办法治疗。当它还在酝酿的时候，邪毒还在膜原，这个时候只能疏利，使伏邪容易排出。当邪毒离开膜原后，就要看它的变化，要么往里走，然后可以把邪气引导出去，邪气除尽后，病才能好。刚发病的时候，邪毒的势力逐渐显露，没有什么能够抵挡。这个时候，不但不能指望病证马上好，而且往往会越治越重，病家看到症状反而变重，就希望更换医生，医生自己也不理解，并且彷徨无措；他们不知道之前感受邪气重则发病重，感受邪气轻则发病轻，这时候人的生死，全在于订立治疗方案是否得当。所以谚语说："伤寒莫治头，劳怯莫治尾。"如果只是伤寒，刚开始伤了肌表，不过是在经脉上的浮游之邪，一经发汗便可以解除了，治疗上困难不大。但是这里的伤寒指的是瘟疫，所以疫病刚开始肆虐的时候，病势滔天，势不可遏，这时治疗就需要使毒邪赶紧离开膜原，治疗的方法，全在后半部分。要认识表里虚实，清楚轻重缓急，这样用药才不至于有差错，这样才能提高治愈率，即使是感受邪气最重的，只要按照正确的方法来治疗，也是可以治愈的。如果是病久导致干枯消瘦，或者被酒色掏空身子的，抑或是七八十岁风烛残年的老人，这些都是天数将到尽头的，真阴将要耗竭，再加上瘟疫，当然无法支撑，这样的人死又另当别论。

本条文讨论行邪与伏邪在辨识与治疗上的异同。吴又可认为：邪气走动，是为行邪，若潜伏不动，则为伏邪。行邪易治，伏邪难疗。伏邪在潜伏的时候，针药难及，必须行起来，发出一些症状，才能因势利导地排出体外。但经过潜伏，伏邪虽然行动，也未免拖泥带水，往往不能一次排尽。因此，瘟疫的治疗，只要辨明邪势，方向明确，也是能够痊愈的。

【原文 13】

凡人向有他病尪羸[1]，或久疟，或内伤瘀血，或吐血、便血、咳血，男子遗精白浊[2]、精气枯涸，女人崩漏带下、血枯经闭之类，以致肌肉消烁[3]，邪火独存，故脉近于数也。此际稍感疫气，医家病家，见其谷食暴绝，更加胸膈痞闷、身疼发热，彻夜不寐，指为原病加重，误以绝谷为脾虚，以身痛为血虚，以不寐为神虚，遂投参、术、归、地、茯神、枣仁之类，愈进愈危。知者稍以疫法治之，发热减半，不时得睡，谷食稍进，但数脉不去，肢体时疼，胸胁锥痛，过期不愈。医以杂药频试，补之则邪火愈炽，泻之则损脾坏胃，滋之则胶邪愈固，散之则经络益虚，疏之则精气愈耗，守之则日削近死。盖但知其伏邪已溃，表里分传，里证虽除，不知正气衰微，不能托出[4]，表邪留而不去，因与血脉合而为一，结为痼疾也。肢体时疼者，邪与荣气搏也；脉数身热不去者，邪火并郁也；胁下锥痛者，火邪结于膜膈也；过期不愈者，凡疫邪交卸[5]，近在一七[6]，远在二七，甚至三七。过此不愈者，因非其治，不为坏证[7]，即为痼疾也。夫痼疾者，所谓客邪胶固于血脉，主客交浑，最难得解，且愈久益固，治法当乘其大肉[8]未消、真元未败，急用三甲散，多有得生者。（《温疫论·主客交》）

【注　　释】

①尪羸：虚弱。
②白浊：又称尿精，在排尿后或排尿时尿道口滴出白色浊物，可伴小便涩痛。
③肌肉消烁：肌肉迅速消减，尤其指因火邪所致的消瘦。
④托出：指人体正气鼓动外邪，推动外邪排出，又称托邪外出。
⑤交卸：移交，交替。此处指邪气完全去除。
⑥一七：第一个周期七天，下文二七、三七意义同。
⑦坏证：指经过错误治疗而形成的疾病，比普通疾病更为难治，甚至无法治疗。
⑧大肉：指人体腿、臂、臀部及手上大鱼际处的肥厚肌肉，这些部位的肌肉如果消失，则人必死。

【解　　读】

但凡人们以前有其他的疾病，或体质羸弱，或长期疟疾，或有瘀血内伤，或吐血、便血、咯血，男子遗精、小便白浊、精气干枯，女子崩漏、白带异常、血虚闭经之类，以致肌肉消瘦，但是邪火还在，所以脉象接近数脉。这时候只要稍微感染瘟疫邪气，医家和病人，见猛然没有食欲，还有胸膈痞闷、身痛、发热、整夜失眠，就说是原来的病加重了，误认为不能吃东西是因为脾虚，身痛是血虚，失眠是神虚，于是用人参、白术、当归、地黄、茯神、酸枣仁等药，越吃越病危。知其病者稍微用治瘟疫的方法来治疗，发热减半，能睡一会儿，食欲也稍好，就是数脉去不掉，肢体经常痛，胸胁痛如锥刺，很久都不好。医生又屡次试用其他乱七八糟的药，补了以后则邪火更旺，泻了以后则脾胃更伤，滋养则邪气更为胶着坚固，发散则经络更加亏虚，疏通则精气更加消耗，维持原状则一天比一天消瘦，几乎都快要夭亡了。这是因为医者只知道病人伏邪已经溃散，从表里分头传变，里证虽然除掉了，却不知正气衰弱，不能托邪外出，表邪因此滞留不去，因而与血脉合而为一，结成痼疾。肢体经常痛，是邪气与营气相搏；脉数身热不能去除，是邪气或火郁郁滞了；胁下痛如锥刺，是火邪结在膈膜处；长期不能痊愈，是因为凡是瘟疫之邪要完全去除，最快也要七天，慢的需要两个七天，甚至三个七天，过了这个时间还不痊愈，是因为治疗失误，不是坏病就是痼疾。所谓痼疾，就是外来邪气牢牢地胶结在血脉中，邪气跟人体正气混在一起，最难解开，而且越久越坚固。治法，应该趁其大肉还没有消失，真元还没有溃败，赶紧用三甲散，多有能救活的。再结合病情加减，根据平素的具体情况而调治。

　　本条论述正虚疫邪内陷血脉，主客交浑的证治。吴又可首提"主客交"一词，其含义指素体正气虚衰，阴精耗竭，复感外邪，正虚不能逐邪外出，客邪留恋，不得外解，与虚竭之营血相互胶固，留滞于血脉而成的一种变证。其源流可追溯到《素问·六元正纪大论》"主气不足，客气胜也"，其中正虚邪实、主客相搏而发病的基本思想为"主客交"理论形成的基础。其次，吴氏提出重用甲类与虫类药的三甲散来论治"主客交"之病证，打破了以往医家针对此类痼疾攻补疏散皆无效的无奈处境，对临床诸多疑难痼疾的诊治，确有启发。

第十七章　戴天章《广瘟疫论》

第一节　戴天章与《广瘟疫论》

戴天章，字麟郊，晚号北山，学者尊称戴北山或北山先生，生于顺治元年（1644年），卒于康熙六十一年（1722年），生活在江苏上元，今南京城区东郊。戴氏天资聪颖，少时习举子业，博学强识，学富五车，通晓天文、地理、算术、弋射及琴棋书画。如《上元县志》载："所读经史，能通部逆背，如瓶泻水状。"其尤精通医术，洞悉医理，谦虚好学，医德高尚，擅治温病。

戴氏著作颇丰，著有《咳论注》《疟论注》《广瘟疫论》等10余部著作，但因于战乱等，多已佚失，现留存于世的当属《广瘟疫论》成就最高，影响最大。在《全国中医图书联合目录》中共载有《广瘟疫论》《瘟疫明辨》的版本60余种。《广瘟疫论》最早版本应是乾隆四十八年（1783年）癸卯刻本。1866年《广瘟疫论》经陆九芝修删补改为《广温热论》并将其收录于《世补斋医书》中。何廉臣于1911年在陆九芝《广温热论》的基础上进行重订，改名《重订广温热论》。

《广瘟疫论》是为发扬明末医学家吴又可的《温疫论》学说而作的讨论瘟疫证治的专著。戴氏认为吴又可在温病诊治上颇具心得，对《温疫论》推崇备至。他在《广瘟疫论·自序》中说："至吴又可先生贯穿古今，融以心得，著时行瘟疫一论，真可谓独辟鸿蒙，揭日月于中天矣"。《广瘟疫论》虽仅有4卷，但卷卷经典，层次分明，言简意赅，为后世在瘟疫的诊治方面，奠定了"经典要法"的基础，丰富了温病的诊治方法。卷一论瘟疫早期证候特点，瘟疫性质，感人途径，瘟疫兼挟诸证等；卷二表证证候计31证；卷三辨里证证候计40证；卷四论瘟疫的治疗，分汗、下、清、和、补五法，另有四损、四不足、三复、辨似、遗证及妇女、妊娠、小儿等诊疗诸法；卷末载诸方83首，以备各证之应用。从瘟疫的气、色、舌、神、脉五个方面进行辨别，提出瘟疫辨证应注重表里及兼夹，并且详细论述了瘟疫五大治法。使瘟疫在辨证治疗上更加详备和准确，临床实用性强，对后世瘟疫的防治及温病学说的发展、成熟做出了较大贡献。

在学术成就上，戴氏倡导集伤寒、温病辨治于一体。世医多将瘟疫归属于伤寒，戴氏在精研历代医家治疫的学术思想的基础上，结合自身临床经验，认为不能以伤寒法论治瘟疫，细参吴又可《温疫论》，分论伤寒、瘟疫之别，再细论二者辨治之不同；或先分论二者诊治之不同，再详述不可偏执伤寒立法辨治瘟疫，提出"伤寒下不厌迟，汗不厌早""瘟疫下不厌早，汗不厌迟"等著名论断，至今仍有效地指导着伤寒和瘟疫辨治。其次，戴氏提出：融五辨、五兼十夹于一炉的辨证体系。《广瘟疫论》卷一中的五辨，即辨气、色、舌、神、脉；以寒温对比论述，概括了瘟疫主要的兼夹证，即五兼：兼寒、兼风、兼暑、兼疟、兼痢，十夹：夹痰水、夹食、夹郁、夹血、夹脾虚、夹肾虚、夹亡血、夹疝、夹心胃痛、夹哮喘。同时强调了兼证当必兼治他邪之药而疫邪易解，夹证当分虚实。实则治夹邪为先，疫邪为后；虚则治疫邪为主，扶正为辅，见解独到。再次，戴氏在治法上提出明表里、理法方药相呼应的证治观。《广瘟疫论》卷二、卷三在吴又可《温疫论》的表里辨治观点基础上提出表证中有里邪，里证中有表邪，然又不可不细察也。在论述各组症状时，又分别阐明其不同的病机，如其强调瘟疫的发热有在表、在里、在半表半里、表里夹杂、在募原、在虚人等不同，从而逐条辨析诊治，由证立法，以法定方，理法方药一以贯之，相互呼应，堪称瘟疫史上首创。最后，在体质辨识上，戴氏认为需要综五法、方药对症重妇儿。《广瘟疫论》卷四主要论述了五大治法，即为汗、清、下、和、补五法，阐明了五法的重要意义，并与伤寒之治法进行对照。对于临床上各种常与变的证候，还详列了方药随常、变的加减进退。《广瘟疫论》卷四将疫证后遗症、妇女、孕妇、小儿等疫证辨治专门列出，使整个体系更加完备，卷末附录所列的 80 余首方剂，皆出自戴氏平时临床习用的处方，也是后学诸家宝贵的临床用药参考，为疫病辨治垂津立法，订立绳矩。《广瘟疫论》也成为后世温病学家必读的津梁书目。

第二节　《广瘟疫论》

【原文 1】

　　风寒，气从外收敛入内，病无臭气触人，间有作臭气者，必待数日转阳明腑证之时，亦只作腐气，不作尸气。

　　瘟疫，气从中蒸达于外，病即有臭气触人，轻者盈于床帐，重则蒸然一室，且专作尸气，不作腐气。以人身脏腑、气血、津液得生气则香，得败气则臭。瘟疫，败气也，人受之，自脏腑蒸出于肌表，气血、津液逢蒸而败，因败而溢，溢出有盛衰，充塞有远近也。五行原各有臭气：木臊、金腥、心焦、脾香、肾腐。以臭得其正，皆可指而名之。若瘟疫，乃天地之杂气，非臊、非腥、非焦、非腐，其触人不可名状，非鼻观精者，不能辨之。试察厕间粪气，与凶地尸气自判然矣。

　　辨之既明，治之毋惑。知为瘟疫而非伤寒，则凡于头痛、发热诸表证，不得误用辛温发散。于诸里证，当清、当下者，亦不得迟回瞻顾矣。（《广瘟疫论·卷一·一辨气》）

【解　读】

　　风寒，病邪入侵的方向自外而内，邪自外感，病症没有臭味散发，即使偶尔有形成臭气的，肯定是等待几天转为阳明腑证的时候，也只能发出腐臭之气，而不会产生尸臭之气。

　　瘟疫，其病邪之气从中焦蒸腾达于外，中病即有臭气散发，轻者充盈于床帐，重则整个室内都能闻到。并且瘟疫专发尸臭之气，不发腐臭之气。这是因为人体的脏腑、气血、津液若得到新鲜气息则散发出香气，若受到污浊气息干扰则发出臭味。瘟疫是败坏之气，人感染之后，从脏腑向肌肤表层蒸散，气血、津液遇到败坏之气就会变质，随后溢出。溢出的情况有盛衰之分，充塞的情况也有远近之别。

　　另外，五行原本各有其臭气：木对应臊气、金对应腥气、心对应焦气、脾对应香气、肾对应腐气。若臭味与五行对应得当，都可以指出其名称。但瘟疫则是天地间杂乱之气，不是臊气、不是腥气、不是焦气、不是腐气，其气难以名状，不是精通鼻观的人就难以分辨。试着考察厕所间的粪气和凶险地方的尸臭之气，自然就能判然分明了。

　　分辨清楚之后，治疗就不会迷惑了。知道是瘟疫而非伤寒，那么对于头痛、发热等表证，就不能错误地使用辛温发散的方法；对于需要清、下的里证，也不会迟疑不决。

　　本条主要论述了通过辨气味来鉴别风寒与瘟疫。首先，戴天章认为通过辨气味鉴别风寒与瘟疫：风寒之邪侵袭人体，初起无明显异常气味，当邪入阳明、里热亢盛或热结已成时，可闻到酸腐样气味，但不会有尸体腐败时的恶臭气味。而瘟疫在初起时，即可散发出明显的臭气。病情轻者，仅在被褥或床帐上闻及臭气；病重者，臭气可以充盈于整个室内，而且臭气如尸体腐败时散发的恶臭气味，一般不出现酸腐气。戴天章认为，气味与人体正气虚衰有关，人体正常时不会发出难闻的气味，一旦感受疫气后，从脏腑外蒸而达于肌表，其使气血津液腐败，败气溢于体外。因此，初起有无臭气可作为辨别风寒、瘟疫的重要依据。其次，外感风寒，初起邪袭卫表，多见头痛、发热等表证，无汗、热势不甚等，故无明显的异常气味。瘟疫多夹秽浊，初起即有里热蒸腾，汗液外泄，故有热臭气味；如夹秽浊之气，则全身皮肤垢浊油腻，臭气更甚。病重者，邪气易致脏腑气血津液腐败，可闻及尸臭气。因此，辨气味可正确判断邪气的性质、热势高低、病情轻重，做到"辨之既明，治之毋惑"。在瘟疫初起，见头痛、发热等表证时，不得误用辛温发散之品。在见到诸多里热证时，当用及时用辛寒清气、清热泻火等法清气分无形邪热；或用攻下之法针对阳明热结，临证时不能犹豫不决。

【原文 2】

> 风寒主收敛，敛则急，面色多绷急光而洁，瘟疫主蒸散，散则缓，面色多松缓而垢晦。人受蒸气，则津液上溢于面，头目之间多垢滞，或如油腻，或如烟熏，望之可憎者，皆瘟疫之色也。一见此色，虽头痛、发热，不宜轻用辛热发散；一见舌黄、烦渴诸里证，即宜攻下，不可拘于下不厌迟之说。（《广瘟疫论·卷一·二辨色》）

【解　读】

风寒主收敛，收敛则紧绷而光滑，面色多绷紧光滑而洁净。瘟疫主蒸散，蒸散则缓和而垢晦，面色多松弛缓和而污垢晦暗。人体受瘟疫之气熏蒸，则津液上溢于面部，头目之间多污垢阻滞，或像油腻，或像被烟熏过，看上去令人厌恶，都是瘟疫的表现。一旦看到这种面色，即使出现头痛、发热，也不宜轻易使用辛热发散的方法；一旦看到舌黄、烦渴等里证，就应当立即攻下，不可拘泥于下不厌迟的说法。

本条主要论述辨面色鉴别风寒与瘟疫的方法。戴天章认为，辨面色鉴别风寒与瘟疫：感受风寒，病初面色多绷急而光洁；瘟疫病者，面色多污晦油腻，或如烟熏。其次，戴氏还讨论了辨面色的机制是观察面部皮肤的急缓、垢洁。风寒初犯人体，寒性收引凝滞，热势不甚而无汗，面色多绷急光洁。瘟疫初起，邪热蒸腾津液于面，热甚而汗出黏腻，面色多松缓垢晦，夹湿热秽浊之气者尤甚。

【原文 3】

> 风寒之邪伤人，令人心知所苦，而神自清，如头痛作寒热之类，皆自知之。至传里入胃，始神昏谵语。缘风寒为天地正气，人气与之乖忤而后成邪，故其气不昏人神情也。
>
> 瘟疫初起，令人神情异常而不知所苦。大概烦躁者居多，或如痴如醉，扰乱惊悸。及问其何所苦，则不自知。即间有神清而能自知者，亦多梦寐不安，闭目即有所见，有所见即谵妄之根。缘瘟疫为天地邪气，中人人病，中物物伤，故其气专昏人神情也。（《广瘟疫论·卷一·四辨神》）

【解　读】

风寒邪气伤人，使人心里知道哪里不舒服，而精神却仍然清醒，比如头痛、作寒热之类的情况，自己都能知道。到了风寒邪气传里入胃，才开始神昏胡言。因为风寒是天地正气，人气与它不和谐之后才成为邪气，所以它的气不使人精神昏沉、神情昏迷。

瘟疫初起时，使人精神异常而不知道哪里不舒服。大抵上烦躁的人占多数，有的像痴呆一样如醉如痴，扰乱惊悸。等到问他们有什么不舒服，他们自己也不知道。即使偶尔有精神清醒而能自己知道病情的，也多数梦寐不安，闭上眼睛就看见什么，所看见的景象就是发生谵妄的根源。因为瘟疫是天地邪气，中于人则人患病，中于物则物受伤，所以它的气专门使人的神情昏迷。

本条主要阐述风寒与瘟疫神志异常的特点及机制。戴氏认为，风寒与瘟疫神志异常的特点在于，风寒之邪初犯肌表，无里邪扰神，故神志清楚，能自知头痛、恶寒发热等，待寒邪化热入里，里热炽盛，扰乱心神而见神昏谵语。瘟疫初起即见里热炽盛，易扰乱心神，多见烦躁不安，或如痴如醉，扰神惊悸，自己不能叙述病痛所在。即使有病人神志清楚而能知病痛所在，也多有多梦，难以安睡，闭目即有幻觉，此为谵妄的先兆。最后，戴氏认为风寒与瘟疫神志异常的机制在于风寒为天地正气、瘟疫为天地邪气。感受风寒，初起邪犯卫表，热势较轻，病情较轻，无神志异常；瘟疫初起即有里热炽盛，扰乱心神而见神志异常。

【原文 4】

　　其一有兼寒者，初起一二日，头痛、发热、身痛、恶寒，诸表证悉与时疫同，而以脉辨则不同：时疫多软，散而不浮，兼寒则多浮数、浮弦、浮大，甚至有浮紧者。再以证辨，亦微有不同：时疫多汗，兼寒则无汗为异。亦异于单受寒者：单受寒，无烦躁、口苦、口臭证，时疫兼寒必有烦躁、口苦、口臭症也。

　　一遇此等，更当辨其受寒与时疫孰轻孰重？疫重寒轻者，烦躁症多，无汗恶寒证少，则当以败毒散加知母、石膏，或达原饮加羌、防、柴、葛，或六神通解散尤捷。寒重疫轻者，恶寒无汗症必甚，烦躁必轻，则只用败毒散。其寒束于外，无汗、恶寒，既甚，疫郁于内，烦躁更甚者，冬月大青龙汤可借用，余月九味羌活汤最为的当。

　　此证若治寒遗疫，必有斑、黄、狂、衄之变；治疫遗寒，复有厥逆、呕利、胸腹痞满之忧，驯至沉困者不少，不可不知。然此皆为初起一二日言也。若日久则邪疫勃发，表寒不能自存而变为热，则惟以治疫之法治之而已。（《广瘟疫论·卷一·兼寒》）

【解　　读】

　　其中一种兼有寒邪的，初起一二天内，头痛、发热、身痛、恶寒，各种表证都和时疫相同，但以脉象来辨别则不相同：时疫多软，散而不浮；兼寒则多浮数、浮弦、浮大，甚至有浮紧的情况。再以症状来辨别，也有微小的不同之处：时疫多汗，兼寒则无汗。和单纯的受寒不同，单纯受寒没有烦躁、口苦、口臭症状，时疫兼寒则一定有烦躁、口苦、口臭症状。

　　遇到这种情况，更应当辨别受寒和时疫的轻重缓急。时疫重而寒邪轻的，烦躁症状多，无汗恶寒证少，应当用败毒散加知母、石膏，或达原饮加羌活、防风、柴胡、葛根，或六神通解散最好。寒邪重而时疫轻的，恶寒无汗的症状必定很厉害，烦躁必定较轻，只需要用败毒散。如果寒邪束于外，无汗、恶寒很严重，时疫郁于内，烦躁更厉害，冬天可以用大青龙汤；其他季节九味羌活汤最为适合。

　　这种病症如果治疗寒邪而遗留时疫，必定会有斑疹、黄疸、狂乱、鼻衄等变证；如果治疗时疫而遗留寒邪，又有四肢厥逆、呕吐下利、胸部腹部痞满的忧虑，逐渐导致病情沉重的人不少，不能不知道这一点。然而这都只是在初起一二天而言。如果病程日久则邪疫突然发作，表寒就不能自存而变为热，那就只用治疗时疫的方法治疗就可以了。

　　本条论述瘟疫兼夹寒邪的治法。并讨论了单纯瘟疫与瘟疫夹寒的鉴别方法。兼寒瘟疫初犯人体表现为头痛、发热、身痛、恶寒等。辨证可脉证合参，本条还对比了瘟疫、瘟疫兼寒与单纯寒邪伤人表现上的不同，提高了临床诊断水平。

　　对于瘟疫兼寒的治疗，戴天章指出，对于疫重寒轻者，可用败毒散加知母、石膏，或达原饮加羌、防、柴、葛，或六神通解散，治疫为主兼以散寒；寒重疫轻者，则用败毒散；寒邪疫热俱重，冬月可用大青龙汤，余月当用九味羌活汤以散寒治疫并重。若只辛温散寒，则易致发斑、发黄、发狂、衄血等变证；或只寒凉攻下清解，则易致厥逆、呕利、胸腹痞满等变证。疫邪兼寒多在病初出现，日久则疫邪易化热化火，表寒不能自存而化热，热势转盛，治以清里为主。

【原文 5】

　　其一有兼风者，初起一二日，表证与时疫悉同，鼻塞、鼻鸣、喷嚏、咳嗽与时疫略异，脉亦多浮，而与时疫之不浮不沉而数者微异。治法不大相远，即于时疫诸方中加荆、防，咳加前胡、杏仁、苏子而已。

大抵时疫兼寒，能令病势增重，兼风，反令病势易解。以寒主凝泣，则疫邪内郁，郁一分，病势增痼一分。风主游扬，则疫邪外疏，疏一分，病势解散一分。（《广瘟疫论·卷一·兼风》）

【解　读】

其中兼加风邪者初病一二天，表证与时疫完全相同，鼻塞、鼻鸣、喷嚏、咳嗽与时疫略有不同，脉象也多浮，与时疫不浮不沉而数的脉象略有差异。治疗方法也差别不大，就在时疫的方剂中酌上荆芥、防风，加前胡、苦杏仁、紫苏子。

大致来说，时疫兼寒，能使病情加重，兼风，反而使病情容易解除。因为寒主凝泣，则时疫邪气内郁，郁滞一分，病情加重一分。风主游扬，则时疫邪气外疏，疏通一分，病情缓解一分。

本条论述瘟疫兼风与寒邪的病程转归及治法，其中夹风者愈后较轻；夹寒则加重，关键在于寒性收引，进而提出疏解凝滞的重要认识。

【原文6】

时疫兼寒、兼风，四时皆有，至若兼暑一证，惟长夏有之。初起一二天，与时疫无异，只胸满、呕利为异，而脉则兼弦、细、芤、迟，不似时疫不浮不沉而数。治法，于时疫诸方中，微减发表之味，如用羌即不用独，用柴即不用前。盖时疫多汗，暑证更多汗，两邪逼出表汗，则表必虚，故发表之味不可重复也。寒润之药尤宜减，清热之味亦宜减。以邪从表出，郁热必轻，过用清凉，恐致寒中，而增呕、胀、泄利。况表气太泄，里气必虚，易犯厥脱之证，故清凉寒润不可太多也。最宜加用分利燥脾之品，木通为上，滑石次之，猪苓、赤苓、泽泻又次之。盖分利则暑与疫皆从清道而出，邪有去路，正不必徒以寒凉逆折取效也。间有表见身痛，宜用香薷；里见腹满，宜用苍术者。

再，时疫兼暑，则病势反缓，以疫中瘟气属亢阳，暑为阳之阴，阳得阴则解，虽不能尽解，然得一分阴气，则和一分亢阳。每见时疫兼暑，其谵妄、舌燥诸证反缓者，职此故也。（《广瘟疫论·卷一·兼暑》）

【解　读】

时疫兼寒、兼风，一年四季均有，至于兼暑这一证，只有长夏才有。初起一二天，与时疫无异，只是胸满、呕吐、泄利不同，而脉象则兼有弦、细、芤、迟，不似时疫不浮不沉而数。治疗方法，在时疫诸方的基础上稍微减轻发表药的药味，比如用羌活就不用独活，用柴胡就不用前胡，因为时疫多汗，暑证更多汗，两邪逼出表汗，则表必虚，所以发表之药不可重复。寒润的药更要减少，清热之味也要减少，因为邪从表出来，郁热必定减轻，用过多的清凉药，恐怕会寒中，而增加呕吐、腹胀、泄利。何况表气太泄，里气必定虚弱，容易患厥脱之证，所以清凉寒润药不可太多。最适合加用分利燥脾的药，木通为上品，滑石次之，猪苓、赤苓、泽泻又次之。因为分利则暑与疫都从清道而出，邪有去路，正好不必用寒凉药逆折取效。间或有表证见身痛，宜用香薷；里有腹满证宜用苍术。

再者，时疫兼暑则病情反而缓解，因为时疫瘟气属于亢阳，暑为阳之阴，阳得阴则缓解，虽然不能完全解除，然而得到一分阴气，就和一分亢阳相调和。经常见时疫兼暑，那些谵妄、舌燥等证候反而缓解的原因就在这里。

本条首先讨论瘟疫兼风、兼寒与兼暑发病的时令不同，进而针对暑邪的特点，提出治疗瘟疫夹暑热时的原则。第一，辛散有度；第二，寒润有节；第三，善用分利。这些治则都是为了增益阴分，缓解阳亢，临床治疗可参。

【原文7】

　　　　时疫有似疟、有转疟、有兼疟之不同，用药亦有微异。似疟者，寒热往来，或一日二三次，或一次，而时无定也，时疫初起多有之。转疟者，时疫谵妄、烦渴大剧之后，已经大汗、大下，仍有余邪不解，复作寒热，转成疟象也，时疫末路多有之。兼疟之证，乃寒、暑、时疫合病也，其证寒热有常期，疟证全具，但热多寒少，且多烦渴扰乱，热势迅速，神情昏愦，秽气触人为异，秋令多有之。

　　　　时疫所以似疟者，因邪气盘错于募原，欲出表而不能透达，欲陷里而未得空隙，故见半表半里之少阳证也，治法宜达原饮加柴胡为主。时疫所以转疟者，因汗、下后，邪气已衰，正气来复，邪正相争，故在先阳气独亢，有热无寒者，今则以阴液渐回而寒热相争矣，在先邪气秉纲、昼夜燥热无休止时者，今则邪气渐退，正气渐复而寒热发作有时矣，治法以养正为主，祛邪佐之，小柴胡汤、炙甘草汤、柴胡四物汤、参胡三白汤，量余邪之盛衰，视阴阳之盈亏，酌而用之。至若兼疟之证，最为难治。吴又可曰：疟疾二三发，或七八发后，忽然昼夜烦热、发渴不恶寒、舌上苔刺、心腹痞满、饮食不进，下症渐具，此时疫证见，疟疾证隐也。以疫证方药治之则生，疟家方药治之则剧，治之如法，脉静身凉，每日或间日，寒热复作有常期者，时疫解而疟邪未尽也，仍以疟法治之。（《广瘟疫论·卷一·兼疟》）

【解　读】

时疫有类似疟疾、转成疟疾、兼有疟疾的不同，用药也有微妙的差别。类似疟疾时，有寒热往来，或一天二三次，或一天一次，并且时间无定，时疫初起多有这种情况。转成疟疾时，时疫出现谵妄、烦渴等症状十分严重之后，已经用过汗、下法，但仍有余热未解，又出现寒热，转成疟疾的症状，时疫后期多有这种情况。兼有疟疾的症状，是寒症、暑症、时疫症合并发作，这种症状寒热有固定时期，疟疾症状完全具备，但热多寒少，并且多有烦渴搅扰，热度上升很快，神情昏迷，污浊的气体触及他人，秋季多有这种情况。

时疫症类似疟疾的原因，是因为邪气盘踞在募原，想要出表但无法透彻，想要陷入里面但未得空隙，所以出现半表半里的少阳症状，治疗方法宜用达原饮加柴胡为主。时疫症转成疟疾的原因，是因为出汗、下泻之后，邪气已经衰退，正气开始恢复，邪正互相争斗，所以在先前阳气独盛，有热无寒，现在则因为阴液逐渐恢复而寒热交替发作，在先前邪气强盛、昼夜燥热无休止，现在则邪气逐渐减退，正气逐渐恢复而寒热发作有时，治疗方法以保养正气为主，祛邪为辅，小柴胡汤、炙甘草汤、柴胡四物汤、参胡三白汤等方剂，根据余邪的盛衰、视阴阳的盈亏程度来酌情使用。至于兼有疟疾的症状最为难治。吴又可曾说：疟疾发作两三次或七八次后，突然白天黑夜烦热、发渴不恶寒、舌头上生苔、心腹痞满、饮食不进等类似时疫的症状出现时，疟疾的症状则隐而不显。用治疗时疫的方法来治疗就能治愈，用治疗疟疾的方法来治疗就会变得更严重。如果按照正确方法治疗，脉象正常、身体清凉，每天或隔天寒热又发作且有固定时间，这是时疫解除而疟疾邪气未尽的表现，仍需按照疟疾来治疗。

本条论述瘟疫与疟病的关系，总的来说，戴天章认为瘟疫可以有似疟、转疟、兼疟的区别。似疟者多见，转疟与邪伏膜原治疗方法相关，而兼疟最为难治。疟病自仲景《金匮要略》便有专篇论及，但与瘟疫的关系，却少有人提及，戴天章于此梳理并提供治法，可参。

【原文 8】

时疫本多自利证，表证初起，即每日解数次稀臭水者是也，详见后"自利"条下。更有春夏之交得时疫，即兼下利红白而里急后重者，名为疫痢。初起慎不可从痢治，盖痢属里证，今兼疫邪之发热、头痛，为表里俱病。先用治疫之法解其表，表解而里自和，其痢多有不治自愈者。若用治痢之法先清其里，里气虚而表邪陷，轻者增其烦躁、沉困，重者遂至呕逆、昏愦而危矣。所以古人于疫痢初起，专主仓廪汤，其方乃人参败毒散一意解表，但加陈仓米以和中养脾胃。俟表证解后，里热证具，方可议清、议下，不但香连、芍药、承气之类宜缓，即淡渗分利之剂，亦宜缓投于表证未解之先也。若太阳证不见，而微见少阳、阳明证者，则柴葛五苓散不妨借用。

利证夹表，不可清里。不特时疫兼证为然，凡一切痢证微兼身热，即宜慎用苦寒淡渗。用之若早，必增呕逆，此历验不爽者。

疫证兼利，其热势反多缓，亦由痢为暑气，阳中之阴，能和亢阳，且郁蒸之热，有所疏泄故也。若疫毒太甚，骤发即下纯红、纯紫恶血，或兼见舌燥、谵妄诸恶证者，黄连、大黄又在急用，不可拘此论矣。

以上五条，其辨明所以为瘟疫兼证，固已不惮逐类详审。然总以前所备具气、色、舌、神、脉五辨为主，五者之中，必有一二确据，方于疫门求治。否则各按各门施治可也。若混以时疫治之，为害甚矣。（《广瘟疫论·卷一·兼痢》）

【解　　读】

时疫病多有自利症状，表证初起，每天解数次稀臭水便。详情可查看后面的"自利"一条。更有春夏之交得了时疫，即兼下利红白而里急后重的，名为疫痢。初起时谨慎不可从痢治，因为痢属于里证，现在兼有疫邪的发热、头痛，为表里都患病。先用治疗疫病的方法解其表，表解而里自会调和，痢疾多有不治自愈的。如果用治痢疾的方法先清其里，里气虚而表邪内陷，轻的增加烦躁、沉困等症状，重的就导致呕逆、昏愦而危殆。所以古人对于疫痢初起，专主仓廪汤，这个方子取人参败毒散之意解表，还加陈仓米来调养脾胃。等待表证解除后，里热证具备了，方可商议清法、商议下法，不只是香连、芍药、承气这类方剂宜缓用，即使淡渗分利的方剂，在表证未解除之前也宜缓用。如果太阳症状不见而微见少阳、阳明症状的，那么用柴葛五苓散也可以。

痢证夹表证，不可清里。不仅时疫兼证是这样，凡一切痢疾证轻微兼身热，即应谨慎使用苦寒淡渗药物。如果使用过早，必定增加呕逆症状，这是多次试验没有差错的。

时疫兼痢疾，其热势反而多缓和，也是由于痢疾为暑气所致，阳中的阴气，能和亢阳，而且使得郁蒸之热有所疏泄。如果时疫毒太厉害，突然发作就下纯红色、纯紫色的恶血，或兼见舌干燥、谵妄等险恶症状的，黄连、大黄应当急用，不可拘泥上述论述。

以上五条，辨明其为瘟疫兼证的原因，然而总是以前所具备的气、色、舌、神、脉五种症状为主，五种症状之中，必须有一二确切证据，方可在疫病门寻求治疗。否则各自按各门治疗就可以了。如果混乱地与时疫一起治疗，为害甚重。

本条主要论述瘟疫兼痢的证治。对于瘟疫兼痢，又称疫痢，是指发生于春夏之交的瘟疫，初起除有发热、头痛等疫邪犯表症状外，伴见下利赤白黏液、里急后重等痢疾表现，为瘟疫与痢疾同时发病。戴天章强调治疗疫痢初起可用仓廪汤，取人参败毒散解表散邪，逆流挽舟，佐陈仓米和养脾胃以护中，使由表入侵之邪，再由表而出，则痢疾之便脓血、里急后重等症状亦可随之而愈。若疫痢初起即见少阳或阳明证者，也可改用柴葛五苓散，以外散少阳、阳明之邪。戴氏提出疫痢初起不可苦寒清里，也不可早用淡渗分利。若表邪未解而妄用苦寒或淡渗。必损其中气，引表邪深入，轻者热扰心神、湿阻气机而致烦躁沉困，重则气机逆乱、窍机被遏而致呕逆昏愦。若疫毒之邪太甚，初病即下痢纯红或纯紫恶血，并有舌燥、谵妄等重危见证，则当急清泄里热，大黄、黄连可用，而不必拘于先治其表之论。最后，戴氏提到的"五兼"，都应按其各自治疗方法予以处理，若有瘟疫病表现者，在治疗用药上则有所变通。

【原文 9】

饮入于胃，经蒸变而稠浊者为痰，未经蒸变而清稀者为水。痰与水，一物也。痰能作热，水能作冷。时疫属热证，故夹痰者更增其热，脉证治法，无甚参差，但于治疫药中加瓜蒌、贝母，甚则加牛黄。夹水者，脉证往往相悖，治法则有不同，不可不细辨也。

时疫之脉必数，而夹水在胸膈，其脉多缓，甚则迟弦，此脉夹水之辨也。

时疫之舌，一经传里，即转黄、转燥、转黑。若有水在胸膈，则烦躁、谵妄、沉昏诸证备具，而舌色白润，间有转黄黑者，亦必仍有白苔，或满舌黄黑，半边夹一二条白色，或舌尖、舌本俱黄，中夹一段白色，此舌夹水之辨也。

时疫胸满，心下硬痛，手不可按。一有水在胸膈，心下虽满痛，按之则软，略加揉按则漉漉有声，此证夹水之辨也。

时疫见夹水脉证，虽有表，不宜纯用辛凉发散，纯用辛凉则表必不解而转见沉困。有里证，不可遽用苦寒，早用苦寒，必转加昏愦。此水气郁遏热邪，阳气受困，宜于发表清里药中加辛燥、利气、利水之品，以祛水气。迨水气去，郁遏发，然后议攻、议凉则无不效者矣。燥湿则半夏、苍术，利水则木通、苓、泽，利气则莱菔、草果、木香，甚至有须用大戟、芫花者。

在时疫虽属热邪，往往有投三承气、黄芩、白虎而不效，偶用温暖药收功者，遂相讼清热之非，不知热邪乃其本气，夹杂乃其间气也。（《广瘟疫论·卷一·夹痰水》）

【解　读】

饮食入于胃后，经过蒸腾变化而变得稠浊的是痰，未经蒸腾变化而仍然清稀的是水。痰与水是同一种物质。痰能引起热症，水能引起冷症。时疫属于热症，所以夹带痰的时疫更增加其热症，脉象症状和治疗方法，没有太大的差别，只是在治疗时疫的药物中加入瓜蒌、贝母，严重者加入牛黄。夹带水的，脉象症状往往相反，治疗方法有所不同，不能不仔细辨别。

时疫的脉象一定是数脉，而夹带水在胸膈，其脉多数是缓脉，严重者是迟脉或弦脉，这是脉象夹带水的辨别方法。

时疫的舌象，一经传入里，就会转为黄、转为燥、转为黑。如果有水在胸膈，则烦躁、谵妄、沉昏等症状都具备了，而舌色白润，偶尔也有转为黄黑色，也必须仍然有白苔，或者是满舌黄黑色，半边夹带一二条白色，或者是舌尖、舌本都黄，中间夹一段白色，这是舌象夹带水的辨别方法。

时疫胸满，心下硬痛，手不可按。一则是有水在胸膈，心下虽然满痛，按之则痛感减轻，略加揉按则漉漉有声，这是时疫夹带水的辨别方法。

时疫出现夹带水的脉象和症状，虽然有表症，不宜单纯用辛凉发散药，单纯用辛凉药则表症一定不会解除反而转为沉困。有里症，不可立即用苦寒药，早用苦寒药一定会转为昏愦。这是水气郁遏热邪，阳气受到困顿的原因，宜在发表清里药中加入辛燥、利气、利水的药物，用来祛除水气。等到水气去掉之后，郁遏的阳气发出来之后，然后再商议攻下、议用凉药则没有不有效的。燥湿则用半夏、苍术，利水则用木通、茯苓、泽泻，利气则用莱菔子、草果、木香，甚至有的情况需要用大戟、芫花。

虽然时疫病属于热邪引起的疾病，但往往有用三承气汤、黄芩、白虎汤而不见效，偶然使用温暖药而收效的病例，于是就有人指责清热药的过错，不知晓热邪是其本身的气分所引起的病变现象；夹带则是其中间气所引起的病变现象。

本条论述瘟疫夹有痰饮的病症表现、病理转归、辨证方法及治法治则。戴天章首先论及痰饮的病理转归及其与瘟疫的关系；其次，详细列举了瘟疫夹饮的病症表现及辨证要素；最后，戴天章根据自己的临证体会疏证了治疗瘟疫夹饮的治法、治则及临证要点。

【原文 10】

时疫贵解其邪热，而邪热必有着落。方着落在肌表时，非汗则邪无出路，故汗法为治时疫之一大法也。但风寒汗不厌早，时疫汗不厌迟。风寒发汗，必兼辛温、辛热以宣阳；时疫发汗，必兼辛凉、辛寒以救阴。风寒发汗，治表不犯里；时疫发汗，治表必通里。其不同有如此，故方疫邪传变出表时，轻者亦可得表药而汗散，若重者，虽大剂麻黄、羌、葛，亦无汗也，以伏邪发而未尽之故。亦有不用表药而自汗淋漓，邪终不解者。盖此汗缘里热郁蒸而出，乃邪汗，非正汗也，必待伏邪尽发，表里全彻，然后或战汗，或狂汗而解。所谓汗不厌迟者，此也。辛凉发汗，则人参败毒散、荆防败毒散之类是；辛寒发汗，则大青龙、九味羌活、大羌活之类是；发表兼通里，则吴氏三消饮、六神通解散、防风通圣散之类是。

更有不求汗而自汗解者。如里热闭甚，用大承气以通其里，一不已而再，再不已而三，直待里邪逐尽，表里自和，多有战汗而解，此不求汗而自汗解者一；又如里热燥甚，病者思得凉水，久而不得，忽得痛饮，饮盏落枕而汗大出，汗出即解，此不求汗而自汗解者二；又如平素气虚，屡用汗药不得汗，后加人参于诸解表药中，覆杯立汗，此不求汗而自汗解者三；又如阴虚及夺血，枯竭之极，用表药全然无汗，用大滋阴、润燥、生津药数剂而汗出如水，此不求汗而自汗解者四。

总之，疫邪汗法不专在乎升表，而在乎通其郁闭，和其阴阳。郁闭在表，辛凉、辛寒以通之；郁闭在里，苦寒攻利以通之。阳亢者，饮水以济其阴；阴竭者，滋润以回其燥。气滞者开导，血凝者消瘀。必察其表里无一毫阻滞，乃汗法之万全。此时疫汗法，理不同于风寒。（《广瘟疫论·卷四·汗法》）

【解　　读】

治疗时疫的方法中，发汗法是很重要的。时疫邪气必须有去处，才能运用发汗法。邪气在肌表时，不通过发汗就没有其他排邪途径，因此发汗法是治疗时疫的重要方法之一。但治疗风寒病的发汗法不嫌过早，而治疗时疫病的发汗法不嫌过迟。风寒症必须用辛温、辛热药以宣通阳气而发汗；而时疫症则必须用辛凉、辛寒药以救阴而发汗。风寒症发汗，只治疗外表不触动内里；而时疫症发汗，则必须表里同治。它们的不同之处就在于此。所以，当疫邪传出表时，轻症用解表药也可汗而散邪，但重症即使是用大剂量的麻黄、羌活、葛根，也不会出汗，这是因为伏邪虽然有外出但还没有完全外透的原因。也有不用发汗药而自然汗出淋漓的，这其实是因里热郁蒸而出形成的，是邪汗而不是正汗，必须等到伏邪完全透出，表里都清除干净，然后或许有战汗或狂汗而病解。所说的汗不厌迟，就是指这种情况。用辛凉药发汗，则人参败毒散、荆防败毒散之类可用；用辛寒药发汗，则大青龙汤、九味羌活汤、大羌活汤之类可用；发表兼通里，则吴氏三消饮、六神通解散、防风通圣散之类可用。

也有不需用发汗药而自然汗出病解的情况。如里热闭结很严重，用大承气汤以通其里，如果一次不能治愈就再用一次，再用一次还不能治愈就再用一次，直到里邪被驱逐干净、表里自然调和为止，很多是通过战汗而病解的，这是第一种不需用发汗药而自然汗出病解的情况；又如里热燥盛，病人想喝凉水，如果长时间得不到满足，忽然痛饮一番，喝完一盏后即出汗出很多，出汗后病就解除了，这是第二种不需用发汗药而自然汗出病解的情况；又如平素气虚的人，屡次用发汗药不出汗，后来在各种解表药中加人参，服后立即出汗，这是第三种不需用发汗药而自然汗出病解的情况；又如阴虚到极点及失血太多的人，极其枯竭，用发表药一点汗也没有，而用大滋阴、润燥、生津药几剂后即汗出如水，这是第四种不需用药而自然出汗病解的情况。

总之治疗时疫的出汗法，不专门在乎升散表邪，而在于通畅其郁闭、调和其阴阳。如果邪气郁闭在表，则用辛凉、辛寒药以通阳；如果邪气郁闭在里则用苦寒攻利药以通里。如果是阳气亢盛则饮水以救阴；如果是阴津枯竭则滋润以回燥。如果气滞则开导；如果血凝则消瘀。必须诊察其表里没有任何一毫阻滞才可以实施出汗法。这就是治疗时疫病的出汗方法，其道理与治疗风寒病的出汗方法不同。

本条主要论述汗法的运用。戴天章认为，伤寒初期即可用辛温发汗的方法，如麻黄汤，而桂枝汤证本身已有汗出，治疗的目的不在于发汗，而在于调和营卫。疫病初起，热证比较多，不能纯用辛温发汗的方法，当在辛凉解表的方中，略加辛温之品，既助于透邪，又可防止凉遏之弊。对于兼有里证者，宜表里双解，方用防风通圣散。阴虚而正气不能祛邪外出，则需要扶正祛邪。总之戴氏认为，疫病的发汗法，不是专门解表发汗，而在于调整阴阳，解除表气郁闭的状态。

【原文11】

> 时疫下法与伤寒不同：伤寒下不厌迟，时疫下不厌早；伤寒在下其燥结，时疫在下其郁热；伤寒里证当下，必待表证全罢；时疫不论表邪罢与不罢，但兼里证即下；伤寒上焦有邪不可下，必待结在中下二焦，方可下，时疫上焦有邪亦可下，若必待结至中下二焦始下，则有下之不通而死者；伤寒一下即已，仲景承气诸方多不过三剂，时疫用下药至少三剂，多则有一二十剂者。
>
> 时疫下法有六：结邪在胸上，贝母下之，贝母本非下药，用至两许即解；结邪在胸及心下，小陷胸下之；结邪在胸胁连心下，大柴胡汤下之；结邪在脐上，小承气汤下之；结邪在当脐及脐下，调胃承气汤下之；痞满燥实，三焦俱结，大承气汤下之。此外又有本质素虚，或老人、久病、或屡汗、屡下后，下证虽具而不任峻攻者，则麻仁丸、蜜煎导法、猪胆导法为妙。（《广瘟疫论·卷四·下法》）

【解　　读】

治疗时疫的泻下法与伤寒不同：伤寒泻下不嫌晚，时疫泻下不嫌早；伤寒泻下是因为燥结，时疫泻下是因为郁热；伤寒里证应当泻下，但必须等到表证完全解除；时疫不论表证是否解除，只要兼有里证就应当泻下；伤寒上焦有邪气不可泻下，必须等到邪气结在中焦或下焦，才可以泻下，时疫上焦有邪气也可以泻下，如果一定要等到邪气结至中焦或下焦才开始泻下，那么会有泻下不通而死亡的；伤寒泻下一剂就可以了，张仲景承气汤各方剂大多不过三剂，时疫用泻下药至少三剂，多的有一二十剂。

时疫泻下法有六种：邪结在胸上的，用贝母泻下，贝母本来不是泻药，用至二两左右即起效；邪结在胸及心下的，用小陷胸汤泻下；邪结在胸胁连心下的，用大柴胡汤泻下；邪结在脐上的，用小承气汤泻下；邪结在当脐及脐下的，用调胃承气汤泻下；痞满燥实，三焦都结实了，用大承气汤泻下。此外又有本身体质虚弱，或老人、久病、或屡次发汗、屡次泻下后，泻下的症状虽然具备但病人不能承受峻攻的，那么应用麻仁丸、蜜煎导法、猪胆导法为好。

本条论述了下法的运用。戴天章认为，伤寒中见到阳明腑实证有结粪时，为使用下法的指征，所以说"伤寒下不厌迟"。首先疫病使用下法，不仅仅是排出结粪，主要作用是祛除邪热，因势利导，给邪以出路，使热从大便外出。同时，疫病以救阴为要，即叶天士说的"存得一分津液，便有一分生机"，使用下法，可起到急下以存阴的目的。其次，伤寒中运用下法停药的指征是大便溏，提示燥屎已除，不能过用，过用则可伤阳、伤阴。而疫病中，单纯阳明腑实证，下之后，如果出现大便溏，也需停药。如果是湿热积滞搏结于肠道，大便溏而不爽，可以轻法频下，用制剂宜轻，因势利导的药物，多次攻下，使大便由溏转硬为度。最后，戴天章提出六种下法，若"结邪在胸上，贝母下之"，痰热结于上焦，阻滞气机，用贝母清热化痰，宣通气机，大便自通。若"结邪在胸及心下，小陷胸下之"，为痰热结于胸脘，可用小陷胸汤，辛开苦降，脘气自通。若"结邪在胸胁连心下，大柴胡汤下之；结邪在脐上，小承气汤下之；结邪在当脐及脐下，调胃承气汤下之；痞满燥实，三焦俱结，大承气汤下之"。

【原文 12】

　　时疫为热证，未有不当清者也。其在表宜汗，使热从汗泄，汗法亦清法也；在里宜下，使热从下泄，下法亦清法也。若在表，已得汗而热不退，在里，已下而热不解，或本来有热无结，则惟以寒凉直折，以清其热而已，故清法可济汗、下之不逮。三者之用，可合而亦可分。时疫当清者十之六七，则清法不可不细讲也。

　　凡清热之要，在视热邪之浅深。热之浅者在营卫，以石膏、黄芩为主，柴胡、葛根为辅；热之深者在胸膈，花粉、知母、蒌仁、栀子、豆豉为主。热在肠胃者，当用下法，不用清法，或下而兼清亦可。热入心包者，黄连、犀角、羚羊角为主。热直入心脏，则难救矣，用牛黄犹可十中救一，须用至钱许，少则无济，非若小儿惊风诸方，每用分许即可有效。（《广瘟疫论·卷四·清法》）

【解　　读】

　　时疫属于热证，没有不适合用清法的。时疫在表应当用汗法，使热从汗泄，汗法也是清法；时疫在里应当用下法，使热从下泄，下法也是清法。如果时疫在表，已经出汗而热不退，在里，已经用下法而热不解，或本来有热无结，就只有用寒凉药直折，以清其热而已，所以清法可以补救汗、下之不足。三种方法可以用，也可以分开使用。十有六七的时疫应当清，所以清法不能不详细讲解。

　　大凡清热的要点，要看热邪的深浅。热邪浅的在营卫，以石膏、黄芩为主，柴胡、葛根为辅；热邪深的在胸膈，天花粉、知母、瓜蒌子、栀子、豆豉为主。热邪在肠胃的应当用下法，不用清法，或下而兼清也可以。热入心包的，以黄连、犀角、羚羊角为主。热直入心脏的则难救了，用牛黄还可以救活十分之一，需要用到一钱左右，少就无济于事，不像小儿惊风诸方，每用一分左右就可以有效。

　　本条论述瘟疫与汗、下二法攻邪的关系，以汗解表，以下清里，但临证之中亦有特例，需小心斟酌，谨慎使用。

【原文 13】

　　凡热之所附丽，非痰即滞，非滞即血，径清其热，不去其物，未能有效。必视其附丽何物，于清热诸方加入何药，效始能捷。此和法之精微神变者也。（《广瘟疫论·卷四·和法》）

【解　　读】

　　凡是热邪依附的，不是痰就是气滞，不是气滞就是血瘀，直接清其热，不消除其依附之物，是不能有效的。必须看清楚热邪依附的物体是什么，然后在清热的方剂中加入治疗这个依附之物的药物，效果才能快。这是和法中最精深微妙变化无穷的方法。

　　本条主要论述和法的运用。戴天章提出，和法在兼夹证中的治疗。兼夹证即戴氏说的"附丽"，可见气滞、瘀血、痰浊等兼夹症，治疗时，当时时不忘祛除这些病理因素。

【原文 14】

　　时疫本不当补，而又屡经汗、下、清解不退者，必待补而愈。此为病药所伤，当消息其所伤在阴、在阳，以施补阴、补阳之法。疫邪为热证，伤阴者多，然亦有用药太过而伤阳者，则补阴、补阳又当酌其轻重，不可偏废。凡已经汗、下、清、和而烦热加甚者，当补阴以济阳。所谓寒之不寒，责其无水者是，六味、四物、生脉、养荣诸方酌用。当其汗、下、清、和，热退而昏倦、痞利不止者，当补阳。所谓养正以却邪者是，四君、异功、生脉、六君、理中、建中、附子等方酌用，诸证详后。（《广瘟疫论·卷四·补法》）

【解　　读】

　　时疫本来不应当用补法，但多次经发汗、泻下、清解后热不退的，必须用补法才能痊愈。这是因为错误用药所伤，应当观察其所伤在阴还是在阳，然后实施补阴或补阳的方法。时疫病邪为热证，伤阴的为多，然而也有用药太过而伤阳的，因此补阴、补阳又应当观察其轻重，不可偏废。大凡已经用发汗、泻下、清解、和解等法而烦热更加厉害的，应当补阴以济阳。所谓寒之不寒，责其无水就是这种情况，六味地黄丸、四物汤、生脉散、养荣汤等方剂可根据情况选用。用发汗、泻下、清解、和解等法热退而出现昏倦、痞利不止的，应当补阳。所谓养正以祛邪就是这种情况，四君子汤、异功散、生脉散、六君子汤、理中丸、建中汤、附子汤等方剂可根据情况选用。各种证候详细记载于后面。

　　此段详论瘟疫病中用补法的要点，戴天章认为瘟疫病中使用补法本是无奈之举，皆因汗、清、下皆有损体质，故补宜有度。其中列举补阳，养阴诸方可随证加减使用，但始终应注意用量与标准。

第十八章　叶天士《温热论》

第一节　叶天士与《温热论》

　　叶桂，字天士，号香岩，江苏吴县（今苏州）人，生于 1667 年，殁于 1746 年，享年 79 岁。其祖父及父亲均为名医，叶氏少承家学，勤勉好学，十四岁其父去世后，改随其父的门人朱君专心习医。闻某人有医学专长，即拜为门下，据说在青年时期曾拜师十七位，即使在成名之后，还从师多人。正因为叶氏能博采众长、融会贯通，故能自成一家而成为一代医学大师。叶氏不但精于内科，对幼科、妇科、外科等也多有建树。叶天士极受当时及后人的推崇，其学说也广为流传。沈德潜称誉道："以是名著朝野，即下至贩夫竖子，远至邻省外服，无不知有叶天士先生。"史籍称他："切脉、望色、听言，病之所在，如见五脏。"《清史稿》曰："大江南北，言医者，辄以桂为宗，百余年来，私淑者众。"

　　叶氏因平生忙于诊务，所以著作不多。现在所流传的十多种叶氏著作，除了有一部分是其门人或后人整理而成的，还有一些是伪托叶氏之作。由其门人、后人整理而成的《温热论》《临证指南医案》《幼科要略》《叶氏医案存真》《眉寿堂方案选存》《叶天士晚年方案真本》《叶氏医案未刻本》等，比较真实地反映了叶氏的学术思想和诊疗经验。

　　叶氏对温病学的形成贡献甚大，被称为"温热大师"。其代表著作《温热论》为"先生游于洞庭山，门人顾景文随之舟中，以当时所语信笔录记"（《吴医汇讲》）而成，成书年代不晚于乾隆十一年（1746 年），被世人公认是温病学的奠基之作。《温热论》内容涉及温病学基本理论的各个方面，如温病的病因、感受途径、病机、分类、诊法、辨证、治法、预后等。本篇最早载于华岫云所编《临证指南医案》之中，名为《温热论》。该书刊于 1766 年，称为"华本"，又称"种福堂本"。其后为收入唐大烈《吴医汇讲》中的《温热证治》（又称《温热论治二十则》），约刊于 1792 年，称为"唐本"。上述两种版本的内容基本相同，但文字上稍有出入。后世的版本虽多，都是出于这两个版本。

　　全书计 37 段，3 700 余字，但内容丰富，代表了叶氏主要的温病学术思想，其概括为以下几个方面：

　　（一）阐明了温病的发生发展规律

　　叶氏明确提出了温病的病因是温邪，突破了"伏寒化温"的温病病因说及邪从皮毛而入的传统认识，为新感温病的概念奠定了基础。对温病的感邪途径提出了"上受"之说，即邪从口鼻而入，特别提出了"首先犯肺"，然后可以顺传气分或逆传心包。病变在气分，可分别出现邪留三焦、致成里结等不同部位的病变，又可进一步传入营分乃至血分。另外，全书对温病卫气营血的传变、温病神昏和痉厥、后期的伤阴等方面的论述，都是对温病发展规律的总结。

　　（二）创立卫气营血理论，奠定了温病学辨证论治的理论体系

　　叶氏按卫气营血划分温病病变阶段，以揭示病变浅深、轻重层次，以此作为温病辨证之纲。同时，按卫气营血确立了温病各阶段的治疗原则，这一原则至今仍在指导着临床。

　　（三）辨明温病与伤寒之异

　　叶氏进一步明确了温病与伤寒在病因、传变及治疗上的不同点。如温病与伤寒在病因上寒温有别，温病的病因是"温邪"，而伤寒的病因是寒邪。二者传变情况不同，温邪热变最速，并始终以温热为主要标志，在病变过程中又以伤阴之病理较为突出；而寒邪所引起的伤寒，其初病表现为寒象，然后才化

热传里，在病之后期较易伤阳而转化为虚寒之证。叶氏还提出，温病"若论治法则与伤寒大异也"，并多处论述温病与伤寒治法之异同。

（四）丰富和发展了温病诊断学的内容

本书 37 条原文中有 15 条是专论舌诊的，从而突出了舌诊在温病诊断中的重要作用。另外又提出了验齿、辨斑疹、白㾦等诊断方法，这些内容多数是前人未论及的，属叶氏独到经验，对于充实中医诊断辨证学的内容有很大的价值。叶氏在讨论这些诊断学内容时，还指出了其中多数症状表现的治疗原则或方法，所以实际上已形成了病证的辨治纲要，对于温病许多病证的诊断和治疗具有重要的指导意义。

（五）论述了妇女温病的证治特点

书中讨论了妇女在胎前、产后以及月经期间热入血室的证治特点。

本章以"华本"原文为据，对其内容进行分类释义。原文后括号内数字，为《温热论》条文顺序编号。

第二节　《温热论》

【原文 1】

　　温邪上受①，首先犯肺，逆传心包②。肺主气属卫，心主血属营，辨营卫气血虽与伤寒同，若论治法则与伤寒大异也。（《温热论·第 2 条》）

【注　　释】

①上受：指邪气侵入途径为口鼻和感受部位为肺。口鼻为清窍，在人体的上部；肺如华盖，位置最高，居脏腑之首。所以邪从口鼻而入犯于肺称为上受。

②逆传心包：指温邪侵犯肺卫后，不顺传于阳明气分，而直陷心包，出现高热、神昏、谵语、肢厥、舌绛等临床表现。

【解　　读】

温邪从口鼻而入，首先侵犯肺经，表现为卫分、气分的病。若从肺卫内陷心包，出现神昏窍闭等症，这种传变方式称为逆传。卫气通于肺，肺主一身之气，营气通于心，心主一身之血。这些生理功能异常就成为病理的反映，表现为病位浅深的不同，病情轻重的不同，预后的不同，层次分明，一目了然。温病与伤寒都是卫气营血所属脏腑出现病理变化，但病因不同，故在具体的治疗方法上，温病与伤寒就不尽相同。

本条为温病证治之总纲，概括了温病（特别是新感温病）的病因、感邪途径、发病部位、传变趋势以及与伤寒治法的区别。

1. 关于温病的病因：叶天士明确提出温邪是温病的病因，突出了温病病因的温热性质，标志着温病病因学说已趋成熟。叶氏明确提出"温邪"是温病的病因，与伤寒之病因截然有别，这样就结束了长期以来温病与伤寒在病因上都归于寒邪的混淆不清状况。

应该明确，温邪是一个概括范围较为广泛的抽象概念，并不是指哪种特定疾病的病因，而是所有温病病因的总称，这一类致病因素所引起的疾病都具有温热性质，既包括风热病邪、暑热病邪、燥热病邪等温热类病邪，也包括湿热病邪、暑湿病邪等湿热类病邪。这对于认识温病的发病、临床表现、诊断和治法的共同特性和规律是很重要的。

2. 关于温病的感邪途径：温病的感邪途径为邪从"上受"。华岫云注曰："邪从口鼻而入，故曰上受。"可见"上受"指的是邪从口鼻侵入，口气通于胃，鼻气通于肺，邪从口鼻而入，当有从鼻吸入犯肺和从口吸入犯脾胃两种类型。叶氏此处强调通过呼吸而入肺，故发病部位是"首先犯肺"，由于肺位最高，肺开窍于鼻，外合皮毛，与卫气相同，主一身之表，故温邪外侵，多先犯肺而出现肺卫见证。

需要指出的是，并非所有温病均由"上受"引起，也并非都首先出现肺卫见证，有起于中焦的，亦有一病即见营血证者，所以不能把"上受"这一论述作为所有温病的感邪途径和起病方式，而只能是指部分新感温病而言，临床上应对每一种温病做具体分析。

3. 关于温病的传变趋势：温病的传变有顺传、逆传两种趋势，虽条文仅提出"逆传心包"，但逆传是相对顺传而言，是病邪由肺卫直接传入心包，以致出现神昏谵语等神志异常症状的一种较为危重的病证。顺传指温病按一般由浅入深的规律逐步发展，病机演变由上焦肺卫传入阴明气分。

4. 肺心与卫气营血的关系：叶氏提出"肺主气属卫，心主血属营"，由于肺与心同居上焦，肺主一身之气，与卫气相通，卫行脉外，有卫外功能；心主一身之血，营行脉中，营气通于心。肺与心同处于上焦，与卫气营血的生成、运行有密切的关系。这是从生理上分析肺心与卫气营血的关系。而在温病过程中，肺与心包的病变必然影响到卫气营血的正常功能，反映出表里浅深的不同病理变化。在此基础上，叶氏创造了卫气营血四种证候类型，以辨别其浅深轻重。一般说，温病犯肺在卫分者，病情轻浅，传入气分者，病情较重，逆传心包及病在营分者，病情严重，深入血分者则最为严重。

但是在理解时不可误认为卫、气的病变只与肺有关，而营、血的病变只与心有关。如脾胃为人身的生化之源，与气的形成、输布有很大的关系，所以脾胃气分的病变也很常见；又如卫气"循皮肤之中，分肉之间，熏于肓膜，散于胸腹"（《素问·痹论》），肺主皮毛，与卫气相通，脾胃主肌肉，亦与卫气相通，如陈平伯说："人身之中，肺主卫，又胃为卫之本。"薛生白在《湿热病篇》中也提出湿热病起于脾胃，初起也可见湿遏卫阳之表证，并认为："所云表者，乃太阴阳明之表。"可见并非只有肺经才有卫分。同样，营血分的病变与肝、肾等脏也有密切的生理与病理上的关系。所以，用卫气营血来分析温病的发展阶段，反映疾病浅深轻重的辨证方法不仅适用于上焦心肺，而且适用于各种温病各个病位的辨证。

5. 温病与伤寒的异同：伤寒亦有用营卫气血来分析病机的，在《伤寒论》中有"卫气不和""卫气不共荣气谐和""荣弱卫强""血弱气尽""荣气不足，血少故也"等论述。而且在《伤寒论》中也论及了各种有关血分的病变，如衄血、便血、吐血等出血病证，还有蓄血证、热入血室证等。由于二者病因有寒温之别，侵犯部位各异，病证性质更大不相同，因而治疗上有很大区别。叶氏这里指出的"若论治法则与伤寒大异也"，主要指温病和伤寒初起治疗大相径庭。温病初起，多属温邪袭于肺卫，治疗以辛凉解表为主；伤寒初起，多属寒邪犯于太阳，治疗以辛温解表为主。

【原文 2】

大凡看法，卫之后方言气，营之后方言血。在卫汗①之可也，到气才可清气②，入营犹可透热转气③，如犀角、玄参、羚羊角等物，入血就恐耗血动血，直须凉血散血④，如生地、丹皮、阿胶、赤芍等物。否则前后不循缓急之法⑤，虑其动手便错，反致慌张矣。（《温热论·第 8 条》）

【注　释】

①汗：指"汗法"。这里具体指用辛凉药物疏解卫分病邪。

②清气：指用辛寒、苦寒药物，以专清气分里热的方法，即"清气法"。

③透热转气：又称"透营出气"。是治疗营分证的大法，即在清泄营分邪热的主药中，加入轻清宣透之品，把营分邪热引出气分，向外透发的方法。

④凉血散血：指治疗血分证的大法，即清泄血分热邪（凉血），并配合活血消瘀（散血）。

⑤缓急之法：指治疗中应分清"卫、气、营、血"，按疾病的发展顺序，抓住主要矛盾，采取积极措施，急的、主要的先治，而缓的、次要的后治。

【解　　读】

温病总的传变规律是：温邪由卫分到气分，由营分到血分，逐步深入，表示温邪在人体内部的浅深层次。邪在卫分，可以运用汗法；到了气分，才可以清气分之热；如果是刚进入营分时，还可以透营分之邪热转出气分而外解，像用犀角、玄参、羚羊角等药物；至于进入血分，就恐怕其要耗血动血，故必须及时采取凉血和散血的方法。治疗上如果不遵循这个程序，就是缓急不分，那就要动手便错，反而造成慌张的局面。

本条提出了温病的辨治纲领，讨论了卫气营血的传变规律、浅深层次及其相应治法。

1. 卫气营血的传变规律：一般说来，温病初起邪多在卫分，病程较轻；继之传入气分，病情较重；进而深入营分，耗伤营阴，扰及心神，病情更重；进入血分阶段，耗血动血，扰乱神明，病情最为严重。

但对温病的这一发展顺序绝不可机械地理解。卫气营血的传变顺序仅是新感温病的一般的、常见的传变方式，临床尚可见初起即发于气分，或营血分者。并且卫气营血虽然反映了温病的发展阶段，但并不是代表了温病的全过程，在血分证之后，应加入一个虚多邪少阶段，即温病的后期及恢复期阶段，或称为阴伤期。

2. 卫气营血各阶段治疗大法：叶氏确定了温病卫气营血各个阶段的治疗大法。

在卫汗之可也：即邪在卫分，主以汗法。这里所说的"汗"是指辛凉透达之剂，本篇第二段所说"在表初用辛凉轻剂"，正是"汗"之最明确的注脚。

到气才可清气："才可"二字提示了应严格掌握用清气法的时机，必须在确定邪入气分后，方可用清气法，不可早用、滥用，其意是防寒凝郁遏病邪之弊。

入营犹可透热转气："犹可"二字点出了邪入营分后的治疗仍要强调使邪热外透而解。邪热入营后当以清营为主，但尚可加入透泄之品，立足透邪外达，使营分邪热能转出气分而解。

入血就恐耗血动血，直须凉血散血：邪热入血分后，则在血热的基础上又见"耗血动血"的病理变化，耗血是耗伤营阴和血液，动血是血热逼血妄行产生出血、瘀血。故当治以凉血散血之法，具体可采用凉血养阴、活血散血之品清解血分热毒，以生地黄、牡丹皮、犀角、赤芍等药物为主加减化裁、灵活运用。

【原文 3】

盖伤寒之邪留恋在表，然后化热入里，温邪则热变最速。未传心包，邪尚在肺，肺主气，其合皮毛，故云在表。在表初用辛凉轻剂。挟风则加入薄荷、牛蒡之属，挟湿加芦根、滑石之流。或透风于热外①，或渗湿于热下②，不与热相搏，势必孤矣。（《温热论·第 2 条》）

【注　　释】

①透风于热外：指治温热夹风在表的一种方法。即于辛凉清泄中加入薄荷、牛蒡等疏风之品，使风从外解，热自易清。

②渗湿于热下：指治温热夹湿在表的方法，即于辛凉清泄之中加入芦根、滑石之类，使湿从下利，则湿去热孤，热自易解而病可愈。

【解　　读】

温病的治法，在初起为什么与伤寒不同呢？这是因为伤寒是伤于寒，寒为阴邪，化热慢，所以留恋在表；温病是伤于温，温为阳邪，化热快，所以同样见到表症，治法就并不相同。伤寒是寒邪束表，应该用辛温散寒，温病是温邪犯肺，肺合皮毛，所以也见表证，却不可用辛温而宜辛凉轻剂宣肺泄卫。如有兼夹之邪，夹风可以加入薄荷、牛蒡一类药物来外透风邪，夹湿可以加入芦根、滑石一类药物来下渗湿邪，使其不致与热相结，热势孤立，施治就容易了。

本条论述伤寒与温病传变的区别，并提出温病初起邪在肺卫及其夹风夹湿的不同治法。

1. 伤寒与温病传变辨异：伤寒为外感寒邪为病，寒性凝滞，易伤阳气，化热较慢。初起寒邪在表，卫阳被遏，表寒证要持续一定时间，必经寒郁化热的过程才出现里热之证，故称为"伤寒之邪留恋在表"。温病是外感温邪而发病，温为阳邪，其性属热，初起即呈现表热证，而且容易入里内传出现里热见证，或逆传心包，或径入营分、血分等，故云"温邪热变最速"。

2. 温邪在表的治疗：温病初起，邪客于表，出现肺卫见证，当用"辛凉轻剂"，也就是用轻清宣透之品，以宣肺泄卫，祛除在表之邪。切不可误用辛温助火化燥，以免反生他变。

3. 温邪在表夹风夹湿的治疗大法：温邪在表常出现夹风或夹湿两种兼夹证，对夹风者，可加入薄荷、牛蒡之类轻清疏散之品，以透风于热外，表而散之；夹湿者则加入芦根、滑石之类，其利湿而不伤阴，以渗湿于热下，分而利之。使风、湿均不致与热相结，热势孤立则病易解除。

【原文 4】

不尔，风挟温热而燥生，清窍①必干，为水主之气不能上荣②，两阳③相劫也。湿与温合，蒸郁而蒙蔽于上，清窍为之壅塞，浊邪害清④也。其病有类伤寒，其验之之法，伤寒多有变证，温热虽久，在一经不移，以此为辨。（《温热论·第3条》）

【注 释】

①清窍：指眼、耳、鼻、口等头面部诸窍。也有以心窍为清窍者，但本条指前者。

②水主之气不能上荣：水主之气包括肺肾之气。因为肾主水，肺属金而生水。这里是指温热之邪耗伤津液，而致头面诸窍失去濡润。

③两阳：指风邪和温邪都是阳邪。

④浊邪害清：浊，指湿邪；清，指清窍。即湿热熏蒸，上蒙清窍，致使耳、鼻失灵，出现耳聋、鼻塞等症状。

【解 读】

如果违反上述原则，那么，假如温热兼夹风邪，风为阳邪，温亦阳邪，两阳相合，风火相煽，势必化燥伤津，津气无以上荣清窍，口鼻就见干燥；假如温热兼夹湿邪，湿为浊部，与热结合，湿热熏蒸，上蒙清窍，而为鼻塞、耳聋等证，这是浊邪妨害清窍。温病的症状，虽然很像伤寒，但伤寒留恋在表，逐渐传里，病变过程中多有变证；温热化热很快，变化较少，这是两者区别之处，根据这一点，温病病程再长，总是表现为一经即阳经（病变始终都有发热）的症状。

本条进一步阐明温热夹风夹湿的证候表现，以及温热夹湿病证与伤寒的鉴别要点。

1. 温热夹风的病机和证候特点：温热夹风的病机特点是"两阳相劫"，而其证候特点是"清窍必干"。承上文所说，如不能"透风于热外"，则温热夹风者势必化燥，耗劫津液，出现清窍（指头面部目、耳、鼻、口诸窍）干燥的证候。风与温热俱属阳邪，两阳相遇，风火交炽，必耗伤津液（即水主之气），致使无津上荣，而出现口、鼻等头面清窍干燥之象。

2. 温热夹湿的病机和证候特点：如温热夹湿者，其病机特点是"浊邪害清"，而其证候特点是"清窍壅塞"。湿为阴邪，重浊黏腻，热为阳邪，熏蒸向上，湿热相搏，热蒸湿动，势必蒙蔽于上，致使清阳之气被阻遏，必然出现头昏重、耳聋、鼻塞、胸闷等症状，即叶氏所说"浊邪害清"之候。临床上有风热在肺而闭塞鼻窍的，也有湿阻气机，气不布津而口渴的，但伴随的证候各有不同，应予详辨。

3. 伤寒与温热夹湿病证传变的区别：文中提出"伤寒多有变证，温热虽久，在一经不移"。但本条中所说的"温热"实际是指湿热而言的。因为其紧接"浊邪害清"之后，所以应理解为是指温热夹湿之证，即湿温之类。其与伤寒有相类之处，特别是初起的临床见证有某些相似之处，如二者在初起之时，都可以表现为发热、恶寒、身重疼痛、口不渴、苔白等。

至于伤寒与温热夹湿病证之异，叶天士主要是从传变情况来区别，即"伤寒多有变证"。由于伤寒初起寒邪留恋在表，然后化热入里，传入少阳、阳明，后又传入三阴，病之性质则由热转寒，故其性质多变。而温热夹湿证，因为有淹滞黏腻的湿邪蕴蒸其中，病程中变化较慢较少，往往在气分阶段有一较长过程病情无显著变化，故叶氏曰"温热虽久，在一经不移"。当然，也仅是相对伤寒而言。实际上对伤寒与温病在临床表现上的异同，主要还是根据其全面的临床表现来区别的。在临床上，温病的传变未必少，也未必久在一经不移。

【原文 5】

前言辛凉散风，甘淡驱湿，若病仍不解，是渐欲入营也。营分受热，则血液受劫，心神不安，夜甚无寐，或斑点隐隐，即撤去气药[①]。如从风热陷入者，用犀角、竹叶之属；如从湿热陷入者，犀角、花露[②]之品，参入凉血清热方中。若加烦躁，大便不通，金汁亦可加入，老年或平素有寒者，以人中黄代之，急急透斑为要。（《温热论·第 4 条》）

【注　释】

①撤去气药：指除去治疗邪在卫气分时所用的透风渗湿药。
②花露：是用花类药物置水上蒸发，取其蒸出的汽水用。这里指菊花露，或金银花露。

【解　读】

前面说到运用辛凉散风或甘淡祛湿的方法以后，如果病仍不解，可能逐渐要进入营分了。营分受热的征象是血液受到损伤，症状可见心神不安，夜深不能入寐，或出现隐隐的斑点。如从风热陷入营分，佐竹叶以清透；如从湿热陷入营分，佐花露以清泄，但治疗均以凉血清热为主，用犀角为主药。如果更见烦躁、大便不通等症，并可加入金汁以泻火解毒，但是老年或平素肠胃比较虚寒的人，由于金汁太凉，可用人中黄代替，这时治疗的要点必须是急急透斑，以便病情趋于缓解。

本条概括了温病热陷营分的主症和治法。文中提到了营分证病邪有夹湿与不夹湿之分，在临床表现上有所不同。对这两类病证的鉴别，除了要结合疾病发展的过程，在气分证阶段曾有的临床表现外，舌诊有重要的意义。如章虚谷所说："热入于营，舌色必绛。风热无湿者，舌无苔，或有苔亦薄也；热兼湿者，必有浊苔而多痰也。"这对从营分证的症状来区别两类病证性质有一定的参考意义。

叶天士在本段中所论治疗营分证的主要原则有三：一是撤去气药。这里所说的"气药"是泛指作用于卫分、气分的药物，而不能认定仅是指辛凉散风、甘淡驱湿等类药物。因此时邪已入营分，治法亦当转以清泄营热为主，不能再按气分证的治法用气分药。同时，这里所说的"撤去气药"，是指不再用前文所述治疗邪在卫表时所用的祛风、渗湿药，但并非完全不能用气分之药。因后文中所举的竹叶、花露等都属气分药，而叶氏对营分证的治则"透热转气"法中也含有轻清邪热之气分药。二是营分证的治疗当以清营透热为大法，以犀角为主药，但应视其来路及病证性质的不同而配合不同的药物。三是对营分证的治疗当重视清火解毒。对热毒极盛，锢结于里而症见烦躁、大便不通者，加入金汁以清火解毒。但因其性极寒凉，对老年阳气不足或素体虚寒者当慎用，可用人中黄代之。

【原文 6】

若斑出热不解者，胃津亡也，主以甘寒，重则如玉女煎，轻则如梨皮、蔗浆之类。或其人肾水素亏，虽未及下焦，先自彷徨①矣，必验之于舌。如甘寒之中加入咸寒，务在先安未受邪之地②，恐其陷入易易③耳。(《温热论·第5条》)

【注　释】

①彷徨：犹疑不决，去向难以决定之谓。此处指邪热有可能传入下焦而尚未传入下焦之时。

②先安未受邪之地：指在治疗已病脏腑的同时，按其将传变的趋向，扶助未病脏腑正气，以防病邪的陷入。

③易易：前一易字为容易之意，后一易字为变化之意，即容易发生变化（传变）的部位。

【解　读】

温病发斑，说明邪有外透之机。一般斑出之后，理应热势下降，今斑既出而热势反不解除，则为邪热消烁胃津，水不济火之故，治疗宜予甘寒之剂以生津泄热，证情重的可用玉女煎加减以清气凉营，逐热生津；若证情较轻的则取梨皮、蔗浆之类即可胜任，但须注意，若肾水素禀不足，邪热最易深入下焦为急，造成医生处理上的疑虑不决，因此，临床上可用甘寒之中加入咸寒之品，以兼滋肾阴，肾阴充足则邪热无传入之机，则病不致恶化，故一定要先使未受邪之地得安，否则的话，恐怕容易陷入险境。

本条论斑出热不解的病变机制和治疗大法，并提出了"务在先安未受邪之地"的观点，体现了温病治疗中治未病的思想，对临床具有重要的指导意义。而叶氏提出的甘寒养胃阴、咸寒滋肾水的见解，对后世针对不同脏腑阴亏证运用相应的养阴法有很大的启发。

【原文7】

　　若其邪始终在气分流连者，可冀其战汗①透邪，法宜益胃②，令邪与汗并③，热达腠④开，邪从汗出。解后胃气空虚，当肤冷一昼夜，待气还自温暖如常矣。盖战汗而解，邪退正虚，阳从汗泄，故渐肤冷，未必即成脱证。此时宜令病者，安舒静卧，以养阳气来复，旁人切勿惊惶，频频呼唤，扰其元神⑤，使其烦躁，但诊其脉，若虚软和缓，虽倦卧不语，汗出肤冷，却非脱证；若脉急疾，躁扰不卧，肤冷汗出，便为气脱之证矣。更有邪盛正虚，不能一战而解，停一二日再战汗而愈者，不可不知。(《温热论·第6条》)

【注　释】

①战汗：指病人突然发生战栗，而后全身汗大出的一种表现。多见于温病气分阶段。

②益胃：是指以轻清之品，清气生津，宣展气机，并灌溉汤液，以振奋正气，气机宣透，腠理开泄，邪气随汗外透。

③邪与汗并：指温邪入侵，阳气奋起抗邪，蒸腾汗液，使邪气并入汗液，而从皮肤外泄。

④腠：即皮肤与肌肉交接的地方，又称"皮腠"。

⑤元神：元，有原始、为首的意思。神，是人体生命活动的总称。由先天阴阳两精相搏所化生的神，就称为"元神"。《本草纲目》中有"元神之府"之说，指司精神、思维活动的脑而言。此处元神泛指人的生命活动包括精神在内。

【解　读】

如果邪气始终在气分阶段停留，希望它得到一身战汗来透达，可以用益胃的方法，如：清气生津，灌溉汤水，使能作汗，经过战汗现象，热达于外，腠理开泄，邪气可以从汗而出。汗解之后，胃气空虚，体温不能充足，可能在一昼夜中皮肤较冷，不足为异，等到胃气恢复，即能温暖和正常人一样。这是因为战汗而解，邪退正虚，阳气得从汗中发泄，所以皮肤较冷，不一定是脱症，这时应该嘱咐病人安舒静卧，使阳气逐渐恢复，旁人切勿惊慌，频频呼唤病人，以免扰伤病人正气；诊到脉象虚软和缓，虽然倦卧不语，汗出身凉，却非脱症；如果脉象跳得很快，病人烦躁，睡不着觉，皮肤发冷，不断出汗，这才是气脱之症了。还有一种情况，就是邪盛正虚，一次战汗病不能解，须停一二天再战汗而愈者，也不可不知。

本条论述温邪流连气分的治法及战汗的机制、临床表现、处理方法、预后与脱证的鉴别要点等。

发生战汗的病机是温邪感受已久，既不外解，又不深入营血，久在气分不去，此时正气尚未大衰，而处于邪正相持状态，一旦体内正气振奋，聚积了一定的力量，犹能奋起与邪抗争，有驱邪外出之势，就可发生邪正剧烈交争，体内正气就可能力透重围而驱邪外出，从而发生战汗。汗前全身战栗，是机体聚集正气与邪相争之象；汗出是腠理气机宣通，邪热外透之征。战汗透邪的关键是战而汗出。战汗的作用正如叶天士所说："邪与汗并，热达腠开，邪从汗出。"温邪通过战汗可以有外达之机，故吴又可说"凡疫邪留于气分，解以战汗"，"所以从战汗者，可使顿解"。

【原文 8】

再论气病有不传血分，而邪留三焦①，亦如伤寒中少阳病也。彼则和解表里之半，此则分消上下之势，随证变法，如近时杏、朴、苓等类，或如温胆汤之走泄。因其仍在气分，犹可望其战汗之门户，转疟之机括②。（《温热论·第 7 条》）

【注　　释】

①三焦：这里是指手少阳三焦，为六腑之一，水湿的通道。湿热之邪留于三焦，有出上转下之机，为湿热性疾病中的一个证候类型。

②战汗之门户，转疟之机括：战汗之机在气分，而汗之门户在体表，转疟之机括则在少阳。病邪留恋少阳三焦，久郁不解，既未陷入下焦，说明正气尚可托邪外出，故有战汗。这时就可打开战汗之门户，疏利少阳的枢机，使邪向上向表外出。

【解　　读】

温邪夹湿留恋气分，既不外解，亦不内传陷入营血，往往留于三焦。三焦属少阳，主气机升降出入，并可通利水道，病邪羁留遂使三焦功能失司。其临床表现与伤寒少阳病相似，但伤寒少阳病，邪在半表半里，所以用和解表里之法为主。现在温邪夹湿流连三焦，以分消上中下三焦为法。此病应该随证变法，如近时常用的杏、朴、苓等类，或温胆汤一类流通走泄之品，都可以用。因为这时邪气仍在气分，只要气机一开，可能汗解或者战汗而解，也可能转成疟状，因势利导，病情亦随之得到减轻而渐愈。

本条讨论温邪夹痰湿留于三焦的治疗大法和转归。

邪留三焦证虽与伤寒少阳病均属少阳，邪在半表半里，但两者有区别：伤寒少阳病为无形之寒邪离表尚未入里，见足少阳胆经枢机不利的寒热往来，胸胁苦满，心烦喜呕，默默不欲食，口苦咽干目眩等症状，治宜和解表里之半的小柴胡汤；本证为有形之痰湿邪热停留于三焦，阻遏上、中、下三焦气机，临床多见寒热起伏、胸满腹胀、溲短、苔腻等症状，其治疗当按叶天士提出的"分消上下之势"。

【原文 9】

再论三焦不得从外解，必致成里结。里结于何？在阳明胃与肠也。亦须用下法，不可以气血之分，就不可下也。但伤寒邪热在里，劫烁津液，下之宜猛；此多湿邪内搏，下之宜轻。伤寒大便溏为邪已尽，不可再下；湿温病大便溏为邪未尽，必大便

硬，慎不可再攻也，以粪燥为无湿矣。（《温热论·第 10 条》）

【解　读】

进一步论述病在三焦气分阶段，不从外解，势必造成里结的表现。里结在什么地方？在阳明胃与肠的部位，这时也可以运用通下方法。不可以认为这是气分，血分的病变，与伤寒入里不相同，而不敢用下法。只不过伤寒邪热在里，津液受到最重的损伤，所以攻下必须猛烈，而这大多数是湿邪凝滞一起，本身不是燥屎内结，故攻下时药物作用要轻一些。伤寒出现大便溏象，表示邪热已去，不可以再攻了；湿温病出现大便溏的现象，表示湿浊未尽。均系胶粪痰涩之物，必须等到大便干燥时，表示没有湿邪在里了。

本条讨论了湿热致成里结的治法，以及湿热病与伤寒运用下法的区别。伤寒与温病在下法方面不同，必须理解其实质是指阳明腑实证与湿热积滞于肠道证而言，不能以此作为温病与伤寒治法上绝对的区别。在临床上，温病致阳明腑实证而用峻下者甚多，而湿热性温病在化燥后也同样可以形成阳明腑实证而用峻下之法，此时就不能拘于轻法频下之说。

【原文 10】

　　再人之体，脘在腹上，其地位处于中，按之痛，或自痛，或痞胀，当用苦泄①，以其入腹近也。必验之于舌：或黄或浊，可与小陷胸汤或泻心汤，随证治之；或白不燥，或黄白相兼，或灰白不渴，慎不可乱投苦泄。其中有外邪未解，里先结者，或邪郁未伸，或素属中冷者，虽有脘中痞闷，宜从开泄②，宣通气滞，以达归于肺，如近俗之杏、蔻、橘、桔等，是轻苦微辛，具流动之品可耳。（《温热论·第 11 条》）

【注　释】

①苦泄：是"苦寒泄热"的简称，即用苦寒药清泄或降泄里热的方法。在实际运用时，每与辛开之品如半夏等配合，含辛开苦泄之义，如用小陷胸汤、泻心汤之类，主要治疗湿热内阻之证。

②开泄：是以轻苦微辛的药，宣畅气机，透邪外出，以去湿化浊，使邪从上、从外而解，治疗湿热为患而湿尚未明显化热之证。

【解　读】

胃脘部在腹之上，此处按之出现疼痛，或者自己觉得疼痛，或觉得痞胀，应当用苦寒下泄的方法，因其入腹已近，下泄为顺。但必须验证一下舌的表现，如果舌苔黄而燥，或者黄而浊，可用苦泄之品，如小陷胸汤或泻心汤都可随证选用。如果脘中痞痛，而苔黄白相兼，为表卫之邪未尽；若白不燥是邪未化热，灰白不渴，属脾湿较多，可用轻苦微辛，流通气机药品，如杏仁、白蔻仁、橘皮、桔梗或用橘皮、白蔻仁、菖蒲、薤白头之类，不宜用苦泄，而应当用开泄的方法，目的是宣通气机来达邪外出，由于肺主一身之气，气化则湿亦化，外合皮毛而主表，故谓"宣通气滞而达归于肺"。

本条论述湿热痰浊蕴阻于胃脘的主症、治法，及多种类型痞证的证治鉴别。同时也继上节再论里结阳明。

对各种痞证进行鉴别时，舌诊尤为重要，故叶氏强调"必验之于舌"。苦泄与开泄虽然都是针对夹杂湿邪的病证而设，但二者的作用截然不同。所谓苦泄之法是指对湿热痰浊之邪，用苦寒泄降之品，因其入腹已近，以泄为顺。在具体运用时，多配合辛开之品，以起到辛开苦泄的作用。而开泄之法是指对湿阻气滞者，治当用轻苦微辛之品。苦泄与开泄运用的要点在于：苦泄法药性偏于苦寒，适于湿已化热者；开泄法药性偏于苦温，适于湿未化热或湿重于热者。

【原文 11】

再前云舌黄或浊，须要有地①之黄，若光滑者，乃无形湿热中有虚象，大忌前法。其脐以上为大腹，或满或胀或痛，此必邪已入里矣，表证必无，或十只存一。亦要验之于舌，或黄甚，或如沉香色，或如灰黄色，或老黄色，或中有断纹②，皆当下之，如小承气汤，用槟榔、青皮、枳实、元明粉、生首乌等。若未见此等舌，不宜用此等法，恐其中有湿聚太阴为满，或寒湿错杂为痛，或气壅为胀，又当以别法治之。（《温热论·第12条》）

【注　释】

①有地：指舌苔紧贴舌面，如有根底。
②断纹：指舌或舌苔上的裂纹。

【解　读】

前面说到舌苔或黄或浊，当用陷胸泻心，须要黄苔有根地，刮之不去，若光滑无根，不过无形湿热，中气已虚，大忌用陷胸、泻心等汤攻泄。其脐以上是大腹部，此处或满，或胀，或痛，是邪已入里，表证已经没有；或者十分之中仅存一二分，但也要验之于舌，或黄甚，或如沉香色，或如灰黄色，或老黄色，或苔燥而中有断纹，均为里结已甚，可下之，如小承气汤，或用槟榔、青皮、枳实、玄明粉、生何首乌等，都是轻下之法。若未见到这类舌苔，就不宜用这类方法。虽然出现腹满，可能是湿聚太阴；腹痛，可能是寒湿错杂；腹胀可能是气壅不通，又当用别的方法来治疗了。

本条进一步说明痞证用苦泄法和腑实证用下法的辨舌要点及腹部痞满胀痛的辨治要点。本条所说的攻下法，与第十条中所说的"亦须用下法"虽同为攻下，但所指不同，此处显然是指里结阳明腑实证，而不是湿热积滞交结胃肠之证。

【原文 12】

且吾吴①湿邪害人最广，如面色白者，须要顾其阳气，湿胜则阳微也，法应清凉，然到十分之六七，即不可过于寒凉，恐成功反弃，何以故耶？湿热一去，阳亦衰微也；面色苍者，须要顾其津液，清凉到十分之六七，往往热减身寒者，不可就云虚寒而投补剂，恐炉烟虽熄，灰中有火也，须细察精详，方少少与之，慎不可直率而往②也。又有酒客③里湿素盛，外邪入里，里湿为合。在阳旺之躯，胃湿④恒多；在阴盛之体，脾湿⑤亦不少，然其化热则一。热病救阴犹易，通阳最难。救阴不在血，而在津与汗；通阳不在温，而在利小便，然较之杂证，则有不同也。（《温热论·第9条》）

【注　释】

①吴：地区名，即现在的苏州市及其附近地区。因春秋时吴国建都于此，故称为吴。此处泛指江南地势低下、雨水较多、水网遍布的地域。
②直率而往：指粗疏草率、不详细追究而随便用药。
③酒客：指嗜好饮酒的人。酒能生湿酿热，它与湿热发病有密切关系。
④胃湿：指湿热侧重于胃者，呈热重于湿。
⑤脾湿：指湿热侧重于脾者，呈湿重于热。

【解　　读】

苏吴地区气候比较湿润，湿邪伤人就比较多，往往随人身阴阳的强弱而生病。如面色白的人，本身阳气不足，被湿邪伤害以后，湿胜则阳气更少。故治疗上必须照顾阳气，即使治法应该用清凉药，而到十分之六七的程度就不可再用了，再用就会寒凉太过，湿热虽去除而阳气亦衰微，邪去正亦伤；面色青苍的人，本身阴虚火旺，湿从热化，反伤津液，则治疗上须照顾津液，用清凉药到十分之六七的时候，倘使见到热减身凉，不可以认为是虚寒而用温补的方法，恐怕如炉烟虽熄，灰中有火，必须仔细诊察，精细端详，方才可以少量地用一些，切不可以盲目地滥用温补法；又有一种嗜酒的人，平素里湿较多，外邪入里往往与里湿相合在一起，而成湿热之证。所谓里湿，又有胃湿、脾湿之异，在阳旺的体质，胃湿常常较多；在阴盛的体质，脾湿亦见不少。但是胃湿、脾湿与外邪相聚之后，迟早都要化热，那是一样。湿温病用救阴的方法还是比较容易，用通阳的方法就最难。因为救阴的方法不是在于补血，而在于观察津液和汗出的多少，通阳的方法不在于用温药，而在于通利小便。这些治法与治疗杂证而用的滋阴通阳，其内容是完全不同的。

本条主要阐述湿邪致病特点及其治疗大法和注意点。总的来说，以上治法都是主要针对湿热性温病而言，但对其他温病以及一些内科杂病的治疗也有一定的指导作用。

【原文 13】

再舌苔白厚而干燥者，此胃燥气伤也，滋润药中加甘草，令甘守津还①之意。舌白而薄者，外感风寒也，当疏散之。若白干薄者，肺津伤也，加麦冬、花露、芦根汁等轻清之品，为上者上之②也。若白苔绛底者，湿遏热伏也，当先泄湿透热，防其就干也，勿忧之，再从里透于外，则变润也。初病舌就干，神不昏者，急加养正透邪之药；若神已昏，此为内匮③矣，不可救药。（《温热论·第 19 条》）

【注　　释】

①甘守津还：针对津液损伤，湿浊不化所立的一种治法。即在清化，或滋润药中，加甘草以守中气、复津液。

②上者上之：指病在上，宜用轻清之药治疗，使药能达上。

③匮：《康熙字典》引《说文》："一曰乏也。"《广韵》："竭也。"此处指体内正气大虚，因而造成溃不敌邪。

【解　　读】

舌苔白厚干燥，说明邪已入于肺胃，胃津干而肺气已伤，当用滋润养胃津之药，并加甘草而益肺气，这是甘守津还之意，用甘草以滋养气津来复，然后再化其浊可也。白苔白而薄润，外感风寒，当以疏散风寒；如果白薄而干燥，说明肺津已伤，应该加入麦冬、花露、芦根汁等轻清滋而不腻之品来养肺津。肺位在上，故选轻清之品。如果白苔而绛底者，说明湿邪遏阻热势，此宜先泄其湿以透其热，湿开热透之后，舌苔可能干燥，但不必忧患舌干，热既得透，津液自能回复，舌苔自能变润。初起病变时舌干燥，神不昏的，急宜加入养正透邪之药；如果舌干燥而又神昏的，邪盛正虚，这是体内正气或足，预后是很差的。

本条主要论述薄、厚、干燥和白苔绛底四种白苔，以及初病舌干的辨证治疗。

1. 舌苔薄白：为外感初起，病邪在表之征。薄白而润者为外感风寒，当疏散之。薄白而干者提示肺津伤，肺位在上，应在疏解方中加入麦冬、花露、芦根汁等轻清上焦，滋而不腻之品以滋养肺津，即所谓"上者上之"。若投浓浊厚味，反直走下焦肝肾，与肺无涉，且易恋邪。薄白而干之苔，常见于外感风热，表邪未解而肺津已伤之证，同时可见舌边尖红。此外，还可见于燥邪犯于肺卫者。

2. 舌苔白厚而干燥：为胃津不足而肺气已伤。肺主气，布津，肺气伤则气机不化，苔见白厚；胃津既伤而又不能布化，津不上承则舌面干燥。治疗当予滋润之品生津润燥，再加入甘草，取其甘味可补益肺胃之气，使其布津功能得复，津液自生，即所谓"甘守津还"。当然，也不限于只用甘草一味，其意在于用调养肺胃之气的药物，以助肺之布津、胃之化津的功能。

3. 白苔绛底：指舌质红绛，苔白厚而腻。上见白厚腻苔示湿邪阻遏，下见舌质红绛示热邪内伏，故为湿遏热伏之象，治当先开泄湿邪，湿开则热透。但泄湿之品多偏香燥，易有耗津之弊，应防其温燥伤津而见舌转干。然在一般情况下，用祛湿之品也不致于引起津液大伤，所以也不必忧虑舌干，因湿开热透后，津液自能恢复，舌苔自可转润，故曰"勿忧之"。

4. 病初舌即干燥：因温邪为阳邪，在病起之初就可伤阴而见舌面干燥，此本不足为奇，但如起病之时舌干较甚，就可能不仅是温邪伤阴，而是属素禀津气亏损，在病变过程中易发生正不胜邪之局面，所以应特别引起警惕，在辨证时要注意神志表现：如未见神昏等险恶证候者，预后尚好，当急予养正透邪之剂，以补益津气，透达外邪。如已兼见神昏者，则属津气内竭，邪热内陷，施治较为困难，预后多不良。

【原文 14】

舌苔不燥，自觉闷极者，属脾湿盛也。或有伤痕血迹者，必问曾经搔挖否？不可以有血便为枯证，仍从湿治可也。再有神情清爽，舌胀大不能出口者，此脾湿胃热，郁极化风而毒延口也。用大黄磨入当用剂内，则舌胀自消矣。（《温热论·第 21 条》）

【解　读】

白苔除了表示邪在卫表外，又主湿邪内阻。主表者苔多薄白，因湿者苔多厚白。本条所说之"白苔不燥"当是指白而腻浊之苔，是为湿邪内盛，且自觉闷极，更是湿阻中宫，浊壅不行的明证，故原文指出此"脾湿盛也"，治疗当予化湿泄浊，而不可误投寒凉。再有脾胃湿热郁蒸之证，可出现舌体胀大不能出口之象，这是由于湿邪阻遏热郁不达，郁极化风所致，临床上只要审其神情清爽，便足证其邪热不在心营，施治只需于清化湿热方中，磨入大黄以清解火毒，则舌胀便可消除。

本条论述脾湿盛与脾湿胃热、郁极化风的舌苔特点及其治法。

【原文 15】

再舌上白苔黏腻，吐出浊厚涎沫，口必甜味也，为脾瘅[1]病，乃湿热气聚，与谷气相搏，土有余[2]也，盈满则上泛，当用省头草[3]芳香辛散以逐之则退。若舌上苔如碱者，胃中宿滞挟浊秽郁伏，当急急开泄，否则闭结中焦，不能从膜原达出矣。（《温热论·第 22 条》）

【注　释】

[1]脾瘅：出于《素问·奇病论》，系过食甘肥而致湿热内生，蕴结于脾的一种病证，以口甘而黏腻，吐浊厚涎沫为主症。

[2]土有余：土，指脾。有余，是说明脾气壅滞的实证。

[3]省头草：即佩兰。

【解　读】

舌上白苔黏腻，并且吐出浊厚涎沫，口中出现甜味，这称为"脾瘅"病，此属湿热积聚，谷气上泛，可用佩兰叶芳香以化浊。如果舌苔上苔白如碱，这是胃中有宿滞挟浊秽，郁伏于内，此时应当急急开泄，否则造成中焦闭结，邪气不能从募原外出，使病情加重了。

本条论述脾瘅病和苔如碱状的病理及辨治。

脾主涎，开窍于口，在味为甘。湿热蕴阻脾胃，脾运失常，不能运化水谷，这种水谷不化之气称为谷气，而脾胃为湿热所困，是邪气有余，即所谓"土有余也"，湿热盈满上泛于口，故见上述诸证。此外，尚可见口中黏腻不爽，胸闷脘痞，不思饮食等症状。这种病证多出现在湿热性温病过程中，也可见于内科杂病中，并可作为一个独立的病证或证候群。治疗当用省头草之类芳香辛散以驱湿浊之邪。省头草即佩兰，有芳香化浊、逐散湿邪、醒脾泄热之功。在临床运用时，对这类病证以该药为主药，并视湿热之偏盛，配合其他化湿清热药物，如栀子、豆卷、厚朴、半夏、白豆蔻、黄芩等。

白苔如碱是胃中有宿滞夹秽浊郁伏所致，一般可伴见脘腹胀满、嗳腐呕恶等症状。其与脾瘅病虽同属湿浊为患，但脾瘅病属无形湿热在脾，而本证为湿浊积滞有形之邪而致。其治疗以开泄为主，即开其秽浊，泄其胃中之宿滞，以免闭结中焦，邪气不能外达而致病情加重。

【原文 16】

若舌白如粉而滑，四边色紫绛者，温疫病初入膜原，未归胃府，急急透解，莫待传陷而入为险恶之病，且见此舌者，病必见凶，须要小心。（《温热论·第 26 条》）

【解　　读】

如果舌上白苔如粉而滑，四边色紫绛，这是秽浊很重的表现，在温疫病中为邪热受秽浊所闭，但未归胃腑，尚在膜原，还可以急急透解外出，不要让其传里而为险恶之病，但见此舌苔的表现，病多数见到凶恶，必须要小心。

本条讨论湿热疫邪入膜原的舌苔特征、病机、治法及预后。本条中叶天士所说的温疫病实是指湿热秽毒之邪所致的湿热疫，也就是吴又可《温疫论》中所论及的温疫。在病之初起，邪在膜原，其舌苔多见白滑如积粉，舌边尖呈紫绛色，是秽湿内阻，遏伏热邪而致。据吴又可所述，其他临床见症有先憎寒而后发热，日后但热不寒，日晡益甚，头疼身痛等。其病位在半表半里之膜原，尚未入里归胃府。叶氏对此证的治疗提出当急急透解，使病邪有外达之机，可用吴又可达原饮治之。因疫病传变极速，变化多端，应及时治疗，否则每易导致邪陷内传而病情恶化。

【原文 17】

再黄苔不甚厚而滑者，热未伤津，犹可清热透表；若虽薄而干者，邪虽去而津受伤也，苦重之药①当禁，宜甘寒轻剂可也。（《温热论·第 13 条》）

【注　　释】

①苦重之药：指苦寒、质重、性质沉降的药。

【解　　读】

再有黄苔不甚厚而滑润，热邪尚在气分，津液也未损伤，犹可用清热透表的方法；黄苔虽薄而干，邪热虽轻，津液已伤，至于苦寒重药也应当禁用，应该用甘寒轻剂，养津退热。

本条论述从黄苔的润燥判别津伤与否，以及确定相应的治疗方法。

【原文 18】

若舌无苔而有如烟煤隐隐者，不渴肢寒，知挟阴病①。如口渴烦热，平时胃燥舌

也，不可攻之。若燥者，甘寒益胃；若润者，甘温扶中②。此何故？外露而里无③也。（《温热论·第23条》）

【注　释】

①挟阴病：一般是指发生性行为后感受外邪而病，临床上表现出面赤足冷的阴火上乘，或发热躁乱不宁的阳虚假热证。叶氏这里是指阴寒内盛，中阳不足而言。

②甘温扶中：指以味甘性温的药物以扶助中阳的方法。

③外露而里无：指外现黑苔，好像是实证，但内里没有"里结"的现象。

【解　读】

舌上没有苔，而有像烟煤样隐隐一层黑色，须要当心，不可轻视。如证见口渴烦热，而舌上又干燥，这是平时胃燥，津液不足，不可攻之，宜甘寒养胃津；如不渴，四肢寒，舌上润，是阴寒之证，宜甘温扶中，为什么会这样？这是外露黑苔热象，而里实无热也。

本条论述舌上黑如烟煤隐隐者的辨治。本条所论的舌苔病机重心在中焦脾胃，所以叶天士提出的治法是对燥热证用"甘寒益胃"，对虚寒证则用"甘温扶中"。舌色隐隐发黑如属虚寒证，固不可下，即使属阳热者亦不可用攻下，因其仅表现为舌色隐隐发黑，并无苔垢，说明里无宿食积滞，与腑实证不同。文中提出了相应的治法，对临床辨治颇有裨益。

【原文 19】

　　若舌黑而滑者，水来克火①，为阴证，当温之。若见短缩，此肾气竭也，为难治。欲救之，加人参、五味子勉希万一。舌黑而干者，津枯火炽，急急泻南补北②。若燥而中心厚者，土燥水竭③，急以咸苦下之。（《温热论·第24条》）

【注　释】

①水来克火：水，代表肾阴；火，代表心阳；克，表示制伏。水克火，是根据"五行"学说的"生克"关系来说的。即指在温病过程中舌上出现黑滑苔，提示阴寒盛而阳气大衰，称为"水来克火"。

②泻南补北：词出《难经》七十五难。是从五行生克关系而论的一种治法。南，指心（南的方位在"五行"中属火，心也主火，故以之相喻）；北，指肾（北的方位在"五行"中属水，肾也主水，故以之相喻）。意即泻心热、滋肾阴。

③土燥水竭：指脾胃热盛，肾阴耗竭。

【解　读】

舌苔黑而滑润，质不红赤，黑为水色，舌乃心苗属火，今见黑苔为阳气衰微，阴寒内盛，故见水来克火之象，表现为阴寒之症，应当用温补肾阳的方法来治疗。如果出现舌体短缩，足少阴肾脉挟舌本，此乃肾气已竭，证情极为险恶，实属难治，治疗可于方中加入敛补元气之品，如人参、五味子之类，以冀挽回于万一，至于在温病过程中舌黑而干燥，则属下焦肾阴枯竭，上焦心火亢炽，治疗上应用滋肾救阴、清心泻火之剂。此外，阳明腑实，由于热邪内盛而下劫肾水，表现为舌黑干燥而中心厚，所谓"土燥"导致"水竭"，故治疗当以攻下为务，因中焦之实既去，则下焦之肾水亦可不受其耗劫，此即所谓"急下存阴"之意。这也是治病必求其本，先其所因的治疗原则。

本条为承前节继续论述三种黑苔的证治。舌苔黑而滑润，属阴寒证，病机为"水来克火"，即阴寒内盛导致真阳衰微，常兼见肢冷脉微、下利清稀等虚寒证候。本条所说的黑苔与上条所说的舌面上有极薄的黑苔所主病证都是阳虚阴盛之证，但本条所说的黑苔色较深，为肾中阳气衰微，病情较重，在治疗上主以温阳祛寒。如此种舌苔兼见舌体短缩者，属肾气竭绝，病情险恶难治。急救的方法是在所用方剂中加人参、五味子之类敛补元气，但这类病证的治疗相当困难，所以文中说"勉希万一"。舌苔黑而干燥属"津枯火炽"，即肾阴枯竭而心火亢盛，当投以泻南方心火、滋北方肾水之法，如黄连阿胶汤之类。舌苔黑燥而中心厚者，属"土燥水竭"即阳明腑实燥热太盛而下竭肾水所致，当投承气类，攻下腑实，使肾水免受其耗灼，即"急下存阴"。临床常用吴鞠通的增液承气汤之类，既可下阳明之积，又可补少阴之水。

【原文 20】

又不拘何色，舌上生芒刺者，皆是上焦热极也，当用青布拭冷薄荷水揩之，即去者轻，旋即生者险矣。（《温热论·第 20 条》）

【解　读】

舌苔不论是什么颜色，舌上生芒刺的表现，总是属于上焦热极，可以用青布蘸薄荷水揩拭，芒刺随即去掉的病情为轻，如揩去后芒刺虽去而旋即又复生长者，则是热毒极盛，锢结难解，病情险重的标志。

本条论述舌生芒刺的病机及处理方法。叶天士原文中提出：舌上生芒刺，无论舌苔为何色，均为上焦热极的表现。因热在上焦，所以多属气分热极，也有影响到心营者，所以据病情推断其舌质多红或绛。对舌生芒刺的局部处理可用青布拭冷薄荷水揩之。揩之即去者，说明热邪尚未锢结，病情较轻；揩后芒刺虽去而旋即复生者，为热毒极盛，病邪锢结难解，病情重险的标志。

【原文 21】

再论其热传营，舌色必绛，绛，深红色也。初传绛色，中兼黄白色，此气分之邪未尽也。泄卫透营[①]，两和可也。纯绛鲜泽者，包络受病也，宜犀角、鲜生地、连翘、郁金、石菖蒲等。延之数日，或平素心虚有痰，外热一陷，里络[②]就闭，非菖蒲、郁金等所能开，须用牛黄丸、至宝丹之类以开其闭，恐其昏厥为痉也。（《温热论·第 14 条》）

【注　释】

①泄卫透营：实指"清气透营"，针对邪入营分而气分未尽的治法。
②里络：这里指心包络。

【解　读】

温病邪热传营，舌色必现深红的绛色，这是营分证的一个辨证要点。在热邪传营分之初，其舌色虽然已经转为绛色，但往往上罩有黄的苔垢，这是气分之邪犹未尽解的表现，当于清营之中，佐以清气透泄之品。营气通于心，故邪在营分每易侵犯心包。如果舌质纯绛鲜泽，则为包络已经受病。包络为心之外衣，代心行令，亦主神明所出，邪热内陷，清窍被蒙，则证情转重，应当急于清心开透之品，如犀角、鲜生地黄、连翘、菖蒲、郁金之类。若治疗不及时，或病人平素心虚，并有痰浊，则邪热一旦内陷，痰浊与之相结，包络必受其蒙闭，以致机窍阻闭，神志失常，神昏谵语等重险症状，也就会随之出现。此时当急予清心化痰开窍之剂，如安宫牛黄丸、至宝丸等类，否则必致造成痉厥等险恶局面。

本条论述了绛舌的诊断意义及热初传营与包络受病的绛舌的辨治。

从全篇论述舌诊的条文来看，邪在卫分、气分多见舌苔的变化，邪在营分、血分多见舌质的变化，而在营分阶段舌色多为绛，在血分阶段舌色每可转紫或暗红。这是叶天士总结的温病舌象特点，甚切临床实际。但应注意，绛舌主病还有各种不同的类型，不能简单地用营分证来统括。另外，在目前临床上，由于输液疗法的广泛运用，水电解质平衡紊乱得以及时纠正，所以当邪入营分后，也有不出现绛舌者。

在初传营分之际，舌色虽已转绛，但常罩有黄白苔垢，这是邪热初传营分而气分之邪犹未尽解的表现。本证也属气分与营分同病，但与气营两燔证并不完全相同：本证的病机特点为气热衰而未尽，营热则未盛，病情较轻；气营两燔证则气分邪热较盛，同时营热亦盛，病情较重。本证的治疗当于清营之中，佐以清气透泄之品。也就是叶氏所说的"泄卫透营"。本法与前所说的"透热转气"有所相似，但本证是针对邪初入营而气分之热未尽者，其所说的"透营"是指透达营分之热，而"泄卫"并非是疏泄卫表之邪，而是指使邪热向外表透达，其"卫"可看作为"外表"，实为清气透营之意。

舌质的纯绛鲜泽与一般的舌绛有所不同，其舌色较深而鲜明，润泽而不燥。因营气通于心，故邪在营分每易侵犯心包，如见舌质纯绛鲜泽，则示包络已经受病。包络为心之外衣，代心行令，亦主神明所出，邪热内陷即可出现神昏、谵语等症状。当急予清心开透之品，如犀角、鲜生地黄、连翘、菖蒲、郁金之类。如果救治不及时，延之数天，或病人平素心虚有痰湿内伏，外热一陷必与痰互结而包络闭阻，则神志症状更为严重，甚至出现昏愦不语等重险证候，此时已非菖蒲、郁金开窍之力所能及，当急予安宫牛黄丸、至宝丹之类清心化痰开窍以急开其闭，否则可造成痉厥等险恶局面。

【原文 22】

再色绛而舌中心干者，乃心胃火燔，劫烁津液，即黄连、石膏亦可加入。若烦渴烦热，舌心干，四边色红，中心或黄或白者，此非血分也，乃上焦气热烁津，急用凉膈散，散其无形之热，再看其后转变可也。慎勿用血药，以滋腻难散。至舌绛望之若干，手扪之原有津液，此津亏湿热熏蒸，将成浊痰蒙闭心包也。（《温热论·第15条》）

【解　读】

如果色绛而舌心干，绛为心营之热，舌心是胃之分野，这是心胃两经火盛，劫烁津液，可用黄连清心火，石膏平胃热，加入凉血清血方中。如见舌心干燥，四边色红，或中有黄、白苔垢，则非邪在营血，乃上焦气分热炽，燔灼津液所致，当予凉膈泄热以散其无形之热，凉膈散最为对证。治疗以后，可再根据证候的转化情况而随证治之。总之，本证切不可见其舌苔四边色红，即误认为邪热入营而用营血分之药。作用于营血的药物，多较腻滞，病在气分而误用之，反能恋邪不解，甚或引邪深入，这是应该注意的。又如舌绛而望之若干，手扪之原有津液，则又系津液受伤，而湿热熏蒸，欲酿成痰浊蒙蔽心包的现象，当急进清化湿热，涤痰开泄之剂以杜其内闭。

本条论述绛舌、红舌而中心干及绛舌望之干而扪之有津等几种舌象的病机及治疗。叶天士在原文中论及舌心干而四边红者属于气分证舌象时强调其用药"慎勿用血药"。在理解时可注意以下几点：一是红舌与绛舌主病不同，红舌和绛舌所主之病有所不同，这为一般之常识。但舌绛与红毕竟只是红之程度的区别，在掌握上有时难以把握，所以还应参考临床的其他见证进行综合分析。二是"血药"之含义，此处所说的血药实质是指清营凉血、滋养阴血之品，也就是治疗营血分所用的药物。因而"血药"包括了营血药在内。三是热在营、血分用药与热在气分用药之区别，因叶氏说"滋腻难散"，所以易认为是指养阴药而言，在理解时应予活看。其所说的"滋腻"除了养阴药外，还包括了清解营血分的药，或两者兼具，如生地黄、犀角等；此外，在气分阶段，也并非所有的养阴药都不能用，如知母、石斛、麦冬等在气分证中热盛阴伤时都常用之，即使是生地黄，在热盛阴伤证或阴伤腑实中也常用，故有甘苦合化之说。叶氏之原意只是强调邪在气、在营血时用药应有所区别，而不是把两个阶段的用药截然分开。

【原文 23】

舌色绛而上有黏腻似苔非苔者，中挟秽浊之气，急加芳香逐之。舌绛欲伸出口，而抵齿难骤伸者，痰阻舌根①，有内风②也。舌绛而光亮③，胃阴亡也，急用甘凉濡润之品。若舌绛而干燥者，火邪劫营，凉血清火为要。舌绛而有碎点白黄者，当生疳④也。大红点者，热毒乘心也，用黄连、金汁。其有虽绛而不鲜，干枯而痿⑤者，肾阴涸也，急以阿胶、鸡子黄、地黄、天冬等救之，缓则恐涸极而无救也。(《温热论·第17条》)

【注　释】

①痰阻舌根：舌根又称"舌本"。足太阴脾的经脉与它相连，因又称它为"脾窍"。脾为生痰之源，温病中出现舌体伸展不利，古人认为是痰浊上泛，阻滞舌根之故。

②内风：指在病变过程中，不是由外感风邪而产生肢体动摇、强直、眩晕等动风症状，属内生之风。这里指温病中因热盛痰阻而影响舌体转动，出现"舌绛欲伸出口而抵齿难骤伸"。

③光亮：指舌面因乳头萎缩而造成的平滑光亮，如"镜面舌"之类，即为舌光亮而色绛无津者。

④疳：疳证是好发于幼弱小儿的一种病。还有把舌上发生的溃疡称为"口疳"或"舌疳"等。这里指的是后一种，是由湿热夹心火熏蒸所致。

⑤痿：这里指舌体干枯瘦小，转动不灵活。

【解　读】

热邪入营，舌色绛而舌面上罩有黏腻似苔非苔，此为邪在营分而中焦兼夹秽浊之气所致。治疗当兼入芳香之品以开逐秽浊，否则，浊气不除，亦可导致清窍蒙蔽如舌质红绛而舌体伸展不利，所谓"欲伸而抵齿难骤伸者"，是热邪亢盛，内风欲劫而有痰浊阻于舌根之象。再如舌绛光亮，则又系胃阴衰亡的表现，但临床当结合证候辨别，此证治疗宜着重用甘凉濡润之品以养胃阴，不可以清营泄热之法为治。又如舌质红绛，而舌面干燥无津，则为营热炽盛，劫烁营阴之征，治疗应予大剂清营凉血泻火之剂。若舌绛而舌面布有碎点呈黄白色的，亦系热毒炽盛，舌将生疳的征象。如舌绛而呈大红点，则又是热毒乘于心经的表现，证情甚重，治当急进清火解毒之品，如黄连、金汁等。另外，在温病后期，肾阴枯涸，邪少虚多的情况下，也可出现绛舌，但其状都绛而不鲜，干枯而痿，毫无荣润之色，这与热在营分之绛舌，显有不同。见此舌色证情已属危笃，施治应予大剂咸寒滋肾补阴之品，以救欲竭之阴，否则，精气涸竭，危局难以挽回。

本条继续论述七种绛舌的辨治。

【原文24】

其有舌独中心绛干者，此胃热心营受灼也，当于清胃方中，加入清心之品，否则延及于尖，为津干火盛也。舌尖绛独干，此心火上炎，用导赤散泻其腑①。(《温热论·第18条》)

【注　释】

①泻其腑：腑，指小肠。即脏病治腑，上病取下的治法。这里的"泻其腑"，实即清心热、利小便。

【解　读】

舌心干绛与舌尖干绛，虽均为绛而干燥之舌，但其部位不同，故病机、治疗亦异。舌之中心属胃，故见舌独中心绛而干燥者属胃经热邪亢炽，心营被其燔灼，治疗应于清胃泄热方中加入清心凉营之品，否则舌之干绛自中心进一步扩展到舌尖，则标志着心胃热毒更盛而津液受劫。舌尖部位为心所主，如见舌独尖绛而干者是为心火上炎之征。心与小肠相表里，故心火盛者治疗可予导赤散泻小肠以清心火。

本条继续论述舌中心绛干及舌尖绛干两种绛舌的辨治。

【原文 25】

再有热传营血，其人素有瘀伤宿血在胸膈中①，挟热而搏，其舌色必紫而暗，扪之湿，当加入散血之品，如琥珀、丹参、桃仁、丹皮等。不尔，瘀血与热为伍，阻遏正气，遂变如狂发狂之证。若紫而肿大者，乃酒毒冲心②。若紫而干晦者，肾肝色泛③也，难治。(《温热论·第18条》)

【注　　释】

①瘀伤宿血在胸膈中：凡有瘀伤宿血，都可见舌质紫暗，这里是以胸膈为例。

②酒毒冲心：指长期饮酒，或饮酒过量的人，发生的中毒表现。这里根据"舌为心苗"，以舌紫肿大为"酒毒冲心"之象。

③肾肝色泛：青色属肝，黑色属肾，青黑二色化合而成紫色暗晦干燥，故谓舌呈此色是肝肾两脏的色气上泛。

【解　　读】

紫舌较绛舌更深一层，多为营血分热毒极盛所致。但亦有因兼夹瘀血而出现紫舌的，如病人胸膈素有瘀血停滞，一旦热邪传入营血之后，便与之相搏，而出现紫舌，其色必紫而且暗，扪之潮湿，与热毒极盛之色呈紫绛且多干燥或起芒刺者有所不同。凡紫舌因于兼夹瘀血的，治疗当于清凉方中加入活血散瘀之品，如琥珀、丹参、桃仁、牡丹皮之类。否则，必致热邪与瘀血互结，瘀热阻遏机窍，扰乱神明而现如狂、发狂等险恶证候。此外，嗜酒之人，由于饮酒过度，俱致酒毒冲心，亦可出现紫舌，但多紫而肿大，这是酒毒所致的特征。至于温病后期，热邪深入下焦，劫烁肝肾之阴，常现紫舌，但都紫而晦暗，乃肝肾大伤，血行郁滞，预后多属不佳，故说"难治"。

本条主要论述紫舌的辨证意义及三种紫舌的辨治。

【原文 26】

舌淡红无色者，或干而色不荣者，当是胃津伤而气无化液也，当用炙甘草汤，不可用寒凉药。(《温热论·第25条》)

【解　　读】

舌色淡红而看不到正常人的红舌，或者舌色干而不鲜，这是胃津耗伤，气虚不能化生津液，当用炙甘草汤气液双补，不可用寒凉之药。

本条所讨论的淡红舌指舌质较正常人红润适中之色泽为淡而少血色者，如见于温病中多属病之后期出现气血双亏者。兼见舌面干燥而色泽不荣润，是胃津耗伤，气虚不能化生津液所致。不可因舌面干燥，便认为是热盛伤津而投以寒凉，否则徒伤胃气，津液更不能化生，胃津愈不能回复，当用炙甘草汤气液双补之。舌色淡红无色为气血不足之象，但如又见舌面干燥，则兼有津液不足之象。这种津液不足与热盛伤阴者不同，为胃气衰弱，不能化生、输送气血津液所致，即叶天士所说的："胃津伤而气无化液。"

【原文 27】

再温热之病，看舌之后亦须验齿。齿为肾之余①，龈为胃之络②。热邪不燥胃津必耗肾液，且二经之血皆走其地，病深动血，结瓣于上。阳血者色必紫，紫如干漆；阴血者色必黄，黄如酱瓣。阳血若见，安胃为主；阴血若见，救肾为要。然豆瓣色者多险，若证还不逆者尚可治，否则难治矣。何以故耶？盖阴下竭、阳上厥③也。（《温热论·第 31 条》）

【注　　释】

①齿为肾之余：指齿与肾有关。因为骨赖髓养，髓由肾的精气化生。牙齿也是骨质，它和骨的营养来源相同，且生于其他骨骼之后，所以说齿是肾的余气所生。

②龈为胃之络：指龈与胃有关，因胃的经脉由上齿龈经过。

③阴下竭、阳上厥：指阴液衰竭于下，孤阳无依，厥逆于上。

【解　　读】

还有温热病的诊断，看舌之后，还应该要验齿。因为齿是肾的外余部分，龈为胃的脉络地方。温热之邪，不是灼烁胃津，就是要耗损肾液。而且肾与阳明两经的血都要走过齿龈的部位。热邪动血，血凝而成齿龈结瓣。凡瓣色紫，甚则紫如干漆，多为阳明热盛动血，病变在胃，病证属实，称为阳血，治宜清胃生津，即祛除胃中之邪，补胃津不足而使胃得安，故谓"安胃为主"；如瓣色黄如酱瓣，则为热灼肾阴，虚阳载血上浮，病变在肾，病证属虚，称为阴血，证情多较重险，应急予滋肾养阴之品，故谓"救肾为要"。若尚未出现败象者，还可设法救治，如证见"阴下竭、阳上厥"的逆候，则多难救治。

本条论述验齿的诊断意义及齿龈结瓣的病机、治疗和预后。验齿是叶天士首创的温病诊断方法。由于齿与肾、胃关系密切：齿为骨之余，肾主骨，而龈为胃之络。且肾与胃两经均循行于齿龈，如《灵枢·经脉》说："胃足阳明之脉……入上齿中，还出夹口，环唇，下交承浆。"又说："肾足少阴之脉……循喉咙，夹舌本。"所以从齿龈的变化可推断胃与肾的病变，是温病特色诊法之一。温邪伤阴又有耗伤胃津或耗伤肾液两大类，观察齿龈的变化可以了解热邪的浅深轻重、病变的重心及津液耗伤的程度，从而为辨证施治提供依据。

在齿龈间结有血瓣，乃热邪动血，血凝而成。观察其色泽变化可判断病之虚实及相关的病变脏腑，当然，还应结合病人全身的表现。这里所说的"阴下竭、阳上厥"是指真阴下竭而虚阳上浮的阴阳离决之证。

【原文 28】

齿若光燥如石者，胃热甚也。若无汗恶寒，卫偏胜也，辛凉泄卫，透汗为要。若如枯骨色者，肾液枯也，为难治。若上半截①润，水不上承，心火上炎也，急急清心救水②，俟枯处转润为妥。（《温热论·第 32 条》）

【注　　释】

①上半截：指近齿的切缘部分，而其下半截则为近牙龈部分。

②清心救水：指用清心热、滋肾阴的方法治疗。

【解　　读】

一般牙齿光燥的，多属胃热较甚，但亦须结合证候辨别。如齿虽光燥但证见无汗恶寒，则又系阳热内郁，卫气不通所致，而不可误认为胃热亢盛，治疗应予辛凉透汗之剂，以泄卫透表，表开热散，则津液可以布化，牙齿自可转润。若见齿干而色如枯骨的则为肾液枯竭，预后多属不良，故称为难治。此外，尚有一种情况，即牙齿上半截润而下半截燥，此又属肾水不能上润其根，而心火燔灼所致，治疗急当滋水清心同时并进，以使肾水复，心火降则牙齿干燥部分亦转为润泽。

本条论述从齿之润燥来判断热势、津液状况并确立相应治法。

【原文 29】

若咬牙啮齿①者，湿热化风，痉病；但咬牙者，胃热气走其络也。若咬牙而脉证皆衰者，胃虚无谷以内荣，亦咬牙也。何以故耶？虚则喜实②也。舌本不缩而硬，而牙关咬定难开者，此非风痰阻络，即欲作痉证，用酸物擦之即开，木来泄土③故也。（《温热论·第 33 条》）

【注　释】

①啮齿：啮（音 niè，聂），牙齿相互切咬。《辞源》："齿相切以断绝之也。"
②虚则喜实：指虚证反见咬牙的实象。
③木来泄土：木，指酸物，因酸属木。土，指咬牙，牙龈肌肉，脉络属土。文中是从"五行相克"关系来论述的，其实是酸味有舒筋缓挛急的作用。

【解　读】

凡是咬牙啮齿同时并见的，多属热盛动风，筋急而挛所致，是已成痉病的表现。如仅咬牙而不啮齿，则又多属胃热之气走窜经络之故，但临床上须结合脉证的鉴别。如咬牙而见虚衰的脉证，则又非胃热所致，乃胃气不足，筋脉失养之故。由于本证的病机是属中虚，而证见咬牙实象，故谓"虚则喜实"。此外，牙关咬定难开而兼舌硬，但不短缩，此亦实证。其病机有二：一为风痰阻络；二为热盛动风欲作痉证。局部处理可以酸物如乌梅肉擦齿龈，往往可使牙关得开，即所谓木来泄土之意。

本条论述咬牙啮齿的虚实辨证及局部治法。

【原文 30】

若齿垢如灰糕样者，胃气无权，津亡湿浊用事，多死。而初病齿缝流清血①，痛者，胃火冲激也；不痛者，龙火②内燔也。齿焦无垢者，死；齿焦有垢者，肾热胃劫③也，当微下之，或玉女煎清胃救肾可也。（《温热论·第 34 条》）

【注　释】

①清血：即指鲜红之血。清，《康熙字典》："鲜也、澄也、洁也。"
②龙火：又称相火。此处指肾中的虚火。
③肾热胃劫：指胃中热毒过盛而劫伤肾阴。

【解　读】

齿垢如灰糕样，这是胃气衰竭，不能化生津液，这是因为湿浊造成的后果，所以见到这种情况，多死。初病的时候，齿缝出清血，痛的这是胃火冲击齿龈，不痛的是肾中龙雷之火上炎。齿焦无垢，为肾水枯，胃液竭，死。齿焦有垢，胃火劫烁肾水，当微下其胃热，或者用玉女煎，一面清其胃热，一面救其肾水。

本条讨论齿垢与齿缝流血的辨治及预后。温病过程中出现齿垢，多由热邪蒸腾胃中浊气上升而结于齿，大致可见三种情况：一为齿焦燥而有垢，虽属胃热劫烁肾阴，但气液尚未竭尽，预后尚属良好，治疗可根据其胃热之无形有形，或微下以泄胃腑热结，或清胃滋水并用，如玉女煎。二为齿焦燥而无垢，属胃肾气液已竭之死候，预后不良。三为齿焦而有垢，属胃热炽盛，劫烁胃阴，当与调胃承气汤微下其胃热，或玉女煎清胃救肾。

齿缝流血有虚实之分：流血而痛者多为胃热冲激而致，属实；流血而不痛者为肾阴不足，肾中虚火上炎所致，属虚。

【原文 31】

凡斑疹初见，须用纸捻①照见胸背两胁。点大而在皮肤之上者为斑，或云头隐隐②，或琐碎小粒者为疹，又宜见而不宜见多。按方书谓斑色红者属胃热，紫者热极，黑者胃烂③，然亦必看外证所合，方可断之。（《温热论·第 27 条》）

【注　释】

①纸捻：用纸搓成绳、线状，可以燃点作引火或照明用。
②云头隐隐：指斑疹的出现，像天空的浮云，朵朵露头，但又不显。
③胃烂：形容胃之热毒极盛。

【解　读】

斑疹初发的时候，可用纸捻照看胸背两胁等处。斑疹在形态上的区别是：斑点大成片，平于皮肤之上，疹呈琐碎小粒，如云头隐隐。由于斑疹外发，标志着营血分之邪热有外达之机，所以在邪郁营分时宜见，但如斑疹外发过多，则又说明营热邪重毒盛，病势严重，故临床上又有"不宜见多"之说。斑的色泽有红、紫、黑三种，辨其色泽，对于判断邪热之轻重具有一定的意义。方书上说斑色红者属胃热，紫者热极，黑者胃烂，然而也要参考外证，方才可以作出诊断。

本条论斑和疹的形态区别及病机，以及红、紫、黑斑的诊断意义。叶天士原文中提到，斑疹初现时，以胸背及两胁为最多见，故必须注意察看这些多发部位。至于斑与疹之区别，点大而平摊于皮肤之上者为斑，如呈琐碎小粒，如云头隐隐者为疹。但在现代临床上，对斑与疹的区别更注重于按之不退与按之可退，实际上主要在于区别其属充血性者还是出血性者，充血性者，一般都为疹，反之则属于斑，至于形状之大小不是主要的标准。叶天士提出：由于温病发斑为阳明胃热内迫血分外溢肌肤所致，观察红、紫、黑三种色泽，可以判断阳明热邪的轻重及营血热毒的深浅程度，色红为胃热内迫营血，色紫则表明热势加深，故为热极，色黑为热毒已极，故为胃烂。但仅凭斑色来判断病情是不全面的，必须结合全面证候进行综合分析，才能作出正确的诊断。故叶氏强调："必看外证所合，方可断之。"

【原文 32】

若斑色紫，小点者，心包热也；点大而紫，胃中热也。黑斑而光亮者，热胜毒盛，虽属不治，若其人气血充者，或依法治之，尚可救；若黑而晦者必死；若黑而隐隐，四旁赤色，火郁内伏，大用清凉透发，间有转红成可救者。若夹斑带疹，皆是邪之不一，各随其部而泄。然斑属血者恒多①，疹属气者不少②。斑疹皆是邪气外露之象，发出宜神情清爽，为外解里和之意；如斑疹出而昏者，正不胜邪，内陷为患，或胃津内涸之故。（《温热论·第 29 条》）

【注　释】

①斑属血者恒多：指斑是热入血分迫血从肌肉而出，所以说斑多见于血分证。
②疹属气者不少：指疹多是由风热犯肺，邪热波及血络所致，病属气分，所以说疹属于气分者不少。

【解　读】

一般地说，斑疹色泽，皆以红润为顺，如斑色紫，则是热邪深重的表现，但又须结合观察形态变化以断热邪的重心所在。凡色紫而点小的，多属心包热盛；而点大的，则为热邪盛于阳明。若斑色见黑，则较紫色深一层，是为热盛毒重，但其预后的良恶则以人体气血盛衰为转移。大凡斑色虽黑而色泽光亮的，虽属热毒深重，但气血犹充，尚有抗邪外出的可能，如施治能及时，则犹可转危为安；反之，斑色既黑而又晦暗者，则不仅热毒重而正气亦告衰亡，正不胜邪，故预后多属不良。此外，尚有斑色黑而隐隐，但四旁色赤，这是邪毒郁伏而不易外达之象，须用大剂清热解毒以使郁伏之邪能透达于外，则斑色亦有可能由黑转红，而成为可救之候。另外，温病过程中的发斑带疹，是由热侵营血所致，热毒乘于阳明血分，外溢肌肉则发斑，热毒侵于肺经，而出于血络则为疹，故施治当以透邪毒为主。由于斑疹的外发，是邪气外达之象，所以斑疹发出之后，理应神情清爽，脉静身凉，方是邪既外解。反之，斑疹虽已发出，但却出现神昏见证，则又是正虚而不能胜邪，邪热内陷的征象，或者因为胃中津液枯涸，水不济火，火毒太盛所致，其预后多属不良。

本条继续论紫斑、黑斑的诊断意义和斑疹的发生病机及预后。

【原文 33】

> 然春夏之间，湿病①俱发疹为甚，且其色要辨。如淡红色，四肢清②，口不甚渴，脉不洪数，非虚斑即阴斑。或胸微见数点，面赤足冷，或下利清谷③，此阴盛格阳④于上而见，当温之。（《温热论·第 28 条》）

【注　释】

①湿病：湿，疑是"温"字之误。因为一般的"湿病"较少出现斑疹。"湿温病"虽发斑疹，但其病以"长夏"为多见。这里说的是多发于"春夏之间"者，显然是指以出斑疹为特征的一类温热病了。不过，春夏之间的温热病，种类很多，也有不发斑疹的，把它说成"俱发"也不恰当。

②四肢清：指四肢发凉。

③下利清谷：原意是"完谷不化"。这里指大便清稀无热感。

④阴盛格阳：指阴寒内盛，以致阳气格拒于外的一种"真寒假热"证。

【解　读】

斑有不同的色泽，还有寒热虚实之分，故临床上有阳斑、阴斑之别。如淡红色，四肢微冷，口不很渴，脉不洪数，这不是虚斑，便是阴斑，或者胸部隐约见了几点，再加面红足冷，下利清谷，这便是阴斑的阴盛格阳之症，这些症状与一般实火发斑大不相同，治法当用温药。

本条专论虚斑、阴斑的辨治。虚斑与阴斑皆属阴证发斑，即虚寒证发斑。叶天士提出虚斑与阴斑，意在与温病中由实热所发阳斑相鉴别。其鉴别要点主要是斑疹的形态、色泽并结合全身证候表现。阴斑较之虚斑，虚寒见症更甚，且有格阳见证。故对其治疗，叶氏指出"当温之"，如温补元阳之肉桂、附子等药以温阳散寒、引火归元。

【原文 34】

> 再有一种白㾦，小粒如水晶色者，此湿热伤肺，邪虽出而气液枯也，必得甘药补之。或未至久延，伤及气液，乃湿郁卫分，汗出不彻之故，当理气分之邪。或白如枯骨者多凶，为气液竭也。（《温热论·第 30 条》）

【解　读】

白㾦多见于湿热相夹之证，故湿温证中常见于湿热外透之象。其形态呈白色的小颗粒，内含水液所谓如"水晶色"，其成因多因气分湿热，从肺而外达皮肤，由于汗出不彻，以致湿热郁蒸而成。故治疗当因势利导以清泄气分湿热。但须注意如白痦反复发出，邪气虽从外解，然人体气液，必受损伤，故当白痦出过几次而已透解之后，治疗当考虑给予甘平清养之剂，以增补气液。否则，气液耗竭而白痦呈现枯骨之色，多为正虚危候。

本条论述白痦的形态、病机、治法及预后。白痦为皮肤上所出的白色的小颗粒，高出皮肤，内含水液，呈水晶色，多见于湿热相夹之证，在湿温、伏暑等病中常见之。白痦的发生为湿热之邪外达之象，对其治疗，因属气分病变，当以清泄气分湿热为主。对原文在文字表述上注意两点：一是"气液枯"，此处之枯应作"伤"解，与枯痦之气液竭不同。二是"必得甘药补之"，其所指为甘平清养之药，而非单纯的甘补之品。

【原文 35】

再妇人病温与男子同，但多胎前产后，以及经水时来时断。大凡胎前病，古人皆以四物加减用之，谓护胎为要，恐来害妊，如热极用井底泥、蓝布浸冷，覆盖腹上①等，皆是保护之意，但亦要看其邪之可解处。用血腻之药不灵，又当省察，不可认板法②。然须步步保护胎元，恐损正邪陷也。（《温热论·第 35 条》）

【注　释】

①用井底泥、蓝布浸冷，覆盖腹上：两种都是冷湿敷法，以起局部降温护胎的作用。
②不可认板法：指不要死板地搬用古人方法。

【解　读】

治疗妇女温病与男子基本相同，但因妇女有胎前产后、经水时来时断等情况，所以妇女温病证治也有其特殊之处。妇女的胎前温病，古人皆以四物汤加减治疗，目的以保护胎元为要。在热极时用井底泥或浸冷的蓝布覆盖腹上，其用意皆为保护胎气免受邪热碍胎。然而更重要的是要从根本上解除邪热对胎元的威胁，应根据病邪之所在及部位，立法用药以祛除邪热。如邪在表者予以透表达邪，以防邪热入内伤胎；胃热亢盛者当予清泄里热，使邪去胎安。这些治疗方法虽针对病邪所设，实际都能间接起到保护胎元的作用。在用养血滋腻药不见效时，更应详加审察，不可认定一法不变，滥用养血滋腻之药反使邪热恋滞，病更难解。总之，无论运用何法，治疗中须步步注意保护胎元，防止正气损伤，导致邪气内陷。

本条主要论述妇女胎前病温的护胎之法。

【原文 36】

至于产后之法，按方书谓慎用苦寒，恐伤其已亡之阴也。然亦要辨其邪能从上中解者，稍从证用之，亦无妨也。不过勿犯下焦，且属虚体，当如虚怯人病邪而治。总之无犯实实虚虚①之禁，况产后当气血沸腾之候，最多空窦②，邪势必乘虚内陷。虚处受邪，为难治也。（《温热论·第 36 条》）

【注　释】

①无犯实实虚虚：《素问·五常政大论》："无盛盛，无虚虚。"是指实证勿补，虚证勿泻，反之，就是犯虚虚、实实的错误。
②空窦：窦，《说文》："空也。"空窦，即为空虚之处。

【解　读】

产后不仅阴血耗损，阳气亦随之而衰，故苦燥伤阴、寒凉损阳的苦寒药物应当慎用。为此，历代医家有"胎前宜凉，产后宜温"之说。以上所说的产后慎用苦寒，这仅是指一般的产后调理常法而言，并非绝对禁用。比如产后感受温邪发为温病时，若邪在上中二焦，为了清热，苦寒药亦可根据病情酌量用之，并无妨碍。所以对"产后宜温"之说也应根据具体情况而定，不可拘之。产后如感受实邪，固当用祛邪之剂，但应注意勿损伤下焦肝肾之阴，因产后毕竟虚弱，当考虑产后体内空虚之处较多，虚处受邪则难治，若不顾体虚，一味祛邪易造成正气益虚。但若单纯强调正虚，过用补益，又易造成温邪留恋不去。所以叶天士告诫："无犯实实虚虚之禁。"总之，产后温病的治疗，"当如虚怯人病邪而治"，即在治疗温病的前提下，适当考虑到产后体虚的特殊体质，以防邪热乘虚内陷而生他变。

本条论述治疗产后温病用药的注意点，强调用药需结合体质。

【原文 37】

如经水适来适断，邪将陷血室①，少阳伤寒言之详悉②，不必多赘。但数动与正伤寒不同，仲景立小柴胡汤，提出所陷热邪，参、枣扶胃气，以冲脉隶属阳明③也，此与虚者为合治。若热邪陷入，与血相结者，当从陶氏小柴胡汤④去参、枣，加生地、桃仁、楂肉、丹皮或犀角等。若本经⑤血结自甚，必少腹满痛，轻者刺期门，重者小柴胡汤去甘药加延胡、归尾、桃仁，挟寒加肉桂心，气滞者加香附、陈皮、枳壳等。然热陷血室之证，多有谵语如狂之象，防是阳明胃实，当辨之。血结者身体必重，非若阳明之轻旋便捷者。何以故耶？阴主重浊，络脉被阻，侧旁气痹⑥，连胸背皆拘束不遂，故祛邪通络，正合其病。往往延久，上逆心包，胸中痛，即陶氏所谓血结胸⑦也。王海藏出一桂枝红花汤⑧加海蛤、桃仁，原是表里上下一齐尽解之理，看此方大有巧手，故录出以备学者之用。(《温热论·第37条》)

【注　释】

①血室：有三种解释，即分别指冲脉、肝脏、子宫。这里是指子宫。

②少阳伤寒言之详悉：指《伤寒论》少阳篇已有详细论述。

③隶属阳明：指冲脉起于阳明胃经的"气街"穴，所以说其"隶属阳明"。

④陶氏小柴胡汤：陶节庵《伤寒全生集》治妇女热入血室有小柴胡汤加红花、生地黄、当归、桂枝、牡丹皮等加味法。

⑤本经：指足厥阴肝经。这里实是"血室"的互用词。

⑥侧旁气痹：指胁及少腹痞痛不舒，皆属"肝之分野"。

⑦血结胸：陶节庵《伤寒全生集》中所说的血结胸，指伤寒阳证，吐衄血不尽，蓄在上焦，症见胸腹胀满硬痛，身热，漱水不咽，喜忘如狂，大便黑，小便利，方用犀角地黄汤、抵当汤、桃核承气汤。

⑧桂枝红花汤：据《中国医学大辞典》，本方即桂枝汤加红花。原文中所说的王海藏所制的桂枝红花汤加海蛤、桃仁之出处尚待查实。

【解　读】

妇女在温热病的过程中，由于适逢月经来潮，或即将干净之时，血室空虚，每致邪热乘虚内陷形成热入血室证。有关本证的治疗，在《伤寒论》中多从少阳论治，其论述很详细，不必在此再作赘述。但是温病热入血室的脉象动数与正伤寒不同。仲景用小柴胡汤治疗热入血室，是外透所陷的热邪，用参、枣扶助胃气，因血室与冲脉相系，而冲脉又隶属阳明，故加入补益胃气之药，此适用于邪热内陷而血不结者。若热邪陷入血室，与血相结，当宗陶氏小柴胡汤去参、枣，加生地黄、桃仁、楂肉、牡丹皮或犀角等清热凉血、活血祛瘀的药物。如果冲脉原有热结，定见少腹满痛，轻者可刺期门，重者用小柴胡汤去参、草、枣等甘味药，加延胡索、当归尾、桃仁等以活血散瘀，夹寒者加肉桂心，兼气滞者加香附、陈皮、枳壳等理气药。热入血室证还多见谵语如狂，易与阳明胃实证相混淆，气机不通，故身体多困重，并常连及胸背，出现拘束不遂，甚则疼痛等症，祛邪通络法正合其病机；而阳明胃实证，则无身体沉重、活动不遂之症。当然临床非仅依身体之轻与重区别之，还应结合全面证候分析。热入血室虽为热邪与血结于下焦，往往延久则上逆胸膈，出现胸中痹痛，即陶氏所谓血结胸。王海藏所用桂枝红花汤加海蛤、桃仁，有使表里上下一起尽解之效。

　　本条论述热入血室的成因、证治。一证加减悉数列举，可见叶天士思虑之全面，组方之灵活。

第十九章　叶天士《临证指南医案》

第一节　叶天士与《临证指南医案》

叶桂，被后世温病学家所尊崇为"温热大师"，冠魁于清温病四名家（叶、薛、吴、王），其一生忙于诊务，著述并不丰赡，例如《温热论》《三时伏气外感篇》《临证指南医案》《叶氏存真案》《种福堂公选良方》《未刻本叶氏医案》《叶天士晚年方案真本》，多为其门徒所编纂。但于散金碎玉的史料记载中可管窥其立德、立心、立命之神韵。如石韫玉感慨道："时无英雄而使竖子成名，生不逢时未可及见先生，但是即使如此吴地的父老也乐于笑谈叶先生的轶事，并一时间传为佳话。"

在内科杂病方面，叶天士没有像《温热论》和《三时伏气外感篇》那样的专著，却也不乏重大理论建树；其认为杂病辨证当以脏腑、经络、气血为纲，以气机的升降出入、在经（气）在络（血）、奇经辨证为轴，《临证指南医案》中叶氏言道："气血阴阳，便是看诊要旨。"以此建立带有叶氏特色的杂病辨证体系。不仅如此，在立足前贤的基础上，叶氏还提出：脾胃分治、肝阳化风、络病理论等学理创见。但是由于叶氏于杂病门缺乏理论专著，很多璞玉蚌珠般的观点都散金碎玉地零落在个例医案的分析解述中，叶氏门人将其集腋成裘，在对每个轴心切面进行详细研究的基础上，一以贯之、聚沙成塔地构建学术体系，并将其记录于《临证指南医案》中。

《临证指南医案》搜罗宏富，征引广博，按语精当，实用性强，不仅比较全面地展现了叶天士在温热时证、各科杂病方面的诊疗经验，而且充分反映了叶天士融汇古今、独创新说的学术特点，对中医温热病学、内科病学、妇产科学等临床医学的发展均产生了较大的影响。是中医工作者进行教学、研究，特别是从事临床诊疗的案头参考必备。全书共十卷。卷一至卷八以内科杂病医案为主，兼收外科及五官科医案，卷九和卷十分别为妇科医案和儿科医案。全书序列八十九门，述证八十六种，每门以病证为标目，序列其经治医案，言简意赅，切中肯綮，于学术多有所体悟，于后学启迪甚多。每门之末附有论述该门证治大要的附论一篇，系由叶氏门人分别执笔撰写而成。

《临证指南医案》充分反映了叶天士辨证精细、立法妥帖、处方中肯、用药灵活的学术特点，书中治案大多切于临床实用，其中有关温热病医案的载述甚至成为后世医家编写温病专著的蓝本。《临证指南医案》是中医工作者进行教学、研究，特别是从事临床诊疗必读的中医古籍之一。

第二节　《临证指南医案》

一、上焦篇

【原文1】

宋，前议辛润下气以治肺痹，谓上焦不行，则下脘不通，古称痞闷都属气分之郁也，两番大便，胸次稍舒，而未为全爽，此岂有形之滞涩，乃气郁必热，陈腐黏凝胶聚，故脘腹热气下注，隐然微痛。法当用仲景栀子豉汤，解其陈腐郁热，暮卧另进白金丸一钱。盖热必生痰，气阻痰滞。一汤一丸，以有形无形之各异也。黑山栀、香

豉、郁金、杏仁、桃仁、瓜蒌皮、降香，另付白金丸五钱。（《临证指南医案·痞》）

【解　读】

肺脾之证立辛润下气法，两番大便之后，胸稍舒但病未痊愈，刻下脘腹隐然作痛。叶氏认为，此时不仅有无形气郁生热，郁热结聚胸膈胃脘，更复郁热炼痰，无形有形兼加，合成痰阻气滞。此时治疗，一方面用栀子豉汤代表的轻苦微辛宣解上焦郁热，另一方面还需辅以桃仁、降香开胸部血分郁痹；最后，还需要注意攻逐已成之痰。

【原文 2】

李，三二，时令湿热之气，触自口鼻，由募原以走中道，遂致清肃不行，不饥不食。但温乃化热之渐，致机窍不为灵动，与形质滞浊有别，此清热开郁，必佐芳香以逐秽为法。瓜蒌皮、桔梗、黑山栀、香豉、枳壳、郁金、降香末。（《临证指南医案·湿》）

【解　读】

本案以"不饥不食"为主证，但是由"致机窍不为灵动，与形质滞浊有别，此清热开郁，必佐芳香以逐秽为法"一语分析，病人当有湿热秽浊之邪蒙扰心神表现，诸如神志昏蒙、表情呆滞、淡漠等，但病邪尚属上焦，未兼有形痰热湿浊闭阻心窍，故不必以牛黄丸、至宝丹等清心化痰开窍，而主以轻清开郁，佐芳香逐秽，透邪利窍。制方之法以栀子豉为根柢轻宣郁热，佐以瓜蒌皮、枳壳、桔梗开上，又加降香、郁金之芳香逐邪利窍。此治法是叶氏轻开上焦，宣畅肺痹的代表性治法。

【原文 3】

僧，五二，近日风温上受，寸口脉独大，肺金热灼，声出不扬。先与辛凉清上，当薄味调养旬日。牛蒡子、薄荷、象贝母、杏仁、冬桑叶、大沙参、南花粉、黑山栀皮。（《临证指南医案·风温》）

【解　读】

吴鞠通参考叶天士治疗风温初犯上焦肺卫之论创制银翘散，在其方后论中写道："此方之妙，预护其虚，纯然清肃上焦，不犯中下，无开门揖盗之弊，有轻以去实之能，用之得法，自然奏效，此叶氏立法，所以迥出诸家。"风温者，春月受风，其气已温。此证初因发热咳嗽，故首用辛凉，清肃上焦，药可酌选薄荷、连翘、牛蒡子、象贝母、桑叶、沙参、瓜蒌皮，轻清宣上之品。

【原文 4】

秦，六三，体质血虚，风温上受，滋清不应，气分燥也，议清其上。石膏、生甘草、薄荷、桑叶、杏仁、连翘。（《临证指南医案·风温》）

【解　读】

风温上受所致咳嗽，叶氏最基本组方手法是以杏仁、薄荷、连翘、桔梗、桑叶为配伍。一般情况下，叶氏多处六味药，以四味体现基本治法，佐二味据证加减。此案不仅有肺卫郁闭导致的咳嗽，还有邪热盘踞气分导致的"肺燥"。热已伤津，故加石膏、生甘草，合杏仁、薄荷为变通麻杏石甘法，以清肺气燥热。

【原文 5】

方，烦劳卫疏，风邪上受，痰气交阻，清窍失和，鼻塞音低，咳嗽甚，皆是肺病。辛以散邪，佐微苦以降气为治。杏仁、苏梗、辛夷、牛蒡子、薏苡仁、橘红、桔梗、枳壳。(《临证指南医案·咳嗽》)

【解　　读】

吴鞠通根据叶天士经验，补充撰写"燥证胜气治法"，阐发凉燥证治，拟定杏苏散方证，用以治疗凉燥伤肺证。根据证治经验，凉燥症状还应补喷嚏频频，或鼻流清水等证。方以紫苏叶、杏仁宣透凉燥之郁，桔梗、枳壳大畅气机，再辅以二陈法化痰除湿，叶氏此案特点即用杏苏辛润开宣肺气，合枳桔调畅气机，再佐前胡、紫苏子等降肺之品，治疗肺郁不宣的咳嗽。

【原文 6】

某，脉右数大，议清气分中燥热。桑叶、杏仁、大沙参、象贝母、香豉、黑豉皮。(《临证指南医案·燥》)

【解　　读】

本案处方以栀子豉汤为根柢据证加味而成，从所加桑叶、杏仁、沙参、象贝母四药来分析，叶氏临证尚应见到咳嗽、发热等症状。吴鞠通据此拟定桑杏汤方证，并取名"辛凉法"，以栀子豉宣泄上焦郁热，桑叶疏透燥气，杏仁、贝母宣肺化痰，沙参、梨皮滋肺润燥，共凑清宣肺燥、润肺止咳之效。

【原文 7】

唐女，脉左涩、右弦。气火不降，胸胁隐痛，脘不爽。最虑失血。川贝、山栀、丹皮、郁金汁、钩藤、瓜蒌皮、茯苓、橘红。又，气火上郁，脘中窒痛，呕涎，先以开通壅遏。香豉、瓜蒌皮、山栀、郁金、竹茹、半夏曲、杏仁。(《临证指南医案·肝火》)

【解　　读】

此案接诊时，便见胸胁隐痛，脘闷不爽，脉象左涩、右弦。叶氏认为此为气火不降，法宜泻肝和胃、清降郁火。二诊时，证见脘中窒塞、吐涎，是较为典型的轻苦微辛法适应证，故叶氏以栀子豉汤为根柢，加入杏仁、瓜蒌皮、郁金等辛润芳香，润开郁结，以治脘中窒痛，合温胆半夏、竹茹，辛开胃痹，和胃降逆，以治呕涎。

二、中焦篇

【原文 8】

沈，二一，初起形寒寒热，渐及胁肋脘痛，进食痛加，大便燥结。久病已入血络，兼之神怯瘦损。辛香刚燥，决不可用。白旋覆花、新绛、青葱管、桃仁、归须、柏子仁。(《临证指南医案·胁痛》)

【解　　读】

叶天士以善治络病著称，其手法即以旋覆花汤加当归须、桃仁、柏子仁以凑辛润通络为用。沈二一案更是叶天士"辛润通络法"的典型医案，寻常医家见肋痛多以辛香刚燥为治法，以柴胡疏肝散为方疏，凑疏利肝气为用。但是，叶天士认为，此肝气不舒之原由，皆因肝血不濡，血不濡则气愈结，寻常之法愈疏愈燥，治此必以养血润燥为法，方得治此大法。

【原文 9】

吴，背寒，疟来渐晏，邪有入阴之意，此伏邪不肯解散，都因久积烦劳，未病先虚也。饮水少腹如坠，脘中痞结不舒，中焦屡受邪迫，阳气先已馁弱。议两和太阴、阳明法。草果、知母、半夏、厚朴、姜汁、乌梅、黄芩、花粉。（《临证指南医案·疟》）

【解　　读】

本案主症为"饮水少腹如坠，脘中痞结不舒"，为湿阻中阻，清气不升的表现；"背寒"，为疟邪湿浊阻遏阳气所致，从"疟来渐晏"分析，除背寒外，还应有发热。方用草果、厚朴、半夏、姜汁燥太阴之湿，开中焦之痞结；用知母、黄芩、天花粉清泄阳明之热，知母、乌梅、黄芩酸苦合化阴气兼以泻热。

【原文 10】

何，寒热呕吐，胸中格拒，喜暖饮怕凉。平昔胃阳最虚，热邪内结，体虚邪实，最防痞厥。人参、黄芩、炒半夏、姜汁、川连、枳实。（《临证指南医案·呕吐》）

【解　　读】

本案呕吐、喜暖饮怕凉，为"胃阳虚损"之证；"寒热"提示尚有外感，且已有"热邪内结"之势，外来邪热与胃阳虚损之寒湿并存为病。从"最防痞厥"来看，热邪已经渐入厥阴，"痞"为胃阳不足，阴浊结聚，病位在胃；"厥"为厥阴本证，病位在肝，方用半夏泻心汤，法以苦辛为法，用芩、连苦泻邪热，用姜、夏通补胃阳，再以枳实开痞散结，共凑苦辛寒热并用，开中焦郁结之法。

【原文 11】

蔡，仲景云：小便不利者，为无血也；小便利者，血证谛也。此证是暑湿气蒸，三焦弥漫，以致神昏，乃诸窍阻塞之兆。至小腹硬满，大便不下，全是湿郁气结。彼夯医犹然以滋味呆钝滞药，与气分结邪相反极矣。议用甘露饮法。猪苓、浙茯苓、寒水石、晚蚕砂、皂荚子去皮。（《临证指南医案·湿》）

【解　　读】

本案下见小便不利，小腹硬满，大便不下；上见窍阻神昏。叶天士认为此病皆由"暑湿气蒸，三焦弥漫，诸窍阻塞"所致。治疗当变通刘完素甘露饮参以清热渗湿，利窍导浊。取法河间，用猪苓、茯苓淡渗利湿，寒水石辛咸大寒，清泻火热。另用晚蚕砂祛湿化浊，皂荚子祛痰通窍，从而治疗湿热秽浊闭阻中焦，而致二便不通之证。

【原文 12】

胡，不饥不食不便，此属胃病，乃暑热伤气所致。味变酸浊，热痰聚脘。苦辛自能泄降，非无据也。半夏泻心汤去甘草、干姜，加杏仁、枳实。（《临证指南医案·暑》）

【解　　读】

叶天士将半夏泻心汤变通作为苦辛开泄湿热法的代表治疗湿热痞满。从这一角度分析，芩、连合以半夏、厚朴、枳实，辛开湿脾、苦降热结，共同构成苦辛开泄湿热而兼有通下里结的特殊作用，尤能治疗湿热里结阳明，表现为胃脘痞满、腹满便秘或大便溏而黏滞不爽等证。

【原文 13】

张，脉沉，湿热在里，郁蒸发黄，中痞恶心，便结溺赤，三焦病也，苦辛寒主之。杏仁、石膏、半夏、姜汁、山栀、黄柏、枳实汁。（《临证指南医案·疸》）

【解　　读】

本案叶天士根据《伤寒论》第 261 条主治"伤寒，身黄，发黄"的栀子柏皮汤变化而来。杏仁石膏汤方以杏仁开宣上焦肺气，半夏、生姜汁开畅中焦，枳实由中驱下，合而宣通三焦气机以化湿；另用石膏清上、黄柏清下、栀子清泄三焦，合而清热泻火以治热。本方看似平淡，是一首通治三焦的常用方，但是此法中蕴含的"苦辛寒淡宣利湿热"思想，为后世辨治湿热黄疸开辟了新的思路。

【原文 14】

王，身半以上属于阳，风湿雨露从上而受，流入经络，与气血交混，遂为痹痛。经月来，外邪已变混，攻散诸法，不能取效，急宜宣通清解，毋使布及流注。防己、姜黄、蚕砂、杏仁、石膏、滑石。（《临证指南医案·痹》）

【解　　读】

本案是叶桂根据《金匮要略》木防己汤变化而来，湿热蕴蒸经络而为痹痛，以上半身疼痛为主，故加姜黄止痛。中焦宣痹汤，同样以防己为君，配以杏仁开宣上焦，滑石、蚕砂渗利下焦，这是叶氏辛苦结合治疗中焦湿热蕴蒸经络发为痹痛的经典手法。"苦辛温淡宣利法"，为后世辨证湿热蕴蒸经络发为痹痛的辨治提供了新视角。

三、下焦篇

【原文 15】

杨，暑由上受，先入肺络，日期渐多，气分热邪逆传入营，遂逼心包络中。神昏欲躁，舌音缩，手足牵引，乃暑热深陷，谓之发痉。热闭在里，肢体反不发热。热邪内陷则外脱，谓之发痉。热闭在里，肢体反不发热。热邪内闭则外脱，岂非至急？考古人方法，清络热必兼芳香，开里窍以清神识。若重药攻邪，直走肠胃，与胞络结闭无干涉也。犀角、元参、鲜生地、连翘、鲜菖蒲、银花，化至宝丹四丸。（《临证指南医案·痉厥》）

【解　　读】

清营汤以犀角（今用水牛角代）、生地黄、丹参为变通犀角地黄法，用以清营凉血、散血；玄参、麦冬、生地黄为增液以滋阴生津；黄连、竹叶清心泄热，清热解毒；金银花、连翘甘寒轻清、透邪外出，即叶天士所谓"入营尤可透热转气"之法。其中竹叶甘淡寒又可导热外出。全方在清营凉血散血、滋阴生津、清热解毒的基础上，又兼有宣透气分热邪的作用，从而构成本法显著特色。

【原文 16】

尹，环口燥烈而痛，头面身半以上，发出隐疹赤纹，乃阳明血热，久蕴成毒。瘦人偏热，颇有是证，何谓医人不识。犀角地黄汤。（《临证指南医案·瘢瘕疹瘰》）

陈，夜热，邪迫血妄行，议清营热。犀角、鲜生地、丹皮、白芍。（《临证指南医案·吐血》）

【解　读】

犀角地黄汤中犀角（现以水牛角代替）咸寒，凉血止血、清心泻火解毒；生地黄甘寒，清热凉血，兼以滋阴；温病学家多用赤芍代替白芍，赤芍微苦酸寒，清热凉血，祛瘀消肿；牡丹皮苦辛微寒，清热凉血，活血祛瘀。全方仅四味药，却具备凉血止血、活血祛瘀、清热解毒、滋阴生津的四大功效。后世吴鞠通分别以此法与桃核承气汤、抵挡汤并列，鼎足形成蓄血证中轻、中、重三法。

【原文 17】

张，五五，劳倦内伤，温邪外受，两月不愈。心中温温液液，津液无以上供，夜卧喉干燥。与复脉汤去姜、桂、参，三服后可加参。（《临证指南医案·温热》）

张，脉数虚，舌红口渴，上腭干涸，腹热不饥，此津液被劫，阴不上承，心下温温液液。用炙甘草汤。炙甘草、阿胶、生地、麦冬、人参、麻仁。（《临证指南医案·燥》）

某，风温伏热，更劫其阴，日轻夜重，烦扰不宁。生地、阿胶、麦冬、白芍、炙甘草、蔗浆。（《临证指南医案·风温》）

汪，劳倦更感温邪，阳升头痛，寒热战栗，冷汗。邪虽外达，阳气亦泄，致神倦欲眠，舌赤黄苔，口不知味。当以育阴除热为主，辛散苦降非宜。复脉汤去参、姜、桂、麻，加青甘蔗浆。（《临证指南医案·温热》）

胡，久病耳聋，微呛，喉中不甚清爽，是阴不上承，阳夹内风，得以上侮清窍。大凡肝肾宜润、宜凉，龙相宁则水源生矣。人参一钱，鲜生地三钱，阿胶一钱，淡菜三钱，白芍一钱，茯神一钱半。（《临证指南医案·肝风》）

【解　读】

上列张五等五案，证见"劳倦内伤""心中温温液液"等语，皆是叶天士遵照《金匮要略》炙甘草汤原文应用该方的具体体现，足见叶氏对仲景思想的重视程度。叶氏承袭仲景思想却决不拘泥仲景之方，加减复脉汤的应用便是其中代表，该方以生地黄、麻仁、麦冬、阿胶、白芍咸寒滋肝肾之阴，以炙甘草甘缓补气，并取"甘守津还"之意复津液，从而构成"甘润存津"的基本结构。另外，本方尚可加味鳖甲、龟甲、牡蛎等，属血肉有情之品，是叶氏补任脉常用手法，因此，本方尚具补益奇经的功效。

【原文 18】

某，春温内陷下痢，最易厥脱。川连、阿胶、淡黄芩、炒生地、生白芍、炙草。（《临证指南医案·痢》）

【解　读】

叶天士变通应用黄连阿胶汤有独特的经验，在遵仲景原法辛寒、苦寒并用的同时，亦有去苦寒仅用咸寒的用法。配伍结构上，叶氏以黄芩、黄连苦寒清心泻火，阿胶、白芍酸甘咸滋养肝肾阴液。其中白芍与芩、连共成酸苦泄热法，既可以清温病邪热，又能够泻内伤郁火；芍药与阿胶相配酸甘咸化阴气，既可滋养肝肾真阴，又能纳阳御风。因此，本方不仅能够治疗外感温热伤及肝肾真阴之证，亦可以治疗内伤虚火燔灼导致的阴液损伤诸证。

【原文 19】

　　王，十八，夜热早凉，热退无汗，其热从阴而来，故能食、形瘦、脉数左盛。两月不解，治在血分。生鳖甲、青蒿、细生地、知母、丹皮、竹叶。(《临证指南医案·温热》)

【解　　读】

　　本案证见夜热早凉、热退无汗、能食、形瘦、脉数左盛等，从"治在血分"分析，所谓"热从阴而来"是指热自血分而发，气属阳，血属阴，故曰热从阴分而来。血分阴津损伤，热伏难以透出为其病机关键，方用生鳖甲领细生地黄凉血滋阴；青蒿领竹叶透热外出；知母、牡丹皮凉血泄热。

【原文 20】

　　蒋，五一，久痢用辛甘温而效，是脾阳久伤，治由东垣法极是。述食血腥滑必便溏，四肢忽有肉疹。营卫内应脾胃，气血未得充复。五旬外，下亦怯，用脾肾双补。人参、山药、茯苓、湖莲、芡实、补骨脂、苁蓉、黄肉、五味子、巴戟、菟丝子、覆盆子。(《临证指南医案·痢》)

【解　　读】

　　久痢用东垣法辛甘温补脾升阳有效，说明病人脾气虚无疑。脾气虽得补，但食血腥滑腻必便溏，提示不仅脾虚，肾气、肾阳也已虚损，单纯补脾则难奏效，必须脾肾双补，兼以收摄固涩。关于"四肢忽有肉疹"的表现，叶天士认为"营卫内应脾胃，气血未得充复"，营卫失和则发疹。处方以平为贵，法缪仲淳脾肾双补丸去车前子、肉豆蔻、橘红、砂仁，加茯苓、芡实、覆盆子。

【原文 21】

　　某，三八，舌白身痛，足跗浮肿，从太溪穴水流如注。此湿邪伏于足少阴，当用温蒸阳气为主。鹿茸、淡附子、草果、菟丝子、茯苓。(《临证指南医案·湿》)

【解　　读】

　　本案舌白为寒湿之象。寒湿阻滞经络则发为身痛；寒湿盘踞肾经则损肾阳，阳虚水泛，水湿下注则足跗水肿，甚至太溪穴水流如注。法宜温阳燥湿利水，叶天士以鹿茸温补奇阳，菟丝子助鹿茸补督；附子力雄，通经散寒；草果辛香温燥，温太阴寒湿；茯苓渗湿利水逐湿。其中附子与茯苓配伍，尚有逐湿定痛之功。

第二十章 薛生白《湿热病篇》

第一节 薛生白与《湿热病篇》

薛生白，名雪，晚年自号一瓢，又号扫叶老人，江苏吴县（今苏州市）人，生于1681年，卒于1770年。薛氏出生于书香门第，家学渊源，自幼刻苦攻读。成年后博学多才，擅长诗画，尤其精通医学。在乾隆初年朝廷曾召举为"鸿博"，但他拒不应试，而以医为业。薛氏在医学上特别擅长湿热病的治疗，著有《湿热病篇》。其他医学著作有《医经原旨》《扫叶庄医案》《自讲日记》、收于吴金寿刻的《三家医案合刻》中的薛氏医案等，此外，还有一些文学方面的著作。

在薛氏医学著作中，影响最大的当推《湿热病篇》，成书于1770年之前，初刊于1831年。是以自述自注的形式，全面论述外感湿热病发生发展规律和辨证治疗的专著，内容以湿温、暑温等夏秋季节的常见病为主，兼及痢疾、夏日感冒、寒湿等病症。本篇的问世，为后世将温病明确分为温热、湿热两大类奠定了理论基础，特别是薛生白提出的对湿热病证进行三焦辨治的方法，具有很高的学术价值，起到了承前启后的作用，对后世辨治湿热病产生了重要影响，被列为医家必读之书。所以李清俊在《南病别鉴》中说："薛氏《湿热论》……其见之也确，其言之也详，其治之各得其宜，可为后世法，莫能出其范围者。"

《湿热病篇》未见原本，版本有多种，编次、条文互有出入。舒松摩重刻李言恭著《医师秘笈》首载本篇，名为《薛生白湿热条辨》，载有前35条，江白仙《温热病指南集》与吴子音《温热赘言》中均采集20条，又增补11条为31条本，王孟英《温热经纬》乃收录吴人陈秋咤抄本为46条本，认为是全豹之作，王氏名之为《薛生白湿热病篇》。另外，本篇在《医门棒喝》《南病别鉴》《陈修园医书七十二种》《王旭高医书六种》《中西医劝读十二种》《感证集腋》等书中均有收载而编次互异。其在温病学方面的主要成就归纳如下：

（一）详论湿热病之病因发病

薛氏明确提出了湿温病的原因是"湿热之邪"。其感受途径主要是从口鼻而入，即"从表伤者，十之一二；从口鼻而入者十之八九"。认为湿热之邪可直接侵犯膜原、脾胃，"邪由上受，直趋中道。"并指出"湿热病属阳明太阴经者属多"，脾胃是该病的病变中心。

对于湿热病的发病，薛氏强调了"内外合邪"特点，指出本病的发生一方面是感受了外界的湿热之邪，另一方面是因为脾的运化功能受伤，以致湿由内生，成为湿热病发生的内在因素，即"太阴内伤，湿饮停聚，客邪再至，内外相引，故病湿热"。

（二）辨析湿热病之病理演变

薛氏深入分析了湿热病邪侵犯人体后演变的规律，提出湿邪在表，有"阴湿"与"阳湿"的区别。至于湿热之邪的进一步演变，则与病人的体质状态有密切的关系，即"中气实则病在阳明，中气虚则病在太阴"。湿热病湿在气分时称为"正局"，而在化燥化火后，深入营血，犯及心、肝、肾等脏腑出现各种变证，就称为湿热病的"变局"。

（三）完善了湿热三焦辨证的体系

薛氏按照病邪所在的部位不同而辨证施治，以卫、气、营、血为总纲。而当湿热之邪在气分时，则按邪在上、中、下三焦不同部位分别立法选药。对于湿邪为患的病证，概括了"蒙上、流下、上壅、下闭"以及闭阻三焦的致病特点。现在一般多认为湿热病证三焦辨治的理论创自薛氏。

（四）辨证论治别有心得

对于湿热病过程中出现的症状，除了按病变所在部位治疗外，还非常重视对病机的分析。如同一痉厥证，有湿热化风犯于经络引起者，有热邪充斥表里三焦、气血两燔引起者，有邪结胸膈胃肠者，有湿热化火伤阴、肝风上升者，有阴伤动风者等，治法各异。又如常见的呕吐证，又分为湿热中阻、肝胆气逆、胃气上逆、胃液受劫而肝胆火逆、中虚升降失常、湿浊内阻太阴、寒湿内留、清浊相干等，不仅辨证清晰、立法严谨，而且前后类比互勘，对后世辨治湿温具有深远影响。

（五）分别轻重缓急，精心遣方用药

根据病情轻重缓急，薛氏治疗湿热病在用药的味数、药物的选择、剂量方面具有很大的灵活性。在用药的味数方面，少则一味，多则十余味；对重证则重药猛投，不惜多味并用，如犀角、羚羊角、金汁、大黄等，对轻证则用药多主轻清，以轻可去实。在用量方面，有时小剂投用，如治疗呕恶不止，用黄连三四分、紫苏叶二三分煎服；治疗暑湿郁闭肌表腠理，胸痞发热、肌肉微疼而无汗者，只用六一散一两、薄荷三四分泡汤调下，但有时则用量较大。这种灵活的用药方式对指导临床实践具有重要意义。

本章以《温热经纬》本为依据，对其内容进行归纳分类叙述，原文后括号内数字为《湿热病篇》条文顺序编号。

第二节　《湿热病篇》

【原文1】

湿热证，始恶寒，后但热不寒，汗出胸痞，舌白，口渴不引饮。（《湿热病篇·第1条》）

自注：此条乃湿热证之提纲也。湿热病属阳明、太阴经者居多，中气实则病在阳明，中气虚则病在太阴。病在二经之表者，多兼少阳三焦，病在二经之里者，每兼厥阴风木。以少阳厥阴同司相火，阳明太阴湿热内郁，郁甚则少火皆成壮火，而表里上下充斥肆逆，故是证最易耳聋、干呕、发痉、发厥。而提纲中不言及者，因以上诸证，皆湿热病兼见之变局，而非湿热病必见之正局也。始恶寒者，阳为湿遏而恶寒，终非若寒伤于表之恶寒，后但热不寒，则郁而成热，反恶热矣。热盛阳明则汗出，湿蔽清阳则胸痞，湿邪内盛则舌白，湿热交蒸则舌黄，热则液不升而口渴，湿则饮内留而不引饮。然所云表者，乃太阴阳明之表，而非太阳之表。太阴之表四肢也，阳明也；阳明之表肌肉也，胸中也。故胸痞为湿热必有之证，四肢倦怠，肌肉烦疼，亦必并见。其所以不干太阳者，以太阳为寒水之腑，主一身之表，风寒必自表入，故属太阳。湿热之邪从表伤者十之一二，由口鼻入者十之八九。阳明为水谷之海，太阴为湿土之脏，故多阳明、太阴受病。膜原者，外通肌肉，内近胃腑，即三焦之门户，实一身之半表半里也。邪由上受，直趋中道，故病多归膜原。要之湿热之病，不独与伤寒不同，且与温病大异。温病乃少阴、太阳同病，湿热乃阳明、太阴同病也。而提纲中言不及脉者，以湿热之证，脉无定体，或洪或缓，或伏或细，各随证见，不拘一格，故难以一定之脉，拘定后人之眼目也。

湿热之证，阳明必兼太阴者，徒知脏腑相连，湿土同气，而不知当与温病之必兼少阴比例。少阴不藏，木火内燔，风邪外袭，表里相应，故为温病。太阴内伤，湿饮停聚，客邪再至，内外相引，故病湿热。此皆先有内伤，再感客邪，非由腑及脏之谓。若湿热之证，不挟内伤，中气实者，其病必微，或有先因于湿，再因饥劳而病者，亦属内伤挟湿，标本同病。然劳倦伤脾为不足，湿饮停聚为有余，所以内伤外感孰多孰少，孰实孰虚，又在临证时权衡矣。

【解　读】

湿热病的典型见证是，初起恶寒，继则但发热不恶寒，汗多，胸脘痞闷，舌苔白腻，口渴而不欲饮。

本条为"湿热证之提纲"。初起恶寒是因为邪气在表，阳为湿遏所致，以其表现有身热不扬，来势较缓，兼见胸闷、头胀、舌苔白、汗出、身重等症，与寒邪在表之发热恶寒，来势较速，兼见头痛、身痛者不同。后但热不寒是因湿邪逐渐蕴而化热，留恋气分所致，若热较甚不但不恶寒而成反恶热之症。汗出是由湿与热合，热处湿中，盛于阳明，蒸湿为汗。故湿热留恋气分，多表现为有汗不解，汗出黏腻，出而不快，出而不畅，出而热减，继而复热，或汗出而见白痦外发，出一身汗发一身白痦。湿热后期则渐不出汗，为气阴耗伤所致，若气随血脱，阳气外亡则亦可见汗出淋漓之症。胸痞为湿邪阻遏，阳气不运所致。有四肢为太阴之表，肌肉、胸中为阳明之表之说，湿邪外受，阻遏太阴阳明之表故见肢倦、胸痞等症。舌苔白腻为湿邪内盛的表现，湿热多表里同病，初起湿重于热，故多见舌苔白腻，其后则湿渐化热，湿热交蒸就出现黄腻苔。口渴不引饮亦为湿热病证之特征，湿热阻遏，脾津不能上承而口渴，若已化热，热盛阳明则津液耗损更加口渴，但因湿邪内盛或中有水饮，故多渴不欲饮，即已化热亦不引饮。

本条为湿热病的提纲，列举了湿热病初起的典型症状。而自注从以下几方面分析了湿热病的发生发展规律及病变特点。

1. 湿热病的发病特点：薛生白提出湿热病多由脾胃内伤，再感客邪，内外之邪相合而发病，即湿热病具有内外相引的发病特点。"劳倦伤脾为不足，湿饮停聚为有余。"当理解为劳倦损伤可使脾气不足而不能健运，此属虚中之虚；过饱或太逸可使脾气因实邪阻滞而失健运，则属虚中之实。不可一律视脾胃内伤为虚证，尚有虚实相兼，标本同病者。薛氏还认为"中气实者，其病必微"。此中气实与"中气实则病在阳明"的含义不同，此指脾胃健，里湿不盛者即使患湿热病，亦必病轻易愈。薛氏提出的"内伤外感孰多孰少，孰实孰虚，又在临证时权衡矣"，实属经验之谈。

2. 病邪的入侵途径及病变中心：薛生白认为，湿热病邪十之八九由口鼻而入，十之一二由肌表而入，而且"邪由上受，直趋中道，病多归膜原"。邪阻膜原可作为湿热病初起的一种形式。另一方面，薛氏指出："湿热病属阳明、太阴者居多。"阳明为水谷之海，太阴为湿土之脏，同气相求，故湿热病的病变中心在中焦脾胃，又因体质差异，有"中气实则病在阳明，中气虚则病在太阴"的不同转归。

3. 湿热病的正局变局：条文所列六种症状为湿热病正局的见证，自注阐释了正局见证的病机，且补充了湿热病兼见之变局。若阳明、太阴湿热内郁化火，表里上下充斥肆逆，可窜及少阳或厥阴。因胆经循行过耳，胆火上冲而见耳聋、干呕；火郁心包而发厥，引动肝风则发痉。

4. 湿热病与温病、伤寒的区别：薛氏指出湿热病与伤寒的区别在于湿热病的表证乃太阴阳明之表，即四肢、肌肉与胸中，所以湿热病初起必见四肢倦、肌肉烦疼、胸痞等脾胃病变。而伤寒为寒邪束表，表现为太阳表寒证。薛氏又以伏气温病的春温为例论及其与湿热病的区别，认为春温为少阴、太阳同病，湿热为太阴、阳明同病，临床表现明显不同。故薛氏说："要之湿热之病，不独与伤寒不同，且与温病大异。"其意义是通过寒、温、湿辨异，使湿热病自成体系，以致为温病明确分为温热、湿热两大类奠定了基础。

【原文 2】

湿热证，恶寒无汗，身重头痛，湿在表分。宜藿香、香薷、羌活、苍术皮、薄

荷、牛蒡子等味。头不痛者，去羌活。(《湿热病篇·第2条》)

　　自注：身重恶寒，湿遏卫阳之表证。头痛必挟风邪，故加羌活，不独胜湿，且以祛风。此条乃阴湿伤表之候。

【解　　读】

　　湿热证初起，见有恶寒、无汗、身重、头痛等症，这是湿邪伤表、尚未化热，而卫阳被遏的表现。恶寒、无汗为湿遏卫表、腠理闭塞所致。湿为阴邪，易阻滞气机，又湿性重着故身重。头痛是说明夹有风邪。无风邪可表现为头胀头重，如《素问·生气通天论》说："因于湿首如裹。"故当用藿香、香薷、羌活、苍术皮、薄荷、牛蒡子。如果头不痛而只见头胀头重，说明不夹风邪，就当去羌活，即不需用祛风之品。

　　本条论述"阴湿"伤表的证治。"阴湿"指湿邪未化热。

【原文3】

　　湿热证，恶寒发热，身重，关节疼痛，湿在肌肉，不为汗解，宜滑石、大豆黄卷、茯苓皮、苍术皮、藿香叶、鲜荷叶、白通草、桔梗等味。不恶寒者，去苍术皮。(《湿热病篇·第3条》)

　　自注：此条外候与上条同，惟汗出独异，更加关节疼痛，乃湿邪初犯阳明之表。而即清胃脘之热者，不欲湿邪之郁热上蒸，而欲湿邪之淡渗下走耳。此乃阳湿伤表之候。

【解　　读】

　　湿热证初起，症见恶寒发热、身重关节疼痛等，这是湿邪在表、湿已化热的表现。因其已有化热故有发热；湿邪不独已侵肌表，而且已犯阳明之表、滞留于肌肉，故有关节疼痛、有汗不解。对此，在治法上就不仅要宣化表湿，而且宜兼以利湿泄热。故用滑石、大豆黄卷、茯苓皮、苍术皮、藿香叶、鲜荷叶、白通草、桔梗。若已不恶寒应去温燥之苍术皮。用这类药物配伍，能使初犯阳明肌表之湿热得以清解，使湿邪郁热不至于进一步上蒸，这种湿已化热的证候可称为阳湿伤表。

　　本条论述"阳湿"伤表的证治。"阳湿"指湿邪已化热。湿热蕴阻于肌表，除恶寒、身重、关节疼痛等湿滞肌表的表现外，还可见发热、汗出，且发热不为汗解等湿中蕴热之象。治疗上，在芳香宣化的同时，要配合清热化湿及利小便的治法。藿香、苍术皮芳香透表，以除在表之湿；桔梗开肺气，以通三焦水道；滑石、大豆黄卷、茯苓皮、荷叶、通草等清热化湿利小便，"不欲湿邪之郁热上蒸，而欲湿邪之淡渗下走耳"，使湿热得以分解而祛除。不恶寒者表邪已解，或热象加重，则不宜使用辛温之苍术皮。阴湿伤表证与阳湿伤表证，虽病位相同，症状有相似之处，但病性相异，临证当注意区分。

【原文4】

　　湿热证，胸痞发热，肌肉微疼，始终无汗者，腠理暑邪内闭。宜六一散一两，薄荷叶三四分。泡汤调下，即汗解。(《湿热病篇·第21条》)

　　自注：湿病发汗，昔贤有禁。此不微汗之，病必不除。盖既有不可汗之大戒，复有得汗始解之治法，临证者当知所变通矣。

【解　　读】

　　湿热病初起，症见胸痞、发热、肌肉微痛、始终无汗，这是由于湿邪虽已化热，或暑热夹湿侵犯肌表，但湿热较轻，郁于肌表、腠理郁闭、不能外泄的表现。发热而无恶寒，知湿已化热，胸痞、肌肉微疼为邪犯阳明之表，始终无汗为腠理郁闭、气机受阻之象。故治疗只需用六一散加薄荷叶得微汗而解。湿病历来有禁汗之说，这是常法，但也有如此条腠理为轻微湿热所郁闭者，只有得汗才能解散，这是变法，临床医生了解变通方法是很要紧的。

本条论述暑湿郁表的证治。薛生白治用六一散加薄荷叶，即成鸡苏散。方中滑石解肌清热利湿，甘草清热和中，薄荷透解风热。薛氏提出少量泡汤调服，以取其轻清宣透，达到轻可去实之目的。历代医家有湿病禁汗之说，是指湿温病初起禁止使用麻黄汤、桂枝汤之类的辛温发汗方药。本条自注所说的"微汗"，并非麻桂辛温发汗的药理性汗出，而是通过清暑利湿透表的治疗，解除了在表的暑湿，使腠理通达，从而恢复生理性的汗出。此正如华岫云所说"辛凉开肺便是汗剂"。

以上三条均为湿热在表的证治，分别是阴湿伤表、阳湿伤表、暑湿郁表。阴湿与阳湿相对而言，阴湿尚未化热；阳湿已经化热。薛氏用发热与汗出来区分三者：无热无汗为阴湿；有热有汗为阳湿；有热无汗为暑湿。

【原文 5】

　　湿热证，初起壮热口渴，脘闷懊憹，眼欲闭，时谵语。浊邪蒙闭上焦，宜涌泄，用枳壳、桔梗、淡豆豉、生栀子，无汗者加葛根。（《湿热病篇·第 31 条》）

　　自注：此与第九条宜参看，彼属余邪，法当轻散；此则浊邪蒙闭上焦，故懊憹脘闷。眼欲闭者，肺气不舒也。时谵语者，邪郁心包也。若投轻剂，病必不除。经曰："高者越之。"用栀豉汤涌泄之剂，引胃脘之阳而开心胸之表，邪从吐散。

【解　读】

　　湿热病早期，见有壮热、口渴、脘闷、懊憹、眼欲闭、时谵语等症，这是湿邪化热，由卫入气，阻于上焦所致。上焦是清气所居之所，浊邪蒙闭则清气不能四布，故脘闷、懊憹；清气不能上升于目，故眼欲闭；湿热蒙闭，扰及心神而时有谵语。其壮热、口渴，有似阳明热盛，但兼有脘闷、懊恼等症，乃湿热郁蒸，热灼津伤所致，非阳明热盛。眼欲闭，时谵语，看似热入心包，但并无舌质红绛鲜泽，而多苔薄黄腻，乃湿热上蒙、扰及心包所致，非热入心包。由于湿热蒙闭上焦，故治法宜清化宣泄，用枳壳、桔梗、淡豆豉、生栀子。若邪热郁闭而无汗，则当加透热生津之葛根。

　　本条论述湿热蒙闭上焦的证治。湿热证见壮热口渴，为气分热盛而阴伤；懊憹，为湿郁上焦胸膈，气机不通；眼欲闭，时谵语，为湿浊郁于心包，扰乱神明。治疗当清宣上焦，透化湿热，仿栀子豉汤之意，药用枳壳、桔梗、淡豆豉、生栀子等轻开上焦之气，使气化则湿亦化。无汗加葛根以解肌透热。本条所列药物，并无涌吐之功，薛氏所说"引胃脘之阳而开心胸之表，邪从吐散"，似不妥当。

【原文 6】

　　湿热证，初起即胸闷不知人，瞀乱①大叫痛。湿热阻闭中上二焦，宜草果、槟榔、鲜菖蒲、芫荽、六一散各重用，或加皂角，地浆水②煎。（《湿热病篇·第 14 条》）

　　自注：此条乃湿热俱盛之候。而去湿药多清热药少者，以病邪初起即闭，不得不以辛通开闭为急务，不欲以寒凉凝滞气机也。

【注　释】

①瞀乱：瞀，视物不明，甚至昏蒙。瞀乱，为视物不明，心中闷乱，甚至神志昏蒙。
②地浆水：把新汲水倒入约三尺深的黄土坑，俟其沉淀后，取清液用。有清暑解毒作用。

【解　读】

　　湿热病有出现初起即胸闷不省人事、闷乱昏愦而大叫，痛苦无奈的症象，这是湿热秽浊甚盛阻闭中上二焦，闭塞气机所致。故治疗宜用辛开理气化湿，辟秽解毒之品，如草果、槟榔、鲜菖蒲、芫荽、六一散、皂角、地浆水。

本条论述湿热俱盛，阻闭上、中二焦的证治。湿热闭阻清阳则心中闷乱而叫痛；浊邪害清、机窍闭塞、气机逆乱则胸闷、不省人事。此为湿热证的特殊证候，发病急骤，病情较重。治疗需芳香辟秽、辛温开郁、理气化湿、清热解毒。用草果、槟榔辛开理气，鲜菖蒲、芫荽芳香辟秽，六一散清热利湿，皂角、地浆水辟秽解毒。本条以湿浊闭窍为急务，故整体治疗偏于辛温开散，正如薛生白自注所说"以病邪初起即闭，不得不以辛通开闭为急务，不欲以寒凉凝滞气机也"。但如果热象显著，又当兼顾清热，不可囿于"寒凉凝滞气机"之说。

本证如沈宗淦所云，颇似痧证，俗称"发痧"。临床治此痧证多用中成药，除沈氏主张用灵验痧丸外，还常用玉枢丹、紫金锭、藿香正气水、十滴水、行军散等，或以刮痧法、针刺法急救之。

【原文 7】

湿热证，咳嗽昼夜不安，甚至喘不得眠者，暑邪入于肺络。宜葶苈、枇杷叶、六一散等味。（《湿热病篇·第 18 条》）

自注：人但知暑伤肺气则肺虚，而不知暑滞肺络则肺实。葶苈引滑石，直泻肺邪，则病自除。

【解　　读】

湿热病见有咳嗽、昼夜不安，甚至喘不得眠等症者，有由于暑湿之邪阻滞肺络所致，当与暑热耗伤肺气的咳喘鉴别，本证治疗宜用葶苈子、枇杷叶、六一散。

本条论述暑湿伤肺而咳喘的证治。暑湿滞于肺络，肺失肃降，则肺气上逆为咳嗽气喘，以致昼夜不安，甚者喘不得眠。治疗当清暑化湿、宣肺平喘。用葶苈泻肺逐痰，枇杷叶清肺化痰，六一散清暑利湿，使暑湿得除，肺气以降，则咳喘自平。临床还可加入桑皮、黄芩、白前、车前草等味。

【原文 8】

湿热证，寒热如疟，湿热阻遏膜原，宜柴胡、厚朴、槟榔、草果、藿香、苍术、半夏、干菖蒲、六一散等味。（《湿热病篇·第 8 条》）

自注：疟由暑热内伏，秋凉外束而成。若夏月腠理大开，毛窍疏通，安得成疟？而寒热有定期，如疟证发作者，以膜原为阳明之半表半里，湿热阻遏，则营卫气争，证虽如疟，不得与疟同治，故仿又可达原饮之例。盖一由外凉束，一由内湿阻也。

【解　　读】

湿热病若表现为寒热如疟，这是湿热之邪阻遏膜原所致。膜原在肌肉与胃腑之间，为阳明的半表半里。由于湿热阻遏，内出于胃的营卫之气与之相争而不和，故表现为寒热往来如疟。证虽与疟相似，而实与疟不同。疟是由暑热内伏、秋凉外束而成，此证为湿热阻遏于膜原所致，故治法不同于疟，仿照吴又可达原饮法，以宣透膜原、辟秽化浊。宜用柴胡、厚朴、槟榔、草果、藿香、苍术、半夏、干菖蒲、六一散。

本条论述湿热阻遏膜原的证治。湿热阻遏膜原，少阳枢机不利，则寒热如疟，以药测证，当属湿重热轻之证。临床上还可见到脘腹胀满、舌苔白厚如积粉等湿浊内阻的表现。治疗上薛生白仿吴又可达原饮宣透膜原，燥湿化浊。厚朴、槟榔、草果为达原饮君药，辛温走窜、行气破气，迅速祛除膜原湿热秽浊之邪，吴又可说"三药协力，直达其巢穴，使邪气溃败，速离募原"。藿香、干菖蒲芳香化浊，柴胡清热透邪，半夏燥湿逆降，苍术健脾化湿，六一散清热利湿。本证应与疟疾相鉴别，疟疾寒热发作有定期，寒热俱甚；本证则寒热无定期，寒甚热微。

【原文 9】

湿热证，舌遍体白，口渴，湿滞阳明，宜用辛开，如厚朴、草果、半夏、干菖蒲等味。（《湿热病篇·第 12 条》）

自注：此湿邪极盛之候。口渴乃液不上升，非有热也。辛泄太过即可变而为热，而此时湿邪尚未蕴热，故重用辛开，使上焦得通，津液得下也。

【解　读】

湿热病早期湿邪极盛，尚未化热，阻滞中焦，可表现为舌遍体白、口渴等症。舌苔满布白腻是湿邪极盛的重要标志。口渴并非热盛伤津的口渴欲饮，而是湿邪阻遏，津不上承的口渴不欲饮。由于湿盛尚未化热，故治法只宜重用辛开，辛开之剂使阳气上升，气机宣畅，上焦通达，津液得以上输下布。然辛开之品最易化燥，如用之太过，即可助其化热，致湿未除而热已盛。厚朴辛温燥湿，草果化湿辟浊，半夏燥湿和胃，干菖蒲辟浊开窍，这均为辛开理气燥湿之品，只宜适可而止，不宜过剂。

本条论述湿浊阻滞中焦脾胃的证治。湿邪极盛而尚未化热，则舌上满布白腻苔；湿浊阻遏，津液不升则口渴。临床尚可见脘痞、腹胀、恶心、欲呕等湿热困阻中焦脾胃的表现。治疗用厚朴、草果、半夏、干菖蒲等辛温开郁，行气化湿，湿去气化，则津可输布，其病自愈。因无热象，不用清热之品。正如薛生白所说"重用辛开，使上焦得通，津液得下也"。本证之"舌遍体白"，亦有属于寒湿证者。寒湿之证，苔白而滑腻，临证必见畏寒肢冷，腹胀泄泻，无口渴，章虚谷说："舌白者，言其苔，若苔滑而口不渴者，即属太阴证，宜温之。"本证除突出"舌遍体白"外，尚有口渴，属湿滞阳明之证。治太阴寒湿者宜温化，治湿滞阳明者宜辛开，其治法大异。

【原文 10】

湿热证，初起发热，汗出胸痞，口渴舌白，湿伏中焦。宜藿梗、蔻仁、杏仁、枳壳、桔梗、郁金、苍术、厚朴、草果、半夏、干菖蒲、佩兰叶、六一散等味。（《湿热病篇·第 10 条》）

自注：浊邪上干则胸闷，胃液不升则口渴。病在中焦气分，故多开中焦气分之药。此条多有挟食者，其舌根见黄色，宜加瓜蒌、楂肉、莱菔子。

【解　读】

湿热病初起，若见发热汗出而不恶寒，则湿热之邪在里不在表，湿热交蒸则汗出而热不除。虽有湿邪上干，肺气失于宣肃而见胸痞，但以症见发热汗出可知邪不在卫而在气，乃中焦湿伏化热之证。舌苔白为白滑、白腻，口渴为口渴不欲饮，乃湿热蕴阻、湿重于热之征。病变在中焦气分，湿浊充盛，气机不宣，故重点仍在开中焦气分，宜用藿梗、白蔻仁、杏仁、枳壳、桔梗、郁金、苍术、厚朴、草果、半夏、干菖蒲、佩兰叶、六一散。如有挟食，则食滞湿阻将互相增剧，或兼嗳腐，或脘腹饱胀，舌根色黄以食滞蕴热，可佐以消食导滞之品。

本条论述湿热阻于中焦，湿重热轻的证治。薛生白在自注中说："病在中焦气分。"湿热证，初起即发热而不恶寒，知病不在表。汗出，属时有汗出，且汗出不畅，为湿重热轻之象。胸痞，属上焦见证，多为中焦湿浊影响胸膈气机所致，即"浊邪上干"。口渴多为渴不欲饮，因湿邪内阻导致津不上升即"胃液不升"。舌苔白，为湿浊内阻之征，较"舌遍体白"为轻，故知本条之湿浊较第 12 条轻。治宜宣气化湿，药用杏仁、桔梗、枳壳、郁金宣肺利气，苍术、厚朴、草果、半夏燥湿化浊，菖蒲、藿梗、佩兰、白蔻仁芳香化湿，六一散清利湿热。若见舌根苔黄腻等伤食现象，宜加入山楂、莱菔子、瓜蒌等消食导滞之品。

【原文 11】

湿热证，舌根白，舌尖红，湿渐化热，余湿犹滞。宜辛泄佐清热，如蔻仁、半夏、干菖蒲、大豆黄卷、连翘、绿豆衣、六一散等味。（《湿热病篇·第 13 条》）

自注：此湿热参半之证。而燥湿之中，即佐清热者，亦所以存阳明之液也。上二条凭验舌以投剂，为临证时要诀，盖舌为心之外候，浊邪上熏心肺，舌苔因而转移。

【解　读】

湿渐化热，余湿尚存，湿与热并重，故治法当于辛开同时给予清热，湿渐化热即当清热，热盛势必伤津，故清热可以救津，若不清热则热愈甚而津愈伤。宜用白蔻仁、半夏、干菖蒲、大豆黄卷、连翘、绿豆衣、六一散。

本条论述湿渐化热，余湿未净的证治。本条之湿较第 10 条更轻，而热较之重。舌根苔白为湿邪未净之象，舌尖红为湿已化热之征。薛生白自注为"湿热参半"之证，实际上余湿不多，热势不甚。临床上还可见胸痞、恶心欲呕、身热不扬、汗出不解、脉濡数等表现。治宜清热与化湿并施，以半夏燥湿，白蔻仁、干菖蒲芳香化湿，大豆黄卷、绿豆衣、连翘、六一散清热利湿。自注云："燥湿之中，即佐清热者，亦所以存阳明之液也。"说明湿渐化热，易伤津液，但余湿未净，又不可贸然使用养阴之品，只需在化湿药中配合清热之品就可以达到保存津液的目的。

以上三条同属中焦湿热而湿重于热之证，主要以舌诊来辨别。即分别为"舌遍体白""舌白"及"舌根白，舌尖红"，以此来判定湿邪的多寡及湿与热的比例。薛氏在第 13 条自注云"凭验舌以投剂，为临证时要诀"，足见验舌对湿热病辨治的重要性，临证时还当四诊合参，综合分析。

【原文 12】

湿热证，壮热口渴，自汗，身重，胸痞，脉洪大而长者，此太阴之湿与阳明之热相合。宜白虎加苍术汤。（《湿热病篇·第 37 条》）

自注：热渴自汗，阳明之热也；胸痞身重，太阴之湿兼见矣；脉洪大而长，知湿热滞于阳明之经，故用苍术白虎汤以清热散湿，然乃热多湿少之候。白虎汤仲景用以清阳明无形之燥热也。胃汁枯涸者，加人参以生津，名曰白虎加人参汤；身中素有痹气者，加桂枝以通络，名曰桂枝白虎汤，而其实意在清胃热也。是以后人治暑热伤气身热而渴者，亦用白虎加人参汤；热渴、汗泄、肢节烦疼者，亦用白虎加桂枝汤；胸痞身重兼见，则于白虎汤中加入苍术以理太阴之湿；寒热往来兼集，则于白虎汤中加入柴胡，以散半表半里之邪。凡此皆热盛阳明，他证兼见，故用白虎清热，而复各随证以加减。苟非热渴汗泄，脉洪大者，白虎便不可投。辨证察脉，最宜详审也。

【解　读】

湿热病，当出现壮热、口渴、自汗出、脉洪大而长等症状，这是阳明热盛的表现，应当用白虎汤以清阳明之热。又见，胸痞、身重，这是太阴湿滞的征象。阳明之热盛于里，太阴之湿困于中，太阴之湿与阳明之热相合，而热象多湿象少，为热重于湿之证。故治法当一以清阳明之热、一以化太阴之湿，清热应重于化湿。苍术白虎汤用白虎汤清热为主，苍术燥湿为辅，正适合这一病证。白虎汤是仲景用来清阳明无形之热的，若津伤较甚有胃液枯涸之势者当于白虎汤中加人参以益气生津；若本来就有痹证的当于白虎汤中加桂枝以宣通络脉，而重点仍以清胃热为主。根据这种变化，后人治暑热伤气，热盛而气阴亏损的也用人参白虎汤；热痹身热、口渴、汗出、骨节烦疼的也用白虎加桂枝汤；兼在胸痞、身重之症的，就在白虎汤内加苍术来化太阴湿滞；兼有寒热往来，就在白虎汤中加柴胡来散半表半里的邪气，这些也都是以阳明热盛为主兼见他证，故皆以白虎汤清热为主并随证加减变化。

本条论述热重于湿的证治。壮热口渴、自汗、脉洪大而长者，为阳明热盛；身重、胸痞，为太阴湿滞，即"太阴之湿与阳明之热相合"。本证热重湿轻，治以白虎加苍术汤，清热为主兼以化湿。该方为宋代伤寒学家朱肱所创，方中以白虎汤清阳明之热，佐以苍术燥太阴之湿。薛生白于临证运用白虎汤颇有心得，在自注中，记载了多种加减变化，如白虎加人参汤、白虎加桂枝汤、白虎加柴胡汤等。薛氏又提出"苟非热渴汗泄，脉洪大者，白虎便不可投"，强调白虎汤在临证时当谨慎，不可滥用。

【原文 13】

湿热证，数日后自利，溺赤，口渴，湿流下焦。宜滑石、猪苓、茯苓、泽泻、草薢、通草等味。（《湿热病篇·第 11 条》）

自注：下焦属阴，太阴所司。阴道虚故自利，化源滞则溺赤，脾不转津则口渴。总由太阴湿盛故也。湿滞下焦，故独以分利为治，然兼证口渴胸痞，须佐入桔梗、杏仁、大豆黄卷开泄中上，源清则流自洁，不可不知。以上三条，俱湿重于热之候。

【解　读】

湿热病，在发病几天以后，出现大便溏、小便赤涩、口渴等症，这是湿流下焦的一种证候。因为下焦的部位属阴，也是太阴所司，太阴的通道虚弱而见便泄，水湿停滞就发生小便短赤，脾虚不能输布津液，津不上承而产生口渴，都是由于足太阴脾湿气盛的缘故。由于水湿流滞下焦，故治法当着重分利，滑石、通草、猪苓皆为淡渗分利之品，草薢分清泌浊。但有口渴、胸痞等中上焦的兼症，故还须加入桔梗、杏仁、大豆黄卷，开泄中上二焦，治疗湿邪来自中上焦的本源，可以达到源清流洁的作用。

本条论述湿流下焦，泌别失职的证治。湿热病数天，湿热流注下焦，大肠传导失司，则下利；膀胱气化失司，泌别失职，则小便短赤；湿热困阻，津不上承，则口渴。治疗上，薛生白提出"独以分利为治"，即分利湿邪，使用淡渗利湿之品，湿去则诸证可愈。同时，针对口渴、胸痞，佐入桔梗、杏仁、大豆黄卷，开泄中上，使肺气得化、脾气得运，则水湿俱化，"源清则流自洁"。

【原文 14】

湿热证，壮热口渴，舌黄或焦红，发痉，神昏谵语或笑，邪灼心包，营血已耗。宜犀角、羚羊角、连翘、生地、玄参、钩藤、银花露、鲜菖蒲、至宝丹等味。（《湿热病篇·第 5 条》）

自注：上条言痉，此条言厥。温暑之邪本伤阳气，及至热极逼入营阴，则津液耗而阴亦病。心包受灼，神识昏乱。用药以清热救阴，泄邪平肝为务。

【解　读】

湿热病，湿热化燥，由气分而陷入血分，气分之热尚盛，血分之热已炽，气分热盛而有壮热、烦渴等症，血分已炽而见舌焦红或缩、外发斑疹，这就是气血两燔之证。气血两燔证热毒极盛往往充斥表里上下，上有胸闷、下有热利，并同时犯及手足厥阴两脏而见神昏、痉厥，为病趋恶化，病情严重的一种证型。由于邪热炽烈，燔灼津液，可导致阴竭阳脱。温病最虑伤阴，湿热化燥，亦最虑伤阴，阴液不竭，其人不死，存得一分阴液，便有一分生机。故此时仍需着力清热救液，当重用大剂清热救阴之品，用犀角、羚羊角、连翘、生地黄、玄参、钩藤、金银花露、鲜菖蒲、至宝丹。

本条论述湿热化燥，内陷心营，气营两燔的证治。壮热口渴、舌苔黄，为湿已化燥，里热亢盛之象；舌质焦红为邪热劫灼营阴；发痉乃热盛动风，神昏谵语或笑是为热闭心包。治当气营两清，凉肝息风，开窍醒神。药用犀角、连翘、生地黄、玄参、金银花露，气营两清、清心凉营；至宝丹、鲜菖蒲开窍醒神；羚羊角、钩藤凉肝息风。

【原文 15】

湿热证，上下失血或汗血，毒邪深入营分，走窜欲泄。宜大剂犀角、生地、赤芍、丹皮、连翘、紫草、茜根、银花等味。（《湿热病篇·第 33 条》）

自注：热逼而上下失血、汗血，势极危，而犹不即坏者，以毒从血出，生机在是。大进凉血解毒之剂，以救阴而泄邪，邪解而血自止矣。血止后，须进参、芪善后乃得。汗血即张氏所谓肌衄也。《内经》谓："热淫于内，治以咸寒。"方中当增入咸寒之味。

【解　　读】

湿热病出现上部衄血吐血、下部溺血便血，或者血从肌肤溢出，这是热邪深入营血，热毒欲其外泄、迫血妄行的结果。邪热极盛伤及血络，阳络伤则血上溢、阴络伤则血下溢，伤及肌肤血络则为肌衄，这是一种危急的征象，但还不至于立即死亡，因热毒随血外出，还是有生机的。救治之法应予大进凉血解毒之剂，用犀角、生地黄、赤芍、牡丹皮、连翘、紫草、茜根、金银花等，只有这样才能达到救阴而泄热，毒邪解除而出血可止。血止之后，多因气随血脱而宜用人参、黄芪益气生血善后调治。

本条论述湿热化火成毒，毒盛迫血的证治。湿热化燥，热盛动血，导致急性多窍道出血，病势危急。血从上溢为吐血、衄血；血从下出，为便血、溺血；血从表出为汗血，即肌衄。治当"大进凉血解毒之剂，以救阴而泄邪，邪解而血自止"，故用犀角地黄汤加金银花、连翘、紫草、茜草清热解毒、凉血散瘀，则邪去而血止。薛生白据《黄帝内经》"热淫于内，治以咸寒"，指出"方中当增入咸寒之味"，以增强清血热养营阴之功，如玄参、知母等药。血止之后，因气随血脱，可用人参、黄芪等补气以善后。但是，如果邪热未尽，则不可妄投补气药，以免"炉烟虽熄，灰中有火也"，导致热势再燃。

【原文 16】

湿热证，三四日即口噤，四肢牵引拘急，甚则角弓反张，此湿热侵入经络脉隧中。宜鲜地龙、秦艽、威灵仙、滑石、苍耳子、丝瓜藤、海风藤、酒炒黄连等味。（《湿热病篇·第 3 条》）

自注：此条乃湿邪挟风者。风为木之气，风动则木张，乘入阳明之络则口噤，走窜太阴之经则拘挛，故药不独胜湿，重用息风。一则风药能胜湿，一则风药能疏肝也。选用地龙、诸藤者，欲其宣通脉络耳。

【解　　读】

湿热病有三四天就出现牙关紧闭、四肢拘挛，甚至角弓反张的，这是湿热化风，侵入经脉所致。湿热化风为湿邪而夹内风，风是木之气，内风一动肝木就鸱张，侵入足阳明经络就见到牙关紧闭，流窜到足太阴脾经就见四肢拘挛。所以治疗用药不仅要胜湿而且要重用息风药，因为息风药既可胜湿又能疏肝而息风，之所以选取地龙及各种藤，在于这些药除息风作用外还能宣通脉络。

本条论述湿热夹风，侵入脾胃经络脉隧而致痉的证治。湿热化风的痉证与伤寒的痉证不同。伤寒的痉为寒邪夹风外袭，证属太阳，故仲景治以散外邪为主，用桂枝加栝楼根汤和葛根汤；湿热化风的痉从内出，由内而波及太阳，故治疗当以息内风为主。伤寒的痉自外来故仲景未提致厥，而湿热化风之痉乃热盛于里，火动风生，风煽火炽，外窜经脉为痉，内侵心包为厥，皆痉厥并见。湿热化风的痉证与霍乱的痉证也有区别，虽然两者同出一源，但霍乱主要侵犯脾胃而引起吐泻，其转筋乃由脏及经，多为湿多热少，风来胜湿之证，而湿热化风痉证，其火郁则厥乃由经及脏，多为热多湿少，湿热生风之证。

阳明经夹口环唇，脾主四肢，湿邪夹风，侵入阳明经脉，则口噤；走窜太阴脾经，则四肢牵引拘急，甚则角弓反张。故重用祛风清热胜湿之品，如秦艽、威灵仙、苍耳子祛风胜湿，地龙、丝瓜藤、海风藤宣通络脉，配合滑石、黄连利湿清热，正如薛生白自注所云"故药不独胜湿，重用息风。一则风药能胜湿，一则风药能疏肝也"。本条之"痉"发生在湿热病初期，为湿热夹风侵犯脾胃经脉所致，临床虽有发痉，但热势不盛，神志清楚，病势较轻。热盛动风之痉多见于温病极期，抽搐频繁而有力，来势急骤，并伴有壮热、神昏谵语、苔黄燥、脉弦数等症状。虚风内动之痉多见于温病后期，以手足蠕动或瘛疭为特点，常伴神倦、耳聋、舌枯萎等肝肾阴虚的症状。以上三种痉证，病因不同、病程阶段不同、病位有别、虚实有异，临证当仔细鉴别。

【原文 17】

湿热证，七八日，口不渴，声不出，与饮食亦不却，默默不语，神识昏迷，进辛香凉泄，芳香逐秽，俱不效。此邪入厥阴，主客浑受。宜仿吴又可三甲散，醉地鳖虫、醋炒鳖甲、土炒穿山甲、生僵蚕、柴胡、桃仁泥等味。(《湿热病篇·第 34 条》)

自注：暑热先伤阳分，然病久不解，必及于阴。阴阳两困，气钝血滞，而暑湿不得外泄，遂深入厥阴，络脉凝瘀，使一阳不能萌动，生气有降无升，心主阻遏，灵气不通，所以神不清而昏迷默默也。破滞通瘀，斯络脉通而邪得解矣。

【解　　读】

湿热病，经过较长时期，出现口不渴、声不出、与饮食亦不却、默默不语、神志昏迷等症。这是由于暑湿先损伤阳气，重病久不解而邪气又深入阴分，邪入厥阴，而客邪与人身之营血交结相混，则阴阳两困，气钝血滞，络脉瘀凝，心灵被阻遏而不运所致。其证与热邪内陷或秽浊内闭者不同，故治以辛香凉泄或芳香逐秽皆无效，当用破血祛瘀，通经活络之剂，可仿吴又可三甲散之法，用醉地鳖虫、醋炒鳖甲、土炒穿山甲、生僵蚕、柴胡、桃仁泥，尚可望络脉通而神灵运。

本条论述湿热病气血凝滞，灵机失运的证治。湿热病七八天，当为湿热进入营血之时，里热不盛，阴液亦未大伤故口不渴；因湿热日久不解，"先伤阳分"，又由阳分伤及阴分，由气分入于营血，而致阴阳两困，气血呆滞，邪无出路而内陷厥阴，血络瘀滞，而灵机不运，遂成意识模糊、神情呆钝，故进辛香凉泄、芳香逐秽俱不效。治当活血通络，破滞通瘀，仿吴又可三甲散。三甲散出自《温疫论》，吴又可用其治疗素体虚赢，精血虚亏，感受疫邪，不能托邪外达，深入阴血者，即主客交浑之证。薛生白去三甲散中龟甲之滋、牡蛎之涩，改用土鳖虫破瘀通滞，用桃仁引其入血分；鳖甲破积消瘀，用柴胡引之使阴中之邪外达；穿山甲搜风通络，用僵蚕引其入络，使络中痰瘀之邪消散而解。本证不仅见于湿热病过程中，亦可见于湿热病后遗症，其治疗可在该方基础上配合醒神开窍之品。

【原文 18】

湿热证，四五天，口大渴，胸闷欲绝，干呕不止，脉细数，舌光如镜，胃液受劫，胆火上冲。宜西瓜汁、金汁、鲜生地汁、甘蔗汁，磨服郁金、木香、香附、乌药等味。(《湿热病篇·第 15 条》)

自注：此营阴素亏，木火素旺者。木乘阳明，耗其津液，幸无饮邪，故一清阳明之热，一散少阳之邪。不用煎者，取其气全耳。

【解　　读】

湿热病经过几天后，湿邪已去而胃阴大伤，胆火上升，胃气上逆。故见口大渴乃胃阴亏损所致，胸闷欲绝为肝胆之气上逆，干呕不止因阴虚而胃气上逆。此证易见于胃阴大伤，而肝胆之气夹胃气上逆，所幸湿邪已无，唯热盛伤阴而夹气逆，故治法一面清胃热养胃阴，一面疏解肝胆之气。用西瓜汁、金汁、鲜生地黄汁、甘蔗汁，磨服郁金、木香、香附、乌药等。

　　本条论述湿热化燥，胃阴大伤，胃气上逆的证治。湿热病四五天，湿热化燥，耗劫胃阴，故见口大渴、舌苔光亮如镜、脉细数；胃阴枯涸则木旺气逆，壅塞于胸，而见胸闷欲绝；胆火上冲则干呕不止。证属阳明少阳同病，治当清阳明之热，疏少阳之气，用金汁清在里之热；西瓜汁、生地黄汁、甘蔗汁以滋养胃阴；郁金、木香、香附、乌药疏通肝胆。本证阴虚与气逆并存，治疗采用新鲜生药汁，滋阴清热，滋而不腻；磨服辛香行气之品，畅气而不伤阴，薛生白说"不用煎者，取其气全耳"。

【原文 19】

　　湿热证，呕吐清水或痰多，湿热内留，木火上逆。宜温胆汤加瓜蒌、碧玉散等味。（《湿热病篇·第 16 条》）

　　自注：此素有痰饮，而阳明少阳同病，故一以涤饮，一以降逆。与上条呕同而治异，正当合参。

【解　　读】

　　湿热证，若素有痰饮内蕴，郁遏肝胆之火则易上逆，导致呕吐清水、痰多。宜用温胆汤加瓜蒌、碧玉散等。

　　本条论述痰热内留，胆火上逆的证治。痰饮内阻则呕吐清水或痰多；湿热内阻，木火上逆则口苦、苔黄腻、脉弦滑。治宜化痰涤饮，清胆降逆，如薛生白说"一以涤饮，一以降逆"。药用温胆汤化痰涤饮，和胃降逆，加瓜蒌清化痰热，碧玉散清利湿热兼利肝胆，诸药合用，以达"一以涤饮，一以降逆"的治疗目的。本条与第 15 条同为呕证，病位均在阳明、少阳，但因机有异，本条为痰热内留，第 15 条为热盛阴伤，临证当注意区分。

【原文 20】

　　湿热证，呕恶不止，昼夜不瘥，欲死者，肺胃不和，胃热移肺，肺不受邪也。宜用川连三四分，苏叶二三分，两味煎汤，呷下即止。（《湿热病篇·第 17 条》）

　　自注：肺胃不和，最易致呕，盖胃热移肺，肺不受邪，还归于胃。必用川连以清湿热，苏叶以通肺胃。投之立愈者，以肺胃之气，非苏叶不能通也，分数轻者，以轻剂恰治上焦之病耳。

【解　　读】

　　湿热蕴阻于胃，胃气失于通降，其气上逆，湿热随之犯肺，肺不受邪而还归于胃，而致肺胃不和，胃逆呕恶，昼夜不止。故治用黄连、紫苏叶煎汤。

　　本条论述湿热余邪在胃而致呕恶的证治。"呕恶不止，昼夜不差，欲死"，是形容呕恶持续时间较久，并不代表病情危重。本条为湿热余邪引起的胃气上逆，病势轻浅。治用黄连清除湿热，降胃火，紫苏叶降逆顺气，且二药用量极轻，以防药过病所。该方虽量少，"以轻剂恰治上焦之病"，但疗效显著，"呷下即止"。王孟英说："川连不但治湿热，乃苦以降胃火之上冲，紫苏叶味甘辛而气芳香，通降顺气，独擅其长，然性温散，故虽与黄连并驾，尚减用分许而节制之，可谓方成知约矣。世人不知'诸逆冲上，皆属于火'之理，治呕辄以姜、黄、丁、桂从事者皆粗工也。余用以治胎前恶阻甚妙。"此说理甚明，其体验亦深，胎前恶阻甚堪效法。

【原文 21】

湿热证，湿热伤气，四肢困倦，精神减少，身热气高，心烦溺黄，口渴自汗，脉虚者，用东垣清暑益气汤主治。（《湿热病篇·第 38 条》）

自注：同一热渴自汗，而脉虚神倦，便是中气受伤而非阳明郁热。清暑益气汤乃东垣所制，方中药味颇多，学者当于临证时斟酌去取可也。

【解　读】

湿热病病后正气亏损，脾气虚弱，脾主四肢故四肢困倦，中气不足则精神减少、脉虚。湿热未净，津气已伤，故口渴、自汗、心烦、溺黄而身热、呼吸短促。身热、自汗、口渴可见于阳明热盛，也可见于病后体虚，这里更见脉虚神倦，可知为病后余热未净，津气两伤所致。对此可用东垣清暑益气汤加减。但临床见证各异，当据其伤津、伤气、余邪多少而斟酌变化方才适当。

本条论述暑热兼湿、津气已伤的证治。身热气高、心烦溺黄，为暑热炽盛之象；口渴自汗、精神减少、脉虚，乃津气耗伤之征；四肢困倦，是湿滞肌腠之症。治宜补益津气，清暑泄热，佐以祛湿，方用东垣清暑益气汤。是方以参、芪补气，二术化湿，黄柏清热，升麻、葛根解肌热而使清气上行，泽泻渗湿，青皮、陈皮、神曲、甘草调气和中，麦冬、五味子、当归养阴，补养气阴为主，清化湿热为辅。薛生白强调，对于暑湿之证，出现发热、口渴、汗出，当据神志与脉象进行辨别；如神清而脉洪，是为阳明郁热，病偏于实；如神倦而脉虚，则为中气受伤，病偏于虚。本条虚多而实少，故用东垣清暑益气汤。王孟英在《温热经纬》说"东垣之方，有清暑之名，而无清暑之实"。薛氏当早有认识，故自注中言"方中药味颇多，学者当于临证时斟酌去取可也"。而王氏则另出一方，后人称之为"王氏清暑益气汤"，以清暑热为主，兼顾益气养阴。

【原文 22】

湿热证，身冷脉细，汗泄胸痞，口渴舌白，湿中少阴之阳。宜人参、白术、附子、茯苓、益智等味。（《湿热病篇·第 25 条》）

自注：此条湿邪伤阳，理合扶阳逐湿。口渴为少阴证，乌得妄用寒凉耶。

【解　读】

湿热病，当出现身冷、脉细、汗泄、胸痞、口渴而舌白等证，这是湿邪损伤少阴之阳，阳气虚衰故身冷、脉细，口渴乃阳虚不能蒸化精气，汗泄为卫阳不固，胸痞系寒湿阻遏气机，舌白为寒湿内盛。因湿邪伤阳，理当逐湿扶阳，以阳气为急，故用人参、白术、附子、茯苓、益智等。切不可仅据口渴之症误以为内热而用寒凉之剂。

本条论述湿从寒化，阳气大伤的证治。素体阳气不足，或治疗时过用寒凉，均可致湿从寒化，甚至湿胜阳微。身冷、脉细为脾肾阳虚之象；口渴乃津不上承；胸痞、舌白为寒湿内阻。治疗当温阳散寒、健脾除湿，方用真武汤化裁。真武汤出自《伤寒论》82 条、316 条，治疗少阴阳虚、水气上犯证。本条为寒湿，与真武汤证稍有不同，故而方药进行了加减。用人参、附子、益智仁温补脾肾之阳，白术、茯苓健脾运湿，共奏扶阳逐湿之功。

【原文 23】

湿热证，数日后，脘中微闷，知饥不食，湿邪蒙绕三焦。宜藿香叶、薄荷叶、鲜荷叶、枇杷叶、佩兰叶、芦尖、冬瓜仁等味。（《湿热病篇·第 9 条》）

自注：此湿热已解，余邪蒙蔽清阳，胃气不舒。宜用极轻清之品，以宣上焦阳气。若投味重之剂，是与病情不相涉矣。

【解　　读】

湿热病经几天后，已能知饥说明湿热已解，而脘中微闷、知饥不食则可见尚有余邪蒙蔽肺胃清气，为三焦气机未能调畅，胃气未醒所致。而证情轻微，故治以轻清之品，清宣上焦肺气，芳香透解、理气理胃，用藿香叶、薄荷叶、鲜荷叶、枇杷叶、佩兰叶、芦尖、冬瓜仁。

本条论述湿热病后期"湿邪蒙绕三焦"的证治。湿热病后期，余湿蒙蔽清阳，脾气不舒，胃气未醒，故脘中微闷、知饥而不欲食。治宜轻清芳化、涤除余湿。药用藿香叶、薄荷叶、鲜荷叶、枇杷叶、佩兰叶轻宣上焦气机，芳香化湿而醒胃气；芦尖、冬瓜仁轻清余热，微渗余湿。本证不可投味重之剂，选用轻清之品宣畅上焦阳气，达到治疗中焦脾胃病之目的。如过用攻伐或滋补之剂则有损正碍胃之弊，故薛生白说："若投味重之剂，是与病情不相涉矣。"

第二十一章　杨栗山《伤寒瘟疫条辨》

第一节　杨栗山与《伤寒瘟疫条辨》

杨璇，字玉衡，号栗山。生于康熙四十四年（1705 年），卒于乾隆六十年（1795 年），河南夏邑县人。杨栗山成长于书香世家，从小聪敏好学，幼读宋儒名臣言行录。雍正戊申年（1728 年），杨氏参加科举考试成为秀才，当时录取他的老师于公广批其卷云："三试经义论策，沉潜理窟如话家常，有关世教，有裨治道，有切于民生，日用粹然，儒者之言，此国士之风也，他日必非常人。"但杨氏屡试不第，信其命如此，不可相强，故而转治岐黄之术。"余留心此道，年近四旬，乡闱已经七困，肇于乾隆九年甲子，尤及谢事"，"熟复《灵》《素》，更详热论"。杨氏精通经典，对伤寒与温病颇有研究，其深痛世人"于病寒病温两者之辨不明""无人不以温病为伤寒，无人不以伤寒方治温病，混淆不清，贻害无穷"，推崇吴又可"温病得天地之杂气"之说，又受张石顽"伤寒自气分传入血分，温病自血分而发出气分"的启发，提出了"论杂气伏郁血分，为温病所从出之源，变证之总"的观点。"千古疑案，两言决矣"，由此杨氏结合自己丰富的临证经验著述《伤寒瘟疫条辨》（又称《寒温条辨》），对伤寒与温病的因证脉治进行了详细分析。

全书共 6 卷，主要分为四个部分。第一部分阐述伤寒和温病在病因、发病、辨证、治法、处方等的不同；第二部分详论温病的证候特点，分析各型温病证候的临床意义，提出"温病无阴证"的理论；第三部分共录方二百一十首，多为前人成方，其中以升降散为代表的治温十五方是师古化裁之方，对后世影响颇深；第四部分是本草类辨，对治疗寒温有关的一百九十种药物的性味、归经、功效及主治等加以归纳、阐述。

本章遴选版本为 2016 年河南科学技术出版社出版，由庆慧等校注的版本，该本以清乾隆五十年乙巳（1785 年）刻本为底本，以清同治元年（1862 年）重镌藏自流井大安砦刻本为主校本（简称大安砦本），以清光绪十五年己丑（1889 年）上海扫叶山房藏板（简称扫叶房本）、清光绪元年乙亥（1875 年）湘潭黎氏黔阳藩署刻本（简称湘潭本）、清光绪十九年癸巳（1893 年）江右醉芸轩刻本（简称醉芸轩本）、清光绪四年戊寅（1878 年）书业德堂刻本（简称书业德堂本）、清光绪四年戊寅（1878 年）善成堂刻本（简称善成堂本）、清刻本等为参校本。

《伤寒瘟疫条辨》成书于乾隆四十九年（1784 年），是清代著名的瘟疫学著作，书中体现杨栗山"阳热佛郁"的病机认识，并收录其所创立的名方升降散，在瘟疫的治疗与内伤杂病的治疗中均发挥举足轻重的作用。清代医家已普遍重视五运六气对温病发病的影响，杨栗山在《伤寒瘟疫条辨》中著有运气专篇，其以大运小运立论。对温疫病的病因，杨栗山极力推崇吴又可的"杂气"学说，认为温疫病是由杂气所致，强调了杂气的特殊性，并与其他病因作了鉴别。在辨证识病上，杨栗山受《黄帝内经》中"两感于寒"等有关内容的启发，同时继承了刘河间等医家治温的临床经验，将"两感"学说用于分析温病的病机特点，指导温病的辨治。针对温疫热毒炽盛的特点，杨氏提出逐秽解毒的治疗大法，认为"治法急以逐秽为第一要义。上焦如雾，升而逐之，兼以解毒；中焦如沤，疏而逐之，兼以解毒；下焦如渎，决而逐之，兼以解毒。恶秽即通，乘势追拔，勿使潜滋"，并在此基础上重视气机的升降。在方药创制上，杨氏受生克制化的启发，认为万物各有宜忌，期望以药物克制杂气，以达到一病只用一药的目的，或为专病专方或为专病专药，并在吴又可的基础上做了进一步探讨与尝试，创制治温十五方。由于《伤寒瘟疫条辨》具有极强的临床指导意义，该书流传版本竟多达 43 种，足见其流传之广。后世中医学家蒲辅周对杨氏升降散大加赞赏，并专门在《蒲辅周医疗经验集》收录治温十五方，杨氏此书亦成为研读温病学的必备书目。

第二节 《伤寒瘟疫条辨》

【原文 1】

西汉①张仲景著《卒病伤寒论》十六卷，当世兆民赖以生全。至晋代，不过两朝相隔，共《卒病论》六卷已不可复觌②，即《伤寒论》十卷，想亦劫火之余，仅得之读者之口授，其中不无残阙失次，赖有三百九十七法，一百一十三方之名目，可为校正。而温病失传，王叔和搜讨成书，附以己意，指③为伏寒，插入异气，似近理而弥乱真。其《序例》有曰：冬时严寒杂厉之气，中而即病者为伤寒；中而不即病，寒毒藏于肌肤，至春变为温病，至夏变为暑病。

成无己注云：先夏至为病温，后夏至为暑病，温暑之病本于伤寒而得之。由斯以谈，温病与伤寒同一根源也，又何怪乎！后人治温病，皆以伤寒方论治之也。殊不知温病另为一种，非寒毒藏至春夏变也。自叔和即病不即病之论定，而后世名家方附会之不暇，谁敢辨之乎！余为拨片云之翳，以着白昼之光，夫严寒中人倾刻即变，轻则感冒，重则伤寒，非若春夏秋风暑湿燥所伤之可缓也。即感冒一证之最轻者，尚尔头痛身痛，发热恶寒，四肢拘急，鼻塞痰喘，当即为病，不能容隐。今为严寒杀厉所中，反能藏伏，过时而变，谁其信之？更问何等中而即病？何等中而不即病？何等中而即病者，头痛如破，身痛如杖，恶寒项强，发热如炙，或喘或呕，烦躁不宁，甚则发痉，六脉如弦，浮紧洪数，传变不可胜言，失治乃至伤生？何等中而不即病者，感则一毫不觉，既而挨至春夏，当其已中之后，未发之前，神气声色不变，饮食起居如常？其已发之证，势更烈于伤寒，况风寒侵入，未有不由肌表而入，所伤皆同荣卫，所中均系严寒。一者何其灵敏，感而遂通？一者何其痴呆，寂然不动，一木而枝殊，同源而流异，此必无之事，历来名④家无不奉之为祖，所谓千古疑城，莫此难破。然而孰得孰失，何去何从，芸夫牧竖⑤亦能辨⑥之。再问何等寒毒藏于肌肤？夫肌为肌表，肤为皮之浅者，其间一毫一窍，无非荣卫经行所摄之地，即偶尔脱衣换帽所冒些小风寒，当时而嚏，尚不能稽留，何况严寒杀厉之气，且藏于皮肤最浅之处，反能容忍至春，更历春至夏发耶？此固不待辨而自诬⑦矣。乃又曰：须知毒烈之气，留在何经而发何经，前后不答，非故自相矛盾，其意实欲为异气四变，作开山祖师也。后人孰知其为一场懵懂⑧乎。予岂好辨哉，予不得已也。（《伤寒瘟疫条辨·卷一·温病与伤寒根源辨》）

【注　释】

①西汉：当为"东汉"之讹。

②觌：通"睹"。

③指：诸本皆为"伪"。

④名：大安岩本作为"正"。

⑤芸夫牧竖：芸，通"耘"。芸夫，指除草的农夫。牧竖，牧民。

⑥辨：同治元年重镌本与扫叶山房本均作"辩"。

⑦詘：通"诎"，辞塞，词穷。

⑧懵懂：糊涂。

【解　读】

东汉张仲景所著的《卒病伤寒论》共十六卷，其书对当时民众起到了救命的作用。到了晋代，相隔才两朝，这本《卒病论》六卷就已经无法再看到了，即使是《伤寒论》十卷，估计也是历经火灾之后仅由读者口传下来的，其中不免有残缺和次序混乱的地方，幸有三百九十七法、一百一十三方，可为校正。然而温病的相关内容却失传了。王叔和进行搜寻和整理并自己加了些个人意见，指出：冬季严寒和各种疫病之气，中人后立即发病为伤寒；中人后不立即发病，寒毒之气藏于肌肤，至春变为温病，至夏变为暑病。

成无己在注释中说：在夏至之前得病的为温病，在夏至之后得病的为暑病，温病和暑病都源于伤寒。由此看来，温病与伤寒同出一源，这又有什么奇怪的呢！后人治疗温病，都按照伤寒的方剂来治疗。然而他们并不知道温病是另外一种病，并不是寒毒藏到春夏就会变。自从叔和确定了即病与不即病的理论后，后世的名家都忙于附会他的说法，谁敢去分辨呢？我来拨开片云之翳，发出白昼之光；严寒之气中人后很快就会变化，轻的为感冒，重的为伤寒，不像春夏秋风暑湿燥所伤可以拖延。即使是感冒这种最轻的病证，尚且会导致头痛、身痛、发热、恶寒、四肢拘急、鼻塞痰喘，立即发病不能隐藏。现在被严寒所伤反而能藏伏，过一段时间才发病，谁会相信呢？再问什么是即病？什么是未即病？什么是即病后头痛如破、身痛如杖、恶寒项强、发热如炙，或喘或呕、烦躁不宁、甚则发痉、六脉如弦、浮紧洪数、传变不可胜言、失治乃至伤生？什么又是没有立即发病的，感邪后则丝毫不觉，继而到了春夏，在己中之后，未发之前，神气声色不变、饮食起居如常？其已发的证候比伤寒更严重，更何况风寒病邪没有不是从肌表侵入时，所伤的都是荣卫，所中都是严寒。一种是何其灵敏，感邪即侵犯？一种是何其痴呆，寂然不动？同一来源却有所不同，这必定是错误的事情。历来的名医都奉它为祖师，所谓千古疑城没有比这更难解开的了。然而谁是对的谁是错的，何去何从，连农夫、牧民也能分辨。再问什么是寒毒藏于肌肤？肌是指肌表，肤是指皮的最浅处，其中一丝一窍都是荣卫经络所经过的地方。即使是偶尔脱衣换帽所受的一些小风寒，当时就打喷嚏尚且不能停止。何况严寒杀厉之气反而能藏于皮肤最浅的地方，能潜伏到春天再经历春至夏发吗？这肯定是错误的，不用辩论自己就会知道。然而又说：必须知道毒烈之气留在何经而发为何病。后人谁能知道这是一场糊涂呢？我难道是喜欢辩论吗？我是不得已啊。

王叔和与成无己均认为，温病是"冬伤于寒"，至春夏而发。杨栗山对此"伏寒化温"学说进行了驳斥，其从三个方面阐述观点：首先，杨氏认为严寒中人轻则感冒重则伤寒，当即发病，不可能伏藏于体内；其次，杨氏指出若伤寒温暑同为冬受严寒，病人感邪发病不应有别；最后，杨氏认为肌肤为人体之浅表，且有荣卫之气循行固摄，此处不容邪气伏藏。总之，杨栗山基于上述认识，从病因上明辨温病与伤寒之别，这对进一步探明温病与伤寒的证候表现、发展转归、治疗方法等具有积极意义。

【原文 2】

凡治伤寒大法，要在表里分明，未入于腑者，邪在表也，可汗而已；已入于腑者，邪在里也，可下而已。若夫温病，果系寒毒藏于肌肤，延至春夏犹发于表，用药不离辛温，邪气还从汗解，令后世治温病者，仍执肌肤在表之寒毒，一投发散，非徒无益而又害之。且夫世之凶厉大病，死生人在反掌间者，尽属温病，发于冬月正伤寒者，千百一二，而方书混同立论，毫无分别。总由王叔和序《伤寒论》于散亡之余，将温病一门失于编入，指为伏寒异气，妄立温疟、风温、温毒、温疫四变，插入《伤寒论》中混而为一，共证治非徒大坏而将泯焉。后之学者，殆自是而无所寻逐也已。余于此道中，已三折其肱矣，兼以阅历之久，实见得根源所出。伤寒得天地之常气，风寒外感，自气分而传入血分，温病得天地之杂气，邪毒内入，由血分而发出气分。一彼一此，乃风马牛不相及也，何以言之？常气者，风寒暑淫燥火，天地四时错行之六气也；杂气者，非风非寒非暑非湿非燥非火，天地间另为一种，偶①荒旱潦疫疠烟瘴②之毒气也。故常气受病，在表浅而易；杂气受病，在里深而难。就令如《序例》所云，寒毒藏于肌肤，至春夏变为温病暑病，亦寒毒之自变为温，自变为暑耳。还是冬来常气，亦犹冬伤于寒，春必病温之说，于杂气何与？千古流弊，只缘人知疫疠旱潦之杂气而为温病，遂与伤寒而为一病，不分两治。余固③不辞谫陋④，条分缕晰，将温病与伤寒辨明，各有病原，各有脉息，各有证候，各有治法，各有方论。令医家早为曲突徙薪之计，庶不至焦头烂额耳。

或问《内经》曰：冬伤于寒，春必病温。余曰：冬伤于寒，谓人当冬时受寒气也。春必病温，谓人至来春必病热也。亦犹《内经》曰：人之伤于寒也，则为热病云尔。东垣云：其所以不病于冬，而病于春者，以寒水居于卯之分，方得其权，大寒之令复行于春，开发腠理，少阴不藏，辛苦之人，阳气外泄，谁为鼓舞，阴精内枯，谁为滋养，生化之源已绝，身之所存者热也。故《内经》又云：冬不藏精，春必病温。此水衰火旺，来春其病未有不发热者，于温病何与？温病者，疫疠之杂气，非冬来之常气也。肾虚人易为杂气所侵则有之，非谓伤于寒则为温病也。经何以不曰温病，而必曰病温？盖温者热之始，热者温之终也。岂诸家所谓温病者乎？特辨以正前人注释之谬。（《伤寒瘟疫条辨·卷一·温病与伤寒根源辨》）

【注 释】

①偶：大安皆本作"凶"，义胜。
②瘴：此后大安皆本存"之"。
③固：大安皆本作"故"，可参。
④谫陋：浅陋。

【解 读】

大凡治疗伤寒的方法，关键在于表里分明，邪气未入于腑的，邪在表，可采用发汗的方法；邪气已入于腑的，邪在里，可采用攻下法。而至于温病，如果是寒毒侵入到肌肤中，拖延至春夏季节还在发表，用药不离辛温，邪气可通过出汗而解除。然而后世治疗温病的人，仍然固守寒毒侵入肌肤的理论，一旦用发散药，非但没有益处而且会损害人体。世上严重的疾病、危及生命的疾病，大多属于温病，发生在冬天正伤寒的病人只有千分之一二，而各种方书却混淆在一起进行论述，没有分别。总由王叔和将《伤寒论》编辑于散亡之余，将温病一门失于编入，指为伏寒异气，胡乱地创立了温疟、风温、温毒、温疫四种变证，插入《伤寒论》中混为一谈，共证治之，非但没有发扬光大而且几乎将其淹没。后来学习中医的人，从此就无所追寻了。我对这门学问已钻研了很久，同时也有长期的经验，确实看到了它的根源。伤寒得的是天地之常气，风寒外感，从气分传入血分；温病得的是天地之杂气，邪毒内入，由血分而发出到气分。两者各不相同，就像风马牛不相及一样。为什么这样说呢？常气是风寒暑淫燥火，天地四时错行的六气；杂气是非风非寒非暑非湿非燥非火，是天地间另外一种气——偶然的荒旱、水涝、疫疠、烟瘴等毒气。所以常气使人致病，在表浅而容易治疗；杂气使人致病，在里深而难治。即使按照《序例》所说的那样，寒毒藏于肌肤中，至春夏变为温病暑病，也是寒毒自己变为温热暑病，与杂气无关。千年来存在的弊端，只因人们只知道导致灾害疫病、干旱、水涝的杂气为温病，于是与伤寒混为一病，不分两治。我虽然浅陋，但也要条分缕析地将温病与伤寒分辨清楚：它们各有不同的病因、脉象、证候、治法和方论。让医生早日采取预防措施，或许可以避免焦头烂额吧。

有人问，《黄帝内经》说：冬天感受了寒邪之气（即受了寒），春天必定患温热病。我说：人在冬天时受了寒气，来春时必定患热病。也就是像《黄帝内经》所说的：人如果感受了寒邪就会患热病的意思。李东垣说：人之所以不在冬天发病而是在春天发病，是因为寒水在卯时正旺，正是其发挥权力的时候，如果大寒的节气又正好在春天到来，毛孔腠理开发过度，那么少阴就不能藏精，辛苦劳累的人就会肾阳外泄，谁来鼓舞阳气呢；肾阴内枯，谁来滋养呢，滋养肾精生化之源断绝，只有热邪存在于体内。所以《黄帝内经》又说：冬天肾不能藏精，春天必定患热病。这是水衰火旺的原因。来春患病的都会发热。这与温病有什么关系呢？温病是因为导致灾害疫病的杂气侵袭人体而不是冬天的常气。肾虚的人容易受到杂气的侵袭而患上温病，而不是冬天受了寒邪之气就会患上温病。《黄帝内经》为什么不说是温病而一定要说是病温呢？大概是因为温是热的开始而热是温的终结吧。难道诸家所说的温病就是这样的吗？特此辨明以纠正前人对注释的错误。

杂气说始于《温疫论》，杨栗山倡行之。杨氏认为杂气是天地间另外一类"偶荒旱潦疵疠烟瘴之毒气"，与常气之风寒暑湿燥火不同。常气可由气症脉而推求所得，既浅又易，而杂气受病，里深而难，如其所说："盖六气有限，现在可测；杂气无穷，茫然不可测也。"

【原文3】

读仲景书，一字一句都有精义，后人之千方万论，再不能出其范围，余又何辨乎？盖仍本之仲景矣。《伤寒论》曰：凡伤寒之为病，多从风寒得之。始因表中风寒，入里则不消矣，未有温覆而当不消散者。成氏注：风寒初客于皮肤，便投①汤药，温覆发散而当，则无不消散之邪，此论伤寒治法也。其用药自是麻黄、桂枝、大小青龙一派。《伤寒论》曰：凡治温病，可刺五十九穴。成氏注：以泻诸经之温热，谓泻诸阳之热逆，泻胸中之热，泻胃中之热，泻四肢之热，泻五脏之热也。此论温病治法也，若用白虎、泻心、大柴胡、三承气一派。末又曰：此以前是伤寒温病证候也，详仲景两条治法，于伤寒则用温覆消散，于温病则用刺穴泻热，温病与伤寒异治判若两冰炭如此。信乎仲景治温病必别有方论。呜呼！历年久远，兵燹散亡。王叔和指为伏寒，插入异气，后之名公，尊信附会，沿习耳闻，遂将温病为伤寒，混同论治，或以白虎、承气治伤寒，或以麻黄、桂枝治温病，或以为麻黄、桂枝今时难用，或以为温病春用麻黄、桂枝须加黄芩，夏用麻黄、桂枝须加石膏，或于温病知用白虎、泻心、承气，而不敢用麻黄、桂枝、青龙者，但昧于所以然之故，温病与伤寒异治处总未洞晰。惟王氏《溯洄》②著有"伤寒立法考""温病热病说"，其治法较若列眉，千年长夜忽遇灯炬，何幸如之。惜其不知温病中于杂气，而于严寒中而不即病，至春夏变为温暑之谬说一样糊涂，以为证治与伤寒异，病原与伤寒同，而未免小视轻忽之也。刘氏《直格》③以伤寒为杂病，以温病为大病，特制双解散、凉膈散、三黄石膏汤，为治温病主方，其见高出千古，深得长沙不传之秘。惜其知温病中于杂气，而伤寒未传阴证，温病从无阴证之治法，无所发明。庸工不能解其理，不善用其方，而猥④以寒凉摒斥之也。诸家混淆不清，而二公亦千虑之失也。余于此道中，抱膝长吟，细玩《伤寒论·平脉篇》⑤曰：清邪中上焦，浊邪中下焦，阴中于邪等语，始翻然顿悟曰：此非伤寒外感常气所有事，乃杂气由口鼻入三焦，怫郁内炽，温病之所由来也。因此以辨温病与伤寒异，辨治温病与治伤寒异，为大关键。故多采王、刘二公之论。并《缵论》⑥《绪论》⑦《温疫论》《尚论篇》⑧，及诸前辈方论。但有一条一段不悖于是者，无不零星凑合，以发挥仲景伤寒温覆消散，温病刺穴泻热之意，或去其所太过，或补其所不及，或衍其所未畅，实多苦心云。（《伤寒瘟疫条辨·卷一·温病与伤寒治法辨》）

【注　释】

①投：大安砦本作"服"，可参。

②王氏《溯洄》：王履著《医经溯洄集》。该书提出温病不得混称伤寒，提倡另立一门。

③《直格》：大安砦本作"直指"，若作书名则误，不作书名可参。

④猥：浅陋狭隘。

⑤《伤寒论·平脉篇》：此处引文，出《伤寒论·辨脉法》，而非"平脉篇"。

⑥《缵论》：即《伤寒缵论》的简称，清代张璐著。

⑦《绪论》：即《伤寒绪论》的简称，清代张璐著。

⑧《尚论篇》：全称《尚论张仲景伤寒论重编三百九十七法》，凡8卷。明末喻昌著。

【解　读】

读仲景的书，一字一句都有精义，后人的千方万论，再不能出其范围，我还有什么可辩解的呢？大概仍然以仲景的理论为本。《伤寒论》说：大凡伤寒病，多为感受风寒所致。风寒开始侵袭肌表，渐至由表入里，病邪入里就不容易解除了，应该温覆使之消散。成氏注：风寒刚客于皮肤，便投汤药，温覆发散得当，那么就没有不消散的邪气，这是论伤寒的治法。其用药自是麻黄、桂枝、大小青龙一派。《伤寒论》说：大凡治温病，可刺五十九穴。成氏注：以泻诸经的温热，谓泻诸阳的热的逆气，泻胸中的热，泻胃中的热，泻四肢的热，泻五脏的热。这是论温病的治法，若用白虎汤、泻心汤、大柴胡汤、三承气汤一派。末了又说：以上是伤寒和温病证候的总汇。详细研究仲景两条治法，对于伤寒则用温覆消散，对于温病则用刺穴泻热，温病与伤寒异治的差别就像冰和炭一样。相信仲景治温病必定另有方论。唉！历年久远，兵火散亡。王叔和指为伏寒，插入异气，后来有名望的人，尊信附会，沿习耳闻，于是将温病当作伤寒，混同论治。有的用白虎汤、承气汤治疗伤寒，有的用麻黄汤、桂枝汤治疗温病，有的以为麻黄汤、桂枝汤现在难以使用，有的以为温病春用麻黄汤、桂枝汤须加黄芩，夏用麻黄汤、桂枝汤须加石膏。或者于温病知道用白虎汤、泻心汤、承气汤，而不敢用麻黄汤、桂枝汤、青龙汤。只是对于这个原因不甚明白。温病与伤寒不同的治疗方法，总未洞晰。只有王履《医经溯洄集》著有"伤寒立法考""温病热病说"，他的治法比较明了，好像列眉一样清楚。千年长夜忽然遇到灯炬，多么幸运啊！可惜他不知道温病中于杂气，而在严寒中不立即发病，至春夏变为温暑的谬论一样糊涂。以为证治与伤寒不同，病原与伤寒相同，而未免小看了轻忽了它。刘完素《伤寒直格》以伤寒为杂病，以温病为大病，特制双解散、凉膈散、三黄石膏汤，作为治疗温病主方，他的见识高出千古，深得长沙不传的秘方。可惜他只知道温病中于杂气，而伤寒没有传阴证的治法，无所发明。平庸的医生不懂这个道理，不善于使用其方剂，而轻率地以寒凉药摒弃它。各家混淆不清，而两位先生也有千虑之失。我在这门学问中，抱膝长吟，仔细玩味《伤寒论·平脉篇》所说"清邪中上焦、浊邪中下焦、阴中于邪"等话，才翻然顿悟说：这不是伤寒外感常气的事情；乃是杂气由口鼻入三焦，怫郁内炽而导致温病。因此辨明温病与伤寒的不同，辨明治疗温病与治疗伤寒的不同是关键。所以多采用王、刘二公的论述以及《伤寒缵论》《伤寒绪论》《温疫论》《尚论篇》，及诸前辈方论。但没有一条一段不违背这个原则的，没有不零星凑合来发挥仲景伤寒温覆消散、温病刺穴泻热的意思，或者去掉他太过的，或者补他所不及，或者推演他未通达的，确实是煞费苦心啊。

杂气分清浊。杂气中的清邪，"是杂气之浮而上者，从鼻息而上入于阳，而阳分受伤"，浊邪是"杂气之沉而下者，从口舌而下入于阴，而阴分受伤"。杨栗山认为：杂气伤人由口鼻而入，"先注中焦"，阳明受病。其中轻清的杂气浮而上升伤及头面颈项，浊重的杂气下沉，伤及肠腑。但不论伤上伤下，中焦阳明俱伤。杂气伤人，直伤脏腑，邪热内郁，营卫不和，即见恶寒、发热、汗出、肢冷而类伤寒表证，此表是"里证浮越于外也"，亦即"有表证而无表邪"，所以临床治疗应逐秽解毒，主用清泄，不可辛温发表。

【原文4】

凡邪所客，有行邪，有伏邪，故治法有难有易，取效有迟有速。行邪如冬月正伤寒，风寒为病自外之内，有循经而传者，有越经而传者，有传一二经而止者，有传尽六经不罢者，有始终只在一经而不传者，有从阳经传阴经为热证者，亦有变为寒证者，有直中阴经为寒证者。正如行人经由某地，本无根蒂，因其漂浮之势，病形虽乱，若果在经，一汗而解；若果在胃，一下而愈；若果属寒，一于温补；若果传变无常，随经治之，有证可凭，药到便能获效。所谓得天地之常气，风寒外感，自气分传入血分者是也。先伏而后行者，温病也，无形无声者，难言矣。毒雾之来也无端，烟瘴之出也无时，湿热熏蒸之恶秽，无穷无数，兼以饿殍①在野，胔骼②之掩埋不厚，甚有死尸连床，魄汗之淋漓自充，遂使一切不正之气，升降流行于上下之间，人在气交中，无可以逃避。虽童男室女，以无漏之体，富贵丰亨，以幽闲之志，且不能不共相残染，而辛苦之人可知矣，而贫乏困顿之人又岂顾问哉！语云：大兵之后，必有大荒，大荒之后，必有大疫，此天地之气数也，谁能外之。疵疠旱潦之灾，禽兽往往不免，而况人乎。所谓得天气之杂气，邪热内郁，由血分发出气分者是也。当其初病之时，不唯不能即疗其病，而病势日日加重，病家见病反增，即欲更医，医家不解其故，亦自惊疑，竟不知先时蕴蓄，邪微则病微，邪甚则病甚。病之轻重，非关于医，人之死生，全赖药石。故谚有之曰：伤寒莫治头，劳病莫治尾。若果是伤寒，初受肌表，不过浮邪在经，一汗可解，何难之有？不知盖指温病而言也。要其所以难者，总因古今医家，积习相沿，俱以温病为伤寒，俱以伤寒为温病，致令温魂疫魄含冤地下。诚能分晰明白，看成两样脉证，两样治法，识得常气杂气，表里寒热，再详气分血分，内外轻重，自迎刃而解，何至杀人耶！虽曰温病怪证奇出，如飚举蜂涌，势不可遏，其实不过专主上中下焦，毒火深重，非若伤寒外感，传变无常，用药且无多方，见效捷如影响，按法治之，自无殒命之理。至于死而复苏，病后调理，实实虚虚之间，用药却宜斟酌，妙算不能预定，凡此但可为知者道也。若夫久病枯槁，酒色耗竭，耆老③风烛④，已入四损不可正治之条，又不可同年而语。（《伤寒瘟疫条辨·卷一·行邪伏邪辨》）

【注　　释】

①饿殍：饿死的人。
②胔骼：胔，肉未腐尽的骨骼；骼，枯骨。
③耆老：年老，六十岁以上的人。
④风烛：风中之烛易灭，故以"风烛"比喻临近死亡的人。

【解　　读】

凡是邪气中人，有行邪，也有伏邪，因此治疗方法有难有易，治疗的效果也有快有慢。行邪就像冬季感染风寒病邪，有些是顺经络传播的，有些是越经络传播的，有些只传播一两条经络就停止了，有些则传遍六经而不停。有些病症从开始到结束只在一个经络，有些病症从阳经传到阴经表现为热证，也有些变成寒证，还有些直接影响阴经表现为寒证。就像人沿着某条道路行进，本来没有立足点，因为它有一种漂浮的趋势，病症虽然繁杂，但如果在经络上，通过汗法就能解决；如果在胃中，通过下法就能康复；如果属于寒邪，通过温补法就能缓解；如果病情不断变化，就按照经络治疗，有症状可对照，用药就能见效。如果感受天地自然界的常见时令邪气，比如外感风寒之邪，邪气将从气分传入血分。病邪在潜伏一段时间后会发作的是疫病，其邪气无声无形，难以用语言形容。毒雾无端而来，烟瘴不时出现，湿热熏蒸产生污秽不洁之气，以及饥民尸骨遍野、染疫尸体掩埋不够深，更甚者死尸连床，汗水淋漓到处沾染，导致一切不正常的气交于上下之间，人在这种环境中，没有可以逃避的地方。即使是童男室女以正气充足的身体、富贵之人以悠然闲适的心情，也不能避免相互传染，平日里辛勤劳作的人就更是这样了。更何况那些贫苦之人呢？俗话说：大战之后，必定会出现大荒年；大荒年之后，必定会出现大瘟疫。这是自然界的规律，谁能逃脱得了呢？各种灾害如旱灾、水灾等，禽兽也往往不能幸免，更何况人呢？所谓受到自然界中各种杂气的影响，是指邪热内郁，由血分发出气分的病变。当疾病初起之时，不但不能立即治愈疾病，而且病势日益加重。病人看到病情反而加重，即使想更换医生，医生也不明白是什么原因，自然会感到惊疑，最终也不知道是先时热邪蕴蓄、邪微则病情较轻、邪甚则病情加重的道理。疾病的轻重，不在于医生的治疗；病人的生死，全靠药物的效果。因此有谚语说：伤寒莫治头，劳病莫治尾。如果真是伤寒，初受邪于肌表，用一剂解表药就可以解除，有什么困难呢？但人们不知道这是温病。要说造成难以分辨的原因，总的是因为古今医家积习相沿，都把温病当作伤寒来治疗，又把伤寒当作温病来治疗，致使病人含冤地下。如果能分辨清楚，看成两种脉证、两种治法，识别常气和杂气、表里寒热等情况，再详细辨别气分和血分、内外轻重等证候，自然能迎刃而解，哪里会置人于死地呢！虽然温病有各种怪证奇出，像狂风巨浪一样势不可遏，其实不过专在上中下焦之间产生毒火而病情严重而已。它不像伤寒外感那样，往往传变无常、用药也无多方而见效迅速。按照正确的方法治疗就会有效，自然不会有丧命的道理。至于危重病救治的方法，病后调理的方法，实实虚虚，用药应当考量，即使神机妙算也实在难以预料，知道其奥秘的人就可以说他懂了。至于久病身体衰弱、酒色过度而耗竭体力的人，或老年人，这些已进入四损正气的范畴就不能按照正治法治疗，那就不能与上面所说的相提并论了。

对于为什么疫病致病轻重不同，杨栗山给出了自己的答案。杨氏认为，同属疫邪，却有行邪与伏邪的不同。行邪行于经，偏于表；伏邪蕴于络，藏于里。由于行邪、伏邪致病的病位、兼加、病势不同，导致发病轻重各异。对于行邪与伏邪的治疗，自然也不应同于旧法。这为后世温病学解读疫病发病、订立疫病治疗法注入了新的视角与活力。

【原文5】

客有过而问之者曰：闻子著《寒温条辨》，将发明伤寒乎，抑发明温病也？特念无论伤寒温病，未有不发于寒热者，先贤之治法，有以为热者，有以为寒者，有以为寒热之错出者，此为治病大纲领，盍为我条分而辩论焉。余曰：愿受教。客曰：《内经》云：热病者，伤寒之类也。人之伤于寒也，则为病热。未入于腑者，可汗而已；已入于腑者，可下而已。三阳三阴，五脏六腑皆受病，荣卫不行，脏腑不通，则死矣。又曰：其未满三日者，可汗而已；其满三日者，可下而已。《内经》直言伤寒为热，而不言其有寒，仲景《伤寒论》垂一百一十三方，用桂、附、人参者八十有奇。仲景治法与《内经》不同，其故何也？余曰：上古之世，恬淡浑穆①，精神内守，即有伤寒，一清热而痊可，此《内经》道其常也。世不古若，人非昔比，以病有浅深，则治有轻重，气禀日趋浅薄，故有郁热而兼有虚寒，此仲景尽其变也。客又曰：伤寒以发表为第一义，然麻黄、桂枝、大青龙每苦于热而难用，轻用则有狂躁、斑黄、衄血、亡阳之失，致成热毒坏病，故河间自制双解散、凉膈散、三黄石膏汤。若麻黄、桂枝、大青龙果不宜用，仲景何以列于一百一十三方之首乎？致使学者视仲景书，欲伏焉而不敢决，欲弃焉而莫之处。夫仲景为医家立法不祧之祖，而其方难用，其何故也？余曰，伤寒以病则寒，以时则寒，其用之固宜。若用于温病，诚不免狂躁、斑黄、衄血、亡阳之失矣。辛温发散之药，仲景盖为冬月触冒风寒之常气而发之伤寒设，不为感受天地疵疠旱潦之杂气而发之温病设，仲景治温病必别有方论，今不见者，其亡之矣^②。叔和搜采仲景旧论之散落者以成书，功莫大矣，但惜其以自己之说，杂于仲景所言之中，使玉石不分耳。温病与伤寒异治处，惟刘河间、王安道始倡其说，兼余屡验得凶厉大病，死生在数日间者，惟温病为然。而发于冬月之正伤寒者，百不一出，此河间所制双解、凉膈、三黄石膏、清泻内热之所以可用，而仲景麻黄、桂枝、大青龙，正发汗者之所以不可用也。盖冬月触冒风寒之常气而病，谓之伤寒；四时触变疵疠之杂气而病，谓之温病。由其根源之不一，故脉证不能相同，治法不可相混耳。(《伤寒瘟疫条辨·卷一·寒热为治病大纲领辨》)

【注　　释】

①浑穆：质朴淳和。
②矣：大安笘本作"也"。

【解　　读】

有位客人来访问我："听说你写了一本《寒温条辨》，是用来阐述伤寒的还是用来阐述温病的呢？我思考了一下，不管是伤寒还是温病，其发病机制都是因为寒邪而导致的热，先贤们治疗的方法中，有的认为是热症，有的认为是寒证，还有认为是寒热错杂的，这就是治病的总纲领，你能否为我详细地分条论述呢？"我说："想要听你讲讲。"客人说："《黄帝内经》上说：热病之类，属于伤寒一类。人如果被寒邪所伤，就会成为热病。如果寒邪还没有入腑，可以通过汗法来治疗；如果寒邪已经入腑，可以通过下法来治疗。三阳三阴，五脏六腑都受病，荣卫之气不行，脏腑之气不通，那么就会导致死亡。又说：如果疾病还没有满三天，可以通过汗法来治疗；如果疾病已经满三天，可以通过下法来治疗。《黄帝内经》直接指出伤寒为热，而没有提到伤寒有寒，张仲景的《伤寒论》列出一百一十三方，其中使用桂枝、附子、人参的方子有八十多个。张仲景的治疗方法与《黄帝内经》不同，这是什么原因呢？"我说："上古时代，人们恬静淡泊、心平气和，即使感染了寒邪而发热，用清热的方法就能治愈，这就是《黄帝内经》所说的正常情况。现在和过去不同了，人的体质也大不如从前了，由于疾病有深浅之分，因此治疗也需要轻重有别。人们的体质日趋下降，所以既有郁热又有虚寒，这就是张仲景提出的治疗变法的原因。"客人又问："伤寒把发汗作为第一要义。然而使用麻黄汤、桂枝汤、大青龙汤这些药却往往因为热邪而难以使用。如果轻率使用就会出现狂躁、斑黄、衄血、亡阳等副作用而导致病情恶化。所以刘河间自己创立了双解散、凉膈散、三黄石膏汤。如果麻黄汤、桂枝汤、大青龙汤确实不适宜使用，张仲景为什么还要把它们列为一百一十三方之首呢？这让学者们觉得张仲景的书难以决断，想放弃又不知道如何处理。张仲景作为医学立法不祧之祖，他的方子难以使用，这是为什么？"我说："伤寒是因为寒邪而导致的热症，以季节而言属于寒季的病邪，因此使用麻黄汤、桂枝汤、大青龙汤这些辛温发散的药物本来是应该的。但如果用于温病的治疗则确实难免会出现狂躁、斑黄、衄血、亡阳等副作用了。辛温发散的药物是张仲景为冬月感染风寒之常气的伤寒而设立，不是为感染天地疵疠旱潦之杂气的温病而设立的。张仲景治疗温病一定另有方论，现在没有看到那些方论了，可能是那些方论已经失传了。王叔和搜集整理张仲景的旧论编成书，这是非常大的功劳，但遗憾的是他把自己对张仲景言论的理解夹杂在张仲景的言论中，使得玉石不分。温病与伤寒的治疗方法是不同的，只有刘河间、王安道开始倡导这种说法，再加上我多次验证那些病情凶险的大病，生死在数天之间的疾病只有温病一种，而发生在冬月正伤寒的病例很少见，这就是刘河间制定的双解散、凉膈散、三黄石膏汤以及清泻内热等方法之所以可以使用，而张仲景的麻黄汤、桂枝汤、大青龙汤等发汗的方法不适宜使用的原因。因为冬天感染风寒之常气的病称为伤寒；四时感染变疬疠之杂气的病称为温病，由于它们的发病机制不同，因此脉象症状也不相同，治疗方法也不能混淆。"

本条讨论针对外感疾病对于如何订立治病大法，外感致病病邪有寒热性质之别。偏于寒者，立法当以温散；偏于热者，立法则当主以辛凉；偏于寒者，仲景订立三纲，已有绳矩规范；但是，偏于热者，直至王安道讨论病原以前，认识上仍存在混淆。囿于此，杨栗山力著此篇，进一步阐明寒温之别，旨在说明辨清寒温是立法治病的关键。

【原文 6】

客又曰：人有伤寒初病，直中三阴，其为寒证无疑矣。又有初病三阳，本是热证，传至三阴，里实可下，止该用承气、抵当。乃间有寒证可温可补，可用理中、四逆其故何也？余曰：以初本是热证，或久病枯竭，或暴感风寒，或饮食生冷，或过为寒凉之药所攻伐，遂变成阴证，所云寒热未已，寒证复起，始为热中，末传寒中是也。且人之虚而未甚者，胃气尚能与相搏，而为实热之证。若虚之甚者，亡阳于外，亡阴于内，上而津脱，下而液脱，不能胜其邪之伤，因之下陷，而里寒之证作矣。热极生寒，其证多危，以气血之虚脱也。客又曰：寒热互乘，虚实错出，既闻命矣。子之治疗，果何以得其宜，《条辨》之说，可闻否乎？余曰：证治多端，难以言喻，伤寒自表传里，里证皆表证侵入于内也；温病由里达表，表证即里证浮越于外也。大抵病在表证，有可用麻黄、桂枝、葛根辛温发汗者，伤寒是也。有可用凉膈、承气咸寒攻伐者，温病与伤寒大略同，有可用理阴、补阴、温中、补中调之养之者，温病与伤寒大略同。但温病无阴证。宜温补者，即所云四损不可正治也，若夫伤寒直中三阴之真寒证，不过理中、四逆、附子、白通，一于温补之而已。至于四时交错，六气不节，以致霍乱、疟痢、吐泻、咳嗽、风寒、暑温、湿温、秋温、冬温等病，感时行之气而变者，或热或寒，或寒热错出，又当观其何时何气，参酌伤寒温病之法，以意消息而治之。此方治之宜，大略如此。而变证之异，则有言不能传者，能知意在言表，则知所未言者矣。客又曰：子之治疗，诚无可易矣。第前辈诸名家，皆以温暑之病本于伤寒而得之，而子独辨温病与伤寒根源异，治法异，行邪伏邪异，证候异，六经脉证异，并与时气之病异，得勿嫌于违古乎？余曰：吾人立法立言，特患不合于理，无济于世耳。果能有合于理，有济于世，虽违之庸何伤。客唯唯而退。因隐括^①其说曰：寒热为治病大纲领辨，尚祈临病之工，务须辨明的确，或为伤寒，或为温病，再谛审其或属热，或属寒，或属寒热错出，必洞悉于胸中，然后诊脉定方，断不可偏执己见，亦不可偏信一家之谬说，庶不至于差错也。（《伤寒瘟疫条辨·卷一·寒热为治病大纲领辨》）

【注　　释】

①隰括：隰，通"引"。概括，简而言之。

【解　　读】

客人又说："有人伤寒初起，直接侵犯三阴经，这肯定是寒证无疑了。还有一种情况，初起是三阳经的实证，属于热证，当传到三阴经时，里热结实可采用承气汤、抵当汤。但偶尔也有寒证，可以用理中丸、四逆汤治疗。这是什么原因呢？"我说："这是因为初起本是热证，或久病正气枯竭，或者突然感受风寒邪气，或者饮食生冷，或者过度使用寒凉的药物，于是变成阴证。所说的寒热未已，寒证又起，就是开始是热中，后来传变成寒中了。而且如果人体虚弱还不太严重时，胃气还能与邪气相抗争而表现为实热证；如果人体极度虚弱阳气外亡，阴液内竭，在上就会口渴而津液外脱，在下就会液脱，不能承受邪气的伤害，因此会内陷而形成里寒证。热到极点就生寒，这种寒证多属危候，这是因为气血虚脱造成的。"客人又说："寒热互为因果，虚实错杂出现，我已经听明白你的解释了。你的治疗原则和方法能否正确呢？《伤寒论辨》的学说能不能告诉我呢？"我说："证候治疗多种多样，难以用语言表达清楚。伤寒病由表传里，里证都是表证侵入到内脏造成的；温病由里达表，表证都是里证向外越散造成的。大致来说病在表证，有可以使用麻黄、桂枝、葛根辛温发汗的方法治疗的，这是伤寒病的治法；有可以使用凉膈散、承气汤这些咸寒攻伐的方法治疗的，这是温病与伤寒大致相同的治法。但温病没有阴证，需要温补的，就是所说的四损不可正治。至于伤寒直接中于三阴经的真寒证，不过使用理中丸、四逆汤、附子汤、白通汤这些温补的药物而已。至于四时交错造成的六气不协调，以致产生霍乱、疟疾、痢疾、呕吐、泄泻、咳嗽、风寒、暑温、湿温、秋温、冬温等病，感受时行之气而变化，或热或寒，或寒热错杂出现。又应当观察在什么时候感受什么气，参酌伤寒与温病的方法来治疗。这个方法的大致情况就是这样。至于变证的特殊情况就难以用语言表达清楚了。如果能领会上面我的意思就能知道我的言外之意了。"客人又说："你的治疗方法确实没有什么可以更改的了。但前辈各名家都认为温暑的病是伤寒转变来的，而你一个人辨别温病与伤寒的根源不同、治法不同、传经不同、脉证不同以及六经脉证不同，并且还与时气的病不同。难道你不怕违背古人吗？"我说："我们著书立说的目的只怕不符合医理对世人没有帮助。如果能符合医理对世人有帮助，即使违背古人又有什么关系呢！"客人唯唯连声地退下去了。我简单概括一下这场对话的内容：寒热是治病的大纲领，尚请各位医生临证时一定要辨明疾病属寒还是属热；或属热象还是属寒象；一定要彻底辨明病情然后才下诊断开方子，绝对不可以偏执自己的看法；也不可以偏听偏信某一家之言的谬误说法；这样才能不至于出现医疗差错。

寒温两病，病因、发病、病机、传变皆不同，因此治法迥异。杨栗山强调寒温两病均可见表证，但治法各异。伤寒表证为邪犯太阳，治以发表为要，用辛温散寒发汗解表之法；而温病得之于天地杂气，怫热郁于内，病多起于阳明，一旦发病，怫热上下冲逆，一派火毒炽盛证候，若见表证则为里热浮越于外所致，治当清泄里热，表证自可解除。

【原文7】

夫所谓杂气，虽曰天地之气，实由方土之气也。盖其气从地而起，有是气即有是病，譬如天地生万物，亦由方土之产也。但植物藉雨露而滋生，动物赖饮食而颐养，盖先有是气，然后有是物，推而广之，有无限之气，因有无限之物也。但二五之精①，未免生克制化，是以万物各有所宜忌，宜者益而忌者损，损者制也。故万物各有所制，如猫制鼠，鼠制象之类。既知以物制物，既②知以气制物矣。以气制物者，如蟹得雾则死，枣得雾则枯之类，此有形之气，动植之物皆为所制也。至于无形之气，偏中于动物者，如猪温、羊温、牛马温，岂但人温而已哉。然猪病而羊不病，牛病而马不病，人病而禽兽不病，究其所伤不同，因其气各异也。知其气各异，故谓之杂气。夫物者气之所化也，气物之所变也。物即是气，气即是物，知气可以制物，则知物之可以制气矣。夫物之可以制气者，药物也，如蜒蚰解蜈蚣之毒，山甲补蚁瘘之溃，此受物气之为病，是以物之气制物之气，犹或可测，至于受无形之杂气为病，莫知何物能制矣。惟其不知何物之能制，故勉用汗、吐、下和四法以决之耳。噫！果知以物制气，一病止用一药，又何烦用四法、君臣佐使、品味加减，分两轻重之劳，并用方投

证不投证，见效不见效，生死反掌之苦哉。(《伤寒瘟疫条辨·卷一·杂气所伤不同辨》)

【注　释】

①二五之精：阴阳、五行，并称二五之精。

【解　读】

所谓杂气，虽然说的是天地之气，实际上是由地方上的气候形成的。因为这种气是从地上发生，有这种气就有这种病，好比天地产生万物，也是由地方上出产的一样。但植物靠雨露的滋润生长，动物靠饮食而得到滋养。大概先有这种气，然后才有这种物。推广开去，有无限的气，因而有无限的生物。只是五行之精气，不免有生克制化，因此万物各自有适宜和禁忌的东西。适宜的便是补益，禁忌的便是有损害，损害就是制约。因此万物各有制约的东西，如猫克制老鼠，老鼠克制大象之类。既然懂得用物体去制约物体，就也懂得用气去制约物体了。用气去制约物体的，如蟹得雾就死，枣得雾就枯之类，这是有形之气，动植物都受它的制约。至于无形之气，对动物有所偏中的如猪瘟、羊瘟、牛马瘟，难道只是有人温而已吗？然而猪病而羊不病，牛病而马不病，人病而禽兽不病，追究其原因是伤害不同，是因各种动物之气各不相同。知道了动物之气各不相同，便称它为杂气。物体是由气化生的，气能改变物体。物体就是气，气就是物体。知道气可以制约物体，便知道物体也可以制约气了。物体可以制约气的便是药物了。如蜒蚰解蜈蚣之毒，穿山甲补蚁瘘之溃，这是以物体之气制约物体之气的例子，因此物体之气制约物体之气，还是能够测知的。至于受无形之杂气的伤害，不知道什么东西能制约它。只因不知道什么东西能制约它，所以勉强用汗、吐、下和四法来决断疾病。唉！如果懂得用物体去制约气，一种病只用一种药，又何必烦劳用四法、君臣佐使、品味加减、分量轻重呢？又何必合方投证与不合方投证、见效与不见效、生死反掌那么痛苦呢？

本条论述杂气致病的地域性和物种选择性。杨栗山在吴又可"杂气论"基础上进一步对杂气致病进行讨论，认为"方土之气"即一方水土蕴生之气，不同地域环境往往滋生不同的致病邪气。杨氏秉承着先有气后有物的思想，延伸出一方水土之气引发特定的疾病，这就是温疫(病)的地域性特点。由于杂气的种类不同，其性质和致病特点亦不同，对所侵犯的种属对象则有不同的选择性，并对杂气的辨治提出自己的看法。这种"以物制气"的思想，已经趋近于现代免疫学特异性免疫的概念内涵，无疑此论为后学诸家启蒙思想、洞开眼界。

【原文8】

凶年温病盛行，所病人众，最能传染，人皆惊恐，呼为瘟疫。盖杂气所钟者盛也，以故鸡温死鸡，猪温死猪，牛马温死牛马，推之于人，何独不然！所以兵荒饿馑之岁，民多夭札，物皆疵疠，大抵春夏之交为甚，盖温暑湿热之气交结互蒸，人在其中，无隙可避，病者当之，魄汗淋漓，一人病气，足充一室，况于连床并榻，沿门合境，共酿之气，益以出户尸虫，载道腐壃①，燔柴掩席，委壑投崖，种种恶秽，上混空明清静之气，下败水土污浊之气，人受之者，亲上亲下，病从其类。如世所称大头温，头面腮颐、肿如瓜瓢者是也；所称虾蟆温，喉痹失音、颈筋胀大者是也；所称瓜瓢温，胸高胁起、呕汁如血者是也；所称疙瘩温，偏身红肿、发块如瘤者是也；所称绞肠温，腹鸣干呕、水泄不通者是也；所称软脚温，便清泻白、足重难移是也。其邪热伏郁三焦，由血分发出气分，虽有表证，实无表邪，与正伤寒外感之表证全无干涉，人自不察耳，必分温病与瘟疫为两病，真属不通。盖丰年闾里②所病人不过几人，且不传染，并不知为温病，以致往往误事。盖杂气所钟者微也。余自辛未历验，今三十余年，伤寒仅四人，温病不胜屈指。乐岁之脉证，与凶荒盛行之年线③悉无异，至用药取效，毫无差别。轻则清之，重则泻之，各行所利，未有不中病者。若认为伤寒时气，误投发散，为祸不浅，误投温补，变成痼疾，所以陈良佐曰：凡发表温中之药，一概禁用，由此不可不辨也。（《伤寒瘟疫条辨·卷一·杂气有盛衰辨》）

【注　释】

①堇：大安砦本作"殣"，义胜。殣，饿死的人。
②闾里：平民聚居之处。
③线：书业德本、醉芸轩本、扫叶山房本均作"纤"，义胜。

【解　读】

在荒年，温病盛行，病人众多，且最能传染，人们都很惊恐，称之为瘟疫。这是因为杂气所聚集的地方，温病就严重。因此鸡患温病就死鸡，猪患温病就死猪，牛马患温病就死牛马。以此类推，人患温病不也是这样吗？所以战争、饥荒、灾荒的年代，百姓大多夭折，万物都受病害，大概春夏之交尤为严重。这是因为温暑湿热之气交结互蒸，人在其中没有躲避的地方，患温病的人会出汗很多，一个病人身上的病气，足够感染整个房间。更何况病人连床并榻，沿门合境，共同酿成瘟疫之气，再加上出户的尸虫满路找死的人已经腐败，祭天的仪式火焰令人掩面、投崖的人埋葬在山沟坑谷等种种恶秽之物，上混空中清静之气、下败水土污浊之气。人们受此影响，上下感染，病从其类。如世人所说的"大头瘟"，头面腮颐肿如瓜瓢的便是；所说的"蝦蟆瘟"，喉痹失音、颈筋胀大的便是；所说的"瓜瓢瘟"，胸高胁起、呕汁如血的便是；所说的"疙瘩瘟"，偏身红肿、发块如瘤的便是；所说的"绞肠瘟"，腹鸣干呕、水泄不通的便是；所说的"软脚瘟"，便清泻白、足重难移的便是。这些病症都是邪热伏郁三焦，由血分发出气分。虽有表证，实际上没有表邪。与正伤寒外感之表证毫无关系，人们自然无法察觉。将温病与瘟疫当作两种病症，真是说不通。大概因为丰年人们所患的不过几人且不传染，所以并不知道这是温病，以致往往误事。实际上这是杂气所聚集的地方不严重。我从辛未年开始验看病情至今已三十余年，伤寒仅有四人，温病多得难以计数。丰年与荒年脉证一样，用药取效也没有差别。病情轻的清其热，重的泻其火，各按其病机来治疗，没有不见效的。如果将感冒当作伤寒来治疗，误用发散药为祸不浅；如果误用温补药就会变成痼疾。所以陈良佐说：凡是发表、温中的药一概禁用，因此不可不辨明病因。

本条杨栗山讨论杂气致病，病势有盛有衰。由于社会环境的不同，导致杂气致病在致病能力、病势转归上也各有差异。在社会环境相对稳定的年代，杂气致病相对较少，病邪发病相对较轻。但是，若是碰上社会环境动荡的时代，疫病就会大规模、广泛地流行。而对于盛衰程度不同的疫病，治疗自然也不会可囿于一法。不得不说，杨氏此论已渐显现代流行病学调研雏形，对于当时杂气发病给出了自己的回答；虽然对病因的归纳犹似浅显，但对于后世的启发却是绵长。

【原文 9】

凡人大劳大欲，及大病久病，或老人枯槁，气血两虚，阳明并竭，名曰四损。真气不足者，气不足以息，言不足以听，或欲言而不能，感邪虽重，反无胀满意痞塞之证；真血不足者，通身痿黄，两唇刮白，素或吐血、衄血、便血，或崩漏、产后失血过多，感邪所重，面目反没赤色；真阳不足者，或厥逆，或下利，肢体畏寒，口鼻气冷，感邪虽重，反无燥渴谵妄之状；真阳不足者，肌肤甲错，五液干枯，感邪虽重，应汗不汗，应厥不厥，辨之不明，伤寒误汗，温病误下，以致津液愈为枯涸，邪气滞涩，不能转输也。凡遇此等，不可以常法正治，当从其损而调之，调之不愈者，稍以常法正治之，正治不愈者，损之至也。一损二损尚可救援，三损四损神工亦无施矣。

（《伤寒瘟疫条辨·卷一·四损不可正治辨》）

【解　　读】

凡是人大劳大欲，以及大病久病，或者老人身体枯槁，气血两虚，阳明经气并竭的，称为四损。真气不足的，气不足以吸，言不足以听，或者想要言语却无法说出，感受邪气虽然严重，反没有胀满痞塞的病症；真血不足的，全身痿黄，两唇色白，平素或吐血、衄血、便血，或崩漏、产后失血过多，感受邪气虽然严重，反没有面目发红的症状；真阳不足的，有的四肢厥逆，有的下利，肢体畏寒，口鼻气冷，感受邪气虽然严重，反没有燥渴谵妄的症状；真阴不足的，肌肤干燥其纹路深裂，五液枯涸，感受邪气虽然严重，应当出汗却不汗出，应当厥逆却不厥逆。辨别不清这一点，就会导致伤寒误用发汗，温病误用下法，以致津液更加枯涸，邪气滞涩不能转输。凡是遇到这种病症不能用常规法正治，应当从损伤之处进行调理。如果调理不愈的可以用常规法正治。正治不愈的是亏损太重的缘故。一损二损还可以救治；三损四损就是神仙也毫无办法了。

此条杨栗山讨论对于不同体质的病人，立法不应相同，尤其是体质虚损的病人，更不能以常法治之。由于常年虚损，导致气尽血弱，所以正治法不易实施。针对此类病人，必须兼以补益调节气血阴阳。若是一味攻伐，体质戕伐则早致虚损，莫能挽救。

【原文 10】

治法急以逐秽为第一义。上焦如雾，升而逐之，兼以解毒；中焦如沤，疏而逐之，兼以解毒；下焦如渎，决而逐之，兼以解毒。恶秽既通，乘势追拔，勿使潜滋。所以温病非泻则清，非清则泻，原无多方，时其轻重缓急而救之，或该从证，或该从脉，切勿造次。（《伤寒瘟疫条辨·卷一·温病脉证辨》）

【解　　读】

温病的治疗方法首先要以逐秽为第一要义。上焦如雾，升而逐之，兼以解毒；中焦如沤，疏而逐之，兼以解毒；下焦如渎，决而逐之，兼以解毒。恶秽既然通畅，乘势追拔，不要使它暗中滋生。所以温病不是用泻就是用清，不是用清就是用泻，本来没有其他方法。根据病证的轻重缓急而救治，或者从证论治，或者从脉论治，千万不要草率行事。

温病是邪热内郁，治疗当逐邪外达，"急以逐秽为第一义"。清邪伤上，浊邪伤下，所以在治疗上采用就近祛邪、因势利导的策略。清邪中上，则予升泄解毒法，可用清化汤、增损普济消毒饮；邪郁中焦，则疏泄解毒，可用神解散、大小清凉饮等；浊邪中下，则通泄解毒，可用解毒承气汤等。概言之，温病救治重清泻之法，并依脉证之轻重缓急区别治之。

【原文 11】

升降散，温病亦杂气中之一也，表里三焦大热，其证治不可名状者，此方主之。

温病总计十五方。轻则清之，神解散、清化汤、芳香饮、大小清凉散、大小复苏饮、增损三黄石膏汤八方；重则泻之，增损大柴胡汤、增损双解散、加味凉膈散、加味六一顺气汤、增损普济消毒饮、解毒承气汤六方。而升降散，其总方也，轻重皆可酌用。察证切脉，斟酌得宜，病之变化，治病之随机应变，又不可执方耳。

按：处方必有君、臣、佐、使，而又兼引导，此良工之大法也。是方以僵蚕为君，蝉蜕为臣，姜黄为佐，大黄为使，米酒为引，蜂蜜为导，六法俱备，而方乃成。窃尝考诸本草，而知僵蚕味辛苦气薄，喜燥恶湿，得天地清化之气，轻浮而升阳中之阳，故能胜风除湿，清热解郁，从治膀胱相火，引清气上朝于口，散逆浊结滞之痰也，其性属火，兼土与木，老得金水之化，僵而不腐。温病火炎土燥，焚木烁金，得秋分之金气而自衰，故能辟一切怫郁之邪气。夫蚕必三眠三起，眠者病也，合薄皆病，而皆不食也；起者愈也，合薄皆愈，而皆能食也。用此而治合家之温病，所谓因其气相感，而以意使之者也，故为君。夫蝉气寒无毒，味咸且甘，为清虚之品，出粪土之中，处极高之上，自感风露而已；吸风得清阳之真气，所以能祛风而胜湿；饮露得太阴之精华，所以能涤热而解毒也。蜕者，退也，盖欲使人退去其病，亦如蝉之蜕，然无恙也。亦所谓因其气相感，而以意使之者也，故为臣。姜黄气味辛苦，大寒无毒，蛮人生啖，喜其祛邪伐恶，行气散郁，能入心脾二经建功辟疫，故为佐。大黄味苦，大寒无毒，上下通行，盖亢甚之阳，非此莫抑，苦能泻火，苦能补虚，一举而两得之，人但知建良将之大勋，而不知有良相之硕德也，故为使。米酒性大热，味辛苦而甘，令饮冷酒，欲其行迟，传化以渐，上行头面，下达足膝，外周毛孔，内通脏腑经络，驱逐邪气，无处不到。如物在高巅，必奋飞冲举以取之。物在远方及深奥之处，更必迅奔探索以取之。且喜其和血养气，伐邪辟恶，仍是华佗旧法，亦屠苏之义也，故为引。蜂蜜甘平无毒，其性大凉，主治丹毒斑疹，腹内留热，呕吐便秘，欲其清热润燥，而自散温毒也，故为导。盖蚕食而不饮，有大便无小便，以清化而升阳；蝉饮而不食，有小便无大便，以清虚而散火。君明臣良，治化出焉。姜黄辟邪而靖疫，大黄定乱以致治，佐使同心，功绩建焉。酒引之使上行，蜜润之使下导，引导协力，远近通焉。补泻兼行，无偏胜之弊，寒热并用，得时中之宜。所谓天有覆物之功，人有代覆之能，其洵然哉。(《伤寒瘟疫条辨·卷四·医方辨》)

【解　　读】

升降散，温病也是杂气之一，表里三焦大热，其证治难以用语言描述的情况，可以用此方治疗。

温病总共有十五个方子。病情轻的用清解的方法，如神解散、清化汤、芳香饮、大小清凉散、大小复苏饮、增损三黄石膏汤等八个方子；病情重的用泻下法，如增损大柴胡汤、增损双解散、加味凉膈散、加味六一顺气汤、增损普济消毒饮、解毒承气汤等六个方子。而升降散，可以说是这些方子的总方，无论病情轻重都可以酌情使用。详细地观察病情，切脉诊断，斟酌用药，根据病情的变化，随机应变，又不可过于执着于方子。

按：处方用药一定要有君、臣、佐、使，同时还要兼用引导的药物，这是良医的法度。升降散以僵蚕为君药，蝉蜕为臣药，姜黄为佐药，大黄为使药，米酒为引药，蜂蜜为导药，这六种药物都具备了，这个方子就组成了。我曾经考察过各种本草，知道僵蚕味辛苦而气薄，喜欢干燥而讨厌潮湿，具有清化之性，能胜风除湿，清热解郁，治疗膀胱相火，引清气上朝于口，散逆浊结滞之痰。其性属火，兼有土与木的性质，老得金水之化，僵而不腐。温病火炎土燥，焚木烁金，得秋分之金气而自衰，所以能清除一切怫郁之邪气。蚕一定要经过三眠三起，眠就是病，所有蚕都病，都不吃东西；起就是病愈，所有蚕都病愈，都能吃东西。用这个来治疗合家温病，可以说是利用其气相感，因势利导来治疗的，所以是君药。蝉气寒无毒，味咸且甘，为清虚之品，出粪土之中，处极高之上，自感风露。吸风得清阳之真气，所以能祛风而胜湿；饮露得太阴之精华，所以能涤热而解毒。蜕者就是退去的意思，也就是说想要使人们退去其病。也是所谓其气相感，因势利导来治疗的，所以是臣药。姜黄气味辛苦，大寒无毒，蛮人生食，喜欢其祛邪伐恶、行气散郁的功效，能入心、脾二经建功辟疫。大黄味苦大寒无毒，上下通行。亢盛的阳气非此不能抑制；苦能泻火；苦能补虚一举两得。人们只知道良将建立了伟大的功勋，却不知道还有良相的卓越德行，因此作为使药。米酒性大热，味辛苦而甘，让人喝凉酒，是想让它行散缓慢，逐渐发挥药效，上行至头面，下达至足膝，外周毛孔，内通脏腑经络，驱逐邪气，无处不到。就像物品在高巅之上，必奋飞冲举以取得它，物品在远方深奥之处，更必迅速奔跑探索以取得它。而且喜欢它和血养气，伐邪辟恶，仍是华佗旧法，也是屠苏酒的方义，因此作为引药。蜂蜜甘平无毒，其性大凉，主治丹毒斑疹、腹内留热、呕吐便秘，想让它清热润燥，而自散温毒，因此作为导药。蚕食而不饮，有大便无小便，以清化而升阳；蝉饮而不食，有小便无大便，以清虚而散火。君明臣良，治化由此而出。姜黄辟邪而安定疫病，大黄平定混乱以便治理，使药与臣药一致，功绩由此建立。米酒使药上行，蜂蜜使药下行引导，协同发力，使药效远近皆通。补泻兼施，没有偏盛之弊；寒热并用，符合时宜。所谓上天有覆盖万物的功德，人也有替代覆盖的能耐，确实如此。

　　杨栗山定治温病方计15首，升降散为首方、总方。杨氏方解甚妙，若"阳中之清阳……阴中之浊阴，……内外通和……"等语，皆我中医之至深至奥之处，应细心体悟。升清降浊，升降相因，则怫热郁结顿消。以升降散为基础化裁，根据郁热之轻重，轻者清之，共8方；重者泄之，共6方，与升降散共成治温15方，为后世治疗伏热温病疏通气机以退热提供了治疗新思路，影响甚大。

第二十二章　余师愚《疫疹一得》

第一节　余师愚与《疫疹一得》

　　余师愚，名霖，字师愚。生于雍正元年（1723 年），卒于乾隆六十年（1795 年）。江苏常州桐溪人，曾旅居安徽桐城，后行医于京师。少年习儒，后弃儒攻医。乾隆二十九年（1764 年）其父染疫，由于被当地医生所误治，以致不救，使余霖抱恨不已。此后，致力于疫疹的研究。其在研读《本草纲目》时，见书中记载石膏的作用，其性大寒，大清胃热，其味淡而薄，能解肌热，同时体沉而寒，又能泻实热，认为温热之疫非石膏不能治，因此在临床上遂用石膏重剂以试治温疫，并取得满意疗效。在其三十年临证中，重用石膏，创立了以石膏为君药的清瘟败毒饮，活人无数。本"千虑一得"之意，于 1794 年著成《疫疹一得》一书，详论疫疹。

　　该书共分为上下两卷，分论治和条辨两部分：论治部分共有 10 节，是辨治热疫的理论，尤其是前五论涉及热疫的病因、病机、症状特征、斑疹形态及治疗原则方法等，内容既系统，又精要；条辨部分共 72 条，其中后 20 条为瘥后调理，涉及疼痛、身热、神志异常、痉厥、头面颈喉诸肿、喘满、口气、渴饮、呕呃、出血、发黄、二便异常等温热疫中的常见症状，其特点是每条详细讨论一种热疫的主症、兼症、发病机制以及理法方药。全书对火热之邪所致的温疫证治做了系统论述，不仅在治疗外感热病方面补充了《伤寒论》的不足，而且与吴又可的《温疫论》相得益彰，进一步丰富了温疫病的辨证施治内容。王孟英曾高度地赞扬余氏"独识淫热之疫，别开生面，洵补昔贤之未逮，堪为仲景之功臣"。

　　《疫疹一得》成书于乾隆五十九年（1794 年）并自序刊行。此节刻本今已不存，版本特征无法考证。盖因刻本刊行之后不久，因余霖去世而流传不广。如今《疫疹一得》流传下来最早的刻本是道光八年（1828 年）庄氏重刻本，即俗称延庆堂刻本。本章遴选即用此本，参以咸丰三年（1853 年）抄本、清抄本及民国陈在山抄本。

　　首先，余氏认为温毒疫疹的发生应责之于火毒。疫疹为感受四时不正之疠气而致，疠气为无形之毒，毒为火也，疫疹诸症皆以火毒为本。其次，余氏对疫疹的分析尤其精辟。通过观察疫疹的色泽、形态、分布和发出过程等，可辨别病邪的轻重、病位的浅深、病势的进退和预后的顺逆。再次，余氏对伤寒与瘟疫的区别，在许多症状上都有具体描述，如发热、头痛、汗出、呕逆、自利。发热，伤寒初期，寒邪束表，卫阳郁闭，故先发热而后恶寒；瘟疫初期，疫邪迅速由表入里，故先恶寒发热，一二天后，即见但发热而不恶寒的气分里热炽盛症状。最后，在治疗上，余氏认为疫疹的病因为火毒之邪，火毒之窝巢在阳明胃，胃之火毒可随十二经气血弥漫全身，强调火毒疠气与胃及十二经的关系，故治疗疫病强调清热解毒，特别是清胃泄热，主张不用硝黄而用石膏"捣窝巢之害"。总之，余师愚生平经历了多次瘟疫流行，在结合病证表现，深究理论根柢，系统研究瘟疫发病的基础上，积累了丰富的临床治疫经验，为后世医家继续深入研究疫疹做出了卓绝的贡献。

第二节　《疫疹一得》

【原文1】

伤寒初起，先发热而后恶寒；疫症初起，先恶寒而后发热，一两日后，但热而不恶寒。此寒热同而先后异也。有似太阳、阳明者，然太阳、阳明头痛不至如破，而疫则头痛如劈，沉不能举。伤寒无汗，而疫则下身无汗，上身有汗，惟头汗更盛。头为诸阳之首，火性炎上，毒火盘踞于内，五液受其煎熬，热气上腾，如笼上熏蒸之露，故头汗独多。此又痛虽同而汗独异也。有似少阳而呕者，有似太阴自利者。少阳而呕，胁必痛，耳必聋；疫症之呕，胁不痛，耳不聋，因有伏毒，邪火干胃，毒气上冲，频频而作。太阴自利者，腹必满；疫症自利者，腹不满。大肠为传送之官，热注大肠，有下恶垢者，有旁流清水者，有日及数十度者。此又症异而病同也。种种分别是疫，奈何犹执伤寒治哉？（《疫疹一得·卷上·论疫与伤寒似同而异》）

【解　　读】

伤寒刚发病时，先发热然后怕冷；疫症刚发病时，先怕冷然后发热，过了一两天后，只是发热而不怕冷。这是因为伤寒和疫症的寒热症状相同但发作的顺序不同。有些症状像是太阳病发热恶寒、阳明病发热，然而太阳病、阳明病的头痛不至于像刀劈一样剧烈，而疫症则会头痛如劈，头沉重不能抬举。伤寒不出汗，而疫症下半身不出汗，上半身出汗，只有头部出汗更厉害。头部是各阳经的首位，火性炎热向上，体内的毒火盘踞在上，五脏的津液受到煎熬，热气向上蒸腾，就像蒸笼上的露水一样，所以头部出汗独多。这是因为症状虽然相同，但头部出汗只有疫症才有。有些症状像少阳病而呕吐，有些症状像太阴病自利。少阳病导致呕吐，胁部一定会疼痛，耳朵一定会聋；疫症的呕吐，胁部不痛，耳朵不聋，是因为有伏藏的毒邪，邪火干犯胃腑，毒气向上冲腾，所以频繁呕吐。太阴病自利的，腹部一定会胀满；疫症自利的，腹部不会胀满。大肠是传送糟粕的器官，热邪注入大肠，有的下恶垢，有的旁流清水，有的一天腹泻数十次。这些症状都是疫症的不同表现但属于同一病症。种种不同的表现可以清楚地诊断为疫症，怎能还执着于用伤寒的治疗方法呢？

本条述伤寒和疫病的异同，疫病初起先恶寒而后发热，伤寒初起先发热而后恶寒，伤寒和疫症的寒热表现虽然有相似之处，但它们的发生顺序和伴随症状不同。伤寒初起先发热而后恶寒，而疫症初起先恶寒而后发热。此外，疫症头痛如劈，沉不能举，下身无汗，上身有汗，惟头汗更盛。这些症状与伤寒不同，因此不能简单地用伤寒的治疗方法来治疗疫症。

【原文2】

仲景论冬至后为正伤寒，可见非冬至后，不过以类推其治耳！其言伤寒重在"冬至后"三字。世人论仲景书，究心七十二症，至于"冬至后"三字，全不体贴，是以无论春夏秋冬，俱以伤寒治之。要之四时之气，寒特一耳。以冬月因寒受病，故曰伤寒。至春而夏，由温而热，亦曰伤寒，不知寒从何伤？予每论热疫不是伤寒，伤寒不发斑疹。有人问曰：子言热疫不是伤寒，固已！至云伤寒不发斑疹，古人何以谓伤寒热未入胃，下之太早，热乘虚入胃，故发斑；热已入胃，不即下之，热不得泄，亦发斑。斯何谓也？曰：此古人立言之误也。即"热"之一字，以证其非，热与寒相反而不相并者。既云伤寒，何以有热入胃？又曰热已入胃，何以谓之伤寒？即用白虎、三黄、化斑、解毒等汤，俱从热治，未作寒医，何今人不悟古人之误，而因以自误而误人也？至论大者为斑，小者为疹，赤者胃热极，五死一生，紫黑者胃烂，九死一生，予断生死，则又不在斑之大、小、紫黑，总以其形之松浮、紧束为凭耳。如斑一出，松活浮于皮面，红如朱点纸，黑如墨涂肤，此毒之松活外现者，虽紫黑成片可生；一出虽小如粟，紧束有根，如履底透针，如矢贯的，此毒之有根锢结者，纵不紫黑亦死，苟能细心审量，神明于松浮紧束之间，决生死于临症之顷，始信予言之不谬也。（《疫疹一得·卷上·论伤寒无斑疹》）

【解　　读】

张仲景论述冬至后为正伤寒，可见并非只有冬至后才可诊断为伤寒，只不过根据类似情况推其治疗方法而已！他强调伤寒重在"冬至后"这三个字。世人对张仲景的书用心探讨七十二症，但对于"冬至后"这三字却全不领会，因此无论春夏秋冬都以伤寒来论治。其实，四季的气候，寒是其中的一个而已。冬季因寒而受病，所以称为伤寒。到了春季或夏季，由温而热，又称伤寒，那么不知寒是从哪里伤人的？我常说热疫不是伤寒，伤寒不会引发斑疹。有人问道：您说热疫不是伤寒，已经很明白了！至于说伤寒不会引发斑疹，古人为什么说如果伤寒热未入胃，下得太早，热会乘虚入胃，因此会引发斑疹呢？热已入胃，没有立即下之，热不得泄，也会引发斑疹，这又是什么意思呢？我说：这是古人立言的错误。如果有"热"这个字，就可以证明它不是伤寒。热与寒是相反而不是相辅相成的。既然称之为伤寒，为什么会有热入胃呢？又说热已入胃，何以还是伤寒呢？虽然使用白虎汤、三黄汤、化斑汤、解毒汤等方剂，都是从热进行治疗，没有作为寒治疗，为什么如今的人不明白古人的谬误，因而自己误导自己和他人呢？至于说大的是斑，小的是疹，红色的是胃热到极点，五死一生；紫黑色的是胃糜烂，九死一生。我判断生死，则又不在于斑的大、小、紫黑，总是以斑的形态松浮、紧束为凭据而已。如果斑一出，松活浮于皮面，红如朱点纸，黑如墨涂肤，这是毒邪松活外现的表现，即使紫黑成片也可以存活；一出虽小如粟，紧束有根的，如同鞋底透针，如同箭矢贯的，这是毒邪有根锢结的表现，即使不紫黑也会死亡。如果能细心审视衡量，神明在于松浮紧束之间，在诊断时立刻决断生死，这样才会相信我言不谬。

本段关于伤寒和热疫的讨论，余师愚强调了伤寒和热疫的不同之处。首先，伤寒只在冬至后发生，而其他季节的疾病只是类似伤寒的症状，但并非真正的伤寒。这表明伤寒具有季节性，并且与其他季节的疾病有所不同。

此外，伤寒和热疫在症状和治疗方面也存在差异。伤寒是由寒邪引起的疾病，而热疫则是由热邪引起的疾病。因此，治疗伤寒和热疫需要采用不同的方法。余氏认为，治疗热疫应该采用清热解毒的方法，而不是采用治疗伤寒的方法。

在讨论斑疹时，斑疹的出现并不一定意味着病情严重或预后不良。相反，斑疹的大小、颜色和形状可以提供关于病情和预后的线索。余氏指出，如果斑疹松活浮于皮面，这表明病情较轻，预后较好；而如果斑疹紧束有根，如履底透针，如矢贯的，这表明病情较重，预后较差。

【原文 3】

上古无疫疹，亦无痘，有之自汉始，何也？盖因天地开辟于子丑，人生于寅，斯时人禀清轻无为之性，茹毛饮血之味，内少七情六欲之戕，外无饮食浓味之嗜，浑然一小天地，是以无疫亦无疹，及汉始有者，亦由天地大运主之。自汉迄今，天地大运，正行少阳，即如仲夏，一日十二时论之，自子而丑、而寅、而卯、而辰，虽在暑天，人犹清爽，待交巳午，炎炎之势，如火炽热。由此推之，疫疹之有于汉后者，可悟运气之使然也。但未经岐黄断论，后人纷纷俱仿伤寒类推其治。即仲景所谓至春变温、夏变热、秋变湿，亦略而不察，且立言附和。有云瘟疫伤寒、瘟疹伤寒、斑疹伤寒，甚至热病伤寒。抑知既曰伤寒，何以有瘟、有斑、有疹、有热？认症既讹，故立言也谬，是以肆行发表攻里，多至不救。至河间清热解毒之论出，有高人之见，异人之识，其旨既微，其意甚远。

后人未广其说而反以为偏。《冯氏锦囊》亦云：斑疹不可妄为发表，此所谓大中至正之论，惜未畅明其旨，后人何所适从？吴又可著《瘟疫论》，辨伤寒、瘟疫甚晰，如头痛、发热恶寒，不可认为伤寒表症，强发其汗，徒伤表气，热不退，又不可下，徒损胃气。斯语已得其奥妙。奈何以瘟毒从鼻口而入，不传于胃而传于膜原，此论似有语病。至用达原、三消、诸承气，犹有附会表里之意。惟熊恁昭《热疫治验》首用败毒散去其爪牙，继用桔梗汤同为舟楫之剂，治胸膈及六经邪热，以手、足少阳俱下膈络胸中，三焦之气同相火，游行一身之表，膈与六经，乃至高之分，此药浮载，亦至高之剂，施于无形之中，随高下而退胸膈及六经之热，确系妙法。予今采用其法，减去硝黄，以疫乃无形之毒，难以当其猛烈，重用石膏，直入戊己，先捣其窝巢之害，而十二经之患自易平矣，无不屡试屡验，故于平日所用方法治验，详述于下，以俟高明者正之。（《疫疹一得·卷上·疫疹穷源》）

【解　　读】

在古代，疫病和痘疹都是不存在的，它们从汉代才开始出现。这是为什么呢？因为天地万物在子丑时开始开辟，人在寅时出生，这个时候人们禀赋清轻无为的特性，饮食也是茹毛饮血，内部少有七情六欲的伤害，外部也没有饮食厚味的影响，就像一个小天地一样，所以没有疫病也没有痘疹。但是从汉代开始出现这两种疾病，也是由于天地大运主宰的结果。从汉代到现在，天地大运正行少阳，就像仲夏时节，一天的十二个时辰中，从子时到寅时，及至卯时、辰时即使在炎热的天气里，人也会感到清爽。等到巳午时分，炎热的感觉就像火一样炽热。由此推知，疫疹在汉代之后的出现，可以理解为运气的作用。然而，因为没有前人立法，后人纷纷仿照伤寒的方法类推其治疗。即仲景所说的春季变温、夏季变热、秋季变湿，也略而不察，且立言附和。有说瘟疫伤寒、瘟疹伤寒、斑疹伤寒，甚至热病伤寒。但既然说是伤寒，何以有瘟、有斑、有疹、有热？如果对病症的认定有误，那么立言也就会错误，因此肆意使用发表攻里的方法，导致很多病人无法救治。到了河间清热解毒的理论出现后，有高人的见解和异人的见识，其主旨虽然微妙，其意义却非常深远。

后人没有广泛传播其学说反而认为它是片面的。《冯氏锦囊》也说：斑疹不可以随意发表，这是所谓的大中至正的理论，可惜没有详细说明它的主旨，后人从哪里去遵从呢？吴又可写了《温疫论》，辨明伤寒和瘟疫非常清楚，比如头痛、发热恶寒，不能认为是伤寒表症，强行发汗，只会伤害表气，热也不退，又不能下之，只能损伤胃气。这种说法已经得其奥妙。只是以瘟毒从鼻口而入，不传于胃而传于膜原的说法似乎有纰漏。至于使用达原饮、三消汤、诸承气汤的说法还是有附会表里的意思。只有熊恁昭的《热疫治验》首先用败毒散去掉爪牙，然后用桔梗汤作为舟楫之剂治疗胸膈及六经邪热。因为手、足少阳都下膈络胸中，三焦之气同相火游行于一身之表，膈与六经乃至高之分。这种药浮载也是至高之剂，施于无形之中，随高下而退胸膈及六经之热确系妙法。我如今采用这种方法减去硝、黄，因为疫乃无形之毒难以抵挡其猛烈。重用石膏直接进入戊己，先捣其窝巢之害，而十二经之患自然容易平息，没有不屡试屡验的，因此对于平日所用治法及其治验详细叙述于下以等待高明的人纠正。

本段讨论了疫疹的起源和治疗方法。余师愚认为疫疹自汉代开始出现，是由于当时的人们生活在一个相对清轻无为的环境中，较少受到七情六欲的伤害，饮食也较为清淡。然而，随着时间的推移，人们的生活习惯和环境发生了变化，疫疹也随之出现。此外，疫疹的治疗方法不同于伤寒，如果误诊误治，会导致病情加重甚至死亡。

治疗疫疹应该采用清热解毒的方法，而不是像治疗伤寒那样发表攻里。此外还提到了一些治疗疫疹的经典方法，如达原饮、三消饮、承气汤等，但认为这些方法仍有不足之处。最后提出了自己采用的治疗疫疹的方法，即先用败毒散去其爪牙，再用桔梗汤同为舟楫之剂，治疗胸膈及六经邪热。这种方法可以有效地治疗疫疹引起的发热和其他症状。

总的来说，该段落对疫疹的起源和治疗进行了深入探讨，并提出了一些实用的治疗方法。然而，由于不同的疫疹类型可能有不同的症状和病因，因此在实际治疗时需要根据具体情况进行诊断和治疗。

【原文4】

疹出于胃，古人言热毒未入于胃而下之，热乘虚入胃，故发斑；热毒已入于胃，不即下之，热不得泄，亦发斑。此指误下、失下而言。夫时行疫疹，未经表下，有热不一日而即发，有迟至四五日而仍不透者。其发愈迟，其毒愈重。一病即发，以其胃本不虚，偶染邪气，不能入胃，犹之墙垣高大，门户紧密，虽有小人，无从而入，此吴又可所谓达于膜原者也。至于迟至四五日而仍不透者，非胃虚受毒已深，即发表攻里过当。胃为十二经之海，十二经都朝宗于胃，胃能敷布十二经，荣养百骸，毫发之间，靡所不贯。毒既入胃，势必亦敷布于十二经，残害百骸。使不有以杀其炎炎之势，则百骸受其煎熬，不危何待？瘟既曰毒，其为火也明矣。且五行各一其性，惟火有二：曰君，曰相。内阴外阳，主乎动者也。火之为病，其害甚大，土遇之而赤，金遇之而熔，木遇之而燃，水不胜火则涸，故《易》曰：燥万物者，莫熯乎火。古人所谓元气之贼也。以是知火者疹之根，疹者火之苗也。如欲其苗之外透，非滋润其根，何能畅茂？一经表散，燔灼火焰，如火得风，其焰不愈炽乎？焰愈炽，苗愈遏矣，疹之因表而死者，比比然也。其有表而不死者，乃麻疹、风疹、暑疹之类。有谓疹可治而斑难医，人或即以疫疹为斑耳。夫斑亦何不可治之有，但人不敢用此法耳！（《疫疹一得·卷上·疫疹案》）

【解　读】

疹病由于热毒未进入胃而用下法，热邪乘虚而入胃，因此发斑；如果热毒已经进入胃而没有立即用下法，热邪得不到发泄，也会发斑。这是指误下或失下而言。对于时行疫疹，如果没有经过表散和泻下，就会有感受热邪不到一天就发作的，还有迟至四五日而仍然不透的。其发作越晚，热毒越重。一旦发病即发作的，这是因为胃本不虚，偶染邪气，不能入胃，就像高大的墙垣，门户紧闭，即使有小人，也无从进入。这就是吴又可所说的到达膜原的情况。至于迟至四五日而仍不透的，不是胃虚受毒已深，就是发表攻里过度。胃是十二经脉之海，十二经都朝宗于胃，胃能敷布十二经脉，荣养百骸，毫发之间，无不到达。毒既然进入胃，势必也会敷布于十二经脉，残害人体。如果不采取措施来抑制炎炎之势，那么人体就会受到煎熬，这不危险吗？瘟既然称为毒，它的炎热之性就很明确了。而且五行各有一个特性，只有火有两个：君火和相火。在内的属阴在外的属阳，主动。火造成的祸害非常大，土遇到火会变红，金遇到火会熔化，木遇到火会被点燃，水不能战胜火就会干涸。所以《易经》说："干燥万物，没有比火更厉害的了。"古人称它为元气之贼。由此可知，火是疹的根，疹是火的苗。如果想让苗从外透出，不滋润其根，怎么能繁荣茂盛呢？一经表散，燔灼火焰就像火得到风一样，其火焰不更加炽烈吗？火焰越炽烈，苗越受遏制，疹因此因表而死的很多。那些表散而没有死的，是麻疹、风疹、暑疹之类。有人认为疹可以治疗而斑难以医治，有人也许把疫疹当作斑了。其实斑又有什么不能治疗的呢？只是人们不敢使用这种方法罢了！

本段讨论了疫疹的病因、症状和治疗方法。疫疹是由热毒引起的，热毒深入胃部，导致胃热不得泄，从而发斑。疫疹的发病时间短，且发病越迟，病情越重。对于胃虚受毒已深或发表攻里过当的情况，需要采用滋润胃部、清热解毒的方法治疗。余师愚还强调了火在疫疹中的重要性，认为火是疫疹的根源，而疹是火的苗。治疗疫疹需要滋润其根源，否则火焰会更加炽烈，导致病情加重。此外还指出了一些人对疫疹的误解，认为疫疹可以治疗，只是人们不敢使用此法。

总的来说，该段落对疫疹的病因、症状和治疗方法进行了深入探讨，强调了养胃、清热解毒的重要性。然而，由于不同的疫疹类型可能有不同的症状和病因，因此在实际治疗时需要根据具体情况进行诊断和治疗。

【原文 5】

疫疹之脉，未有不数者。有浮大而数者，有沉细而数者，有不浮不沉而数者，有按之若隐若现者，此《灵枢》所谓阳毒伏匿之象也。诊其脉，即知其病之吉凶。浮大而数者，其毒发扬，一经表热，病自霍然；沉细而数者，其毒已深，大剂清解，犹易扑灭；至于若隐若现，或全伏者，其毒重矣，其症险矣。此脉得于初起者间有。得于七八日者颇多，何也？医者初认为寒，重用发表，先亏其阳；表则不散，继之以下，又亏其阴。殊不知伤寒五六日不解，法在当下，尤必审其脉之有力者宜之。疫症者，四时不正之疠气。夫疠气，乃无形之毒，胃虚者感而受之，病形颇似大实，而脉象细数无力。若以无形之疠气，而当硝、黄之猛烈，邪毒焉有不乘虚而入耶？弱怯之人，不为阳脱，即为阴脱；气血稍能驾御者，必至脉转沉伏，变证蜂起，或四肢逆冷，或神昏谵语，或郁冒直视，或遗尿、旁流，甚至舌卷囊缩，循衣摸床，种种恶症，颇类伤寒。医者不悟引邪入内，阳极似阴，而曰变成阴症，妄投参、桂，死如服毒，遍身青紫，鼻口流血。如未服热药者，即用大剂败毒饮，重加石膏，或可挽回。予因历救多人，故表而出之。（《疫疹一得·卷上·论疫疹之脉不宜表下》）

【解　　读】

疫疹的脉象，没有不是数的。有浮大而数的，有沉细而数的，有不浮不沉而数的，有按之若隐若现的，这是《灵枢》所谓阳毒伏匿的征象。诊查其脉象，就可以知道其病症的吉凶。浮大而数的，毒性发扬，一经表热，病症自然很快就好；沉细而数的，毒邪已深入，用大剂量清解药，还容易扑灭；至于若隐若现，或全然伏藏的，毒邪就重了，病症就危险了。这种脉象在初起时偶尔有之，在七八天时颇多，为什么呢？医生初起认为是寒证，重用发表的方法，先亏损其阳；表未散，接着用下法，又亏损其阴。殊不知伤寒五六天未解，下法是适宜的，尤其必须审其脉象，有力的可以用下法。疫症是四时不正的疠气。疠气乃无形之毒，胃虚的人感染后就受病了，病形颇似大实症，而脉象细数无力。如果以无形之疠气而用芒硝、大黄等猛烈药物，邪毒怎能不乘虚而入呢？体质弱而胆怯的人，不是阳气脱就是阴气脱；气血稍能驾御的，必至脉转沉伏，变症蜂起，或四肢逆冷，或神昏谵语，或郁冒直视，或遗尿、下利清水，甚至舌卷囊缩，循衣摸床，种种恶症，颇类似伤寒。医生不明白引邪入内是阳极似阴，而说变成阴症了，胡乱投用参、桂等药如同服毒，结果遍身青紫、鼻口流血。如未服过热药的，即用大剂败毒饮并重加石膏，或许可以挽回。我用此法多次救治多人所以详细说出来。

本段讨论了疫疹的脉象及其与疾病的关系。疫疹的脉象通常为数脉，可以出现在不同的病情阶段。通过诊脉，可以了解疫疹的病情轻重和预后。对于沉细而数的脉象，病情已深，需要大剂清解药，否则难以扑灭。若隐若现或全伏的脉象则表明病情严重，危险性高。此外，虚怯之人容易感受无形之疠气而患疫症，如果误用猛烈药物，会导致邪毒乘虚而入，引发多种变证。对于这种情况，余师愚建议使用石膏等败毒饮来治疗。

总的来说，该段落对疫疹的脉象进行了深入探讨，强调了诊脉在疫疹诊断中的重要性。同时，余氏还提醒医者注意虚怯之人容易感受无形之疠气而患疫症的情况，避免误诊误治。

【原文6】

头痛倾侧

头额目痛，颇似伤寒，然太阳、阳明头痛，不至于倾侧难举，而此则头痛如劈，两目昏晕，势若难支。总因毒火达于两经，毒参阳位。用釜底抽薪之法，徹火下降，其痛立止，其疹自透。误用辛香表散，燔灼火焰，必转闷症。

骨节烦痛腰如被杖

骨与腰，皆肾经所属。其痛若此，是淫热之气，已流于肾经。误用表寒，死不终朝矣。

遍体炎炎

热宜和不宜燥，至于遍体炎炎，较之昏沉肢冷者，而此则发扬，以其气血尚可胜毒，一经清解，而疹自透，妄肆发表，必至内伏。

静躁不常

有似乎静而忽躁，有似乎躁而忽静，谓之不常，较之癫狂，彼乃发扬，而此则过郁，总为毒火内扰，以至坐卧不安。

火扰不寐

寤从阳，主于上；寐从阴，主于下。胃为六腑之海，毒火壅遏，阻隔上下，故不寐。

周身如冰

初病周身如冰，色如蒙垢，满口如霜，头痛如劈，饮热恶冷，六脉沉细。此阳极似阴，毒之隐伏者也。

重清内热，使毒热外透。身忽大热，脉转洪数，烦躁谵妄，大渴思冰，症虽枭恶，尤易为力。若遇庸手，妄投桂、附，药不终剂，死如服毒。

四肢逆冷

四肢属脾，至于逆冷，杂症见之，是脾经虚寒、元阳将脱之象。惟疫则不然，通身大热，而四肢独冷。此烈毒壅遏脾经，邪火莫透。重清脾热，手足自温。（《疫疹一得·卷上·疫疹之症》）

【解　读】

头痛倾侧：头部和目痛，很像伤寒，然而太阳、阳明头痛，不至于倾侧困难举，而这种则是头痛如劈，两目昏晕，形势难以支撑。总是因为毒火达到两经，毒参阳位。使用釜底抽薪的方法，把火撤下去，疼痛立刻停止，疹自然就透出了。误用辛香发散的药物治疗，燔烧内热炽盛，必然转为闷症。

骨节烦痛腰如被杖：骨关节和腰部都很疼痛，都是肾经所属。那种疼痛如果这样，是淫热之气，已经流注于肾经。误用解表发汗的寒药，就会死亡并不终朝。

遍体炎炎：热宜平和不宜燥，至于遍体发烫有炎炎之感，比昏沉肢冷的症状，这种则如火发扬，因为气血还可以胜毒，一经清解，而疹子自然透出，胡乱使用发表的方法，必然导致内伏。

静躁不常：有似乎静而忽然躁动，有似乎躁动而忽然静止，称为不常，比之癫狂，癫狂是外扬的，而这种则是遏抑郁闷的，总是因为毒火内扰，导致坐立不安。

火扰不寐：醒时阳气在上，主于清醒；睡时阴气在下，主于睡眠。胃为六腑之海，毒火壅塞阻隔上下，所以不能入睡。

周身如冰：初病周身如冰，色如蒙垢，满口如霜，头痛如劈，喜欢喝热讨厌冷水，六脉沉细。这是阳极似阴，是毒邪潜伏的表现。重清内热，使毒热外透。身体忽然大热，脉转洪数，烦躁谵妄，极度口渴想饮冰水，症状虽凶险恶烈，但尤易治疗。如果遇到平庸的医生，胡乱投用桂、附等热药，药未终剂，就会死亡如同服毒。

四肢逆冷：四肢属于脾经，至于四肢冷逆的情况出现，在杂症中也常见。这是脾经虚寒、元阳将脱的表现。只有疫病则不是这样，通身大热而四肢独冷。这是烈毒壅遏脾经、邪火不能外透的表现。重清脾热后手足自然温暖。

本段论述疫疹之症诸相，可见多为热象，其中阳极似阴，毒邪潜伏，不可不辨，疫疹与伤寒不同，以及治疗疫疹需要采用清解的方法。同时，余氏也提醒医者注意不要误诊误治，避免使用辛香表散等错误的治疗方法。

【原文 7】

大渴不已

杂症有精液枯涸，水不上升，咽干思饮，不及半杯，而此则思冰饮水，百杯不足，缘毒火煎熬于内，非冰水不足以救其燥，非石膏不足以制其焰。庸工忌戒生冷，病家奉为神术，即温水亦不敢与，以致唇焦而舌黑矣。

胃热不食

四时百病，胃气为本，至于不食，似难为也。而非所论于胃热者，乃邪火犯胃，热毒上冲，频频干呕者有之，旋食旋吐者有之。胃气一清，不必强之食，自无不食矣。

胸膈郁遏

胸乃上焦心肺之地，而邪不易犯。惟火上炎，易及于心，以火济火；移热于肺，金被火灼，其躁愈盛，气必长吁，胸必填满而郁遏矣。(《疫疹一得·卷上·疫疹之症》)

【解　　读】

大渴不已：杂症中有精液枯涸，水不上升，咽喉干燥想饮水，喝不到半杯，而这种情况却想喝冰水，喝多少杯也不够。因为毒火在内煎熬，只有冰水不足以解除干燥，非石膏不足以控制火势。平庸的医生忌讳并告诫病人要避免冷饮，病人家属将其奉为圭臬，甚至温水也不敢给病人喝，导致嘴唇焦干而舌黑。

胃热不食：四季百病，以胃气为本，对于不能进食的情况，似乎难以处理。但不是平常所论的胃热导致的不能进食，而是邪火侵犯胃，热毒上冲所致，频繁干呕的情况，吃进去食物随即就吐出来的情况也有。只要胃气一清，不必强求进食，自然就无不食之理。

胸膈郁遏：胸是上焦心肺所在的地方，邪气不易侵犯。只有火气上炎容易侵犯到心，以火助火；把热移到肺上，肺被火灼烧，其燥热更甚，气必然长叹，胸部必然填满而郁闷。

本段描述了疫疹的一些症状，包括大渴不已、胃热不食和胸膈郁遏。这些症状是由于毒火煎熬、邪火邪犯胃和邪火上炎所致。对于大渴不已的症状，需要用冰水、石膏等清解的方法来缓解燥热。对于胃热不食的症状，这是由于邪火犯胃、热毒上冲所致，需要清胃气来缓解。对于胸膈郁遏的症状，这是由于邪火上炎、移热于肺所致，需要用清解的方法来缓解。

【原文 8】

口秽喷人

口中臭气，令人难近。使非毒火侵炙于内，何以臭气喷人乃尔也。

满口如霜

舌苔分乎表里，至于如霜，乃寒极之象。在伤寒故当表寒，而疫症如霜，舌必厚大，此火极水化，误用温表，旋即变黑。《灵枢》曰：热症舌黑，肾色也。心开窍于舌，水火相刑必死。予已经过多人，竟无死者，可见古人亦有未到处，但无此法耳！

咽喉肿痛

喉以纳气通于天，咽以纳食通于地，咽喉者，水谷之道路，气之所以上下者。至于肿痛，是上下闭塞，畏用清凉，为害不浅。

嘴唇肿

唇者，脾之华，以饮食出入之门，呼吸相关之地，嫩肿不能自如，脾热可知。

脸上燎泡

燎泡宛如火烫，大小不一，有红有白，有紫黑相间，痛不可忍，破流清水，亦有流血水者。治同大头。（经验）（《疫疹一得·卷上·疫疹之症》）

【解 读】

口秽喷人：口中散发出难闻的气味，让人难以接近。如果不是体内毒火熏烤，怎么会喷出这么难闻的气味呢？

满口如霜：舌苔分为表里，如果像霜一样白，是寒极的症状。在伤寒病中应该是表寒，而疫症中如霜的舌苔则厚大，这是火极水化的表现，误用辛温表散的方法治疗会很快变黑。《灵枢》说："热证舌黑，是肾的颜色。"心开窍于舌，水火相刑必然死亡。我治疗过很多人，没有死亡的，可见古人也有未考虑到的地方，于是没有这种方法罢了！

咽喉肿痛：喉咙是呼吸的通道，咽是食物的通道，咽喉是水谷的通道，是气息上下往来的地方。如果出现肿痛，上下通道闭塞，忌用清凉药物治疗，否则危害不小。

嘴唇肿：嘴唇是脾的外在表现，是饮食出入和呼吸相关的地方。如果嫩肿不能自如，可知脾热。

脸上燎泡：脸上起燎泡犹如火烫，大小不一，有红有白，有紫黑相间，疼痛难以忍受，破溃后流出清水或流血水。治疗方法与大头瘟相同。

　　本段描述了疫疹的一些症状，包括口秽喷人、满口如霜、咽喉肿痛、嘴唇肿和脸上燎泡。这些症状是由于毒火侵炙、寒极、火极水化、脾热以及热毒上攻所致。对于口秽喷人的症状，这是毒火侵炙于内的表现，需要清解。对于满口如霜的症状，这是寒极之象，一般需要用辛温表散的方法来缓解。若是火极水化，切勿误用辛温表散，对于咽喉肿痛的症状，这是上下闭塞的表现，需要用清凉的方法来缓解。对于嘴唇肿的症状，这是脾热的表现，需要用清解的方法来缓解。对于脸上燎泡的症状，这是热毒上攻所致，需要用清解的方法来缓解。

【原文 9】

舌上珍珠

　　舌上白点如珠，乃水化之象，较之紫赤黄黑，古人谓之芒刺者更重。

舌如铁甲（此三十六舌未有者）

　　疫症初起，苔如腻粉，此火极水化。医者误认为寒，妄投温表，其病反剧，其苔愈厚，加以重剂，以致精液愈耗，水不上升，二火煎熬，变白为黑，其坚如铁，其厚如甲，敲之戛戛有声，言语不清，非舌卷也。治之得法，其甲整脱。（经验）

舌　丁（亦三十六舌未有）

　　发于舌上，或红或紫，大如马乳，小如樱桃，三五不等，流脓出血。重清心火，舌上成坑，愈后自平。（经验）

舌　长

　　热病愈后，舌出寸余，累日不收，名曰阳强。因犯房劳而得。长数寸者不救。

舌　衄

　　肝热太盛，血无所藏，上溢心苗而出。

齿　衄

　　牙床属胃，齿统十二经。此阳明热传少阴，二经相并，故血出牙缝。（《疫疹一得·卷上·疫疹之症》）

【解　读】

　　舌上珍珠：舌头上出现白色的点状物，就像珍珠一样，这是水化之象，比紫红色、黄色、黑色更严重。古人称之为芒刺，但比芒刺更严重。

　　舌如铁甲（此三十六舌未有者）：疫症初起时，舌苔就像油腻的粉状物，这是火极水化的表现。医生误认为是寒证，错误地使用温表法治疗，反而使病情加重，舌苔越来越厚，加上重剂药物的使用，以致精液损耗愈加严重，水不上升，二火煎熬，变白为黑，舌苔坚如铁，厚如甲，敲击时发出戛戛的声响，言语不清，并非舌卷。如果治疗方法得当，舌上的甲会整个脱落。

　　舌丁（亦三十六舌未有）：发生在舌头上，或红或紫，大如马乳，小如樱桃，三五个不等，流脓出血。重清心火治疗，舌上形成坑洞，治疗后就会自行恢复。

　　舌长：热病治愈后，舌头伸出超过一寸多长，多天不能收缩回去，称为阳强。因犯房劳而得。舌头长数寸者无法救治。

舌衄：肝热太盛，血液无法储存，向上溢出心苗而流出。

齿衄：牙床属于胃经，牙齿统领十二经脉。此为阳明热传少阴，二经相并，故血液从牙缝中流出。

本段描述了疫疹的一些症状，包括舌上珍珠、舌如铁甲、舌丁、舌长和齿衄。这些症状是由于毒火煎熬、火极水化、心火上炎、阳明热传少阴以及胃热等原因所致。对于舌上珍珠的症状，这是水化之象，需要用清解的方法来缓解。对于舌如铁甲的症状，这是火极水化的表现，需要用清解的方法来缓解，并避免使用温表的方法。对于舌丁的症状，这是心火上炎的表现，需要用清解的方法来缓解。对于舌长的症状，这是热病愈后的表现，需要避免犯房劳。对于齿衄的症状，这是阳明热传少阴的表现，需要用清解的方法来缓解。

【原文 10】

谵　语

心主神，心静则神爽，心为烈火所燔，神自不清，谵语所由来矣。

呃　逆

人之阴气，赖胃以养。胃火上冲，肝胆之火，亦相随助之，肺金之气，不能下降，由清道而上冲喉咙，故呃而有声。

呕　吐

邪入于胃则吐，毒犹因吐而得发越，至于干呕则重矣。总因内有伏毒，清胃自不容缓。

似痢非痢

瘟毒移于大肠，里急后重，赤白相兼，或下恶垢，或下紫血。其人必恶寒发热，小水短缩。此热滞大肠，只宜清热利水，其痢自止。误用通利止涩之剂不救。

热注大肠

毒火注于大肠，有下恶垢者，有利清水者，有倾肠直注者，有完谷不化者。此邪热不杀谷，非脾虚也，较之似痢者稍轻。考其症，身必大热，气必雄壮，小水必短，唇必焦紫，大渴喜冷，四肢时而厥逆，腹痛不已。此热注大肠，因其势而清利之，泄自止矣。

大便不通

大肠为传送之官，欲通则易，欲实甚难。杂证见此，有补有下，而疫症闭结，因毒火煎熬，大肠枯燥，不能润下，误用通利，速其死也。

大便下血

邪犯五脏，则三阴脉络不和，血自停滞，渗入大肠，故血从便出。

小便短缩如油

小便涩赤，亦属膀胱热极，况短而且缩，其色如油乎！盖因热毒下注，结于膀胱。

小便溺血

小便出血，小腹必胀而痛。至于血出不痛，乃心移热于小肠，故血从精窍中来也。(《疫疹一得·卷上·疫疹之症》)

【解　读】

谵语：心脏主宰着神明，心静则神志清爽，如果心被烈火所焚烧，则神志自然不清，谵语就是这样产生的。

呃逆：人的阴气依赖胃来滋养。如果胃火向上冲，肝胆之火也跟着向上冲，肺金之气就不能下降，而是从清道向上冲向喉咙，所以呃逆时会有声音。

呕吐：邪气进入胃就会引起呕吐，毒素也会因此得到发散。如果呕吐严重以至于干呕，说明病情加重了。总的来说，这是因为体内有伏毒，清胃热不容延缓。

似痢非痢：瘟毒转移到大肠，出现里急后重、大便红白相间，或排出恶垢，或排出紫血的情况。此时病人一定会恶寒发热、小便短缩。这是热邪阻滞大肠的表现，只能通过清热利水来止痢。如果误用通利止涩的药物，病情会加重。

热注大肠：毒素之火注入大肠，有的会排出恶垢，有的会利出清水，有的会倾肠直注，有的会完谷不化。这是邪热不消磨水谷、并非脾虚的表现，与上述的似痢非痢相比稍轻一些。考察其症状，病人一定会高热、气粗、小便短、嘴唇焦紫、大渴喜冷、四肢时而厥逆、腹痛不已。这是热注大肠的表现，应当根据病情清利泄热，这样泄泻自会停止。

大便不通：大肠是传送糟粕的器官，要通畅很容易，要结实就难了。在一般疾病中，大肠不通有补有下，但在瘟疫病中，因毒火煎熬，大肠枯燥，不能润下，如果误用通利药物，会加速病人的死亡。

大便下血：如果邪气侵犯五脏，则三阴脉络不和，血液就会停滞，渗入大肠中，所以血会从大便中排出。

小便短缩如油：小便涩赤，也属于膀胱热极的症状，更何况小便短而且缩、颜色如油呢？这是因为热毒向下注入膀胱所导致的。

小便溺血：小便出血时，小腹一定会胀痛。至于出血而不痛的情况，是因为心火移热于小肠，所以血从精窍中流出来了。

本段描述了疫疹的一些症状，包括谵语、呃逆、呕吐、似痢非痢、热注大肠、大便不通、大便下血、小便短缩如油和小便溺血。这些症状是由于毒火燔烧、胃火上冲、肺金之气不能下降、内有伏毒、热滞大肠、邪热不杀谷、大肠枯燥、三阴脉络不和以及膀胱热极等原因所致。对于谵语的症状，这是由于心火燔烧、神志不清所致，需要清解心火。对于呃逆的症状，这是由于胃火上冲和肝胆之火相随所致，需要清解胃火。对于呕吐的症状，这是由于内有伏毒和胃火上冲所致，需要清解胃火。对于似痢非痢的症状，这是由于瘟毒移于大肠所致，需要清热利水。对于热注大肠的症状，这是由于毒火注于大肠所致，需要清解大肠之热。对于大便不通的症状，这是由于大肠枯燥所致，需要滋润大肠。对于大便下血的症状，这是由于邪犯五脏所致，需要调理五脏。对于小便短缩如油的症状，这是由于膀胱热极所致，需要清热利尿。对于小便溺血的症状，这是由于心移热于小肠所致，需要清热利尿。

【原文 11】

发　狂

猖狂刚暴，骂詈不避亲疏，甚至登高而歌，弃衣而走，踰垣上屋，非寻常力所能及，语生平未有之事、未见之人，如有邪附者。此阳明邪热扰乱神明，病人亦不自知。多有看香、送祟、服符以驱邪者，可发一笑。

痰中带血

火极生痰，肺热之征。至于带血，热极之象也。

遗　尿

疫症小便自遗，非肾虚不约，乃热毒流于膀胱。其人必昏沉谵语，遗不自知。

喘　嗽

诸病喘满，皆属于热。《五脏生成篇》曰：上气喘嗽，厥在胸中，过在手阳明、太阴。胸中者，太阴肺之分也，手阳明大肠为肺之表，二经之邪热逆于胸中，则为喘嗽也。

发　黄

黄者中央戊己之色，属太阴脾经。脾经挟热，不能下输膀胱，小水不利，经气郁滞，其传为疸。周身如金矣。

循衣摸床（与撮空同）

在伤寒列于不治，疫疹有此，肝经淫热也。肝属木，四肢属土，肝有邪热，淫于脾经，此木来克土，木动风摇，土自不安。

战　汗

先寒后战，寒极而战，杂症则谓元阳将脱之象，而疫则热毒盘踞于内，外则遍体炎炎。热极之症，是必投以寒凉，火被水克，其焰必伏。火伏于内，必生外寒，阴阳相搏则战，一战而经气输泄，大汗而解矣。（《疫疹一得·卷上·疫疹之症》）

【解　读】

发狂：猖狂刚暴，骂詈不避亲疏，甚至登高而歌，弃衣而走，踰垣上屋，非寻常力所能及，讲生平未有之事、未见之人，如有邪附者。这是阳明邪热扰乱神明，病人也不自知。多有看香、送祟、服符以驱邪的，真是可发一笑。

痰中带血：火极生痰，肺热的表现。至于痰中带血，是热极的表现。

遗尿：瘟疫病小便自遗，不是因为肾虚不能约束，而是热毒流于膀胱。病人一定会有昏沉谵语，遗尿自己并不知晓。

喘嗽：各种疾病导致的喘满，都属于热证。《素问·五脏生成篇》说：上气喘嗽，厥在胸中，过在手阳明、太阴。胸中，是太阴肺的分部；手阳明大肠是肺的表里，二经的邪热逆于胸中，就会导致喘嗽。

发黄：黄色是中央戊己之色，属太阴脾经。脾经挟热，不能下输膀胱，小便不利，经气郁滞，就会传变为黄疸。周身像金黄色。

循衣摸床（与撮空同）：在伤寒列为不可治疗的证候，瘟疫病有此症，是肝经淫热的表现。肝属木，四肢属土，肝有邪热，淫于脾经，这是木来克土，木动风摇，土就会不安定。

战汗：先寒后战，寒极而战，在杂症中认为是元阳将脱的象征，而瘟疫则是热毒盘踞于内，外表却遍体炎炎。热极的证候，必须用寒凉药治疗。火被水克，它的焰性必定伏藏。火热伏藏于内，必定会生外寒，阴阳相搏就会寒战。一经寒战则经气输泄，大汗而病解。

本段描述了疫疹的一些症状，包括发狂、痰中带血、遗尿、喘嗽、发黄、循衣摸床、战汗等。这些症状是由于阳明邪热扰乱神明、肺热、膀胱热、肝经淫热等原因所致。对于发狂的症状，这是阳明邪热扰乱神明所致，需要用清解的方法来缓解。对于痰中带血的症状，这是火极生痰、肺热之象，需要用清解的方法来缓解。对于遗尿的症状，这是热毒流于膀胱所致，需要用清解的方法来缓解。对于喘嗽的症状，这是由于邪热逆于胸中所致，需要用清解的方法来缓解。对于发黄的症状，这是脾经挟热所致，需要用清解的方法来缓解。对于循衣摸床的症状，这是肝经淫热所致，需要用清解的方法来缓解。对于战汗的症状，这是由于热极之症所致，需要用清解的方法来缓解。

【原文 12】

四肢浮肿

瘥后四肢浮肿，因大病脾土受伤，脾虚不能制水，饮食骤进，气血滋荣，流于四肢，夜则如常，日则浮肿。脾健自愈，误用温补，反添蛇足。

大便燥结

瘥后饮食渐增，而大便或十日、半月不下，亦不觉其苦。此因热病肠胃干燥，血不能润，气不能送。误用通利，死不终朝矣。

皮肤痛痒

毒火最重之症，气血被其煎熬。瘥后饮食渐进，气血滋生，串皮肤而灌百骸，或痛或痒，宛如虫行，最是佳境，不过两三日，气血流通而自愈矣。

半身不遂

疫症失治于前，热流下部，滞于经络，以致腰膝疼痛，甚者起不能立，卧不能动。误作痿治，必成废人。

食少不化

瘥后不欲饮食，纵食亦不化，此乃脾胃虚弱，宜健脾养胃。

惊 悸

瘥后血虚，肝失其养，胆无所恃，怯而惊悸。

怔 忡

病后水衰火旺，心肾不交，故躁动不宁。

失 音

瘥后有声不能言，此水亏不能上接于阳也。

郑 声

郑声者，声战无力，语不接续，乃气虚也。

喜　睡

瘥后喜睡，不能自止者，胃中有寒也，宜温之。热病愈后，吐津不止，虽属胃虚，犹有余热，不宜温之，只用梅枣丸噙之立愈。

多　言

言者，心之声也。病中谵妄，乃胃热乘心。瘥后多言者，犹有余热也。譬如灭火，其火已息，尚有余烟。

遗　精

精之主宰在心，精之藏制在肾。瘥后心肾气虚，不能管摄，故遗。

恐　惧

瘥后触事易惊，梦寐不宁，乃胆有余热；热极生痰，痰与气搏，故恐惧。

昏　睡

终日昏昏不醒，或错语呻吟，此因邪热未尽，伏于心胞络所致。

自汗盗汗

心之所藏，在内为血，在外为汗。汗者，心之液也，而肾主五液，故汗症未有不从心肾而得者。阳虚不能卫外而为固，则外伤而自汗；阴虚不能内营而退藏，则内伤而盗汗。

心神不安

瘥后心血亏损，心失其养，以致心神不安。

虚烦不寐

瘥后气血两虚，神不守舍，故烦而不寐。

劳　复

大病瘥后，早犯女色而病者，为女劳复。女犯者为男劳复。其症头重不能举，目中生花，腰背疼痛。四肢无力，憎寒发热，阴火上冲，头面烘热，心胸烦闷。《活人书》以𬟽鼠屎汤主之，有热者，竹皮汤、烧裈散主之。《千金》以赤衣散，虚弱者以人参三白汤调赤衣散最妙。脉沉细，逆冷，小腹急痛者，以当归四逆散加附子、吴萸，调赤衣散救之。更以吴萸一升，酒拌炒熨小腹最妙。凡男卵缩入腹，女乳缩，脉离经者，死不可救。予治劳复，用麦冬汤每每取效。

食　复

瘥后余热未尽，肠胃虚弱，不能食而强食之，热有所藏，因其谷气留搏，两阳相合而病者，名曰食复。

阴阳易

　　男子病后，元气未复，而妇人与之交接得病者，名曰阳易；女人病后，元气未复，而男子与之交接得病者，名曰阴易。其状男子则阴肿入腹，绞痛难忍；妇人则乳抽里急，腰胯痛引腹内，热攻胸膈，头重难抬，仰卧不安，动摇不得，最危之症。（《疫疹一得·卷上·瘥后二十症》）

【解　读】

　　四肢浮肿：病愈后四肢浮肿，这是因为大病导致脾土受伤，脾虚不能制约水液，饮食突然增加，气血滋生荣润，流于四肢，夜晚就恢复正常，白天就出现浮肿。脾脏健运自然会好，误用温补反而会添麻烦。

　　大便燥结：病愈后饮食逐渐增加，但大便有时十天、半个月不下，也不觉得有什么痛苦。这是因为热性病导致肠胃干燥，血液不能润泽，气也不能送行。误用通利药会死在早晨。

　　皮肤痛痒：这是毒火最重的病症，气血被煎熬。病愈后饮食逐渐增加，气血滋生，流窜皮肤而灌注百骸，有时痛有时痒，就像有虫子爬行一样，这是最好的境况，不过两三天后气血流通自然会好。

　　半身不遂：疫症在前失于治疗，热流向下部滞留在经络中，导致腰膝疼痛，严重的甚至起立不能、卧床不动。误认为是痿症治疗会成为废人。

　　食少不化：病愈后不想吃东西，即使是吃了也不能消化，这是脾胃虚弱的表现，应该健脾养胃。

　　惊悸：病愈后血虚，肝失滋养，胆无所依赖，怯而惊悸。

　　怔忡：病后水衰火旺，心肾不交，所以躁动不宁。

　　失音：病愈后有声音但不能说话，这是水亏不能上接于阳的缘故。

　　郑声：郑声者声音颤抖无力，话语不连续，是气虚。

　　喜唾：病愈后喜欢吐唾沫不能自止者是胃中有寒，应该温中。热病好了以后吐唾液不止，虽然是胃虚还是因为有余热，不宜温中，只用梅枣丸含着就会立即痊愈。

　　多言：言语是心之声。病中谵妄，是胃热乘心。病愈后多言者，是余热未尽。就像灭火，火虽已熄，但仍有余烟。

　　遗精：精液的主宰在于心，精液的藏制在于肾。病愈后心肾气虚，不能固摄，所以遗精。

　　恐惧：病愈后容易触事生惊，梦寐不宁，这是胆有余热；热极生痰，痰与气相搏，所以恐惧。

　　昏睡：整天整天昏昏欲睡，或者胡言乱语呻吟不已，这是由于邪热未尽，潜伏于心胞络所致。

　　自汗盗汗：心的精气在内为血液，在外为汗液。汗液，是心的津液，而肾主五液，所以汗症未有不从心肾而得。阳虚不能卫外而固密则表虚而自汗；阴虚不能内营而收藏则内伤而盗汗。

　　心神不安：病愈后心血耗损，心失所养，以致心神不安。

　　虚烦不寐：病愈后气血两虚，神不守舍，所以烦乱而不能入睡。

　　劳复：大病痊愈后过早犯女色而复发者，称为女劳复；女方犯之者称为男劳复。其症头重不能举起，目中生花，腰背疼痛，四肢无力，憎寒发热，阴火上冲，头面烘热，心胸烦闷。《活人书》以猥鼠屎汤主治，有热的用竹皮汤、烧裈散主治。《千金要方》用赤衣散，体虚者以人参三白汤调赤衣散最妙。脉象沉细、逆冷、小腹急痛的人，用当归四逆散加附子、吴茱萸，调赤衣散救治。再以吴茱萸一升，酒拌炒熨小腹最好。凡是男阴卵缩入腹，女乳房缩陷，脉象离经的，都不可救治。我治劳复症常用麦冬汤每每见效。

　　食复：病愈后余热未尽，肠胃虚弱，不能饮食而勉强进食，热有所藏，因其谷气留滞不去与阳气相搏而成病者，称为食复。

　　阴阳易：男子病愈后元气未复而妇女与之交合得病的，称为阳易；女子病愈后元气未复而男子与之交合得病的，称为阴易。症状是男子阴囊肿胀伴以绞痛难忍；妇女乳房胀痛引及腰胯疼痛、胸膈闷热、头重难抬、动摇不定、为最危之症。

本段描述了疫疹瘥后的一些症状及处理方法。提到了一些常见的症状，如四肢浮肿、大便燥结、皮肤痛痒、半身不遂、食少不化、惊悸、怔忡、失音、喜唾、多言、遗精、恐惧、昏睡、自汗盗汗、心神不安、虚烦不寐等，并解释了这些症状的原因和处理方法。本段强调了辨证施治的重要性，指出应根据不同的症状采用不同的治疗方法。此外，本段还提到了劳复、食复和阴阳易等病症，并介绍了相应的治疗方法。

【原文 13】

瘟毒发斑，毒之散者也；瘟毒发疮，毒之聚者也。初起之时，恶寒发热，红肿硬痛，此毒之发扬者；但寒不热，平扁不起，此毒之内伏者。或发于要地，发于无名，发于头面，发于四肢，种种形状，总是疮症，何以知其是疫？然诊其脉、验其症而即知也。疮症之脉，洪大而数，疫则沉细而数；疮症先热后寒，疫则先寒后热；疮症头或不痛，疫则头痛如劈，沉不能举；是其验也。稽其症，有目红、面赤而青惨者，有忽汗忽燥者，有昏愦如迷者，有身热肢冷者，有腹痛不已者，有大吐干呕者，有大泄如注者，有谵语不止者，有妄闻妄见者，有大渴思水者，有烦躁如狂者，有忽喊忽叫者，有若惊若惕者，神情多端，大都类是，误以疮症治之，断不能救。（《疫疹一得·卷下·瘟毒发疮》）

【解　读】

瘟毒发斑是瘟毒散发于表层的症状，而瘟毒发疮则是瘟毒聚集形成的疮疡。在发病初期，病人会出现恶寒发热、红肿硬痛等症状，这是瘟毒向外发散的表现；但也有病人只感到寒冷而不发热，皮肤平扁无起疮现象，这是瘟毒内伏的表现。有时瘟毒会发于人体的要害部位，有时也会在无关紧要的位置发生。无论发于何处，只要是形成疮疡的病症，都可以称之为瘟毒。如何知道它是瘟毒呢？我们可以从脉象、症状上进行诊断。如果疮疡的脉象洪大而数，那么瘟毒的脉象则是沉细而数；疮疡会先有热后有寒，而瘟毒则是先有寒后有热；疮疡的病人头部或许不痛，而瘟毒病人则头痛如劈，沉重不能抬举。这些就是检验瘟毒的方法。再观察病人的症状，有眼睛红、面色红而惨青的，有忽然出汗又忽然燥热的，有神志昏沉迷糊的，有身体发热而四肢冰冷的，有肚子疼痛不止的，有大量呕吐干呕的，有腹泻如注的，有说胡话不停的，有胡乱听闻和看到的，有极度渴求水的，有烦躁如发狂的，有忽然大声喊叫的，有惊恐惕惕不安的，病人的神情表现多种多样，但大致都是类似的症状。如果误将这种瘟毒当作疮疡来治疗，那么肯定是无法救治成功的。

本段描述了瘟毒发斑和瘟毒发疮的症状和区别。余氏认为瘟毒发斑是毒之散者，瘟毒发疮是毒之聚者。初起时，恶寒发热、红肿硬痛是毒之发扬者，但寒不热、平扁不起是毒之内伏者。或发于要地、发于无名之地、发于头面、发于四肢，总归是疮症，但要诊断其脉、验其症而即知是否是瘟疫。疮症之脉洪大而数，瘟疫则沉细而数；疮症先热后寒，瘟疫则先寒后热；疮症头或不痛，瘟疫则头痛如劈，沉不能举。本段列举了各种症状来区分疮症和瘟疫，并强调了误以疮症治瘟疫的严重后果。

【原文 14】

娠妇有病，安胎为先，所谓有病以未治之也。独至于疫，则又不然，何也？母之于胎，一气相连，母病即胎病，母安则胎安。夫胎赖血以养，母病热疫之症，热即毒火也，毒火蕴于血中，是母之血亦为毒血矣。毒血尚可养胎乎？不急有以治其血中之毒，而拘拘以安胎为事，母先危矣，胎能安乎？人亦知胎热则动，胎凉则安。母病毒火最重之症，胎自热矣。极力清解凉血，使母病一解，而胎不必安自无不安矣。至于产后，以及病中适逢经来，当以类推。若以产后、经期，药禁寒凉，则误人性命，只数日间耳！急则治其标者，此之谓也。(《疫疹一得·卷下·娠妇疫疹》)

【解　读】

妊娠期间，安胎是首要任务，这就是所谓的"有病以未治之"。但是，对于瘟疫来说，情况并非如此。为什么呢？母亲与胎儿之间是一气相连的关系，母亲生病即意味着胎儿也生病，母亲安全则胎儿安全。胎儿依靠血液来滋养，而母亲患有热疫之类的疾病，热即是指毒火，毒火蕴藏在血液中，这意味着母亲的血液也成为毒血。毒血还能够滋养胎儿吗？如果不及时治疗血液中的毒火，而只是拘泥于安胎之事，那么母亲将先陷入危险之中，胎儿能安全吗？人们也知道胎儿过热会躁动，过凉会安静。如果母亲患有毒火最重的病症，胎儿自然也会热躁。因此，需要极力清热和解凉血，使母亲的病症一旦解除，胎儿自然也就安全了。至于产后以及病中恰逢月经来潮的情况，也应该按照类似的方法来处理。如果因为产后或经期而禁止使用寒凉药物，那么可能会误人性命，这只需短短的几天时间！这就是所谓的"急则治其标"。

本段讨论了妊娠期间感染疫病的治疗。对于妊娠期间的疫病，不能仅关注安胎，而应该首先治疗疫病本身。这是因为，母体和胎儿之间存在着一气相连的关系，母体患病会对胎儿产生影响。在疫病的情况下，母体的血也会被感染，因此不能继续用母体的毒血来养胎。只有治疗母体的疫病，才能确保胎儿的安全。在产后或月经期间，如果遇到疫病，也应该采取类似的治疗方法。这些观点在当时可能具有很强的指导意义。

【原文 15】

红　活

血之体本红，血得其畅，则红而活，荣而润，敷布洋溢，是疹之佳境也。

淡　红

淡红，有美有疵。色淡而润，此色之上者也；若淡而不荣，或有娇而艳，干而滞，血之最热者。

深　红

深红者，较淡红而稍重，亦血热之象。一经凉血，即转淡红。

艳　红

色艳如胭脂，此血热极之象，较深红而愈恶。必大用凉血，始转深红，再凉之，而淡红矣。

紫　赤

紫赤类鸡冠花而更艳，较艳红而火更盛。不急凉之，必至变黑。

红白砂

细碎宛如粟米，红者谓之红砂，白者谓之白砂。疹后多有此症，乃余毒尽透，最美之境，愈后脱皮。若初病未认是疫，后十日、半月而出者，烦躁作渴，大热不退，

毒发于颔者，死不可救。（《疫疹一得·卷下·疫疹之色》）

【解　　读】

红活：血液本身是红色的，当血液运行畅通时，就会显得红润有活力，充满荣润光泽，遍布全身，这是疹子出现的最佳状态。

淡红：淡红有好和坏两种情况。如果颜色淡但润泽，这是最好的情况；如果颜色淡而不荣，或者虽娇艳但干燥呆滞，就是血液最热的表现。

深红：比淡红稍重的颜色，也是血热的表现。一旦用凉血药，就会转变成淡红色。

艳红：颜色鲜艳如胭脂，这是血热极的表现，比深红更恶劣。必须大量使用凉血药，才能转为深红，再凉血则转为淡红。

紫赤：类似鸡冠花的颜色但更鲜艳，比艳红更热。如果不紧急用凉血药，一定会变黑。

红白砂：像粟米一样细碎的小红点和小白点。红色的小点称为红砂，白色的小点称为白砂。疹子后期常出现这种症状，是余毒完全透发的表现，是疹子最好的情况，愈后会出现脱皮。如果在初病时未认出是疫病，过了十天或半个月才出现的，烦躁口渴，热度不退，毒发于颔部的，就不可救治了。

本段描述了疹子的不同红色状态，包括红活、淡红、深红、艳红、紫赤和红白砂。每种颜色状态都反映了疹子的不同状况，需要根据情况进行相应的治疗。例如，淡红可能表示血热，需要用凉血的方法治疗；深红也是血热的表现，但需要大用凉血才能好转；艳红则表示血热极，需要紧急凉血才能避免变黑；紫赤则比艳红更加严重，需要立即治疗。红白砂是疹子后的余毒尽透的表现，是疹子最好的状态之一。如果初病未认是疫，后十天、半个月而出者，烦躁作渴，大热不退，毒发于颔者，死不可救。因此，对于疹子的治疗需要准确辨证，才能取得良好的效果。

【原文 16】

疫疹不治之症

疫疹初起，六脉细数沉伏，面颜青惨，昏愦如迷，四肢逆冷，头汗如雨，其痛如劈，腹内扰肠，欲吐不吐，欲泄不泄，男则仰卧，女则覆卧，摇头鼓颔，百般不足。此为闷疫，毙不终朝矣。如欲挽回于万一，非大剂清瘟败毒饮不可，医家即或敢用，病家决不敢服，于其束手待毙，莫如含药而亡。虽然，难矣哉！（《疫疹一得·卷下·疫疹不治之症》）

【解　　读】

疫疹初起时，六脉细数沉伏，面容颜色青黑而惨淡，昏沉迷糊，四肢逆冷，头部汗出如水淋漓，疼痛如被刀劈，腹内搅扰不适，想吐吐不出，想排泄排不出。男性病人会仰卧不安，女性病人会俯卧不安，摇头鼓腮，百般难受。这是闷疫的表现，往往在几小时内就会毙命。如果想挽回哪怕是一丝一毫的机会，必须使用大剂量的清瘟败毒饮。即使医生敢于开这个药方，病人和家属也决不敢服用。与其束手无策等待毙命，不如在服用药物后死亡。虽然这么说，但挽回的机会实在是很困难的。

本段描述了疫疹的严重症状，包括脉象细数沉伏、面容青惨、昏愦如迷、四肢逆冷、头汗如雨、腹痛如劈、肠内扰动、欲吐不吐、欲泄不泄、男性仰卧、女性俯卧、摇头鼓颔等症状。这些症状表明病情已经非常严重，难以救治。对于这种闷疫症状，如果想要挽回病情，必须使用大剂量的清瘟败毒饮等药物进行治疗，但即使医生敢于使用，病家也未必敢服。最终，余师愚认为在这种情况下束手待毙，不如含药而亡。因此，对于疫疹的治疗需要准确辨证，及时采取有效的治疗措施，才能取得好的效果。

【原文 17】

败毒散（《活人》）

治时行疫疠，头痛，憎寒壮热，项强睛暗，鼻塞声重，咳嗽痰喘，眼赤口疮，热毒流注，脚肿腿肿，诸疮斑疹，喉痹吐泄。

羌活　独活　柴胡　前胡　川芎　枳壳　桔梗　茯苓　薄荷　甘草

疫症初起，服此先去其爪牙，使邪不盘踞经络，有斑即透，较升、葛、荆、防发表多多矣。如口干舌燥加黄芩，喉痛加山豆根。倍加桔梗、甘草。古方引用生姜，姜乃暖胃之品，疫乃胃热之症，似不宜用，以葱易之。

此足太阳、少阳、阳明药也。羌活入太阳而理游风；独活入太阴而理伏邪，兼能除痛；柴胡散热升清，协川芎和血平肝，以治头痛目昏；前胡、枳壳降气行痰，协桔梗、茯苓以泄肺热而除湿消肿；甘草和里；而发表更以薄荷为君，取其辛凉，气味俱薄，疏导经络，表散能除高巅邪热。古人名曰败毒，良有以也。

凉膈散（《局方》）

治心火上盛，中焦燥实，烦躁口渴，目赤头眩，口疮唇裂；吐血衄血，诸风瘛疭，胃热发斑，发狂，惊急抽风。

连翘　生栀子　黄芩　薄荷　桔梗　甘草　生石膏　竹叶

此上、中二焦泻火药也。热淫于内，治以咸寒，佐以苦甘，故以连翘、黄芩、竹叶、薄荷升散于上，古方用大黄、芒硝推荡其中，使上升下行而膈自清矣。予忆疫疹乃无形之毒，投以硝、黄之猛烈，必致内溃。予以石膏易去硝、黄，使热降清升而疹自透，亦上升下行之意也。

清瘟败毒饮（《一得》）

治一切火热，表里俱盛，狂躁烦心，口干咽痛，大热干呕，错语不眠，吐血衄血，热盛发斑。不论始终，以此为主。后附加减。

生石膏（大剂六两至八两，中剂二两至四两，小剂八钱至一两二钱）　小生地（大剂六钱至一两，中剂三钱至五钱，小剂二钱至四钱）　乌犀角（大剂六钱至八钱，中剂三钱至四钱，小剂二钱至四钱）　真川连（大剂六钱至四钱，中剂二钱至四钱，小剂一钱至一钱半）　生栀子　桔梗　黄芩　知母　赤芍　玄参　连翘　竹叶　甘草　丹皮

疫证初起，恶寒发热，头痛如劈，烦躁谵妄，身热肢冷，舌刺唇焦，上呕下泄，六脉沉细而数，即用大剂；沉而数者，用中剂；浮大而数者，用小剂。如斑一出，即用大青叶，量加升麻四五分，引毒外透。此内化外解、浊降清升之法，治一得一，治十得十。以视升提发表而愈剧者，何不俯取刍荛之一得也。

此十二经泻火之药也。斑疹虽出于胃，亦诸经之火有以助之。重用石膏直入胃经，使其敷布于十二经，退其淫热；佐以黄连、犀角、黄芩泄心、肺火于上焦，丹皮、栀子、赤芍泻肝经之火；连翘、元参解散浮游之火；生地、知母抑阳扶阴，泄其亢甚之火，而救欲绝之水；桔梗、竹叶载药上行；使以甘草和胃也。此皆大寒解毒之

剂，故重用石膏，先平甚者，诸经之火，自无不安矣。

疫疹之形：松浮，本方加大青叶、玄参；紧束有根，本方加石膏、生地、犀角、玄参、桃仁、紫草、川连、红花、连翘、归尾。

疫疹之色：红活，本方加大青叶、玄参；淡红，本方加大青叶、玄参；深红，本方加大青叶、玄参、生地；艳红，本方加大青叶、生地、石膏、丹皮、玄参；紫赤，本方加石膏、生地、玄参、川连、犀角、丹皮、桃仁；红白砂，本方小剂加生地、当归、蝉衣。（《疫疹一得·卷下·疫疹诸方》）

【解　　读】

败毒散（出自《活人书》）可以治疗时行疫疠、头痛、憎寒壮热、项强睛暗、鼻塞声重、咳嗽痰喘、眼赤口疮、热毒流注、脚肿腿肿、诸疮斑疹、喉痹吐泄等病症。

羌活、独活、柴胡、前胡、川芎、枳壳、桔梗、茯苓、薄荷和甘草是败毒散的主要成分。疫症初起时，服用此药可以祛除邪气，使邪气不能盘踞经络，有斑即透，比升葛荆防发表散的疗效还要好。如果口干舌燥可以加黄芩，喉痛可以加山豆根。可以将桔梗和甘草的用量加倍。古方中引用生姜，但姜是暖胃之品，疫病属于胃热之症，似乎不宜使用，可以用葱代替。

败毒散是足太阳、少阳、阳明药的组合。羌活入太阳经而调理游风；独活入太阴经而调理伏邪，同时还能除痛；柴胡散热升清，协助川芎和血平肝，以治疗头痛目昏；前胡、枳壳降气行痰，协助桔梗、茯苓以泄肺热而除湿消肿；甘草调和体内各部位；而发表则以薄荷为主药，因为其辛凉，气味俱薄，能疏导经络，表散能除高巅邪热。古人称之为败毒，是很有道理的。

凉膈散（出自《太平惠民和剂局方》）可以治疗心火上盛、中焦燥实，烦躁口渴，目赤头眩，口疮唇裂，吐血衄血，诸风瘛疭，胃热发斑，发狂，惊急抽风等病症。

方中的连翘、生栀子、黄芩、薄荷、桔梗、甘草、生石膏和竹叶都是上、中二焦泻火药。治疗热淫于内的方法是使用咸寒的药物，佐以苦甘的药物。因此，连翘、黄芩、竹叶和薄荷在上焦升散，古方用大黄、芒硝推荡中焦，使热邪上升下行而膈自清。余师愚认为，疫疹是无形之毒，如果使用硝、黄猛烈攻下，必然会导致内溃。余氏用石膏代替硝、黄，使热降清升而疹自透，这是上升下行之意。

清瘟败毒饮（出自《疫疹一得》）可以治疗一切火热表里俱盛，狂躁烦心，口干咽痛，大热干呕，错语不眠，吐血衄血，热盛发斑等病症。不论病程始终，都以此方为主，后附加减。

方中的生石膏、小生地黄、乌犀角、真川黄连、生栀子、桔梗、黄芩、知母、赤芍、玄参、连翘、竹叶、甘草和牡丹皮都是治疗热证的常用药。对于疫证初起，恶寒发热，头痛如劈，烦躁谵妄，身热肢冷，舌刺唇焦，上呕下泄，六脉沉细而数的病人，应使用大剂；沉而数者用中剂；浮大而数者用小剂。如斑疹一经透出，即用大青叶，量加升麻四五分，引毒外透。这是内化外解、浊降清升的治疗方法，治一得一，治十得十。相比之下，使用升提发表的方法可能会加重病情。

疫疹初起时，会出现恶寒发热、头痛如劈、烦躁谵妄、身热肢冷、舌刺唇焦、上呕下泄等症状，同时六脉沉细而数。此时应该立即使用大剂量的清瘟败毒饮进行治疗；如果六脉沉而数，则使用中剂量的清瘟败毒饮；如果六脉浮大而数，则使用小剂量的清瘟败毒饮。

当斑疹出现时，应立即加入大青叶，并适量加入升麻四至五分，以引导毒素外透。这种内化外解、浊降清升的治疗方法能够有效地治疗疫疹。

清瘟败毒饮主要是由十二经泻火的药物组成。其中，石膏具有直入胃经、敷布于十二经、退其淫热的作用；黄连、犀角、黄芩则能在上焦泄心、肺之火；牡丹皮、栀子、赤芍则能泻肝经之火；连翘、玄参能解散浮游之火；生地黄、知母能抑阳扶阴，泄其亢盛之火而救欲绝之水；桔梗、竹叶能载药上行；甘草则能调和胃部。

　　此外，根据疫疹的不同表现和颜色，还可以对清瘟败毒饮进行加减调整。例如，疫疹形态松浮时，可以加入大青叶和玄参；疫疹紧束有根时，可以加入石膏、生地黄、犀角、玄参、桃仁、紫草、川黄连、红花、连翘和当归尾。疫疹颜色红活时，可以加入大青叶和玄参；疫疹颜色淡红时，也可以加入大青叶和玄参；疫疹颜色深红时，可以加入大青叶、玄参和生地黄；疫疹颜色艳红时，可以加入大青叶、生地黄、石膏、牡丹皮和玄参；疫疹颜色紫赤时，可以加入石膏、生地黄、玄参、川黄连、犀角、牡丹皮和桃仁；疫疹出现红白砂时，可以用小剂量的清瘟败毒饮加入生地黄、当归和蝉蜕。

　　对于疫疹的治疗，疫疹初起时，使用败毒散等方剂可以祛除邪气，使疫毒透发，从而降低病情的严重程度。此外，针对口干舌燥、喉痛等症状，可以适当加减用药。

　　在疫疹的形态方面，提到了松浮、紧束有根等不同表现及相应的用药。对于疫疹的颜色，根据红活、淡红、深红、艳红、紫赤、红白砂等不同情况进行了描述，并给出了相应的加减用药方案。

第二十三章　俞根初《通俗伤寒论》

第一节　俞根初与《通俗伤寒论》

俞根初，名肇源，字根初，兄弟中排行第三，世称俞三先生，浙江山阴（今绍兴市）陶里人。生于雍正十二年（1734年），卒于嘉庆四年（1799年）。俞氏出身医学世家，其先世祖俞日新公，于明洪武年间行医，到俞根初已历数十代。俞氏幼承庭训，对岐黄之学自幼耳濡目染，兼之生性颖悟，弱冠即通《内》《难》诸经，对仲景伤寒学说研究尤深。俞氏行医论病议证，诸多卓识，治病每能应手取效，屡起沉疴，而立之年便已名噪乡里，清乾嘉年间医名盛行近半世纪，"日诊百数十人"，"十有九验，就诊者奉之若神明"。

俞氏在治学、临床实践方面，勤奋、务实、谦逊，并持之以恒，终成一代名家。俞氏之勤奋，一方面表现在其读书上。俞氏在《通俗伤寒论》中旁征博引，《黄帝内经》《千金方》《伤寒总病论》《医学心悟》《顾松园医镜》《世医得效方》《张氏医通》《医门法律》《太平惠民和剂局方》《医方集解》《伤寒全生集》等不胜枚举。另一方面，俞氏之勤奋还表现在其临床实践上。俞氏谓："谚云，熟读王叔和，不如临证多，非谓临证多者不必读书也，亦谓临证多者乃为读书耳。"把临证比作读书，颇有深意。

俞氏为医，特重务实。其诊病，必先观目察舌，用两手按其胸脘至小腹，有无痛处，再问其口渴有否，大小便通与不通，服过何药，然后切脉辨证，查明其病源，审定其现象，心中了了，毫无疑似，方始处方。俞氏从其40多年的临证实践中，深刻体会到，要真正治好伤寒，必须要有治疗杂病的扎实根基。他说："故前哲善治伤寒者，其致力虽在杂病未研之先，而得心转在杂病悉通之后，不亲历者不知也，临证不博者更不知也。"于他医疏忽处，亦能用心研习，如专设瘥后调理法一节，示病家以调理方法，亦为医家治伤寒多一条思路。

俞氏一生虚怀若谷，敬同道，重医德，对已在他医处诊过的病人，必问其所服何药，某药稍效，某药不效，明其有否药误，以便核前之因，酌己之见，默为挽救，从不公然质疑同道。对病家专好议药以责问医者、医家专好议方以伤残同道、议药不议病的陋俗，深恶痛绝。俞氏还以为"勘伤寒证，全凭胆识。望形察色，辨舌诊脉，在乎识；选药制方，定量减味，在乎胆，必先有定识于平时，乃能有定见与俄顷。然临证断病，必须眼到手到心到，三者俱到，活泼泼地，而治病始能无误，熟能生巧，非笨伯所能模仿也"。

俞氏毕生诊务繁忙，无多著作传世，惟于诊余之暇，将临证所悟录为心得篇，名曰《通俗伤寒论》。虽非长篇宏论，然片羽吉光，亦觉可贵，为研究伤寒、温病学说不可多得之佳作。俞氏认为，中风、伤寒、湿温、温热皆列入伤寒门中，因张仲景著《伤寒杂病论》当时不传于世，晋代王叔和以断简残编，补方造论，混名曰《伤寒论》，而不名曰四时感证论，从此一切感证，通称伤寒，从古亦从俗，俞氏亦从俗，故是书名曰《通俗伤寒论》。

《通俗伤寒论》一书承张仲景六经辨证之旨意，又旁参张景岳、朱肱、陶节庵、方中行、吴又可诸家之说，或辨或析，有扬有弃。其从伤寒中析出温病证治，汇集众善精华，触类旁通，六经三焦，勘证求源，寒热温凉，必求其平，熔铸伤寒、温病于一炉而独树一帜，自成一家，铸六经、脏腑、三焦、气血辨证于一炉，倡导"寒温统一"；提出"以六经钤百病，为确定之总诀；以三焦赅疫证，为变通之捷诀"的新观点，执简驭繁，更加切合临床，为"绍派伤寒"奠定了坚实的理论基础。对于治法与方剂，

又六经用药法、三焦用药法、六淫病用药法，列方 101 首，并以法统方，分为发汗剂、和解
剂、温热剂、清凉剂、滋补剂六大类，以应六经之治。对于伤寒诊法，其在前人的基础上，结
合实践提出了一系列新的见解，如观目、察舌、验口齿、按胸腹、问渴否、询二便、辨新久、查旧
，阐前人之未发，补前人之未备。最后，俞根初通过总结先贤经验和个人心得，单独列举调理诸
，使得全书理、法、方、药、护一应俱全，系统完备。

下面就该书所体现的俞氏对温病学学术思想与成就贡献进行概括介绍。

（一）广义伤寒论外感，开寒温统一之先河

俞根初参考《黄帝内经》《难经》《伤寒论》及后世历代医家中有关外感病的论述，从广义伤寒立
论，但又不满足于以"伤寒"一统外感病的宽泛提法，认为"伤寒二字，统括了四时六气外感证"不如
称"四时感证"为好，并以此为指导。根据各种外邪病因及其致病特点，将外感病分为伤寒本证、兼
证、夹证、坏证和变证五大基本类型。其中对温病的命名上采取伤寒与温病相结合的方式，如风温伤
寒、春温伤寒、湿温伤寒、秋燥伤寒、大头伤寒以及伤寒兼痧、伤寒兼湿、风湿伤寒等。这种对外感病
统一命名与分类的见解，可使人们对名为伤寒的四时感证"其间寒热杂感，湿燥互见，虚实相混，阴阳
疑似"等复杂情况有比较系统和清晰的了解，融伤寒、温病为一炉，开创了寒温统一的先河。

（二）六经为主的多维辨证，倡"三化"理论

俞氏认为"伤寒为外感百病之总名"，故其在对外感病乃至杂病辨证理论的运用上，力图以六经辨
证为主，将三焦辨证、八纲辨证及气血辨证相互融合，灵活运用，形成了以六经辨证为主的多维辨证
观，六经形层说是其主要内容。其中，他又创立"三化"学说来阐明四时外感病证的演变规律。该学说
的主要内容是以寒热为纲，认为外感病的初起有表寒证和表热证，但外感病传变颇多，若证情发展变
化，"不越乎火化、水化、水火合化三端"，并指出"从火化者，多少阳相火证、阳明燥金证、厥阴风热
证；从水化者，多太阴寒湿证、少阴虚寒证；水火合化者，多太阴湿热证、少阴厥阴寒热错杂证。而且
他认为："邪有但传少阳阳明而止者，有不传少阳阳明，越传三阴者，各随其人之体质阴阳，脏腑寒热
从火化者为热证，从水化者为寒证，从水火合化者为寒热错杂之证。"可见，"三化"学说是俞根初吸取
六经辨证反映脏腑经络、部位、气化等理论，并结合温病辨证理论的优点，试图形成一个以六经辨证为
主的更好指导临床实践的外感病多维辨证理论，是其寒温统一观的具体体现。

（三）诊断全面细致，尤重观目按腹

历代医家在外感病的诊断上各有发明，如叶天士辨治温病重舌、验齿、察斑疹白㾦，俞根初辨治外
感诊查细致全面，主张望闻问切四诊合参，也重舌诊，尤重观目和腹诊，列有专篇论述。他认为："五
脏六腑之精皆上注于目，目系则上入于脑，脑为髓海，髓之精为瞳子。凡病至危，必察两目，视其目色
以知病之存亡也。"观目可以别阴阳，开目欲见人者阳证，闭目不欲见人者阴证；观目可以判吉凶，凡
目多眵有泪、精采内含者，为有神气，虽危多吉，凡无眵无泪、白珠色兰、乌珠色滞、精采内夺者，为
无神气，虽重多凶。何廉臣谓："俞氏以观目为诊法之首要，洵得诊断学之主脑。"

腹诊源于《黄帝内经》："胸腹者，脏腑之郭也。"张仲景把腹诊运用于临床诊查，俞氏将其发扬光
大，特列腹诊专篇，他认为："胸腹为五脏六腑之宫城，阴阳气血之发源。若欲知脏腑何如，则莫如按
胸腹，名曰腹诊。"并推为诊法之第四要诀。腹诊的部位为"按胸必先按虚里……按腹之要，以脐为先，
脐间动气，即冲任脉"。其法为"宜按摩数次，或轻或重，或击或抑，以察胸腹之软坚，拒按与否，并
察胸腹之冷热，灼手与否，以定其病之寒热虚实"。可见通过按虚里可测吉凶，按冲任别真假寒热，按
胸腹察有形实积。徐荣斋先生赞曰："能补中医诊断之不逮，可法可传。"

（四）机圆法活治外感，遣方用药轻灵活泼

对四时感证的治疗，俞氏注重祛邪，他认为："医必求其所伤何邪，而先去其病，病去则虚者亦生，
病留则实者亦死。虽在气血素虚者，既受邪气，如酷暑严寒，即为虚中夹实，但清其暑，散其寒以祛
邪，邪去则正自安。"而祛邪治法的指导思想则为"凡伤寒病，均以开郁为先"，给邪以出路，由此他以
六经为统领，制定了"太阳宜汗，少阳宜和，阳明宜下，太阴宜温，少阴宜补，厥阴宜清"的汗、和、

下、温、补、清正治六法，每法之中，又详列若干细法，计一百零一法，法下附一验方，可谓详备又圆机活法。其中虽然以六经立法，但又强调"伤寒证治，全藉阳明"。他认为："邪在太阳须藉胃汁以汗之，邪结阳明须藉胃汁以下之，邪郁少阳须藉胃汁以和之。太阴以温为主，救胃阳也，厥阴以清为主，救胃阴也，由太阴湿胜而伤及肾阳者，救胃阳以护肾阳，由厥阴风胜而伤及肾阴者，救胃阴以滋肾阴，皆不离阳明治也。"

俞氏以六经、三焦为指导，结合六淫病因特点遣方用药，具有轻灵活泼，宣通透达的特点，如伤寒在表，郁于上焦，风邪致病，用药轻则薄荷、荆芥，重则羌活、防风，意在轻清，并用杏仁、橘红、白蔻仁、枳壳、桔梗宣上焦气之通用。夹湿则加藿香、佩兰、茯苓、茵陈、泽泻以辛芳疏气，甘淡渗湿。风郁久病热，热能生痰，又宜用化痰药，风既变热，善能灼液，又宜用润燥药。在选方上，俞氏善用经方、时方，又根据临床证候灵活加减化裁，自创了如加减葳蕤汤、羚角钩藤汤、导赤清心汤、犀地清络饮、阿胶黄芩汤、蒿芩清胆汤、枳实导滞汤等有效的名方。俞氏也从药物、饮食、气候、起居诸方面对四时感证的瘥后康复总结了一套调理方法，总之，对四时感证的辨证立法到遣方用药，俞根初都有独到的见解和经验，是其外感病治疗的珍贵遗产。

《通俗伤寒论》原系俞根初手稿，共三卷。俞氏与清绍兴名医何秀山常切磋医技，一天，俞氏出示《通俗伤寒论》手稿，并赠予何秀山。据《中国历代名医名术》整理，本书1777年由何秀山氏（因何氏内子胡患伤寒，延聘者三，次诊病即有转机，三诊热退神清，能饮稀粥，自用调养法而瘥。从此与俞氏成为知己）整理加按；1916年《绍兴医药学报》连载本，何廉臣再予勘订；1932年上海六也堂书局本，何幼廉、曹炳章共同编校本；后经数位医家整理、勘验、编纂，现今所见，内容精湛详明，是温病学重要典籍之一。全书博采历代医家之长，从广义伤寒立论，以六经辨证统治所有外感热病，并将八纲辨证、卫气营血辨证、三焦辨证汇入六经辨证当中，详细介绍了伤寒本证、兼证、夹证、坏证、复证的因、机、证、治，充分体现了兼融派医家的治温思想，是一部理法方药齐备的外感热病专著，具有很高的临床实用价值。

第二节　《通俗伤寒论》

【原文 1】

伤寒，外感百病之总名也。有小证，有大证；有新感证，有伏气证；有兼证，有夹证，有坏证，有复证，传变不测，死生反掌，非杂病比。奈扁鹊《难经》，但言伤寒有五：一曰中风，二曰伤寒，三曰湿温，四曰热病，五曰温病，仅载脉候之异同，并无证治之陈列，语焉不详，后学何所依据？惟中风自是中风，伤寒自是伤寒，湿温自是湿温，温热自是温热，已可概见。然皆列入伤寒门中者，因后汉张仲景著《伤寒杂病论》，当时不传于世，至晋王叔和以断简残编，补方造论，混名曰《伤寒论》，而不名曰《四时感证论》，从此一切感证，通称伤寒，从古亦从俗也。（《通俗伤寒论·伤寒要义·伤寒总论》）

【解　读】

伤寒是指各种外感疾病的总称，包括了许多不同的病证。其中有轻微的证候，也有严重的证候，有新近感染的症状，也有潜伏很久的症状；有多种病症并存的症状，有交替出现的症状，有病情恶化的症状，也有病情反复的症状。病情的变化无法预测，瞬息万变，与一般疾病不同。扁鹊所著的《难经》，提到伤寒可分为五种：第一种是中风，第二种是伤寒，第三种是湿温，第四种是热病，第五种是温病，但其中只简单地列举了脉象的异同，而没有详细说明诊断和治疗的方针，对于后来的学者来说，依据何

处可寻呢？依据就在于中风自有其中风的表现，伤寒自有其伤寒的表现，湿温自有其湿温的表现，热病自有其热病的表现，温病自有其温病的表现，这已经可以初步明了。但是，这些疾病都被归入伤寒的范畴，由于张仲景所著的《伤寒杂病论》在当时没有流传出来，直到晋朝王叔和根据残缺的编撰材料，整理并补充了方剂和论述后，将其命名为《伤寒论》传世，而非命名为《四时感证论》，才以《伤寒论》的名义。自此之后，所有感受外邪的疾病都通称为伤寒，这也是因为历史和习俗的原因。

俞根初上溯《黄帝内经》《难经》《伤寒杂病论》，旁参诸家，结合自己的临床实践，从广义伤寒立论，探讨外感热病的分类。伤寒是一切外感热病的统称，仲景《伤寒论》是"以伤寒二字，统括四时六气之外感证"的要书，江浙民间相沿成俗，故俞氏"从古从俗"论伤寒，其从三个方面论证"一切感证，通称伤寒"。他认为伤寒可分为本证、兼证、夹证、坏证和复证等五个大证。其中，"受病之本因"为单纯寒邪的为本证；"寒邪兼他邪或他邪兼寒邪，二邪兼发者"为兼证；若伤寒夹有其他杂证，"其病内外夹发"者称为伤寒夹证；病情恶化的重危证为坏证；"伤寒瘥后"又因故而"其病复作"者则属伤寒复证。在五个大证之下又若干小证。如伤寒本证中又含五证：有偶感风寒的小伤寒；有冬伤于寒即时发病的大伤寒；有"身受阴寒之气，口食生冷之物，表里俱伤"的两感伤寒；有"非时之暴寒中人，伏气于足少阴经"的伏气伤寒；有"其人胃肾阳虚，内寒先生，外寒后中"的阴证伤寒。俞氏对伤寒兼证的论述，列举二十一条之多。

探究俞氏所论之伤寒兼证，名为伤寒，实非尽然。其中大多属温病范畴，如风温伤寒、春温伤寒、大头伤寒等。有的则为有类伤寒的杂病，如风湿伤寒、漏底伤寒等。俞氏的分证辨析，使人们对名为伤寒的四时感证"传变不测，死生反掌"等复杂情况有系统的把握。同时对这些病证的治疗难易有个正确的判断，如其所言"治伤寒何难，治伤寒兼证稍难，治伤寒夹证较难，治伤寒复证更难，治伤寒坏证最难"，确是经验之谈。

【原文 2】

太阳内部主胸中，少阳内部主膈中，阳明内部主脘中，太阴内部主大腹，少阴内部主小腹，厥阴内部主少腹。（《通俗伤寒论·伤寒要义·六经形层》）

【解　读】

本条条文通过辨察与六经对应的三焦不同的部分，旨在从纵向考察人体感邪的上、中、下不同的部位及具体的脏腑。

何秀山按："此即六经分主三焦之部分也。《黄帝内经》云：上焦心肺主之，中焦脾胃主之，下焦肝肾主之，乃略言三焦内脏之部分也。合而观之，六经为感证传变之路径，三焦为感证传变之归宿也。尝读张仲景《伤寒论》，一则曰胸中，再则曰心中，又次曰心下。曰胸胁下，曰胃中，曰腹中，曰少腹。虽未明言三焦，较讲三焦者尤为详明。"

何廉臣勘："张长沙治伤寒法，虽分六经，亦不外三焦。言六经者，明邪所从之门，经行之径，病之所由起所由传也；不外三焦者，以有形之痰涎水饮瘀血渣滓，为邪之搏结，病之所由成所由变也。窃谓病在躯壳，当分六经形层；病入内脏，当辨三焦部分，详审其所夹何邪，分际清晰，庶免颟顸之弊，其分析法，首辨三焦部分。膈膜以上，清气主之，肺与心也；膈膜以下，浊气主之，脾胃、二肠、内肾、膀胱也。界乎清浊之间者为膈膜，乃肝胆部分也。从膈下而上，上至胸，旁至胁，皆清气与津液往来之所，其病不外痰涎水饮，为邪所击搏，与气互结。由胃中脘，及腹中，下抵少腹，乃有渣滓瘀浊之物，邪气得以依附之而成下证。此上、中、下三焦之大要也。"

俞氏在六经形层说的主要内容是内外形层：在外即"太阳经主皮毛，阳明经主肌肉，少阳经主腠理，太阴经主肢末，少阴经主血脉，厥阴经主筋膜"。人体作为一个有机的整体，在外的症状内在必有病灶，这是符合"有诸于内，必形于外"的理论，故在内即"太阳内部主胸中，少阳内部主膈中，阳明内部主脘中，太阴内部主大腹，少阴内部主小腹，厥阴内部主少腹"。胸膈，心肺所居也，属上焦；脘

中，脾胃所居也，属中焦；腹中，肝肾所居也，属下焦。病在躯壳，当分六经形层；病入内脏，当辨三焦部分。六经由上而下，形层说析六经，体现了理论指导临床的有机统一，在伤寒学研究史上也是别具一格。俞氏将六经与三焦有机结合起来，拓展了张仲景"六经"的内涵，即把与脏腑经络紧密关联的皮肤、腠理、肌肉、四肢、血脉、筋膜融入六经之中，使六经与脏腑及其络属部分的生理病理构成了一个有机整体，因而对外感病证的发生、传变及转归的阐释更加全面中肯，亦为其寒温一统理论奠定了基础。

【原文3】

少阳标证：寒热往来，耳聋胁痛。少阳本证：目眩咽干，口苦善呕，膈中气塞。少阳中见证：手足乍温乍冷，烦满消渴，甚则谵语发痉，四肢厥逆。少阳兼证：兼胃经证，烦闷恶心，面赤便闭，身痛足冷，斑点隐隐。兼脾经证，四肢倦懈，肌肉烦疼，唇燥口渴，膈中痞满，斑欲出而不出。兼肾经证，耳大聋，齿焦枯，腰背酸痛如折，甚则精自遗，冲任脉动。兼肺经证，喉痛红肿，咳则胁痛，甚则咯血。兼心经证，舌红齿燥，午后壮热，神昏不语，甚则郑声①作笑。兼小肠经证，舌赤神呆，语言颠倒，小便赤涩，点滴如稠。兼大肠经证，胸膈硬满而呕，腹中痛，发潮热，大便秘，或反自利。（《通俗伤寒论·伤寒要义·六经病证》）

【注　释】

①郑声：是以神志昏沉，言语重复，声音低弱，时断时续为特征的一种症状。

【解　读】

俞根初将少阳病证分为少阳标证、少阳本证、少阳中见证和少阳兼证。

少阳标证症见恶寒发热交替出现、耳聋、胁痛。少阳本证表现为眩晕、咽干、口苦易呕，膈中自觉气塞。少阳中见证则表现为手足时冷时热，感到烦躁、口渴，严重时可能出现谵语和痉挛，四肢也可能出现厥逆的现象。少阳兼证的情况：兼胃经证则表现为烦闷、恶心、面部红赤并出现便秘，全身疼痛，双脚冰冷，皮肤上可能出现隐隐约约的斑点；兼见脾经证，包括四肢乏力、肌肉酸痛、口干口渴、腹部胀满，皮肤上的斑点欲出却未出现；兼见肾经证，表现为耳聋、牙齿干枯、腰背酸痛如折，严重时可能有精液自遗，冲任脉妄动；兼见肺经证，表现为喉咙痛红肿，咳嗽时感到胁痛，严重时可能咯血；兼见心经证，表现为舌红、牙齿干燥不润、午后高热，意识模糊无法言语，严重时可能出现精神错乱，甚至低声发笑；兼见小肠经证，表现为舌赤、意识模糊、言语混乱，小便红赤疼痛点滴而下；兼见大肠经证，表现为胸膈硬满欲呕，腹部疼痛、潮热，便秘或反而腹泻。

少阳包括手少阳经三焦经与足少阳经胆经，三焦主决渎而通调水道，故名"中渎之腑"。少阳三焦本火而标阳，中见厥阴，从本火化。"少阳为始生之阳，其气向上向外，生生不已，最畏邪气抑郁其气机"，而少阳生发之性又依赖厥阴风阳的温煦鼓动则生气不息。少阳经外主腠理，内主膈中，若"邪郁腠理，逆于上焦"，即为少阳从标化热的少阳标证；若胆火壅郁膈中，相火上逆，即为少阳从本化热的少阳本证；厥阴主风，"风从火化"，出现热厥动风之候，即为少阳中见厥阴火化证。少阳外主肌腠，内主膈中，相火运行横通四布，故常兼多经病证。少阳转属阳明，胃热炽盛，故兼胃经证；腠理闭塞，相火被湿郁遏，故兼太阴脾湿证；少阳相火热盛，逼入少阴，热炽阴伤，故兼少阴肾精亏残证；少阳相火上逆，木火邪金，故兼肺经实热证；相火上熏心包，心神被扰，故兼心经证；相火下窜，热结小肠，故兼小肠热实证；相火阻滞阳明，腑实热结，故兼大肠经证。总之，少阳经因其标本同气，故多从火化，而见到机体表里上下的火热证候。

俞氏在论六经形层的基础上，提出了蕴含张仲景原论六经与部分脏腑辨证在内的六经分证。每一经

病证，均可分为"标证""本证""中见证""兼证"。本条条文中少阳标证、少阳本证，即为仲景原论的经证、腑证；少阳中见证，是表里经同病；少阳兼证所论述证候，则兼见多经病证。俞氏六经分证论是对仲景六经辨证的丰富和发展。

【原文 4】

　　　上焦主胸中、膈中，橘红、蔻仁是宣畅胸中主药，枳壳、桔梗是宣畅膈中主药。中焦主脘中、大腹，半夏、陈皮是舒畅脘中主药，川朴、腹皮是疏畅大腹主药；下焦主小腹、少腹，乌药、官桂是温运小腹主药，小茴、橘核是辛通少腹主药。而棉黄芪皮为疏达三焦外膜之主药，焦山栀为清宣三焦内膜之主药，制香附为疏达三焦气分之主药，全当归为辛润三焦络脉之主药。（《通俗伤寒论·伤寒要义·三焦用药法》）

【解　　读】

本条条文详细介绍了三焦用药。

上焦即胸中和膈中，宣畅胸中的主要药物有橘红和白蔻仁，而宣畅膈中的主要药物为枳壳和桔梗。中焦即脘中和大腹，舒畅脘中的主要药物是半夏和陈皮，疏畅大腹的主要药物为川厚朴和大腹皮。下焦即小腹和少腹，温运小腹的主要药物是乌药和官桂，辛通少腹的主要药物为小茴香和橘核。另外，棉黄芪皮是疏达三焦外膜的主要药物，焦山栀则是清宣三焦内膜的主要药物，制香附则是疏达三焦气分的主要药物，全当归则是辛润三焦络脉的主要药物。

三焦为决渎之官，水道出焉，原气之别使，主气机升降出入，三焦功能障碍可引起气机和水液代谢障碍；邪留三焦，则湿阻热郁，气机郁滞，水道不利，俞氏调节三焦用药，或以清宣，或以疏达，或以辛温，丰富了三焦辨证的用药经验。

【原文 5】

　　　以六经钤百病，为确定之总诀；以三焦赅疫证，为变通之捷诀。（《通俗伤寒论·伤寒要诀·六经总诀》）

【解　　读】

俞根初认为"伤寒，外感百病之总名也""张仲景著《伤寒杂病论》，以伤寒二字，统括四时六气之外感证"，虽为诊疗外感时病之全书，但毕竟详于伤寒而略于温热，且仲景居于河南高燥多寒之地，与江浙卑湿温热之地不同，故俞氏根据温热病致病的特点，在六经辨证大纲指导下，"以六经钤百病"，将《伤寒论》之六经推为百病之六经，用以辨治伤寒、温病二类感证，并据此具体阐述"六经形层"论与"六经分证"论，同时参以六淫、新感伏邪致病说，"以三焦赅疫证，为变通之捷诀"，以三焦辨证为辨证之补充，使其有机结合，扩大了六经的概念，密切了六经与脏腑、三焦的联系，既丰富了仲景六经辨证理论，又补温病学派之未备。

【原文 6】

　　　伤寒新感，自太阳递入三阴；温热伏邪，自三阴发出三阳。惟疫邪吸自口鼻，直行中道，流布三焦，一经杂见二三经证者多，一日骤传一二经，或二三经者尤多。凡病伤寒而成温者，阳经之寒变为热，则归于气，或归于血；阴经之寒变为热，则归于血，不归于气。病无伏气，虽感风寒暑湿之邪，病尚不重，重病皆新邪引发伏邪者也。惟所伏之邪，在膜原则水与火互结，病多湿温；在营分则血与热互结，病多温热。邪气内伏，往往屡夺屡发，因而殒命者，总由邪热炽盛，郁火薰蒸，血液胶凝，

脉络窒塞，营卫不通，内闭外脱而死。(《通俗伤寒论·伤寒要诀·六经总诀》)

【解　　读】

伤寒新感，从太阳经传入阳明、少阳经再到体内的三阴经；温热伏邪，从体内的三阴经发散出来，到达三阳经。只有疫病邪气通过口鼻吸入，直接传播，扩散至三焦经络。因此，病情往往涉及两三条经络，有时甚至在一天内就能迅速影响到一两条经络，有时候甚至会波及两三条经络。疾病若无潜伏在体内的病邪，即使受到风寒暑湿外淫侵袭，也不会导致病情加重，而那些重病往往是由新的病邪引发体内隐藏的潜伏病邪所致。潜伏的病邪，在三焦膜原则为水与火相互交织，导致疾病多表现为湿温病证；而在营分中，血与热相互交织，导致疾病多表现为温热病证。潜伏在体内的邪气往往会反复发作，导致病情反复，因此病情恶化甚至导致死亡的情况，往往是由邪热盛行，郁火激发，导致血液凝结、脉络阻塞，营卫不畅，心神内闭、正气外脱而致。

伤寒之邪，自表传里。里证皆表证所侵入；温热之邪，自里达表，表证皆里证所浮越。惟疫邪由膜原中道，随表里虚实乘隙而发，不循经络传次，亦不能一发便尽。"膜"为横膈之膜，"原"为膜中的空隙之处，外通肌腠，内近于中焦胃腑，为手少阳所主。膜原为内外交界之地，又为三焦之关键和门户，"凡外邪每由膜原入内，内邪每由膜原达外"，其在功能上与三焦气机的输布运行密切相关。作为三焦之门户和关键，膜原既是外邪侵入体内的必由途径，又是体内邪气排出的必经通路。因此，如邪伏膜原应从调整三焦入手，根据所伏之气、受病之体质不同，选择不同的治法。

【原文 7】

柴胡枳桔汤　和解表里法轻剂　俞氏经验方

川柴胡一钱至钱半　枳壳钱半　姜半夏钱半　鲜生姜一钱　青子芩一钱至钱半
桔梗一钱　新会皮钱半　雨前茶一钱 (《通俗伤寒论·伤寒要诀·和解剂》)

【解　　读】

柴胡枳桔汤是俞根初和解表里法轻剂，仲景小柴胡汤证与俞氏柴胡枳桔汤述证基本一致，此方的适应证为：寒热往来，目眩耳聋，口苦善呕，胸胁痞满或疼痛，或腹胀痛，俞氏去掉了小柴胡汤中参、枣、炙甘草，增加了枳壳、桔梗、陈皮、雨前茶理气清泄之品，用来治疗"邪郁腠理，逆于上焦少阳经病偏于半表证"。因其治疗病位偏于半表，需用轻清升达之品透散郁热，故谓柴胡枳桔汤为"和解表里法轻剂"。

方中君以柴胡疏达腠理，透少阳之邪外出；黄芩清泄相火，为和解少阳之主药，二者一散一清，共解少阳之往来寒热；臣以枳壳、桔梗、半夏宣气开达其上、中二焦之壅塞，以解痞满疼痛；佐以生姜，以助柴胡之疏达；使以雨前茶，以助黄芩清热降火。综合全方，它能使"上焦得通，津液得下，胃气因和，津津汗出而解"。而俞氏亦遂将这种功用"谓之和解"，邪得散，气得通，液得畅也。

【原文 8】

柴芩双解汤　和解表里法重剂　俞氏经验方

柴胡钱半　生葛根一钱　羌活八分　知母二钱　炙草六分　青子芩钱半　生石膏
四钱 (研) 　防风一钱　猪苓钱半　白蔻末六分 (冲) (《通俗伤寒论·伤寒要诀·和解剂》)

【解　　读】

柴芩双解汤是俞根初和解表里法重剂，在《通俗伤寒论》中，俞氏在两处应用了此方。第一，"若发寒时身痛无汗，发热时口渴恶热，太阳表证未罢，阳明里证已急，则为少阳寒热之重证，柴芩双解汤主之"，此为表寒证未解，而少阳寒热已重者用之。故俞氏运用本方主治少阳偏于里热证，是和解表里之重剂。第二，"寒疟宜先与苏羌达表汤，发汗散寒，继与柴胡枳桔汤，轻剂以和解之；服一二剂后，疟发寒热并重者，则以柴芩双解汤重剂以和解之"，此为风寒疟浅，而寒热并重者用之。

何秀山按："少阳相火，郁于腠理而不达者，则作寒热，非柴胡不能达，亦非黄芩不能清，与少阳经气适然相应，故以为君；若表邪未罢，而兼寒水之气者，则发寒愈重，证必身疼无汗，故必臣以葛根、羌、防之辛甘气猛，助柴胡以升散阳气，使邪离于阴，而寒自已；里邪已盛，而兼燥金之气者，则发热亦甚，证必口渴恶热，亦必臣以知母、石膏之苦甘性寒，助黄芩引阴气下降，使邪离于阳，而热自已；佐以猪苓之淡渗，分离阴阳，不得交并；使以白蔻之开达气机，甘草之缓和诸药。而为和解表里之重剂，亦为调剂阴阳、善止寒热之良方也，善用者往往一剂而瘳。"

与柴胡枳桔汤比较，柴芩双解汤和其均以柴胡和黄芩两味为君药，且"外散里清"原则也是一样的，而且柴芩双解汤中的羌活、防风、葛根，辛甘气猛，较柴胡枳桔汤中的生姜发表解肌散寒之力更强。此外，柴芩双解汤中的知母、石膏，辛甘寒或苦甘寒，作用为助黄芩清热泻火效力更甚。另外，方中白豆蔻既辛温化湿，又开达气机，在中焦令湿不阻而气不滞。第二则是柴芩双解汤中的"柴胡"和"黄芩"用量都为"钱半"，而柴胡枳桔汤中的"柴胡"和"黄芩"用量都为"一钱至一钱半"。由此也可看出，柴芩双解汤的确是较柴胡枳桔汤为"重"。

【原文 9】

柴胡达原饮　和解三焦法　俞氏经验方

柴胡钱半　生枳壳钱半　川朴钱半　青皮钱半　炙草七分　黄芩钱半　苦桔梗一钱　草果六分　槟榔二钱　荷叶梗五寸（《通俗伤寒论·伤寒要诀·和解剂》）

【解　读】

此为俞根初和解三焦法之代表方。

何秀山按："《黄帝内经》言邪气内薄五脏，横连膜原。膜者，横膈之膜；原者，空隙之处。外通肌腠，内近胃腑，即三焦之关键，为内外交界之地，实一身之半表半里也。凡外邪每由膜原入内，内邪每由膜原达外，此吴又可治疫邪初犯膜原，所以有达原饮之作也。今俞氏以柴、芩为君者，以柴胡疏达膜原之气机，黄芩苦泄膜原之郁火也。臣以枳、桔开上，朴、果疏中，青、槟达下，以开达三焦之气机，使膜原伏邪，从三焦而外达肌腠也。佐以荷梗透之，使以甘草和之。虽云达原，实为和解三焦之良方，较之吴氏原方，奏功尤捷。然必湿重于热，阻滞膜原，始为适宜。若湿已开，热已透，相火炽盛，再投此剂，反助相火愈炽，适劫胆汁而烁肝阴，酿成火旺生风，痉厥兼臻之变矣。用此方者其审慎之。"

俞氏的"柴胡达原饮"是从明代医学家吴又可的"达原饮"（槟榔、厚朴、草果、知母、芍药、黄芩、甘草）变化而来。观两方之不同则发现俞氏加用了柴胡、枳壳、桔梗、青皮等几味药。方中柴胡功能专注于半表半里，而膜原位置正处于半表半里之处，故用柴胡最能透此处之邪，加上黄芩清泄郁热，一透一清，共为君药。枳壳降，桔梗升，共同开发上焦之气；厚朴、草果燥湿化痰，共同宣畅中焦之气；青皮、槟榔辛散苦泄，行气消痰导滞，共同疏利下焦之气；荷叶梗味苦擅清透；再以炙甘草益气和中，调和诸药。全方共奏透表清里，和解三焦，使湿得化，热得清，积痰得去，膜原之邪得除，相较于吴氏的"达原饮"用之更广。

【原文 10】

蒿芩清胆汤　和解胆经法　俞氏经验方

青蒿脑钱半至二钱　淡竹茹三钱　仙半夏钱半　赤茯苓三钱　青子芩钱半至三钱

生枳壳钱半　陈广皮钱半　碧玉散（包）三钱（《通俗伤寒论·伤寒要诀·和解剂》

【解　　读】

此为俞根初和解胆经法之代表方。观俞氏用蒿芩清胆汤的四证，一为伤寒之邪传少阳腑证；二为风寒疟深，表寒去而伏暑外溃者；三为暑疟；四为伏暑伤寒，邪传二肠，苦辛通降后尚有余邪者。方中用青蒿芳香辛凉，有舒发升散之功，能宣疏少阳之邪热；黄芩苦寒，能直清胆经之火，一清一宣，共为君药。竹茹、半夏清化痰热，陈皮、枳壳宽胸畅膈，和胃降逆，并为臣药。赤茯苓、碧玉散清利湿热，导邪从小便而出，作为佐药。如此配合，使少阳热邪得清，湿邪得除，气机通畅，诸证得愈。

何秀山按："足少阳胆与手少阳三焦，合为一经。其气化，一寄于胆中以化水谷，一发于三焦以行腠理。若受湿遏热郁，则三焦之气机不畅，胆中之相火乃炽，故以蒿、芩、竹茹为君，以清泄胆火；胆火炽，必犯胃而液郁为痰，故臣以枳壳、二陈，和胃化痰；然必下焦之气机通畅，斯胆中之相火清和，故又佐以碧玉，引相火下泄；使以赤苓，俾湿热下出，均从膀胱而去。此为和解胆经之良方，凡胸痞作呕，寒热如疟者，投无不效。"何廉臣称"青蒿脑清芬透络，从少阳胆经领邪外出，虽较疏达腠理之柴胡力缓，而辟秽宣络之功比柴胡为尤胜，故近世喜用青蒿而畏柴胡也。"故此方实为治疗少阳胆经湿热痰阻而设。对于寒热如疟，寒轻热重，口苦膈闷，吐酸苦水或呕吐黄涎而黏，甚则干呕呃逆，胸胁胀痛等，凡见上证，投之无不效。

【原文 11】

解毒承气汤　峻下三焦毒火法　俞氏经验方

银花三钱　生山栀三钱　小川连一钱　生川柏一钱　青连翘三钱　青子芩二钱小枳实二钱　生锦纹三钱　西瓜硝五分　金汁一两（冲）　白头蚯蚓两支

分段先用雪水六碗，煮生绿豆二两，滚取清汁，代水煎药。（《通俗伤寒论·伤寒要诀·攻下剂》

【解　　读】

此为俞根初峻下三焦毒火法之代表方。疫必有毒，毒必传染，症无六经可辨，故喻嘉言从三焦立法，云："温疫之邪则直行中道，流布三焦，上焦为清阳，故清邪从上入，下焦为浊阴，故浊邪从下入，中焦为阴阳交界，凡清浊之邪必从此区分，甚则三焦相溷。"主张从三焦论治疫证，即所谓"上焦如雾，升而逐之，兼以解毒；中焦如沤，疏而逐之，兼以解毒；下焦如渎，决而逐之，兼以解毒"，俞根初在喻昌温疫从"三焦立论"中吸取精华，认为疫证传变迅速，难拘于一经，感则传变三焦，言"以三焦赅疫症"，故创峻下三焦毒火法，在治疗风温时毒，热毒壅里病人时，从"三焦立论"，方用解毒承气汤，三焦分消以逐热解毒。方用金银花、连翘、黄芩、栀子宣上以"升而逐之"，黄连、枳实畅中以"疏而逐之"，黄柏、大黄、西瓜硝、金汁达下以"决而逐之"，雪水、绿豆亦解火毒，集喻昌三焦治疫之理于一方，合而为泻火逐毒、三焦通治之良方，见效甚捷。

第二十四章　吴鞠通《温病条辨》

第一节　吴鞠通与《温病条辨》

吴鞠通（1758—1836年），名瑭，字佩珩，号鞠通，江苏淮阴人。主要著作有《温病条辨》《医医病书》《吴鞠通医案》等，其中以《温病条辨》最为著名，成为后世学习研究温病学必读之书，被誉为"治温之津梁"。吴氏少习儒学，于十九岁时，其父患病年余，终于不治，因此颇觉愧恨，认为父病而不知医，无颜立于天地间。于是"慨然弃举子业，专事方术"，广购医书，发愤学医。在二十六岁时，"游京师，检校《四库全书》"，因而有机会广泛阅读官府、民间所藏的各种医书，学识大进。吴氏三十六岁时，京师发生温疫的大流行，而经其救治了许多人。吴氏深深感到当时的医生治疗温病缺少正确的理论和治法，经常用治疗伤寒的方法来混治温病，造成了不良的后果，所以就广泛采辑自《黄帝内经》以下历代名医的有关外感热病的论述，去其驳杂不清不确之处，吸取其精华，并附以本人的见解和经验，于1798年著成《温病条辨》。全书共六卷，卷首一卷，于1813年刊行。

《温病条辨》以三焦为纲，分为上、中、下三篇，共265条，内载方剂208首。另有原病篇和杂论、解产难、解儿难等篇。在上、中、下三篇中，均以病名为目，重点论述了风温、温热、暑温、伏暑、湿温、秋燥、冬温、温疟及痢疾、痹证、黄疸等病证，分述各病在上、中、下三焦的表现和诊治方法。本书的写作体裁则仿《伤寒论》，逐条叙证，文字简单扼要，以便记诵，在每条之下又自加注释，对条文中未尽之意进行阐述补充。

《温病条辨》的学术成就主要有以下几个方面：

（一）创立温病三焦辨治纲领

吴氏在继承前人理论和证治经验的基础上，通过自己的丰富临床实践，深刻地认识到温病的发生发展与三焦所属脏腑的病机变化有密切的关系，并且在温病病程中，脏腑的传变也具有一定的规律。吴氏将这些规律用三焦进行归纳，从而创立了温病三焦辨证理论，即以肺与心包为上焦、脾与胃为中焦、肝与肾为下焦，并在此基础上又提出了三焦的治疗原则，形成了一整套的温病辨证治疗体系。这样，三焦辨证与叶天士卫气营血辨证相互补充，相辅相成，分别反映了温病病程变化中的纵与横的关系，因而在吴鞠通提出三焦辨治纲领后，可以认为温病学的理论体系已臻于完善，温病学已趋向成熟。

（二）丰富了温病的治则治法

《温病条辨》中对温病的治疗，无论立法还是用药皆颇具特色。如对温病过程中邪正双方的重视，注重正确地运用祛邪扶正的治疗方法。一方面强调要祛除病邪，另一方面又处处注意顾护正气，尤其是在祛邪之时提出"预护其虚"，而在护正之时又强调要"逐其余邪"，体现了邪正并重、邪正合治的思想。吴氏非常强调在治疗温病时应处处顾护阴液。他在《温病条辨·杂说》中指出："温病伤人身之阴，故喜辛凉、甘寒、甘咸以救其阴。"而这一句话中又暗含着吴氏三焦辨证用药的规律。

吴氏不仅注意对温病辨治规律的探求，而且对温病的各种具体病证的病机进行了阐发，确立了治法、方剂和药物，从而使温病的治疗有成法可依。其治温热病，重在清润救液，三焦辨治是其突出特点；治湿热病，注意分利三焦祛除湿邪。

（三）明确了温病的治疗禁忌

吴氏论述了温病的各种治疗禁忌，其内容之广泛，在温病学各种专著中是少见的。这些治禁对于指导临床、真正掌握治疗大法有很重要的指导价值。在《温病条辨》中提出的温病治禁有：白虎之禁、温病发汗之禁、湿温"三禁"、斑疹治禁、淡渗之禁、苦寒之禁、"数下"之禁、少阴耳聋治禁、下焦病治禁、下后食禁等。

综上所述，吴鞠通所著的《温病条辨》在温病学理论、诊疗方面有杰出的贡献，其中以其创立的温病三焦辨治纲领最为卓著，完善了温病的辨证论治体系，丰富了温病的证治内容，详备了温病病证的理、法、方、药，具有很高的理论水平和实用价值。以下选取《温病条辨》部分条文，进行分类介绍，原文后括号内数字，为《温病条辨》原文所在篇的顺序编号。

第二节　《温病条辨》

【原文1】

温病者：有风温、有温热、有温疫、有温毒、有暑温、有湿温、有秋燥、有冬温、有温疟。

此九条，见于王叔和《伤寒例》中居多，叔和又牵引《难经》之文以神其说。按时推病，实有是证，叔和治病时，亦实遇是证。但叔和不能别立治法，而叙于《伤寒例》中，实属蒙混，以《伤寒论》为治外感之妙法，遂将一切外感悉收入《伤寒例》中，而悉以治伤寒之法治之。后人亦不能打破此关，因仍苟简①，千余年来，贻患无穷，皆叔和之作俑②，无怪见驳于方有执、喻嘉言诸公也。然诸公虽驳叔和，亦未曾另立方法，喻氏虽立治法，仍不能脱却伤寒圈子，弊与叔和无二，以致后人无所遵依。本论详加考核，准古酌今，细立治法，除伤寒宗仲景法外，俾③四时杂感，朗若列眉④；未始非叔和有以肇其端⑤，东垣、河间、安道、又可、嘉言、天士宏其议，而瑭得以善其后也。

风温者，初春阳气始开，厥阴行令，风夹温也。温热者，春末夏初，阳气弛张，温盛为热也。温疫者，疠气流行，多兼秽浊，家家如是，若役使然也。温毒者，诸温夹毒，秽浊太甚也。暑温者，正夏之时，暑病之偏于热者也。湿温者，长夏初秋，湿中生热，即暑病之偏于湿者也。秋燥者，秋金燥烈之气也。冬温者，冬应寒而反温，阳不潜藏，民病温也。温疟者，阴气先伤，又因于暑，阳气独发也。

按：诸家论温，有顾此失彼之病，故是编首揭诸温之大纲，而名其书曰《温病条辨》。（《温病条辨·卷一·上焦篇第1条》）

【注　释】

①苟简：苟且简略，较为草率。
②作俑：指创始，但具贬义。
③俾：使。
④朗若列眉：所见真切，如人的眉毛那样明白显见。
⑤肇其端：肇，开始；肇其端，即开创之意。

【解　读】

通常所讲的温病，其范围是很广的，有风温、温热、温疫、温毒、暑温、湿温、秋燥、冬温、温疟等九种类别。

本条主要论述温病的概念，并讨论了温病的范围和分类，为"诸温之大纲"。

1. 温病的概念：《黄帝内经》"今夫热病者，皆伤寒之类也"，把伤寒作为外感热病的总称，故温病一直隶属于伤寒范围之内，其后虽渐有医家提出寒温异气，温病不能混同伤寒的观点，但正式提出用温病一名以概括多种热病，使其含义至广，为多种外感热病的总称，则自吴鞠通《温病条辨》开始。吴氏提出温病共包括九种，即风温、温热、温疫、温毒、暑温、湿温、秋燥、冬温、温疟等，这些疾病显然与伤寒类外感病的性质和证治方面有所不同，从而首次明确了温病概念的外延，真正实现了把温病从伤寒的范畴中分离出来。

当然，温病是否只有上述九种，应灵活对待。就《温病条辨》来看，书中所论述的温病也不止九种，如另有伏暑等还列专节讨论，同时又论及痢、痹、疸等多种疾病。所以对九种温病之论，只能看作是一个泛指之数，表明是一类外感热病。这与古人把"九"看作是最大之数的传统认识不无关系。

2. 九种温病的涵义：以上所说的九种温病的名称，其中有的实际在王叔和《伤寒例》以前就已有记载，如《难经》中所提出的"伤寒有五"，即有湿温、热病、温病的名称，但其含义因时代不同而有所变化。因此，吴氏在论述了温病概念外延的基础上，对上述九种温病的内涵进行了揭示。

《温病条辨》中所说的风温是指初春季节，自然界的阳气开始发动，主令之气为厥阴风木，这时气候已转温，所以风易夹温而形成风热病邪，往往先犯于肺卫而发病。而在《伤寒论》中所说的风温则为"若发汗已，身灼热者，名曰风温"，是指对温热病误用发汗法所引起的一种坏证。《伤寒例》中也提到风温，但其为"病中更感异气而变为风温"。显然均与本书所说的风温概念不同。

温热是在春末夏初，自然界的阳热之气已发动，气候由温而转热，所以容易形成温热病邪，这种病邪常常直接犯于气分或营血分，从而引起发病。吴氏在这里所说的温热与春温类似，但是对其病因已不从"伏寒化温"立论。现代认为春温是感受春季温热病邪而发生的一种温病。

温疫的发生是由于感受了疫疠之气，这种疫疠之气每兼夹有秽浊，在发病后，可以相互传染而造成流行，以致家家有人发病，户户病情相似，如同每家要分摊劳役一般，故称为温疫。

所谓温毒，是由于在温邪之中夹有毒邪，且其中秽浊尤重，所以在患病后，可致头面肿大，或咽喉肿痛腐烂，或皮肤红肿发斑等局部热毒见症。

暑温是在盛夏时节，感受暑邪中热偏盛的一种病邪，即暑热病邪而发生的疾病，初起以暑热盛于阳明的证候为主要表现。

湿温则是在夏末秋初的长夏季节，因天暑下迫，地湿上蒸，感受了暑邪中湿偏盛的一种病邪，即湿热病邪而发生的疾病，初起以湿象偏盛为主要表现。

秋燥，是在秋季天高气爽、气候干燥的情况下，感受了燥邪而引起的疾病。

冬温，是冬季气候应寒冷而反常地温暖，自然界的阳气不能潜藏，也形成了风热病邪，如感受了这种病邪，就能引起与风温表现相似的一种疾病。

温疟为疟疾的一种，是指人体的阴气先已耗伤，在夏季又感受了暑邪而发生的一种疟疾，因主要表现为阳热亢盛，所以在发病后只发热而不恶寒。

从以上所论的各种温病来看，都具有以发热为主症，病变过程中热象明显，易化燥伤阴等特点，所以都可归于温病的范围。

虽然温病的范围很广，且吴氏亦未明确将其进行分类，但从《温病条辨》分节的题目看，温病按其性质可分为三类：一是温热类，包括风温、温热、温疫、温毒；二是湿热类，包括暑温（伏暑）、湿温；三是燥热类，如秋燥。从《温病条辨》的内容来看，一般是先论温热性质的温病，次论湿热性质的温病，其中兼论伏暑，最后论秋燥。

3. 温病学发展过程：本条还简述了温病学的发展过程，并肯定了前辈医家的贡献。在温病学说形成之前，虽然有一些医家认识到温病与伤寒的治疗有所不同，有的医家还提出了一些治疗温病的大法，但总的来说仍未跳出《伤寒论》的圈子。自王叔和提出了多种温病的病名以后，李东垣、刘河间、王安道、吴又可、喻嘉言、叶天士等医家，对温病的理论和诊断、治疗做出了卓越的贡献。吴鞠通在此基础上，结合临床实践，制定了各种温病的治法，使外感病的证治内容，在《伤寒论》的基础上，更加丰富和完善。

吴鞠通把暑病改称为暑温，引起了一些医家的非议，如王孟英认为"杜撰暑温名目，最属不通"。实际上，把暑病明确改称为暑温有其积极意义，因暑病中有偏于寒者，特别是有外有表寒而里有暑湿者，这类暑病的发病机制及证治与"夏暑发自阳明"的暑病有很大的不同，将后者单列为暑温，有助于区分不同的暑病，故并非是不通之举。

【原文2】

凡病温者，始于上焦，在手太阴。（《温病条辨·卷一·上焦篇第2条》）

【解　读】

一般温病的发病，开始于上焦，主要受邪部位为手太阴肺。

本条主要论述温病的病因、感邪途径和初起的发病部位，并与伤寒进行了比较。本条提出"凡病温者，始于上焦，在手太阴"，强调温病是感受温邪通过口鼻而侵犯人体，鼻与肺气相通，所以温邪从口鼻而入首先从上焦手太阴肺经开始发病。再者，从五行属性而言，手太阴属金，而温邪属于一种火热性质的病邪，风又为火之母；从五行的生克关系来说，火克金，所以温病的发病开始于上焦手太阴肺经。

吴鞠通所说"凡病温者，始于上焦，在手太阴"，是对传统认为"膀胱主表"论的发展。其提出的"古来但言膀胱主表，殆未尽其义。肺者，皮毛之合也，独不主表乎！"既未否定膀胱主表之说，又对其进行了补充和发展。吴氏认为，天从五行属性来说是属金的，肺的五行属性也是金，所以肺也主表，从人身而言，就是主皮毛。《黄帝内经》中说："皮毛与天相应，天一生水。地支是从子开始的，而从八卦方位来看，亥处于西北，为乾，乾为天，所以亥称为天门，是贞元之气会聚的地方。人的膀胱属于寒水之腑，与肺都同属于天之气，所以肺和膀胱都主人身之表。"

吴氏这一观点的提出，无疑是继承了叶天士《温热论》的学术思想。《温热论》开篇就提出"温邪上受，首先犯肺"，也就是吴氏所说的始于手太阴上焦，这一方面是根据临床上多种温热病初起的表现而总结出来的，另一方面是根据肺在人体上部，为至高之地，而温邪首先是从口鼻而入，鼻气通于肺，所以温病的发生始于肺，是一种推理之说。

当然，吴氏之说，在文字表达上有欠缺之处，因温病种类较多，起病方式各异，其中固然有不少是发自手太阴肺者，但也有许多温病并不起自肺，如湿温病的初起是发自中焦脾胃。所以吴氏"凡病温者，始于上焦，在手太阴"之说，显得过于绝对化，无怪要受到当时和后世许多医家的攻击，如选注中王孟英的《归砚录》、叶霖的《评注温病条辨》、陆士谔的《增评温病条辨》都对此提出了异议。此外，吴氏在论及太阴温病时，往往把"温热"列入其中，而"温热"属伏气温病范畴，初起时多发于少阳气分，见有邪热化火之象，并非起于上焦手太阴。

【原文3】

太阴之为病，脉不缓不紧而动数，或两寸独大，尺肤[①]热，头痛，微恶风寒，身热自汗，口渴，或不渴，而咳，午后热甚者，名曰温病。

不缓，则非太阳中风矣；不紧，则非太阳伤寒矣；动数者，风火相煽之象，《经》谓之躁；两寸独大，火克金也。尺肤热，尺部肌肤热甚，火反克水也。头痛、恶风寒、身热自汗，与太阳中风无异，此处最足以相混，于何辨之？于脉动数，不缓不紧，证有或渴、或咳、尺热、午后热甚辨之。太阳头痛，风寒之邪，循太阳经上至头与项，而项强头痛也。太阴之头痛，肺主天气，天气郁，则头亦痛也，且春气在头，又火炎上也。吴又可谓浮泛太阳经者，臆说[②]也。伤寒之恶寒，太阳属寒水而主表，故恶风寒；温病之恶寒，肺合皮毛而亦主表，故亦恶风寒也。太阳病则周身之阳气郁，故身热；肺主化气，肺病不能化气，气郁则身亦热也。太阳自汗，风疏卫也；太阴自汗，皮毛开也，肺亦主卫。渴，火克金也。咳，肺气郁也。午后热甚，浊邪归下，又火旺时也，又阴受火克之象也。（《温病条辨·卷一·上焦篇第 3 条》）

【注　　释】

①尺肤：指前臂内侧自肘关节到腕关节部位的皮肤。
②臆说：臆（音 yì），主观推测。臆说，是指没有根据的推测。

【解　　读】

上焦手太阴温病，脉象不缓不紧而动数，或两寸独大。不缓不紧说明与太阳中风、太阳伤寒不同，脉数说明性质为热，两寸候心肺，温邪首犯上焦，病在手太阴，或逆传心包，故或两寸独大。尺肤为易触摸之处，触及尺肤热反映全身热，温病热偏重故身热较著。火性炎上，头在上焦，故初起亦有头痛。温病初起在肺，肺合皮毛，故亦恶风寒，因热象重，故恶寒较轻微。肺主气属卫，热邪在肺，故亦自汗，口渴为热象重之表现，不渴则热尚轻微，肺气失宣则咳嗽。午后热甚，为热邪伤津之象，温邪初起即易伤津，故早期即见午后热甚之象。

本条论述温病初起的脉象和主要证候特点。温病初起的脉象既不浮缓，也不浮紧，而是躁动快速，或两手的寸部脉较关、尺部明显大而有力。吴鞠通之所以要提出脉象不浮缓、不浮紧，主要是与《伤寒论》中感受寒邪而致的太阳中风与太阳伤寒相区别。

温病初起的症状表现为：尺肤部发热，头痛，有轻微的怕风、怕冷感觉，全身发热，有汗，口渴，但也可口不渴，咳嗽，发热在午后较明显。其中"尺肤热"，早在《黄帝内经》中就将其作为温病的一个主要特点，如《灵枢·论疾诊尺》中就有："尺肤热甚，脉盛躁者，病温也。"

由于温病的种类甚多，其初起表现也各有不同，上述的脉象特点和临床表现主要针对太阴温病，即温邪侵犯手太阴肺经引起的表热证而言的，并不能理解为所有温病初起均有上述表现。

温病与伤寒初起均可见外感表证，有些临床表现类似，但发生机制却迥然不同。伤寒太阳病证有头痛，是风寒病邪循足太阳膀胱经从下而上行到头项部，故表现为项强、头痛；温邪侵犯手太阴肺经也会出现头痛，是由于邪犯肺经，肺气运行受阻，或火热之邪上炎于头所致。伤寒病病人有明显的怕风、怕寒感觉，是由于足太阳膀胱经属寒水并主一身之表，风寒束表故有明显恶风、恶寒；温病初起病在手太阴经，病邪与卫气相争而致卫气不能正常温养体表，也可恶风、恶寒，但程度较风寒在表为轻。伤寒初起因全身的卫阳之气被寒邪所郁闭，郁久而身发热；温病邪在手太阴肺经，肺不能正常化气，气机郁滞而致卫气不能泄越，也可致发热，且热势相对更为显著。太阳中风病证所出现的自汗，是因为风性泄越，卫气不能固表所致；温病邪在手太阴肺经所发生的自汗，是由于邪在肺经，皮毛、腠理疏泄，卫气失于固摄所致。温病所出现的口渴，是因为火热之邪耗伤了阴液所致，其口渴程度与热势及阴伤程度相关。咳嗽是肺气郁闭不能宣肃所致，风热或风寒之邪都能引起肺气郁闭而咳嗽。午后发热更甚，是因为午后为火旺之时，有助于火热的邪势。另一方面，也是阴液被火热之邪耗伤的一个征象。从上述内容可见，太阴温病的初起临床表现有些是特异性的，可作为诊断温病的依据，有的则不是特异性的，只能作为诊断温病的参考。

后世温病学家对辨温病与伤寒初起之异都十分重视，对吴氏在本条所论的精神也多持肯定意见，但也指出吴氏所论的温病症状特点，主要是针对风热之类病邪侵犯太阴肺致病初起而言，不能把其理解为所有的温病都是如此。

【原文 4】

太阴风温、温热、温疫、冬温，初起恶风寒者，桂枝汤主之；但热不恶寒而渴者，辛凉平剂银翘散主之。温毒、暑温、湿温、温疟，不在此例。

按仲景《伤寒论》原文，太阳病（谓如太阳证，即上文头痛、身热、恶风、自汗也），但恶热不恶寒而渴者，名曰温病，桂枝汤主之。盖温病忌汗，最喜解肌。桂枝本为解肌，且桂枝芳香化浊，芍药收阴敛液，甘草败毒和中，姜、枣调和营卫，温病初起，原可用之。此处却变易前法，恶风寒者主以桂枝，不恶风寒主以辛凉者，非敢擅违古训也。仲景所云不恶风寒者，非全不恶风寒也，其先亦恶风寒，迨既热之后，乃不恶风寒耳，古文简质，且对太阳中风热时亦恶风寒言之，故不暇详耳。盖寒水之病，冬气也，非辛温春夏之气不足以解之，虽曰温病，既恶风寒，明是温自内发，风寒从外搏，成内热外寒之证，故仍旧用桂枝辛温解肌法，俾得微汗，而寒热之邪皆解矣。温热之邪，春夏气也，不恶风寒，则不兼寒风可知，此非辛凉秋金之气不足以解之。桂枝辛温，以之治温，是以火济火也，故改从《内经》"风淫于内，治以辛凉，佐以苦甘"法。

桂枝汤方

桂枝六钱　芍药（炒）三钱　炙甘草二钱　生姜三片　大枣（去核）二枚

煎法服法，必如《伤寒论》原文而后可，不然，不惟失桂枝汤之妙，反生他变，病必不除。

辛凉平剂银翘散方

连翘一两　银花一两　苦桔梗六钱　薄荷六钱　竹叶四钱　生甘草五钱　芥穗四钱　淡豆豉五钱　牛蒡子六钱

上杵为散，每服六钱，鲜苇根汤煎，香气大出，即取服，勿过煎。肺药取轻清，过煎则味厚而入中焦矣。病重者，约二时①一服，日三服，夜一服；轻者三时一服，日二服，夜一服；病不解者，作再服。盖肺位最高，药过重则过病所，少用又有病重药轻之患，故从普济消毒饮时时轻扬法。今人亦间有用辛凉法者，多不见效，盖病大药轻之故，一不见效，随改弦易辙，转去转远，即不更张，缓缓延至数日后，必成中下焦证矣。胸膈闷者，加藿香三钱、郁金三钱，护膻中；渴甚者，加花粉；项肿咽痛者，加马勃、元参；衄者，去芥穗、豆豉，加白茅根三钱、侧柏炭三钱、栀子炭三钱；咳者，加杏仁利肺气；二三日病犹在肺，热渐入里，加细生地、麦冬保津液；再不解，或小便短者，加知母、黄芩、栀子之苦寒，与麦、地之甘寒，合化阴气，而治热淫所胜。

［方论］按温病忌汗，汗之不惟不解，反生他患。盖病在手经，徒伤足太阳无益；病自口鼻吸受而生，徒发其表亦无益也。且汗为心液，心阳受伤，必有神明内乱、谵语②癫狂、内闭外脱之变。再，误汗虽曰伤阳，汗乃五液之一，未始不伤阴也。《伤寒论》曰"尺脉微者为里虚，禁汗"。其义可见。其曰伤阳者，特举其伤之重者而言之耳。温病最善伤阴，用药又复伤阴，岂非为贼立帜乎？此古来用伤寒法治温病之大错也。……本方谨遵《内经》"风淫于内，治以辛凉，佐以苦甘；热淫于内，治以咸寒，佐以甘苦"之训（王安道《溯洄集》③亦有温暑当用辛凉不当用辛温之论，谓仲景之书，为即病之伤寒而设，并未尝为不即病之温暑而设。张凤逵④集治暑方，亦有暑病

首用辛凉、继用甘寒、再用酸泄酸敛，不必用下之论。皆先得我心者）。又宗喻嘉言芳香逐秽之说，用东垣清心凉膈散⑤，辛凉苦甘。病初起，且去入里之黄芩，勿犯中焦；加银花辛凉、芥穗芳香，散热解毒；牛蒡子辛平润肺，解热散结，除风利咽。皆手太阴药也。合而论之，经谓"冬不藏精，春必温病"，又谓"藏于精者，春不病温"，又谓"病温虚甚死"，可见病温者，精气先虚。此方之妙，预护其虚，纯然清肃上焦，不犯中下，无开门揖盗⑥之弊，有轻以去实之能，用之得法，自然奏效。此叶氏立法，所以迥⑦出诸家也。（《温病条辨·卷一·上焦篇第4条》）

【注　释】

①二时：古代一昼夜十二时辰，此处"二时"即为四小时。
②谵语：说胡话。
③《溯洄集》：指王履（字安道）的《医经溯洄集》。
④张凤逵：名鹤腾，著《伤暑全书》。
⑤清心凉膈散：查李东垣著作中未有本方。
⑥开门揖盗：揖，作揖欢迎。指打开大门迎接盗贼，此处喻引进外邪的错误治法。
⑦迥（jiǒng，音窘）：相差甚远。

【解　读】

风温、温热、温疫、冬温等风热性质的温病，初起邪在肺卫，有恶风寒见症的，多为温自内发，风寒外搏，属内热外寒之证，故仍可用伤寒之桂枝汤，因桂枝辛温解肌、调和营卫，可使寒热之邪皆解。无恶风寒见症的，多为温热之邪不兼风寒，虽也是初起邪尚在卫表，但不应以辛温治之，而宜变易其法，用辛凉法银翘散治疗。

本条主要论述太阴温病初起的治疗方法，详细阐述了温病初起忌用辛温发汗的道理，并分析了银翘散的组方意义。

吴鞠通所说的太阴温病包括风温、温热、温疫、冬温，这些温病的主要特点是温邪由口鼻而入，首先侵犯肺卫，初起表现为肺卫见证。文中同时提出"温毒、暑温、湿温、温疟，不在此例"，是因为这些温病的主要病位不在肺经，而初起也多不表现为肺卫见证，所以其临床表现和治法与前四种温病不同，不能按本条文所说的方法进行治疗。可见吴氏所谓太阴温病是指温邪犯于手太阴肺经所引起的温病，在初起时主要表现为肺卫表证，继则发展为肺热亢盛之证，其中有的可进一步发展为营分甚至血分证。从现代临床看，太阴温病主要指通过呼吸道感染的多种疾病，包括各种呼吸道的感染和初起时以上呼吸道感染为主要表现的疾病。

银翘散的适应证：本条提出太阴温病见"但热不恶寒而渴者"可用辛凉平剂银翘散，明确了银翘散的适应证。从字面看，"但热不恶寒而渴"属邪热入里，热盛而阴伤的表现，并非卫表证的典型表现。但深究吴氏的原意，是为了与出现"恶风寒"而用桂枝汤的病证相区别。实际上，银翘散所适应的病证仍属表热证，一般应有恶风寒的症状，只是较轻微而已。口渴也只是口微渴，与热盛阳明之口大渴者完全不同。所以在适应证方面不能过分强调不恶风寒和口渴。条文中所说的"温毒、暑温、温湿、温疟，不在此例"，是强调这些温病初起时多不属邪在肺卫之证，所以不可用银翘散。但其中温毒在初起时也往往可表现为邪在肺卫，此时银翘散也可酌情使用，所以上述各病"不在此例"，也不能一概而论。

吴氏遵循《黄帝内经》"风淫于内，治以辛凉，佐以苦甘"的原则和前人的经验创制了银翘散。方中以荆芥、薄荷、淡豆豉、牛蒡子疏散表邪，解表药中虽有辛温之品，如荆芥等，但温而不燥，且与大量的清热之品相伍，仍不失辛凉解表之意；用金银花、连翘、竹叶、芦根等清解热邪，同时还可以通过清热而达到保护津液的目的，其中芦根本身也有生津作用；配伍桔梗、牛蒡子等以宣肺化痰止咳、利咽消肿；甘草能够调和诸药，又可清热解毒。诸药配伍，清解在表之邪热，兼有止咳化痰之功，清中有透，疏表而不燥，保津而不腻，适用于风热在表而邪热相对较重者。对于本方的功效特点，吴氏认为"此方之妙，预护其虚，纯然清肃上焦，不犯中下，无开门揖盗之弊，有轻以去实之能，用之得法，自然奏效"。

本条对如何正确煎服银翘散有明确要求：其一，将药物制成散剂后再进行煎煮，这样不仅可以减少每次用药量，而且可以使药物的有效成分易于煎出。其二，"香气大出，即取服"，不能过煎，这种轻煎法符合"治上焦如羽"的治则，可以避免药物中挥发性有效成分的丧失。其三，采取频服的方法，即每四小时或六小时服一次，这对急性外感热病的治疗来说是非常重要的。

兼有浊邪郁阻气机而胸膈闷满不舒者，可加藿香、郁金，以芳香化浊，宣展气机；口渴较甚者，加天花粉生津止渴；颈项与咽喉肿痛者，加马勃、玄参利咽消肿；兼有衄血者，原方去荆芥穗、豆豉，但也可用荆芥炭，取其止血之效，还可加入白茅根、侧柏炭、栀子炭以凉血止血；咳嗽明显者，加杏仁以宣降肺气；病延数天，病位在肺而邪热渐渐深入，有入营分而耗伤营阴的趋势，应加入麦冬、生地黄以保护津液；若邪热仍不得解，或小便短少，应加知母、黄芩、栀子之苦寒清热药物，并与麦冬、生地黄等甘寒药互相配合，以甘苦合化，清热而滋阴，抑制亢盛之邪热。以上银翘散加减仅为举例而已，临床还应结合具体病情灵活加减化裁。

银翘散是现代临床广泛运用于表热证的代表方剂，在治疗上呼吸道感染、流行性感冒、急性扁桃体炎、流行性脑脊髓膜炎、流行性乙型脑炎、钩端螺旋体病、流行性出血热等疾病初起阶段均取得了可靠满意的疗效。根据现代药理学研究证实，本方对多种动物由多种致热原引起的实验性发热有明显的解热作用；有较强的抗炎和抗过敏作用；有一定的镇痛作用；本方在体外有广谱的抗菌和抗病毒作用；本方的各种制剂对小鼠的网状内皮系统吞噬作用及胸腺、肝、脾重量均无影响，但对肝糖原激活的小鼠腹腔巨噬细胞吞噬鸡红细胞能力有明显的促进作用。

太阴温病初起用桂枝汤的讨论：条文中提出，如风温、温热、温疫、冬温等温病，病位在手太阴肺，而初起时有较明显的恶寒症状，里热不明显的，可以用桂枝汤。并在自辨中引用《伤寒论》中有"太阳病，但恶热不恶寒而渴者，名曰温病，桂枝汤主之"以作佐证。但实际上《伤寒论》中并无对温病使用桂枝汤的原文，再之吴氏在自辨之后又有"桂枝辛温，以之治温，是以火济火"之戒，所以对温病初起能否用桂枝汤，后世有很大争议。后世的医家对吴氏此说提出了尖锐批评。因此，切不可拘泥太阴温病初起恶风寒用桂枝汤、但热不恶寒才可用银翘散之说。临床实践中，温病初起邪在肺卫，不论恶风寒之轻重，皆以辛凉为大法，一般不纯投辛温之剂。对表气郁闭较甚者，当在辛凉之中加入表散力量较强的某些辛温之品，以助透散表邪之力；而表热较甚者，则辛温之品自然不宜使用。实际上，银翘散中就有淡豆豉、荆芥等辛温之品以助开腠散邪，故对温病初起邪在肺卫见有恶风寒者并非绝对不可使用。

然而，从《温病条辨》全书来看吴氏治疗太阴温病初起的真实想法是主张用辛凉解表法，如《温病条辨·卷四》"杂说"之"本论起银翘散论"所说："本论方法之始，实始于银翘散。"应该说作为一代著名温病学家，吴氏对于温病初起的治疗完全能够正确运用辛凉解表，其之所以要在本条提出太阴温病初起用桂枝汤，可能是为了避免世人攻击他违背传统，标新立异。但吴氏这样处理的后果适得其反：伤寒学派认为既然用伤寒方治温病，则另立温病之说纯属多此一举；温病学派则认为他用治伤寒之方论治温病，实属寒温混淆不清。

吴氏在本条着重对"温病忌汗"进行了论述。这种忌汗是指用辛温发汗法。《温病条辨·卷四》"杂说"中的"汗论"就明确提出："其有阳气有余，阴精不足，又为温热升发之气所烁，而汗自出，或不出者，必用辛凉以止其自出之汗，用甘凉甘润培养其阴精为材料，以为正汗之地，本论之治温热是也。"而所谓辛凉止自出之汗，是利用辛凉之品使温邪向外透达，原来升发蒸热而产生的汗得以自止。其特点是祛邪热而不碍邪热的外达，散外邪而不致助热伤阴。从吴氏在本条方论中痛陈温病忌汗之理，也可看出吴氏前述所用的桂枝汤并不是治疗温病初起的代表方。

后世温病学家对辨温病与伤寒初起之异都十分重视，并指出吴氏所论的温病初起治法主要是针对风热之类病邪侵犯手太阴肺而言，不能把其理解为所有的温病都是如此。不少医家都指出，温病初起用桂枝汤不妥，而银翘散也只能用于表热之证，如属伏气温病就不宜用。后世医家对吴氏所说的太阴温病初起时恶风寒者，主以桂枝汤，多有批驳者。平心而论，吴氏在本条条文中所述确有勉强之处。但吴氏曾反复强调温病初起用辛温之弊，对于这一点，在本条的自辨和后附的"本论起银翘散"都可以清楚地看出来。吴氏之所以这样说，可能是不愿被人指责为标新立异，背叛传统，所以采用折中调和之法，把《伤寒论》中第一方也作为治疗温病的第一方。这样处理的后果造成了概念上的混淆和治法上的寒温不分，当然难免会引起后世医家的非议。而后世一些医家不能从《温病条辨》全书的精神来进行全面的分析，抓住本条条文的某些语句进行攻击，似乎也有过分之处。

【原文 5】

太阴风温，但咳，身不甚热，微渴者，辛凉轻剂桑菊饮主之。

咳，热伤肺络也。身不甚热，病不重也。渴而微，热不甚也。恐病轻药重，故另立轻剂方。

辛凉轻剂桑菊饮方

杏仁二钱　连翘一钱五分　薄荷八分　桑叶二钱五分　菊花一钱　苦梗二钱　甘草八分　苇根二钱

水二杯，煮取一杯，日二服。二三日不解，气粗似喘，燥在气分者，加石膏、知母；舌绛暮热，甚燥，邪初入营，加元参二钱、犀角一钱；在血分者，去薄荷、苇根，加麦冬、细生地、玉竹、丹皮各二钱；肺热甚加黄芩；渴者加花粉。

［方论］此辛甘化风、辛凉微苦之方也。盖肺为清虚之脏，微苦则降，辛凉则平，立此方所以避辛温也。今世佥①用杏苏散通治四时咳嗽，不知杏苏散辛温，只宜风寒，不宜风温，且有不分表里之弊。此方独取桑叶、菊花者，桑得箕星②之精，箕好风③，风气通于肝，故桑叶善平肝风；春乃肝令而主风，木旺金衰之候，故抑其有余。桑叶芳香有细毛，横纹最多，故亦走肺络而宣肺气。菊花晚成，芳香味甘，能补金水二脏，故用之以补其不足。风温咳嗽，虽系小病，常见误用辛温重剂销铄④肺液，致久嗽成劳者不一而足。圣人不忽于细，必谨于微，医者于此等处，尤当加意也。（《温病条辨·卷一·上焦篇第 6 条》）

【注　释】

①佥（qiān，音签）：全，都。
②箕星：为星名，即二十八宿之一，青龙七宿的末一宿。
③箕好风：指箕星的出现，标志着多产生相应的和风气候。出自《尚书·洪范》："庶民惟星，星有好风，星有好雨。"
④销铄：原意为熔化，此处为消耗之意。

【解　读】

风温初起，主要表现为咳嗽，身不甚热而微渴，这是温热之邪犯肺损伤肺络所致。

本条论述辛凉轻剂桑菊饮的适应证及加减运用。病证较轻，病机主要在于肺气不宣，故治法只宜用辛凉轻剂桑菊饮即可，而不宜用清热力较强的辛凉平剂银翘散等，否则病轻药重是不适当的。

桑菊饮的适应证是风热病邪初犯手太阴肺经，表现为咳嗽较剧，身热不甚，口微渴。其中咳嗽是由于风热之邪客于肺，使肺络受伤、肺气不宣所致；身热不甚，标志邪热不炽；口微渴，表明邪热耗损津液的程度不重。因病情较轻，故用辛凉轻剂桑菊饮治疗。本证与上条银翘散证相较，表热较轻，而肺气郁闭明显。现代临床报道，本方为治疗外感病初起以咳嗽为主要表现的主方，现代临床上用于治疗上呼吸道感染、麻疹、小儿伤风、大叶性肺炎、百日咳、流行性乙型脑炎等卫表证以及急性结膜炎等，都取得较满意的疗效。

桑菊饮的主药是桑叶、菊花。吴鞠通认为：桑树是得箕星的精华而生长的，箕星为青龙七宿的最后一星，喜欢风，而风气又与肝气相通，所以桑叶能平息肝风。春季肝木较旺，并以风为春季的主气。本条所说的病证属于肝木旺而肺金衰，所以在治疗上要平抑肝木的过旺。桑叶气味芳香，上有不少细毛，又有许多横纹络脉，所以它能行走到肺络而宣通肺气。菊花开花较晚，多在秋季，味甘而气味芳香，所以能补益肺金和肾水两脏的不足。但以上论述似有过于烦琐而不得要领之嫌。其实桑叶、菊花主要针对风热之邪在表而设，二者均能疏散风热、祛除外邪。与上条"辛凉平剂"银翘散相比，本方解表泄热作用较弱，故称其为"辛凉轻剂"。但本方中用了杏仁、桔梗等药，故其宣肺止咳作用明显，更适宜于表热不甚而咳嗽明显者。现代实验研究表明，本方具有解热、增强机体免疫能力、止咳以及体外抗病毒等作用。

吴氏强调，本方用药后二三天，病情仍未解，反而出现呼吸气息粗大如喘息一般，为邪热盛于里而犯于肺经气分，可加入石膏、知母；如见舌红绛而傍晚身热较甚、口干，为热入营分的表现，可加用玄参、犀角；如病邪更深入到血分，则去原方薄荷、芦根，加入麦冬、细生地黄、玉竹、牡丹皮；如肺热较甚，可加入黄芩；如口渴较明显，加入天花粉。以上加减运用对临床有一定参考意义。

桑菊饮的方剂组成指导思想主要是源于叶天士《临证指南医案》，而吴氏在论述该方的组成意义时，不免有词不达意之处。叶霖认为吴氏疑风温为内风，其实吴氏并未把风温作为内风，这从前几节所论可见。但在本条方论中，吴氏论及桑叶和菊花的作用时，称"故桑叶善平肝风；春乃肝令而主风，木旺金衰之候，故抑其有余。……菊花晚成，芳香味甘，能补金水二脏，故用之以补其不足"。不从桑、菊能祛除风热之邪立论，而言"平肝风""补不足"，未免不着边际，使读者认为是在论述内风。所以叶霖对吴氏之说提出了尖锐的批评。

【原文 6】

面目俱赤，语声重浊，呼吸俱粗，大便闭，小便涩，舌苔老黄，甚则黑有芒刺，但恶热，不恶寒，日晡①益甚者，传至中焦，阳明温病也。脉浮洪躁甚者，白虎汤主之；脉沉数有力，甚则脉体反小而实者，大承气汤主之。暑温、湿温、温疟，不在此例。

阳明之脉荣于面，《伤寒论》谓：阳明病面缘缘正赤②。火盛必克金，故目白睛亦赤也。语声重浊，金受火刑而音不清也。呼吸俱粗，谓鼻息来去俱粗，其粗也平等，方是实证；若来粗去不粗，去粗来不粗，或竟不粗，则非阳明实证，当细辨之，粗则喘之渐也。大便闭，阳明实也。小便涩，火腑不通，而阴气不化也。口燥渴，火烁津也。舌苔老黄，肺受胃浊，气不化津也（按《灵枢》论诸脏温病，独肺温病有舌苔之明文，余则无有。可见舌苔乃胃中浊气，熏蒸肺脏，肺气不化而然）。甚则黑者，黑，水色也，火极而似水也。又水胜火，大凡五行之极盛，必兼胜己之形。芒刺，苔久不化，热极而起坚硬之刺也；倘刺软者，非实证也。不恶寒，但恶热者，传至中焦，已无肺证，阳明者，两阳合明也，温邪之热与阳明之热相搏，故但恶热也。或用白虎，或用承气者，证同而脉异也。浮洪躁甚，邪气近表，脉浮者不可下。凡逐邪者，随其所在，就近而逐之，脉浮则出表为顺，故以白虎之金飚以退烦热。若沉小有力，病纯在里，则非下夺不可矣，故主以大承气。按吴又可《温疫论》中云：舌苔边白但见中微黄者，即加大黄，甚不可从。虽云伤寒重在误下，温病重在误汗，即误下不似伤寒之逆之甚，究竟承气非可轻尝之品，故云舌苔老黄，甚则黑有芒刺，脉体沉实，的系燥结痞满，方可用之。

或问：子言温病以手经主治，力辟用足经药之非，今亦云阳明证者何？阳明特非足经乎？曰：阳明如市，胃为十二经之海，土者万物之所归也，诸病未有不过此者。前人云伤寒传足不传手，误也，一人不能分为两截。总之伤寒由毛窍而溪③，溪，肉之分理之小者；由溪而谷④，谷，肉之分理之大者；由谷而孙络⑤，孙络，络之至细者；由孙络而大络，由大络而经，此经即太阳经也。始太阳、终厥阴，伤寒以足经为主，未始不关手经也。温病由口鼻而入，鼻气通于肺，口气通于胃。肺病逆传，则为心包；上焦病不治，则传中焦，胃与脾也；中焦病不治，即传下焦，肝与肾也。始上焦，终下焦。温病以手经为主，未始不关足经也。但初受之时，断不可以辛温发其阳耳。盖伤寒伤人身之阳，故喜辛温甘温苦热，以救其阳；温病伤人身之阴，故喜辛凉甘寒甘咸，以救其阴。彼此对勘，自可了然于心目中矣。

白虎汤方

生石膏一两　　知母五钱　　生甘草三钱　　白粳米一合
水八杯，煮取三杯，分温三服，病退，减后服，不知，再作服。

大承气汤方

大黄六钱　　芒硝三钱　　厚朴三钱　　枳实三钱
水八杯，先煮枳、朴，后纳大黄、芒硝，煮取三杯。先服一杯，约二时许，得利止后服，不知，再服一杯，再不知，再服。

［方论］此苦辛通降咸以入阴法。承气者，承胃气也。盖胃之为腑，体阳而用阴，若在无病时，本系自然下降，今为邪气蟠踞于中，阻其下降之气，胃虽自欲下降而不能，非药力助之不可，故承气汤通胃结，救胃阴，仍系承胃腑本来下降之气，非有一毫私智穿凿于其间也，故汤名承气。学者若真能透彻此义，则施用承气，自无弊窦⑥。大黄荡涤热结，芒硝入阴软坚，枳实开幽门之不通，厚朴泻中宫之实满（厚朴分量不似《伤寒论》中重用者，治温与治寒不同，畏其燥也）。曰大承气者，合四药而观之，可谓无坚不破，无微不入，故曰大也。非真正实热蔽痼⑦，气血俱结者，不可用也。若去入阴之芒硝，则云小矣；去枳、朴之攻气结，加甘草以和中，则云调胃矣。（《温病条辨·卷二·中焦篇第1条》）

【注　释】

①日晡：指申时，即下午3～5点。
②缘缘正赤：整个部位皆为红色。
③溪：指肌肉之间的细小缝隙。
④谷：指肌肉之间的较大缝隙。
⑤孙络：人体络脉中最细的部分。

⑥弊窦：指不良后果。

⑦蔽痼：指内伏郁结。

【解　　读】

本条为阳明温病证治大纲，主要论述了阳明温病的临床表现与阳明经、腑二证的证治区别及机制等。

上焦篇开头即强调大多数温病病人，感受外邪多从口鼻而入，首先侵犯上焦手太阴肺，而病变即从此开始。如入侵手太阴肺的病邪能够及时清除外解，则病变即可终止发展而获得早期治愈。若在肺经没有外解，则势必向里传变而导致病变发展。其发展趋向一般有两个途径：一为肺经之邪直接内陷手厥阴心包，即所谓"肺病逆传，则为心包"；一为肺经之邪由上焦而传至中焦阳明，即所谓"上焦病不治，则中焦"。故中焦阳明病证的形成，多由上焦肺经之邪传变而来，其病位在胃和大肠。由于邪传阳明邪正交争剧烈，所以临床呈现一派里热亢盛的征象。

温热之邪传入中焦阳明，其主要临床表现以阳明里热亢盛的症状为主。火热上炎而致颜面和眼球发红；热盛及肺，肺气壅盛则说话声音重浊，呼吸气息粗大；邪热内结肠道，传导失司，则大便闭结不通；邪热阻结于膀胱，膀胱气化失司，加之邪热灼伤阴液，则小便短赤不畅；肺胃邪热上蒸于舌，则舌苔呈老黄色，甚至色黑而粗糙起刺；由于热盛阳明，表证已除，故病人发热，恶热而不恶寒，并且热势亢盛，在下午到傍晚更加明显。阳明温病又有经证与腑证之别：阳明经证为无形邪热亢盛，充斥表里内外，故出现脉浮洪而躁急；阳明腑证为有形邪热与燥屎结于肠腑，病邪完全在里，故脉象沉而有力。

阳明经证属阳明无形邪热浮盛内外，临床以大热、大渴、大汗、脉浮洪躁为特征，治疗当用白虎汤清泄里热为主。阳明腑证属有形热结于内，临床则以痞满燥实、脉沉数有力，甚则脉体反小而实为特征，治疗当以大承气汤通腑泄热为要。由于攻下法易耗阴伤正，故吴鞠通强调："承气非可轻尝之品，故云舌苔老黄，甚则黑有芒刺，脉体沉实，的系燥结痞满，方可用之。"实际上，临床上对热结肠腑者，并非一定要等到舌苔老黄，甚则黑有芒刺，痞满燥实俱全才用下法，以免错过了攻下时机。

对于治疗温病如何有效地祛除病邪，吴氏提出了一个重要的观点，即"凡逐邪者，随其所在，就近而逐之"。温病是由温邪侵犯人体而发病，发病初起风热病邪首先侵犯肺卫，如吴氏所说"凡病温者，始于上焦，在手太阴"；湿热病邪则首先侵犯中焦脾胃，如薛生白所说"太阴内伤，湿饮停聚，客邪再至，内外相引，故病湿热""中气实则病在阳明，中气虚则病在太阴"；暑热病邪则首先侵犯阳明，发病即见阳明无形邪热炽盛症状，如叶天士所说"夏暑发自阳明"。温邪侵袭人体后，会导致人体卫气营血及三焦所属脏腑功能失调及实质损害，表现为由表入里、由浅入深、由实致虚的病理演变过程。因此，温病的治疗首先应立足于祛除温邪。温病祛除邪气的方法除了应辨别邪气的性质之外，关键在于辨清邪犯部位，根据"随其所在，就近而逐之"的原则，选择适当的祛邪方法。如邪在肺卫，应选用辛凉透表之法，祛除表邪；无形邪热炽盛阳明，应用辛寒清气的治法，以达热出表；邪热与肠中糟粕相搏结，传导失司，又当以软坚攻下泻热之法，以通腑泄热等。因此，吴氏在本条所提出的温病祛邪要点，是指导温病治疗非常重要的原则，临床应予遵循，并灵活把握。

本条还简要阐述了温病三焦传变的规律。吴氏强调，温病一般多起始于上焦肺，逆传则入于心包；上焦病不解，则传入中焦脾胃；中焦病不解，灼耗真阴，则传入下焦肝肾，所以说"始上焦，终下焦"。吴氏对温病三焦传变规律的阐述，是对温病病理演变本质的揭示，也是对叶天士卫气营血辨证论治体系的补充，标志着温病学理论体系的完善。从临床实际而言，并非所有温病都起自上焦肺，也并非所有温病最后都要出现肝肾真阴耗竭，因此，临床之时必须针对不同的疾病具体分析，分别对待。

【原文7】

　　　太阴温病，脉浮洪，舌黄，渴甚，大汗，面赤恶热者，辛凉重剂白虎汤主之。

　　　脉浮洪，邪在肺经气分也。舌黄，热已深。渴甚，津已伤也。大汗，热逼津液也。面赤，火炎上也。恶热，邪欲出而未遂也。辛凉平剂焉能胜任，非虎啸风生①，金飚②退热，而又能保津液不可，前贤多用之。

辛凉重剂白虎汤方（方见前）（《温病条辨·卷一·上焦篇第7条》）

【注　释】

①虎啸风生：古人认为虎在发出啸叫时可伴随生风，喻气势豪壮。此与下文使用白虎汤相应。
②金飚：金，指西方；飚（biāo，音标），狂风。金飚，即秋天西方的狂风。

【解　读】

邪热在肺经气分，症见脉浮洪、舌黄、渴甚、大汗、面赤恶热，说明热已深，伤津已甚，辛凉平剂已不能退其亢盛之热，只有用辛凉重剂白虎汤才能泄热保津。

本条论述辛凉重剂白虎汤的适应证及配伍意义。手太阴肺经表邪不解，由卫入气，导致阳明无形邪热炽盛，见有脉象浮洪、舌苔黄、口渴较甚、汗大出、面部红赤、恶热等症状。其中脉象浮洪为肺经气分热盛之象；舌苔黄为热入气分；口渴明显为热盛伤津之象；大汗因里热蒸腾、迫津外泄；面红赤、恶热均为阳明气分无形热盛的表现。传统认为，白虎汤证的主证为"四大"，即大热、大渴、大汗、脉洪大，本条又补充了面赤、恶热、苔黄等表现，更有助于对阳明热盛证的诊断。

对于阳明无形邪热炽盛证的治疗，辛凉平剂银翘散显然已不能胜任，必须用清热保津作用较强的白虎汤，以辛寒清气、泄热保津。方中石膏辛寒解肌，可清肺胃之热；知母可滋阴清热，助石膏清解邪热；粳米、甘草甘缓养胃，益气调中。诸药合用，具有较强的清泄气分无形邪热作用，吴氏喻之为"虎啸风生，金飚退热"。从目前临床而言，白虎汤的运用范围相当广泛，在治疗流行性乙型脑炎、流行性脑脊髓膜炎、流行性出血热、钩端螺旋体病、麻疹、肺炎、小儿夏季热、中暑、风湿性关节炎、糖尿病、急性口腔炎、牙龈炎、肠炎等疾病方面均获得较满意的疗效。

【原文8】

白虎本为达热出表，若其人脉浮弦而细者，不可与也；脉沉者，不可与也；不渴者，不可与也；汗不出者，不可与也。常须识此，勿令误也。

此白虎之禁也。按白虎慓悍①，邪重非其力不举，用之得当，原有立竿见影之妙，若用之不当，祸不旋踵②。懦者多不敢用，未免坐误事机；孟浪③者，不问其脉证之若何，一概用之，甚至石膏用至斤余之多，应手而效者固多，应手而毙者亦复不少。皆未真知确见其所以然之故，故手下无准的也。（《温病条辨·卷一·上焦篇第9条》）

【注　释】

①慓悍：慓（piāo，音漂），同剽。慓悍，指勇武凶猛。
②祸不旋踵：旋踵，指身体转一圈的一霎时。祸不旋踵，喻灾难来得很快。
③孟浪：鲁莽。

【解　读】

白虎之类方剂有达热出表的作用，适用于气分热盛的病证，如果见脉浮弦而细的，多为阴血虚少，里热未甚之象，不宜用之；见脉沉的，虽说沉脉主里，但沉实有力为里热已甚，若沉细无力则为里虚寒，皆非所宜；不渴乃热微甚则可能有湿蒙，自不宜用，汗不出者，或表邪郁闭，或里热不甚，或化源已竭，亦皆非所宜。

本条论述白虎汤的作用特点及使用禁忌。吴鞠通以"达热出表"精辟归纳了白虎汤的作用特点，此处的"出表"不同于"解表"，揭示了白虎汤的透热外达之功。对于阳明无形邪热炽盛、邪正剧烈交争、热势由内达外的特点，白虎汤可辛寒清气，达热顺势外出。其作用既与解表方药不同，也与苦寒清热方药有所区别。解表方药主要适用于邪在卫分，肺卫失和，腠理不通之证，其作用为解除表邪。苦寒清热方药适应证虽也是气分热盛证，但其特点是邪热郁而化火，郁热内闭，用苦寒清热之剂可直折火势，清热解毒。

白虎汤的作用峻猛，如使用不得当，会很快导致病情恶化，产生严重的后果。为此，吴氏在本条提出以下四种情况下不可使用白虎汤：第一，脉浮弦而细者。脉浮，表明邪在表；脉弦，表明邪在半表半里；脉细，为气血不足等正气亏虚之象，皆非白虎汤所适用的里热证，故不可与。第二，脉沉者。温病脉沉，有虚有实。实证脉沉，多见于阳明腑实证，邪热与燥屎相搏结，结于肠腑，脉多沉而有力，治疗当用承气汤通腑泄热，若用白虎汤，只是扬汤止沸。虚证脉沉，多见于温病后期，肝肾真阴耗竭，脉多沉而无力，治当滋补肝肾真阴，若用白虎汤反更伤真阴。第三，不渴者。口不渴，表明里热不甚，津伤不显，或内有湿邪，白虎汤显然不可使用。第四，汗不出者。汗不出，为热势未盛于表里内外，与白虎汤所适用之病证热势透达于表里者不同，所以也是禁忌之证。此外，汗不出也有因为邪郁卫表，腠理闭塞，或津液已大伤，无汗出之源者，治疗当分别投用解表或养阴之法，当然也不属白虎汤的适应证。应该指出，吴氏提出的白虎汤"四禁"，对于白虎汤使用的禁忌证提出了明确的规范，颇有临床指导意义。但临证运用时又不可刻板、机械地对待，如口渴固然属阳明无形热盛的标志，但如津伤不甚，也可表现口渴不甚，此时仍可用白虎汤。至于无汗，有因邪热内郁不能外达，有属表气郁闭较甚者，只要适当配合宣泄内热或宣发表郁之品，仍可投用白虎汤。如俞根初《通俗伤寒论》中新加白虎汤即用白虎汤加入薄荷、荷叶、竹叶等用以治疗阳明热盛而表气郁闭之证。由此可见，白虎"四禁"所列的一些病证并非白虎汤所绝对禁用，应视临床具体情况而定。

【原文 9】

阳明温病，干呕口苦而渴，尚未可下者，黄连黄芩汤主之。不渴而舌滑者属湿温。

温热，燥病也，其呕由于邪热夹秽，扰乱中宫而然，故以黄连、黄芩彻其热，以芳香蒸变化其浊也。

黄连黄芩汤方（苦寒微辛法）

黄连二钱　黄芩二钱　郁金一钱五分　香豆豉二钱
水五杯，煮取二杯，分二次服。（《温病条辨·卷二·中焦篇第 19 条》）

【解　读】

在阳明病中发生干呕是由于在邪热中夹有秽浊之故，如热甚湿轻，则表现为口苦而渴，如湿重热轻，则不渴而苔滑。对前者的治疗所用的黄连黄芩汤，以芩、连苦寒清热邪，配伍豆豉、郁金芳香化湿浊。对后者则按湿温病治疗。然而在临床上，由于邪热内盛而致胃气上逆干呕者并非少见，似不能见干呕皆认定是夹秽，尚需结合全身症状综合分析。

本条分析了阳明温病干呕的病因病机。干呕一症虽与中焦胃气失和有关，但其成因不一。就阳明病而言，有因腑实壅滞的，有因邪热干扰的。今干呕而口苦且渴，并无可下之症，则提示其病机非阳明腑实所致，而系无形邪热挟秽浊之气扰乱中焦脾胃，导致胃气上逆为患。故治以黄连黄芩汤苦寒清热，降逆化浊，而该方也可作为辛开苦降的一个代表方。若干呕而无口渴表现，且舌苔滑腻的，则系湿温之邪阻于中焦的征象，治疗自不宜采用苦寒泻火的黄连黄芩汤，而应根据湿温病的辨证施治原则进行治疗。

【原文 10】

阳明温病，无汗，实证未剧，不可下，小便不利者，甘苦合化，冬地三黄汤主之。

大凡小便不通，有责之膀胱不开者，有责之上游结热者，有责之肺气不化者。温热之小便不通，无膀胱不开证，皆上游（指小肠而言）热结，与肺气不化而然也。小肠火腑，故以三黄苦药通之；热结则液干，故以甘寒润之；金受火刑，化气维艰，故倍用麦冬以化之。

冬地三黄汤方（甘苦合化阴气法）

麦冬八钱　黄连一钱　苇根汁半酒杯（冲）　元参四钱　黄柏一钱　银花露半酒杯（冲）　细生地四钱　黄芩一钱　生甘草三钱

水八杯，煮取三杯，分三次服，以小便得利为度。（《温病条辨·卷二·中焦篇第29条》）

【解　读】

阳明温病症见无汗，但尚无明显的腑实证象，所以治不可下。所述小便不利，系热结火腑阴液干涸所致，故采用冬地三黄汤以甘寒与苦寒之品相合，一以生化阴气，一以清泄邪热。热结得解，阴液得复，则小便自可通利。

本条所论述因热结阴伤而致小便不利的证治，叙证虽简，但治法独具一格。在治疗时，主以甘苦合化之法，即甘寒与苦寒药配合，一以养阴，一以清热。自注中分析温病小便不利的原因有三：膀胱不开、上游（小肠）结热、肺气不化，实质总不外津液不足与津液不布两大原因。本条所论的小便不利则是由邪热内盛而耗伤津液所致，所以用药当清热与养阴兼施。但在温病中出现小便不利的原因甚为复杂，如湿热性温病中，引起小便不利的原因多与膀胱气化失司、湿阻三焦等原因有关，而在温病过程中，因肾气虚衰而致开合失司、小便不利的情况也颇为多见，不可拘定吴氏所论。此外，本条所论的养阴清热法的运用，并不限于温病小便不利者，对热盛阴伤者均可酌用本法。

【原文 11】

阳明温病，诸证悉有而微，脉不浮者，小承气汤微和之。

以阳明温病发端者，指首条所列阳明证而言也，后凡言阳明温病者仿此。诸证悉有，以非下不可，微则未至十分亢害，但以小承气通和胃气则愈，无庸芒硝之软坚也。（《温病条辨·卷二·中焦篇第3条》）

【解　读】

阳明温病临床表现具有阳明病提纲中所讲的各种见症，只是程度上比较轻微，腑实燥结程度"未至十分亢害"。脉不浮，说明病机已不是无形邪热蒸腾于外，而是有形实邪结聚于里。治疗必须用攻下泄热的方法，但又不可用大承气汤峻下，以免伤正，只需用小承气汤通利肠腑、和调胃气，即吴氏所谓"通和胃气"即可。

本条论述阳明腑实轻证的证治。小承气汤较之大承气汤，无芒硝之软坚，攻下之力稍缓，作用主要在于宣通腑气以通里结，用于本条燥实不甚之证正符合病情特点，可起到"微和之"的作用。由于小承气汤中有枳实、厚朴，药性温燥，用之不当亦有化燥伤阴之虞，因此，用小承气汤治疗温病阳明腑实证，应当充分注重阴津的损伤程度，以免伤阴化燥。

【原文 12】

　　阳明温病，纯利稀水无粪者，谓之热结旁流①，调胃承气汤主之。

　　热结旁流，非气之不通，不用枳、朴，独取芒硝入阴以解热结，反以甘草缓芒硝急趋之性，使之留中解结，不然，结不下而水独行，徒使药性伤人也。吴又可用大承气汤者非是。（《温病条辨·卷二·中焦篇第 7 条》）

【解　　读】

　　阳明腑实证若燥热内结，逼迫津液下流，也可表现为纯利稀水，即所谓"热结旁流"，治疗宜用调胃承气汤。

　　本条论述阳明温病热结旁流的证治。传统上对热结旁流证的治疗用大承气汤，如吴又可在《温疫论》中即明确指出用大承气汤治疗热结旁流证。但吴鞠通认为，阳明温病热结旁流的治疗宜用调胃承气汤，不宜用大承气汤。因阳明温病的热结旁流虽由热结肠腑所致，但腑气尚未完全闭塞不通，所以不用枳实、厚朴，只需芒硝配合大黄来祛除肠道的热结，并佐以甘草缓和芒硝的趋下作用，使芒硝能留在肠中解除燥结即可。否则，燥结不下而仅仅水液下行，药不能治病反而徒伤人体的正气。此说确有独到见解，但临床上治疗本证应视腑实的程度及正气强弱的状况选择攻下方剂。

【原文 13】

　　阳明温病，无上焦证，数日不大便，当下之。若其人阴素虚，不可行承气者，增液汤主之。服增液汤已，周十二时①观之，若大便不下者，合调胃承气汤微和之。

　　此方所以代吴又可承气养荣汤法也。妙在寓泻于补，以补药之体，作泻药之用，既可攻实，又可防虚。余治体虚之温病，与前医误伤津液、不大便、半虚半实之证，专以此法救之，无不应手而效。

增液汤方（咸寒苦甘法）

　　元参一两　麦冬（连心）八钱　细生地八钱

　　水八杯，煮取三杯，口干则与饮，令尽，不便，再作服。

　　[方论] 温病之不大便，不出热结液干二者之外。其偏于阳邪炽甚，热结之实证，则从承气法矣；其偏于阴亏液涸之半虚半实证，则不可混施承气，故以此法代之。独取元参为君者，元参味苦咸微寒，壮水制火，通二便，启肾水上潮于天，其能治液干，固不待言，《本经》②称其主治腹中寒热积聚，其并能解热结可知。麦冬主治心腹结气，伤中伤饱，胃络脉绝，羸瘦短气，亦系能补能润能通之品，故以为之佐。生地亦主寒热积聚，逐血痹，用细者，取其补而不腻，兼能走络也。三者合用，作增水行舟③之计，故汤名增液，但非重用不为功。

　　本论于阳明下证，峙立三法：热结液干之大实证，则用大承气；偏于热结而液不干者，旁流是也，则用调胃承气；偏于液干多而热结少者，则用增液，所以迥护其虚，务存津液之心法也。

　　按吴又可纯恃承气以为攻病之具，用之得当则效，用之不当，其弊有三：一则邪在心包、阳明两处，不先开心包，徒攻阳明，下后仍然昏惑谵语，亦将如之何哉？吾知其必不救矣。二则体亏液涸之人，下后作战汗，或随战汗而脱，或不蒸汗徒战而脱。三者下后虽能战汗，以阴气大伤，转成上嗽下泄，夜热早凉之怯证④，补阳不可，救阴不可，有延至数月而死者，有延至岁余而死者，其死均也。在又可当日，温疫盛行之际，非寻常温病可比，又初创温病治法，自有矫枉过正不暇详审之处，断不可概施于今日也。本论分别可与不可与、可补不可补之处，以俟明眼裁定，而又为此按语于后，奉商天下之欲救是证者。至若张氏⑤、喻氏⑥，有以甘温辛热立法者，湿温有可用之处，然须兼以苦泄淡渗。盖治外邪，宜通不宜守也，若风温、温热、温疫、温毒，断不可从。（《温病条辨·卷二·中焦篇第11条》）

【注　　释】

①周十二时：指满十二个时辰，即一昼夜。
②《本经》：指《神农本草经》。
③增水行舟：用水涨则船行通畅的现象，来比喻通过滋阴润肠以达到通下目的的治法。
④怯证：怯（qiè，音切）。怯证，一般指虚劳证，此处指以虚损为主的病证。
⑤张氏：指明代医家张景岳。
⑥喻氏：指清代医家喻嘉言。

【解　　读】

阳明温病腑实内结，除热结液干实证用大承气汤者外，还有一种表现为纯利稀水无粪的，一般称之为热结旁流，这是偏于热结而液不干，由于并非腑气不通，故枳、朴不必用，而予调胃承气汤；如果素有阴虚而出现数天不大便的，偏于液干多而热结少的，就只能用增水行舟法的增液汤，寓泻于补，迴护其虚。如果单用增液汤不能攻下，则可合用调胃承气汤攻补兼施进行治疗。

本条主要论述热结阴亏所致液干便秘的证治，并概括了阳明温病腑实证的三大治法和温病误下之弊。温病出现不大便，其原因主要有实热内结和阴液干涸两方面。凡是侧重阳热炽盛、实热内结的实证，应使用承气汤为主治疗；凡是侧重阴液耗损，液干便秘的虚实夹杂证，就不能随便使用承气汤，而应通过增加肠道的津液，达到通润大便的目的。增液汤是养阴之方，它的特点是寓泻法于补法之中，用具滋补作用的药物，来达到祛邪的目的，既能攻逐实邪，又能预防阴液的耗损。增液汤由玄参、麦冬、细生地黄三味甘寒养阴药物组成。方中以玄参为君药，苦咸而性微寒，具有滋阴制火、通调大小便的作用，可使肾中之水上输而濡养全身，因此它能治阴液干枯的病证。此外，《神农本草经》说玄参主治腹中寒热积聚，说明它还能解散肠中热结。麦冬主治心腹部的郁结之气、中气受伤、饮食不节引起的脾胃损伤，胃的络脉欲绝，身体消瘦而气短等，也是一种能补正、能润津、能通气的药物，所以在方中作为佐药。生地黄可以治疗寒热结聚，能攻逐血脉的痹阻，细生地黄具有补而不腻、疏通络脉的作用。因此，三药配伍，有增水行舟之效。增液汤是目前临床常用的养阴生津方，据报道对于病毒性感冒、上呼吸道感染、肺部感染、流行性出血热、变态反应性亚急性败血症、便秘等均有可靠的临床疗效。现代实验研究也证实：本方具有抗炎、解热、改善微循环、降低耗氧量、调节免疫功能等多方面的药理作用。但须注意本方在使用时，药物分量宜重用，否则效果不明显。若用增液汤润下后大便仍不通，即文中所说服用增液汤经过一昼夜后，仍然未大便者，此为液亏与热结并存，当用调胃承气汤以增液滋阴、攻下腑实。

吴鞠通在本条中总结了阳明温病的三种攻下治法：热结肠腑、阴液受损的大实证，当用大承气汤急下存阴；偏重于热结肠腑而阴液损伤不明显，表现为热结旁流者，应投调胃承气汤软坚散结泻热；偏重于阴液亏耗而热结不甚者，则须用增液汤滋阴增液通便。

吴氏提出了温病误用承气汤攻下的三个弊端：其一，如果病邪不仅炽盛于阳明，而且已传入心包，此时若不先用清心开窍的方药解除心包之闭，只是徒然地攻下阳明热结，即使大便已经通畅，病人仍然神志模糊、谵语妄言，病情危笃，难以救治。其二，素体阴虚或感受温邪后阴液严重耗损的人，单纯用攻下法后，有的可作战汗，有的可随着战栗、大量汗出而导致正气外脱，有的甚至仅战栗而无汗可出，并伴有正气外脱的表现。其三，运用攻下法后虽然能作战汗，但由于攻下和战汗时都会损伤人体的阴津与阳气，致使病情转变为上见咳嗽、下见泄泻，夜晚发热而清晨热退的虚损病证，这时既不能温补阳气，又不能滋养阴液，很难加以治疗。这三点可供临床参考。

【原文 14】

阳明温病，下之不通，其证有五：应下失下，正虚不能运药①，不运药者死，新加黄龙汤主之。喘促不宁，痰涎壅滞，右寸实大，肺气不降者，宣白承气汤主之。左尺牢坚②，小便赤痛，时烦渴甚，导赤承气汤主之。邪闭心包，神昏舌短，内窍不通，饮不解渴者，牛黄承气汤主之。津液不足，无水舟停者，间服增液，再不下者，增液承气汤主之。

《经》谓下不通者死，盖下而至于不通，其为危险可知，不忍因其危险难治而遂弃之。兹按温病中下之不通者共有五因：其因正虚不运药者，正气既虚，邪气复实，勉拟黄龙法，以人参补正，以大黄逐邪，以冬、地增液，邪退正存一线，即可以大队补阴而生，此邪正合治法也。其因肺气不降，而里证又实者，必喘促、寸实，则以杏仁、石膏宣肺气之痹，以大黄逐肠胃之结，此脏腑合治法也。其因火腑不通，左尺必现牢坚之脉（左尺，小肠脉也，俗候于左寸者非，细考《内经》自知），小肠热盛，下注膀胱，小便必涓滴赤且痛也，则以导赤去淡通之阳药，加连、柏之苦通火腑，大黄、芒硝承胃气而通大肠，此二肠同治法也。其因邪闭心包，内窍不通者，前第五条已有先与牛黄丸，再与承气之法，此条系已下而不通，舌短神昏，闭已甚矣，饮不解渴，消亦甚矣，较前条仅仅谵语，则更急而又急，立刻有闭脱之虞，阳明大实不通，有消亡肾液之虞，其势不可少缓须臾，则以牛黄丸开手少阴之闭，以承气急泻阳明，救足少阴之消，此两少阴合治法也。再此条亦系三焦俱急，当与前第九条用承气、陷胸合法者参看。其因阳明太热，津液枯燥，水不足以行舟，而结粪不下者，非增液不可。服增液两剂，法当自下，其或脏燥太甚之人，竟有不下者，则以增液合调胃承气汤，缓缓与服，约二时服半杯沃之，此一腑中气血合治法也。

新加黄龙汤（苦甘咸法）

细生地五钱　生甘草二钱　人参一钱五分（另煎）　生大黄三钱　芒硝一钱　元参五钱　麦冬（连心）五钱　当归一钱五分　海参（洗）二条　姜汁六匙

水八杯，煮取三杯。先用一杯，冲参汁五分、姜汁二匙，顿服之，如腹中有响声，或转矢气者，为欲便也；候一二时不便，再如前法服一杯；候二十四刻③，不便，再服第三杯；如服一杯，即得便，止后服，酌服益胃汤一剂（益胃汤方见前），余参或可加入。

［方论］此处方于无可处之地，勉尽人力，不肯稍有遗憾之法也。旧方用大承气加参、地、当归，须知正气久耗，而大便不下者，阴阳俱惫，尤重阴液消亡，不得再用枳、朴伤气而耗液，故改用调胃承气，取甘草之缓急，合人参补正，微点姜汁，宣通胃气，代枳、朴之用，合人参最宣胃气，加麦、地、元参，保津液之难保，而又去

血结之积聚。姜汁为宣气分之用，当归为宣血中气分之用。再加海参者，海参咸能化坚，甘能补正，按海参之液，数倍于其身，其能补液可知，且蠕动之物，能走络中血分，病久者必入络，故以之为使也。

宣白承气汤方（苦辛淡法）

生石膏五钱　生大黄三钱　杏仁粉二钱　栝蒌皮一钱五分

水五杯，煮取二杯，先服一杯，不知再服。

导赤承气汤

赤芍三钱　细生地五钱　生大黄三钱　黄连二钱　黄柏二钱　芒硝一钱

水五杯，煮取二杯，先服一杯，不下再服。

牛黄承气汤

即用前安宫牛黄丸二丸，化开，调生大黄末三钱，先服一半，不知再服。

增液承气汤

即于增液汤内，加大黄三钱，芒硝一钱五分。

水八杯，煮取三杯，先服一杯，不知再服。（《温病条辨·卷二·中焦篇第17条》）

【注　释】

①正虚不能运药：人体正气严重虚损，影响了药物的吸收和运化，使其治疗作用不能正常发挥。

②左尺牢坚：左手尺部的脉象实大弦长而硬。

③二十四刻：一小时为四刻，二十四刻为六小时。

【解　读】

阳明温病应该用下法而下之不通的大致有五种情况：一是没有及时使用下法，以致正气虚损不能运化药物，这是最为危险的，只能勉为其难用新加黄龙汤进行治疗。此方用人参、当归扶正，大黄、芒硝、甘草缓下，生地黄、玄参、麦冬增液，兼顾气血津液，既攻其邪实，又补其气血阴液，称为邪正合治法。二是不仅攻下后大便依然不通，而且见有呼吸喘促、坐卧不宁、痰涎壅滞、右寸脉实大，这是痰热结于上焦，肺气不降，腑气不通，故当用宣白承气汤治疗。方用杏仁、石膏清宣肺气，瓜蒌皮清热化痰，大黄攻逐热结，宣上通下，既攻肠腑，又顾肺脏，故称为脏腑合治法。三是攻下之后不仅大便不通，小便也出现短涩不通，这是心火移热于小肠、小肠热盛下注膀胱，故可用导赤承气汤泄小肠之热、下大肠之结进行治疗，生地黄清热凉血，黄连、黄柏清热泻火，赤芍活血利水，大黄、芒硝通下，能同时通利大小肠，故称为二肠同治法。四是下后腑气未通，而出现神志模糊、舌短语謇、饮不解渴等症，这是邪闭心包兼阳明腑实，有闭脱及亡阴之危急，故当用牛黄承气汤开手少阴之闭，急泻阳明救阴治疗，安宫牛黄丸开手少阴之闭，生大黄末急泻阳明，救足少阴之液，故称为两少阴合治法。五是津液枯涸好比无水舟停，可先服增液以增水行舟，再不通则可用增液承气汤既养阴又下热结，称为一腑之中气血合治法。

本条论述阳明温病用下法后仍未通下的五种证候的治法。吴鞠通针对温邪容易化燥伤阴的特点，在继承《伤寒论》下法的基础上，针对兼证如脏腑虚实、病位上下等不同，创制了五加减承气汤，解决了单用承气汤治疗"阳明温病，下之不通"的难题，丰富并充实了下法的证治。

【原文 15】

太阴温病，寸脉大，舌绛而干，法当渴，今反不渴者，热在营中也，清营汤去黄连主之。

渴乃温之本病，今反不渴，滋人疑惑；而舌绛且干，两寸脉大，的系温病。盖邪热入营，蒸腾营气上升，故不渴，不可疑不渴非温病也。故以清营汤清营分之热，去黄连者，不欲其深入也。（《温病条辨·卷一·上焦篇第 15 条》）

【解　读】

太阴温病，两寸脉大，可见于上焦肺卫或气分，如果出现舌绛而干，口反不渴，这是邪热已入营分的表现，治疗应当用清营汤清营分之热并透热转气。清营汤中犀角清解营血热毒，生地黄、玄参、麦冬清热养阴，丹参清心和营，金银花、连翘清热解毒，竹叶心清心透热。黄连能清心泻火，但一方面病变部位在上焦肺，又因黄连苦燥可以伤阴，用之恐有使病深入之弊故当去之。

本条论述温病邪入营分的证治。阳明温病属气分病变，若邪热进一步深入，就会出现邪入营分的证候。其中寸脉大，是邪在太阴之象；舌绛而干，是邪入营分而营阴耗伤的表现。"反不渴"是由于邪热深入营分后，能蒸腾营气上升而滋润于口咽，所以病人没有明显的口渴症状。但医生不能因病人口不渴而怀疑所患的不是温病，也不能因此而认为病邪及阴伤程度较气分证阶段有所减轻。

【原文 16】

阳明温病，舌黄燥，肉色绛，不渴者，邪在血分，清营汤主之。若滑者，不可与也，当于湿温中求之。

温病传里，理当渴甚，今反不渴者，以邪气深入血分，格阴于外，上潮于口，故反不渴也。曾过气分，故苔黄而燥。邪居血分，故舌之肉色绛也。若舌苔白滑、灰滑、淡黄而滑，不渴者，乃湿气蒸腾之象，不得用清营柔以济柔也。（《温病条辨·卷二·中焦篇第 20 条》）

【解　读】

一般而言，热邪传里，病在阳明气分，舌苔多黄而干燥，口必大渴引饮，是胃热灼津的表现。若热邪入里后舌呈红绛之色，口渴反而不甚或竟不渴的，则为邪气深入营血，"格阴于外，上潮于口"所致，这与前条自注所说"邪热入营，蒸腾营气上升"意义相同。对本证的治疗，宜用清营汤清营泄热、滋养营阴。

本条主要论述温病邪入营血的证治。

在温病过程中，邪热传里，口反不渴，除见于热入营血外，湿温病过程中也可见到，此为湿邪蕴阻气分所致，与热在营血的病机完全不同，故其舌质并不红绛而舌苔必现滑腻。至于苔色表现，吴鞠通自注说：或白滑或灰滑，抑或淡黄而滑。不同的苔色，主要决定于湿与热的孰轻孰重。湿蕴气分，清营汤等清凉柔润之品自不宜用，当按湿温病辨证施治。营为血中之气，故每以血赅营。因此吴氏在本条中所谓的邪在血分，实际包括了营分在内，而且尤其侧重在营分，所以用清营汤清营凉血泄热治之。

【原文 17】

太阴温病，血从上溢者，犀角地黄汤合银翘散主之。其中焦病者，以中焦法治之。若吐粉红血水者，死不治；血从上溢，脉七八至以上，面反黑者，死不治；可用清络育阴法。

血从上溢，温邪逼迫血液上走清道，循清窍而出，故以银翘散败温毒，以犀角地黄清血分之伏热，而救水，即所以救金也。至粉红水，非血非液，实血与液交迫而出。有燎原之势，化源速绝。血从上溢，而脉至七八至，面反黑，火极而似水，反兼胜己之化①也，亦燎原之势莫制，下焦津液亏极，不能上济君火，君火反与温热之邪合德②，肺金其何以堪，故皆主死。化源绝，乃温病第一死法也。仲子③曰：敢问死？孔子曰：未知生，焉知死。瑭以为医者不知死，焉能救生。细按温病死状百端，大纲不越五条。在上焦有二：一曰肺之化源绝者死；二曰心神内闭，内闭外脱者死。在中焦亦有二：一曰阳明太实，土克水者死；二曰脾郁发黄，黄极则诸窍为闭，秽浊塞窍者死。在下焦则无非热邪深入，消烁津液，涸尽而死也。

犀角地黄汤方（见下焦篇）

银翘散（方见前）

已用过表药者，去豆豉、芥穗、薄荷。（《温病条辨·卷一·上焦篇第11条》）

【注　　释】

①胜己之化：上言"火极似水"，即水胜火，火过亢盛，反有似水的变化。
②合德：德，指品德，此处引申为性质。合德，即二者的性质相加。
③仲子：即仲弓，孔子的学生之一，春秋时鲁国人。

【解　　读】

温病初起，主要病变仍在上焦手太阴肺，但当邪热深入血分，就会迫血妄行，从上窍溢出而见衄血、咳血、吐血等。这时就应当凉血清热解毒，可用犀角地黄汤合银翘散治疗，如果见有咯吐粉红血水的，乃血与液交迫而出的征象，这是邪热炽盛有燎原之势，化源速绝的表现，很难救治。即使是一般的吐血、衄血，见脉搏一呼一吸有七八次以上，面色发黑的，也很难救治，可以用凉血安络、养阴滋液等方法，如三甲复脉汤加减治疗。

本条论太阴温病血从上溢的证治，同时还论述了温病一些危重病候及其预后的判断。若血从上溢，治疗一方面用银翘散清散肺中热毒，另一方面用犀角地黄汤清解深伏于血分的邪热，通过清解血分热毒以达到保存阴液、救护肺脏的目的，如吴氏所说"救水即所以救金"。

吴鞠通在本条分析了引起温病死亡的主要原因，提出了不外以下五个方面。属于上焦的原因有两条：一是肺的生化之源欲绝可致死亡；二是心神被邪闭阻于内，元气暴脱于外，导致内闭外脱则死。属于中焦的原因也有两条：一是形成阳明腑实证，病情严重而致阳明邪热耗竭肾阴而死；二是病邪郁闭于脾经而发生黄疸，黄疸严重而秽浊之邪闭塞清窍，也可造成死亡。属于下焦的原因，无非是邪热深入下焦而耗竭肾阴，如肾阴枯竭，亦会导致死亡。吴氏对于温病危重症的阐述，颇有临床指导意义，但也不能拘泥。

【原文18】

邪入心包，舌蹇肢厥，牛黄丸主之，紫雪丹亦主之。

厥者，尽也。阴阳极造其偏，皆能致厥。伤寒之厥，足厥阴病也；温热之厥，手厥阴病也。舌卷囊缩，虽同系厥阴现证，要之，舌属手，囊属足也。盖舌为心窍，包络代心用事，肾囊前后，皆肝经所过，断不可以阴阳二厥混而为一。若陶节庵所云：

"冷过肘膝，便为阴寒"，恣用大热。再热厥之中亦有三等：有邪在络居多，而阳明证少者，则从芳香，本条所云是也；有邪搏阳明，阳明太实，上冲心包，神迷肢厥，甚至通体皆厥，当从下法，本论载入中焦篇；有日久邪杀阴亏而厥者，则从育阴潜阳法，本论载入下焦篇。(《温病条辨·卷一·上焦篇第 17 条》)

牛黄丸、紫雪丹方（并见前）

【解　读】

温病邪热内陷，阻闭包络，堵塞窍机，扰乱神明，即为邪闭心包，临床以神昏谵语，或昏愦不语为主症。本条还补充了另两个主症：舌蹇、肢厥。心包热盛，营阴耗损，心之苗窍不利则舌蹇；邪热内闭，阻滞气机，阳气不达于四肢，故见四肢厥冷，且肢厥程度与热闭程度相应，其热闭浅者肢厥较轻，热闭愈重则肢厥愈甚，即所谓"热深厥深亦，热微厥亦微"。治疗当以安宫牛黄丸或紫雪丹清心凉营、泄热开窍。

伤寒与温病病程中均可出现四肢厥冷之症，但其性质有寒、热之别：伤寒之厥多因阳气大衰，阴寒内盛，其厥属寒厥，多伴有囊缩；温病之厥多邪热内闭而致阳气不能外达，其厥属热厥，多伴有舌蹇。当然，在伤寒中也有因邪热内郁而致厥者，如《伤寒论》中四逆散所治之厥证即属此类，而在温病中也不乏阳气外脱而致的寒厥，所以上述区分只是相对而言。

温病之厥常见以下三种：一是热闭心包而属上焦者，治疗主以芳香开窍法，用牛黄丸或紫雪丹之类以开心窍之闭；二是阳明热结上扰心神而属中焦者，属胃实证，治当泻阳明之里热，并与开窍法并施；三是真阴耗竭，心神失养而属下焦者，属手足少阴同病，可先用牛黄丸等开窍，再予复脉存阴，三甲潜阴。

本条主要论述了邪入心包的证治，其对厥的病机认识，可谓全面而细致。

【原文 19】

阳明温病，无汗，小便不利，谵语者，先与牛黄丸；不大便，再与调胃承气汤。

无汗而小便不利，则大便未定成硬，谵语之不因燥屎可知。不因燥屎而谵语者，犹系心包络证也，故先与牛黄丸，以开内窍。服牛黄丸，内窍开，大便当下，盖牛黄丸亦有下大便之功能。其仍然不下者，无汗则外不通；大小便俱闭则内不通，邪之深结于阴可知。故取芒硝之咸寒，大黄、甘草之甘苦寒，不取枳、朴之辛燥也。伤寒之谵语，舍燥屎无他证，一则寒邪不兼秽浊，二则由太阳而阳明；温病谵语，有因燥屎，有因邪陷心包，一则温多兼秽，二则自上焦心肺而来。学者常须察识，不可歧路亡羊[①]也。(《温病条辨·卷二·中焦篇第 5 条》)

【注　释】

①歧路亡羊：喻在情况复杂时失去方向而误入歧路。

【解　读】

温病过程中出现谵语，其病机有邪闭心包和阳明腑实的不同。阳明腑实谵语系肠腑燥热上乘心神所致，故在谵语的同时必有便结不通、腹满硬痛、苔黄焦燥等腑实见症；邪闭心包谵语则因热邪内陷包络，清窍堵闭而形成，故谵语必伴神昏，多有灼热肢厥、舌质红绛而少苔垢、大便虽可秘结但无腹满硬痛等症。

本条讨论阳明温病谵语的证治。吴鞠通先提出无汗、小便不利，目的在于提示本证津液没有过分耗散，肠腑燥结未甚，"大便未定成硬"，进而推断出谵语主要是因邪闭心包所致，故治疗先予安宫牛黄丸清心开窍。如药后窍闭得开，腑气亦降，则神志清而大便通；如药后大便未通则说明肠腑燥结较甚，当用调胃承气汤通下。可见，谵语的治疗当详细辨别病邪重心之所在，随证分别施用开窍、攻下等法。

【原文 20】

　　风温、温热、温疫、温毒、冬温，邪在阳明久羁[①]，或已下，或未下，身热面赤，口干舌燥，甚则齿黑唇裂，脉沉实者，仍可下之；脉虚大，手足心热甚于手足背者，加减复脉汤主之。

　　温邪久羁中焦，阳明阳土[②]，未有不克少阴癸水者，或已下而阴伤，或未下而阴竭。若实证居多，正气未至溃败，脉来沉实有力，尚可假手于一下，即《伤寒论》中急下以存津液之谓。若中无结粪，邪热少而虚热多，其人脉必虚，手足心主里，其热必甚于手足背之主表也。若再下其热，是竭其津而速之死也。故以复脉汤复其津液，阴复则阳留，庶可不至于死也。去参、桂、姜、枣之补阳，加白芍收三阴之阴，故云加减复脉汤。在仲景当日，治伤于寒者之结代，自有取于参、桂、姜、枣，复脉中之阳；今治伤于温者之阳亢阴竭，不得再补其阳也。用古法而不拘用古方，医者之化裁也。（《温病条辨·卷三·下焦篇第 1 条》）

【注　释】

①羁：停留。
②阳明阳土：此处指阳明胃腑邪热炽盛。

【解　读】

　　风热类温病邪热停留在阳明日久，未有不伤及肾阴，不论已经用过或未用过下法，只要表现身热面赤、口干舌燥甚至齿黑唇裂，就说明下焦阴分已伤，但如果脉象还是沉实的，说明实证居多，正气尚未溃败，仍可用攻下法治疗。如果见到脉象虚大无力，手足心的热高于手足背的，说明阴液已经大伤，邪热少而虚热多，应该用加减复脉汤复其阴液为主。

　　本条论述温病后期，邪入下焦，耗伤真阴的证治。原文中提出，阳明温病出现明显的阴液耗伤见证有两种可能：一是脉沉实，并见身热面赤、口干舌燥、甚则齿黑唇裂，属于阳明腑实之证，治疗仍用攻下之法；二是脉呈虚大、手足心热甚于手足背，则属肾阴大伤之证，当用加减复脉汤以滋养肾阴。对于后者，乃温病后期，邪入下焦，耗伤真阴所致，其临床表现虽然也可出现身热面赤、口干舌燥、齿黑唇裂等症状，但以脉虚大、手足心热甚于手足背等为特征。临床治疗，切不可误认为是实热之证而误投以攻下。否则，必然更伤其阴而造成严重后果。吴鞠通提出的加减复脉汤系从《伤寒论》炙甘草汤化裁而来，即炙甘草汤去人参、桂枝、生姜、大枣，加白芍。因炙甘草汤可治疗伤寒气血衰微而致的"脉结代，心动悸"，有滋阴生血、补气复脉之功，因而方中用参、桂、姜、枣等补阳益气之品。温病真阴耗竭而虚热内生，自不可再用温补之品，因而除去上述诸药。加上白芍既可与生地黄、麦冬等甘寒之品酸甘化阴，以增滋阴之力，又可有酸收敛阳之效。加减复脉汤主在滋养真阴，真阴得复则虚阳可留而不致外亡。

　　加减复脉汤是从《伤寒论》复脉汤化裁而成，减去原方中人参、桂枝、生姜、大枣、清酒等补阳之品，加白芍增强养阴之力以治疗温病真阴亏损、邪少虚多之证。由于乙癸同源，故只要热邪深入下焦，不论耗伤肾阴或耗伤肝阳，凡出现阴液耗损欲竭均可考虑用加减复脉汤。

　　对此有两点应予注意：其一，下焦真阴耗伤之证的原因，固然有因中焦阳明之热不解而耗及肾阴者，但并非只限于这一原因。特别是当邪入营血、内陷厥少后，都能耗及肾阴而发生本证。其二，对肾阴耗伤证的判断，除了原文所述之外，还应参考温病的病期、全身症状作全面考虑。

【原文 21】

少阴温病，真阴欲竭，壮火复炽，心中烦，不得卧者，黄连阿胶汤主之。

按前复脉法为邪少虚多之治。其有阴既亏而实邪正盛，甘草即不合拍。心中烦，阳邪挟心阳独亢于上，心体之阴，无容留之地，故烦杂无奈；不得卧，阳亢不入于阴，阴虚不受阳纳，虽欲卧得乎！此证阴阳各自为道，不相交互，去死不远，故以黄芩从黄连，外泻壮火而内坚真阴；以芍药从阿胶，内护真阴而外捍亢阳。名黄连阿胶汤者，取一刚以御外侮，一柔以护内主之义也。其交关变化、神明不测之妙，全在一鸡子黄，前人训鸡子黄，谓鸡为巽木，得心之母气，色赤入心，虚则补母而已，理虽至当，殆未尽其妙。盖鸡子黄有地球之象，为血肉有情，生生不已，乃奠安中焦之圣品，有甘草之功能，而灵于甘草；其正中有孔，故能上通心气，下达肾气，居中以达两头，有莲子之妙用；其性和平，能使亢者不争，弱者得振；其气焦臭，故上补心；其味甘咸，故下补肾；再释家①有地水风火之喻，此证大风一起，荡然无余，鸡子黄镇定中焦，通彻上下，合阿胶能预息内风之震动也。然不知人身阴阳相抱之义，必未能识仲景用鸡子黄之妙，谨将人身阴阳生死窟宅图形，开列于后，以便学者悟道有阶也。

黄连阿胶汤方（苦甘咸寒法）

黄连四钱　黄芩一钱　阿胶三钱　白芍一钱　鸡子黄二枚

水八杯，先煮三物，取三杯，去滓，内胶烊尽，再内鸡子黄，搅令相得，日三服。（《温病条辨·卷三·下焦篇第11条》）

【注　释】

①释家：释，为释迦牟尼（佛教创始人）的简称。释家，泛指从事佛教的和尚。

【解　读】

肾阴亏而实火犹盛，心阴不足，阳邪独亢，故出现心中烦，不能眠。肾水涸不能上承于心，心火旺而不能下交于肾，心肾不交而不得卧，就不宜一味滋养肾阴，不能用加减复脉汤，当用黄连阿胶汤。黄连阿胶汤滋肾水、清心火，黄连、黄芩泻邪火护真阴，阿胶、白芍滋阴液制亢阳，鸡子黄安定中焦，使水复火平，心肾交泰，水火既济。

本证属阴虚火炽，即在温病后期，肾阴受伤，不能上济心火，心肾不交而引起的一种病证。少阴统属心肾，心主火，肾主水，在正常情况下，水火既济，心肾相交，以保持生理上的动态平衡。一旦温邪深入下焦，真阴被劫，不能上济心火，而致心阳独亢。邪热亢盛又可更助心火。心主神明，体阴而用阳，心阳独亢，心神必然失宁，故心烦而不得卧。总之，本证病之关键在于阴虚阳亢，水火失济，即所谓"阳亢不入于阴，阴虚不受阳纳"。

在临床上，对本证的判断，除了原文所述之外，还有一些诊断的依据，如病人身热不甚，或热势已退，舌红苔薄黄而干或薄黑而干，脉细数等，而其主症则是心中烦杂无奈而不得卧。如属邪热内盛而心烦不能安眠者，则不是下焦病变。至于自注说本证"去死不远"，则有言过其实之嫌，本证虽为少阴下焦病证，正气甚虚，但病邪亦衰，病变主要是心肾不交，故与死证相去甚远。本条所用的黄连阿胶汤出自《伤寒论》，在临床上应用范围甚广，目前对各种神经衰弱、原发性高血压等出现心烦、不得眠者也有较好的疗效。

【原文 22】

夜热早凉，热退无汗，热自阴来者，青蒿鳖甲汤主之。

夜行阴分而热，日行阳分而凉，邪气深伏阴分可知；热退无汗，邪不出表而仍归阴分，更可知矣。故曰热自阴分而来，非上中焦之阳热也。邪气深伏阴分，混处气血之中，不能纯用养阴；又非壮火，更不得任用苦燥。故以鳖甲蠕动之物，入肝经至阴之分，既能养阴，又能入络搜邪；以青蒿芳香透络，从少阳领邪外出；细生地清阴络之热；丹皮泻血中之伏火；知母者，知病之母也，佐鳖甲、青蒿而成搜剔之功焉。再此方有先入后出之妙，青蒿不能直入阴分，有鳖甲领之入也；鳖甲不能独出阳分，有青蒿领之出也。

青蒿鳖甲汤方（辛凉合甘寒法）

青蒿二钱　鳖甲五钱　细生地四钱　知母二钱　丹皮三钱

水五杯，煮取二杯，日再服。（《温病条辨·卷三·下焦篇第 12 条》）

【解　读】

阴虚而邪热深伏阴分，表现为夜热早凉、热退无汗，用青蒿鳖甲汤治疗。

本条论述温病后期邪留阴分的证治。温病后期出现夜热早凉、热退无汗，与邪热内盛所引起的发热及疟疾的寒热定时发作而汗出热退等症显然不同。这是人体阴液已亏，余邪留伏阴分所致。卫气夜行阴分与邪抗争，故入夜发热；卫气日行阳分不与邪相争，邪热复归阴分，则早晨热退身凉。本证在病机上的重要特点是阴液虽虚而未致欲竭，虽有邪热而不过甚，属余邪留伏营分血络中，故吴鞠通称之为"邪气深伏阴分"。

邪留阴分证，见于温病后期，临床以夜热早凉、热退无汗为特征，往往伴有形体消瘦、舌红苔少、脉沉细数等症。治疗用青蒿鳖甲汤以滋养营阴、凉营透邪。方中青蒿芳香透络，与鳖甲相伍可入阴搜邪。鳖甲滋阴，合青蒿可使阴分之邪易于外透而解。再合以生地黄、牡丹皮、知母等品，以助养清热之效。

【原文 23】

热邪深入下焦，脉沉数，舌干齿黑，手指但觉蠕动，急防痉厥，二甲复脉汤主之。

此示人痉厥之渐也，温病七八日以后，热深不解，口中津液干涸，但觉手指掣动，即当防其痉厥，不必俟其已厥而后治也。故以复脉育阴，加入介属潜阳，使阴阳交纽，庶厥不可作也。

二甲复脉汤方（咸寒甘润法）

即于加减复脉汤内，加生牡蛎五钱，生鳖甲八钱。（《温病条辨·卷三·下焦篇第 13 条》）

【解　读】

热邪深入下焦日久不解，出现精神倦怠、手足搐搦、脉象虚弱、舌干苔少，时时有虚脱可能的，这是邪气已去十之八九而真阴仅存十之一二。虽也为邪少虚多，但已有虚风内动之象，故以上纯用养阴、滋阴泻火、滋阴透邪诸法皆不合适，就必须用大队滋阴潜阳的大定风珠以填其真阴，镇其虚阳。大定风珠即加减复脉汤加牡蛎、龟甲、鳖甲（即三甲复脉汤）再加五味子、鸡子黄而成，鸡子黄配阿胶补阴液息内风，三甲亦滋阴潜阳息风，芍药、五味子、甘草甘酸化阴，补阴敛阳。

　　本条论述下焦温病痉厥将作的证治。已有肾阴耗损，如阴虚不能涵木，筋脉失养就会发生挛急，即所谓虚风内动。手指蠕动，为虚风内动的先兆，故治疗用复脉汤滋养肾阴，加入牡蛎、鳖甲以育阴潜阳息风，从而防止热灼真阴而致虚风内动的发生。

【原文 24】

　　下焦温病，热深厥甚，脉细促，心中憺憺大动①，甚则心中痛者，三甲复脉汤主之。

　　前二甲复脉，防痉厥之渐；即痉厥已作，亦可以二甲复脉止厥。兹又加龟板名三甲者，以心中大动，甚则痛而然也。心中动者，火以水为体，肝风鸱张②，立刻有吸尽西江之势，肾水本虚，不能济肝而后发痉，既痉而水难猝补，心之本体欲失，故憺憺然而大动也。甚则痛者，"阴维为病主心痛"，此证热久伤阴，八脉丽于肝肾，肝肾虚而累及阴维故心痛，非如寒气客于心胸之心痛，可用温通。故以镇肾气、补任脉、通阴维之龟板止心痛，合入肝搜邪之二甲，相济成功也。

三甲复脉汤方（同二甲汤法）

　　即于二甲复脉汤内，加生龟板一两。（《温病条辨·卷三·下焦篇第 14 条》）

【注　释】

①心中憺憺大动：语出《素问·至真要大论》。形容心中空虚而震动感，类似"怔忡"，为心悸之重症。

②肝风鸱张：鸱（chī，音吃），古书上指鹞鹰。肝风鸱张，形容肝风鼓动之势剧烈。

【解　读】

　　温病后期如肾阴大伤，不能濡养筋脉，造成肢体痉挛、抽搐，即为"水不涵木"所致的虚风内动。本证除阴虚风动的肢体抽搐外，还可出现心中憺憺大动，即心中悸动较甚，为肝风鸱张、阴血亏虚不能养心所致。甚则心中疼痛，可能与心血不足不能滋养心脏有关，此症在临床上较为少见。本证的病机重点在于阴精虚损、风阳扰动，其病变涉及肾、肝、心三脏，故治疗取三甲复脉汤，即在二甲复脉汤基础上加龟甲以助滋阴潜镇之力。

　　本条论述虚风内动的证治。心悸动有多种原因，痰热扰心亦可导致心悸，与本证因肾水耗竭而心阴大虚所致心悸者自是不同。

【原文 25】

　　既厥且哕（俗名呃忒），脉细而劲，小定风珠主之。

　　温邪久踞下焦，烁肝液为厥，扰冲脉为哕，脉阴阳俱减则细，肝木横强则劲。故以鸡子黄实土而定内风；龟板补任（谓任脉）而镇冲脉；阿胶沉降，补液而息肝风；淡菜生于咸水之中而能淡，外偶内奇，有坎卦之象，能补阴中之真阳，其形翁阔，故又能潜真阳之上动；童便以浊液仍归浊道，用以为使也。名定风珠者，以鸡子黄宛如珠形，得巽木之精，而能息肝风，肝为巽木，巽为风也。龟亦有珠，具真武之德而镇震木。震为雷，在人为胆，雷动未有无风者，雷静而风亦静矣。亢阳直上巅顶，龙上于天也，制龙者，龟也。古者蓄龙御龙之法，失传已久，其大要不出乎此。

小定风珠方（甘寒咸法）

鸡子黄（生用）一枚　真阿胶二钱　生龟板六钱　童便一杯　淡菜三钱

水五杯，先煮龟板、淡菜得二杯，去滓，入阿胶，上火烊化，内鸡子黄，搅令相得，再冲童便，顿服之。（《温病条辨·卷三·下焦篇第15条》）

【解　读】

肢厥与发哕并见，脉细数，可用小定风珠。

本条论述下焦温病发哕的证治。哕证可发生于温病的上焦、中焦和下焦等不同阶段，其发于下焦者，显然属虚证。本条论其症状为厥且哕，厥指痉厥，哕即呃逆，且哕声亦多断续而声低无力，脉细而劲，为下焦肝肾阴虚，虚风内动，冲气上逆所致。朱丹溪亦谓："呃逆属于肝肾之阴虚者，其气必从脐下直冲上出于口，断续作声，必由相火炎上，挟其冲气乃能逆上为呃。"本证临床上往往还伴见手指蠕动、心悸、神倦、舌干绛少苔等症状。对于本证的治疗不能立足于降逆止哕，而应主以育阴潜阳息风。所用的小定风珠属滋阴息风之剂，方中的阿胶、鸡子黄滋阴养血，淡菜咸寒滋肾、育阴潜阳，龟甲生用，取其滋养阴液、潜镇风阳之功，佐童便以引虚热下行，可助平息风阳。从本方的药物组成看，侧重于滋养阴血，其潜镇之力并不太强，可见证虽有风动之象，但病机仍以阴伤为主。

【原文 26】

热邪久羁，吸烁真阴，或因误表，或因妄攻，神倦瘈疭，脉气虚弱，舌绛苔少，时时欲脱者，大定风珠主之。

此邪气已去八九，真阴仅存一二之治也。观脉虚、苔少可知，故以大队浓浊填阴塞隙，介属潜阳镇定。以鸡子黄一味，从足太阴，下安足三阴，上济手三阴，使上下交合，阴得安其位，斯阳可立根基，俾阴阳有眷属一家之义，庶可不致绝脱欤！

大定风珠方（酸甘咸法）

生白芍六钱　阿胶三钱　生龟板四钱　干地黄六钱　麻仁二钱　五味子二钱　生牡蛎四钱　麦冬（连心）六钱　炙甘草四钱　鸡子黄（生）二枚　鳖甲（生）四钱

水八杯，煮取三杯，去滓，再入鸡子黄，搅令相得，分三次服。喘加人参，自汗者加龙骨、人参、小麦，悸者加茯神、人参、小麦。（《温病条辨·卷三·下焦篇第16条》）

【解　读】

真阴大伤引起的虚风内动而欲厥脱，阴精亏虚而心神失养，可见神态疲倦；水不涵木则虚风内动而手足瘈疭，真阴大伤，故脉虚弱而舌绛少苔。

本条所论的病证与三甲复脉汤证相似。本证特点是"邪少虚多"，如阴精耗伤过甚，阳无以恋，可有阴阳离决之虞。治用大定风珠滋阴息风，本方为三甲复脉汤加五味子、鸡子黄，方中增加了血肉有情之品，对于肾精亏虚较甚而伴有时时欲脱者更为适宜。

大定风珠与三甲复脉汤所治的病证都属阴虚风动之证。比较而言，本证的真阴耗伤更甚，动风也更为明显，且时时欲脱，证情更为严重，所以本方填补真阴及潜镇之力更强。阴精得复，阴平阳秘，就不致有厥脱之变。如兼虚喘可加人参补益元气，如自汗可加龙骨、人参、小麦以敛津止汗、益气养心，如心悸可加茯神、人参、小麦宁心安神、补心益气。本方现代临床广泛运用于温病后期因真阴亏损而发生的肢体抽搐，也有用于内科杂病中的心力衰竭、间歇性抽搐、放射治疗后的舌萎缩、急性肾衰竭伴有精神障碍者等病证。

【原文 27】

　　形似伤寒，但右脉洪大而数，左脉反小于右，口渴甚，面赤，汗大出者，名曰暑温。在手太阴，白虎汤主之；脉芤甚者，白虎加人参汤主之。

　　此标暑温之大纲也。按温者热之渐，热者温之极也。温盛为热，木生火也。热极湿动，火生土也。上热下湿，人居其中而暑成矣。若纯热不兼湿者，仍归前条温热例，不得混入暑也。形似伤寒者，谓头痛、身痛、发热恶寒也。水火极不同性，各造其偏之极，反相同也。故《经》谓水极而似火也，火极而似水也。伤寒，伤于水气之寒，故先恶寒而后发热，寒郁人身卫阳之气而为热也，故仲景《伤寒论》中，有已发热或未发热之文。若伤暑则先发热，热极而后恶寒，盖火盛必克金，肺性本寒，而复恶寒也。然则伤暑之发热恶寒虽与伤寒相似，其所以然之故，实不同也，学者诚能究心于此，思过半矣。脉洪大而数，甚则芤，对伤寒之脉浮紧而言也，独见于右手者，对伤寒之左脉大而言也。右手主上焦气分，且火克金也，暑从上而下，不比伤寒从下而上。左手主下焦血分也，故伤暑之左脉反小于右。口渴甚、面赤者，对伤寒太阳证面不赤，口不渴而言也。火烁津液，故口渴。火甚未有不烦者、面赤者。烦也，烦字从火后页，谓火现于面也。汗大出者，对伤寒汗不出而言也。首白虎例者，盖白虎乃秋金之气，所以退烦暑，白虎为暑温之正例也。其源出自《金匮》，守先圣之成法也。（《温病条辨·卷一·上焦篇第 22 条》）

【解　　读】

　　暑温初起之时，可见发热恶寒，与伤寒似乎有类同之处。但伤寒恶寒是因寒邪客于肌表，在发热或未发热之前必有恶寒，且恶寒较重，并伴有身痛、口不渴、脉浮紧等表现。而暑温初起的恶寒是见于热极之时，因"火盛克金"而致，更重要的是必伴有高热、面赤、口大渴、脉洪数等暑犯阳明、气分热盛的表现，与伤寒恶寒见于表证迥然有别。对暑温初起投用白虎汤或白虎加人参汤，以辛寒清气，泄热保津，与叶天士"夏暑发自阳明"之说相合，所以吴鞠通称为"白虎为暑温之正例"。

　　本条主要论述暑邪的性质和暑温初起的证治。吴氏提出，暑邪既为热极之邪，又具有湿性，所以兼具湿热双重性质，如吴氏所说："上热下湿，人居其中而暑成矣。若纯热不兼湿者，仍归前条温热例。"这继承了叶氏"暑必夹湿"的观点。实际上，暑为火热之气，湿为阴柔之气，两者性质有阴阳之别，虽可兼挟，但毕竟不属一体，不能认为暑之中必有湿。对此，王孟英提出"暑令湿盛，必多兼感"，由于临床上常见有许多不兼湿的暑温病证，所以"暑多兼湿"之说较为妥帖，而不能绝对地讲"暑必夹湿"。

【原文 28】

　　小儿暑温，身热，卒然痉厥，名曰暑痫，清营汤主之，亦可少与紫雪丹。

　　小儿之阴，更虚于大人，况暑月乎！一得暑温，不移时有过卫入营者，盖小儿之脏腑薄也。血络受火邪逼迫，火极而内风生，俗名急惊，混与发散消导，死不旋踵。惟以清营汤清营分之热而保津液，使液充阳和，自然汗出而解，断断不可发汗也。可

少与紫雪者，清包络之热而开内窍也。（《温病条辨·卷一·上焦篇第 33 条》）

【解　读】

因小儿脏腑娇嫩，所以在患暑温后，很容易入侵心营，引动肝风，发生痉厥。这类病证，称为暑痫。因其邪热已入心营，所以用清营汤治疗，临床可酌加凉肝息风之品，并可用紫雪丹开窍息风。

本条论述小儿暑痫的证治。但在临床上，小儿暑温发生痉厥并非都属营分证。如伴见壮热、渴饮、有汗、苔黄燥者，多为阳明热盛引动肝风，治疗当清泄阳明、凉肝息风，只要热势一减，痉厥即可自止。若伴见身灼热，以发斑疹或吐血、便血，则为血分热盛而引动肝风，治疗当凉血止血、凉肝止痉。

【原文 29】

手太阴暑温，如上条证，但汗不出者，新加香薷饮主之。

证如上条，指形似伤寒，右脉洪大，左手反小，面赤口渴而言。但以汗不能自出，表实为异，故用香薷饮①发暑邪之表也。按香薷辛温芳香，能由肺之经而达其络。鲜扁豆花，凡花皆散，取其芳香而散，且保肺液，以花易豆者，恶其呆滞也。夏日所生之物，多能解暑，惟扁豆花为最，如无花时，用鲜扁豆皮，若再无此，用生扁豆皮。厚朴苦温，能泄食满。厚朴，皮也，虽走中焦，究竟肺主皮毛，以皮从皮，不为治上犯中。若黄连、甘草，纯然里药，暑病初起，且不必用，恐引邪深入，故易以连翘、银花，取其辛凉达肺经之表，纯从外走，不必走中也。

温病最忌辛温，暑病不忌者，以暑必兼湿，湿为阴邪，非温不解。故此方香薷、厚朴用辛温，而余则佐以辛凉云。下文湿温论中，不惟不忌辛温，且用辛热也。

新加香薷饮方（辛温复辛凉法）

香薷二钱　银花三钱　鲜扁豆三钱　厚朴二钱　连翘二钱

水五杯，煮取二杯。先服一杯，得汗止后服；不汗再服；服尽不汗，再作服。（《温病条辨·卷一·上焦篇第 24 条》）

【注　释】

①香薷饮：又名香薷散、三物香薷饮。方出《太平惠民和剂局方》，由扁豆、厚朴、香薷组成。

【解　读】

所谓"如上条证"，即如自注所云"形似伤寒"，出现头痛、高热、恶寒等类似伤寒的症状，但本证的特点是汗不出，多因暑气当令之夏月，先受暑湿之邪蕴阻于内，复因起居不慎，贪凉过度，导致寒邪外束肌表所致。寒邪束表，卫气郁闭，表气不通则发热恶寒、头痛无汗、身形拘紧；暑热内郁则面赤口渴；湿邪内阻可出现脘痞苔腻，治疗以新加香薷饮疏表散寒、涤暑化湿。方中香薷辛温香透，既可疏表散寒，又能祛暑化湿，故李时珍称之为"夏月之用香薷，犹冬月之用麻黄"。厚朴可燥湿和中、理气开痞，金银花、连翘、鲜扁豆花均可清热涤暑。诸药合用，有散寒、化湿、涤暑之效。

本条论述暑湿兼表寒的证治。吴鞠通对暑病用温药的理由进行了阐述，即暑邪为患每夹湿邪，而湿邪非用温药不除。显然，吴氏是针对暑病初起夹湿者的治疗而提出暑病不忌辛温之说的。但本病与一般湿邪为病又有不同，因有暑热为患，所以当辛温与辛凉并用。此外，吴氏所说"暑必兼湿"，也并不符合临床实际，暑病有兼湿的，也有不兼湿的，所以对不兼湿邪而呈现一派温热之象者，不可拘泥于"不忌辛温"之说而滥用辛温之品，以防助邪伤正。

【原文 30】

手太阴暑温，或已经发汗，或未发汗，而汗不止，烦渴而喘，脉洪大有力者，白虎汤主之；脉洪大而芤者，白虎加人参汤主之；身重者，湿也，白虎加苍术汤主之；汗多脉散大，喘喝^①欲脱者，生脉散主之。

此条与上文少异者，只已经发汗一句。

白虎加苍术汤方

即于白虎汤内加苍术三钱。

汗多而脉散大，其为阳气发泄太甚，内虚不司留恋可知。生脉散酸甘化阴，守阴所以留阳，阳留，汗自止也。以人参为君，所以补肺中元气也。

生脉散方（酸甘化阴法）

人参三钱　麦冬（不去心）二钱　五味子一钱

水三杯，煮取八分二杯，分二次服，渣再煎服，脉不敛，再作服，以脉敛为度。

（《温病条辨·卷一·上焦篇第 26 条》）

【注　释】

①喝：指喘的声音很大。

【解　读】

暑温不论是否用过发汗法，如出现汗出不止，则有以下几种治法：兼有湿困者当用白虎加苍术汤、出现气阴欲脱者用生脉散。

本条虽冠以手太阴暑温，但其病位也不局限于肺：白虎汤和白虎加人参汤所主治者，每为肺胃热盛；白虎加苍术汤所治者，则属阳明与太阴病同病；生脉散所治者则为全身气阴欲脱者。这几种情况，病邪性质有兼湿不兼湿之别，病证的性质有虚实之异，当予严格区别。

生脉散既是治疗气阴两脱的方剂，又是治疗多种心血管系统疾病、流行性出血热、糖尿病、病毒性肺炎等多种疾病的常用方。现代对其临床运用和药理作用进行了深入的研究，并制成了注射液、口服液等新剂型。

【原文 31】

脉虚夜寐不安，烦渴舌赤，时有谵语，目常开不闭，或喜闭不开，暑入手厥阴也。手厥阴暑温，清营汤主之；舌白滑者，不可与也。

夜寐不安，心神虚而阳不得入于阴也。烦渴舌赤，心用恣而心体亏也。时有谵语，神明欲乱也。目常开不闭，目为火户，火性急，常欲开以泄其火，且阳不下交于阴也；或喜闭不开者，阴为亢阳所损，阴损则恶见阳光也。故以清营汤急清宫中之热，而保离^①中之虚也。若舌白滑，不惟热重，湿亦重矣，湿重忌柔润药，当于湿温例中求之，故曰不可与清营汤也。

清营汤方（咸寒苦甘法）

犀角三钱　生地五钱　元参三钱　竹叶心一钱　麦冬三钱　丹参二钱　黄连一钱

五分　银花三钱　连翘（连心用）二钱

水八杯，煮取三杯，日三服。（《温病条辨·卷一·上焦篇第 30 条》）

【注　释】

①离：八卦之一，象征火，这里代表心。

【解　读】

暑温的营分证诊断与一般温病相似，主要见症有夜寐不安、烦渴舌赤、时有谵语、目常开不闭，或喜闭不开等，此外，还当有身热夜甚、脉浮数，而其舌赤而绛。治疗也是用清营汤。文中提出如舌白滑者不可用清营汤，是其湿重而不能用清营、滋柔药之故，但湿重之证一般也不会出现典型的营分证表现，如出现神志异常，当先考虑湿热酿痰蒙蔽心包之证，可结合其他全身表现进行判断。也有邪入营分而湿浊之邪未尽者，舌苔也可表现为白滑，但舌质多红绛。

清营汤虽是温病营分证的代表方，但由于其具有清营凉血、养阴活血等作用，所以在临床上运用较为广泛。如有用本方加减治疗急性紫癜性肾炎属血热妄行者、变应型亚败血症、急性视神经炎、视网膜静脉阻塞、外伤性脾破裂伴腹腔内感染、小儿鼻衄、急性重症肝炎、新生儿出血症、红皮病性银屑病、病毒性脑炎等、血小板减少性紫癜、过敏性紫癜、眼-口-生殖器三联征等。

【原文 32】

暑兼湿热，偏于暑之热者为暑温，多手太阴证而宜清；偏于暑之湿为湿温，多足太阴证而宜温；湿热平等者两解之。各宜分晓，不可混也。

此承上启下之文。按暑温、湿温，古来方法最多精妙，不比前条温病毫无尺度，本论原可不必再议，特以《内经》有先夏至为病温、后夏至为病暑之明文，是暑与温，流虽异而源则同，不得言温而遗暑，言暑而遗湿。又以历代名家，悉有蒙混之弊，盖夏日三气杂感，本难条分缕晰。惟叶氏心灵手巧，精思过人，案中治法，丝丝入扣，可谓汇众善以为长者，惜时人不能知其一二。然其法散见于案中，章程未定，浅学者读之，有望洋之叹，无怪乎后人之无阶而升也。故本论摭拾①其大概，粗定规模，俾学者有路可寻。精妙甚多，不及备录，学者仍当参考名家，细绎叶案，而后可以深造。再按：张洁古②云"静而得之为中暑，动而得之为中热；中暑者阴证，中热者阳证"。呜呼！洁古笔下如是不了了，后人奉以为规矩准绳，此医道之所以难言也。试思中暑，竟无动而得之者乎？中热，竟无静而得之者乎？似难以动静二字分暑热。又云"中暑者阴证"，暑字从日，日岂阴物乎？暑中有火，火岂阴邪乎？暑中有阴耳，湿是也，非纯阴邪也。"中热者阳证"，斯语诚然，要知热中亦兼秽浊，秽浊亦阴类也，是中热非纯无阴也。盖洁古所指之中暑，即本论后文之湿温也；其所指之中热，即本论前条之温热也。张景岳又细分阴暑、阳暑：所谓阴暑者，即暑之偏于湿，而成足太阴之里证也；阳暑者，即暑之偏于热，而成手太阴之表证也。学者非目无全牛③，不能批隙中窾④，宋元以来之名医，多自以为是，而不求之自然之法象，无怪乎道之常不明，而时人之随手杀人也，可胜慨哉！（《温病条辨·卷一·上焦篇第 35 条》）

【注　释】

①摭拾：摭（zhí，音直），拾取。摭拾，即拾取之意。

②张洁古：名元素。金代著名医家，著有《珍珠囊药性赋》等著作。

③目无全牛：语出《庄子·养生主》，指熟练的杀牛者在杀牛时，所看到的好像是已经分解好了的牛。比喻技艺已到了极其纯熟、得心应手的地步。

④批隙中窾：窾（kuǎn，音款），空隙。语出《庄子·养生主》，指屠宰时把骨节处劈开，无骨处就势分解。比喻处理问题能从关键入手，从而顺利解决。

【解　　读】

暑兼湿热，偏暑热者为暑温，多手太阴证而治以清热祛暑为主；偏于湿者为湿温，多足太阴证而治以温燥祛湿为主，需湿热两解。

本条论述暑温与湿温的区别与联系。吴鞠通强调，暑温与湿温以及伏暑等均兼具湿与热的双重性质，病名虽然不同，在治疗方法上有许多可互参之处，但其区别也是临床必须掌握的。原文对中暑、中热、阴暑、阳暑等历史上尚不统一的概念提出了自己的见解，分析颇有见地。然而，吴氏认为张洁古所说的中暑就是湿温等见解尚有待商榷。

【原文 33】

暑温蔓延三焦，舌滑微黄，邪在气分者，三石汤主之；邪气久留，舌绛苔少，热搏血分者，加味清宫汤主之；神识不清，热闭内窍者，先与紫雪丹，再与清宫汤。

蔓延三焦，则邪不在一经一脏矣，故以急清三焦为主。然虽云三焦，以手太阴一经为要领。盖肺主一身之气，气化则暑湿俱化，且肺脏受生于阳明，肺之脏象属金色白，阳明之气运亦属金色白，故肺经之药多兼走阳明，阳明之药多兼走肺也。再肺经通调水道，下达膀胱，肺痹开则膀胱亦开，是虽以肺为要领，而胃与膀胱皆在治中，则三焦俱备矣，是邪在气分而主以三石汤之奥义也。若邪气久羁，必归血络，心主血脉，故以加味清宫汤主之。内窍欲闭，则热邪盛矣，紫雪丹开内窍而清热最速者也。

三石汤方

飞滑石三钱　生石膏五钱　寒水石三钱　杏仁三钱　竹茹（炒）二钱　银花三钱（花露更妙）　金汁①一酒杯（冲）　白通草二钱

水五杯，煮成二杯，分二次温服。

［方论］此微苦辛寒兼芳香法也。盖肺病治法，微苦则降，过苦反过病所，辛凉所以清热，芳香所以败毒而化浊也。按三石，紫雪丹中之君药，取其得庚金之气，清热退暑利窍，兼走肺胃者也；杏仁、通草为宣气分之用，且通草直达膀胱，杏仁直达大肠；竹茹以竹之脉络，而通人之脉络；金汁、银花，败暑中之热毒。

加味清宫汤方

即于前清宫汤内加知母三钱、银花二钱，竹沥五茶匙冲入。

［方论］此苦辛寒法也。清宫汤前已论之矣，加此三味者：知母泻阳明独胜之热，而保肺清金；银花败毒而清络；竹沥除胸中大热，止烦闷消渴，合清宫汤为暑延三焦血分之治也。（《温病条辨·卷二·中焦篇第 41 条》）

【注　　释】

①金汁：即粪清，又名黄龙汤。为取健康人的粪便封于缸内，埋入地下，隔 1～3 年取出其内的清汁即是。但目前临床上多已不用。

【解　读】

暑热湿邪弥漫到上中下三焦，上焦主要是指肺气不化，中焦主要为热盛阳明，下焦则表现为膀胱不利。三焦密切相关，上下互相影响。上焦肺气不化，则下焦水道不利；水道不利，则暑湿难以外泄。可见，暑温邪热蔓延三焦，是指邪热盛于里而上中下三焦俱病，可出现身热、面赤足冷、脘部痞满、小便短涩、大便黄色稀水而肛门灼热等症状，但其病机仍属暑与湿邪盛于气分。对该证的治疗，主以三石汤清气分邪热和化湿宣气。

至于本条所说的热入血分，仅举出舌绛一症，显然，是邪入营分之象，并非真正的血分证。而所用的加味清宫汤，实际上对营分证更为适用，如果确实以神昏为主，可用清宫汤配合紫雪丹之类以清心营而开窍。

本证病机为暑热湿邪蔓延三焦气分，进而暑湿化燥内搏包络血分。症见舌苔滑而微黄者，为邪在气分之象，治以三石汤清暑解毒，宣气利湿。若气分之邪久留不解而见舌绛苔少者，则为湿已化热，热邪搏及心包血络的表现，所以治予加味清宫汤清心凉血，泄热解毒。若见神志昏迷不清，则为热邪内闭清窍之征，治当先予紫雪丹清心开窍，促使神志苏醒，而后再进清宫汤清心泄热。所用的三石汤，除以三石、金银花、金汁等清暑泄热解毒外，并用杏仁以宣开肺气，因"肺气开则膀胱亦开"，"气化则暑湿俱化"。有人报道以本方加减治疗流行性斑疹伤寒、肠伤寒等病。

【原文 34】

暑邪深入少阴消渴者，连梅汤主之；入厥阴麻痹者，连梅汤主之；心热烦躁神迷甚者，先与紫雪丹，再与连梅汤。

肾主五液而恶燥，暑先入心，助心火独亢于上，肾液不供，故消渴也。再心与肾均为少阴，主火，暑为火邪，以火从火，二火相搏，水难为济不消渴得乎！以黄连泻壮火，使不烁津，以乌梅之酸以生津，合黄连酸苦为阴；以色黑沉降之阿胶救肾水，麦冬、生地合乌梅酸甘化阴，庶消渴可止也。肝主筋而受液于肾，热邪伤阴，筋经无所秉受，故麻痹也。再包络与肝均为厥阴，主风木，暑先入心，包络代受，风火相搏，不麻痹得乎！以黄连泻克水之火，以乌梅得木气之先，补肝之正，阿胶增液而息肝风，冬、地补水以柔木，庶麻痹可止也。心热烦躁神迷甚，先与紫雪丹者，开暑邪之出路，俾梅、连有入路也。

连梅汤方（酸甘化阴酸苦泄热法）

云连二钱　乌梅（去核）三钱　麦冬（连心）三钱　生地三钱　阿胶二钱

水五杯，煮取二杯，分二次服。脉虚大而芤者，加人参。（《温病条辨·卷三·下焦篇第 36 条》）

【解　读】

以消渴、麻痹、神迷为主证，可用连梅汤治疗。

本条所论暑热深入少阴、厥阴，主要是指邪入心肾。暑属火热之邪，心为火脏，肾主藏精。暑入于少阴，心火更亢，肾液受暑热灼伤而暗耗，水不制火，故消渴不已。肝主筋，赖肾水涵养，如肾液虚，筋失所养，则内风起而肢体麻痹。所以本证发生的病机主要在火旺水亏。在临床上还可伴见身热、烦躁、苔黑干燥，舌质红绛、脉细数或弦数等症状。

对暑入厥阴、少阴的治疗，主用连梅汤。该方有清热滋阴之效。方中用黄连清火，合乌梅酸苦泄热；配合阿胶、生地黄、麦冬滋养肾阴，并合乌梅酸甘化阴。本方实从《伤寒论》黄连阿胶汤加减而来，作用亦大同小异。连梅汤在现代临床用于治疗外感急性热病后期肝肾阴液耗伤而邪热仍亢者、暑热泻和疫毒痢、慢性萎缩性胃炎、小儿真菌性肠炎等。

【原文 35】

　　头痛恶寒，身重疼痛，舌白不渴，脉弦细而濡，面色淡黄，胸闷不饥，午后身热，状若阴虚，病难速已，名曰湿温，汗之则神昏耳聋，甚则目瞑不欲言，下之则洞泄①，润之则病深不解，长夏深秋冬日同法，三仁汤主之。

　　头痛恶寒，身重疼痛，有似伤寒，脉弦濡，则非伤寒矣。舌白不渴，面色淡黄，则非伤暑之偏于火者矣。胸闷不饥，湿闭清阳道路也。午后身热，状若阴虚者，湿为阴邪，阴邪自旺于阴分，故与阴虚同一午后身热也。湿为阴邪，自长夏而来，其来有渐，且其性氤氲②粘腻，非若寒邪之一汗即解，温热之一凉即退，故难速已。世医不知其为湿温，见其头痛恶寒、身重疼痛也，以为伤寒而汗之，汗伤心阳，湿随辛温发表之药蒸腾上逆，内蒙心窍则神昏，上蒙清窍则耳聋目瞑不言。见其中满不饥，以为停滞而大下之，误下伤阴，而重抑脾阳之升，脾气转陷，湿邪乘势内渍，故洞泄。见其午后身热，以为阴虚而用柔药润之，湿为胶滞阴邪，再加柔润阴药，二阴相合，同气相求，遂有锢结而不可解之势。惟以三仁汤轻开上焦肺气，盖肺主一身之气，气化则湿亦化也。湿气弥漫，本无形质，以重浊滋味之药治之，愈治愈坏。伏暑湿温，吾乡俗名秋呆子，悉以陶氏《六书》③法治之，不知从何处学来，医者呆，反名病呆，不亦诬乎！再按：湿温较诸温，病势虽缓而实重，上焦最少，病势不甚显张，中焦病最多，详见中焦篇。以湿为阴邪故也，当于中焦求之。（《温病条辨·卷一·上焦篇第 43 条》）

【注　　释】

①洞泄：原指食后即腹泻，泻下物完谷不化。这里指泻下无度。
②氤氲：形容烟气弥漫很盛的样子。
③陶氏《六书》：指陶节庵的《伤寒六书》。

【解　　读】

本条论述湿温病初起的证候特点和治疗宜忌。

湿温病初起见头痛恶寒，身重疼痛，舌苔白腻，口不渴，脉弦细而濡，面色淡黄，胸闷不饥，午后身热较著等症状，为湿热之邪阻遏卫气所致。实际上，湿温病初起之时除可见苔白腻以外，还可见到口不渴或口中甜腻等湿邪之象。同时发热的特点虽为午后身热，但实际上每表现为身热不扬，午后较为明显。因湿为阴邪，性重浊黏腻，多在长夏季节致病，其发病较缓。湿热相合，古人喻为"如油入面"，病邪难以速去，病势缠绵，病程较长，因而吴鞠通认为湿温病"势虽缓而实重"。湿温初起的治疗既不能像感受寒邪在表者通过发汗即解，也不能像治疗温热之邪运用寒凉药可得清泄。须用三仁汤芳香宣化，双解表里之湿。该方的作用特点在轻开上焦肺气，因肺主一身之气，肺气得开，气机得行，湿邪亦可得到运化。不仅可用于湿温邪在卫表，对于湿温邪在气分时，只要湿重于热，都能用本方加减治疗。正如吴鞠通所说："惟以三仁汤轻开上焦肺气，盖肺主一身之气，气化则湿亦化也。湿气弥漫，本无形质，以重浊滋味之药治之，愈治愈坏。"三仁汤是目前临床运用较为广泛的方剂，据报道，该方治疗湿阻胸阳型病态窦房结综合征、频发性心前区绞痛、急慢性肝炎、尿毒症、肾综合征性出血热、肾病综合征、肺部炎症、上呼吸道感染、发热、胃肠道疾病、类风湿关节炎、慢性盆腔炎、妊娠恶阻、小儿水痘、红斑型天疱疮、视网膜静脉周围炎等多种疾病均获得较满意疗效。实验研究表明，该方对注射正常马血清造成的家兔Ⅲ型变态反应有一定的抑制作用，并在一定程度上能降低血清免疫复合物的浓度和总补体活性。

因湿温初起的表现与伤寒、食滞、阴虚等病证较为相似，故常常导致误诊、误治。如在湿温之初，因见头痛、身重恶寒，颇与伤寒相似，所以易误用辛温发汗的方法。其与伤寒鉴别之处，在于伤寒初起恶寒较重，且无汗，无湿温初起所表现的胸脘痞满、苔白腻等表现。食滞于里也可见胸闷不饥、腹胀，与湿温初起的症状也有相似之处，所以易误用攻下化滞的方法。其与食滞的鉴别，在于食滞一般无发热恶寒、头痛、身重疼痛等表现。内伤阴虚的主要表现为午后发热，与湿温的午后身热加重相似，易误用滋阴之法。其与阴虚相鉴别之处，在于内伤阴虚起病更慢，病程更长，无恶寒身痛等表证，更无胸痞、苔腻等湿象。

吴氏提出了湿温初起治疗的"三禁"：一是湿温初起有头痛恶寒、身重疼痛之症，不可误认为是伤寒表证而用辛温发汗之法。若用汗法，则湿浊之邪可随辛温发汗之药蒸腾上逆，蒙蔽心窍，闭塞头面清窍，从而出现神昏、耳聋、目瞑不言等症状。二是湿温初起常见胸闷脘痞、中满不饥，不可误认为是积滞内停而投下法。若用滥用攻下，不仅会耗伤阴液，同时又可损伤中气，尤其因湿热病邪困于脾土，误下后更伤脾阳，致脾气下陷，湿邪更甚，脾运失职而出现洞泄，甚则完谷不化。三是湿温初起可见身热、午后为甚，类似阴虚潮热，此时不可误投滋润之剂。因湿属阴柔之邪，再用滋润之品，必致湿邪锢结难解。但应该明确，以上"湿温三禁"是针对湿温初起时较易误诊的三种情况而提出的，并非是湿温病中绝对不可用此三法。如湿温病发展到湿邪化热、化燥，导致阳明里实者，则当及时运用下法；湿邪在化燥伤阴后，亦需酌情使用滋阴之法；即使是湿温病初起，虽不宜辛温发汗，也应予芳香宣透之法，用药后往往也有汗出而邪解的效果，亦属汗法之例。

【原文 36】

三焦湿郁，升降失司，脘连腹胀，大便不爽，一加减正气散主之。

再按此条与上第五十六条同为三焦受邪，彼以分消开窍为急务，此以升降中焦为定法，各因见证之不同也。

一加减正气散方（苦辛微寒法）

藿香梗二钱　厚朴二钱　杏仁二钱　茯苓皮二钱　广皮一钱　神曲一钱五分　麦芽一钱五分　绵茵陈二钱　大腹皮一钱

水五杯，煮取二杯，再服。

［方论］正气散本苦辛温兼甘法，今加减之，乃苦辛微寒法也。去原方之紫苏、白芷，无须发表也。去甘、桔，此证以中焦为扼要，不必提上焦也。只以藿香化浊，厚朴、广皮、茯苓、大腹泻湿满，加杏仁利肺与大肠之气，神曲、麦芽升降脾胃之气，茵陈宣湿郁而动生发之气，藿香但用梗，取其走中不走外也。茯苓但用皮，以诸皮皆凉，泻湿热独胜也。（《温病条辨·卷二·中焦篇第 58 条》）

【解　　读】

所谓"三焦湿郁"，字面之意似指湿邪郁阻三焦气机，但从主症"脘连腹胀，大便不爽"来看，病变中心实偏于中焦。其病机特点是"升降失司"，即湿邪中阻影响了脾胃的升降功能，故以脘腹胀满、大便溏而不爽为主要临床表现。治以一加减正气散疏化中焦湿浊，升降脾胃之气。

本条论述湿邪中阻脾胃的证治。本条源于《临证指南医案·卷五·湿门》。从原案可见，吴氏的一加减正气散以此案方药所订。方从《太平惠民和剂局方·治伤寒方》的藿香正气散加减化裁而来，从用药的取舍看，其治疗重点在于疏化中焦湿浊。

【原文 37】

　　湿郁三焦，脘闷，便溏，身痛，舌白，脉象模糊，二加减正气散主之。

　　上条中焦病重，故以升降中焦为要。此条脘闷便溏，中焦证也；身痛舌白，脉象模糊，则经络证矣；故加防己急走经络中湿郁；以便溏不比大便不爽，故加通草、薏仁，利小便所以实大便也；大豆黄卷从湿热蒸变而成，能化蕴酿之湿热，而蒸变脾胃之气也。

二加减正气散（苦辛淡法）

　　藿香梗三钱　广皮二钱　厚朴二钱　茯苓皮三钱　木防己三钱　大豆黄卷二钱
川通草一钱五分　薏苡仁三钱

　　水八杯，煮取三杯，三次服。（《温病条辨·卷二·中焦篇第 59 条》）

【解　读】

　　本条论述湿邪内阻脾胃气机、外滞经络的证治。本证病机特点是湿热内蕴脾胃，升降失司而同时湿热阻滞经络，经气不畅。症见脘闷便溏，为湿蕴中焦脾胃，运化失职之象；身痛系湿邪停着经络的表现；苔白而脉象模糊，则为湿阻气机之征。治用二加减正气散以宣气利湿、疏通经隧。

　　本证与上证虽均属湿郁中焦气分为主，但病机重点有所不同，上证病机重心在于中焦升降失司，临床以脘腹胀满、大便不爽为主要表现；本证虽亦中焦见症，但病机偏于湿阻气机，肠腑泌别失职，且兼湿邪郁滞经络，故症见脘闷便溏，身痛，脉象模糊。在二加减正气散中运用了木防己、薏苡仁、大豆黄卷等宣通经络湿邪之品。

【原文 38】

　　秽湿着里，舌黄脘闷，气机不宣，久则酿热，三加减正气散主之。

　　前两法，一以升降为主，一以急宣经隧为主。此则以舌黄之故，预知其内已伏热。久必化热，而身亦热矣，故加杏仁利肺气，气化则湿热俱化，滑石辛淡而凉，清湿中之热，合藿香所以宣气机之不宣也。

三加减正气散方（苦辛寒法）

　　藿香（连梗叶）三钱　茯苓皮三钱　厚朴二钱　广皮一钱五分　杏仁三钱　滑石五钱

　　水五杯，煮二杯，再服。（《温病条辨·卷二·中焦篇第 60 条》）

【解　读】

　　本条论述中焦湿浊久郁，渐趋化热的证治。

　　湿郁中阻，气机失畅故见脘闷；湿郁日久，渐从热化，则舌见黄苔。所以治疗予三加减正气散以宣气化湿，兼以清热。本方在用药上，重视宣通肺气，其目的是通过利肺气而化湿，同时重用滑石以清湿中之热。当然，本证的性质虽属湿热，但湿仍重于热，所以用药侧重于祛湿，清热之力较轻。

【原文 39】

　　秽湿着里，邪阻气分，舌白滑，脉右缓，四加减正气散①主之。

以右脉见缓之故，知气分之湿阻，故加草果、楂肉、神曲，急运坤阳②，使足太阴之地气不上蒸手太阴之天气也。

四加减正气散方（苦辛温法）

藿香梗三钱　厚朴二钱　茯苓三钱　广皮一钱五分　草果一钱　楂肉（炒）五钱　神曲二钱

水五杯，煮取二杯，渣再煮一杯，三次服。（《温病条辨·卷二·中焦篇第61条》）

【注　释】

①正气散：原书无"散"字，据前后文例补入。

②坤阳：脾胃的阳气。

【解　读】

本条论述湿困脾阳的证治。

湿邪在里，日久必然会损伤阳气，本条所述主要为湿郁日久，伤及脾阳，形成湿盛脾阳受伤之证。文中叙证从简，只言"舌白滑，脉右缓"，目的在于突出湿浊偏重的特点，以作为辨证的关键。此外当必有脘痞、腹胀等湿阻气滞的见症。治疗用四加减正气散疏化中焦湿浊。方中尚有山楂肉、神曲等消食导滞药物，可知本证为湿浊中阻而挟有食滞，似非单纯的湿浊阻气之证。

【原文 40】

秽湿着里，脘闷便泄，五加减正气散主之。

秽湿而致脘闷，故用正气散之香开①；便泄而知脾胃俱伤，故加大腹皮运脾气，谷芽升胃气也。以上二条，应入前寒湿类中，以同为加减正气散法，欲观者知化裁古方之妙，故列于此。

五加减正气散（苦辛温法）

藿香梗二钱　广皮一钱五分　茯苓块三钱　厚朴二钱　大腹皮一钱五分　谷芽一钱　苍术二钱

水五杯，煮二杯，日再服。

按今人以藿香正气散统治四时感冒，试问四时止一气行令乎？抑各司一气，且有兼气乎？况受病之身躯脏腑，又各有不等乎？历观前五法，均用正气散，而加法各有不同，亦可知用药非丝丝入扣，不能中病。彼泛论四时不正之气，与统治一切诸病之方，皆未望见轩岐之堂室者也，乌可云医乎？（《温病条辨·卷二·中焦篇第62条》）

【注　释】

①香开：指用芳香之品以醒脾，从而开发脾之升降功能。

【解　读】

本条论述湿困中焦而泄泻的证治。

本证为湿浊偏重，阻于中焦气分之候。湿着于里，胃气受困则脘痞，脾运失健则便溏。治以五加减正气散，重在化湿和中、健运脾胃。

以上五条，病机均以秽湿着里、阻滞气机、脾胃升降失调为重点，故其均具有"脘闷"的主症。但其病变程度和兼见症状略有差异。一加减正气散证以湿阻脾胃，脘连腹胀为重点；二加减正气散证以湿滞经络，身痛较明显；三加减正气散证以湿渐化热，舌苔色黄为特征；四加减正气散和五加减正气散证以湿浊内盛，舌白滑、脉右缓、脘闷便溏为辨证要点。五个加减正气散均属宣气化湿、调畅气机为主的方剂，均以藿香、广陈皮、厚朴、茯苓四味为基本药物，以芳香化浊、理气化湿。余则随证加减：一加减正气散中用神曲、麦芽苏醒脾胃之气；二加减正气散则有防己、薏苡仁、通草、豆卷等疏通经络之湿；三加减正气散重用滑石取其渗利湿热之功；四加减正气散用草果温运脾阳；五加减正气散赖苍术以燥脾湿。

湿为阴邪，凡秽湿着于里而不兼热邪之证，其性质与寒湿相近，所以吴鞠通在自注中指出"以上二条（指四加减正气散和五加减正气散条）应入前寒湿类中"。但由于用药均为藿香正气散化裁而来，为便于临床鉴别运用，故而将五个加减正气散放在一起论述。

【原文 41】

　　吸受秽湿，三焦分布，热蒸头胀，身痛呕逆，小便不通，神识昏迷，舌白，渴不多饮。先宜芳香通神利窍，安宫牛黄丸；继用淡渗分消浊湿，茯苓皮汤。

　　按此证表里经络脏腑三焦俱为湿热所困，最畏内闭外脱。故急以牛黄丸宣窍清热而护神明；但牛黄丸不能利湿分消，故继以茯苓皮汤。

安宫牛黄丸（方法见前）

茯苓皮汤（淡渗兼微辛微凉法）

　　茯苓皮五钱　　生薏仁五钱　　猪苓三钱　　大腹皮三钱　　白通草三钱　　淡竹叶二钱

　　水八杯，煮取三杯，分三次服。（《温病条辨·卷二·中焦篇第 56 条》）

【解　　读】

本条所述病证是"表里经络脏腑三焦，俱为湿热所困"，但其病机重点在于湿浊郁阻下焦、上蒙清窍。湿中蕴热，阻遏清阳，则热蒸头胀；湿滞经络则身痛；湿阻中焦，胃失和降则呕逆。小便不通，为湿热浊邪阻于下焦之征，是本证的主症之一。由于小便不通，浊邪无以外泄，势必上蒙清窍，以致神志昏迷。舌苔白而渴不多饮，表明本证为湿邪为患，病在气分，而非热陷心包营分。本证系湿热困遏三焦，临床表现以清窍蒙闭为急，故治疗当先予芳香开窍之安宫牛黄丸开窍醒神以救其急，待神志苏醒后再进分利湿邪之茯苓皮汤以导邪下行，驱除湿邪。由于本证见舌白而渴不多饮，表明湿浊较甚而热象不显，在临床运用时所用开窍之方，以芳香醒神的苏合香丸似更为对证。另外，对于湿浊阻于下焦而上蒙清窍出现神昏与小便不利并见的治疗，除可按吴鞠通所说先开窍、后利湿的治疗方法外，临床也可开窍与利湿同时进行治疗。

【原文 42】

　　脉缓身痛，舌淡黄而滑，渴不多饮，或竟不渴，汗出热解，继而复热，内不能运水谷之湿，外复感时令之湿，发表攻里，两不可施，误认伤寒，必转坏证，徒清热则湿不退，徒祛湿则热愈炽，黄芩滑石汤主之。

　　脉缓身痛，有似中风①，但不浮，舌滑不渴饮，则非中风矣。若系中风，汗出则身痛解而热不作矣；今继而复热者，乃湿热相蒸之汗，湿属阴邪，其气留连，不能因汗而退，故继而复热。内不能运水谷之湿，脾胃困于湿也；外复受时令之湿，经络亦因于湿矣。倘以伤寒发表攻里之法施之，发表则诛伐②无过之表，阳伤而成痉，攻里则脾胃之阳伤，而成洞泄寒中，故必转坏证也。湿热两伤，不可偏治，故以黄芩、滑石、茯苓皮清湿中之热，蔻仁、猪苓宣湿邪之正，再加腹皮、通草，共成宣气利小便之功，气化则湿化，小便利则火腑③通而热自清矣。

黄芩滑石汤方（苦辛寒法）

黄芩三钱　滑石三钱　茯苓皮三钱　大腹皮二钱　白蔻仁一钱　通草一钱　猪苓三钱

水六杯，煮取二杯，渣再煮一杯，分温三服。（《温病条辨·卷二·中焦篇第63条》）

【注　释】

①中风：即《伤寒论》中的太阳病中风。
②诛伐：责罚、伤害之意。
③火腑：指小肠。

【解　读】

本条重点在于说明，对湿热蕴阻中焦之证的治疗原则是清热化湿，不可用一般的解表攻里之法，也就是提出了有湿邪存在时，其治法的特殊性："徒清热则湿不退，徒祛湿则热愈炽。"为此，在自注中提出了本证与伤寒中风的区别及误用解表攻里的后果。黄芩滑石汤中既有清热之品，又有化湿、利湿之品，是治疗湿热病的代表方之一。但本方清热之力较弱，主要还是适用于湿重于热者，对于湿已化火、邪热较盛者，则又当另选他方。

本条属湿郁热蒸，外着经络、内困脾胃之证。症见脉缓身痛，颇似伤寒太阳中风，但见舌苔淡黄而滑、口渴而不多饮，则显然非风邪伤卫，而系湿中蕴热外着经络的表现。其舌苔黄滑、渴不多饮，乃湿热蕴蒸的明证。湿郁热蒸则汗出，汗出则热可暂退，但因内蕴之湿热胶结不化，不能随汗外解，所以热退之后又复发热，这是本证的重要特征。本证病机为湿热胶结，内外合邪，但与一般表里同病不同，所以治疗"发表攻里两不可施"。切不可误认为伤寒表证而妄予辛温发表，更不可见有湿热在里而妄投攻下。否则便会导致严重后果。湿热胶结之证，治当湿热两清，既不可专事清热，亦不可纯于化湿，即所谓"湿热两伤，不可偏治"。黄芩滑石汤，方由辛淡苦寒之品组成，功能清湿中之热、化蕴热之湿，具有清热而不寒滞，化湿而不温燥之妙，用于本证确属合拍之治。本方在现代临床上有用于治疗小儿夏季急性腹泻、登革热、小儿急性肾炎等病。

【原文43】

长夏①受暑，过夏而发者，名曰伏暑。霜未降而发者少轻，霜既降而发者则重，冬日发者尤重，子、午、丑、未之年为多也。

长夏盛暑，气壮者不受也；稍弱者但头晕片刻，或半日而已；次则即病；其不即病而内舍于骨髓，外舍于分肉之间者，气虚者也。盖气虚不能传送暑邪外出，必待秋凉金气相搏而后出也。金气本所以退烦暑，金欲退之，而暑无所藏，故伏暑病发也。其有气虚甚者，虽金风亦不能击之使出，必待深秋大凉初冬微寒相逼而出，故尤为重也。子、午、丑、未②之年为独多者，子、午君火司天，暑本于火也；丑、未湿土司天，暑得湿则留也。（《温病条辨·卷一·上焦篇第36条》）

【注　释】

①长夏：阴历六月，一般指夏秋之交的季节。

②子、午、丑、未：按十二地支纪年，子、午为君火司天，气候炎热；丑、未为湿土司天，气候潮湿。由于伏暑属暑热、湿邪为病，所以吴氏认为在这些年份易发生伏暑。

【解　读】

本条明确提出伏暑是在长夏时感受暑邪，到秋、冬而发的一种温病。因此，伏暑的病证性质既具有暑邪致病的特点，而其发病则在秋、冬，起病多为新感引动伏邪，即内有暑病的见症，外有时令之邪客在表的见症。

暑邪因气虚而侵入人体，隐伏不发，进而耗损正气，降低了人体的防御功能，待秋、冬寒凉之气激发，便突然发动，发为伏暑。本病起病即有高热、心烦、口渴、脘痞、苔腻等暑湿郁蒸气分，或有高热、烦躁、口干不甚渴饮、舌赤等暑热内炽营分的里热见症。以发病急骤、病情严重、病势缠绵为特征。在本条中对感受暑邪当时不发病原因及伏暑病的轻重与发病季节、发病年份关系的论述似较勉强。对于气虚愈甚则发病愈迟、病情愈重的观点，还有待进一步证实，仅能供参考。在临床上，病情的轻重除了与发病季节有一定关系外，还与感邪之轻重、治疗是否得当及病人的全身状况等许多因素有关。但原文中提出的暑邪内伏，必须有秋冬寒凉之气引发的论述，揭示了伏暑病在发病之初每伴见表证的这一特点，符合临床实际。

【原文 44】

太阴伏暑，舌白口渴，无汗者，银翘散去牛蒡、元参，加杏仁、滑石主之。

此邪在气分而表实之证也。（《温病条辨·卷一·上焦篇第 38 条》）

【解　读】

在发病之初既有口渴、壮热等气分里热见症，脘痞、苔白腻等湿阻气机的表现，又有发热、恶风寒、头痛、无汗等时邪郁表见症。所以在治疗时用银翘散去牛蒡子、玄参，加杏仁、滑石。

本条论述伏暑邪在气分兼表实的证治。方中银翘散疏透表邪且轻清泄热，因湿邪内阻，故加杏仁、滑石等宣开气机、分利暑湿，同时顾及与暑相合之湿邪，而去牛蒡子、玄参，因二药具阴腻之性，有碍祛湿之故。

【原文 45】

太阴伏暑，舌赤口渴，无汗者，银翘散加生地、丹皮、赤芍、麦冬主之。

此邪在血分而表实之证也。（《温病条辨·卷一·上焦篇第 39 条》）

【解　读】

在发病之初既有心烦不寐、口干不甚渴饮、舌赤少苔等热灼心营，营热阴伤见证，同时又有发热、恶风寒、头痛、无汗等风邪外袭，肺卫失宣的表实见证。治疗时用银翘散加用生地黄、牡丹皮、赤芍、麦冬。

本条论述伏暑邪在血分兼表实的证治。方用银翘散辛凉解表，疏散风热，加生地黄、麦冬凉营滋阴，赤芍、牡丹皮清营泄热。

本条与前条均为伏暑初起、表里同病的证候，但前条为暑湿内郁气分，本条为暑热内郁营分，曹炳章揭示其临床辨别要点在于舌象，即舌苔白腻者为暑湿内阻，舌赤少苔者为暑热入营，临证时可供参考。

【原文 46】

燥伤肺胃阴分，或热或咳者，沙参麦冬汤主之。

此条较上二条，则病深一层矣，故以甘寒救其津液。

沙参麦冬汤（甘寒法）

沙参三钱　玉竹二钱　生甘草一钱　冬桑叶一钱五分　麦冬三钱　生扁豆一钱五分　花粉一钱五分

水五杯，煮取二杯，日再服，久热久咳者，加地骨皮三钱。（《温病条辨·卷一·上焦篇第 56 条》）

【解　　读】

秋燥后期燥伤肺胃阴液，低热，少痰或无痰，当用沙参麦冬汤以滋养肺胃阴液，清解余热。

本条论述秋燥后期肺胃阴伤的证治。除低热，少痰或无痰之外，还可表现为口干、舌燥、舌光红少苔、脉细数等。沙参麦冬汤是热性病肺胃阴伤证的代表方，不仅可用于秋燥，也可用于各种温病引起的肺胃阴伤证。在现代临床上，本方加减还可用于多种病症，如燥咳、慢性萎缩性胃炎中的胃阴不足型、糖尿病、小儿迁延性肺炎、肺癌、长期低热等。

【原文 47】

燥气化火，清窍不利者，翘荷汤主之。

清窍不利，如耳鸣目赤，龈胀咽痛之类。翘荷汤者，亦清上焦气分之燥热也。

翘荷汤（辛凉法）

薄荷一钱五分　连翘一钱五分　生甘草一钱　黑栀皮一钱五分　桔梗二钱　绿豆皮二钱

水二杯，煮取一杯，顿服之。日服二剂，甚者日三。

［加减法］耳鸣者，加羚羊角、苦丁茶；目赤者，加鲜菊叶、苦丁茶、夏枯草；咽痛者，加牛蒡子、黄芩。（《温病条辨·卷一·上焦篇第 57 条》）

【解　　读】

上焦燥热盛而化火，上炎头面诸窍，引起耳鸣、目赤、龈胀咽痛等症状可用翘荷汤。

本条提到燥干清窍之证，不能主以养液，而应先轻宣凉散兼导之下降，深得治秋燥之秘，堪作临床指导。

【原文 48】

温毒咽痛喉肿，耳前耳后肿，颊肿，面正赤，或喉不痛，但外肿，甚则耳聋，俗名大头温、虾蟆温者，普济消毒饮去柴胡、升麻主之。初起一二日，再去芩、连，三四日加之佳。

温毒者，秽浊也。凡地气之秽，未有不因少阳之气而自能上升者，春夏地气发泄，故多有是证；秋冬地气，间有不藏之时，亦或有是证；人身之少阴素虚，不能上济少阳，少阳升腾莫制，亦多成是证；小儿纯阳火多，阴未充长，亦多有是证。咽痛者，经谓"一阴一阳结，谓之喉痹"。盖少阴、少阳之脉，皆循喉咙，少阴主君火，少阳主相火，相济为灾也。耳前耳后颊前肿者，皆少阳经脉所过之地，颊车^①不独为阳明经穴也。面赤者，火色也。甚则耳聋者，两少阳之脉，皆入耳中，火有余则清窍闭也。治法总不能出李东垣普济消毒饮之外。其方之妙，妙在以凉膈散为主，而加化清气之马勃、僵蚕、银花，得轻可去实之妙；再加元参、牛蒡、板蓝根，败毒而利肺气，补肾水以上济邪火。去柴胡、升麻者，以升腾飞越太过之病，不当再用升也。说者谓其引经，亦甚愚矣！凡药不能直至本经者，方用引经药作引，此方皆系轻药，总走上焦，开天气，肃肺气，岂须用升、柴直升经气耶？去黄芩、黄连者，芩、连里药也，病初起未至中焦，不得先用里药，故犯中焦也。（《温病条辨•卷一•上焦篇第18条》）

【注　释】

①颊车：为足阳明胃经上的穴位，位于耳的前下方，下颌角的前上方。

【解　读】

咽痛喉肿，耳前耳后肿，颊肿，面正赤，或喉不痛，但外肿，甚则耳聋。俗称大头瘟、痄腮（虾蟆瘟）等。可用普济消毒饮去柴胡、升麻。初起一二天的时候去掉芩、连，三四天再加更佳。

本条论述温毒的发病特点、临床表现和治法。对于本病的治疗，总的来说，不出于李东垣的普济消毒饮之外。该方以凉膈散为主体，加入了能轻清去秽浊之气的马勃、白僵蚕、金银花，有"轻可去实"之妙。另外再加上玄参、牛蒡子、板蓝根，可以清热解毒而宣通肺气，补益肾水而上济心火。吴鞠通在方中之所以要去除升麻、柴胡，是因为考虑到本病的发生是因少阳升发过度，故不用升麻、柴胡，以避免升腾发散过度，反有助少阳之火势。但实际上，本方配伍之妙就在用升麻、柴胡之升散与芩、连之苦寒相伍，一升一降，且升麻本身有解毒之功，柴胡则有升散少阳之力，又可以作为本方的引经药，对于本病都有治疗作用，所以不去为宜。

【原文 49】

温病愈后，或一月，至一年，面微赤，脉数，暮热，常思饮不欲食者，五汁饮主之，牛乳饮亦主之。病后肌肤枯燥，小便溺管痛，或微燥咳，或不思食，皆胃阴虚也，与益胃、五汁辈。

前复脉等汤复下焦之阴。此由中焦胃用之阴不降，胃体之阳独亢，故以甘润法救胃用，配胃体，则自然欲食，断不可与俗套开胃健食之辛燥药，致令燥咳成痨也。

五汁饮、牛乳饮方（并见前秋燥门）

益胃汤（见中焦篇）

按吴又可云"病后与其调理不善，莫若静以待动"，是不知要领之言也。夫病后调理，较易于治病，岂有能治病反不能调理之理乎！但病后调理，不轻于治病。若其治病之初，未曾犯逆，处处得法，轻者三五日而解，重者七八日而解，解后无余邪，病者未受大伤，原可不必以药调理，但以饮食调理足矣，《经》所谓食养尽之是也。若病之始受既重，医者又有误表、误攻、误燥、误凉之弊，遗殃于病者之气血，将见外感变而为内伤矣。全赖医者善补其过（谓未犯他医之逆；或其人阳素虚，阴素亏；或前因邪气太盛，故剂不得不重；或本虚邪不能张，须随清随补之类），而补人之过（谓已犯前医之治逆），退杀气（谓余邪或药伤），迎生气（或养胃阴，或护胃阳，或填肾阴，或兼固肾阳，以迎其先后天之生气），活人于万全，岂得听之而已哉！万一变生不测，推委于病者之家，能不愧于心乎！至调理大要，温病后一以养阴为主。饮食之坚硬浓厚者不可骤进。间有阳气素虚之体质，热病一退，即露旧亏，又不可固执养阴之说，而灭其阳火。故本论中焦篇列益胃、增液、清燥等汤，下焦篇列复脉、三甲、五汁等复阴之法，乃热病调理之常理也；下焦篇又列建中、半夏、桂枝数法，以为阳气素虚，或误伤凉药之用，乃其变也。《经》所谓："有者求之，无者求之，微者责之，盛者责之。"全赖司其任者，心诚求之也。（《温病条辨·卷三·下焦篇第35条》）

【解　　读】

本条论述温病愈后胃阴未复的证治。

温病后期的调理较为复杂，在温病邪去愈后，除了有肾阴耗损和阳虚痰饮诸疾外，还常见胃阴未复之证。条文中提出面微赤、脉数、暮热，为阴虚无以配阳的虚热征象，与阳明实热所出现的面目红赤、脉洪大有力、身体壮热者迥然不同。常思饮、不欲食，为胃阴虚而胃气不醒所致，治疗可用五汁饮、牛乳饮甘寒养阴醒胃。肌肤枯燥为津液虚而不能濡养所致；小便溺管痛为下焦阴液不足而引起小便量少，或涓滴难下，与湿热蕴阻下焦所致小便频数疼痛者不同；微燥咳为肺阴不足，不能清降之故，故治疗可用益胃汤、五汁饮等滋养肺胃，养阴润燥。

吴鞠通强调温病恢复期的调理，一般应以养阴为主。由于温邪最易伤阴，温病后期多有阴伤表现，在具体调理时应辨别肺胃阴伤为主，还是肝肾阴虚为主，前者当用甘寒清养肺胃的药物调理，后者则应用咸寒、甘寒滋养肝肾的药物调理。但对于素体阳虚之人，温病后期往往表现为阳气不足，此时又不可拘泥于养阴之说，而应从温阳调理。当然，饮食调养也是温病瘥后调理的重要手段。

【原文 50】

治外感如将（兵贵神速，机圆法活，去邪务尽，善后务细，盖早平一日，则人少受一日之害）；治内伤如相（坐镇从容，神机默运，无功可言，无德可见，而人登寿域）。治上焦如羽（非轻不举）；治中焦如衡（非平不安）；治下焦如权（非重不沉）。（《温病条辨·卷四·杂说·治病法论》）

【解　　读】

本条论述外感病、内伤病治法和三焦治则。

治疗外感病犹如将军领军作战一样，用兵贵在神速，用药贵在及时，作战要机动灵活，治病要随证变法，主动彻底地祛除一切外来病邪，善后治疗也务必细致周到，因为疾病早一天治愈，病人便可少受一天疾病的困扰。而治疗内伤杂病就如同宰相治理国家一样，要从容镇定，善于运筹帷幄，不可急于求成，虽然短期内看不到明显的功德，但能使人们安居乐业，健康长寿。

吴鞠通此论是对外感病和内伤病治疗指导思想的主要区别作了高度概括，用"将"与"相"生动地揭示了外感病与内伤病在治疗法度上的区别。但仅此并不能全面反映二者治疗的不同，也不能截然将二者的治疗方法分开。因而，临证应在充分领会吴氏外感病、内伤病治疗大法精神的基础上，权衡轻重缓急，恰当处理。

吴氏对于三焦病证的治则，用"羽""衡""权"三字作概括，突出了三者在治疗上的主要特点与区别，具有重要的临床指导意义。"羽"意为轻，即治疗上焦病证所用药物以轻清为主，不能用过于苦寒沉降之品，以免药过病所。同时，用药剂量也宜轻，煎药时间也宜较短，均体现了"轻"的特点。"衡"指秤杆，意为平，即治疗中焦病证，必须平定邪势之盛，使机体阴阳归于平衡。此外，对于湿热之邪在中焦者，应根据湿与热之孰轻孰重而予清热化湿之法，不能单治一边，也体现了"平"的特点。"权"指秤砣，意为重，即治疗下焦病证，所用药物以重镇滋填厚味之品为主，使之直入下焦滋补肾阴，或用介类重镇之品以平息肝风，这些都体现了"重"的特点。

【原文 51】

太阴温病，不可发汗，发汗而汗不出者，必发斑疹，汗出过多者，必神昏谵语。发斑者，化斑汤主之；发疹者，银翘散去豆豉，加细生地、丹皮、大青叶，倍元参主之。禁升麻、柴胡、当归、防风、羌活、白芷、葛根、三春柳。神昏谵语者，清宫汤主之，牛黄丸、紫雪丹、局方至宝丹亦主之。

温病忌汗者，病由口鼻而入，邪不在足太阳之表，故不得伤太阳经也。时医不知而误发之，若其人热甚血燥，不能蒸汗，温邪郁于肌表血分，故必发斑疹也。若其人表疏，一发而汗出不止。汗为心液，误汗亡阳，心阳伤而神明乱，中无所主，故神昏。心液伤而心血虚，心以阴为体，心阴不能济阳，则心阳独亢，心主言，故谵语不休也。且手经逆传，世罕知之，手太阴病不解，本有必传手厥阴心包之理，况又伤其气血乎！（《温病条辨·卷一·上焦篇第 16 条》）

【解　　读】

温病初起，邪在肺卫的手太阴温病，治当辛凉疏解，不能用辛温发汗的方法，如误用后就会发生一些变证。如误用辛温之品助热势，而阴液不足，又无作汗之源，汗不得出，邪热内逼血分，发于皮肤则为斑疹；如卫表疏松，在误用辛温发汗后，汗出不止，必然损伤心阳、心阴，邪热又可乘虚而入，造成邪闭心包，神明失主。所以"温病禁汗"关键在于禁用麻黄汤、桂枝汤之类辛温发汗法。结合临床实际，温病禁汗并不能理解为温病的治疗绝对禁止使用发汗药物，特别是对感受温邪在表，表气郁闭而恶寒较著，或无汗者的治疗，可在辛凉清热的基础上，配伍辛散或少量辛温而不燥之品以助开表透汗之力，如辛凉平剂银翘散中即有淡豆豉、荆芥辛温发汗之品。说明温病的治疗并非绝对禁汗，而应把握禁用何类发汗药物。

对误汗后所造成的上述变证，吴鞠通提出：发斑者，可用化斑汤凉血解毒化斑；发疹者，银翘散去豆豉，加细生地黄、牡丹皮、大青叶，倍玄参以清营凉血解毒透疹，但禁用升麻、柴胡、当归、防风、羌活、白芷、葛根、三春柳等辛温发散之品。对神昏谵语者，可用清宫汤，同时可配合牛黄丸、紫雪丹、局方至宝丹等。从吴氏列出的治疗神昏谵语的方药来看，主要是针对误汗后发生邪闭心包者，但如误汗后发生心阳、心阴外脱，或出现内闭外脱者，则不可拘于此法，当用固脱救逆之法，或固脱与开窍并用。

本条论述温病忌汗之理及误汗而引起斑疹、邪闭心包等变证的治疗。列出了化斑汤、银翘散去豆豉，加细生地黄、牡丹皮、大青叶、倍玄参方和清宫汤、牛黄丸、紫雪丹、局方至宝丹等治疗斑疹和邪闭心包的方剂，所以本条虽只讨论温病误治的处理，实际上却是论述温病斑疹和邪闭心包治法的重要条文。

【原文 52】

斑疹，用升提则衄，或厥，或呛咳，或昏痉，用壅补则瞀乱[①]。

此治斑疹之禁也。斑疹之邪在血络，只喜轻宣凉解。若用柴胡、升麻辛温之品，直升少阳，使热血上循清道则衄；过升则下竭，下竭者必上厥；肺为华盖，受热毒之熏蒸则呛咳；心位正阳，受升提之摧迫则昏痉。至若壅补，使邪无出路，络道比经道最细，诸疮痛痒，皆属于心，既不得外出，其势必返而归之于心，不瞀乱得乎？（《温病条辨·卷二·中焦篇第 23 条》）

【注　　释】

①瞀乱：指心中闷乱，头目昏眩。

【解　　读】

本条所提出的斑疹治疗禁忌主要为升提、壅补二法。所谓升提，是指用辛温之剂发散透疹之法。这一治法主要是针对风疹、麻疹表气郁闭较甚者而设的，但通常对这类疾病的治疗仍以辛凉宣透为主，而非滥用辛温升提，更不要说是用于斑疹等营血有热之证。至于壅补，对一般斑疹治疗并无使用的必要，因斑疹本是邪热之证，治以清解为主。但在温病发斑疹时，如正气大虚而出现斑疹内陷之逆证，临床上可出现体温骤降，斑疹突然隐没等见症，当用补气以托斑疹之法。此则不属禁忌之法。

【原文 53】

斑疹阳明证悉具，外出不快，内壅特甚者，调胃承气汤微和之，得通则已，不可令大泄，大泄则内陷。

此斑疹下法，微有不同也。斑疹虽宜宣泄，但不可太过，令其内陷。斑疹虽忌升提，亦畏内陷，方用调胃承气者，避枳、朴之温燥，取芒硝之入阴，甘草败毒缓中也。

调胃承气汤（方见前）

（《温病条辨·卷二·中焦篇第 24 条》）

【解　　读】

温病发生斑疹而具有阳明证，表现为大便不通、腑气壅滞者，可用调胃承气汤微微攻下，使腑气得通，邪热得以外泄，则斑疹也每可透发。

本条提出温病斑疹用攻下之法应注意以下两点：一是掌握使用攻下的指证，既有阳明证，又有"外出不快，内壅特甚"；二是攻下当适可而止，不能过度，除了只能用缓下之剂外，在得下之后不可再下，以免发生内陷之变。斑疹"外出不快"，有因正虚不能达邪的，有因邪毒深重郁伏不透的，亦有因阳明实邪壅塞特甚而致邪热不易外透的。本条文中明确指出"阳明证悉具"，乃因邪热内壅太盛所致，临床必具有阳明腑实诸症。所以治疗当予调胃承气汤通腑泻实，以冀内壅得通，邪机松动而斑疹易于透发。但泻下之剂毕竟非斑疹正治之法，只可暂用而不可久服，一旦大便得通里实得泄即应停止。切不可攻下太过，导致泄泻不止而造成邪热乘虚内陷的严重后果。吴氏所谓斑疹下法与一般典型腑实使用下法"微有不同"，即是指斑疹攻下只能"微和之"，而不宜峻猛，目的在于轻泄内壅之邪，使邪机松动斑疹得以透发。故临床"只可偶一用之"，而"不可太过"，以免邪热乘机内陷。

【原文 54】

温病小便不利者，淡渗不可与也，忌五苓、八正辈。

此用淡渗之禁也。热病有余于火，不足于水，惟以滋水泻火为急务，岂可再以淡渗动阳而燥津乎？奈何吴又可于小便条下，特立猪苓汤，乃去仲景原方之阿胶，反加木通、车前，渗而又渗乎？其治小便血分之桃仁汤中，仍用滑石，不识何解！（《温病条辨·卷二·中焦篇第 30 条》）

【解　读】

温病见小便不利，不可滥用淡渗利尿之剂，如五苓散、八正散等分利方剂皆是所禁。

本条论述温病伤阴而小便不利者禁用淡渗之理。如误用淡渗之法，会进一步耗伤阴液，因而吴鞠通对《温疫论》中所提出的小便不利用猪苓汤法提出了异议。实际上，温病过程中出现小便不利的原因较多。一般来说，温病的小便不利是因为阴液耗伤所致，但也有因其他原因而引起的，特别是在湿热性温病中，因湿邪阻于下焦、三焦功能失常等原因也可引起小便不利，此时淡渗就是当用之法。所以笼统地说温病小便不利不能用淡渗，似较片面。如吴又可所治的小便不利，乃热结膀胱，膀胱气化失司所形成，所以用猪苓汤去阿胶，加木通、车前子，主在清利湿热，并非不可用。

【原文 55】

温病燥热，欲解燥者，先滋其干，不可纯用苦寒也，服之反燥甚。

此用苦寒之禁也。温病有余于火，不用淡渗犹易明，并苦寒亦设禁条，则未易明也。举世皆以苦能降火，寒能泻热，坦然用之而无疑，不知苦先入心，其化以燥，服之不应，愈化愈燥。宋人以目为火户，设立三黄汤①，久服竟至于瞎，非化燥之明征乎？吾见温病而恣用苦寒，津液干涸不救者甚多，盖化气②比本气③更烈。故前条冬地三黄汤，甘寒十之八九，苦寒仅十之一二耳。至茵陈蒿汤之纯苦，止有一用，或者再用，亦无屡用之理。吴又可屡诋用黄连之非，而又恣用大黄，惜乎其未通甘寒一法也。（《温病条辨·卷二·中焦篇第 31 条》）

【注　释】

①三黄汤：宋以前方书中有三黄汤多首，此处似指《银海精微》三黄汤，由黄连、黄芩、大黄组成，治疗目疾。
②化气：这里指滥用药物引起的病变。
③本气：这里指由病邪导致的病变。

【解　读】

热邪化燥伤津，燥热宜滋，当以甘寒柔润之品滋养阴液，润燥泻热，而不可单纯用苦寒泻火之品，否则极易促使温热化燥伤阴，而阴愈伤则火愈炽。

本条论述温病热盛阴伤不可纯用苦寒之禁。温病过程中出现燥热时，不可单用苦寒以冀解除燥热，而应投用甘寒之品"先滋其干"。但应当看到，甘寒之品虽能润燥泄热，但其清热之力毕竟较弱，如邪热较甚时可适当配合苦寒之品以泻邪热，即所谓"甘苦合化"。文中列举的冬地三黄汤，以甘寒养阴之生地黄、玄参、麦冬、芦根汁、金银花露为主，配合少量苦寒的黄芩、黄连、黄柏以泻火，即体现了"先滋其干，不可纯用苦寒"的治疗思想。然而，冬地三黄汤虽是以甘寒之品为主，但不能认为本方可用于所有的热盛阴伤证，在临床上还应根据热盛与阴伤之侧重而分别掌握清热与养阴之孰重孰轻，不能拘定一方。

【原文 56】

阳明温病，下后脉静，身不热，舌上津回，十数日不大便，可与益胃、增液辈，断不可再与承气也。下后舌苔未尽退，口微渴，面微赤，脉微数，身微热，日浅者，亦与增液辈，日深舌微干者，属下焦复脉法也（方见下焦）。勿轻与承气，轻与者肺燥而咳，脾滑而泄，热反不除，渴反甚也，百日死。

此数下亡阴之大戒也。下后不大便十数日，甚至二十日，乃肠胃津液受伤之故，不可强责其便，但与复阴，自能便也。此条脉静身凉，人犹易解，至脉虽不躁而未静，身虽不壮热而未凉，俗医必谓邪气不尽，必当再下，在又可法中亦必再下。不知大毒治病，十衰其六，但与存阴退热，断不误事（下后邪气复聚，大热大渴，面正赤，脉躁甚，不在此例）。若轻与苦燥，频伤胃阴，肺之母气受伤，阳明化燥，肺无秉气，反为燥逼，焉得不咳。燥咳久者，必身热而渴也。若脾气为快利所伤，必致滑泄，滑泄则阴伤而热渴愈加矣，迁延三月，天道小变之期，其势不能再延，故曰百日死也。（《温病条辨·卷二·中焦篇第33条》）

【解　读】

温病阳明腑实证经攻下之后，脉已平静，身热亦退，舌上燥裂之苔转润，此为阳明热结已去之象。但此时也可有多天不大便者，这是因温病阳热之邪已灼伤阴液，加上投用攻下之后阴液又进一步受伤，津液干涸，不能滋润肠道，故而大便不行，这与阳明腑实内结迥然有别。对这种大便不通证的治疗自然不能再用承气之类强行攻下，而应当用益胃汤或增液汤滋养阴液。阴液得复，肠道润泽，大便自能通行，即所谓"增水行舟"。吴鞠通进而指出，阳明腑实证在攻下之后即使身壮热已减但未尽退，脉虽不躁而未静，不能一概视为邪气未尽而皆再用攻下之法。对于下后症状未能尽除的阴伤之证，吴鞠通按其阴伤的部位及程度分别施治。如出现口微渴、面微赤、脉微数、身微热，但症状逐渐减轻者，属于阴伤较轻，可予增液汤增液润肠，大便自能通下；如症状逐渐加重者，属于阴伤较重，已耗及下焦肝肾真阴，可予加减复脉汤之类以滋养肾阴增液润燥。

本条强调了对于阴伤之大便不通不可妄用攻下。但也有阳明腑实证在攻下后邪气未尽而仍需再用攻邪之剂者，此时仅用养阴之法往往难以奏效。如确属有形热结未尽者，可再用下法，如属无形邪热未尽者，亦可与清退余热法配合。但应注意的是，凡是经过攻下之后，人体阴液往往耗伤较甚，此时若再投攻逐之剂，更应注意顾护阴液，每需攻补兼施。

【原文57】

壮火尚盛者，不得用定风珠、复脉。邪少虚多者，不得用黄连阿胶汤。阴虚欲痉者，不得用青蒿鳖甲汤。（《温病条辨·卷三·下焦篇第17条》）

此诸方之禁也。前数方虽皆为存阴退热而设，其中有以补阴之品，为退热之用者；有一面补阴，一面搜邪者；有一面填阴，一面护阳者。各宜心领神会，不可混也。

【解　读】

如果壮火还很盛的，就不能用定风珠、复脉汤之类；邪热少、虚热多、真阴欲竭的，就不可用黄连阿胶汤；阴虚风动的，又不可用青蒿鳖甲汤。

本条强调了治疗下焦病证的主要方剂，如大小定风珠、加减复脉汤、黄连阿胶汤、青蒿鳖甲汤等，都具有滋养肾阴的作用，在临床运用时除了要掌握各自的适应证外，还要注意其禁忌证。总的来说，这些方剂对于病邪亢盛、不属下焦证者均不适宜。吴鞠通又分别论及三种情况：一是对大定风珠、加减复脉汤来说，因属填补真阴之剂，所以对邪热尚盛者禁用；二是对黄连阿胶汤来说，因属滋水清心之剂，所以对火热之象不著者禁用；三是对青蒿鳖甲汤来说，因属清虚热之剂，所以对肾阴大虚而虚风内动者禁用，特别是该方中的青蒿，性偏升散透泄，有"次柴胡"之称，所以如误用于虚风内动之证，可导致风阳更加鸱张而加重病情。至于自注中对诸方作用的归纳，虽可供参考，但尚不够全面，如大小定风珠、加减复脉汤等除了有退虚热的作用外，还有养阴息风、滋补肾阴等多方面的作用。

文中提出"以补阴之品，为退热之用，"虽主要指加减复脉汤，但在温病中用补阴方药，往往有扶正祛邪之功，有时对邪热也有一定的治疗作用，揭示了养阴药物的一个重要的治疗作用。

第二十五章　刘奎《松峰说疫》

第一节　刘奎与《松峰说疫》

刘奎，字文甫，自号松峰山人，清代山东诸城人。其父刘引岗，精晓医理，但见有病人，总是竭力救治。刘奎身患疾病，且自幼受其父影响，遂发愤学医。他生平信服吴又可的温疫理论，同时又对吴氏的学术思想加以完善，终在治疗瘟疫方面得以独树一帜。乾隆五十一年（1786 年），刘奎有感于当时"伤寒自仲景而下，承承继继，各有专家"，谈及瘟疫则"不过寥寥数语"，以致时医多以伤寒法治疗疫病，其效多难愈的困境。其遍览岐黄医术，著此书以昭示伤寒与瘟疫之不同，拓医者之治法，挽世人之性命。

《松峰说疫》为刘奎代表作之一，是继吴又可《温疫论》后又一部较为全面的温疫学著作。该书首创疫病温疫、寒疫、杂疫的三疫说，完善了疫病体系，构建了中医疫病框架。其用药多取穷乡僻壤常见之药，补本草之未备，并对瘟疫的发生、传变、病症、治方、宜忌和善后，以及避瘟除疫的方药等进行了阐述，在小儿疫病防治方面亦有独到见解，为中医疫病理论的丰富和发展做出了重要贡献。

原书共六卷，首卷述古，作者博采前贤有关瘟疫论述，以明其学术渊源；卷二论治，先列总论十二条，次举瘟疫统治八法等；卷三杂疫，集诸疫七十余证，其治法列举刮痧、治疫痧方治诸法及用药宜忌等；卷四辨疑，列举十四条有关瘟疫之疑点加以剖析；卷五诸方，载方一百二十余首；卷六运气，详解五运六气与瘟疫发生关系的论述。此书创"瘟疫统治八法""瘟疫六经治法"理论，具有较高的研究价值。

刘奎所著《松峰说疫》秉张仲景六经辨证学说，承吴又可瘟疫不同于伤寒之说，博采众长、萌发新意。书中将吴又可表里传变与六经证候相结合，指出瘟疫在表为三阳经证，在里为三阴经证，进而发展仲景六经辨证，创新性地提出温疫的六经证候及治法。其以浮萍代麻黄发瘟疫之汗等理论，为后世中医大家，如黄元御、曹颖甫、丁甘仁等治疗温病提供新思路。其助汗、解毒等逐邪方法，佩戴、熏烧等外用手段，为现代临床防治急性传染性疾病提供了中医思路。

第二节　《松峰说疫》

【原文1】

经曰：其冬有非节之暖者，名曰冬温。冬温之毒与伤寒大异。冬温复有先后，更相重沓，亦有轻重，为治不同。

松峰曰：冬暖，来年入夏必病，当时病者却少。

阴阳应象大论曰：冬伤于寒，春必温病。

松峰曰：《云笈七签》中引作冬伤于汗，甚妙。盖言冬时过暖，以致汗出，则来年必病温。余细体验之，良然。冬日严寒，来春并无瘟疫，以其应寒而寒，得时令之正故耳。且人伤于寒岂能稽留在身，俟逾年而后病耶？

金匮真言论曰：夫精者，身之本也。故藏于精者，春不病温。

松峰曰：藏精者，百病不生，岂第不病温而已哉。

论疾诊尺篇曰：尺肤热甚，脉盛躁者，病温也。其脉盛而滑者，病且出也。

松峰曰：出字谓邪不入里，将解散也。（《松峰说疫·卷之一·述古》）

【解　读】

《黄帝内经》曰：冬季有不合节气的温暖，名叫冬温。冬温的毒邪与伤寒差别很大。冬温又分先后，更相互重叠，也有轻重之分，治疗方法不同。

松峰说：冬季温暖，第二年入夏一定会生病，当时生病的人却很少。

《素问·阴阳应象大论》曰：冬天受寒，春天一定会患温病。

松峰说：《云笈七签》中引用为冬天出汗受寒，非常好。大概是说冬天过于温暖，以致出汗，那么第二年一定会患温病。我仔细体验，确实如此。冬天天气严寒，第二年春天并没有瘟疫，是因为它本就应该寒冷，处于正常的时令。而且人受寒怎么能停留在身体里，等待超过一年之后才生病呢？

《素问·金匮真言论》曰：精是身体的根本。所以藏精的人，春天不会患温病。

松峰说：藏精的人，百病不生，岂止是不患温病而已。

《灵枢·论疾诊尺》曰：尺肤热严重，脉搏旺盛急躁的，患温病。脉搏盛而滑的，病将要治愈。

松峰说："出"这个字是邪气不入里将要解散的意思。

此条阐述刘奎对伏寒化温不同的见解。世人皆以伏寒化温为准绳，刘氏则认为寒为冬之常气，并不会潜伏人体至来年才化为温病。"冬伤于汗"正符合冬应寒反大温，是四时不正之气引发温病。刘氏敢于打破既往认知的禁锢，为后世诊治温病提供了新思路。

【原文 2】

经曰：春应暖而复大寒，夏应热而反大凉，秋应凉而反大热，冬应寒而反大温，此非其时而有其气，是以一岁之中，长幼之病多相似者，此则时行之气也。

刘南瑛曰：四时气候不正为病，谓之时症，与伤寒、温、暑、寒疫等症不同，唯秋从未见有病者。

《素问》：四时不节，则生大疫。

《伤寒论》曰：阳脉洪数，阴脉实大，遇温热变为温毒。（阳主表，阴主里，洪数实大皆热也。两热相合，变为温毒。）

又曰：温病之脉，行在诸经，不知何经之动也，各随其经所在而取之。（瘟病由不正之气散行诸经，难别何经所受，必审其病之属于何经，而后可以施治。）

热病须得脉浮洪，细小徒自费神功。（阳病当得阳脉。细小，阴脉也。属死症，不治。）汗后脉静当便瘥，喘热脉乱命应终。（汗后邪退即生，邪盛即死。）

松峰曰：热病而脉细小，虽云不治，然有脉厥[①]者，不在此例。（《松峰说疫·卷之一·述古》）

【注　释】

①脉厥：战汗后暂见脉停而呼吸尚存之证。

【解　读】

《黄帝内经》曰：春天应当温暖却反而大寒冷，夏天应当热却反而大凉，秋天应当凉却反而大热，冬天应当寒却反而大温，这不是它该有的时节却有了这种气候，因此一年之中，年长的和年幼的所得的病多数都是相似的，这就是时行之气。

刘南瑛说：四时气候不正常而致病，称它为时症，与伤寒、温、暑、寒疫等病症不同，唯有秋天从未见过有生病的。

《素问》曰：四时之气不调和，就会产生大的疫病。

《伤寒论》曰：阳脉洪数，阴脉实大，遇到温热变成温毒。（阳主表，阴主里，洪数实大都是热的表现。两种热邪相合，变成温毒。）

又说：温病的脉象，流行在各个经脉，不知道是哪一经的病变。（因为瘟病由不正之气散行在各个经脉，难以辨别是哪些经脉受病，一定要审察病属于哪一经，然后才可以施治。）

热病应当脉象浮洪，脉象细小治疗只会徒劳。（阳病脉象应当是阳脉。细小是阴脉，属于死症，无法治疗。）发汗后脉象平静就会痊愈，喘息发热脉象混乱生命将要终结。（发汗后邪气消退就会生存，邪气盛就会死亡。）

松峰说：热病而脉象细小，虽然说是无法治疗，然而有脉厥的，不属于这种情况。

此条刘松峰补充温病发病的证素表现。刘氏认为，温病脉象中虽是热病、脉象细小，但仍可以治疗的情况，即战汗后暂见脉停而呼吸尚存之证。此体现其理论的严谨性，以及对温病发生发展的研究之周密。

【原文3】

治瘟疫大抵不宜发汗。经曰：不恶寒而反渴者，温病也。明其热自内达外也。疫有伤气、伤血、伤胃之殊，故见证不同，治亦稍异。若入脏者，则不知人而死矣。大法以症为则，毋专以脉为据也。

松峰曰：入脏不知人，亦不必即死。不过较在经者难施治耳，此兼三疫而言。

人在气交之中，如鱼在水，一毫渣滓混杂不得，设川泽泼灰，池塘入油，鱼鲜有得生者，人受疫气，何以异此。

疫者，民皆病也。疠鬼为灾，斯名疫耳。

松峰曰：疫如徭役之役，沿门阖户皆病之谓。齐俗谓小儿生痘为当差①，亦即徭役之义。（《松峰说疫·卷之一·述古》）

【注　释】

①齐俗谓小儿生痘为当差：此处引用中国北方的民间说法，将出痘（一种由天花病毒引起的疾病）比作"当差"，意指瘟疫就像服劳役一样，普遍而严重。

【解　读】

治疗瘟疫大抵不宜发汗。经书写道：不恶寒而口渴的，是温病。明确指出热是从内达外。瘟疫有伤气、伤血、伤胃的不同，所以见证不同，治疗方法也有所不同。如果瘟疫深入脏腑，人就会不知不觉地死去。总的治疗方法是依据症状，不只是根据脉象。

松峰说：瘟疫深入脏腑使人昏迷，也不一定会死。只不过较之在经脉者更难治疗罢了。这是兼指三种瘟疫而言。

人在气交之中，就像鱼在水中，丝毫污垢混杂不得，如果江河里泼灰，池塘里放进油，鱼很少能生存的。人受到瘟疫侵袭，与这种情况有什么不同呢？

疫，是指百姓都患病。因病邪而造成灾难，这才把它称为疫。

松峰说：疫就像徭役一样，挨家挨户都患病，称为疫。齐地的风俗把小孩生痘称为当差，也有徭役的意思。

此条讨论刘奎对温病发病的认识。刘氏结合北方俗语，将何为瘟疫作通俗解释。温病的治疗不能仅仅根据脉象，而应结合症状进行判断。此亦弥补前人过于强调依据脉象施治，忽视整体的不足。

【原文4】

瘟病之治，宜从凉散固也。然必表里俱有热症方可用，若表邪未解，虽外热如火而内无热症可据者，不得概用凉药。

松峰曰：误投热药犹或可解，若误投凉药，杀人等于操刃。语曰：姜桂投之不瘥，芩连用之必当。其不曰芩连投之不瘥，姜桂用之必当者，明乎伤寒妄投凉药则不可救矣。瘟疫虽属邪热，其有不宜用凉药之时，投剂仍当审慎。

冬有非时之暖，或君相客热之令而病热者，名曰冬温，与冬月正伤寒大异。法宜凉解，此舍时从症也。若夏有寒者，其宜温亦然。

松峰曰：冬温之说，吴又可曾非之，然谓冬时绝无温热则又不然，故宜舍时从症。

寒疫乃天时之暴寒，较冬时之严寒，又有轻重之异。时气自是天行疫疠之气，又非寒比也。瘟病多山泽蒸气。

松峰曰：冬时亦有热疫，余子秉锦，于深冬时，忽患四肢走注^①疼痛，余以治周痹^②之法治之不应，遂自用银花、草节、羌、防、荆芥、薄荷、桑枝，黄芩、栀子、生地，凉散败毒之品加减出入，服三四十帖始愈。后闻其时患此症者甚多，始知此亦疫症也。

时气者，乃天行暴疠之气，不因寒而得，治法当辟散疫气，扶正气为主，若多日不解，邪热传变杂症，宜从伤寒变症条内采择用之。

经曰：冬不藏精者，春必病瘟。十月属亥，十一月属子，火气潜伏，当养其真，而为来春发生之本，此时若恣意戕贼，至春阳气轻浮，必有瘟疫，此两个月为一年之虚。若上弦前、下弦后，月廓月空为一月之虚。风霾霆电，大寒热，日月蚀，愁怒惊悲，醉饱劳倦，为一日之虚，当此时，可不养天和远房室哉！

温热病因外感内伤，触动郁火，自内而发之于外，初则表里俱热，宜用凉散之剂，两除表里之热，久则表热微而里热甚，又宜承气苦寒之剂以泻之，则热退身凉而病自已。（倘认作即病伤寒之症，用麻黄辛温之剂以发表，则内热愈甚而斑黄、狂乱之症起矣。或未用辛凉之剂以解表，便用承气苦寒之剂以攻里，则表热未去而结胸虚痞之症见矣。）

松峰曰：瘟疫不可认作即病之伤寒，便用麻黄固已，余曾经瘟症盛行之时，众人所病略同，大概宜用凉散攻下之剂。中有一人得病，询其症，不过身热、身痛、头痛、拘急等症，诊其脉却迟而紧，竟与冬月正伤寒无异。因投麻黄发表之剂，乃得汗解。始悟治病最宜变通，不可拘执，瘟疫固尔，杂病亦然。

凡伤寒瘟疫其不可治及难治者，必属下元虚症。（松峰按：间亦有之，亦不必然。）如家中传染者，缘家有病人，旦夕忧患，饮食少进则气馁，感其病气，从口鼻入，故宜清阳明，舒郁结，兼理劳伤为要。（松峰按：此句不可泥。兼字宜重读。）

松峰云：余家曾有患瘟症者十余人，互相传染。余日与病人伍，饮食少进，旦夕忧患所不待言，而竟免传染。偶一日，一入疫家，实时而病，求其故不得，因忆伊芳时举家患病，余忙乱终日，夜来独居一室，闭门焚降真香③一块，想以此得力耶。

瘟疫不可先定方，瘟疫之来无方也。

伤寒瘟疫三阳症中，往往多带阳明者。手阳明经属大肠，与肺为表里，同开窍于鼻。足阳明经属胃，与脾为表里，同开窍于口。凡邪气之入，必从口鼻，故兼阳明症者独多。邪在三阳，法宜速逐，迟则胃烂发斑。或传入里，则属三阴，邪热炽者，令阴水枯竭，于法不治，此治之后时之过也。（《松峰说疫·卷之一·述古》）

【注　释】

①走注：行痹的别称。《太平圣惠方》卷二十一："夫风走注者，是风毒之气，游于皮肤骨髓，往来疼痛无常处是也，此由体虚，受风邪之气，风邪乘虚所致，故无定止。是谓走注也。"

②周痹：痛处遍及全身的痹证。明代张介宾《类经·疾病类六十八》言："能上能下，但随血脉而周遍于身，故曰周痹。"

③降真香：亦名降香、紫藤香。

【解　读】

瘟疫的治疗，适宜用凉散固本的方法。然而，必须是表里都有热证的人才可以用，如果表邪未解除，虽然外热如火而内无热证可以依据，也不可以随意用凉药。

松峰说：误用热药还有可能解决，如果误用凉药，那么就如同拿着刀子杀人一样。有句话说：如果用姜、桂治疗不好，那么用芩、连就应当有效。它不说芩、连治疗不好，用姜、桂就应当有效，说明了对伤寒如果误用凉药则无法救治了。瘟疫虽然属于邪热，也有不宜用凉药的时候，投药仍然应当审慎。

冬季有非时之暖，或者是君相客热之令而病热，称为冬温，与冬月正伤寒大不相同。治疗方法宜用凉解，这是根据症状舍去时令。如果夏天有寒证，那么也应当用温热药治疗。

松峰说：冬温的说法，吴又可曾经批判过，然而说冬天绝对没有温热病则又不对，所以应当根据症状舍去时令。

寒疫是天气突然变冷造成的，与冬天的严寒相比又有轻重的不同。时气是天行疫疠之气，又不是寒冷所能比拟的。瘟疫多由山泽蒸气引发。

松峰说：冬天也有热疫，我儿子在冬季忽然四肢走注疼痛，我用治疗周痹的方法治疗没有效果，于是自己用金银花、甘草节、羌活、防风、荆芥、薄荷、桑枝、黄芩、栀子、生地黄等凉散败毒的药材加减出入，服了三四十剂才痊愈。后来听说当时患这种病的人很多，才知道这也是瘟疫。

时气是暴戾疫气流行造成的，不是因为寒冷而得病，治疗方法应当以辟散疫气、扶正祛邪为主。如果多天病不解，邪热传变引起杂症，宜从伤寒变症条内选择使用。

《黄帝内经》曰：冬天不能藏精气的，春天必然会患瘟疫。十月属于亥，十一月属于子，火气潜伏，应当养其真元而作为来年春天的根本。如果在这个时候放纵情欲损伤身体，到了春天阳气就会轻浮，必然会有瘟疫流行。这两个月是一年的虚损时期。如果上弦前、下弦后月亮亏空，就是一个月的虚损时期。风霾霆电、大寒大热、日蚀月蚀、愁怒惊悲、醉饱劳倦，为一天的虚损时期，在这个时候，怎能不修养身心远避房事！

温热病由外感和内伤两种原因引起，触动郁火就从内而发于外表，初则表里都发热，宜用凉散的药剂，同时消除表里之热。久则表热轻微而里热更严重，又宜用承气苦寒类药剂以泻热，则热退身凉而病自然痊愈。（倘若把温热病认作伤寒症，用麻黄辛温的药剂以发表，则内热更严重而出现斑黄、狂乱的病症。）或者未用辛凉的药剂以解表，便用承气苦寒类药剂以攻里，则表热未去除而出现结胸虚痞的病症。

松峰说：瘟疫不可以当作立即发病的伤寒症，便随意用麻黄。我曾经在瘟疫盛行的时候治疗过病人，众人的病症大致相同，大概宜用凉散攻下药剂。其中有一人得病，询问他的症状不过是身体发热、身体疼痛、头痛、拘急等症，诊察他的脉象却迟而紧，竟然与冬天正伤寒没有区别。于是投用麻黄发表的药剂，这才出汗而解。开始领悟治病最应该变通灵活，不可拘泥不变通。瘟疫固然是这样，杂病也是这样啊！

凡是伤寒和瘟疫中难以治愈的病例，一定属于下元虚损的病症。虽然偶尔也有不是这样的病例，但这种情况并不一定常见。比如家中有人传染瘟疫，由于家里有病人，整天忧虑过度，饮食减少导致气馁，又感染了病气，从口鼻而入，所以应该把清解阳明经、舒散郁结，同时调理劳伤作为主要治疗方法。

松峰说：我家里曾经有十几个患瘟疫的人互相传染。我每天都与病人在一起，饮食减少，忧虑过度，但竟然没有感染瘟疫。有一天我偶然进入了一个疫家，很快就感染了瘟疫，但找不出原因。于是我想起以前他们全家患病时，我整天忙乱终日，夜晚独自一人居住在一间房屋里，闭门燃烧一块降真香，我想这就是使我免于感染瘟疫的原因吧。

瘟疫没有固定的治法，因为瘟疫的病因是变化的。

伤寒、瘟疫在三阳症中往往伴有阳明症。手阳明经属于大肠，与肺经为表里关系，两个经的穴位都开在鼻部。足阳明经属于胃，与脾为表里关系，两个经的穴位都开在口部。凡病邪进入人体，必从口鼻而入，所以同时伴有阳明症的比较多。病邪在三阳经，治疗方法就应当迅速祛邪外出，拖延时间久了就会导致胃热炽盛、发斑。如果病邪传入到三阴经，而热邪炽盛的话，就会耗尽阴液，无法治疗。这是治疗不及时造成的过错。

此条刘奎讨论温病的治疗不可拘泥呆板，不遵实际情况。刘氏强调治疗温病不能一概使用寒凉药，否则可能杀人于无形。必须因时、因地、因人而辨证论治，切不可将瘟疫与伤寒混为一谈。本条文中，刘氏亦举出了避疫的案例，可以看出其对疫病预防已有了独到的措施和认识，做到了防治并重。

【原文 5】

治暑月温病、热病、疫疠病，不可用辛温热药，宜辛凉、清甘、苦寒，升麻、柴胡、葛根、薄荷、石膏、芩、连、栀、柏、甘草、芍药之类。

疠疫、痘疹、发斑、热毒等症，但卧阴土湿地，则解凉拔毒，能减其半。土之妙用如此，智者类而推之。

疫病当分天时寒暑燥湿，因时制宜。如久旱而热疫，忌用燥剂；久雨而寒疫，脾土受湿，忌用润药。

疫邪自外而入，唯虚人感之必深，如用祛邪药汗下，必先顾元气，则温散、温补、反治、从治诸法，何可不知。

每见治温热病，误攻其里尚无大害，误发其表变不可言，此足明其热自内达外矣。

卫逊亭曰：此足见瘟病断无发散之理，至云攻里尚无大害，当重看大字。（《松峰说疫·卷之一·述古》）

【解　读】

治疗暑月期间的温病、热病、疫疠病，不可使用辛温热药，适宜用辛凉、清甘、苦寒的药物，如升麻、柴胡、葛根、薄荷、石膏、黄芩、黄连、栀子、黄柏、甘草、芍药等。

对于疠疫、痘疹、发斑、热毒等病症，只要病人处于阴土湿地之中，就能发散凉气、拔除热毒，病痛可减轻一半。土的妙用如此，聪明的人可以类推。

治疗疫病应当根据天时的寒暑燥湿情况，因时制宜。如久旱而致热疫，应忌用燥剂；久雨而致寒疫，脾土受湿，应忌用润药。

疫邪从外部侵入人体，只有虚弱的人感染后病情才必定严重。如使用祛邪药发汗或泻下，必须首先顾护元气。温散、温补、反治、从治等各种治疗方法，怎么能不知道呢？

我多次治疗温热病，误用攻里药尚无大害，误用发汗药则病情变化不可言说。这足以说明热病是从内达外的。

卫逊亭说：这足以表明瘟病绝对没有发散的道理。至于说攻里尚无大害，应当重视这个"大"字。

本条文中刘奎强调因时施治的理论，并强调应重视顾护人体正气，不宜盲目攻邪。时医治病多有误用攻里药，应当予以重视。此外对于湿土等自然界中物质疗效的类推，可能对疫病的治疗产生有效作用。

【原文 6】

治瘟疫须分上、中、下三焦。盖人之鼻气通于天，故中雾露之邪为清邪。从鼻息而上入于阳，入则发热、头痛、项强、颈挛，正与俗称大头瘟、虾蟆瘟之说符也。口气通于地，故中水土之邪者，为饮食浊味，从口舌而下入于阴，入则必先内栗，足膝逆冷，便溺妄出，清便下重，（疑即后重。）脐筑（向外挣筑。）湫①痛，正如俗称绞肠瘟、软脚瘟之说符也。然口鼻所入之邪，必先注中焦，以次分布上下，不治则胃中为浊，营卫阻而血凝，其酿变即现中焦，俗称瓜瓢瘟。疙瘩瘟等症，则又阳毒痛脓，阴毒遍身青紫之类也。此三焦定位之邪也。若三焦邪混为一，内外不通，脏气熏蒸，上焦怫郁，则口烂食②龈矣。若卫气前通者，因热作使，游行经络脏腑，则为痛脓。营气前通者，因召客邪，嚏出声嗢③咽塞，热壅不行则下血如豚肝④。然此幸而营卫渐通，故非危侯。若上焦之阳，下焦之阴两不相接，则脾气于中难以独运，斯五液⑤注下，下焦不阖而命难全矣。治法于未病前，预饮芳香正气药则邪不能入，倘邪入，则以逐邪为要。上焦如雾，升而逐之，兼以解毒。中焦如沤，疏而逐之，兼以解毒。下焦如渎，决而逐之，兼以解毒。营卫既通，乘势追拔，勿使潜滋，方为尽善。

瘟邪直行中道，流布三焦，上焦为清阳，故清邪从之上入。下焦为浊阴，故浊邪从之下入。中焦为阴阳交界，凡清浊之邪，必从此分区，甚者三焦相混，上行极而下，下行极而上，故声咽塞，口烂食龈者，（上焦之症。）亦复下血如豚肝，（下焦之症。是上下焦症齐见矣。）非定中上不及下，中下不及上也。

臧卢溪曰：二节当参看。（《松峰说疫·卷之一·述古》）

【注　释】

①湫：气聚。

②食：通"蚀"。

③嗢：吞咽。

④豚肝：如豚肝，形容下血如猪肝样。

⑤五液：水谷所化生的津液，在一定条件下化生的五液。

【解　读】

治疗瘟疫必须分上、中、下三焦。因为人体之气在鼻与天气相通，所以中雾露之邪为清邪，从鼻息向上侵入阳分，侵入则发热、头痛、项强、颈挛，正与俗称的大头瘟、虾蟆瘟之说相符。口与地气相通，所以中水土之邪者为饮食浊味，从口舌向下侵入阴分，侵入则必先战栗，足膝逆冷，便溺妄出，泄下清水、少腹坠重、肚脐跳动、腹痛如绞，正与俗称绞肠瘟、软脚瘟之说相符。然而口鼻所入的邪气，必然先注于中焦，然后依次分布到上焦、下焦，不治疗则胃中为浊，营卫受阻而血凝，酿生的变化即出现在中焦，俗称瓜瓤瘟。疙瘩瘟等症，则是阳毒化脓，阴毒遍身青紫之类。这是三焦定位的邪症。如果三焦邪气混为一体，内外不通，脏气熏蒸，上焦怫郁，则口烂牙龈溃烂。如果卫气前通者，因热作使，游行于经络脏腑之间，则为痈脓。营气前通者，因而感召客邪，嚏出而声音与吞咽噎塞，热壅不行则下血如猪肝。然而这只是营卫逐渐通畅的幸运情况，所以不是危候。如果上焦之阳和下焦之阴不相接连的，则脾气于中难以独运，于是五液注下，下焦不阖而命难全矣。治疗法则是在未病前预先饮芳香正气药以防止邪气侵入。倘已侵入，则以逐邪为要务。上焦如雾，升而逐之，兼以解毒。中焦如沤，疏而逐之，兼以解毒。下焦如渎，决而逐之，兼以解毒。营卫既然通畅，乘势追击，勿使病邪潜滋，才是做到了尽善。

瘟邪直行中道，流布三焦，上焦为清阳，所以清邪从上入。下焦为浊阴，所以浊邪从下入。中焦为阴阳交界，凡是清浊之邪，必在此分区，甚者与三焦相混。在上运行到极致则向下，在下运行到极致则向上，所以声咽塞，口烂牙龈溃烂的人（上焦之证）。也会出现下血如豚肝的情况（下焦之证），并非中上不会波及下，中下不会波及上。

臧卢溪说：两个章节需要参照着阅读理解。

此条论述瘟疫的三焦辨证，指出瘟疫从口鼻而入，必流注于中焦，而后布散三焦。未病时应注重先防，如以芳香正气的药物避邪。既病则以逐邪为要，应当重视疏通营卫，对三焦病邪予以分治。

【原文7】

> 古人言诸瘟病者，多作温热之温。夫言温而不言瘟，似为二症，第所言与瘟病相同，则温瘟为一病也明矣。后人加以疒字，变温为瘟，是就病之名目而言，岂可以温瘟为两症乎。其曰春温、夏温、秋温、冬温，总属强立名色，其实皆因四时感瘟气而成病耳。其曰风温、湿温、温疟、温暑者，即瘟病而兼风、湿、暑、疟也。其曰瘟毒者，言瘟病之甚者也。曰热病者，就瘟病之发于夏者而言耳。至于晚发之说，更属不经。夫冬月寒疠之气，感之即病，那容藏于肌肤半年无恙，至来岁春夏而始发者乎？此必无之理也，而顾可习而不察欤！至于疫字，传以民皆疾解之，以其为病，延门阖户皆同，如徭役然。去彳而加疒，不过取其与疾字相关耳。是则瘟疫二字，乃串讲之辞，若曰瘟病之为疠疫，如是也，须知疫病所赅甚广。瘟字原对疫字不过。瘟疫者，不过疫中之一症耳，始终感温热之疠气而发，故以瘟疫别之。此外尚有寒疫、杂疫之殊，而瘟疫书中，却遗此二条，竟将瘟疫二字平看，故强分瘟病、疫病，又各立方施治，及细按之，其方论又谩无差别，殊少情理，断不可从也。吁！瘟疫二字尚不明其义意。又奚以治瘟疫哉。（《松峰说疫·卷之二·瘟疫名义论》）

【解　　读】

古人谈论各种瘟病时，多数将其归类为温热之温。提到温而不提瘟，似乎是将这两种病症视为不同的类别。然而，如果观察其描述的症状与瘟病相同，那么可以明确温、瘟是一种疾病。后来的人加上疒字，将温变为瘟，这是从病名的字面含义来描述的，但不可以将温、瘟视为两种疾病。他们所说的春温、夏温、秋温、冬温，都是强行设立的名目，实际上都是因为四季感受瘟气而导致的疾病。他们所说的风温、湿温、温疟、温暑，就是瘟病同时伴有风、湿、暑、疟。他们所说的瘟毒，是指瘟病严重的情况。他们所说的热病，是就瘟病发生在夏季而言的。至于晚发的说法，更是没有根据。冬季的寒疠之气，一旦感染就会立即发病，怎么可能在肌肤中潜伏半年而无恙，要等到第二年的春夏季节才开始发作呢？这绝对是不可能的，这种说法不可接受。至于疫字，人们普遍认为是由于民众都得这种病，因为它是一种导致民众得病的疾病，就像徭役一样普遍。去掉役字中的彳而加上疒，只是因为与疾字有关。因此瘟疫二字是连在一起解释的词，就像说瘟病导致的疠疫一样。需要知道的是，疫病所涵盖的范围非常广泛。瘟字原只是对疫字的相对而言。瘟疫只是疫病中的一种症状。始终由温热之疠气引发，因此用瘟疫来区别它。此外还有寒疫、杂疫的区别，但瘟疫书中却遗漏了这两条。只是将瘟疫二字简单地看平了，所以强行区分瘟病和疫病，又各自设立方剂进行治疗。仔细地考虑一下，他们的方论又毫无差别，缺乏合理的依据，绝对不可采纳。唉！瘟疫二字的意义尚且不明白，又怎么能治疗瘟疫呢？

　　本条指出世人将"温"与"瘟"谬为二物，刘奎则从字形演变予以释义，指出二者本为一物，为世人考究中医概念予以理论辨述。此外疫病包含范围更广，有瘟疫、寒疫、杂疫的不同。明白瘟疫二字的含义对辨治疾病具有重要意义。

【原文8】

　　传曰：疫者民皆疾也。又曰：疫，疠也，中（去声。）人如磨砺伤物也。夫曰民皆疾而不言何疾，则疾之所该也广矣。盖受天地之疠气，城市、乡井以及山陬①海澨②所患皆同，如徭役之役，故以疫名耳。其病千变万化，约言之则有三焉。一曰瘟疫。夫瘟者，热之始，热者，温之终，始终属热症。初得之即发热，自汗而渴，不恶寒。其表里分传也，在表则现三阳经症，入里则现三阴经症，入腑则有应下之症。其愈也，总以汗解，而病人多在热时。其与伤寒不同者，初不因感寒而得，疠气自口鼻入，始终一于为热。热者，温之终，故名之曰瘟疫耳。二曰寒疫。不论春夏秋冬，天气忽热，众人毛窍方开，倏而暴寒，被冷气所逼即头痛、身热、脊强。感于风者有汗，感于寒者无汗，此病亦与太阳伤寒伤风相似，但系天作之孽，众人所病皆同，且间有冬月而发疹者，故亦得以疫称焉。其治法则有发散、解肌之殊，其轻者或喘嗽气壅，或鼻塞声重，虽不治，亦自愈。又有病发于夏秋之间，其症亦与瘟疫相似，而不受凉药，未能一汗即解，缠绵多日而始愈者，此皆所谓寒疫也。三曰杂疫。其症则千奇百怪，其病则寒热皆有，除诸瘟、诸挣、诸痧瘴等暴怪之病外，如疟痢、泄泻、胀满、呕吐、喘嗽、厥痉、诸痛、诸见血、诸痛肿、淋浊、霍乱等疾，众人所患皆同者，皆有疠气以行乎其间，故往往有以平素治法治之不应，必洞悉三才之蕴而深究脉症之微者，细心入理，一一体察，方能奏效，较之瘟疫更难揣摩。盖治瘟疫尚有一定之法，而治杂疫竟无一定之方也。且其病有寒者，有热者，有上寒而下热者，有上热而下寒者，有表寒而里热者，有表热而里寒者，种种变态，不可枚举。世有瘟疫之名，而未解其义，亦知寒疫之说，而未得其情，至于杂疫，往往皆视为本病，而不知为疫者多矣。故特表而出之。（《松峰说疫·卷之二·疫病有三种论》）

【注　释】

　　①陬：山脚。
　　②澨：海边。

【解　读】

　　《说文解字》说：疫，就是民众都患的疾病。又说：疫，就是疠病，患这种病的人就像受到磨砺损伤一样。如果说民众都患的疾病却不说什么病，那么这种病就是范围很广的病了。大概是受到天地之间疠气的影响，无论是城市、乡村、井邑、山脚、海边，所患的疾病都是一样的，就像服徭役一样，所以把这种病称为疫。这种病千变万化，概括起来说有三类：第一类称为瘟疫。瘟这个字，是热病的开始；热这个字，是温病的结束。开始是温，结束是热，始终都属于热症。刚得这种病就发热，自汗，口渴，不怕冷。这种病邪在表就出现三阳经的病症，传到里就出现三阴经的病症，传到腑就出现应该用下法的病症。这种病要痊愈了，总是以出汗而解，而病人多数是在热天发病。这种病与伤寒不同的地方是，它开始不是因为伤风受寒而得，而是从口鼻进入的疠气，始终以热症为主。热这个字，是温病的结束，所以把它称为瘟疫。第二类称为寒疫。无论春夏秋冬，天气突然变热，人们的毛孔正开张着，突然受到暴寒，被冷气所逼迫就头痛、发热、背脊强直。因风受寒的有汗，因寒受寒的无汗，这种病与太阳伤寒伤风相似，但这是自然造成的祸害，所有的人患病都一样，并且有时会有在冬天发病而出疹子的，所以也把它称为疫。治疗这种病的法则有发散、解肌的分别，病情轻的或者喘嗽气壅，或者鼻塞声重，不治疗也会自己痊愈。还有在夏秋之间发病的，病症也与瘟疫相似，但没有用凉药治疗，不能一汗而解，拖延好多天才痊愈的，这都是所说的寒疫。第三类称为杂疫。这种病的征象千奇百怪，其病则有寒有热；除了各种瘟病、各种疟疾、各种痧瘴等突然出现的怪病以外，像痢疾、泄泻、胀满、呕吐、喘嗽、厥痉、各种疼痛、各种出血、各种痈肿、淋浊、霍乱等病，所有的人患病都一样，都是因为有一种疠气在其中通行，所以往往有本来用平常的治疗方法治疗没有效果的情况发生。必须深知天、地、人三者之间的奥秘而深切考察脉症的微妙变化的人，细心入理、一一仔细体察之后才能获得疗效。相比之下，治瘟疫还比较容易一些，而治杂疫却没有一定的方法了。并且这种病有寒证有热证，有上寒而下热的、有上热而下寒的、有表寒而里热的、有表热而里寒的，各种变化难以枚举。世人只知有瘟疫这个名称，却不明白它的含义，只知寒疫的说法，却不明白它的病情。至于杂疫，往往都认为是内伤杂病，而不知道它是疫病的人很多。所以我特意把它写出来。

此为刘奎创设的"三疫"学说，他明确指出疫病包括瘟疫、寒疫、杂疫，并指出如何鉴别三种疫病，即感触温热之病气而发者为瘟疫；感受风寒邪气突然作病，虽与伤寒伤风相似，但众人所病皆同，不受凉药也不能发汗而解的为寒疫；所患寒热皆有，症状千奇百怪，众人所患皆同，但以平素治法不奏效的为杂疫。同时强调临床上三种疫病当应悉心观察，变通治疗。

【原文9】

> 或曰大苦大寒之剂既在禁例，而治瘟疫顾用三承气、白虎何也？答曰：石膏虽大寒，但阴中有阳，其性虽凉而能散，辛能出汗解肌，最逐温暑烦热，生津止渴，甘能缓脾，善祛肺与三焦之火，而尤为阳明经之要药，凡阳狂、斑黄、火逼血升、热深、便秘等症，皆其所宜。唯当或煅或生，视病之轻重而用之耳。大黄虽大寒有毒，然能推陈致新，走而不守。瘟疫阳狂、斑黄、谵语、燥结、血郁，非此不除。生恐峻猛，熟用为佳。至于芒硝，虽属劫剂，但本草尚称其有却热疫之长，而软坚破结非此不可，但较诸石膏、大黄，用之便当审慎矣。夫以大黄、石膏之功能，彰彰若是，较之只有寒凉凝滞之性者，其宜否不大相径庭也哉！此治瘟疫者之所不可阙也欤。（《松峰说疫·卷之二·用大黄石膏芒硝论》）

【解　读】

有人问说大苦大寒的药剂已被禁止使用，那么为什么在治瘟疫时还要使用三承气汤、白虎汤呢？答：石膏虽然大寒，但阴中有阳，其性虽凉而能散，辛能出汗解肌，最能驱逐温暑烦热，生津止渴，甘能缓脾，善祛肺与三焦之火邪，特别是阳明经之要药，凡阳狂、斑黄、火逼血升、热深、便秘等症，都是石膏所适宜治疗的。只有根据病情或煅用，或生用，视病之轻重而用。大黄虽然大寒有毒，但却能推陈致新，走而不守，瘟疫阳狂、斑黄、谵语、燥结、血郁，非此不能消除。生用可能峻猛，熟用较为适宜。至于芒硝，虽然属于劫剂，但本草中尚称其有退热疫的功效，而软坚破结非此不可，但与石膏、大黄相比，使用时需要更加谨慎。石膏、大黄的功能如此明显，与只有寒凉凝滞之性的药物相比，其必要性不是很明显吗！这可能是治疗瘟疫时不可或缺的药物吧！

本条指出虽然大寒之剂可直折瘟疫之火，但恐伤人体之正气。芒硝、石膏、大黄在治疗瘟疫方面的各自不同，且此三者为治疗瘟疫不可或缺之要药。需要根据疾病辨证施治，不可拘泥于瘟疫不得大苦大寒之说。

【原文10】

> 杂病用药品过多或无大害，即如健脾者多用白术固已，再加山药可也，再加扁豆亦可也，再加莲肉、枣肉亦无不可也。即如补肾者多用熟地固已，再加枸杞可也，再加菟丝亦可也，再加苁蓉、首乌、芡实、杜仲亦无不可也。补药固不厌多，即杂症药品过繁亦为害尚浅，觉其不善，速为减去或可挽回，而瘟疫不能也。即如葛根治瘟疫药中至和平之品，若邪在太阳，加之太早反足以引邪入阳明矣。又如葛根与白芷均属阳明散剂，而白芷温散，葛根凉散。白芷散阳明风寒之邪，葛根散阳明瘟热之邪。若瘟邪之在阳明，用葛根而再用白芷，必然掣肘，恐不似他症用药繁多之帖然无事矣。所以瘟疫用药，按其脉症，真知其邪在某经，或表或里，并病合病，单刀直入，批隙导窾，多不过五六味而止。至于分两之重轻则在临时，看其人之老少虚实，病之浅深进退，而酌用之，所以书内记载之方，大半止有炮制而无分两，欲以变通者，俟诸人耳。（《松峰说疫·卷之二·立方用药论》）

【解　　读】

治疗杂病的药物若使用过多或无大害处，就像健脾的药多用白术是可以的，再加上山药也可以，再添上扁豆也无不可。就像补肾的药多用熟地是可以的，再加上枸杞子也可以，再加上菟丝子也可以，再添上肉苁蓉、何首乌、芡实、杜仲也没有不可。补药固然不嫌多，但杂症的药物用得太繁杂的害处尚浅，觉得不好，可以马上减去，或许可以挽回，但瘟疫则不能这样。比如葛根是治疗瘟疫药中非常平和的药物，但如果邪在太阳经，太早使用反而会引邪入阳明经。又比如葛根与白芷都是阳明散剂，但白芷是温散的，葛根是凉散的。白芷散阳明风寒之邪，葛根散阳明瘟热之邪。如果瘟疫之邪在阳明经，用葛根而再使用白芷，必然会掣肘（比喻行动或做法因互相牵制而不能顺利进行），恐怕不像治疗其他疾病的用药繁多而平安无事。所以治疗瘟疫用药，根据其脉症，真正知道病邪在哪一经，或表或里，以及合并症的情况，单刀直入，像批隙导窾一样准确，最多不过五六味药就可以了。至于药物分量的轻重则要看具体情况，看病人的年龄大小、体质强弱、病情轻重，而斟酌使用。所以书中记载的方子，大半只有炮制方法而没有药物分量，想变通使用的话，就等其他人来尝试吧。

本条阐述了杂病治疗和瘟疫治疗的不同之处，并通过具体的药物例子来说明这种差异。同时，刘奎也强调了瘟疫治疗的复杂性和精准性，需要医生具备较高的专业素养和临床经验。此外，要根据病人体质、病位深浅、病情轻重而权衡药物用量。

【原文11】

> 伤寒者，为寒所伤，其来也有因，故初感总以汗散为主。若瘟疫并作因寒而得，不可以治伤寒之法治之。非惟麻、桂不用，即羌活、十神等汤亦非对症之药。所谓读伤寒书不足以治瘟疫者此也。至于瘟疫变现杂症之多，几与伤寒等。吴又可《瘟疫论》中，仅有斑、黄汗、狂等数条，至于《伤寒》中之诸汗、诸痛、诸血症，以及谵狂、渴烦、惕瞤①、瘛疭②、不语、摇头、大小便等症之方论，瘟疫中可以裁取而用之

者，正复不少也。然必斟酌尽善而后，可是总在人之学力见解，而非口说之所能尽矣。所谓不读伤寒书，不足以治瘟疫者如此。（《松峰说疫·卷之二·论治·仅读伤寒书不足以治瘟疫不读伤寒书亦不足以治瘟疫论》）

【注　释】

①惕瞤：体表筋肉不自主地惕然瘛动。
②瘛疭：惊风，痫病。亦泛指手足痉挛。清代叶桂述吴金寿校《医效秘传》言："瘛疭，瘛者，筋脉急也。疭者，筋脉缓也。急则引而缩，缓则纵而伸，或伸动而不止，名曰瘛疭，俗谓之搐是也。"

【解　读】

伤寒是由寒邪所伤导致的，它的病因也有所不同，因此最初感染时主要以发汗解表为主。但如果瘟疫与伤寒同时发作，那么就不能用治疗伤寒的方法来治疗，不仅麻黄、桂枝等药不能用，即使是羌活、十神等汤也不一定对症。这就是所谓读伤寒书不足以治瘟疫的原因。至于瘟疫所表现出的杂症之多，几乎与伤寒相同。吴又可在《温疫论》中只提到了斑、黄汗、狂等几条症状，至于《伤寒论》中的各种出汗、疼痛、血症等症状，以及谵狂、渴烦、惕瞤、瘛疭、不语、摇头、大小便等症的方论，治疗瘟疫的过程中可以裁取而用之的，也并不少。但必须经过斟酌完善之后才能使用，这需要医生根据个人的学识见解来决定，而不是仅仅听从别人的建议就能完全理解的。这就是所谓不读伤寒书，不足以治瘟疫的原因。

本条刘奎强调瘟疫有别于伤寒。刘氏认为瘟疫与伤寒不同，切不可以伤寒法治疗瘟疫。瘟疫与伤寒一样多有变证，虽然部分伤寒方在瘟疫亦可化裁用之，但务必辨证施治。

【原文 12】

伤寒书率皆将阴阳二症参错并举，倏言阳症而用硝、黄，又倏言阴症而用桂、附，推作者之意，虽相提并论，而其中分析，原自了然，若曰阳症若此，而阴症则如彼也。读者不善体会，随将阴阳二症搅作一团，故有谓一人之病，有忽阴而忽阳者，有谓病在阳经为阳症，传入阴经为阴症者，有谓阴阳错杂而难分者，种种支离，不可枚举。即不出乎此，亦视阴症为世所长①有，与阳症参半，故临症每将阴阳二字交战于心，而迄无定见。无怪乎用药差错，而误人性命也。欲除此弊，莫若分读，先习传经之阳症，将直中阴经之阴症，暂行缓看。盖阳症明，而习阴症自易易耳。何者？阳症头绪繁多，变现百出。至于阴症，并无传变，治法无多，易学易疗，当黜之杂症门中，与暑、湿、霍乱、诸中等疾为一类，则自无阴阳误治之弊。（《松峰说疫·卷之二·论治·读伤寒书当先观阳症论》）

【注　释】

①长：《广雅》：常有。

【解　读】

伤寒书通常将阴、阳两种症状交错并举，时而讲述阳症而用芒硝、大黄等药，时而讲述阴症而用桂枝、附子等药，推敲作者的意图，虽然两者一起讨论，但其中的区分是很清楚的，意思是阳症如此，而阴症则如彼。读者如果不善于体会，就容易将阴、阳二症混淆在一起。因此，有人认为一个人的病，有时会忽阴忽阳，有人说病在阳经为阳症，传入阴经为阴症，有人说阴、阳错杂而难以区分。这些说法支离破碎，不可胜举。即使不涉及这些，也认为阴症是世间常有的，与阳症参半。所以临症时每每将阴阳二字在心里纠结，而始终没有定见。难怪用药出差错而误人性命。要消除这个弊病，不如分开来读。先学习传经的阳症，将直中阴经的阴症暂时放一放。因为阳症明白了，学习阴症自然就容易了。为什么呢？阳症头绪繁多，变化百出。而至于阴症，没有传变，治法不多，容易学也容易治疗，应当将其归入杂症门中，与暑、湿、霍乱、诸中等疾病归为一类。这样自然就不会有阴阳误治的弊病了。

本段讨论了世人常将伤寒书籍中阴、阳二症混淆的问题，以及解决这个问题的方法。通过分读伤寒书籍、先学习传经之阳症、再缓看直中阴经之阴症的建议，读者可以更好地掌握伤寒的治疗方法，避免因混淆而误人性命。

【原文 13】

太阴以湿土主令，手太阴以辛金而化气于湿土，阳明盛则太阴化气而为燥，太阴盛则阳明化气而为湿，故百病之在太阴皆是湿，而惟温病之在太阴则化湿为燥。以其冬水失藏，相火泄而脾阴烁，春夏感病，营郁热旺，湿气自当愈耗。其经自足走胸，行身之前，布胃络嗌，故病传太阴，则腹满而嗌干。太阴之湿夺于阳明之燥，燥亢湿枯必死。是宜清散皮毛，泄阳明之燥，而滋太阴之湿也。黄酥丹主之。

黄酥丹治太阴腹满嗌干，发热作渴。

浮萍三钱　生地四钱　炙草一钱　丹皮二钱（酒洗）　芍药二钱　生姜三钱

流水煎大半杯，热服。一方去芍药，加枣，名浮萍地黄汤。治同。（《松峰说疫·卷之二·论治·瘟疫六经治法》）

【解　　读】

太阴以湿土为主，手太阴肺经以辛金化气于湿土。阳明经气盛则太阴化气而为燥，太阴经气盛则阳明化气而为湿。所以，百病发生在太阴都是湿，只有温病发生在太阴则是化湿为燥。因为肾水不能闭藏，相火泄露而劫烁脾阴，春夏感病，营分热邪旺盛，湿气自然会被耗损。太阴经从足走胸，行于身体前面，布散于胃，络于咽喉，所以病传到太阴，则腹部胀满而咽喉干燥。太阴之湿被阳明之燥所夺，燥热亢盛而湿枯必死。因此，应该清散皮毛，泄阳明之燥热而滋补太阴湿土。黄酥丹主治太阴腹满嗌干、发热作渴等症状。

另一种配方去芍药，加枣子，名为浮萍地黄汤，治疗方法和上述配方相同。

本段讨论了太阴和阳明两经的关系，以及温病在太阴的表现和治疗方法。通过介绍黄酥丹的功效和应用方式，为读者提供了有关太阴腹满嗌干、发热作渴等病症的治疗方案。

【原文 14】

少阴以君火主令，足少阴以癸水而化气于君火，阳盛则丁火司权而化热，阴盛则癸水违令而生寒，故百病之在少阴多是寒，而惟温病之在少阴则化寒为热。以其冬不藏精，水亏火泄，春夏感病，更值火旺水虚之候。其经贯肾络肺而系舌本，故口燥舌干而渴。肾者主水，人身水火对列，水枯而火亢，则人亡矣。是宜清散皮毛，泄君火之亢而益肾水之枯也。紫玉丹主之。

紫玉丹治少阴口燥舌干，发热作渴。

浮萍三钱　生地四钱　知母二钱（酒洗）　元参三钱　炙草一钱　天冬二钱（去心）　生姜三钱

流水煎大半杯，热服，覆衣。一方加丹皮、花粉，去知母、甘草，名浮萍天冬汤。治同。（《松峰说疫·卷之二·论治·瘟疫六经治法》）

【解　读】

少阴以君火为主，足少阴肾经以癸水化气于君火。阳盛则丁火司权而化热，阴盛则癸水违令而生寒。所以，百病发生在少阴大多是寒，而只有温病发生在少阴则化寒为热。因为冬季不能藏精，水亏火泄，春夏感病，正值火旺水虚的时候。少阴经贯肾络肺而联系到舌本，所以口干燥、舌干燥而口渴。肾主水，人体水火相对排列，水枯而火亢，那么人就会死亡。因此，应该清散皮毛，泄亢盛的君火而补益枯竭的肾水。紫玉丹主治少阴口干燥、舌干燥，发热作渴等症状。

另一种配方加入牡丹皮、天花粉，去掉知母、甘草，命名为浮萍天冬汤，治疗方法和上述配方相同。

本段讨论了少阴的火与水的关系，以及温病在少阴的表现和治疗方法。通过介绍紫玉丹的功效和应用方式，为读者提供了有关少阴口燥舌干、发热作渴等病症的治疗方案。

【原文 15】

《活人》曰：其人伤湿，又中于暑，名曰湿温。两胫逆冷，腹满头目痛，妄言多汗，其脉阳浮而弱，阴小而急，茯苓白术汤、白虎加苍术汤。切勿发汗，汗之名中，必死。而吴氏引《活人书》曰：宜术附汤加人参、香薷、扁豆主之。《金鉴》曰：温病复伤于湿，名曰湿温，其症两胫逆冷，妄言多汗，头痛身重胸满，宜白虎加苍术、茯苓，温湿两治。若脉大有力，自汗烦渴者，人参白虎汤加白术主之。轻者十味香薷饮、清暑益气汤增损用之。按古人治法不过如斯。但《金鉴》曰：温病复伤于湿曰湿温，而《活人》则曰伤湿而又中暑曰湿温。味其义意，当遵《金鉴》为是。盖伤湿而又伤暑，只可谓之伤暑湿，而不可谓之湿温也。夫曰湿温者，是湿而兼瘟也。或先瘟而中湿，或先湿而患瘟，与暑何涉焉。第瘟疫兼湿又最难辨。（《松峰说疫·卷之二·论治·瘟症杂症治略》）

【解　读】

《南阳活人书》写道：一个人既伤于湿，又中于暑，名为湿温。两胫逆冷，腹满头目痛，妄言多汗，其脉象阳浮而弱，阴小而急，宜用茯苓白术汤、白虎加苍术汤治疗。切勿发汗，误用发汗的方法会加重病情，甚至导致死亡。而吴谦引《南阳活人书》说：宜用术附汤加人参、香薷、扁豆治疗。《医宗金鉴》曰：温病又复伤于湿，名曰湿温，其症状两胫逆冷，妄言多汗，头痛身重胸满，宜用白虎加苍术、茯苓，温湿两治。如果脉大有力，自汗烦渴者，宜用人参白虎汤加白术治疗。轻者可用十味香薷饮、清暑益气汤加减使用。按古人治法不过如此。但《医宗金鉴》写道：温病又复伤于湿叫湿温，而《南阳活人书》则认为伤湿而又中暑称为湿温。根据意思判断，应当遵循《医宗金鉴》的说法。因为伤湿而又伤暑，只可以说是伤暑湿，而不能说是湿温。所谓湿温，是湿而兼瘟的意思。或者先瘟而后中湿，或者先中湿而后患瘟，与暑有何关联呢？至于瘟疫兼湿又最难辨认。

本段话讨论了关于湿温病的治疗方法。刘奎认为湿温病的治疗，需要根据不同的症状和病因选择不同的方剂进行治疗。在治疗时需要注意不要使用发汗的方法，同时需要同时治疗湿和热。

【原文 16】

《此事难知》云：冬行秋令，当寒而温，火盛水亏云云。推作瘟病之原，固为近理。乃又云：火土合德，湿热相助，故为温病。是温病必原于湿热，将湿热一门，并可以不立矣。须知湿热乃夏时之正气，瘟疫乃天地之杂气，二者迥乎不同。谓瘟病而兼湿热则有之，未闻湿热而为温病者也。又云：惟房室劳伤辛苦之人得之，是省房室就安逸之人，必无瘟病矣，有是理乎？每见瘟疫盛行之年，节欲安逸之辈，往往有无端而感者，又何以称焉？又云：多欲辛苦之人，肾水内竭，阳气外泄，生化之源既绝，身之所存独热云云。谓瘟病中有此一种则可耳，若云瘟病尽由乎此，则万无是理也。至于暑字，《字汇》解为夏天气热。则人之受是气者，断无尚有属阴之理。其曰阴暑者，只因人畏暑纳凉，外受寒邪所致，仍是感冒，乃抛却现下之受寒，而止泥前此之受暑，故以阴暑名之，亦犹之曰阴热也，有是理乎？知阴热二字之不通，则知暑之不可以阴言也，明矣。(《松峰说疫·卷之四·辨疑·辨温病阴暑》)

【解　　读】

《此事难知》曰：冬天像秋天一样，应当寒冷却温暖，火盛而水亏等。推论作瘟疫的根源，本来就较为合理。又提到：火土合德，湿热相助，所以形成温病。这样温病必然源于湿热，可以将湿热这一类病证取消。必须知道湿热是夏天时的正常气候，瘟疫是天地间的杂气，二者很不一样。说瘟疫而兼有湿热则可以这样认为，没听说湿热是温病的啊。又说：只有房室劳伤辛苦的人会得这种病，没有房室劳伤而安逸的人，一定没有温病，有这种道理吗？我常常见到瘟疫盛行的年代，节制欲念安逸的人，往往无端而感受瘟疫，又怎么能说有这种情况呢？又说：多欲辛苦的人，肾水内竭，阳气外泄，化生的源泉既然断绝，身体所剩下的只是热等。说温病中会有这样一种情况是可以的，如果说温病都是因为这样形成的，那绝对没有这个道理。至于暑字，《字汇》解释为夏天气候炎热。那么人们感受这种气候的，断然没有属于阴性道理的。称为阴暑的，只因为人们畏惧暑热而纳凉，外受寒邪所引起的病变所致，仍然是感冒。于是抛却现在感受的寒邪而只拘泥于以前感受的暑邪，所以称它为阴暑，也就如同称之为阴热一样，有这种道理吗？知道阴热二字不通的道理，知道暑不可以以阴来称呼，就很明确了。

本段刘奎批评了《此事难知》将温病归因于湿热以及房室劳伤和辛苦之人容易感染瘟疫的观点。刘氏对暑字的含义进行了阐述，同时提出温病和瘟疫是不同的疾病，其病因和症状也不同。

第二十六章　吴坤安《伤寒指掌》

第一节　吴坤安与《伤寒指掌》

　　吴贞，字坤安，归安（现浙江吴兴）人。清代医学家，曾经亲聆叶天士、薛生白等大家的教诲。吴氏少多疾病，遂究心于医，上自《灵枢》《素问》，下迄金元明清诸家医书，无不悉心研求。吴氏认为方中行之《伤寒论条辨》、喻嘉言之《尚论篇》、柯韵伯之《伤寒来苏集》、王晋三之《绛雪园古方选注》都能独出心裁，别开生面；对薛生白、叶天士等将温热之治不混于伤寒，则极为赞同。吴氏行医三十年，对诊治外感病颇有心得，于1796年著成《伤寒指掌》一书。

　　《伤寒指掌》是吴坤安的主要著作，是清代中期伤寒、温病两大学术流派互相学习融合的典型代表，全书共五卷。吴坤安于伤寒、温病学说兼收并蓄，融伤寒、温病于一家，并在书中著述自己治疗外感病证三十余年的经验。其对外感病的辨治，归宗于张仲景《伤寒论》，以"六经述古"和"六经新法"统括伤寒、温病的辨证施治，提倡寒温兼收并蓄，是清代寒温融合的代表医家，故而其著作《伤寒指掌》虽冠"伤寒"之名，但同时包含温病内容，意在将正伤寒与类伤寒分别辨治，并创"六经自感说"，强调采用综合辨证的方法辨治外感病，并对伤寒、温病的舌象变化有较详细的记载。

　　在学术成就上，吴坤安提倡融合寒温病名，从广义伤寒立论，参以《证治准绳》《医宗金鉴》《伤寒来苏集》《临证指南医案》《温热暑疫全书》等内容，认为："凡感四时六淫之邪而病身热者，今人悉以伤寒名之，是伤寒者热病之总名也。"因病因不同而有寒温之别，在病机上将六经、三焦和卫气营血的联系融汇起来。在病因辨识上，吴坤安强调湿邪为害，指出湿邪较之暑邪更为常见，认为盛暑之时必兼湿，而湿盛之时不兼暑，暑邪为病，骤而易见，湿邪为病，缓而难知。针对暑与喝，吴坤安提出须辨暑之动静阴阳，暑与喝名异实同，均是夏令炎热之气，感而为病。"动暑"为"行人农夫于日中劳役得之"，"静暑"为"静处室中，亦能吸受暑邪，俱当以正暑治之"。在辨识斑疹上，吴坤安对于斑疹的透发前兆、形态区别、治疗原则、预后判断等，都有详细论述。此外，吴氏还提出"内斑"之名，斑发于肠胃嗌膈之间，肌肤间不得而见，脉短滑，似躁非躁，外证口干目赤，手足指冷，烦躁气急，不欲见火，恶闻人声，耳热面红，或作寒噤，或作喷嚏，昏不知人，郑声作笑，治宜宣通气血、解毒化斑，药用连翘、紫花地丁、赤芍、紫草、金银花、人中黄、白僵蚕之类，使脉和神清，为毒化斑解。在辨证方面，吴坤安对辨舌十分重视，尝谓"病之经络脏腑、营卫、气血、表里、阴阳、寒热、虚实，毕形于舌，故辨症以舌为主，而以脉症兼参之"，对叶天士辨舌内容又有新的阐发。针对疫病的发生，吴坤安融汇前人论疫异同，提倡因时、因地、因人论治。吴坤安认为仲景伤寒未言及疫，详述喻嘉言、吴又可、张景岳所论之疫，因三者所治之疫各有不同，治法迥异。张景岳所论之疫，由六淫之邪、非时之气所致，其感同于伤寒，每以伤寒并提，以汗为主。吴又可所论之疫是四时之常疫，是热淫之气，从口鼻吸入，伏于募原，募原为半表半里之界，其邪非汗所能达，故禁强汗、峻汗，附胃最近，入里尤速，故急下、屡下。喻嘉言所论之疫，是兵荒之后，因病气、尸气，混合天地不正之气，更兼春夏温热暑湿之邪，交结互蒸，人在气交中无隙可避，由是沿门阖境传染无休，而为大疫，其秽恶之气都从口鼻吸入，直行中道，流布三焦，治以芳香逐秽，而兼以解毒。吴坤安强调治疫应因时、因地、因人辨治，提出疫病当分天时，寒暄燥湿，虚实劳逸，因事制宜，不可执泥。如久旱天时多燥，热疫流行，宜清火解毒，忌用燥剂；天久霪雨，湿令大行，脾土受伤，民多寒疫，或兼泻痢，宜渗湿和脾，忌用润剂。

吴坤安所著《伤寒指掌》，勘古酌今，精详实用，有功于后学。其在书中对于伤寒、热病的阐述，都体现了一个中医医家在诊疗疾病的思辨过程，体现了中医治疗疾病审慎并富于思考的精神，而其中记载的"察舌辨症歌"，仍是中医诊察疾病的瑰宝，《清史稿》载："归安吴贞著《伤寒指掌》，亦发明桂案之旨，与瑭相同。"高度赞誉了吴坤安的学术成就，并将其颂为与吴鞠通同一地位的医家，足可见其影响之深远。

《伤寒指掌》于1796年著成，现存最早刻本为嘉庆十二年（1807年）刻本。《伤寒指掌》刊刻后，经清代医家、吴贞的同乡邵根仙评点，再经何廉臣重订并加按语，更名为《感症宝筏》刊行于世。本章节选吴坤安具有代表性的条文并摘取邵根仙的点评一起解读。

第二节 《伤寒指掌》

【原文1】

其脉紧而不大[①]者，痰也。痰在上焦，则寸口脉沉滑，或沉伏[②]。痰在中焦，则右关脉滑大。有气，则沉而滑。夹食，则短而滑。凡脉弦滑者，有痰饮，偏弦者主饮，沉弦者，有悬饮内痛[③]。（《伤寒指掌·卷一·类伤寒辨》）

【注　释】

①大：指脉象满指，形体宽大之象，与细小脉相对而言。大脉既可见于正常人，也可见于病态。《济世全书·总论歌》曰："大脉者，指下寻之极大，举之有余。"《黄帝内经》曰：大则病进。

②伏：伏为隐伏，更下于沉；推筋著骨，始得其形，伏脉为阴，受病入深。

③内痛：出自《脉经》"沉而弦者，悬饮内痛"。《金匮要略·痰饮咳嗽病脉证并治十二》中提到："脉沉者，有留饮。膈上病痰，满喘咳吐，发则寒热，背痛腰疼。"故文中应指躯体疼痛之症状。

【解　读】

如果脉象紧而不大，就是痰症。如果痰在上焦，则寸口的脉沉而滑，或是沉且伏藏。如果痰在中焦，则右手关部的脉滑而大。如果有气郁结，那脉象沉而滑。如果食物不消化，则脉短而滑。凡脉象弦滑的，都有痰饮。如果脉象偏弦的，为主水饮。如果脉象沉弦的，有悬饮以及躯体疼痛的情况。

吴坤安指出，患有痰饮病的人，会出现脉象紧，但脉不满的情况，而具体又分为以下四种情况：

1. 痰在上焦者，可见寸部的脉沉滑或是沉伏的情况：此现象的出现责之于湿阻上焦，张三锡有云："人肥白，脉多沉弱而濡，或滑，以形盛气虚，多湿痰故耳。"湿痰之脉表现为沉、弱、濡或滑之象。右寸脉主肺，皮肤、咽喉、背部、鼻部病变皆可从右寸脉的变化得之，右寸脉的情况，可反应上焦肺的变化，肺失通调水道，可发为全身水肿，皮肤肿则见脉沉，又因湿痰聚集，见脉滑之象。

2. 痰在中焦者，见右手的关部脉滑而大之象：右关一般主脾胃，也有医家认为是主中焦，中焦包含的脏腑也主要是脾胃，而脉大主要的含义需要结合其应指的情况来综合分析，一般来说，大而有力为实邪，大而无力为虚损，滑者反应湿邪之兆，大者反应中焦脾胃具体的情况。

3. 气郁结者，见脉象沉而滑：脉沉责之于气不能升举之过也，气郁阻滞，气机于脉道运行不畅，所以见脉沉，脉沉的病因多为肝气郁结或气虚不足，而滑脉是指脉象流利，往来如珠，一般滑脉主气血盛，痰浊，食积，内热。

4. 食物不消化者，见脉象短而滑：脉短是指脉波动的幅度短，不及本位，应指在关部较明显，而寸、尺两头有不足之感。气滞血瘀或痰凝食积，致使气机阻滞，脉气不能伸展，故见短脉，此种情况正气未伤，因此脉虽短而有力。

此条文是吴坤安结合临床经验，通过脉象来判断痰饮病的不同情况。此条文出于《金匮要略》又脱胎于《金匮要略》，师于温病却又不泥于温病，可看为吴坤安集合伤寒以及历代各家的思想，并将其总结吸收为自己观点的一个缩影，是他对前人观点思考的总结。此文对于痰饮病的论述，上溯其源，可考于《金匮要略·痰饮咳嗽病脉证并治十二》中所述："脉沉者，有留饮。膈上病痰，满喘咳吐，发则寒热，背痛腰疼。"而吴氏之言大类于此，都从脉论治痰饮，并阐述了自己的临床经验认识，吴氏强调对病因和兼夹症的认识，并结合了三焦辨证解释，以伤寒病机立论，又用三焦辨证划分，从前人经验而不囿于前人，体现了吴坤安等中医医家的思辨精神。

【原文 2】

上焦湿滞身潮热，气分宣通病自痊，湿自外来肌表者，秦艽、苏、桂解肌先。

邵评：湿滞上焦，宣通气分则愈，以湿邪从外来，上焦气分先受也，非若内生之湿，恒结中焦而痞满也。

凡看舌苔，或白或微黄而黏腻不渴者，总属湿邪，但湿自内出，恒结于中焦，而成痞满。若湿自外来，上焦气分受之，每见潮热自汗，医者表之不解，清之不应，不知热自湿中，只要宣通气分，如淡豆豉、茯苓皮、滑石粉、半夏、猪苓、米仁、广皮、白蔻、黄芩之类，气分湿走，热自止矣。若冒雨雾湿邪，留于太阴肌分之表，发热自汗不解，口不渴饮，身虽热，不欲去衣被，舌苔灰白黏腻，宜桂枝、秦艽、紫苏、茯苓皮、二陈、姜皮之类，解肌和表，湿邪自去。（《伤寒指掌·卷一·察舌辨证歌》）

【解　读】

邵根仙评：湿邪停留在上焦部位，只要宣通气分就会痊愈。这是因为湿邪从外部侵入，首先影响到上焦的气分。与内部产生的湿邪不同，内部产生的湿邪常常聚集在中焦部位导致腹部胀满。

观察舌苔时发现，如果舌苔呈现白色或略微黄色且黏腻、口不渴的状态，那么常是湿邪引起的，湿邪从内部产生，常常聚集在中焦部位形成腹部胀满。而如果湿邪从外部侵入，首先侵犯上焦气分，这时常常会出现潮热和自汗的症状。医生如果只是用解表的方法治疗不能痊愈，用清热的药物也不起作用。这是因为热是因湿产生的，只需要宣通气分。例如使用淡豆豉、茯苓皮、滑石粉、半夏、猪苓、米仁、广陈皮、白豆蔻、黄芩之类的药物，气分的湿邪被祛除后，热自然会消退。如果因为经受雨、雾而受到湿邪的侵袭，湿邪停留在太阴肌表部位导致发热和自汗症状不能消除、口不渴想喝水、身体虽然发热但不想要去除衣物和被子、舌苔呈现灰白色且黏腻的症状。这时应该使用桂枝、秦艽、紫苏、茯苓皮、二陈、姜皮之类的药物来解肌和调和表里之气，使湿邪自行消失。

该歌诀论述清上焦湿热之法，有邵根仙的点评，也有作者本来的解释，邵氏的点评是对吴坤安治湿邪病的总结。吴氏将舌苔或白或微黄而黏腻不渴者，均归咎于湿邪，他还将湿邪分为了两种情况，即外感和内伤。外感湿邪，常犯上焦气分，可见潮热自汗，需要用宣通气分之法，内伤湿邪则易盘踞于中焦，形成痞满之症，湿重伤脾，热重伤胃，湿热蕴结，久居不散，除了这两种情况，还有一种湿邪留恋在表的情况，这时候就需要我们用解肌和表之法。吴坤安的观点与叶天士、吴鞠通二人论治湿邪的观念基本相同，都强调清解之法，叶天士虽未强调湿温之害，但定下温热病的辨证论治原则为由浅入里，吴鞠通在治疗上焦湿温病时，尤强调"治上焦如羽，非轻不举"，吴坤安吸收学习二人观点发展出舌诊之辨，可谓是对叶天士、吴鞠通二人学术观点的进一步完善补充。

此文出自书中的《察舌辨证歌》，书中从诊断的实践出发，即舌象为核心，注重舌诊辨证，从中体悟出病因或诊断要求，充分利用舌象等诊断信息，这对于中医诊断有重要的参考意义，舌质与舌苔是中医辨证论治的重要观察依据之一，舌质主要反映脏腑虚实、气血盛衰等证的变化情况，舌苔主要反映病证的寒热深浅、邪正消长变化。在疾病的发生发展过程中，舌质与舌苔的变化能够客观地反映正气盛衰、病邪深浅、邪气性质、疾病进退等，还可以判断疾病的转归和预后。《察舌辨证歌》中可见吴坤安受叶天士、吴鞠通等人影响之深刻，吴坤安虽提议伤寒归宗，将寒温二者相融，但并未局限于伤寒，其治病诊疗方面均可见完备的温病辨证思路，将卫分到三焦的病机关系和治疗思路娓娓道来，形成了一个全面的诊治疾病思路。

【原文3】

　　湿温气分流连久，舌赤中黄燥刺干。咯血毋庸滋腻入，耳聋莫作少阳看。
　　三焦并治通（草）（竹）茹杏，金汁银花膏滑寒（石膏、滑石、寒水石）。若得疹痧肌内透，再清痰火养阴安。
　　邵评：湿温重症，三焦俱病，故舌赤中黄燥刺，耳聋是湿热上蒙清窍，不可作少阳治。咯血是热伤肺络，不可用滋腻药，宜清三焦气分之邪。若邪从外达，而发疹痧，再清痰火，渐入养阴治之。
　　凡暑湿合邪，轻则气分微结，重则三焦俱病。清解不应①，即属湿温重症，肺气不得宣畅，则酿成脓血。
　　湿热上蒙清窍，则耳聋无闻，治当急清三焦，气分一松，则疹痧得以外达，再议清火清痰，渐入养阴之品。
　　邵评：此条湿温重症，惟恐人见咯血而认阴虚，见耳聋误作少阳施治，故特揭之，苔形粉白四边红，疫入募原势最雄，急用达原加引药②，一兼黄黑下匆匆③。（《伤寒指掌·卷一·察舌辨证歌》）

【注　释】

①清解不应：指清解湿热的药物没有效果。
②达原加引药：指在达原饮的基础上，根据病情需要，加入引经药或其他药物，以增强疗效。
③一兼黄黑下匆匆：指在治疗过程中，一旦发现病人有黄苔或黑苔等热象，应立即使用清热解毒的药物，以清除体内的热邪。

【解　读】

　　邵根仙评：湿温重症同时影响三焦，因此舌头呈现赤红，中间黄色且干燥有刺。耳聋是湿热上蒙清窍造成的，这种情况下不能当作少阳症来治疗。咯血是热伤肺络引起的，不能使用滋腻的药物。应该清除三焦气分的邪气。若出现邪气外发而疹痧出现的情况，再清痰火，然后逐渐进入养阴的治疗阶段。
　　暑湿合并感染病情较轻时会导致气分轻微结滞，而病情严重时则会累及三焦。如果使用清解方法没有效果，就属于湿温重症。如果肺气不能宣畅，就会导致脓血的产生。
　　当湿热上蒙清窍时，就会导致耳聋。治疗应当立即清除三焦的邪气。如果气分湿郁热的情况松懈，内部的热疹痧斑就能够从外部发散出来，这时再考虑清火、清痰，逐渐进入养阴的治疗阶段。
　　邵根仙评：这一条是关于湿温重症的描述，怕人们只看到咯血就认为是阴虚，看到耳聋就误认为是少阳症进行治疗。因此特别在这里揭示，如果舌苔呈现粉白色但四边发红，说明疫毒已经侵入募原，此时病情最为严重。应当立即使用达原加引药的方法进行治疗，一旦发现病人有黄苔或黑苔等热象，应立即使用清热解毒的药物，以清除体内的热邪。
　　这段文字中吴坤安主要提出了一个观点，即湿温重症病情缠绵，治疗应以去三焦邪气为主。湿热病主要是湿和热这两种主要的邪气的合气致病。湿为阴邪，特点是黏腻而阻滞气机，热为阳邪，伤阴又蒸腾湿邪，此二合邪，常形成弥漫三焦之势，这也是三焦辨证可作为湿热病的辨证纲领的原因。湿热病的湿，不受局限，而是以中焦为中心的弥漫之湿。湿热相合之后，它充斥于表里，弥漫于上下，阻塞于三焦，流连于气分，既不能一汗而去，也不能一下而除，因此吴鞠通在治疗三焦温病方面，提出"治上焦如羽，非轻不举，治中焦如衡，非平不安，治下焦如权，非重不沉"。分三焦而治，目的就是将湿与热隔绝，分湿清热。当湿热弥漫三焦时，吴鞠通强调交通三焦，清上焦、通中焦、利下焦，也就是开上、畅中和渗下，提出了三仁汤方，而吴坤安认识到了湿温之于三焦的危害，易发展为湿温重症，却提议在治疗时首治其害，他认为耳聋、咯血的病人，大类阴虚少阳证，却绝非此，此湿热弥漫，阻遏上焦，蒙蔽耳窍的原因，而湿热常在肺卫留恋聚集，烧灼肺络化热为脓血，故见咯血，因而此病虽病及三焦，但上焦湿热重，应速清上焦湿热，首先化湿，待体内热邪透出体表，再分治中下焦的湿热，吴坤安先从整体入手，最后再治疗局部，察毫毛之变，治病于微末之中，体现了他在治疗疾病方面的细致。

【原文4】

　　若二三日后，外症身热，自汗出，不恶寒，反恶热。身重鼻干不眠，内症咽干口苦，烦渴饮水，心中懊憹，胸满而喘，舌苔白刺，或兼微黄，脉象洪滑，此阳明内热欲出之表，为阳明半表半里之症[①]，斯时汗下、两忌，惟宜吐法，以越胸中之邪[②]，栀子豉汤主之，呕加半夏，腹满加枳实，身黄加黄柏、茵陈。如大热汗出，大烦大渴，脉洪大浮滑，不恶寒，反恶热，舌苔黄燥者，宜白虎汤主之，胃火一清，则津液生而烦渴解，汗止身凉矣。若发热脉浮，渴欲饮水，小便不利者，猪苓汤主之，使热从下泄，诸症自除矣。以上三症，俱阳明内热欲出之表症，分三焦主治，热在上焦，栀子豉汤越之；热在中焦，白虎汤清之；热在下焦，猪苓汤利之。（《伤寒指掌·卷一·阳明本病述古》）

【注　释】

①阳明半表半里之症：指阳明病在半表半里之间，既非完全在表，又未完全入里，邪正相争的阶段。
②越胸中之邪：指通过吐法将胸中的邪气排出。

【解　读】

　　如果两三天后，出现表证如身体发热、自汗、不恶寒反而恶热、身体沉重、鼻子干燥、无法入睡，内伤如喉咙干燥、口苦、心烦口渴想饮水、心中懊憹、胸部满闷而喘气、舌苔白有刺，或者略微发黄，脉象洪滑，这是阳明内热欲外出的表现，属于阳明半表半里之症。此时不宜用发汗或下泻的方法治疗，只适合用吐法来使胸中的邪气排出，可以用栀子豉汤。如果呕吐就加半夏，腹部胀满就加枳实，身体发黄就加黄柏、茵陈。如果大热出汗、极度口渴、脉象洪大浮滑、不恶寒反而恶热、舌苔黄燥的病人，宜用白虎汤治疗。胃火一旦清除，津液就会产生，烦渴就会解除，汗止住了身体就会凉爽。如果出现发热、脉象浮数、口渴想饮水、小便不利的情况，可以用猪苓汤来治疗，让热从下泄，各种症状自然消除。以上三种症状都属于阳明内热欲外出的表现，根据三焦理论进行分类治疗。热在上焦，用栀子豉汤治疗；热在中焦，用白虎汤治疗；热在下焦，用猪苓汤治疗。

　　此段病机之论有《伤寒论》缩影，治法上又可考温病，实为吴坤安两派相习，兼收并蓄之果，吴氏将温热之病统称为外感温热伤寒，但治疗用药仍多遵循叶、薛之法，不论阳明、少阳，均须分辨邪气在气在血，并从上、中、下三焦着手，清泄里热。吴坤安在文中论述了栀子豉汤、白虎汤、猪苓汤清热的差异，将三方划分为上、中、下焦清热之方，体现了他治疗热病时的三焦辨证论治思想。

　　从三个方比较看来，三者虽都可清内部热邪，但侧重不同，作用的部位也就不同：

　　1.栀子豉汤寓宣散于清降之中：清轻宣泄，善解胸膈之郁热，作用于上焦，方中栀子苦寒，能清热泻火，清心除烦，栀子与香豉为配，苦辛相济，旨在透泻郁热，苦甘相济，旨在泻不伤正，升散调中，宣中有降，二药相合，共奏清热除烦之功。

2. 白虎汤原为阳明经证的主方，后为治疗气分热盛的代表方：具有清气分热，清热生津之功效，作用于中焦。气分热盛，但未致阳明腑实，故不宜攻下；热盛津伤，又不能苦寒直折，故此方中石膏辛甘大寒，归肺、胃二经，功善清解，透热出表，以除阳明气分之热，故为君药；知母苦寒质润，一助石膏清肺胃热，一滋阴润燥；佐以粳米、炙甘草益胃生津，清热与养阴相兼，共除中焦之热。

3. 猪苓汤具有清热、养阴、利水的功效：方中以猪苓为君，取其归肾、膀胱经，专以淡渗利水，清下焦之湿。臣以泽泻、茯苓之甘淡，益猪苓利水渗湿之力，且泽泻性寒兼可泄热，茯苓尚可健脾以助运湿，滑石能清热利尿；阿胶能养血润燥。利水、清热、养阴三者兼备，利水而不伤阴、滋阴而不碍湿。

【原文 5】

> 渴病多因三法伤其津液，胃中干燥，故渴，阳邪往乘三阴，太阴则嗌干①，少阴则口燥，厥阴则消渴，亦属热伤津液也。太阳之渴，用五苓散者，以水停下焦，小便不便也。阳明之渴，用白虎汤者，以胃热饮水不已也。少阳症具，心烦渴，而用小柴胡汤和解，去半夏，加花粉者，避燥以生津液也。（以上参《金鉴》）凡渴欲饮水者，当少与之，以滋胃燥，则胃和③而愈，若恣意饮之，必致停水为病。（《伤寒指掌·卷一·渴》）

【注　释】

①嗌干：指喉咙干燥，口渴。
②胃和：指胃气平和，消化功能正常。

【解　读】

口渴病多由于汗、吐、下三种原因损伤了津液，导致胃中干燥，所以口渴。阳邪入侵三阴经，太阴经则咽喉干燥，少阴经则口燥，厥阴经则消渴，也属于热伤津液的范畴。太阳经的口渴，用五苓散治疗，因为水停下焦，小便不畅的原因。阳明经的口渴，用白虎汤治疗，因为胃热饮水不停的原因。少阳症表现为心烦口渴，用小柴胡汤和解治疗，去掉半夏，加天花粉，避免干燥以生津液。（以上参考《医宗金鉴》）凡口渴想饮水者，应当少量饮水，以滋润胃燥，胃和则病愈。如果放纵自己饮水，必定导致停水而成病。

此段吴坤安以六经辨证与三焦辨证相结合，论述了口渴病的病机，可谓是对温病口渴症的一个补充。吴氏认为，渴病多因三法伤其津液，导致胃中干燥，因此需要注重调理津液。在三焦辨证中，太阴、少阴、厥阴均与津液的生成和输布有关。太阴主运化，为后天之本，能够运化水谷精微，濡养全身；少阴主藏精，为先天之本，能够藏精生髓，濡养骨骼；厥阴主疏泄，能够调节气机升降，促进水液代谢，渴症的形成实为三者的病变。吴坤安根据不同原因引起的渴病，采取了不同的治法，对于太阳之渴，使用五苓散治疗，因为太阳主表，五苓散能够发汗利尿，缓解表邪不解、水停下焦引起的渴病；对于阳明之渴，使用白虎汤治疗，因为阳明主里，白虎汤能够清胃热、生津液，缓解胃热饮水不已引起的渴病；对于少阳症具、心烦渴，使用小柴胡汤和解，去半夏，加天花粉者，能够避燥以生津液。他还提到了口渴病饮水对于病情转归的影响，提出不可多饮水，防止停留体内成为湿邪，应稍微饮水，滋养胃燥。

【原文 6】

> 脐下为少腹，夫胸中满，心下满，皆气也。腹满，多有燥矢也，少腹满，溺与血

之分①也。邪结下焦，津液不通，则溺蓄②，血气不行，则血结，皆为胀满而痛也。若小便利者，为蓄血③，宜桃仁承气汤。小便不利者，为水蓄膀胱，宜五苓散。(《伤寒指掌·卷二·少腹满》)

【注　　释】

①溺与血之分：指尿液与血液分出，名曰溺血，溺血为精窍之病。
②溺蓄：指尿液蓄积在少腹部位，多因下焦气机不利，膀胱排尿不利所致。
③蓄血：指瘀血在少腹部位蓄积，多因下焦邪结，血气不行所致。

【解　　读】

脐下是少腹的部位。胸中满闷和心下满胀，都是气机不畅引起的。腹部满胀，多数情况下是因为燥屎内结。少腹满胀，则尿液与血液分出。如果邪气在下焦结聚，津液就会不通，从而导致尿液蓄积；如果气血运行不畅，就会导致血液凝结，这些都会引起腹胀和疼痛。如果小便通利，说明是蓄血所致，应该使用桃仁承气汤治疗。如果小便不利，说明是水液蓄积在膀胱，应该使用五苓散治疗。

吴坤安对少腹病病机的认识具有独特之见，他以六经为引，从三焦着手，强调邪结下焦，津液不通，导致溺蓄或血结，皆可引起胀满而痛。吴坤安虽遵伤寒归宗，却并未拘泥于伤寒之法，从前少腹病通常被认为与肾、膀胱等下焦器官有关，多由寒、湿等邪气侵袭，导致下焦气化不利，出现胀满、疼痛等症状，而吴坤安独辟蹊径，遵三焦辨证之法来解释少腹病的病机，认为少腹之病，实为邪结下焦，溺蓄责为津液不通之过，血结则为血气不行之咎。吴坤安根据小便利与小便不利两种情况，提出了相应的治疗方法：小便利者，多为蓄血，宜用桃仁承气汤以破血逐瘀；小便不利者，多为水蓄膀胱，宜用五苓散以利水行气。这两种方法均针对了邪结下焦、津液不通的病机，这种认识更深入地阐述了少腹病的病因和病理机制，为临床治疗提供了新的思路和方法。

【原文 7】

伤寒服汤药，下利不止，心下痞硬，服泻心汤已，复以他药下之，利不止，(一误再误) 医以理中与之，利益①甚。理中者，理中焦也，此利在下焦，赤石脂禹余粮汤主之，此因下药太过，手阳明大肠受伤，关闸不阖②，二味涩以固脱也，复利不止，当利其小便，盖分其清浊，则便自坚。(《伤寒指掌·卷二·误下例》)

【注　　释】

①利益：指腹泻不止。
②关闸不阖：指大肠的关闸功能受损，无法正常闭合，导致腹泻不止。

【解　　读】

伤寒服用汤药后，腹泻不止，心下痞硬。已经服用了泻心汤，又使用其他药物进行泻下，导致腹泻不止。(一误再误) 医生使用了理中汤治疗，腹泻更加严重。理中汤是调理中焦的药物，而此腹泻在下焦。应当用赤石脂禹余粮汤治疗。这是由于泻下药物太过，手阳明大肠受到损伤，致大肠的关闸功能受损，无法正常闭合，用赤石脂禹余粮汤收敛来固脱，如果腹泻仍然不止，应当利其小便。通过区分清浊，大便自然会坚实。

该段依然可体现吴坤安以温病理念论治伤寒，师出伤寒误下之见，《伤寒论》原文对于误下病的论述为："伤寒服汤药，下利不止，心下痞应，服泻心汤已，复以他药下之，利不止，医以理中与之，利益甚。理中者，理中焦。此利在下焦，赤石脂禹余粮汤主之。复利不止，当利其小便。"《伤寒论》中对此段未详述误下后泄泻不止的病机，吴坤安从三焦着手，补充了《伤寒论》对于误下病的认识，他提出泄泻不止的病机在于大肠受损，关闸失司，而治疗应收涩固脱，若此法无益，再利小便，旨在分清别浊，这段文字体现了他以温病治法论治伤寒病的理念。

【原文 8】

因病后气虚，邪气又结于上焦，其症不一，故不着其病形，惟散其上焦之邪足矣。（劳复）

邵评：正虚而复受外邪，病之变见不一，故不定症形，当随症治之。（《伤寒指掌·卷二·瘥后病述古》）

【解　　读】

因为生病后导致气虚，邪气又在上焦结聚，症状不一，因此不具体描述其病形。这时候只需散去上焦的邪气就足够了。

邵根仙评：正虚而又受到外部病邪的侵袭，病情的变化会出现很多不同的情况，因此不能确定一个固定的症状，应当根据具体症状进行治疗。

吴坤安除了在治疗疾病独有体会之外，对于疾病预后的治疗亦有所悟，病后气虚，常留邪于上焦，吴氏认为仅需散除上焦之邪即可。关于病愈后为何邪气易再袭上焦，有以下原因：病后气虚，即表示身体在疾病过程中消耗了大量的气血和能量，导致正气虚弱，防御能力下降。上焦包括心、肺两脏，是人体的呼吸和循环系统的核心，肺在一呼一吸之间，最易感受邪气，肺卫上焦是人体抵御外邪的第一道防线，而此时病稍瘥，正是正气虚弱之时，所以邪气容易结于上焦，需要我们散上焦之邪。这段文字仍体现了吴坤安认识疾病之完备，由疾病发生发展预后转归认识治疗，体现了他作为医家的细心。

【原文 9】

瘥后吐涎沫，此土虚不能摄水也，六君加益智仁摄之。若其稠饮①，自下焦漾漾而起②，溢退场门③中者，此肾气不纳，浊阴上泛也，宜都气饮，加胡桃、补骨以纳之，或少佐熟附以收之，或佐白术以制之。（《伤寒指掌·卷二·瘥后诸病新法》）

【注　　释】

①稠饮：指黏稠的饮液，通常是由于体内湿浊过重，痰饮内停而形成的。

②漾漾而起：形容稠饮从下焦向上泛起，像水波荡漾一样。

③场门：此指幽门，也就是胃的入口。

【解　　读】

病愈后吐涎沫，这是脾气虚不能摄纳水液的表现。应当用六君子汤加益智仁来摄纳水液。如果涎沫黏稠，从下焦泛溢而上，溢入场门中，这是肾气不纳，浊阴上泛的表现，应当用都气饮，加用核桃仁、补骨脂来纳气，或者稍微用一些熟附子以收敛，或者用白术来制约。

针对"瘥后吐涎沫"的症状，吴坤安认为这是因为脾胃虚弱，不能摄纳水液导致的，提出用六君加益智仁的方法来治疗。六君子汤可治脾胃气虚兼痰湿证，此恰能补土之虚而制水，配伍以益智仁，除了温脾止泻的功能外，恰能摄津止涎，可谓是对症配伍。对于另一种症状"稠饮"，吴坤安则认为这是因为肾气不纳，浊阴上泛所致，他提出用都气饮加核桃仁、补骨脂以纳之。都气饮可益肺之源，以生肾水，主治肺肾两虚，并具有滋阴补肾、纳气摄津等功效，核桃仁归肾经、肺经、大肠经，可补肾固精，补骨脂归肾经，亦可补肾助阳，而熟附子可补益阳气，附子辛热，其性走而不守，能通行十二经，故凡阳气不足之证均可用之，尤能补益肾阳，可以收涩浊阴，或佐白术健脾益气，燥湿利水可制衡浊阴，吴坤安从三焦着手论治涎沫，实为论治湿邪，体现了他尤重湿邪致病和从脾肾论治理病的特点。

【原文 10】

太阳病六七日①，表症仍在，脉微而沉者，病邪向里也，反不结胸者，热结下焦也。其人发狂，少腹硬满，小便自利者，以太阳随经瘀血蓄于里也，抵当汤下之，则愈。同一蓄血，桃仁承气治瘀血将结之时，抵当治瘀血已结之后。

邵评：太阳六七日，表症仍在，而脉微沉，是经邪陷入太阳之府也，反不结胸而发狂，其邪不在上，而热瘀下焦血分也，夫蓄血而致发狂，热势攻心，非用单刀直入之将，必不能斩关取胜，是舍抵当逐血一法，更有何药破其坚垒哉，然此蓄血之重症，故用抵当汤直攻其血，而罔顾表症，与上条先表后里不同。

又评：此条经文表症仍在下，当有而反下之之句，误下，热邪自经入腑，结于膀胱而下焦蓄血，不成血结胸病，则知觉昏昧，故发狂，此经病传腑，表病传里，气病传血，上焦病而传下焦也，少腹居下焦，为膀胱之室，瘀血留结，故硬满，小便自利者，病不在气，而在血也，下其血而气自舒，攻其里而表自解矣。（《伤寒指掌·卷三·蓄血（述古）》）

【注　　释】

①太阳病六七天：原文出自《伤寒论》："太阳病六七日，表证仍在，脉微而沉，反不结胸，其人发狂者，以热在下焦，少腹当硬满，小便自利者，下血乃愈，所以然者，以太阳随经，瘀热在里故也。"

【解　　读】

太阳病经过六七天，表症仍在，脉象微沉，说明病邪向里发展。如果病人没有结胸的症状，就说明热邪结聚在下焦。这时病人会发狂，少腹硬满，但小便自利。这是由于太阳经邪热随经入里，与血相结，形成瘀血蓄于下焦。应当用抵当汤攻下瘀血，疾病就会痊愈。同一蓄血，桃仁承气汤治瘀血将结之时，抵当汤治瘀血已结之后。

邵根仙评：太阳病六七日，表症仍在，但脉象微弱而沉紧，这是病邪向里深入的表现。尽管没有结胸的症状，但热邪已经在下焦部位结聚。此时病人可能出现发狂的情况，少腹部感到硬满，但小便仍然通畅。这可能是因为太阳经脉中的瘀血在体内蓄积所致。治疗时应使用抵当汤以破血逐瘀，这样就能治愈。桃仁承气汤主要用于治疗瘀血将结之时，而抵当汤则用于治疗瘀血已结之后。

邵根仙又评：本条经文提到表症仍然存在，但反有下之的语句，可能是误下后导致热邪从经入腑，结于膀胱而引起下焦蓄血。由于没有形成血结胸病，病人会感到昏昧无知而发狂。这是经病传腑、表病传里、气病传血的情况，即上焦病变传至下焦。少腹位于下焦部位，是膀胱的所在，瘀血留结在此导致硬满。而小便自利表明病变不在气分而在血分。因此，治疗时应下其血以舒气机，攻其里以解表症。

邵根仙的点评已具体体现了伤寒病和温病之间并非相互独立，而是互根互立，互相联系，伤寒与温病，总属于中医外感病范畴，两种学说各有所长亦均有不足，或"详寒略温"，或"详温略寒"，皆无法涵盖外感病的全部内容。因而历代医家，往往既有寒温分立，又有寒温融合的理念，很难截然分开。若把二者结合，融汇一体，前后相承，互有补充，方可构成完整的中医外感病学术体系，该文就体现了吴坤安旨在将寒温融合的思想，以温病卫气营血理念诠释伤寒，寒温相合，其旨在全面地诊治疾病。

【原文 11】

时毒，袭入肺卫而发者，或温暑时邪，从肺吸受，由卫入营之症，其邪从肺外达而发疹者，此邪在上焦，非由失表失清之故。当辨其在气在营，而用宣肺清透之法，若遇寒凉，防其抑闭^①，与之治法，判然不同，二症岂可不分辨哉，故约言之，属胃^②，疹属肺，二症须分别论治，大抵发汗不出，或虽汗不解，胸膈烦闷，呕恶不纳，足冷耳聋，脉沉而伏，或寸关脉躁动，便是疹欲出之候，须细诊之。

邵评：邪热郁伏于中，蒸热为^③，故汗不出，而烦闷呕恶，足冷耳聋，此是疹将发之见象，犹天将雨而闷热郁蒸也，脉沉伏，由于邪伏于内，脉道不利所致，寸关躁动者，伏邪勃发之兆也。（《伤寒指掌·卷三·疹》）

【注　　释】

①抑闭：抑制闭藏，指时毒邪气在体内郁结，无法外达而引起疹子。
②属胃：（斑）属胃，应是漏印，指的是斑一般属于脾胃之病。
③蒸热为：蒸热为（湿），指邪热内伏，蒸腾体内津液为湿，困遏汗孔闭合导致无法出汗。

【解　　读】

时毒，从外部入侵肺卫而发作，或因温暑时邪，从肺吸入，由卫入营的病症，其邪从肺外达而发疹的，这是邪气在上焦，不是由于体表失疏，脾胃失清的原因。应当辨别其在气在营，而用宣肺清透的方法治疗，如果遇到寒凉，防止其抑制闭藏，给予治疗，情况就不同了，这两种病症怎么能不分辨呢？因此简而言之，斑属于胃的病症，疹属于肺的病症，两种病症必须分别论治，用发汗的方法大概是不行的，或虽然出汗不解，胸膈烦闷，呕吐不思饮食，手足冷，耳聋，脉沉而伏，或寸关脉躁动，便是疹欲出的征兆，必须仔细诊察。

邵评：邪热郁伏于中焦，蒸腾体内津液为湿，困遏汗孔闭合导致无法出汗，烦闷呕吐不思饮食，手足冷耳聋，这是疹将要发作的迹象，就像天将下雨而闷热郁蒸一样，脉沉伏是由于邪气伏于内，脉道不利所致。寸关脉躁动是伏邪勃发的征兆。

吴坤安对于斑疹的透发前兆、形态区别、治疗原则、预后判断等，都有详细论述，其在前文中提到"（斑）疹二者，不外手太阴与足阳明之治，又为胃家毒火，疹属脾家湿热，须互参之"，已指出了治疗疹时应着重考虑在手太阴肺经和足阳明胃经二者治疗，这实际上是以伤寒之法，治温病之疾，他强调区分斑与疹之异，斑属于胃家之病，主要为胃家毒火，须从足阳明胃经来治，疹属肺之病，是肺卫上焦感受邪气之故。他在文中指出疹发的先兆为出汗不解、胸膈烦闷、呕吐不思饮食、手足冷、耳聋、脉沉而伏、寸关脉躁动。本段从六经立论，兼顾三焦，体现了他完备的诊治疾病思路。

【原文 12】

叶天士先生谓疫邪从口鼻吸入，上焦心肺先受，如喉哑喉痛口糜舌燥者，先入于肺也，渐至神昏舌绛者，邪由肺系干于心包络也，故初病喉痛舌燥，最怕窍闭神昏。先生立法，清解中必佐芳香，宣窍逐秽，如犀角、银花、菖蒲、郁金之类，兼服至宝丹，以有灵之物^①内通心窍，搜剔幽微^②，又谓吸入疫邪，三焦均受，由卫及营，久则血分渐瘀，邪与三焦相溷^③，愈热愈结。理宜咸苦大制之法，然恐性速，直走下焦，仍用轻扬理上，加金汁、银花露之类，此又先生法中之妙法也。（《伤寒指掌·卷四·疫邪吸秽浊入手经宜逐秽解毒》）

【注　　释】

①有灵之物：指至宝丹等有灵性的药物，具有通窍、逐秽、清热解毒等作用。

②搜剔幽微：指药物能够深入细微之处，搜剔出病邪，使体内恢复清净。

③相涸：指疫邪与三焦相混杂，热邪愈加结聚。

【解　读】

叶天士先生认为，疫病邪气从口鼻吸入，上焦心肺先受影响。如喉咙沙哑、喉咙疼痛、口腔糜烂、舌燥等，是邪气先侵入肺部的表现。如果逐渐出现神志昏迷、舌色深红，则是邪气由肺系侵入心包络的表现。因此，初病时喉痛舌燥，最怕气闭神志不清。叶天士先生立法，清解中必佐芳香，宣窍逐秽，如犀角、金银花、菖蒲、郁金之类。同时服用至宝丹，用有灵性的药物内通心窍，搜剔幽微。又认为吸入疫邪，三焦均受影响，由卫及营，久则血分渐瘀，邪与三焦相混杂，愈来愈热结。理宜用咸苦大制之法。然而，恐怕药性过猛，直走下焦，仍然用轻扬理上的方法，加用金汁、金银花露之类。这是叶天士先生法中的妙法。

这段可以看出，吴坤安虽归宗伤寒，仍以叶氏治法为重，他承仲景六经辨证理论，习吴鞠通三焦辨证之法，以解读叶天士治疗疫病之邪的理论，体现出了他以寒温相融的思想理论，针对疫病之邪侵犯人体，他常先是以六经为纲，又以三焦为引，如文中"邪由肺系干于心包络也""又谓吸入疫邪，三焦均受，由卫及营，久则血分渐瘀，邪与三焦相涸，愈热愈结"，他对于疾病的解读不拘泥于一法，常将六经辨证、卫气营血辨证、三焦辨证相结合，足见其诊疗疾病的完备之处，虽因此失于创新，但也具有其个人特色。

【原文 13】

夫人之正气一虚，暑湿秽浊①之邪，俱从口鼻吸入，流布三焦，上乘于心。为中痧②，中入于胃，为霍乱，踞于膜原③，为寒热，归于肠胃，为泄泻。(《伤寒指掌·卷四·附暑湿秽合邪论》)

【注　释】

①秽浊：指空气中的污浊之物，此处指暑湿秽浊之邪。

②痧：感受时令不正之气，或秽浊邪毒及饮食不洁所引起的一种季节性病症。又称痧气、痧胀。临床上以突然头晕、头痛，脘腹胀闷绞痛，欲吐不吐，欲泻不泻，四肢挛急，甚至昏厥，唇甲青紫，或于肘窝、腋窝、颈前两旁出现青紫痧筋为特征。

③膜原：狭义为内外交界之地，乃一身之半表半里，居于卫表肌腠之内，五脏六腑之外的膜及膜所围成的空隙样结构。广义之膜原，即伏邪在体内潜伏之所。

【解　读】

当人体的正气一虚，暑湿秽浊等邪气就会从口鼻吸入，流布于三焦，向上侵犯于心，就是得了痧气；暑秽入于胃，引发霍乱；邪气踞于膜原，导致寒热；邪气归于肠胃，引发泄泻。

吴坤安在该段阐述了暑湿秽浊邪气侵犯人体的一个过程，先从口鼻，再到三焦，再侵犯到心，这时候发为中痧病，表现为头晕、头痛、脘腹胀闷绞痛、欲吐不吐、欲泻不泻、四肢挛急，甚至可逆传心包，发为昏厥等症状，而此时邪气如再深入，侵犯于胃，就会发为霍乱之病，如果邪气停留于膜原，留滞体内，正邪交争，就容易形成寒热往来之象，而邪气停留肠胃，就是泄泻了。吴坤安认为同种邪气，可发展为不同的疾病，他在后文中也提到"一邪之染，非病为一"，实际上是异病同治思想的体现。

【原文 14】

凡痧秽①，从口鼻吸入，即从膜原流布三焦，便见头痛恶寒发热，骨节酸疼，与伤寒相似，但脉沉细。或手足指冷，腹满呕恶，与伤寒异，刺少商穴，其血紫滞者是也。须用川郁金、石菖蒲、广藿香、槟榔、厚朴、青皮、紫苏等以逐秽邪，则膜原清肃，三焦通利而愈矣，亦当兼察食痰暑湿②为治。(《伤寒指掌·卷四·痧秽》)

【注　　释】

①痧秽：俗称痧毒。它阻碍气血的运行、营养物质和代谢产物的交换、引发组织器官的病变，故中医学有"百病皆可发痧"之说。文中是感受时令不正之气，或秽浊邪毒及饮食不洁所引起的一种季节性病症。

②食痰暑湿：指食物积滞、痰饮、暑湿等病邪。

【解　　读】

凡中痧秽之毒，都是从口鼻吸入，然后在膜原流布三焦，便会出现头痛、恶寒、发热、骨节酸疼等症状，与伤寒相似。但脉象沉细，或手足指冷，腹部胀满、呕吐、恶心等症状，与伤寒不同。如果刺少商穴，其血色紫滞的便是中痧秽之毒。必须用川郁金、石菖蒲、广藿香、槟榔、厚朴、青皮、紫苏等药以逐秽邪，则膜原清肃，三焦通利而病愈。同时也应当兼治食痰暑湿。

该段也可体现吴坤安在治疗疾病方面，注重"外经络，内脏腑"，薛生白在《湿热病篇》中提到："膜原外通肌肉，不独口鼻所入邪归之，肌肉湿热之邪，亦必归之，其为三焦之门户而近胃口，故膜原之邪，必由三焦而归脾胃也。"吴氏亦从薛，强调邪气从膜原入三焦的过程，诊治痧气时注重清肃膜原，通利三焦。

第二十七章　王孟英《温热经纬》

第一节　王孟英与《温热经纬》

王士雄（1808—1868 年），字孟英，号梦隐（一作梦影），自号半痴山人，浙江海宁人，后移居杭州，又迁往上海。王士雄十四岁时，父亲去世。道光元年（1821 年）冬天，他父亲的朋友金履思念旧友遗孤，推荐他到金华孝顺街协助处理盐务。王士雄工作稍有空闲，就阅读医书，苦心钻研，勤奋读书，从《黄帝内经》《难经》开始，到明清两代先贤的著作，无不深入探讨和精心研读。王氏研究学问，博采众长，融会贯通，洞察奥妙，解释疑难，保存真义，既不泥古，也不盲从今人，为日后行医奠定了坚实的专业基础。王氏学验俱丰，医德高尚。周光远曾深有感触地说："孟英学识过人，热肠独具。凡遇危险之候，从不轻弃，最肯出心任怨以图之。"他诊治的病人，不乏经他医治疗无效的，他从不乘机诋毁前医。他勤临证，尚操守，堪称医者楷模，久为医林所敬仰。

王氏的医学贡献卓著，一在于综合梳理温病学术，二在于辑校整理医学文献。《随息居重订霍乱论》《温热经纬》《随息居饮食谱》《归砚录》和《王氏医案》是他的主要著作。《温热经纬》既是王氏的代表作，也集中记载了他对温热病的认识与经验。该书为温病通论类著作，是王孟英有感于温热一证，庸手妄为治疗，夭折甚多，乃"以轩岐仲景之文为经，叶薛诸家之辨为纬"之作，于咸丰二年（1852 年）著成。

《温热经纬》共五卷。卷一为"《内经》伏气温热篇"，为王士雄收集的《黄帝内经》关于温热暑病的条文。卷二为"仲景伏气温病篇"，包括"伏气温病""伏气热病""外感热病""湿温""疫病"五篇，汇集了张仲景《伤寒论》《金匮要略》中的相关内容。卷三为"叶桂温病理论"，包括"叶香岩外感温热篇""叶香岩三时伏气外感篇"。卷四为陈平伯、薛雪、余师愚关于风温、湿热和疫病的理论，包括"陈平伯外感温病篇""薛生白湿热病篇""余师愚疫病篇"。卷五为方论，以仲景方居多，也收入了后世医家的效方，并汇集了历代医家对方剂的理解，并参以王士雄按语逐条注释析义。

《温热经纬》的学术成就主要有以下几个方面。

（一）抉奥阐幽，存真纠谬

王氏在整理大量的古籍的过程中，对发现的错误认识予以纠正，并提出了自己的观点，创立了一些新的理论及治法。

1. 主张以伏气、新感划分温病：他认为两种发病方式都存在，指出，"伤而即病者为伤寒，不即病者为温热。"这里的"伤寒"即指新感，"温热"即指伏气，并且整理出《仲景伏气温病篇》《仲景外感热病篇》《叶香岩外感温热篇》《叶香岩三时伏气外感篇》等以示区别。

2. 对"顺传""逆传"之理进行了阐释：他认为，"邪从气分下行为顺，邪入营分内陷为逆也"。而且提出"苟无其顺，何以为逆"？对顺传机制作了明确解释，"肺经不解则传于胃，谓之顺传"，从而解释了叶天士所言之"逆传心包"之理，批驳了章虚谷以生克理论阐释之谬，为后人学习温病之传变机制起到指路之功。

3. 提出"暑必兼湿"的观点：王氏根据临证及对自然气候的观察提出"暑多夹湿"，在《温热经纬·叶香岩三时伏气外感篇》的按语中提到"暑令湿盛，必多兼感，故曰挟。犹之寒邪挟食、湿证兼风，俱是二病相兼，非谓暑中必有湿也……而治暑者须知其挟湿为多焉"。王氏说理明晰，逻辑性强，"暑多挟湿"的观点得到了后人的认同。

4. 提倡寒、温融合治温病：王氏"十分重视温热病的温热特性"，但并不是唯温热论，《温热经纬》不仅收引了《黄帝内经》的经文，同时也收录了《伤寒论》《金匮要略》的相关条文。王氏认为，中医理论有其渊源，温病的创新也离不开伤寒理论的根源。因此，王氏十分推崇寒温并治温病的观点，并采用《伤寒论》阳明病的治法来治温热病，指出仲景六经原并不专为伤寒而设，无论何病但见阳明证即作阳明治，伤寒、温病可以同证同治，不拘名称之谓，反映了王氏不拘门户之见的大家风范。

（二）注重诊法，明辨痰饮

对于温病的诊法，叶天士等医家都非常重视，王孟英继承了叶氏的诊法特色，除了舌诊，他还重视审察胸脘、口渴及二便的改变，其中尤其注重兼夹痰湿的诊治。比如他认为白苔不一定均属于寒；主张以审察胸脘作为确定病性、立法用药、判断预后的主要依据。尝说："凡视温证，必察胸脘，如拒按者必先开泄。"还指出，舌绛而润泽者，虽为营热之征，问若胸闷，即为痰据，尝说："大凡有形之邪皆能阻气机之周流，如痰盛于中，胸头觉冷，积滞于腑，脐下欲熨之类，皆非真冷，人不易识，吾曾治愈多人矣。"表明胸闷是判断痰阻气滞的主要依据。同时，他根据临证体验，提出了口渴并非均属于热盛津伤，渴喜热饮不一定属寒证的观点。指出："渴喜热饮，渴不多饮，温热证多有之，皆属痰饮阻遏气机。"其病机在于津被痰阻而不布，并非液被热伤不足以滋润。

王孟英还非常注意从排泄物来判断病性的寒热。他在《温热经纬·卷四》中说："口渴而兼身冷、脉细、汗泄、舌白诸症者，固属阴证宜温，还须察其二便。如溲赤且短、便热极臭者，乃是湿热蕴伏之阳证，虽露虚寒之假象，不可轻投温补也。"充分体现了他根据排泄物来判断寒热，指导选方用药的学术特色。

（三）辨证求因，处方灵活

王氏强调治病重在辨证，注重斡旋枢机，疏通经络，保存阴液，消化痰热。常说"辨证为医家第一要务"，"辨证不明，动手便错"。"临证必先辨其病属何因，继必察其体性何似，更当审其有无宿恙，然后权其先后之宜，才可用药，自然手到病除，无枘凿之不入矣"。主张"不惑外显之假象"，重视"必探其源"，旨在"以期愈疾"。

王氏在温热病的治疗中，十分注重养阴，在养阴药的使用上，王氏亦颇有见地。温病初起脾胃津亏者，王氏习用沙参、芦根养肺胃之阴，阴分素亏者，其习用石斛、鳖甲等药。其余如天冬、麦冬、生地黄、熟地黄、龟甲、牡蛎，亦为王氏常用于养阴的药物，但生地黄、熟地黄滞膈而滋腻，必须等到痰热除尽以后方可使用，否则酿痰腻膈。

（四）重视膳食，顾护阴津

善用食疗，是王氏临证用药的又一特色。其尝谓以食为药，处处皆用，人人可服，物异功优，久饪无弊。但同时也强调以食代药，要详辨食物性味，务求恰合病情。可单味独用以食代药，如他称梨汁为"天生甘露饮"，具甘凉润肺之性，有救燥养液之效。又称甘蔗甘凉、清热、充液，榨其浆，名为"天生复脉汤"，是风温证中救液之良药。名西瓜汁为"天生白虎汤"，甘寒，清肺胃之热，用于霍乱转筋，目陷形消者特效。有两种以上食物配伍成方，如海蜇、荸荠相配，名为"雪羹汤"，功能清热涤痰而顾护津液；也有药食配伍，相得益彰者，如治朱氏妇悒郁思虑成疾，用甘麦大枣汤加藕煮汤频饮，既养心脾，又调脏躁而愈等。也有食汤代水煎药送服，如雪羹汤送服当归芦荟丸治疗疥疮；藕汤煎服清热凉血之品以治尿血茎痛等。上述食疗方法，多为平淡之品，用之得当，颇见奇功。也充分体现了王孟英博大精深的学理知识和灵活多变的治疗法则。这些颇具特色的临证经验和治疗方法，对我们当今临床仍有很好的借鉴和指导作用。

综上所述，王孟英所著的《温热经纬》，一方面汇集了温病学重要著作的原文，并选取了前人对这些原文注释之善者；另一方面也参以个人的见解，对温病的理论、证治进行了系统的论述，书中对伏气新感、卫气营血理论、暑邪为病、温病证治方法等都有许多发挥，是后人学习温病学的重要参考书。因《温热经纬》为文献集注，部分内容与前文《温热论》《湿热病篇》等篇有重复，故本章只选择《叶香岩三时伏气外感篇》中的条文进行介绍。

第二节 《温热经纬》

【原文 1】

　　春温一证，由冬令收藏未固，昔人以冬寒内伏，藏于少阴，入春发于少阳，以春木内应肝胆也。寒邪深伏，已经化热，昔贤以黄芩汤为主方，苦寒直清里热，热伏于阴，苦味坚阴，乃正治也。知温邪忌散，不与暴感门同法。若因外邪先受，引动在里伏热，必先辛凉以解新邪（自注：葱豉汤）。继进苦寒以清里热。况热乃无形之气，时医多用消滞，攻治有形，胃汁先涸，阴液劫尽者多矣。

　　雄按：藏于精者，春不病温，小儿之多温病何耶？良以冬暖而失闭藏耳！夫冬岂年年皆暖欤？因父母以姑息为心，惟恐其冻，往往衣被过厚，甚则衾之以裘帛（富家儿多夭者，半由此也），虽天令潜藏，而真气已暗为发泄矣。温病之多，不亦宜乎。此理不但幼科不知，即先贤亦从未道及也。（《温热经纬·卷三·叶香岩三时伏气外感篇》）

【解　读】

　　春温这一类病证的发生，是由于冬季调摄不慎，耗伤真阴。在此同时外感冬季时令的寒邪，伏藏在体内少阴部位，到了春季，伏藏于体内少阴的寒邪化热而发为温病，其主要部位为少阳，这是因为春季风木当令，内应肝胆所致。寒邪深伏于人体内，久必已经化热而成温病。这时在治疗上，以前医家们指出应该以黄芩汤为主方，以其苦寒能够直清里热。热邪藏伏于阴分易于耗伤阴津，用苦味的药物直折火势，顾护阴液是属于正治方法。对于春温病的治疗，是禁忌采用解表发汗的方法，这一点是与一般的外感温病不同的。如果是因为感受新的时令病邪而引动伏藏于体内的热邪，在治疗上与前面有所不同，宜先采用辛凉解表的方法以解除卫表的新邪，然后再用苦寒之品以清解体内的热邪，使表里双解。热邪是无形之气，有些儿科医生治疗此病多用消导克伐的药物，攻治小儿食滞，必然导致胃阴耗损，更有甚者可致阴液严重损伤而出现不良后果。

　　这一段原文主要论述春温的致病原因、发病机制、治疗原则以及治疗禁忌。

　　1. 前代医家多认为春温一病，外因冬季感受寒邪，内因人体肾精亏损所致：这种认识，来源于《素问·阴阳应象大论》"冬伤于寒，春必病温"和《素问·热论》"凡病伤寒而成温者，先夏至日者为病温，后夏至日者为病暑"以及《素问·金匮真言论》"藏于精者，春不病温"的论述。所以，中医学界传统上均把春温作为伏气温病看待，认为冬时感受时令之寒邪，即发作为伤寒，未即发者而寒邪伏藏于人体至春则发为温病，并认为人之所以受寒伏而后发，与肾虚关系密切。关于寒邪内伏的部位，历代文献说法不一，叶天士这里提出冬寒伏于少阴，春季发于少阳，这是根据五脏与四时相应的理论，结合发病时的证候特点而推断出来的结论。从现在的观点来看春温致病原因是感受了温热病邪所致，这样认识对于辨证求因，审因论治才有意义，也更符合人们对温病病因的不断认识的新水平。

　　2. 春温病的发病机制：前代许多医家认为春温病的发病机制为"伏寒化温"。叶氏在前人的基础上更明确提出"冬寒内伏，藏于少阴，入春发于少阳"。这是因为冬令寒水主气，内应少阴，春季风木当令，内应肝胆，更因春温的发病初起多见身热、口苦、烦渴等胆热症状，同时在整个病变过程中阴液不足现象也较为突出，病变后期又常见有肝肾真阴耗损的症状，因而认为本病的发生与人体肾亏有关，而发病部位以少阳胆经为主。

　　3. 春温病初起的治疗原则：由于本病初起里热郁而化火，所以在治疗上与一般外感病不同，应以直清里热为主,并顾护和保养阴液。在用药上主以苦寒之品以直折火势,即叶氏所说"苦寒直清里热"。黄芩汤为代表方剂,该方出自《伤寒论》,原为治疗伤寒太阳与少阳合病而自下利之证,方中黄芩苦寒清热坚阴为主药,并佐以白芍敛阴护液,后世许多医家都将该方作为春温初起的正治之方,当然在运用时可作一些加减,如温病学家柳宝诒提出"用黄芩汤加豆豉、元参,为至当不易之法"。旨在强调运用黄芩汤可加一些透邪与助阴托邪的药物。

4. 春温病治疗禁忌,叶氏着重指出应注意两个方面:一忌解表发汗,即叶氏所说"知温邪忌散,不与暴感门同法,这是因为本病与一般外感病不同,发病初起的病邪不在表而表现为里热炽盛,不仅不可辛温发散,即使辛凉透表也属治不对证"。但叶氏还指出若本病初起为新感引动伏邪者即初起里热炽盛而又兼有表证,其治疗又须用辛凉解表以解在表之邪,表解后再继用苦寒以清里热。此即叶氏所说:"必先辛凉以解新邪,继进苦寒以清里热"之意。当然,亦可表里双解。二忌消导攻伐,这是叶氏根据"幼医多用消滞,攻治有形"的实际情况而指出本病的治疗不可拘于小儿必有食滞之说,切忌滥用消导克伐之品。尤其是本病病人阴液原已不足,病变过程中阴液极易耗损,若再妄投消导,必致阴液更伤,造成不良后果。

王孟英进一步引用《黄帝内经》"藏于精者,春不病温",强调冬日养精的重要性。

【原文2】

> 风温者,春月受风,其气已温。
>
> 雄按:此言其常也。冬月天暖,所感亦是风温,春月过冷,亦有风寒也。《经》谓"春气病在头",治在上焦,肺位最高,邪必先伤。此手太阴气分先病,失治则入手厥阴心包络,血分亦伤。盖足经顺传,如太阳传阳明,人皆知之;肺病失治,逆传心包络,人多不知者。俗医见身热咳喘,不知肺病在上之旨,妄投荆、防、柴、葛,加入枳、朴、杏、苏、菔子、楂、麦、广皮之属,辄云解肌消食。有见痰喘便用大黄礞石滚痰丸,大便数行,上热愈结。幼稚谷少胃薄,表里苦辛化燥,胃汁已伤,复用大黄大苦沉降丸药,致脾胃阳和伤极,陡变惊痫,莫救者多矣。(《温热经纬·卷三·叶香岩三时伏气外感篇》)

【解　读】

风温一病主要发生冬春两季,尤以春季为多,春日温暖多风,冬季应寒反温,人感受风热之邪而病者为风温。在治疗上,《黄帝内经》指出:春季感受时令之气多病在头、胸上部。因而这时治疗主要以上焦为主,这是因为,肺部在五脏六腑之中位数最高,感受风热病邪以后,首先侵犯肺卫,而出现手太阴肺经的病变症状。这时如果正确进行治疗,可以终止疾病的发展,若治疗不及时或未进行治疗则病邪可以深陷手厥阴心包,使营血耗伤。对于外感热病的传变,从太阳经顺序传入阳明经脉,这是人们均已知道的。而对于风温肺病未能及时正确地进行治疗,而致病邪深陷心包络的传变,时下许多儿科医生是不清楚的。而一些学识肤浅的医生见到病人出现发热、咳痰喘促的症状,而不知道邪在肺卫上焦的治疗原则,误用荆、防、柴、葛等辛温发汗的药物再加上枳、朴、杏、苏等解肌消食之品,必将导致邪热化燥伤津。如果见到咳痰喘促的症状,就误用礞石滚痰丸等苦寒下夺之剂,则使药过病所耗伤人体脾胃,而产生种种其他变证。

这一节主要对春季风温疾病的致病原因、邪犯部位、症状表现、传变规律、治疗方法及注意禁忌进行了论述。王孟英对叶天士的观点十分认同,但提出因时论病可参,却不可一概而论的观点。

1. 风温病的季节与病因:风温病多发生于春季气候转暖的时候,但亦有发生于冬季应寒反温的季节。风温病的病因,叶氏提出是感受风热病邪,风热病邪从口鼻吸入,首先侵入肺卫。如清代温病学家章虚谷说:"风温者,四时皆有,而春令为多,以温暖之候,感虚邪贼风,逆者风温。"

2. 风温病的病位、证候及传变：对风温病的病位，叶氏指出"肺位最高，邪必先伤"。以肺居上焦，外与皮毛相合，主一身之表。故风温之邪侵袭，必先侵犯肺卫，而出现咳嗽、气喘、咳痰等肺气不宣和发热、恶寒、头痛的卫表症状。风温邪在肺卫，如治疗不及时或治疗失当，则邪必进一步深入内传。其传变规律大致为：一是由肺顺传于胃；二是因肺病失治而传心包，亦即叶氏所谓"失治则入手厥阴心包络""逆传心包"。

3. 风温病的治疗及禁忌：关于风温病的治疗原则，叶氏在本节自注中指出"风温肺病，治在上焦"。并提出了风温病各个阶段的治疗大法。如"初病投剂，宜用辛凉""首用辛凉清肃上焦"至"色苍热胜烦渴，用石膏、竹叶辛寒清散""若日数渐多，邪不得解，芩、连、凉膈亦可选用""至热邪逆传入膻中，神昏目瞑，鼻窍无涕泪，诸窍欲闭，其势危急，必用至宝丹，或牛黄清心丸""病减后余热，只甘寒清养胃阴足矣"。这些具体方法至今仍为临床所常用。

在治疗上初起忌用辛温发汗之品，以免助热化燥。又不可滥用消导攻下，以免损伤脾胃。再有不可滥用苦寒沉降之品，以免药过病所，反伤人体正气。王孟英于此段自注中重点批评消食药在儿科中的滥用现象，指出并强调消食药只宜用于有积、有疳之幼儿，不可误用、滥用。可谓垂津良言，后学可参可法。

【原文3】

春月暴暖忽冷，先受温邪，继为冷束，咳嗽痰喘最多，辛解凉温，只用一剂，大忌绝谷。若甚者，宜昼夜竖抱勿倒三四日。徐云：秘诀。夫轻为咳，重为喘，喘急则鼻掀、胸挺。

雄按：人有大小，感受则一也。治从大方。感受既一，治法亦无殊，奈大方明于治温者罕矣，况幼科乎！（《温热经纬·卷三·叶香岩三时伏气外感篇》）

【解　读】

春季气候温暖，因而多见风温病，但如果气候反常，出现暴暖忽冷的情况，人体感受温邪，又为寒邪客于卫表所束，而形成"客寒包火"的状况，邪热内郁，寒邪外束则致肺失宣降，而出现咳嗽、咳痰、气喘等症状，喘急者可出现鼻翼扇动，胸部高挺，甚至痰阻喉间而出现呼吸困难，不能平卧的症状。治疗外感病证，本可解表散邪，但春季毕竟偏于温暖，辛温阳药，不宜滥用。对于此类病人不须禁止饮食，但宜加强护理，以利病情的恢复。

本节论述春月暴感喘咳的证治。春季虽多风温病，但如因气候反常，往往可形成客寒包火的状况，不仅有卫阳被遏，见有头痛、恶寒、发热、无汗等卫表症状，而且有咳嗽、咳痰、气喘甚至鼻翼扇动、胸部高挺、呼吸困难不能平卧之肺失宣降的症状，对于这种情况，治疗上宜慎用辛散解表的药物，特别是不可滥用辛温阳药，否则易助热伤阴。这对我们治疗暴感喘咳的病人有一定的指导意义。

【原文4】

夏为热病，然夏至以前，时令未为大热，《经》以先夏至病温，后夏至病暑。温邪前已申明；暑热一证。

雄按：《阴阳大论》云："春气温和，夏气暑热。"是暑即热也。原为一证，故夏月中暑。仲景标曰中热也。昔人以动静分为暑热二证，盖未知暑为何气耳。医者易眩。夏暑发自阳明，古人以白虎汤为主方。后贤刘河间创议，迥出诸家，谓温热时邪，当分三焦，投药以苦辛寒为主，若拘六经分证，仍是伤寒治法，致误多矣。盖伤寒外受之寒，必先从汗解，辛温散邪是已。口鼻吸入之寒，即为中寒阴病，治当温里，分三阴见证施治。若夫暑病，专方甚少，皆因前人略于暑详于寒耳。考古如《金匮》暑、暍、痓之因，而洁古以动、静分中暑、中热，各具至理。

雄按：虽有至理，而强分暑热，名已不正矣。兹不概述。论幼科病暑热，夹杂别病有诸，而时下不外发散消导，加入香薷一味，或六一散一服。考《本草》，香薷辛温发汗，能泄宿水。夏热气闭无汗，渴饮停水，香薷必佐杏仁。以杏仁苦降泄气，大顺散取义若此。

雄按：上言香薷治渴饮停水，佐杏仁降泄，故曰大顺散之义，亦若此也。长夏湿令，暑必兼湿。

雄按：此言长夏湿旺之令，暑以蒸之，所谓土润溽暑，故暑湿易于兼病，犹之冬月风寒，每相兼感。暑伤气分，湿亦伤气，汗则耗气伤阳，胃汁大受劫烁，变病由此甚多。发泄司令，里真自虚。张凤逵云："暑病首用辛凉，继用甘寒，再用酸泄酸敛，不必用下。"可称要言不烦矣。然幼科因暑热蔓延，变生他病。

雄按：大方何独不然，学人宜知隅反。兹摘其概。

暑邪必挟湿。

雄按：暑令湿盛，必多兼感，故曰挟。犹之寒邪挟食，湿证兼风，俱是二病相兼，非谓暑中必有湿也。暑令湿盛，必多兼感，故曰挟，犹之寒邪挟食，湿证兼风，具是二病相兼，非谓暑中必有湿也。

故论暑者，须知为天上烈日之炎威，不可误以湿热二气并作一气始为暑也。而治暑者，须知其挟湿为多矣。（《温热经纬·卷三·叶香岩三时伏气外感篇》）

【解　　读】

暑病又称热病，系感受暑邪所致。暑热病多发于夏至后暑气当令之时。《黄帝内经》说："先夏至日者为病温，后夏至日者为病暑。"对温邪的发病证治，在前面已经进行了论述，而对暑热病证，许多医生尚不清楚。暑病发病之初就是阳明气分的表现，古代医家多以白虎汤作为主方进行治疗。金元时期医家刘河间对温热病的认识有了突破，提出治疗温热，应该分辨三焦不同病位而投药，用药主要是苦辛寒。如果仍然以六经分证，治疗伤寒的方法来治疗温热，则多误治。对于伤寒病证，因其感受寒邪，因而必须从汗才能得解，辛温发汗是正确的方法。对于寒邪直中入里，又当以温里为法，分别三阴进行治疗。而对于暑热病，古人的治疗专方较少，这是因为古代医家对伤寒研究较深入，而对于暑病的研究较少。对于暑病的各种兼夹病证的治疗，目前不外乎用发散消导的方法，并加入香薷一味或加六一散进行治疗。香薷是具有辛温发汗、泄下宿水的药物，对于夏季临床见有发热、恶寒、无汗、渴饮的，病人在应用香薷时常配杏仁，乃取杏仁苦降泄气、宣通肺气之功。长夏湿气当令，暑邪每多兼挟湿邪为患。暑湿主要伤人气分，此时治疗宜取轻清宣化之品，而不可用辛温发汗，汗之则耗损人体阳气，并灼伤人体胃阴，从而引起许多变证。对于暑热病的治疗，张凤逵提出的"暑病首用辛凉，继用甘寒，再用酸泄酸敛，不必用下"是暑病的治疗大法，为临证所必须掌握的。

本节对暑热病的发生、病变机制以及治疗方法均进行了论述。

1. 关于暑热病的病因与发病季节，暑热病的病因是感受了时令暑邪所致：叶氏认为"夏至以前，时令为未大热"，至时令大热，感邪即病暑热，如王孟英注释本节所说："是暑即热也。"暑温病有着较严格的季节性，叶氏引《黄帝内经》中"先夏至日为病温，后夏至日为病暑"对此进行论证，所以本病的发病季节当以夏至以后。

2. 关于暑热病的发病特点：暑为火热之邪，中人极速，因此暑温初起，多无卫分表证，而直接出现阳明热盛之象，这是暑热之邪径入阳明所致，也即叶氏所说"夏暑发自阳明"。

3. 关于"暑必兼湿"的认识：叶氏提出"长夏湿令，暑必兼湿"之观点后，许多医家如章虚谷、雷少逸等均把暑温与暑温兼湿混为一谈，如章虚谷认为火湿合化而为暑，即暑中必有湿邪。这种认识显然是片面的。夏月为暑热当令，但由于天暑下迫，地湿易于上蒸，因此暑病每易兼挟湿邪为患。但暑为火热之性，湿为阴浊之邪，二者毕竟有别，暑邪是否兼挟湿邪，还必须结合当时的气候情况以及病人的临床表现而定，有时是暑热单独为患，有时暑湿相兼为病，王孟英对"暑必兼湿"的论点作了正确阐述。他客观地分析，认为暑非必兼湿邪，而应为"暑多挟湿"。这一论点，对于认清暑邪的性质和暑病的治疗都是大有裨益的。

4. 暑热病的治疗：叶氏将张凤逵所提出的"暑病首用辛凉，继用甘寒，再用酸泄酸敛"作为治疗大法。本病初起即阳明分热盛，故用辛凉重剂白虎汤，若暑热耗伤津气，应继用甘寒清热生津益气之剂。本病后期，余邪深入劫烁阴液或邪退津气大伤，又须用酸泄之品泄热生津或酸敛之剂以护津气。当然，具体运用时，还须权衡邪与津气的盛衰，灵活运用。对于"不必用下"之说，是针对暑热多系无形之热邪，较少形成腑实而言，同时，因暑邪易于耗伤津气，如滥施攻下则更伤津气。但也不能认为绝对不能用攻下，确有热结肠道者，亦可以攻下使邪热从下而泄。王孟英在自注中也强调临证时要注意举一反三。

【原文5】

夏令受热，昏迷若惊，此为暑厥。

雄按：受热而迷，名曰暑厥。譬如受冷而仆，名曰寒厥也。人皆知寒之即为冷矣，何以不知暑之为热乎。即热气闭塞孔窍所致，其邪入络，与中络同法，牛黄丸、至宝丹芳香利窍，可效。

雄按：紫雪，亦可酌用。神苏以后用清凉血分，如连翘心、竹叶心、玄参、细生地、鲜生地、二冬之属。

雄按：暑是火邪，心为火脏，邪易入之。故治中暑者，必以清心之药为君。此证初起，大忌风药。

雄按：火邪得风药而更炽矣。初病暑热伤气。

雄按：所谓壮火食气也。竹叶石膏汤，或清肺轻剂。

雄按：火邪克金，必先侵肺矣。大凡热深厥深，四肢逆冷。

内真热而外假寒，论及者罕也。

雄按：道光甲辰六月初一日至初四日，连日酷热异常，如此死者道路相接，余以神犀丹、紫雪二方救之极效。但看面垢齿燥，二便不通，或泻不爽，为是，大忌误认伤寒也。

雄按：尤忌误以暑为阴邪，或指暑中有湿，而妄投温燥渗利之药也。（《温热经纬·卷三·叶香岩三时伏气外感篇》）

【解　读】

夏季感受暑邪，可出现猝然昏倒，不省人事，身热而手足厥冷。此即人们所称的"暑厥"。其发病主要是暑热闭塞心包络所致。这时可采用牛黄丸、至宝丹之类芳香开窍的药物进行治疗。待神志醒转，又须用清心凉营之品，如连翘心、竹叶心、玄参、生地黄、麦冬等药物。因本病属暑热为患，治疗切忌用辛燥风药。初病较轻的邪先伤气分或犯肺，应用清热益气生津之剂，由于热深厥深，四肢逆冷，要与伤寒阳虚寒厥相区别。本证有面垢齿燥等一派里热征象，而寒厥必见一派寒证。

本节论述暑厥的临床表现、发病机制和治疗宜忌。暑厥发病急骤，主要表现为猝然昏倒，不省人事，身热而手足厥冷，是邪热内陷心包所致。本证的猝然昏倒，有似中风，其区别在于：本证无口眼㖞斜，半身不遂之症。又本证四肢厥冷，应与伤寒阳虚厥脱区别：本证以面垢齿燥等一派里热征象为主，而寒厥则必定有一派虚寒的表现，以此可以区别。

对于本证的治疗，叶氏指出首先应该急救开窍，用芳香开窍的药物，待神志苏醒又应以祛邪为主，用清心凉血之剂，故王孟英亦说："故治中暑者，必以清心为君。"王孟英又在此基础上，阐发暑伤心肺之病理转归，大开后学眼界。

【原文6】

> 秋深初凉，稚年发热咳嗽。
>
> 雄按：大人亦多病此。证似春月风温证，但温乃渐热之称，凉即渐冷之意。春月为病，犹冬藏固密之余，秋令感伤，恰值夏热发泄之后，其体质虚实不同。但温自上受，燥自上伤，理亦相等，均是肺气受病，世人误认暴感风寒，混投三阳发散，津劫燥甚，喘急告危。若果属暴凉外束，身热痰嗽，只宜葱豉汤，或苏梗、前胡、杏仁、枳、桔之属，仅一二剂亦可。更有粗工，亦知热病，与泻白散加芩、连之属，不知愈苦助燥，必增他变，当以辛凉甘润之方，气燥自平而愈。慎勿用苦燥，劫烁胃汁！
>
> 雄按：夏令发泄，所以伏暑之证，多于伏寒也。（《温热经纬·卷三·叶香岩三时伏气外感篇》）

【解　　读】

秋燥是感受秋令燥邪的一种外感疾病，邪多从上感受，肺卫先病，故初起多见发热、咳嗽等症状，证与风温相似。但两者是有区别的。首先是季节不同，风温多发生在春月多风之季，而秋燥多发生在秋令燥邪较盛之时。两者虽然感邪不同，但均属邪从上受，肺卫先病，这一点又是有相似之处，但邪异治疗不同。有些医生误认秋燥为感受风寒，而用辛温发汗的方法，则使津液更加耗损。即使是有暴受寒凉外束的情况，治疗也只宜用葱豉汤之类辛平发散，而且不可过用，防其伤津。但也不能一见热象就用苦寒泄热之剂，如泻白散加黄芩、黄连等，因为苦燥之品易于耗伤阴液，而产生变证。治疗秋燥一病，应该用辛凉甘润的方法，使气燥得平而愈，慎用苦燥之品，防其损伤胃阴。

本节论述秋燥的病因、证候特点、治疗方法、治疗禁忌，并指出本病与风温、风寒的区别。

1. 关于秋燥的发病：秋燥一病多发生于秋气燥邪较盛之时，初时多见邪在肺卫的症状。对于秋燥首先要分清凉燥与温燥。

发于深秋者，因气候已经转凉，故感受多为凉燥之邪。而发于初秋者，由于气候尚热，所受之邪多属温燥之邪，两者同属燥邪，有津伤之象，但在病邪的性质上有温、寒之殊，这是必须加以辨别的。由于秋燥与风温病证初起均可见到肺卫见症，因而两者亦要加以区别。两者虽然均为邪从上受，先伤肺卫，但临床症状有区别。主要表现为：秋燥初起必兼有津伤的见症，如口唇干燥、咽干鼻燥、口渴等。这固然与燥邪易耗伤津液的特性有关，同时也与体质因素有关。因为秋季人体正经过夏季发泄之后，体内津气多不足，故易发为本病。而风温病则无津伤之表现。

秋燥中凉燥病又当与风寒外感相区别：要点也在于凉燥之病证必有干燥的症状，而风寒主要为风寒外束的表证。

2. 关于秋燥的治疗：秋燥应以宣肺润燥达邪为原则。凉燥宜辛开温润，温燥宜辛凉甘润。何廉臣说："六气之中，惟燥气难明，盖燥有凉燥、温燥、上燥、下燥之分。凉燥者，燥之胜气也，治以温润，杏苏散主之，温燥者，燥之复气也，治以清润，清燥救肺汤主之；上燥治气，吴氏桑杏汤主之；下燥治血，滋燥养营汤主之。"此治法可为治疗秋燥病症的大法。

在治疗中应注意的是：温燥忌辛温发汗，否则更伤津液。也不可一见热象而滥施苦寒，苦寒之品亦能耗阴。凉燥虽宜温散之法，但也不可与一般风寒同法，辛温燥烈之品不可滥施，以免更伤津液。确有外寒束表者，应择用温而不燥之品如葱豉汤之类辛温甘润之品。

　　王孟英根据自身临证经验与所见所感提出：秋燥非稚儿特有之证，成人亦多罹患燥邪；在病理转归的认识上，王孟英以夏月时令的特点诠释此节令伏寒稀少的原因，深化了时令致病与天人相应的理论基础，大开后学思路。

第二十八章 雷少逸《时病论》

第一节 雷少逸与《时病论》

雷少逸，字松存，号少逸、侣菊，生于清道光十九年（1839 年），天资聪颖，善书画，旁及星卜，有医术、丝竹、书画"三绝"之誉。雷少逸的祖籍是福建蒲城，后迁居浙江衢县。他的父亲雷焕然，字逸夫，一字逸仙，也是一位精通医术的人，曾经弃儒从医。雷少逸在父亲的教导下也成为一名医生。雷少逸著有《时病论》《雷少逸医案》《脉诀入门》《病机药论》《药引常需》《药赋新论》《本草诗三百首》等书籍。这些书籍是他在医学上的经验总结和心得体会。在行医过程中，雷少逸注重把握时令节气，如秋分之后，燥金主气，凉气袭人，常见"秋凉"证。他认为，霜降之后燥金司令，人感之当称凉燥；春分前是风木司权，人感之风邪为害。因此他在治疗伤寒等疾病时，有着独特的见解和治疗方法。

雷少逸也是清代著名的温病学家。《时病论》是他成书于 1882 年的作品，该书为首部关于时病的专著。书中所言时病，是不同于瘟疫的一类因四时不正之气引起的季节性疾病。全书罗列各季的疾病、治法、方剂以及作者的医案，书末附 13 篇医论，开时病专科唇形花冠会客室先河。《时病论》论述的时病，又称时令病，也就是四季之中因为感受六气（风寒暑湿燥火）之邪所得的疾病。它虽然也有外感病的发热等症，但却不同于时疫，不至于流行传染。因此本书论述的时病，实际上是介绍瘟疫类疾病之外的季节性疾病。本书共 8 卷，以《素问·阴阳应象大论》中的"冬伤于寒，春必病温；春伤于风，夏生飧泄；夏伤于暑，秋必痎疟；秋伤于湿，冬生咳嗽"为全书大纲，例如，卷一为"冬伤于寒春必病温"，依次类推，用八卷以尽《素问》四时常见病。于各卷之中，先罗列常见疾病（如"春伤于风"之下，就列举了伤风、冒风、中风、风寒、风热、风温、寒疫 7 种病），再出示"拟用诸法"（即治疗用药的大法，如辛温解表、凉解里热等），继而列举"备用成方"，最后附以"临证医案"。全书纲举目张，条理非常清晰，理法方药齐备，且有雷氏个人经验治案，因此非常适用于临床。在卷八之末，有附论 13 篇，表述了作者对于医学中某些问题的见解。本书立法清晰，为有关温热病的重要著作之一，值得后学深入研究。

第二节 《时病论》

【原文 1】

《经》谓"冬伤于寒，春必病温"是训人有伏气之为病也。夫冬伤于寒，甚者即病，则为伤寒，微者不即病，其气伏藏于肌肤，或伏藏于少阴，至春阳气开泄，忽因外邪乘之，触动伏气乃发，又不因外邪而触发者，偶亦有之。其藏肌肤者，都是冬令劳苦动作汗出之人；其藏少阴者，都是冬不藏精肾脏内亏之辈。此即古人所谓最虚之处，便是容邪之处。（《时病论·卷一·冬伤于寒春必病温大意》）

【解　读】

《黄帝内经》中所说的"冬天被寒气所伤，春天就容易患上温病"，这是指人体内潜伏着寒气，到春天因外邪触发而发病。冬天被寒气所伤，严重时就立即发病，形成伤寒，轻微时则不立即发病，寒气潜伏在肌肤或少阴经中，到春天阳气开泄时，有时会因外邪乘虚而入，触动潜伏的寒气而发病，也有不因外邪而触发的。潜伏在肌肤的，大多是冬天劳苦出汗过多的人；潜伏在少阴经的，大多是冬天没有保养好肾脏而精气亏损的人。这就是古人所说的"最虚之处，便是容邪之处"。

本条论述外感有新感和伏邪之别，而伏邪又有层次之不同。"冬伤于寒，春必病温"的意思是说，如果冬天没有保护好自己，受到了寒气的侵袭，那么到了春天就可能会患上温病。这里的"温"指的是温病，也就是感受外界温热病邪而引起的疾病，如感冒、咳嗽、发热等。伏气指的是病邪潜伏在体内，时机一到就会发病。在冬天，寒气侵袭人体，如果没能及时采取措施保护自己，就会导致病邪潜伏在体内。到了春天，气候变暖，潜伏在体内的病邪就会乘机发作，从而引起温病。由于体质的不同导致伏邪的层次有所差异，体质壮实者，伏邪层次浅，体质虚损者，伏邪层次深。总的来说，这段文字揭示了冬季受寒与春季温病发病的内在联系，以及不同体质和行为习惯对这种联系的影响。这为我们预防和治疗春季温病提供了理论依据和指导。

【原文2】

考诸大家论春温者，惟嘉言①与远公②，精且密矣。嘉言以冬伤于寒、春必病温为一例，冬不藏精、春必病温又为一例，既伤于寒且不藏精、至春同时并发，又为一例。举此三例，以论温病，而详其治。远公所论都是春月伤风之见证，分出三阳若何证治，三阴若何证治。观二家之论，可谓明如指掌。然宗嘉言不合远公，宗远公不合嘉言，反使后人无从执法。其实嘉言之论，遵经训分为三例，意在伏气；远公之论，皆系伤风见证，意在新感。总之春温之病，因于冬受微寒，伏于肌肤而不即发，或因冬不藏精，伏于少阴而不即发，皆待来春加感外寒，触动伏气乃发焉，即经所谓"冬伤于寒，春必病温；冬不藏精，春必病温"是也。（《时病论·卷一·冬伤于寒春必病温大意》）

【注　释】

①嘉言：喻嘉言，清初著名医学家。
②远公：陈士铎，明末清初著名医学家。

【解　读】

对于春天温病的论述，只有喻嘉言和陈士铎的论述精炼且严密。喻嘉言将冬天受寒、春天患温病的情况归纳为一个例子，将冬天没有养好精气、春天患温病的情况又归纳为另一个例子，既有外感寒邪、又内伤生冷、到春天同时发病的情况再归纳为另一个例子。列举这三个例子来论述温病，并详细地论述了其治疗方法。陈士铎所论述的都是春天伤风的见证，区分出三阳经和三阴经的证候和治疗方法。看两位的论述，可以说清晰如指掌。然而，如果按照嘉言的论述，那么远公的论述就不适合；如果按照远公的论述，那么嘉言的论述就不适合，反而使后人无法依法治疗。其实嘉言的论述，是遵循经书的训诫分为三个例子来解释温病的，其意在说明伏气的原因；远公的论述，都是论述伤风的见证，其意在新感受的外寒。总之春天患温病的原因，是因为冬天轻微受寒，潜伏在肌肤而不立即发作，或因冬天没有养好精气，潜伏在少阴经而不立即发作，都等到来年春天加感外寒，触动潜伏的寒气而发，这就是经书所说的"冬天受寒，春天一定会患温病；冬天没有养好精气，春天一定会患温病"。

这段文字对两位医家的理论进行了评价和总结，强调了春温病的病因和发病机制的复杂性，并呼吁后人需要灵活运用两位医家的理论，根据具体情况进行辨证施治。雷少逸认为，喻嘉言和陈士铎对春温病的论述都非常精辟和严密。但究其根本，喻嘉言立论于伏气而陈士铎阐发于新感，喻嘉言以案释法而陈士铎详论治则。雷少逸更是告诫后世学者，不可拘泥于某家学说而各承家技、不求变通，这些闪光的思想与宽阔的胸襟都垂津于后学，令人击节赞叹。

【原文3】

风温之病，发于当春厥阴风木行令之时，少阴君火初交之际。陈平伯谓春月冬季居多，春月风邪用事，冬初气暖多风，风温之病，多见于此。其实大为不然。不知冬月有热渴咳嗽等证，便是冬温，岂可以风温名之！即按六气而论，冬令如有风温，亦在大寒一节，冬初二字，大为不妥。推风温为病之原，与春温仿佛，亦由冬令受寒，当时未发，肾虚之体，其气伏藏于少阴，劳苦之人，伏藏于肌腠，必待来春感受乎风，触动伏气而发也。其证头痛恶风，身热自汗，咳嗽口渴，舌苔微白，脉浮而数者，当用辛凉解表法。倘或舌绛苔黄，神昏谵语，以及手足瘛疭等证之变，皆可仿春温变证之法治之。(《时病论·卷一·冬伤于寒春必病温大意》)

【解　读】

风温病的发病，是在春季厥阴风木当令之时，少阴君火初交之际。陈平伯认为春季的风邪多，冬季气候温暖多风，风温病的发病多在这个时候。其实并不完全对。不知道冬季有热渴咳嗽等症状，就是冬温，怎么能把风温称为冬温呢！即使按照六气来论，冬季如果有风温，也是在冬至这个节气，冬初这两个字，非常不恰当。推求风温为病的根源，与春温相似，也是由于冬季感受寒邪，当时没有发作，肾虚的人，其气潜伏在少阴经，劳累辛苦的人，潜伏在肌腠之间，必定等待来年春天感受了风邪，触动了潜伏的寒气而发作。风温病的证候是头痛、恶风、身热自汗、咳嗽口渴、舌苔微白、脉浮而数，应当用辛凉解表法治疗。如果舌头绛红、舌苔黄色、神昏谵语以及手足搐搦等变证出现，都可以仿照春温变证的治法治疗。

雷少逸此段论述意在阐明《黄帝内经》"冬伤于寒，春必病温"要旨。雷少逸列举陈平伯对风温的论述，并阐发了自己的认识。但值得注意的是，雷少逸在此处混淆单纯风温与由风温引动伏邪的二证的区别。后学当知，即便是雷少逸这样世代为医的临床大家，对于某些问题亦有论述未尽之处，万不可盲从于"古"亦不可盲从于"名"，如实观照、审慎求真才是为学的正确路径。

【原文4】

尝谓介宾①之书，谓温病即伤寒，治分六要五忌；又可②之书，谓温病即瘟疫，治法又分九传，殊不知伤寒乃感冬时之寒邪，瘟疫乃感天地之厉气，较之伏气温病，大相径庭，岂可同日而语哉！推温病之原，究因冬受寒气，伏而不发，久化为热，必待来年春分之后，天令温暖，阳气弛张，伏气自内而动，一达于外，表里皆热也。其证口渴引饮，不恶寒而恶热，脉形愈按愈盛者是也。(《时病论·卷一·冬伤于寒春必病温大意》)

【解　读】

根据经典的记述，张介宾的书说温病就是伤寒，治疗分为六要五忌；又可的书说温病就是瘟疫，治疗方法又分为九传，却不知道伤寒是感染了冬天的寒邪，瘟疫是感染了天地的厉气，与伏气温病相比，大不相同，怎么能同日而语呢！推求温病的根源，到底是因冬季感受寒邪、潜伏而未发作、久而化热，必待来年春分之后，天气温暖，阳气舒张，伏气从内而动，一达到外表，表里都发热。温病的证候是口渴引饮，不恶寒而恶热，脉象愈按愈盛。

本段雷少逸主要讨论了温病的病因、治疗方法和相关书籍的论述。首先，作者指出介宾之书认为温病即伤寒，治疗分为六要五忌，而又可之书认为温病即瘟疫，治法又分九传。然而，雷少逸认为，伤寒是感受冬季的寒邪，瘟疫是感受天地的厉气，与伏气温病大相径庭，不能混为一谈。综上所述，这段文字强调了温病的病因和治疗方法，并批评了将温病与伤寒、瘟疫混为一谈的观点。

【原文 5】

温毒者，由于冬令过暖，人感乖戾之气，至春夏之交，更感温热，伏毒自内而出，表里皆热。又有风温、温病、冬温，误用辛温之剂，以火济火，亦能成是病也。（《时病论·卷一·冬伤于寒春必病温大意》）

【解　　读】

温毒病，是由于冬季气候过暖，人们感染了乖戾的邪气，到春夏之交，又加上感温热之气，伏毒自内而出，表里皆热。还有风温、温病、冬温，如果误用了辛温的药剂，以火济火，也能形成这种病。

雷少逸于此段论述温毒的病因与治疗方法。雷少逸认为，温毒的发生机制复杂，疠疫杂气的流行又复感温热，伏毒自内而出，表里皆热。因此，雷氏强调了冬季气温的变化和春季气温的升高对人体的影响，以及误用药物的风险。同时，也指出了温毒的治疗方法，即应当根据病情使用清凉解表、清热解毒等方剂进行治疗，为后学治疗此类疾病奠定了坚实的理论与实践基础。

【原文 6】

又有：温热之毒，协少阳相火上攻，耳下硬肿而痛，此为发颐之病，颐虽属于阳明，然耳前耳后，皆少阳经脉所过之地，速当消散，缓则成脓为害，宜内服清热解毒法，去洋参、麦冬，加马勃、青黛、荷叶治之；连面皆肿，加白芷、漏芦；肿硬不消，加山甲、皂刺；外用水仙花根，剥去赤皮与根须，入臼捣烂，敷于肿处，干则易之，俟肤生黍米黄疮为度。（《时病论·卷一·冬伤于寒春必病温大意》）

【解　　读】

又有温热之毒，与少阳相火一起上攻，导致耳下硬肿而痛，这就是发颐的病。颐虽然属于阳明经，但耳前耳后都是少阳经脉所经过的地方，所以应当迅速消散，如果拖延下去就会化脓为害。宜内服清热解毒的方剂，去掉西洋参、麦冬，加入马勃、青黛、荷叶来治疗。如果连面部都肿了，就加入白芷、漏芦。如果肿硬不消，就加入穿山甲、皂角刺。另外，还可以用水仙花根，剥去赤皮与根须，放入臼中捣烂，敷在肿痛处，干了之后就换新的。等到皮肤上生出黍米大小的黄疮就可以了。

雷少逸于本段围绕"大头瘟"展开讨论。大头瘟，又称发颐，是指耳下部红肿热痛，坚硬成块，或局部肿胀高起，头痛、发热等，是特殊的温毒致病。雷少逸根据自身多年的临床经验，梳理了不同部位辨证大头瘟的辨识要点以及用药经验，值得一提的是，雷少逸认为针对此类疾病的治疗可以内服结合外用增强治疗效果，这些源于临证实践的经验之谈为后学辨证论治温毒类疾病留下宝贵的指导意见。

【原文 7】

又有温热之毒，发越于上，盘结于喉，而成肿痹。《内经》云："一阴一阳结，谓之喉痹。"一阴者①，手少阴君火也；一阳者②，手少阳相火也。二经之脉，并络于喉，今温毒聚于此间，则君相之火并起。盖火动则生痰，痰壅则肿，肿甚则痹，痹甚则不通而死矣。（《时病论·卷一·冬伤于寒春必病温大意》）

【解　读】

又有温热之毒，发作于上，盘踞在喉咙，而形成肿痹。《黄帝内经》说："一阴一阳相结，称为喉痹。"所谓一阴，是指手少阴心经；所谓一阳，是指手少阳三焦经。这两条经脉都联络喉咙，如今温毒聚集在这里，就会引发心之君火、三焦之相火并起。因为火动则生痰，痰壅积则肿胀，肿胀严重就会痹阻，痹阻严重则不通而死。

雷少逸于本段围绕温毒引发喉痹展开讨论，并强调君相之火与痰浊在喉痹发展过程中的重要作用。同时，也指出了喉痹的病机为经脉结滞不通所致。雷少逸认为喉痹是由温热之毒引发的，这种毒邪在人体内蕴积，并向上发散，盘结在喉部，从而形成肿痹。他还引述《黄帝内经》中的话："一阴一阳结，谓之喉痹。"强调手少阴君火、手少阳相火与喉痹发生的重要关联。该认识深化了后学治疗喉痹的理论基础，为临床实践辨证喉痹提供有效指导。

【原文 8】

或问曰：细考风温、春温，发于大寒至惊蛰；温病、温毒，发于春分至立夏，界限虽分，然与《内经》先夏至日为病温，不相符节。何独晚发一病，发于清明之后，夏至以前，偏与《内经》拍合何也？答曰：大寒至惊蛰，乃厥阴风木司权，风邪触之发为风温；初春尚有余寒，寒邪触之发为春温；春分至立夏，少阴君火司令，阳气正升之时，伏气自内而出，发为温病、温毒；晚发仍是温病，不过较诸温晚发一节也。（《时病论·卷一·冬伤于寒春必病温大意》）

【解　读】

有人问：仔细考察风温、春温，在大寒到惊蛰这个时期发病；温病、温毒，在春分到立夏这个时期发病，虽然界限分明，然而与《黄帝内经》中"先夏至日为病温"的说法不相符。为什么唯独晚发的这种病，在清明之后、夏至之前发病，偏偏与《黄帝内经》相吻合呢？答：大寒到惊蛰，是厥阴风木当令，风邪侵犯就会引发风温；初春时仍有余寒，寒邪侵犯就会引发春温；春分到立夏，是少阴君火当令，阳气正在上升的时候，伏气从内面排出，就会引发温病、温毒。晚发的仍然是温病，只不过比其他温病晚发一段时间而已。

雷少逸于本段主要讨论时令特点、《黄帝内经》记载与现实中关于温病发病的关系。《黄帝内经》中提到，在夏至之前，阳气在外，若感受阳热之邪，易发为温病。然而，这里提到的风温、春温、温病、温毒的发病时间却是在不同的节气，如大寒至惊蛰时发的风温，初春尚有余寒时发的春温，春分至立夏时发的温病、温毒。雷少逸认为，不同节气的温病之所以有不同的发病时间，是因为不同的节气对应不同的阴阳五行变化和人体脏腑气血的盛衰。因此，尽管《黄帝内经》中提到夏至前易发温病，但这并不意味着所有温病都在夏至前发病。不同时令的温病各有其时令特点，这些时令特点会影响气机升降与脏腑荣衰，同时，根据时令变迁参以体质特点订立治法治则也成为"天人合一"思想重要的组成部分，极大地丰富了中医学理论体系。

【原文 9】

伏天所受之暑者，其邪盛，患于当时；其邪微，发于秋后，时贤谓秋时晚发，即伏暑之病也。是时凉风飒飒，侵袭肌肤，新邪欲入，伏气欲出，以致寒热如疟，或微寒，或微热，不能如疟厘清。其脉必滞，其舌必腻，脘痞气塞，渴闷烦冤，每至午后则甚，入暮更剧，热至天明得汗，则诸恙稍缓。日日如是，必要二三候外，方得全解。倘调理非法，不治者甚多。不比风寒之邪，一汗而解，温热之气，投凉则安。

（《时病论·卷五·夏伤于暑秋必疟大意》）

【解　读】

伏天所受的暑邪，如果邪气盛，当时就会发病；如果邪气微，就会在秋季之后发病，时贤所说的秋时晚发，就是指伏暑病。这时凉风飒飒，侵袭肌肤，新邪欲入，伏气欲出，以致寒热如疟，或微寒，或微热，不能像疟疾一样明确区分。其脉象必然滞涩，其舌必然腻滑，脘腹痞闷，气塞不舒，口渴心烦，每到午后就加重，傍晚更厉害。热到天明得出汗，各种症状就稍微缓解。天天如此，必须到二三候之后才能完全解除。如果调理不当，不治者很多。不比风寒邪气，一发汗就能解除；也不比温热之气，一用凉药就安宁。

雷少逸于本段围绕暑邪致病展开讨论。首先，雷少逸凭借多年临证经验发现暑邪致病表现有轻有重、发病时令亦不相同。其次，雷少逸认为暑邪晚发的情况，症状表现更加复杂，病机演变亦更为繁复，再次，从治法上看，伏暑晚发的治法亦更为复杂，不能一概而论。总之，暑邪致病是临证常见的情况，其致病特点相较于寒邪来说更为复杂，如果能够及时调理，综合运用多种方法进行治疗，就可以有效地缓解病情。如果不及时治疗或者调理不当，就有可能导致病情加重，甚至危及生命。值得一提的是，雷少逸此段所提伏暑与现今教材中论及伏暑概念并不相同，这一概念内涵的变化，从侧面展现出对学界对伏暑认识的深化。

【原文 10】

　　湿温之病，议论纷纷，后学几无成法可遵。有言温病复感乎湿，名曰湿温，据此而论，是病乃在乎春。有言素伤于湿，因而中暑，暑湿相搏，名曰湿温，据此而论，是病又在乎夏。有言长夏初秋，湿中生热，即暑病之偏于湿者，名曰湿温，据此而论，是病又在乎夏末秋初。细揆三论，论湿温在夏末秋初者，与《内经》秋伤于湿之训，颇不龃龉；又与四之气大暑至白露，湿土主气，亦属符节；当宗夏末秋初为界限也。所有前言温病复感于湿，盖温病在春，当云温病夹湿；言素伤于湿，因而中暑，暑病在夏，当云中暑夹湿；皆不可以湿温名之。考其致病之因，良由湿邪踞于气分，酝酿成温，尚未化热，不比寒湿之病，辛散可瘳，湿热之病，清利乃解耳。是病之脉，脉无定体，或洪或缓，或伏或细，故难以一定之脉，印定眼目也。其证始恶寒，后但热不寒，汗出胸痞，舌苔白，或黄，口渴不引饮。（《时病论·卷六·秋伤于湿大意》）

【解　读】

湿温病的论述纷繁复杂，令后学难以把握其确切的诊治法则。有观点认为，温病过程中再次感受湿邪，即称为湿温病，依此理论，湿温似应归属于春季之病。有说法认为，人体本就湿邪内蕴，再遭遇中暑，暑湿交织互搏，从而引发湿温病，依此逻辑，湿温则更似夏季之疾。再者，亦有论及长夏与初秋之交，湿气渐盛而生热，此类偏于湿性的暑病，亦被冠以湿温之名，故湿温病在此理论下被视为夏末秋初之病症。深入剖析上述三种观点，将湿温定位于夏末秋初者，与《黄帝内经》中"秋伤于湿"的论述颇为吻合，且与大暑至白露期间湿土主气的四时气候变化规律相一致，因此，以夏末秋初作为湿温病的主要发病时节，更为合理。至于先前所述温病复感湿邪的情况，若温病发于春季，则应称为温病夹湿；而因体内素有湿邪，再中暑邪所致之病，若暑病发于夏季，则应称为中暑夹湿，此二者均不宜直接以湿温命名。探究湿温病的致病根源，主要在于湿邪滞留于气分，逐渐酝酿变化而呈温热之性，但尚未全然转化为热邪。与寒湿之病不同，湿温病不可单纯通过辛散之法来治愈，而需采用清利湿热的方法方能奏效。至于湿温病的脉象，往往变化多端，无固定形态，可能表现为洪大、和缓、沉伏或细弱，故难以仅凭脉象来准确诊断。湿温病的临床表现，初期常伴有恶寒症状，随后则转为但热不寒，伴有汗出、胸闷痞满、舌苔白腻或黄腻，以及口渴而不欲饮等特征。

雷少逸于本段围绕湿温病的病因、症状和治疗方法展开讨论。雷少逸认为湿温病不能简单地以时令节气作为划分依据，而应该参考具体发病表现。关于湿温病的治疗方法，雷少逸认为不同于寒湿之病可以通过辛散来治愈，也不同于湿热之病可以通过清利来解除。对于湿温病的发病表现，雷少逸归纳了湿温致病的临证辨识要点。总的来说，雷少逸强调湿温病的复杂性和个体差异性，需要根据具体症状来确定诊断并采用相应的治疗方法，为后世垂津之言。

【原文 11】

昔贤谓冬应寒而反温，非其时而有其气，人感之而即病者，名曰冬温是也。其劳力辛苦之人，动作汗出，温气乘袭，多在于表；其冬不藏精之人，肾经不足，温气乘袭，多在于里。冬温虽发于冬时，然用药之法，与伤寒迥别。盖温则气泄，寒则气敛，二气本属相反，误用辛温，变证迭出矣。（《时病论·卷二·冬伤于寒大意》）

【解　　读】

冬温是指冬季应该寒冷，但实际上却出现了反常的温暖气候，人们感染后就生病了，这就是冬温。对于劳力辛苦的人，动作汗出，温气乘袭，多在表；对于冬季不藏精的人，肾经不足，温气乘袭，多在里。虽然冬温发生在冬季，但用药的方法与伤寒是截然不同的。因为温则气泄，寒则气敛，这两种气候本来就是相反的，如果误用辛温药物，就会导致病情变化。

雷少逸于本段主要讨论不同体质病人罹患温邪伏藏部位不同以及如何治疗的问题。针对"非其时而有其气"，为何患病有轻有重的问题，历代医家讼聚不休，雷少逸认为主要造成上述问题的主要原因是体质的不同，导致邪气入侵有深有浅。因为邪气伏藏部位不同，导致用药之法的区别。针对治疗的复杂性与个性化问题，雷少逸根据自身临证经验给出指导意见，确为有识之言，后学可刊可法。

【原文 12】

或问：冬温发热而不恶寒，倘恶寒者，为何病也？答曰：冬温恶寒，偶亦有之，良由先感温气，即被严寒所侵，寒在外而温在里，宜用辛温解表法先去寒邪，继用凉解里热法而清温气。又问曰：伤寒冒寒皆恶寒，何以别之？曰：伤寒冒寒初起无口渴，以此别之？曰：温邪当发为冬温，倘其微者，伏而不发，为何病也？曰：伏而不发，来春必变为温毒也。凡治时病者，新邪伏气，切要分明，庶不至千里毫厘之失。（《时病论·卷八·冬伤于寒大意》）

【解　　读】

有人问：冬季感受温热之邪而出现发热，但不恶寒，如果恶寒的话，是什么病呢？回答说：冬季感受温热之邪而恶寒的情况偶然也有，这是由于先感染了温热之邪，后又受到严寒的侵袭，寒邪在表而温热之邪在里。适宜先用辛温解表的方法去寒邪，再用凉解里热的方法清解温热之邪。又问：伤寒和冒寒都恶寒，如何区别呢？回答说：伤寒和冒寒初起都恶寒，但伤寒初起无口渴，这是它们的区别。再问：温热之邪应当发为冬温病，如果温热之邪轻微而潜伏不发的，会变成什么病呢？回答说：如果温热之邪轻微而潜伏不发的，到来年春天必然变成温毒病。凡是治疗时病的人，必须确切分清新邪和伏气，这样才不至于出现千里毫厘的失误。

雷少逸于本段围绕冬温、伤寒冒寒的特点和治疗方案展开讨论。针对恶寒发热、口渴这些症状表现进行分析，进而归纳临证中的辨识要点以及治疗方法。最后，雷少逸强调治疗时病需要鉴别新感与伏气，才能避免出现治疗策略上的先后失误。总的来说，雷少逸此段讨论内容对于鉴别和治疗冬温与伤寒冒寒具有一定的指导意义。

【原文 13】

所谓邪从口鼻而入，则其所客，内不在脏腑，外不在经络，舍于伏脊之内，去表不远，附近于胃，乃表里之分界，是为半表半里，即《针经》所谓横连膜原是也。其初起先憎寒而后发热，日后但热而无憎寒。初得之二三天，其脉不浮不沉而数，头痛身疼，昼夜发热，日晡益甚者，宜达原饮治之。（《时病论·附论·温疫不同论》）

【解　读】

所谓邪气从口鼻侵入人体，它所停留的部位，在内不在脏腑，在外不在经络，而是位于人体背部深处的伏脊之中，距离体表不远，紧挨着胃，是表里之间的分界线，被称为半表半里，即《针经》所说的横连膜原。这种病初起时先感到恶寒，然后发热，日后只是发热而不再恶寒。发病后的二三天，脉象不浮也不沉而是数脉，头痛、身体疼痛，昼夜发热，到下午更严重，宜用达原饮治疗。

雷少逸此段围绕"邪伏膜原"证展开讨论，雷少逸梳理了此证的侵入途径、伏藏病位、病症表现以及治疗方药。雷少逸认为达原饮是治疗"邪伏膜原"证行之有效的方剂，又凭借其多年临证经验创制"雷氏开达膜原法"，为"邪伏膜原"证临证治疗提供指导意见，大开后学眼界，值得参悟学习。

【原文 14】

或问曰：因寒触动伏气为春温，初起恶寒无汗；因风触动为风温，初起恶风有汗。二病自是两途，岂可仿前治法？答曰：新感之邪虽殊，伏藏之气则一。是故种种变证，可同一治。必须辨其孰为劳苦之辈，孰为冬不藏精之人，最为切要。试观病势由渐而加，其因于劳苦者可知；一病津液即伤，变证迭出，其因于冬不藏精者又可知。凡有一切温热，总宜刻刻顾其津液，在阴虚者，更兼滋补为要耳。（《时病论·卷一·冬伤于寒春必病温大意》）

【解　读】

有人问：因受寒而触动伏气形成的春温病，初起恶寒无汗；因受风而触动伏气形成的风温病，初起恶风有汗。这两种病自是不同的，岂可仿照以前的治疗方法呢？答：新感受的邪气虽有不同，但伏藏之气是一样的。因此各种变化出来的证候，可采用同一治疗方法。必须辨别谁是劳累之人，谁是冬天没有养精之人，这是最为关键的。试着观察病情是逐渐加重的，那些因劳累过度而得病的人是可以知道的；一病即损伤津液，变证接连出现，那些因冬天没有养精的人又可知。凡一切温热病，总应时刻顾护津液，对阴虚者，更应兼用滋补的方法。

雷少逸于此段围绕新感与伏邪再次展开讨论。雷少逸指出这两种病症的起因不同，但如果病势入里，则可以采取相同的治疗方法。参考前文论述可知，雷少逸极期重视病人的体质因素，如果病人的肾精亏损，病势则极其容易深入，治疗时需要时刻顾护津液，酌情选择滋补的治法。

【原文 15】

又问：风温之病，曷不遵仲景之训为圭臬？今观是论，并未有脉阴阳俱浮、自汗出、身重、多眠睡、鼻息必鼾、语言难出等证，岂非悖仲景之言以为医乎？曰：此仲景论风温误治之变证也，非常证也。曰：常证何？曰：太阳病发热而渴，不恶寒者为温病，此常证也。又问：平伯论风温一十二条，总称暴感时气，肺胃为病。鞠通杂于诸温条中，分治三焦。试问以平伯为然，抑亦以鞠通为然？曰：总宜遵《内经》"冬伤于寒，春必病温"之论，庶乎宜古宜今。见肺胃之证，即为肺胃之病；见三焦之证，即为三焦之病。（《时病论·卷一·冬伤于寒春必病温大意》）

【解　　读】

问：关于风温之病，为什么不遵循张仲景的教导作为准则呢？但现在看这篇论述，并没有提到脉阴阳俱浮、自汗出、身重、多眠睡、鼻息必鼾、语言难出等证，这难道不是违背了仲景的言论作为医学指导吗？答：这是仲景关于风温误治后出现的变证，并不是常证。问：常证是什么呢？答：太阳病发热而渴，不恶寒者为温病，这是常证。问：陈平伯论述风温有十二条，总称是突然感受时令之邪，影响到肺胃。吴鞠通则混在其他温病条文中，分治三焦。那么我们应该以陈平伯的看法为准，还是以吴鞠通的看法为准呢？答：总的来说，应该遵循《黄帝内经》"冬伤于寒，春必病温"的理论，这样可能更符合古代和现代的实际。如果出现了肺胃的症状，就应当诊断为肺胃的疾病；如果出现了三焦的症状，就应当诊断为三焦的疾病。

雷少逸于本段围绕为什么不能一味盲从张仲景指导来治疗风温病展开讨论。首先，雷少逸指出，张仲景所描述与目前医疗实践所见到的病症表现不同。随后，雷少逸对上述不同做出解释并引经据典地佐证其观点。最后，针对陈平伯与吴鞠通分治三焦和暴感时气的论述，雷少逸认为应该根据病人的具体情况来决定，这体现了中医学因人制宜、因病制宜的治疗原则，亦体现出雷少逸实事求是、求真求理的治学风格。

【原文 16】

《内经》云：春伤于风。谓当春厥阴行令，风木司权之候，伤乎风也。夫风邪之为病，有轻重之分焉，轻则曰冒①，重则曰伤②，又重则曰中③。如寒热有汗，是风伤卫分，名曰伤风病也；鼻塞咳嗽，是风冒于表，名曰冒风病也；突然昏倒，不省人事，是风中于里，名曰中风病也，当分轻重浅深而治之。（《时病论·卷二·春伤于风大意》）

【注　　释】

①冒：指的是轻微的风邪致病，主要表现为鼻塞咳嗽，这是风邪侵犯肌表的表现，称为冒风病。
②伤：指的是较重的风邪致病，主要表现为寒热有汗，这是风伤卫分的表现，称为伤风病。
③中：指的是更严重的风邪致病，主要表现为突然昏倒、不省人事，这是风邪中于里的表现，称为中风病。

【解　　读】

《黄帝内经》说：春天伤于风邪。是指当春天厥阴风木行令，风木司权的时令，感受风邪而致病。风邪所致之病，有轻重的不同，轻的称为"冒"，重的称为"伤"，更严重的称为"中"。如寒热有汗，是风伤卫分，称为伤风病；鼻塞咳嗽，是风邪侵犯肌表，称为冒风病；突然昏倒，不省人事，是风邪中于里，称为中风病。应当根据病情的轻重浅深而治疗。

雷少逸于本段主要围绕《黄帝内经》中关于风邪伤人的概念及治疗方法展开讨论。雷少逸认为，风邪伤人亦有轻重之别，轻的称为"冒"，重的称为"伤"，更严重的称为"中"。但是值得强调的是，雷少逸于此处模糊外风与内风的界限，将猝然仆跌、不省人事的卒中归咎于外风，这种认识有其局限性，后学当秉承求真求理的思想扬弃看待。

【原文 17】

经谓：春伤于风者，乃即病之新感也，即二卷中伤风冒风之证；今谓春伤于风，夏生飧泄者，此不即病之伏气也。盖风木之气，内通乎肝，肝木乘脾，脾气下陷，日久而成泄泻。经又云：邪气留连，乃为洞泄。

此亦言伏气为病。可见飧泄洞泄，皆由伏气使然。然有寒泻、火泻、暑泻、湿泻、痰泻、食泻，虽不因乎伏气，又不得不并详之。（《时病论·卷三·春伤于风夏生飧泄大意》）

【解　读】

所谓春天被风伤害，就是指春天感染了风邪，也就是第二卷中提到的伤风和冒风的病症。而现在所说的春天被风伤害，夏天发生飧泄，是指春天感染的风邪潜伏在体内，到夏天时因感受暑湿等邪气而引发飧泄（消化不良、腹泻等病症）。这是由于风木之气内通于肝，肝木乘脾，脾气下陷，时间久了就会形成飧泄。同时，《黄帝内经》也提到：邪气留连，乃为洞泄。这也是指伏气为病。由此可见，飧泄和洞泄等病症都是由伏气所引起的。然而，除了伏气之外，还有寒泻、火泻、暑泻、湿泻、痰泻、食泻等病症，虽然不是由伏气引起的，但也需要详细加以区分和辨认。

雷少逸于本段围绕风邪袭内，伤及不同病位展开讨论。主要阐明了泄泻（飧泄和洞泄）的成因，以及与伏气、风木之气等的关系。进而，将飧泄和洞泄等病症与伏气、风木、肝脏加以构建，加深后学对此病成因的理解。同时，由于理论上的认识的深化，拓宽了后学对洞泄、飧泄的治疗思路，在理论与治疗上给予后学行之有效的指导。

【原文 18】

长夏暑湿之令，有人患泄泻者，每多暑泻也。夫暑热之气，不离乎湿，盖因天之暑热下逼，地之湿热上腾，人在气交之中，其气即从口鼻而入，直扰中州，脾胃失消运之权，清浊不分，上升精华之气，反下降而为便泻矣。（《时病论·卷三·春伤于风夏生飧泄大意》）

【解　读】

在长夏暑湿的季节，有人容易患上泄泻，这多半是由于暑湿导致的。暑热之气总与湿气相伴，这是因为天空中的暑热之气向下逼迫，地面的湿热之气向上蒸腾，人在这个气候环境中生活，那些暑热与湿气就会从口鼻进入人体，直接扰乱中焦（脾胃）的气机，使脾胃失去正常的运化功能，导致清浊不分，上升的精华之气反而下降成为便泻。

雷少逸于本段主要围绕长夏罹患暑湿造成泄泻原因展开讨论。其分析了暑湿的成因、病位、感邪途径及病机演变，这些丝丝入扣的分析，对于后学理解暑湿伤人大有裨益。同时，这些鞭辟入里的分析加深后学对于脾主升清的理解，拓宽了泄泻的治疗思路。

【原文 19】

霍乱之证，在夏秋为多，得之于风、寒、暑、热，饮食生冷之邪，杂糅交病于中，正不能堪，一任邪之挥霍扰乱，故令三焦混淆，清浊相干，乱于肠胃也。其证呕吐泻利，腹中大痛，脉多微涩，或沉而伏，或大而虚。其风甚者，则头痛寒热。寒甚者，则转筋厥冷。暑甚者，则大渴引饮。邪在上焦则吐多，下焦则泻多，中焦则吐泻

俱甚。(《时病论·卷四·夏伤于暑大意》)

【解　　读】

　　霍乱的病证，在夏秋季节最为多见，这是由于感受风、寒、暑、热，以及饮食冷热不和等邪气，多种病因交杂在一起，正不胜邪，霍乱就发生了。这些邪气导致三焦混乱，清浊不分，胃肠功能紊乱。霍乱的症状包括呕吐、腹泻、腹痛，脉象多表现为微涩，或沉而伏，或大而虚。如感受风邪较甚者，则头痛、寒热交作。如寒邪较甚者，则出现转筋、四肢厥冷。如暑邪较甚者，则口渴严重、饮水多。如邪在上焦则以呕吐为主，邪在下焦则以腹泻为主，邪在中焦则呕吐与腹泻均较严重。

　　雷少逸于本段围绕霍乱的主要病机、症状展开讨论。必须指出的是此处所指霍乱与《伤寒论》霍乱概念相同，指上吐下泻的一类病症，在夏秋季节最为多见。雷少逸根据其实践经验分析病因不同时，临证的辨识要点以及治疗方法。本段论述对于加深后学关于霍乱的理解和诊断具有一定的指导意义，可刊可参。

第二十九章　柳宝诒《温热逢源》

第一节　柳宝诒与《温热逢源》

柳宝诒，字谷孙，号冠群，江苏江阴周庄镇东街人，清末名医。生于道光二十二年（1842年），卒于光绪二十七年（1901年）。其出身贫寒，从小手不释卷，同治四年考中秀才，光绪十一年以优贡试用正红旗官学教习，兼悬壶京师。士大夫以病求治者，辄着手成春，由是声名藉甚。后来柳宝诒看到清廷政治腐败，便致仕返乡钻研医道，著书授徒，名震江浙。贫苦百姓前来就诊，柳氏不仅悉心诊疗，不收诊金，还奉送药物。据《江阴县志》称："其为人和厚好学，能文工书，尤长于医。苏常一带，妇孺皆知。"光绪十六年，柳宝诒开设药店"柳致和堂"，特将所备丸散膏丹分门列目，对各方的中药炮制、配伍、治病之理等进行评释，汇编成《柳致和堂丸散膏丹释义》一册。"柳致和堂"的秘制柳氏圣济大活络丹、人参再造丸、保赤金丹等尤有特殊功效，闻名遐迩。由于柳宝诒医术高明，济世有方，"柳致和堂"盛极一时，在中医药界存"南有庆余堂，北有同仁堂，中有致和堂"之誉。

柳氏晚年潜心著书，著作颇丰，惜大多已湮没于兵祸。现存遗著及后人整理而成的著作有《温热逢源》《柳致和堂丸散膏丹释义》《惜余小舍医案》《柳选四家医案》《柳宝诒医案》《柳冠群方案》《惜余医案》《柳宝诒医论医案》等。这些著作医论多有精辟之处，是不可多得的温病学参鉴之作。

《温热逢源》是论述伏气温病的专著，成书于光绪二十六年（1900年），被收入《三三医书》和《中国医学大成》中。柳氏毕其一生精研温病，尤其对伏气温病的理论和证治有独到见解，为后世研究伏气温病广开了门路，是晚清伏温学派的代表性医家。针对当时医家忽视"伏邪"为病的问题，柳氏从临床实际出发，归纳伏温学说认为：寒邪内伏少阴，郁久化热外达，是伏温之发病机制；其发病，或因阳气内动而鼓邪外出，或因感受时邪而引动；而病势之轻重、浅深，则取决于正虚的程度。在针对伏温的辨证上，柳氏重视脏腑经络区分阴阳；在针对伏温的治法上，柳氏崇尚透邪、重视养阴；从实践的角度来说，这些辨证治疗原则，不仅对于指导伏温的证治，对于温病学的辨治发展也颇具临床意义。

《温热逢源》共计3卷。上卷录引中医经典《黄帝内经》《难经》《伤寒论》中有关温热病的原文，并博引各家之注后参以己见，广为注解。中卷引明清医学名家吴又可、周禹载、张石顽、蒋问斋等论温病著述，如《温热暑疫全书》《伏邪篇》《伤寒绪论》和《温疫论》等著作中有关温热病的一些条文，提出商榷意见，加以辨正。下卷主要就伏气温病的病因、病机、证候、治法、方药等方面的内容，详加论述，其论计十六则，颇具独到见解，对后世伏气温病的理论研究及临床诊疗有一定的启发和指导意义。

第二节　《温热逢源》

【原文1】

冬月伤寒，邪由皮毛而入，从表入里，初见三阳经证，如太阳病，则头项强痛而恶寒之类。三阳不解，渐次传入三阴。其中有留于三阳，而不入三阴者；有结于胃腑，而不涉他经者；亦有不必假道三阳，而直中三阴者。凡此伤寒之症，初起悉系寒邪见象。迨发作之后，渐次化热内传，始有热象。故初起治法，必以通阳祛寒为主。

及化热之后，始有泄热之法。此伤寒病之大较也。若夫温病，乃冬时寒邪，伏于少阴。迨春夏阳气内动，伏邪化而为热，由少阴外出。如邪出太阳，亦见太阳经证，其头项强痛等象，亦与伤寒同。但伤寒里无郁热，故恶寒不渴，溲清无内热。温邪则标见于外，而热郁于内，虽外有表证，而里热先盛；口渴溲黄、尺肤热、骨节疼，种种内热之象，皆非伤寒所有。其见阳明、少阳，见证亦然。初起治法，即以清泄里热，导邪外达为主。与伤寒用药，一温一凉，却为对待。盖感寒随时即发，则为伤寒，其病由表而渐传入里；寒邪郁久，化热而发，则为温病，其病由里而郁蒸外达。伤寒初起，决无里热见证，温邪初起，无不见里热之证，此伤寒、温病分证用药之大关键。临证时能从此推想，自然头头是道矣。(《温热逢源·卷下·论温病与伤寒病情不同治法各异》)

【解　　读】

冬季的伤寒，邪气由皮毛侵入，从表到里，最初出现三阳经的证候，如太阳病，则头项强痛而恶寒等。三阳不解，逐渐传入三阴。其中有的停留在三阳，而没有进入三阴；有的结于胃腑，而没有涉及其他经脉；也有不必经过三阳，而直接中入三阴的。凡此伤寒之症，初起都是寒邪的见证。等到发作之后，逐渐化热内传，才开始有热象。所以初起治法，必须以通阳祛寒为主。等到化热之后，才有泄热的办法。这是伤寒病大致的治法。至于温病，是冬时寒邪伏于少阴。到了春夏阳气内动，伏邪化热由少阴外出。如邪出太阳，也会出现太阳经的证候，其头项强痛等症状也与伤寒相同。但伤寒里无郁热，所以恶寒不渴，小便清长，无内热。温邪则外表有热而里热盛，口渴，小便黄，尺肤热，骨节疼痛，种种内热的症状都不是伤寒所有。其见到阳明少阳的见证也是如此。初起治法即以清泄里热，导邪外达为主，与伤寒用药一温一凉却为对应。因感受寒邪随时即发则为伤寒，其病由表而渐传入里，寒邪郁久化热而发则为温病，其病由里而郁蒸外达。伤寒初起决无里热见证，温邪初起无不见里热之证，这是伤寒温病分证用药的关键。临证时能从此推想自然就明白了。

本条论述伏气温病与伤寒在病机及初起证治方面的区别。柳宝诒提出，伏气温病因寒邪潜伏于少阴，当春季阳气升发之时，如果人体的肾气还不甚虚馁，则可托邪向外透达。其中轻证，其邪可外出三阳而出现三阳经证，这是伏气温病发展的顺证。三阳经证的表现必具里热见症，故以清里热为主；如外邪引动而发病，治疗当表里双解。但应明确同为伏气温病发于三阳经，又有各阳经的不同表现，治当随证治之。伤寒是从皮表感受风寒而致病，故当解表，用辛温发汗法治疗，从皮表解除寒邪。而新感温病温邪从口鼻而入，初起为邪犯肺卫，治用辛凉解表，非发汗法，温病最忌汗法。

【原文 2】

冬时伏邪，郁伏至春夏，阳气内动，化热外达，此伏气所发之温病也。《内经》云："冬伤于寒，春必病温。"又云："凡病伤寒而成温者，先夏至日为病温，后夏至日为病暑。"《难经》云："伤寒有五，有温病，有热病……"《伤寒论》云："太阳病，发热而渴，不恶寒者为温病。"凡此皆指伏邪所发之温病言也。另有一种风温之邪，当春夏间感受温风，邪郁于肺，咳嗽发热，甚则发为痧疹。《内经》所谓风淫于内治以辛凉，叶氏《温热论》所谓温邪上受首先犯肺者，皆指此一种暴感风温而言也。伏气由内而发，治之者以清泄里热为主；其见证至繁且杂，须兼视六经形证，乃可随机立法。暴感风温，其邪专在于肺，以辛凉清散为主；热重者，兼用甘寒清化。其病与伏温病之表里出入，路径各殊；其治法之轻重深浅，亦属迥异。近人专宗叶氏，将伏气发温之病，置而不讲。每遇温邪，无论暴感伏气，概用叶氏辛凉轻浅之法，银翘，桑菊，随手立方；医家病家，取其简便，无不乐从。设有以伏气之说进者，彼且视为异说，茫然不知伏气为何病。嗟乎！伏温是外感中常有之病，南方尤多，非怪证也。其病载在《内经》《难经》《伤寒论》诸书，非异说也。临证者，竟至茫然莫辨，门径全无，医事尚堪问哉！（《温热逢源·卷下·论伏气发温与暴感风温病原不同治法各异》）

【解　　读】

冬季感寒，寒邪潜伏至春夏，阳气内动，寒邪化热由表而出，这就是伏气所发的温病。《黄帝内经》说："冬伤于寒，春必病温。"又说："凡病伤寒而成温者，先夏至日为病温，后夏至日为病暑。"《难经》说："伤寒有五，有温病，有热病……"《伤寒论》说："太阳病，发热而渴，不恶寒者为温病。"这些都是指伏邪所发之温病。另外有一种风温之邪，当春夏间感受温风，邪郁于肺，咳嗽发热，甚则发为痧疹。《黄帝内经》所谓风淫于内治以辛凉，叶天士《温热论》所谓温邪上受首先犯肺者，都是指这种暴感风温而言。伏气由内而发，治之者以清泄里热为主；其见证至繁且杂，须兼视六经形证，才可随机立法。暴感风温，其邪专在于肺，以辛凉清散为主；热重者，兼用甘寒清化。其病与伏温病之表里出入路径各殊，其治法之轻重深浅亦属迥异。近人专宗叶氏，将伏气发温之病置而不讲，每遇温邪，无论暴感伏气，概用叶氏辛凉轻浅之法，银翘、桑菊，随手立方；医家病家取其简便，无不乐从。设有以伏气之说进者，彼且视为异说，茫然不知伏气为何病。唉！伏温是外感中常有之病，南方尤多，非怪证也。其病载在《黄帝内经》《难经》《伤寒论》诸书，非异说也。临证者，竟至茫然莫辨，门径全无，医事尚堪问哉！

本条主要论述伏气温病与新感温病在病因、病机及治法等方面的区别，主要是在病之初起。柳宝诒认为，伏气温病的发病是冬季感受寒邪，当时没有发病，邪气在体内郁伏至春、夏间，因阳气升发而内动，郁伏之寒邪化热外达，由内而发，初起表现为里热证为主的温病；而新感温病是感受春、夏间温风而致的一类温病，即叶天士、吴鞠通所言随时感受而病发于手太阴的一类温病。故伏气温病的治疗，初起以清里热为主；新感温病初起治疗则以辛凉清透为主。因新感温病可以由肺卫而传入气分，甚至传入营血，发展为里热炽盛之证，此时临床表现与伏气温病有相似证候，治疗上可以相互联系。

【原文3】

经曰：冬伤于寒，春必病温。又曰：冬不藏精，春必病温。分而言之，则一言其邪之实，一言其正之虚。合而言之，则惟其冬不藏精而肾气先虚，寒邪乃得而伤之。语势虽若两平，其义原归一贯也。喻氏以冬伤于寒，与冬不藏精，又以既不藏精更伤于寒，分立三纲，各为证治。试思如果冬不藏精，别无受寒之事，则其病为纯虚，与温病何涉。盖喻氏只顾作文之排场，而不自觉其言之不切于病情也。原其邪之初受，盖以肾气先虚，故邪乃凑之而伏于少阴。逮春时阳气内动，则寒邪化热而出。其发也，有因阳气内动而发者，亦有时邪外感引动而发者。凡阳气内动，寒邪化热而发之证，外虽微有形寒，而里热炽甚，不恶风寒，骨节烦疼，渴热少汗。用药宜助阴气，以托邪外达，勿任留恋。其为时邪引动而发者，须辨其所挟何邪，或风温，或暴寒，或暑热。当于前法中，参入疏解新邪之意。再看其兼挟之邪，轻重如何。轻者可以兼治。重者即当在初起时，着意先撒新邪；俟新邪既解，再治伏邪，方不碍手。此须权其轻重缓急，以定其治法，不可豫设成见也。寒邪潜伏少阴，寒必伤阳；肾阳既弱，则不能蒸化而鼓动之。每见有温邪初发，而肾阳先馁，因之邪机冰伏，欲达不达，展转之间，邪即内陷，不可挽救，此最难着手之危证。其或邪已化热，则邪热燎原，最易灼伤阴液，阴液一伤，变证蜂起，故治伏温病，当步步顾其阴液。当初起时，其外达之路，或出三阳，或由肺胃，尚未有定程，其邪仍在少阴界内。前人治温病之法：如《千金》用阳旦汤，则偏于太阳；陆九芝用葛根芩连汤，则偏于阳明；张石顽用小柴胡汤，则偏于少阳；至喻嘉言之麻附细辛，则过于猛悍矣；叶香岩之辛凉清解，则失之肤浅矣。愚意不若用黄芩汤加豆豉、元参，为至当不易之法。盖黄芩为清泄里热之专剂。加以豆豉为黑豆所造，本入肾经；又蒸腌而成，与伏邪之蒸郁而发相同；且性味和平，无逼汗耗阴之弊；故豆豉为宣发少阴伏邪的对之药。再加元参以补肾阴。一面泄热，一面透邪，凡温邪初起，邪热未离少阴者，其治法不外是矣。至兼挟别项外感，或兼内伤，或邪虽未脱少阴，而已兼有三阳见证者，均宜临证参酌施治，固非可刻舟求剑矣。（《温热逢源·卷下·伏温从少阴初发证治》）

【解　　读】

《黄帝内经》说：冬季感受寒邪，春季必然发生温病。又说：冬季不收藏精气，春季必然发生温病。分开来说，一句说的是邪气实，一句说的是正气虚。合起来说，是冬季不收藏精气，使肾气先虚，寒邪于是得以伤害人体。语句虽然看似两平，但其含义归于一贯。喻嘉言把冬季伤于寒和冬季不藏精，又把既不藏精更伤于寒，分别列出三纲，各自进行证治。试想如果冬季不藏精，别无受寒之事，则其病为纯虚，与温病有什么关系呢。大概喻氏只顾作文的排场，而不自觉说得与病情不相符合。推究邪气之初，是因为肾气先虚，所以邪气才侵犯而潜伏于少阴。到了春季阳气内动，则寒邪化热而发。其发作的原因，有的是阳气内动而发作，也有的是时邪外感引动而发作。凡是阳气内动，寒邪化热而发作的证型，外表虽然稍微有怕冷，但里热炽盛很厉害，不恶风寒，骨节烦痛，口渴发热少汗。用药宜助阴气以托邪外达，不要让邪气留恋。那些时邪引动而发作的，须辨明所挟带的是什么邪气，或是风温、或是暴寒、或是暑热。应当在前法中加入疏解新邪之法。再看其所挟带的邪气轻重如何。轻的可以用兼治法。重的必须在初起时，着意先撤除新邪；等新邪解了以后，再治伏邪，才不致碍手碍脚。这必须衡量轻重缓急以确定其治法，不可预先设立成见。寒邪潜伏在少阴，寒必损伤阳气；肾阳既然虚弱，就不能蒸化而鼓动之。每每见到有温邪初发，而肾阳先衰馁，因此邪机冰伏，想要外达却不能达出体外，经过一段时间以后，邪气即内陷，不可挽救，这是最难着手治疗的危证。有的是邪已化热则灼伤阴液，变证既多且杂。所以治疗伏温病应当步步顾护其阴液。当疾病初起时，其外达之路或许通到三阳，或许通过肺胃，还没有定论；其邪气仍在少阴界内。前人治温病的方法：如《千金要方》用阳旦汤则偏于太阳；陆九芝用葛根芩连汤则偏于阳明；张石顽用小柴胡汤则偏于少阳；至于喻嘉言之麻附细辛则过于猛悍了；叶香岩之辛凉清解则表浅了。我认为不如用黄芩汤加豆豉、玄参这一最当不易的方法。因为黄芩是清泄里热专剂，加上豆豉为黑豆所造本来入肾经，又蒸腌而成，与伏邪之蒸郁而发相同，而且性味和平，没有逼汗耗阴的弊病，所以豆豉为宣发少阴伏邪的对证之药，再加上玄参以补肾阴，一面泄热，一面透邪，凡是温邪初起邪热未离少阴的治疗方法不过这几种，至于兼带其他的外感，或兼带内伤，或邪气虽未脱离少阴而已兼有三阳见证的，都应临证参酌施治，而不要刻舟求剑。

本条论述伏温所藏病位以及初发症状。柳宝诒认为，喻嘉言的温病三纲并立说，过于呆板僵化，脱离临床实际。柳氏认为："伏邪所受之处，盖以肾气先虚，故邪乃凑之而伏于少阴。逮春时阳气内动，则寒邪化热而出。其发也，有因阳气内动而发者，亦有时邪外感引动而发者。"由此阐明，伏邪所藏之处，所藏之因以及为何而发，如何论治，为后世温病学辨证伏邪发病开辟了新的视角与思路。

【原文4】

温邪化热外出，其熏蒸于气分者，为烦热、口渴等证。其燔灼于营分者，血为热扰，每每血由肺络而溢出为咳血，由吐而出为吐血，上行清道为鼻衄、齿衄，下行浊窍为溲血、便血。凡此皆血为热邪所迫，不安其络，因而上溢下决。惟血既外夺，则邪热亦随血而泄，病势宜由此而减，乃为吉象。若血既外夺，盖有二焉：一则伏热重而蒸郁过深，络血虽溢，而里热之留伏尚多也；一则营阴虚而为燔灼所伤，阴血枯竭，而不能托邪外出也。邪重者，宜凉血泄邪，如犀、地、栀、丹、银花、连翘、茅根、侧柏之类；血虚者，宜养血清热，如地、芍、栀、丹、阿胶、元参之类。总以凉阴泄热为主脑，血虚者兼以滋养，邪实者兼以清泄，必使血止而热亦因此而解，斯为顺手耳。此等症，每有急求止血，过用清凉，以致血虽止，而上则留瘀在络，胸胁板痛；下则留瘀在肠，垢痢瘀紫。甚或留瘀化热，变为暮热朝凉，咳痰带血，见种种阴损之候。昧者不察，误认为虚，漫投补剂，遂迁延不愈，愈恋愈虚，以致不救，可慨也夫。

凡瘀留在肠胃者，易于疏化，以其在康庄大道，不在细微曲折之处，药力易于疏通也。若瘀留于肺肝血络之中，则络道蚕丛，药力既非一时可到，而又不宜于猛剂攻消；只有通络化瘀泄热之法，缓缓图功。如曹仁伯清瘀热汤之法，最为得窍，学者宜仿此用之。(《温热逢源·卷下·伏温内燔营血发吐衄便红等证治》)

【解　　读】

温邪化热外出，熏蒸于气分的表现为烦热、口渴等症状。温邪燔灼于营分的，血液受热扰乱，常常血由肺络而溢出为咯血，由呕吐而出来为吐血，上行至清道为鼻衄、齿衄，下行至浊窍为溲血、便血。凡此皆因血为热邪所迫，不安其常在之脉络，因而上溢下泄。只有血既外夺，则邪热亦随血而泄，病势宜由此而减，才是好的征象。若血既外夺，而里热仍盛，昏谵烦躁，仍不减轻，就属于重症了。推究其故，大概有两种情况：一是伏热重而蒸郁过深，络血虽溢出，但里热之留伏尚多；一是营阴虚而为燔灼所伤，阴血枯竭，而不能托邪外出。邪重者，宜凉血泄邪，如犀角、生地黄、栀子、牡丹皮、金银花、连翘、白茅根、侧柏之类；血虚者，宜养血清热，如生地黄、白芍、栀子、牡丹皮、阿胶、玄参之类。总要以凉阴泄热为主，血虚者兼以滋养，邪实者兼以清泄，必须使血止而热亦因此而解，这才算得心应手。像这样的病症，每每有人急于止血，用过多的清凉药，以致虽然血止住了，但上部留下瘀血在经络中，使胸胁板痛；下部留下瘀血在肠中，造成下痢带有瘀血紫黑。甚至留下瘀血化热，变成傍晚发热、早晨转凉，咳嗽吐痰并带有血，出现了种种阴损的证候。愚昧的人不加分析，误认为是虚症，随便投补剂，于是拖延时日，不见好转，越补越虚，终至不救。这种情况确实值得哀叹啊。

凡是瘀血留在肠胃的，还容易疏化，因为肠胃是康庄大道，不在细微曲折之处，药力容易疏通。如果瘀血留在肺肝血络之中，则络道曲折如蚕茧，药力既非一时可到，又不宜用猛烈药消散；只有用通络化瘀泄热的方法，缓慢地疏导。如曹仁伯清瘀热汤的治法，可作为治病的窍门，学者宜仿此而运用。

本条主要讨论伏温内燔营血的治疗大法。柳宝诒论治伏温，将六经辨证与卫气营血辨证融为一体。伏气温病，既可由少阴外达于气分，亦可内燔营血。此所言营血，主要指热深动血的血分证。其病机不外两端：一为血热炽盛，瘀热交结；一为营血为邪热所耗伤而阴血不足。治疗以凉血泄热为主。柳氏特别强调治疗该证当防留瘀的重要性。虽然为伏温内燔营血出血诸症的证治，但对所有的温病热入营血证都适用，具有普遍指导意义。

【原文 5】

伏温化热，燔灼血络，因致络血外溢，邪热即随血而泄，于病机犹为顺象。乃有邪热郁于血络，不得外达，其在于肺，肺主皮毛则为疹；其在于胃，胃主肌肉则为斑。有斑疹各发，不相交涉者；有斑疹兼发，不能分晰者。总之以清营透邪，疏络化斑为主。凡外面斑疹透齐，即神清热解者为吉。若斑疹虽透，而里热不解，则热郁已甚，其势必有变端。当随其见证，小心斟酌。又有一种烂喉丹痧，此于温伏之中，兼有时行疫毒。发热一二日，头面胸前，稍有痧疹见形，而喉中已糜烂矣。此证小儿居多，其病之急者，一二日即见坏证。如面色青晦，痰塞音哑，气急腹硬，种种恶候，转瞬即来，见此者多致不救。此等急症，初起即宜大剂清营解毒，庶可挽回万一。稍涉迟延，鞭长莫及矣。

鲜生地为此证清营泄热必用之药。欲兼疏散之意，重则用豆豉同打，轻则用薄荷叶同打，均可。丹皮清血中伏热，且味辛主散，炒黑用之最合。银花清营化毒，元参清咽滋水，均为此症必要之药。

治疹初起，须兼透达者，于清营方中，用牛蒡、蝉衣以透发之。古方治斑毒，用化斑汤或玉女煎之类。然须烦热多汗者，乃为合剂。若热不甚，汗不畅，遽投石膏，恐有邪机冰伏之弊，临用时宜加斟酌。黄玉楸于此证，用浮萍为表药，颇有思路，可取用之。（《温热逢源·卷下·伏温外窜血络发斑疹喉痧等证治》）

【解　　读】

伏温化热，燔灼血络，导致络血外溢，邪热即随血而泄，这在病机方面还算顺利。然而也有邪热郁于血络，不得外达的情况。如果邪热在于肺，肺主皮毛则出疹；如果邪热在于胃，胃主肌肉则出斑。有斑疹各发，不相交涉的；也有斑疹兼发，不能分辨的。总之是以清营透邪、疏络化斑为主。凡外面斑疹透齐，即神清热解的是吉。如果斑疹虽透，而里热不解，则热郁已很严重，势必会有变化。应当根据其见证，小心斟酌。又有一种称为烂喉丹痧的病症，这是在温伏之中兼有时行疫毒。发热一二天，头面胸前，稍有痧疹形状出现，而喉咙中已经糜烂了。这种证型小儿占多数。其中病得急的，一二天即出现坏证。如面色青晦、痰塞音哑、气急腹硬，种种恶候转瞬即来，见到这种病症大多无法救治。这种急症，初起即应当用大剂清营解毒，或许还可以挽回万一。稍有迟延就可能来不及救治了。

鲜生地黄是治疗这种病症清营泄热必用的药物。如果想兼有疏散的作用，重的用豆豉同打，轻的用薄荷叶同打都可以。牡丹皮清血中伏热，而且味辛主散，炒黑用最合适。金银花清营化毒，玄参清咽滋水，都是这种病症必要的药物。

治疗疹初起需要兼用透达的药物，在清营方中用牛蒡子、蝉蜕以透发之。古方治疗斑毒用化斑汤或玉女煎之类的药物。然而需要烦热多汗的才适合合用。如果热不严重，汗不畅，骤然使用石膏可能有邪机冰伏的弊端，临用时应当加以斟酌。黄玉楸用浮萍作为表药治疗这种病症，很有思路，可以取用。

本条论述伏温化热发为斑疹的证治。柳宝诒认为：伏热发疹，从肺发出则为疹，从胃发出则为斑，治法总以清营透邪，疏络化斑为主。在用药治疗的经验上，柳氏提出，对于斑疹治疗，生地黄是必用药物，在凉营泄热的同时必辅以透邪外出，使得邪有出路，而断不可过用凉遏导致冰伏。这些针对斑疹的病因、病性、辨证、用药思路，大开后世温病学家眼界，为后世诊治斑疹提供宝贵的经验与思路。

【原文 6】

伏温之邪，由春夏温热之气，蒸动而出，此其常也。亦有当春夏之间，感冒风寒，邪郁营卫而为寒热，因寒热而引动伏气。初起一二日，第见新感之象，意其一汗即解。乃得汗后，表证略减，而里热转甚。昧者眩其病状，几若无可把握。不知此新邪引动伏邪之证，随时皆有。治之者，须审其伏邪与新感，孰轻孰重。若新感重者，先撤新邪，兼顾伏邪。伏邪重者，则专治伏邪，而新感自解。盖伏温自内达外，苟由三阳而外解，则表分之新邪，自不能容留矣。《内经》云："凡病伤寒而成温者，先夏至日者为病温，后夏至日者为病暑。"此指伏邪乘暑令而发者，尚非兼夹暑邪之病。

其有兼夹暑热之邪而发者，则必另有暑热见证。其新病引动伏邪，大致亦与兼夹风寒者相似。须审其轻重缓急，分清经界，方可着手也。至兼夹湿邪之证，有外感之湿，有内伏之湿。伏气既动，则热自内发，蒸动湿邪，与伏温之热混合，为病最属淹缠。治之者，须视其湿与热，孰轻孰重。须令其各有出路，勿使并合，则用药易于着手也。（《温热逢源·卷下·伏温外挟风寒暑湿各新邪为病》）

【解　读】

伏温之邪，由春夏温热之气蒸动而出，这是常有的情况。也有在春夏之间，感冒风寒，邪气郁结在营卫之间而形成寒热，因寒热而引动伏气。初起一二天，只见到新感的症状，认为一发汗就会解除。可是出汗后，表证略减轻，而里热更严重了。无知的人对其病症迷惑不解，几乎没有掌握。不了解此新邪引动伏邪之证，随时都有。治疗伏温须审其伏邪与新感孰轻孰重。若新感重者，先撤除新邪兼顾伏邪。伏邪重者，则专治伏邪而新感自解。因为伏温自内达外，如果由三阳而外解，则表分的新邪自然不能容留。《黄帝内经》说："凡病伤寒而成温者，先夏至日者为病温，后夏至日者为病暑。"此指伏邪乘暑令而发者尚非兼夹暑邪之病。其中夹杂暑热之邪而发的则必有暑热的见证。其新病引动伏邪大致也与兼夹风寒的相似，须审其轻重缓急，分清经界，才可以着手治疗。至于兼夹湿邪的证，有外感的湿，也有内伏的湿。伏气既然发作则热从内发，蒸动湿邪与伏温之热混合，此为病最属缠绵。治疗者须视其湿与热孰轻孰重。必须让其各有出路不要使其合并，用药才易于着手。

本条主要论述新感引动伏邪外发证治。柳宝诒认为，伏气温病外发为外感病中常有之病，是冬时感受寒邪，伏于少阴，迨春夏阳气内动，伏邪化而为热，由少阴而外出或因新感外邪触动而发病，虽然外有表证，里热先盛。由新感之邪引动伏邪外发四时皆有，辨析时需把握以下两点：一是须辨明新感与伏邪孰轻孰重；二是新感之邪有风寒、暑湿等病性不同，因此，临床表现与治法亦各有不同，应注意因证论治。

【原文 7】

伏温由少阴而发，外出于三阳经证，内结于胃腑，则见阳明腑证。其证虽深浅不一，但由阴出阳，于病机为顺，均在可治之例。惟有伏邪已动，而热象郁滞，不达于三阳，亦不归于胃腑，而即窜入厥阴者，在手厥阴则神昏谵语，烦躁不寐，甚则狂言无序，或蒙闭不语。在足厥阴则抽搐蒙痉，昏眩直视，甚则循衣摸床。此等凶证，有兼见者，有独见者，有腑热内结，邪气充斥而溃入者，有阴气先亏，热邪乘虚而陷入者，有夹痰涎而蒙闭者，有夹蓄血而如狂者。凡遇此等重证，第一先为热邪寻出路，如在经者，从斑汗解，在腑者，从二便出是也。至照顾正气，转在第二层。盖气竭则脱，阴涸则死，皆因热邪燔劫而然。用药于祛邪中，参以扶正养阴，必使邪退，而正气乃能立脚。如徒见证治证，但以清心泄肝、化热养津之剂，就题面敷衍。虽用药并无大谬，而坐失事机，迨至迁延生变，措手不及，谁之咎欤。（《温热逢源·卷下·伏温化热内陷手足厥阴发痉瘛昏蒙等证治》）

【解　读】

伏温由少阴发作，外出于三阳经证，内结于胃腑，则出现阳明腑证。虽然病情深浅不一，但由阴出阳，于病机为顺，均在可治疗的范围内。只有伏邪已动，而热象郁滞，不达于三阳，也不归于胃腑，而立即窜入厥阴的，在手厥阴则神昏谵语，烦躁不寐，严重的出现狂言无序，或蒙蔽不语。在足厥阴则抽搐蒙痉，昏眩直视，严重的则循衣摸床。这种凶猛的病症，有兼见的也有独见的；有腑热内结，邪气充斥而溃入的；有阴气先亏，热邪乘虚而陷入的；有夹痰涎而蒙蔽的；有夹蓄血而如狂的。凡遇到此等重证，第一先为热邪寻找出路，如在经脉者，从斑汗解，在腑者从二便出是也。至于照顾正气则在其次。因为气竭则脱，阴涸则死，都是因热邪燔劫而引起的。用药于祛邪中参以扶正养阴，则一定使邪退而正气才能立脚。如果只是就症状治疗，用药虽无大错，但坐失时机，待至迁延生变则束手无策，又是谁之过呢？

本条论述伏温内陷手足厥阴而邪热侵犯心神与热盛动风的治疗。柳宝诒提出，伏温由少阴初发，外出于三阳经或热结胃腑，均属由阴出阳，当为顺证。若邪热不能畅达于阳分，则可能内溃于厥阴。邪热深入手厥阴心包经，则临床表现以神志异常为主，常见烦躁不寐，神昏谵语，或昏愦不语；邪热窜入足厥阴肝经，则热极动风，以肢体肌肉痉挛强直为主要表现。治疗原则，首当为热邪寻出路，清泄邪热，而顾护气阴则是相对次要的。因邪热燔灼是耗气伤阴的最主要最直接的原因，本证只有邪热得撤，方不致气竭阴涸。

【原文 8】

伏邪在少阴，其由经气而外出者，则达于三阳；其化热而内壅者，则结于胃腑，此温热病之常也。少阴之系，上连于肺。邪热由肾系而上逆于肺，则见肺病。况温邪化热，火必克金，则肺脏本为温邪所当犯之地。其或热壅于胃，上熏于膈，则热邪由胃而炎及于肺，更为病势所应有。近时烟草盛行，肺中津液，熏灼成痰，阻窒肺隧，平日每多痰咳。更值温热上蒸，痰得热而痰更胶粘，热附痰而热愈留恋，其为咳为喘，意中事也。肺络不通，则胸胁刺痛；热郁日甚，则痰秽如脓，或咳红带血，无非热灼金伤所致。此时苟伏邪已一律外透，则治之者，只须清泄肺胃。夫病在肺，而何以治者必兼及胃？盖肺中之热，悉由胃腑上熏。清肺而不先清胃，则热之来路不清，非釜底抽薪之道也。古方如麻杏甘石、越婢、青龙、清燥救肺等方，均用石膏，诚见及于此也。轻则苇茎汤，鲜斛、鲜沙参之类，必不可少。胁刺者兼和络气，咳红者兼清血络。滋腻之药，恐其助痰，温燥之品，恐其助热，均为此症所忌。又此症在初起时，医者粗心不察，视为寻常外感，恣用发散；或见其痰多，妄用二陈，或见其喘逆，作外感治而用麻、桂，作内伤治而用生脉、熟地；均属背谬。而耗液助热生痰，诸弊毕集矣。（《温热逢源·卷下·伏温上灼肺金发喘逆咯血咳胀证治》）

【解　读】

伏邪在少阴，其由经气而外出者，则达于三阳；其化热而内壅者，则结于胃腑，此温热病之常也。少阴之系，上连于肺。邪热由肾系而上逆于肺，则见肺病。况温邪化热，火必克金，则肺脏本为温邪所当犯之地。其或热壅于胃，上熏于膈，则热邪由胃而炎及于肺，更为病势所应有。近时烟草盛行，肺中津液，熏灼成痰，阻窒肺隧，平日每多痰咳。更值温热上蒸，痰得热而痰更胶粘，热附痰而热愈留恋，其为咳为喘，意中事也。肺络不通，则胸胁刺痛；热郁日甚，则痰秽如脓，或咳红带血，无非热灼金伤所致。此时苟伏邪已一律外透，则治之者，只须清泄肺胃。夫病在肺，而何以治者必兼及胃？盖肺中之热，悉由胃热上熏。清肺而不先清胃，则热之来路不清，非釜底抽薪之道也。古方如麻杏甘石汤、越婢汤、青龙汤、清燥救肺汤等方，均用石膏，诚见及于此也。轻则苇茎汤，鲜石斛、鲜沙参之类，必不可少。胁刺者兼和络气，咳红者兼清血络。滋腻之药，恐其助痰，温燥之品，恐其助热，均为此症所忌。又此症在初起时，医者粗心不察，视为寻常外感，恣用发散；或见其痰多，妄用二陈汤，或见其喘逆，作外感治而用麻黄、桂枝，作内伤治而用生脉散、熟地黄；均属背谬。而耗液助热生痰，诸弊毕集矣。

本条主要论述伏邪上灼肺金证治。柳宝诒提出，邪热由少阴外发，可上犯于肺。邪热郁蒸于肺，灼津炼液成痰，肺失宣降，常见咳嗽、咳痰、喘促等症状。热郁日久，尚可伤及肺络。肺络阻塞，可见胸胁刺痛，阳络受损，则痰中带血。如此热灼金伤，痰热胶着之证，若误为平常外感咳嗽，漫投辛散宣肺之品，或作风寒外袭之喘逆，妄用麻黄、桂枝；或以虚损内伤之肺虚咳喘论治，而用生脉散、熟地黄等，其辛散、温燥、滋腻酸敛之品，势必耗津助热生痰，致使病情日重，迁延不愈。若少阴伏邪全已外达，治疗以清泄肺胃为主。本证病位虽主要在肺，然其本源则多为胃热上灼所致。故清肺多兼以清胃，为常用的釜底抽薪的治本之法。对于这种肺胃间的生理病理联系及治疗上的相关性，前辈医家多予以重视。如陈平伯说："肺主卫，又胃为卫之本，是以风温外薄，肺胃内应，风温内袭，肺胃受病。"虽言新感温病，然邪热犯肺常涉及于胃之理是一致的。又如陆九芝说："必阳明胃之热降，而在上之肺气始安。所病本只在胃，于此必曰肺病，势必徒用肺药。"常用之剂如麻杏石甘汤、清燥救肺汤等，或用《千金》苇茎汤加鲜石斛、沙参之类。总之，养肺阴应避免滋腻助痰，祛痰不可温燥而反伤肺津。若兼见胸胁刺痛者，常佐桃仁、郁金以和络；若痰中带血，可加牡丹皮、白茅根、侧柏叶等清血络以止血。

第三十章　何廉臣《重订广温热论》

第一节　何廉臣与《重订广温热论》

何廉臣，名炳元，号印岩，晚年自号"越中老朽"，浙江绍兴人。生于清咸丰十一年（1861 年），卒于民国十八年（1929 年）。世医之家，其祖父何秀山乃绍派伤寒名家，幼聆庭训。何氏少时，遵父辈意，勤攻诸子百家，习举子业，早岁中诸生，然乡试两不第，遂弃儒专攻医。习《黄帝内经》《难经》《伤寒论》《金匮要略》等经典，与同乡名医沈兰坨、沈云臣、严继春等切磋医理，渐通医之经旨，后师从名医樊开周临证三载，始知证候之变化，疗法之活泼，继而参考明清诸多医家学说开始悬壶济世。临症多效，但无效者亦不少，遂弃诊游学，集思广益、广征博采，终厚积薄发，于内、妇、儿科，尤其对外感热病学术贡献巨大。因其医学造诣颇深，与裘吉生、曹炳章并称"医林三杰"。何氏主要著作有《重订广温热论》《感症宝筏》《湿温时疫治疗法》等。何廉臣晚年向全国发起征集名家医案活动，汇编成《全国名医验案类编》以保存民国名医的宝贵临床经验，成为治疗急性热病的重要参考书。

何氏治学严谨，尤善治疗热病，崇叶天士《温热论》之学，遵俞根初《通俗伤寒论》之论，在理论上提倡寒温融合，弥补温病理论不足。在临证实践中，何氏辨证重湿与伏气而不拘泥于经方、时方之定论，施治力主以芳淡和清透为要。在治学上，何氏厚古而不泥，崇实黜华、善纳古今，深知医道之博大精微，学愈博愈知不足也。在辨证上，何氏提倡六经三焦辨证相得益彰，这些精深的见解，对临床辨证温病和伤寒均有重要的意义

戴天章论述瘟疫著作虽有《广瘟疫论》一书，后陆九芝将书名改为《广温热论》，但该书流传过程中出现残缺和错版，何廉臣将原书缺者补之，讹者删之，更择古今历代名医之良方，而为其所历验不爽者补入其间，名《重订广温热论》，是讨论伏气温病的专著，被后世温病学家赞为"伏气温病"的集大成之作。全书在病因、病机、病证范畴以及辨证论治方面，对清末以前"伏气学说"的成就进行了系统、全面的整理与总结，并有所创新。强调伏气温病与新感温病有本质区别，认为伏邪发病乃温热之邪自里而发，治疗上必须先由血分透转出气分。何氏此论极大拓展了伏气温病证治的临证适用性，具有重要的临床指导意义。在理论阐述方面，论及温热病尽详精辟，见解独到；在辨证识证方面，何氏强调温病辨证要四诊合参，并详细论述舌诊。全书方药精当，治法灵活，为后世温病学必读著作。

第二节　《重订广温热论》

【原文 1】

温热，伏气病也，通称伏邪。病之作，往往因新感而发，所谓新邪引动伏邪也。因风邪引动而发者，曰风温（或曰风火）；因寒邪引动而发者，曰冷温（或曰客寒包火）；因暑邪引动而发者，曰暑温（或曰暑热）；因湿邪引动而发者，曰湿温（或曰湿遏热伏）。若兼秽毒者，曰温毒，其证有二：一为风温时毒，一为湿温时毒，此以兼证别其病名也。其发于春者，曰春温（或曰春时晚发）；发于夏者，曰夏热（或曰热

病）；发于秋者，日秋温（或日秋时晚发，或日伏暑）；发于冬者，日冬温（或日伏暑冬发），此以时令别其病名也。其病萌于春，盛于夏，极于秋，衰于冬。间亦有盛发于春冬者，然总以盛发于夏秋为多。何则？春冬空气清洁，轻气多而碳气少，故其为病，亦清邪多而浊邪少。除新感证外，即有因伏邪而病，纯热无寒者，但为温病而已；兼寒者，但为冷温而已；兼风者，但为风温而已。虽间有时行温毒，然亦以风毒居多。夏秋空气最浊，水土郁蒸之气，每被日光吸引而蒸发，发于首夏者，日霉雨蒸；发于仲秋者，曰桂花蒸。其为病也，皆水土秽气杂合而成，人但以暑湿赅其病之本，贪凉饮冷赅其病之标，而不知夏秋水土郁蒸，湿中有热，热中有湿，浊热黏腻，化生霉菌，故谓之湿温，亦谓之湿热。西医谓之霉毒气，害人最广，变症最繁，较之风温、冷温、暑温三证，尤多而难治。（《重订广温热论·论温热四时皆有①》）

【注　释】

①论温热四时皆有：在"论温热四时皆有"篇名之下，注有"新增"二字，注明这一段文字是在对戴氏原著进行删定、重订时新增加的内容。

【解　读】

本条主要描述了温热病，又称伏邪病。这种病的发作往往是由于新感邪气而引起的，也就是所谓的新邪引动伏邪。根据不同的病因，温热病可以分为风温、冷温、暑温、湿温等类型，每种类型都有不同的症状和治疗方法。此外，文中还提到了温毒病，它是由温热病兼有秽毒所引起的，也有不同的症状和治疗方法。总的来说，温热病是一种常见的疾病，其症状包括发热、口渴、尿多、食欲不振、面色苍白等。治疗温热病的方法包括清热解毒、养阴生津、活血化瘀等。同时，文中还强调了预防温热病的重要性，包括保持室内空气流通、避免过度疲劳、注意饮食卫生等。

温病发病病因由"冬伤于寒，春必温病"的伏邪理论而来，后又出现"新感"时邪致病理论。何廉臣认同伏邪和新感两种理论，认为"温热，伏气病也"，温热即伏气温病，但是温病发病需要新感时邪引动。何氏进一步解释"风寒暑湿，悉能化火，气血郁蒸，无不生火"，是故四时皆可有伏火为病之伏气温病，根据新感六气性质之不同，有"其病萌于春，盛于夏，极于秋，衰于冬"之别，然总以盛于夏秋为多，"春冬空气清洁，轻气多而炭气少，故其为病亦清邪多而浊邪少"，"夏秋空气最浊，水土郁蒸之气，每被日光吸引而蒸发，发于首夏者，曰霉雨蒸；发于仲秋者，曰桂花蒸"。四时气候不同，所感邪气有异，故所病温者亦不同。

【原文 2】

新感温病，邪从上受，必先由气分陷入血分，里证皆表证侵入于内也；伏气温热，邪从里发，必先由血分转出气分，表证皆里证浮越于外也。新感轻而易治；伏气重而难疗。此其大要也。

谓予不信，请述陆氏九芝评孟英之言曰：仲景所论温热是伏气；天士所论温热是外感，故以"温邪上受，首先犯肺，逆传心包"十二字，揭之篇首，以自别异。果如其说，则所称温热者，即俗所谓"小风温""小风热"，如目赤颐肿、喉梗牙疼之类，却只须辛凉轻剂，其病立愈。更述薛瘦吟①之言曰：凡病内无伏气，纵感风寒暑湿之邪，病必不重，重病皆新邪引发伏邪者也。但伏气有二：伤寒伏气，即春温、夏热病也；伤暑伏气，即秋温、冬温病也。邪伏既久，血气必伤，故治法与伤寒、伤暑正法大异。且其气血亦钝而不灵，故灵其气机，清其血热，为治伏邪第一要义。第其间所伏之邪有微甚，有浅深，人之性质有阴阳、有强弱，故就中又有轻重之分焉。医必识得伏气，方不至见病治病，能握机于病象之先，然非熟于亢害承制之理，亦岂能测未来之病乎？然非谓司天运气也，雨旸②寒燠③，在在留心，久当自悟耳。

由是观之，同一温热证，而新感之与伏气，病所之浅深不同，病情之轻重不同，病机之安危不同，故其疗法亦因之而不同。（《重订广温热论·论温热伏气与新感不同》）

【注　　释】

①薛瘦吟：清末儒医薛福，字瘦吟，生活于 1769—1864 年。陆以湉《冷庐医话》谓其精于医理，雄辩惊座。有《瘦吟医赘》抄本存世。

②雨旸：指天气晴雨。

③寒燠：指气候冷暖。

【解　　读】

本条主要描述了新感温病和伏气温病的区别，包括病因、症状、治疗方法以及预后。其中提到新感温病是由外界邪气所引起，先由气分侵入血分，表症侵入于内；而伏气温病是由体内邪气所引起，先由血分转出气分，表症浮越于外。新感温病症状较轻，容易治疗；而伏气温病症状较重，难以治疗。文中引用了陆九芝和薛瘦吟的观点，强调了伏气病的存在和其治疗的重要性。伏气病的治疗方法与普通感冒有所不同，需要针对伏气的性质和深浅进行针对性治疗。同时，文中也提到了掌握亢害承制之理对于治疗伏气病的重要性。综上所述，这段文字对于理解新感温病和伏气温病的区别和治疗具有重要的参考价值。

本条首先论述温热分新感、伏气，二者发病有别：新感温热即"天士所论温热是外感，故以'温邪上受，首先犯肺，逆传心包'十二字，揭之篇首……即俗所谓'小风温''小风热'"。然伏气温病，何廉臣说："伏气有二：伤寒伏气，即春温夏热病也；伤暑伏气，即秋温冬温病也。"其次，从疾病传变途径看，新感温热"邪从上受"由外入侵，病邪传变由表入里，"先由气分陷入血分"，其里症"皆表证侵入于内也"；伏气温病"邪从里发"由里达表，病邪由"血分转出气分"，所见表证"皆里证浮越于外也"。再次，二者从病情轻重区分。"新感轻而易治，伏气重而难疗，此其大要也"，提出了治疗新感和伏邪之轻重缓急，新感病在气分，病情较轻浅，易治，"只须辛凉轻剂，其病立愈"。伏气温热病在血分，病情重而深，较危，治宜"灵其气机，清其血热"。

【原文 3】

凡伏气温热，皆是伏火。虽其初感受之气有伤寒、伤暑之不同，而潜伏既久，蕴酿蒸变，逾时而发，无一不同归火化。中医所谓伏火证，即西医所谓内炎症也。王秉衡①曰：风寒暑湿，悉能化火，血气郁蒸，无不生火，所以人之火证独多焉。朱心农②曰：东南方天时多热，地气多湿，最多湿温、湿热之证，正伤寒证极少，即云冬月多正伤寒证，亦不尽然。历证以来，恒见大江以南，每逢冬令太温，一遇感冒，表分虽有外寒，内则竟多伏火，悉以伏火治之，丝毫不爽。故魏柳州③曰：壮火为万病之贼。嘉约翰④曰：炎症为百病之源。中医西医，其揆一也。虽然，同一伏火，而湿火与燥火，判然不同。以治燥火之法治湿火，则湿愈遏而热愈伏，势必为痞满，为呕呃，为形寒热不扬，为肠鸣泄泻，甚则蒙闭清窍，谵语神昏，自汗肢厥，或口噤不语，或手足拘挛。以治湿火之法治燥火，则以燥济燥，犹拨火使扬，势必为灼热、为消渴，为热盛昏狂，为风动痉厥，甚则鼻煽音哑，舌卷囊缩，阴竭阳越，内闭外脱。是以对症发药，必据湿火、燥火之现症为凭，分际自清，误治自少。（《重订广温热论·论温热即是伏火》）

【注　　释】

①王秉衡：王学权（1728—1810 年），字秉衡，清代著名医学家王孟英的曾祖父。
②朱心农：朱恩，字心农，撰《困学随笔》（1897 年）。
③魏柳州：魏之琇（1722—1772 年），字玉璜，号柳州。编写《续名医类案》（1770 年），所附按语，尤多新见。王孟英曾辑此书中的按语为《柳州医话》。
④嘉约翰：早期在我国的西方传教士。

【解　　读】

本条主要讨论了伏气温病与伏火的关系，以及伏火的治疗方法。文中指出，伏气温热病都是由于伏火引起的，虽然初感受的邪气有伤寒、伤暑等不同，但潜伏一段时间后，都会转化为火证。中医学所说的伏火证与西医学所说的内炎症相似。文中引用了王秉衡和朱心农的观点，强调了东南方气候多热、多湿，因此湿温、湿热之证较多，而正伤寒证较少。治疗伏火证时，要根据湿火与燥火的不同进行区分治疗，否则会适得其反。最后，文中提到要根据湿火与燥火的不同症状来对症下药，分清界限，减少误治。

该条完善了伏气温病辨证论治体系，何氏提出一因：温热即是伏火。外感六淫都可化火，地域湿热易化火。并集思广益，广征博采王秉衡、朱心农、魏柳州及西医嘉约翰等之说，阐明伏气温热皆是伏火。

【原文 4】

温热，伏邪也。凡言兼者，伏邪兼他邪，二邪兼发者也。治法以伏邪为重，他邪为轻，故略治他邪，而新病即解。约而计之，大约有八。

其一兼风，病名风温。初起一二日，见症与伏邪略同，惟鼻塞、鼻鸣、咳嗽、清涕，与伏邪异。脉亦多浮，而与伏邪之不浮不沉而数者亦异。治法惟葛根葱白汤最合。势重者，防风解毒汤、荷杏石甘汤、缪氏竹叶石膏汤选用；势轻者，桔梗汤、加味栀豉汤选用。咳加前胡、杏仁、苏子；痰多加栝蒌、川贝、竺黄之类。大抵伏邪兼寒，能令病势增重，兼风反令病势易解。以寒主凝涩，则伏邪内郁，郁一分，病势增固一分；风主游扬，则伏邪外疏，疏一分，病势解散一分。虽然，温热属伏火，一兼风邪，风助火势，火假风威，病势最急，尤宜速治，稍缓则津枯液涸、痉厥兼臻，医家、病家，不可不预防也。

其二兼寒，病名冷温。初起一二日，必有头痛、发热、身痛、恶寒诸表症，与伤寒颇同，而以脉辨则不同。伏邪多软数而不浮，兼寒则多浮数、浮弦、浮大，甚至有浮紧者。再以症辨，亦多有不同。伏邪多汗，兼寒则无汗。但受寒者，无烦躁、口苦、口臭症；伏邪兼寒，必有烦躁、口苦、口臭症也。一遇此等，更当辨其受寒与伏邪孰轻孰重。热重寒轻者，烦躁、口臭症多，无汗恶寒必少，则当以荷杏石甘汤、葱豉白虎汤、栀豉芩葛汤选用，或六神通解散尤捷。寒重于热者，恶寒无汗必甚，烦躁必轻，则宜用苏羌饮、葱豉加葛根汤等，先散其外束之新寒。若在冬令，寒束于外，既无汗恶寒，邪郁于内，烦躁者，麻杏石甘汤亦可正用。若挟寒湿，九味羌活汤去生地最为得当。此症若治寒遗热，必有斑、黄、狂、衄之变；治热遗寒，复有呕、利、痞、厥之忧，驯至沉困，不可不知。然此皆为初起一二日言之也，若日久则伏邪勃发，表寒不能自存而为热，则惟以治伏邪之法治之而已。

其三兼暑，病名暑温，一名暑热。初起一二日，身大热，背微恶寒，与伤寒略同。但伤寒先恶寒而后发热，虽热甚亦周身恶寒。暑温则先发大热，热极而后背恶寒，继则但热无寒，口大渴、汗大出，且必有面垢齿燥、心烦懊侬、便闭溺涩，或泻不爽等兼症。脉则右洪数，左脉反小，甚则厥深热深，手足逆冷，脉滑而厥。治法宜察病势。势轻者，但先轻宣上焦，如桔梗汤加苦杏仁、青蒿露，或五叶芦根汤加西瓜翠衣、银花露之类；势重者，必肃清上中二焦，如荷杏石甘汤、竹叶石膏汤之类，甚则三黄石膏汤去麻黄，加薄荷、青蒿。若热深肢厥、神识昏迷者，热厥也，即热气闭塞空窍所致，必须辛凉重剂兼芳香开窍，如白虎汤加鲜竹叶、童桑枝、瓜霜紫雪丹之类；挟痰者，加竹沥、竺黄、石菖蒲、川贝、白薇、新定牛黄清心丸、犀珀至宝丹等选用。若肝风内动，手足发痉，必须息风清火、凉血透络，如犀羚白虎汤重加桑叶、丹皮、菊花、钩藤、童便等之类。若热盛烁肺、络伤咯血者，必须凉血降火、肃清络热，如白虎汤重加鲜竹茹、鲜茅根、童便等之类。血再不止，加鲜生地、犀角汁。若热盛伤气，脉大而芤者，必须清热扶气，白虎加人参汤主之。若喘喝欲脱，汗多脉散者，必须敛津益气，《千金》生脉散主之。惟其间挟酒湿食滞，肌热无汗、胸膈痞满者，最忌白虎法清凉寒润，必须苦辛开泄，小陷胸加枳实合泻心法最效。间有表见身痛，宜参用香薷、秦艽；里见腹满，宜参用苍术、厚朴者，正不必以寒凉逆折其邪也。虽然，伏邪兼风、兼寒，四时皆有，至若兼暑一症，惟长夏有之。故温热症总以风温、冷温为最多。

其四兼湿，病名湿温，一名湿热。（《重订广温热论·论温热兼症疗法》）

【解　　读】

本条主要描述了温热病中伏邪兼他邪的证治情况，其中伏邪可以兼有风、寒、暑、湿等邪气。对于每种情况都详细描述了症状、脉象、治法以及注意事项。对于兼风的情况，指出风能疏散伏火，使病情缓解，但也会助长火势，使病情加重。对于兼寒的情况，指出要区分受寒与伏邪的轻重程度，热重寒轻者可以用发散风寒的方法治疗，寒重于热者则先用辛温散寒的方法治疗。对于兼暑的情况，指出暑温的症状是先发大热，热极而后背恶寒，继则但热无寒，口大渴、汗大出，且必有面垢齿燥、心烦懊侬、便闭溺涩，或泻不爽等兼症。治疗暑温要肃清上中二焦，根据病情轻重选用相应方剂。对于兼湿的情况，指出治疗时要参用苦辛开泄的方法，如小陷胸加枳实合泻心法等。总的来说，本条强调了温热病中伏邪兼他邪的情况比较复杂，需要根据具体情况进行辨证施治。同时也指出伏邪总以风温、冷温为最多见。

本条论伏邪与兼邪的关系：凡是伏邪兼有他邪者，两者兼发，然邪有侧重，治法亦须针对病邪而有偏倚，因他邪轻浅，治疗得法新感病邪即解，伏邪深伏于内，位深邪重，是故治法以"伏邪为重，他邪为轻"。

【原文5】

温热，伏邪也。凡言夹者，伏邪夹实、夹虚，二邪夹发者也。如夹痰水、食郁、蓄血等邪属实者，则以夹邪为先，伏邪为后。盖清其夹邪，而伏邪始得透发，透发方能传变，传变乃可解利也。如夹脾虚、肾虚及诸亡血家证，则以治伏邪为主，养正为辅。盖邪留则正益伤，故不可养正遗邪也。如夹哮喘、心胃痛、疝气诸旧病，则但治伏邪，旧病自已。盖旧病乃新邪所迫而发也。约计之则有十。

一夹痰水。饮入于胃，经蒸变而稠浊者为痰，未经蒸变而清稀者为水，痰与水一物也。痰能作热，水能作冷。温热属伏火症，故夹痰者更增其热，每见昏眩、痞闷、右脉滑盛，治法宜桔梗汤加化橘红、栝蒌、贝母，甚则可加稀涎散，先吐膈上之伏痰。如痰迷清窍、神昏如迷、口吐涎沫、胸腹按之不痛者，宜加味导痰汤加牛黄清心丸，或昌阳泻心汤加万氏牛黄丸。若夹水，则脉往往相悖，治法亦有不同，不可不细辨也。温热之脉必数，而有水在胸膈，其脉多缓，甚则迟弦，此脉夹水之辨也。温热之舌，一经传里，则转黄、转燥、转黑；若有水在胸膈，则烦躁、谵妄、沉昏诸症具备，而舌色白润，间有转黄、转黑者，亦必仍有滑苔，或满舌黄黑，半边夹一二条白色，或舌尖舌本俱黄，中间夹一段白色，此舌夹水之辨也。温热胸满，心下硬痛，手不可按。一有水在胸膈，心下虽满痛，按之则软，略加揉按，漉漉有声，甚则肠下抽痛，干呕短气，或腰重足肿，下利溺少，此症夹水之辨也。温热证见夹水脉症，虽有表。不宜纯用辛凉发散，纯用则表不能解，而转见沉困；有里证，不可早用苦寒，早用则必转加昏愦。此水气郁遏热邪，阳气受困，宜于发表清里药中加辛燥利水、利气之品，以祛水气。迨水气去，郁遏发，然后议攻、议凉，则无不效者矣。燥湿则半夏、苍术，利水则木通、苓、泽，利气则莱菔子、草果仁、青木香。甚则有可投控涎丹、大陷胸汤者。故温热虽属伏火，往往有投三承气、黄芩、白虎，而偶用温燥药收功。遂至讼清热之非者，不知伏火乃其本气，夹杂乃其间气耳。

二夹食滞。温热夹食滞者最多，而有食填胸膈、食入肠胃之不同。入肠胃则为阳明积热证，治法备于三承气汤。惟食在胸膈，虽症见恶食吞酸，嗳气腹满，欲吐不吐，呕逆痞闷，而往往有脉沉、手足冷者。误认三阴，投以温剂，却无一毫热渴，而烦躁倍增，甚则一二日即死。盖膈间为阴阳升降之路，食填之则气闭，气闭则郁热无所疏泄，误温则热愈郁。热郁于内，故外无发热症；热郁于下，故上无口渴症。伏邪以出表为浅，入里为深。此病一温，则逼邪入里，故并至死而不见热证也。由前五辨法，既辨得为温热证矣，而遇脉沉、手足冷，即当细询其胸膈。若痞塞闷痛，即是夹食。再辨其舌苔白厚而微兼淡黄，亦为食填膈上明证，可于桔梗汤中加枳壳、青皮、莱菔、曲蘖，甚则用吐法以宣之。外治用连豆散敷之，使膈间阳气宣达，然后热证自见，则解表清里，无或误矣。

三夹气郁。温热证夹气郁者，初起时症悉同，而多脉沉、手足冷、呕逆、胸满，颇类夹食。但夹食为有物，为实邪，舌苔厚白而微黄，胸膈满痛不可按，按亦不移。夹气为无物，为虚邪，舌苔白薄，胸膈满痛，半软而可按，先宜通其郁，然后解表清里，自无不效。若不舒郁而徒发表，则里气不能外达，而难于彻汗。遽用清下，则上气不宣，多致痞逆。惟于解表药中加苏梗、青皮、郁金、香附之类，以宣其气，则表易解；于清里药中加栝蒌、川贝以舒其郁，则里易和。但川贝母虽为舒郁要药，而力薄性缓，必用至五钱一两，方能奏效，若加四磨饮子则尤捷。

四夹蓄血。伏邪传经之后，蓄血最多。从治攻里，兹不具论。惟本有内伤停瘀，复感伏邪，于初起一二日，病之表证悉具，而脉或芤或涩，颇类阳证阴脉。但须细询其胸腹、胁肋、四肢，有痛不可按而涩者，即为蓄血，确知其非阳证见阴脉，则是表证见里脉矣。治法必兼消瘀，红花、桃仁、归尾、赤芍、元参、元胡、山楂之类，量加一二味。重则加炒川甲一钱，则表邪易解，而芤涩之脉亦易起。若误认芤涩为阴而投温剂，轻则变剧，重则危矣。至于里证发现，宜用吴氏桃仁承气汤加干漆、炒川连，泻火攻血。其蓄血或从呕出，或从泄出，须审其色。红紫而散者可治，色如败衄而凝结成块，多兼血水，此正气已脱，邪不能留也。又或如污泥而黏腻不断、臭秽异常者，此津气已败，与浊腐同下也，证多不治。如胁痛、少腹痛，手不可按，甚至昏迷不省，少顷复苏，乃瘀血上冲，症名血厥，大便或秘或黑，轻则香壳散，重则代抵当丸、拔萃犀角地黄汤加炮穿山甲一钱，最破瘀积。若瘀结不散，必发热如狂，咳喘呕逆。若发汗太过，误触瘀血，则或呕或泄，或发呃逆，但活血消瘀，则呕泄呃逆自止。

五夹脾虚。温热较之风寒，本为难治。以风寒传变有次序，温热传变无常径。风寒表邪，一发即散；伏邪散而复集，且往复再三。风寒传里证，一攻即和；伏邪攻而复合，有下之又下而不和者，此伏邪所以难治也。而脾虚者，则更为难治。盖温热必得汗、清、下而后解，脾虚者，表不能作汗，里不任攻下，或得汗矣，而气随汗脱；得下矣，而气从下脱；即纯用清泄，中气亦不克支持，往往药愈凉而邪愈过。今时习俗，尤偏于温热伤阴之说，不知中气内虚、热郁灼津之理，每见舌赤，便用大剂清滋，是浊热已过中焦气分，又用浊药，两浊相合，逼令邪气深入膏肓，深入骨髓，遂成锢结不解之势。又或舌苔黄腻，明系中焦气分被湿热薰蒸，法宜苦辛开化，乃不用开化，而用大剂凉药，如三黄、白虎、三石、玉女煎之类，有阖无开，亦足逼令邪气深伏。邪伏则脾气不得上升，舌苔因之亦伏，转成舌绛无苔。见其舌绛无苔，又用犀角地黄、清宫、增液诸汤，更令邪气深伏。药愈清滋，舌肉愈燥、愈赤、愈黑，甚至音哑、神昏、窍闭，变在须史。故治此等证，汗不强汗，解表必兼养正，如参苏饮、七味葱白汤之类；下勿轻下，攻里必兼顾本，如三黄枳术丸、黄龙汤之类；凉不纯凉，清中必兼益气生液，如人参白虎汤、竹叶石膏汤、黄连泻心汤、参胡温胆汤、参胡芍药汤之类。其外症似无甚分别，惟脉必虚弱，不任寻按可据。然邪有进退，当其邪焰方张，虽虚而脉亦寻按有力，不可泥也。又必以神情、气色、脉证相参，如面色萎黄，神情倦怠，气息微促，皆脾虚中气不振之象。更须通体合参，如通体皆有余实象，而独见一二虚象，则虚象反为吃紧；通体俱见虚象，而独见一二实证，则实症又为吃紧。是故权衡标本为尤急也。如实证居标，虚证居本，则虚证为重；如虚证居标，实证居本，则实证为重。到此虚实关头，苟不精心诊察，则草菅人命矣。

六夹肾虚。温热症夹脾虚者为难治矣，夹肾虚者更难治。温热属伏火，肾气虚则手足反冷。温热属实邪，肾气虚则眩晕惊悸、腰膝痿软。肾虚之中，又有阴虚、阳虚之分。温热必待汗、下、清而后解。阳虚者，一经汗、下、清，则脱绝之症随见；阴虚者，一经汗、下、清，则枯竭之症随见，必须时时谛察。凡在表时，见腰痛异常，小便频数，膝胫冷软，精泄如注，当细询其人之平日，如有淋浊、遗泄、阳痿等症，即当于疏表药中加人参、白芍，阳虚兼官桂、杜仲，阴虚兼元参、知母，以照顾本元，免后来意外之虞。若入里当下，必《千金》生地黄汤、陶氏黄龙加减为主。当清气分，人参白虎汤；血分，犀角地黄汤加减为主。或屡清屡下而热更甚，舌上燥而无苔，或有黑苔愈清而愈长，或有燥苔愈下而愈裂者，是皆属于肾阴虚。察其阳明，无实证可据，即当治以六味地黄汤，熟地改用生地，加知母、黄柏。或甘露饮，熟地切片，泡汤代水煎药。王太仆所谓"寒之不寒，责其无水，壮水之主以制阳光"者此也。再不应，则合生脉散以滋水之上源，或用黄连阿胶汤、小甘露饮滋阴泻火。但似此热势燎原，非杯水所能救，故必大作汤液乃有济耳。见机若早，十救二三。涸竭已见，十难救一。或更兼脾胃败证，如呕呃、哕利之类，润药难任，甚或汤药不下，百不救一矣。

七夹诸亡血。温热症亡血有三：其一，未病之先，素亡血而阴虚，一受伏邪，则邪热乘虚煎熬，亡阴最易。用药解表清里，必步步照顾营血，如七味葱白汤之用生地、麦冬，刘氏双解散之用归身、白芍是也。其二，当病之时，忽然吐衄，女子崩漏，甚至血晕昏厥，热甚危急。病家但知血之可骇，医家亦忽其伏邪，惟汲汲于止血，清凉滋补，多至危殆。不知血由邪逼，惟当清其伏邪，伏邪解，血自止也。惟此证徐，见于伏邪既盛，发热数日后者易知，而猝见于邪郁阴经，并无发热、头痛时者难识。但见微恶寒而大作呕，急当如前，用五辨法辨之。若舌有白苔，即属湿温伤络，当以新定达原饮为主，呕加竹茹、广皮，胀加青皮、大腹皮。舌有黄苔，或紫绛色，即属温热伤络，宜用凉膈散加茅根、童便；血大溢者，加大黄、黄连。但治伏邪，血症自已。若脱血太甚而气欲绝者，必用人参、麦、味以固中气，侯伏邪传变归经，然后按经治之。此温热证夹亡血之最危者。其三伏邪大张之后，烦热躁渴之余，而见亡血证，则又温热证之常态。详后血证各条。

八夹哮喘。哮喘乃肺家所时有，本有寒痰、热痰二证。一受温热，则无非痰火。由其湿热之气，从其类而入肺，发其哮喘。遇此，当行前五辨法。有伏邪，但治伏邪，而哮喘自除；或于治伏邪药中加栝楼、川贝、苏子、白前，《千金》苇茎汤合文蛤散尤捷，二邪并解，法更精密，若哮喘势重，则白果定喘汤、苏子降气汤二方亦可借用以治标。惟麻黄必须蜜炙，沉香亦宜磨汁，再加生石膏、海蛤壳以清镇之，庶免辛燥劫液之弊。

九夹胃痛。温热证有夹胃痛者，于其痛时，先用前五辨法。若有伏邪见证，但治伏邪可也。虽平时因寒而发，于此则但治其热。盖湿温伏于膜原，温热伏于血络，蕴酿蒸变，必从火化。伏邪自里达表而发，其胃痛痼疾者，多属热痛，则但于治伏邪药中加乳香、没药以止痛，延胡、桃仁以活络，速使其伏邪透发而胃痛自已。若误认平常寒胃痛，用桂、附、姜、萸，必致危殆。

十夹疝气。伏邪夹疝，其肾囊少腹引痛，全是疝证，当如前五辨法。一有伏邪，不必治疝，但于治伏邪药中加橘核、青皮，而疝自消。若依常治疝法，用吴萸、桂、附、茴香诸燥品，轻者变为囊痛，重者变为呃逆、哕、厥、昏沉而莫救矣。

总而言之，温热夹证最多，非刻意精别，用药必致差误。凡遇有内伤宿病之人，更患伏气温热，不得用峻汗、峻攻、峻清之法。必参其人之形气盛衰，伏邪微甚，本病之新久虚实，向来之宜寒宜热，宜补宜泻，宜燥宜润，宜降宜升，或近日服过何药之相安不相安。其间或夹痰水，或夹食滞，或夹积瘀，或夹气郁，或夹气虚，或夹血

虚，或夹阳虚，或夹阴虚。务在审证详明，投剂果决，自然随手克应，而无颟顸之弊矣。（《重订广温热论·温热夹证疗法》）

【解　读】

本条主要描述了温热病中夹杂其他病邪的情况，包括夹痰水、夹食滞、夹气郁、夹蓄血、夹脾虚等十种。对于每种情况都详细描述了症状、脉象、治法以及注意事项。对于夹痰水的情况，指出痰能作热，水能作冷，治疗时需要先清其夹邪，然后再透发伏邪。对于夹食滞的情况，指出要根据食在胸膈还是肠胃来选择不同的治疗方法。对于夹气郁的情况，指出要先宣其郁，然后再解表清里。对于夹蓄血的情况，指出要兼消瘀，同时要审慎判断病情的轻重和预后。对于夹脾虚的情况，指出治疗较为困难，需要针对具体情况进行调理。总的来说，这段文字对于温热病中夹杂其他病邪的情况进行了详细的阐述，为临床治疗提供了参考。

本条论述了伏邪与夹邪的关系及治疗的侧重点：夹邪有虚实两端，若夹实邪，阻滞于内，气道不畅，则伏邪无外出之通路，故治则以"夹邪为先，伏邪为后"，实邪得清，道路得畅则"伏邪始得透发"于外，由里出表而病邪"解利"。若夹虚邪，治疗则以"伏邪为主，养正为辅"，伏邪内留日久更耗正气，正愈虚则邪伏更深，伏邪得去，正气得复，疾病向愈。

【原文6】

温热复证，有复至再三者，皆由病人不讲卫生、病家不知看护所致。每见屡复之后，多有酿成四损、四不足者。（《重订广温热论·温热复证疗法》）

【解　读】

本条提到温热病的反复发作，指出这种情况是由于病人不注意卫生和病人家属不知道看护所致。多次复发后，可能会导致身体出现四种亏损和不足。具体来说，这四种亏损和不足可能包括气血亏损、肝肾亏损、脾胃亏损和津液亏损等。这些亏损和不足可能是由于反复发作的温热病导致身体消耗过多，也可能是由于治疗不当或护理不当所导致的。对于这种情况，医生应该根据病人的具体情况进行诊断和治疗，同时也要向病人和家属宣传预防疾病的重要性，加强卫生管理和护理，以减少疾病的复发和避免身体出现亏损和不足。

本条论述伏气温病有反复发作者，皆因医者看护不当，病人卫生不洁所致。若复症屡发，正虚则邪入愈深，邪深则转化难出，病邪进一步内陷，耗伤正气，造成机体的进一步虚损成"气血两虚，阴阳并竭"之"四损、四不足"。

【原文7】

温热二病，凡有遗证者，皆由余邪未尽，或由失于调理，或由不知禁忌所致。（《重订广温热论·温热遗证疗法》）

【解　读】

本条提到温热病在治愈后可能留下后遗证，这些后遗证可能是由于余邪未尽、失于调理或不知禁忌所致。温热病是一种急性热病，通常具有较高的治愈率，但治愈后仍可能留下一些后遗证。这些后遗证可能包括身体虚弱、气血不足、肝肾亏损、脾胃不和等，也可能是由于治疗不当或护理不当所导致的。为了避免后遗证的发生，病人在治愈后需要注意调理身体，加强营养和休息，避免过度劳累和精神压力。同时，也要遵循医生的建议进行后续治疗和护理，避免病情反复或恶化。此外，医生也应该根据病人的具体情况进行诊断和治疗，制订个性化的治疗方案和护理计划，以确保病人能够完全康复，避免后遗证的发生。

本条论遗证病因，温热大病后，正气未复，气血必虚，凡费心费力，过喜过怒，多言多动，失于调理者，皆可因劳而复病。因劳而动其既虚之血气，生其未尽之余热，热邪生而复病。凡病皆是如此，是故病者务宜自重，饮食起居俱不可不慎。

【原文 8】

温热病，首用辛凉以解表，次用苦寒以清里，终用甘寒以救液，此治温热本证初、中、末之三法也。然有兼证、夹证、复证、遗证及妇人、小儿种种之不同，不得不多备方法以施治，庶免医家道少之患。（《重订广温热论·验方妙用》）

【解　读】

本条提到了温热病的治疗方法，指出初、中、末三个阶段分别采用辛凉解表、苦寒清里和甘寒救液的治疗方法。然而，由于温热病有多种不同的兼证、夹证、复证、后遗证以及涉及妇女、小儿等不同群体，医生需要准备多种治疗方法以应对不同情况，以免出现医家道少之患。具体来说，温热病的治疗方法包括：

1. 辛凉解表：在温热病的初期，采用辛凉解表的方法以解除表症，如发热、恶寒、头痛等。常用的药物有金银花、连翘、薄荷、荆芥等。

2. 苦寒清里：在温热病的中期，采用苦寒清里的方法以清除体内的热邪，如高热、口渴、尿多等。常用的药物有黄连、黄芩、黄柏、栀子等。

3. 甘寒救液：在温热病的末期，采用甘寒救液的方法以滋养阴液、救阴保液，如口干、咽干、尿少等。常用的药物有麦冬、生地黄、玄参等。

4. 此外，对于不同的兼证、夹证、复证、后遗证以及妇女、小儿等不同群体，医生需要制订个性化的治疗方案和护理计划，以确保病人能够完全康复。例如，对于孕妇，需要注意避免使用对胎儿有影响的药物；对于小儿，需要注意剂量和使用方法，以免影响生长发育。

总之，温热病的治疗需要综合考虑多种因素，包括疾病的阶段、兼证、夹证、复证、后遗证以及病人群体等。医生需要具备丰富的医学知识和临床经验，才能够制订出合适的治疗方案和护理计划，确保病人能够早日康复。

本条论伏气温病的治法，何廉臣强调伏气温病初起首用辛凉轻剂以解表，中期里热炽盛，当以苦寒平剂以清里，后期阴液损伤明显，应以甘寒润剂以救阴。因病有兼、夹、复、遗，人有老弱妇孺，是故何廉臣将戴天章五法，扩展为发表、攻里、和解、开透、清凉、温燥、消化、补益八法，运用于温热病的治疗，冀其可庶免医家道少之患。

【原文 9】

医必识得伏气，方不至见病治病，能握机于病象之先。（《重订广温热论·论温热伏气与新感不同》）

【解　读】

本条强调了医生对于伏气的认识和理解的重要性。伏气是指邪气潜伏于体内，暂时未发病，但随着时间的推移和外邪的触发，伏气会引发疾病。因此，医生必须能够识别伏气，在疾病发生之前掌握病机，才能做到掌握治疗疾病的主动权。具体来说，医生需要通过观察病人的症状和体征，了解病人的体质、饮食、生活习惯等因素，综合分析病情，判断是否有伏气的存在。如果存在伏气，医生需要根据病情制订合适的治疗方案，清除体内的伏邪，调整身体状态，以预防疾病的发生。总之，医生必须具备扎实的医学知识和丰富的临床经验，能够全面分析病情，识别伏气，才能更好地治疗疾病和预防疾病的发生。

此条论述伏气温病的预防，"握机于病象之先"，与张仲景《金匮要略》未病先防、已病防变的思想有异曲同工之妙。仲景的未病先防主要用于伤寒六经、脏腑之间的传变关系，如"见肝之病，知肝传脾，当先实脾"，先安未病之脏腑，用于治疗未病或者已病防变。何廉臣提出"握机于病象之先"主要用于治疗伏气温热，由伏气一因造成的，故重在治其伏气，在病象未现之前，截断病变。

附录   方剂汇编

二画

人参汤方 （《金匮要略》）

人参 甘草 干姜 白术各三两

上四味，以水八升，煮取三升，温服一升，日三服。

三画

三才封髓丹 （《卫生宝鉴》）

天冬（去心）半两 熟地黄半两 人参半两 黄柏三两 砂仁一两半 甘草（炙）七钱半

三仁汤 （《温病条辨》）

杏仁五钱 飞滑石六钱 白通草二钱 白蔻仁二钱 竹叶二钱 厚朴二钱 生薏苡仁六钱 半夏五钱

甘澜水八碗，煮取三碗，每服一碗，日三服。

三石汤 （《温病条辨》）

飞滑石三钱 生石膏五钱 寒水石三钱 杏仁三钱 竹茹一钱（炒） 金银花三钱（花露更妙） 金汁一酒杯（冲） 白通草二钱

水五杯，煮成二杯，分二次温服。

三甲复脉汤 （《温病条辨》）

炙甘草六钱 干地黄六钱 生白芍六钱 麦冬五钱（不去心） 阿胶三钱 麻仁三钱 生牡蛎五钱生鳖甲八钱 生龟甲一两

水八杯，煮取八分三杯，分三次服。

三甲散 （《温疫论》）

鳖甲 龟甲（均用酥炙黄，研粉，如无酥，用醋炙代替）各一钱 穿山甲（土炒黄研粉）五分 蝉蜕（洗净炙干）五分 僵蚕（用白硬的，切断）生用五分 牡蛎煅（为粉）五分

咽喉干燥者斟酌用蟅虫三个，干的切碎，鲜的捣烂，加酒少许滤液和入汤药一起服，渣加入诸药同煎。白芍药酒炒七分，当归五分，甘草三分。水二杯，煎到十分之八，滤去渣温服。

三黄丸 （《卫生宝鉴》）

黄连 黄芩 大黄（各等分）上为末。

三黄石膏汤 （《伤寒总病论》）

石膏一两 黄连 黄柏 黄芩各半两 香豉二合半 栀子五个 麻黄三分

㕮咀，水三升，煎取一升，分三服。未中病，再一剂，其效如神。

大建中汤方 （《金匮要略》）

蜀椒二合（去汗）干姜四两 人参二两

上三味，以水四升，煮取二升，去滓，内胶饴一升，微火煎取一升半，分温再服；如一炊顷，可饮粥二升，后更服，当一日食糜，温覆之。

大黄附子汤方 （《金匮要略》）

大黄三两　附子三枚（炮）　细辛二两

上三味，以水五升，煮取二升，分温三服；若强人煮取二升半，分温三服。服后如人行四五里，进一服。

大定风珠 （《温病条辨》）

生白芍六钱　阿胶三钱　生龟甲四钱　干地黄六钱　麻仁二钱　五味子二钱　生牡蛎四钱　麦冬六钱（连心）　炙甘草四钱　鸡子黄（生用）二枚　生鳖甲四钱

水八杯，煮取三杯，去滓，再入鸡子黄搅令相得，分三次服。喘加人参；自汗者，加龙骨、人参、小麦；悸者，加茯神、人参、小麦。

小柴胡汤 （《伤寒论》）

柴胡半斤　黄芩三两　人参三两　半夏半升（洗）　甘草三两（炙）　生姜三两（切）　大枣十二枚（擘）

上七味，以水一斗二升，煮取六升，去滓，再煎取三升，温服一升，日三服。

小陷胸汤方 （《伤寒论》）

黄连一两　半夏半升（洗）　栝蒌实大者一枚

上三味，以水六升，先煮栝蒌，取三升，去滓，内诸药，煮取二升，去滓，分温三服。

小陷胸加枳实汤 （《温病条辨》）

黄连二钱　栝蒌三钱　枳实二钱　半夏五钱

急流水五杯，煮取二杯，分二次服。

小承气汤方 （《伤寒论》）

大黄（酒洗）四两　厚朴（炙，去皮）二两　枳实（大者，炙）三枚

上三味，以水四升，煮取一升二合，去滓，分温二服。初服汤当更衣，不尔者，尽饮之，若更衣者，勿服之。

大承气汤方 （《伤寒论》）

大黄（酒洗）四两　厚朴（炙，去皮）半斤　枳实（炙）五枚　芒硝三合

先煎枳实、厚朴，去渣，内大黄，再煎去渣，内芒硝微煎，分二次服，得下余勿服。

以水一斗，先煮二物，取五升，去滓；纳大黄，更煮取二升，去滓；纳芒消，更上微火一两沸，分温再服。得下，余勿服。

四画

木防己汤方 （《金匮要略》）

木防己三两　石膏十二枚（如鸡子大）　桂枝二两　人参四两

上四味，以水六升，煮取二升，分温再服。

升麻鳖甲汤方 （《金匮要略》）

升麻二两　当归一两　蜀椒（炒去汗）一两　甘草二两　雄黄半两（研）　鳖甲手指大一片（炙）

上六味，以水四升，煮取一升，顿服之，老小再服取汗。

五加减正气散 （《温病条辨》）

藿香梗二钱　广皮一钱五分　茯苓块三钱　厚朴二钱　大腹皮一钱五分　谷芽一钱　苍术二钱

水五杯，煮取二杯，日再服。

五汁饮 （《温病条辨》）

梨汁　荸荠汁　鲜苇根汁　麦冬汁　藕汁（或用蔗浆）

临时斟酌多少，和匀凉服。不甚喜凉者，重汤炖温服。

牛黄承气汤 （《温病条辨》）

即用安宫牛黄丸二丸，化开，调生大黄末三钱。先服一半，不知再服。

化斑汤 （《温病条辨》）

生石膏一两（捣细）　知母四钱　生甘草三钱　玄参三钱　犀角二钱　白粳米一合

水八杯，煮取三杯，日三服。滓再煮一钟，夜一服。

乌梅丸 （《伤寒论》）

乌梅三百枚　细辛六两　干姜十两　黄连十六两　附子六两（炮，去皮）　当归四两　蜀椒四两（出汗）　桂枝六两（去皮）　人参六两　黄柏六两

上十味，异捣筛，合治之。以苦酒渍乌梅一宿，去核，蒸之五斗米下，饭熟捣成泥，和药令相得，内臼中，与蜜杵二千下，丸如梧桐子大，先食饮服十丸，日三服，稍加至二十丸。禁生冷，滑物，臭食等。

太乙流金方 （《肘后备急方》）

雄黄三两　雌黄二两　矾石　鬼箭各一两半　羧羊角②二两

捣为散，三角绛囊贮一两，带心前并门户上。

丹砂丸 （《伤寒总病论》）

丹砂　人参各一钱　附子一个（半两者）

细末，蜜丸梧桐子大，煎竹叶汤，吞下二三十丸，发前三服。中病则吐，或身习习麻木，未中病加至四十丸。间日发前如法服，中病即止。

五画

甘草泻心汤 （《金匮要略》）

甘草四两　黄芩三两　人参三两　干姜三两　黄连一两　大枣十二枚　半夏半斤

上七味，水一斗，煮取六升，去滓，再煎，温服一升，日三服。

玉女煎去牛膝熟地加细生地玄参方 （《温病条辨》）

生石膏一两　知母四钱　玄参四钱　细生地六钱　麦冬六钱

水八杯，煮取二杯，分二次服，渣再煮一钟服。

四加减正气散 （《温病条辨》）

藿香梗三钱　厚朴二钱　茯苓三钱　广皮一钱五分　草果一钱　楂肉五钱（炒）　神曲二钱

水五杯，煮取二杯，滓再煮一杯，三次服。

生脉散 （《温病条辨》）

人参三钱　麦冬二钱（不去心）　五味子一钱

水三杯，煮取八分二杯，分二次服，渣再煎服，脉不敛，再作服，以脉敛为度。

白虎汤 （《温病条辨》）

石膏一两（碎）　知母五钱　生甘草三钱　白粳米一合

水八杯，煮取三杯，分温三服。病退减后服，不知再服。

白虎加人参汤（《温病条辨》）

生石膏一两（研）　知母五钱　甘草三钱　白粳米一合　人参三钱

水八杯，煮取三杯，分温三服。病退减后服，不知再作服。

白虎加桂枝汤（又名桂枝白虎汤）（《金匮要略》）

知母六两　炙甘草二两　生石膏一斤　粳米二合　桂枝（去皮）三两

为粗末，每服五钱，水煎温服，汗出愈。

白术附子汤方（《金匮要略》）

白术二两　附子一枚半（炮，去皮）　甘草一两（炙）　生姜一两半（切）　大枣六枚

上五味，以水三升，煮取一升，去滓，分温三服。一服觉身痹，半日许再服，三服都尽，其人如冒状，勿怪，即是术、附并走皮中逐水气，未得除故耳。

白虎桂枝汤方（《金匮要略》）

知母六两　甘草二两（炙）　石膏一斤　粳米二合　桂枝（去皮）三两

上锉，每五钱，水一盏半，煎至八分，去滓，温服，汗出愈。

冬地三黄汤（《温病条辨》）

麦冬八钱　黄连一钱　苇根汁半酒杯（冲）　玄参四钱　黄柏一钱　银花露半酒杯（冲）　细生地四钱　黄芩一钱　生甘草三钱

水八杯，煮取三杯，分三次服，以小便得利为度。

加减复脉汤（《温病条辨》）

炙甘草六钱　干地黄六钱　生白芍六钱　麦冬五钱（不去心）　阿胶三钱　麻仁三钱

水八杯，煮取八分三杯，分三次服。剧者加甘草至一两，地黄、白芍各八钱，麦冬七钱，日三服，夜一服。

石膏甘草散（《伤寒总病论》）

石膏、甘草等分

细末，浆水调下二钱匕，日三服。

左金丸（《金匮钩玄》）

黄连六两　茱萸一两或半两

水为丸，白汤下五十丸

六画

至宝丹（《温病条辨》）

犀角（镑）一两　朱砂（飞）一两　琥珀（研）一两　玳瑁（镑）一两　牛黄五钱　麝香五钱

以安息重汤炖化，和诸药为丸一百丸，蜡护。

达原饮（《温疫论》）

槟榔二钱　厚朴　知母　芍药　黄芩各一钱　草果　甘草各五分

用水二钟，煎八分，午后温服。

竹叶石膏汤（《伤寒论》）

竹叶两把　石膏一斤　半夏半斤（洗）　麦冬一升（去心）　人参二两　甘草二两（炙）　粳米半斤

上七味，以水一斗，煮取六升，去滓，内粳米煮米熟汤成，去米，温服一升，日三服。

安宫牛黄丸（引《温病条辨》）

牛黄一两　郁金一两　犀角一两　黄连一两　朱砂一两　冰片二钱五分　麝香二钱五分　真珠五钱

山栀一两　雄黄一两　黄芩一两

上为极细末，炼老蜜为丸，每丸一钱，金箔为衣，蜡护。脉虚者人参汤下，脉实者，金银花、薄荷汤下，每服一丸。大人病重体实者，日再服，甚者三服，小儿服半丸，不知再服半丸。

导赤清心汤（《通俗伤寒论》）

鲜生地六钱　朱茯神二钱　细木通五分　原麦冬一钱（辰砂染）　粉丹皮二钱　益元散三钱（包煎）
淡竹叶钱半　莲子心三十支（冲）　辰砂染灯心二十支　莹白童便一杯（冲）

导赤承气汤（《温病条辨》）

赤芍三钱　细生地黄五钱　生大黄三钱　黄连二钱　黄柏二钱　芒硝一钱
水五杯煮取二杯，先服一杯，不下再服。

七画

杏苏散（《温病条辨》）

杏仁　紫苏叶　半夏　橘皮　前胡　甘草　苦桔梗　枳壳　茯苓　生姜　大枣

连梅汤（《温病条辨》）

黄连二钱　乌梅三钱　麦冬三钱（连心）　生地黄三钱　阿胶二钱
水五杯，煮取二杯，分二次服。脉虚大而芤者加人参。

扶阳逐湿汤（《湿热病篇》）

人参　白术　附子　茯苓　益智仁

沙参麦冬汤（《温病条辨》）

沙参三钱　玉竹二钱　生甘草一钱　冬桑叶一钱五分　麦冬三钱　生扁豆一钱五分　天花粉一钱五分
水五杯，煮取二杯，日再服。

麦门冬汤方（《金匮要略》）

麦冬七升　半夏一升　人参二两　甘草二两　粳米三合　大枣十二枚
上六味，以水一斗二升，煮取六升，温服一升，日三夜一服。

附子粳米汤方（《金匮要略》）

附子一枚（炮）　半夏半升　甘草一两　大枣十枚　粳米半升
上五味，以水八升，煮米熟，汤成，去滓，温服一升，三日服。

余氏柴胡枳桔汤（《通俗伤寒论》）

川柴胡一钱至钱半　枳壳钱半　姜半夏钱半　鲜生姜一钱　青子芩一钱至钱半　桔梗一钱　新会皮钱半　雨前茶一钱

余氏柴芩双解汤（《通俗伤寒论》）

柴胡钱半　生葛根一钱　羌活八分　知母二钱　炙草六分　青子芩钱半　生石膏四钱（研）　防风一钱　猪苓钱半　白蔻末六分（冲）

余氏柴胡达原饮（《通俗伤寒论》）

柴胡钱半　生枳壳钱半　川朴钱半　青皮钱半　炙草七分　黄芩钱半　苦桔梗一钱　草果六分　槟榔二钱　荷叶梗五寸

余氏解毒承气汤（《通俗伤寒论》）

银花三钱　生山栀三钱　小川连一钱　生川柏一钱　青连翘三钱　青子芩二钱　小枳实二钱　生大黄三钱　西瓜硝五分　金汁一两（冲）　白头蚯蚓两支

先用雪水六碗，煮生绿豆（二两），滚取清汁，代水煎药

妙功藏用丸（神芎丸）《黄帝素问宣明论方·卷四·药证方》

大黄　黄芩　黄连各半两　黑牵牛一两　滑石二分　荆芥穗二两　防风一分　川芎一两　木香二分　官桂三分，去皮

上为细末，滴水为丸，如小豆大，温水下，始十丸至十五丸，后每服加十丸，日三服，冷水下亦得。

八画

青蒿鳖甲汤《温病条辨》

青蒿二钱　鳖甲五钱　细生地黄四钱　知母二钱　牡丹皮三钱
水五杯，煮取二杯，日再服。

苓桂甘露饮《宣明论方》

茯苓一两　甘草二两　白术（炙）半两　泽泻一两　官桂（去皮）二两　石膏二两　寒水石二两　滑石四两　猪苓半两

为末，每服三钱，温汤调，新汲水亦得，生姜汤尤良。小儿每服一钱，用法如上。

炙甘草汤《金匮要略》

甘草四两（炙）　桂枝　生姜各三两　麦门冬半升　麻仁半升　人参　阿胶各二两　大枣三十枚　生地黄一斤

上九味，以酒七升，水八升，先煮八升，取三升，去滓，内胶消尽，温服一升，日三服。

泻心汤方《金匮要略》

大黄二两　黄连一两　黄芩一两
上三味，以水三升，煮取一升，顿服之。

知母石膏汤《伤寒总病论》

知母一两　石膏一两半　葛根　葳蕤各三分　甘草　黄芩　升麻　人参　杏仁　羌活　防风各半两
㕮咀，水三升，煎一升半，去滓，温饮一盏，通口与之取汗。

枇杷茅根汤《伤寒总病论》

枇杷叶　茅根各半升
水四升，煮去半，去滓，稍热饮之一二盏。

茅根葛根汤《伤寒总病论》

茅根　葛根各半升
水四升，煮两升，去滓，温饮一盏

茅根橘皮汤《伤寒总病论》

白茅根半升　橘皮一两半　桂枝　葛根各一两
㕮咀，水三升，煎去半，去滓，温饮一盏，哕止停后服。微有热，减桂半两。微有热，宜去桂，加生姜二两。

调中散《黄帝素问宣明论方》

白术　干姜（炮）　当归　人参　五味子　赤茯苓（去皮）　甘草（炙）各一两　官桂一两半
上为末，每服三钱，水一盏，煎至八分，温服，去滓，稍热，日二服，临卧。

泻脾散《卫生宝鉴》

藿香七钱　山栀七钱　石膏半两　甘草三两　防风（去芦）四两

上五味，用蜜同炒研为细末。每服二钱至三钱，水一盏，煎至七分，温服清汁，无时。

定命散（《黄帝素问宣明论方》）

朱砂　水银　麝香各等分

上为末，每服半钱，新汲水调下，不计时候。

九画

茯苓皮汤（《温病条辨》）

茯苓皮五钱　生薏苡仁五钱　猪苓三钱　大腹皮三钱　白通草三钱　淡竹叶二钱

水八杯，煮取三杯，分三次服。

茯苓桂枝白术甘草汤方（《金匮要略》）

茯苓四两　桂枝　白术各三两　甘草二两

上四味，以水六升，煮取三升，分温三服，小便则利。

栀子豉汤（《伤寒论》）

栀子十四个（擘）　香豉（绵裹）四合

上二味，以水四升，先煮栀子，得二升半，内豉，煮取一升半，去滓，分为二服，温进一服，得吐者，止后服。

栀子甘草豉汤（《伤寒论》）

栀子十四个（擘）　甘草二两（炙）　香豉四合（绵裹）

上三味，以水四升，先煮栀子、甘草，取二升半，内豉，煮取一升半，去滓，分二服。温进一服。得吐者，止后服。

栀子生姜豉汤（《伤寒论》）

栀子十四个（擘）　生姜五两　香豉四合（绵裹）

上三味，以水四升，先煮栀子、生姜，取二升半，内豉，煮取一升半，去滓。分二服，温进一服。得吐者，止后服。

枳壳丸（《黄帝素问宣明论方》）

陈皮一两　槟榔半两　牵牛四两（一半生一半熟，捣，取头末一两半，余不用）　木香一分　枳壳二两

上为末，炼蜜为丸，如桐子大，每服十五丸，生姜汤下，食后，日三服。

枳实薤白桂枝汤方（《金匮要略》）

枳实四枚　厚朴四两　薤白半斤　桂枝一两　栝蒌实一枚（捣）

上五味，以水五升，先煮枳实、厚朴，取二升，去滓，内诸药，煮数沸，分温三服。

宣白承气汤（《温病条辨》）

生石膏五钱　生大黄三钱　杏仁粉二钱　栝蒌皮一钱五分

水五杯，煮取二杯，先服一杯，不知再服。

宣清导浊汤（《温病条辨》）

猪苓五钱　茯苓五钱　寒水石六钱　晚蚕沙四钱　皂荚子（去皮）三钱

水五杯，煮成两杯，分二次服，以大便通快为度。

十画

桃仁承气汤（《温病条辨》）

大黄五钱　芒硝二钱　桃仁三钱　芍药三钱　牡丹皮三钱　当归三钱

水八杯，煮取三杯，先服一杯。得下，止后服。不知，再服。

益胃汤 （《温病条辨》）

沙参三钱　麦冬五钱　冰糖一钱　细生地黄五钱　玉竹（炒香）一钱五分

水五杯，煮取二杯，分二次服，渣再煮一杯服。

涤痰丸 （《卫生宝鉴》）

木香二钱　槟榔半两　京三棱半两　陈皮三钱　青皮三钱　枳壳三钱　半夏（制）半两　大黄一两
黑牵牛（炒）二两

上为细末，面糊为丸，梧桐子大，每服三十丸，食远，姜汤下。

凉膈散 （《卫生宝鉴》）

连翘四两　朴硝二两　川大黄二两　薄荷一两　黄芩一两　山栀子一两　甘草（炙）一两

上七味为末，每服三钱，水一盏半。竹叶五七片，蜜少许，煎至七分，去渣，温服，食后。小儿半
钱，量岁数加减。得利下，止后服。

调胃承气汤 （《伤寒论》）

甘草（炙）二两　芒硝半斤　大黄四两（去皮，清酒洗）

上三味，以水三升，煮二物至一升，去滓，内芒硝，更上微火煮一二沸，温顿服之，以调胃气。

桑杏汤 （《温病条辨》）

桑叶一钱　杏仁一钱五分　沙参二钱　象贝一钱　豆豉一钱　栀皮一钱五分　梨皮一钱

水二杯，煮取一杯，顿服之，重者再作服。

桑菊饮 （《温病条辨》）

杏仁二钱　连翘一钱五分　薄荷八分　桑叶二钱五分　菊花一钱　苦桔梗二钱　生甘草八分　苇根
二钱

水二杯，煮取一杯，日二服。

桂枝附子汤方 （《金匮要略》）

桂枝四两去皮　生姜三两（切）　附子三枚（炮去皮，破八片）　甘草二两（炙）　大枣十二枚（擘）

上五味，以水六升，煮取二升，去滓，分温三服。

柴胡桂枝汤方 （《金匮要略》）

柴胡四两　黄芩　人参　芍药　桂枝　生姜各一两半　甘草一两　半夏二合半　大枣六枚

上九味，以水六升，煮取三升，温服一升，日三服。

消痞丸 （《黄帝素问宣明论方》）

黄连　干葛各一两　黄芩　大黄　黄檗　栀子　薄荷　藿香　厚朴　茴香（炒）各半两　木香　辣
桂各一分　青黛一两（妍）　牵牛二两

上为细末，滴水丸，如小豆大，每服十丸，新水下，温水亦得，小儿丸如麻子大。

桃核承气汤 （《伤寒论》）

桃仁五十个（去皮尖）　大黄四两　桂枝二两（去皮）　甘草二两（炙）　芒硝二两

上五味，以水七升，煮取二升半，去滓，内芒硝，更上火微沸，下火，先温服五合，日三服，当
微利。

十一画

黄土汤 （《金匮要略》）

甘草、干地黄、白术、附子（炮）、阿胶、黄芩各三两　灶中黄土半斤

水煎，分二次服。

黄芩汤（《伤寒论》）

黄芩三两　芍药二两　甘草二两（炙）　大枣十二枚（擘）

上四味，以水一斗，煮取三升，去滓，温服一升，日再夜一服。

黄芩滑石汤（《温病条辨》）

黄芩三钱　滑石三钱　茯苓皮三钱　大腹皮二钱　白蔻仁一钱　通草一钱　猪苓三钱

水六杯，煮取二杯，渣再煮一杯，分温三服。

黄芩加半夏生姜汤（《伤寒论》）

黄芩三两　芍药二两　甘草二两（炙）　大枣十二枚（擘）　半夏半升（洗）　生姜一两半（一方三两，切）

上六味，以水一斗，煮取三升，去滓，温服一升，日再、夜一服。

黄连阿胶汤（《伤寒论》）

黄连四两　黄芩二两　芍药二两　鸡子黄二枚　阿胶三两（一云三挺）

上五味，以水六升，先煮三物，取二升，去滓，内胶烊尽，小冷，内鸡子黄，搅令相得，温服七合，日三服。

黄连阿胶汤（《温病条辨》）

黄连四钱　黄芩一钱　阿胶三钱　白芍一钱　鸡子黄二枚

水八杯，先煮三物，取三杯，去渣，纳胶烊尽，再纳鸡子黄搅令相得，日三服。

黄连香薷饮（《类证活人书》）

香薷一两半　扁豆　厚朴各二两　黄连二两

黄连黄芩汤（《温病条辨》）

黄连二钱　黄芩二钱　郁金一钱五分　香豆豉二钱

水五杯，煮取二杯，分二次服。

黄连解毒汤（《卫生宝鉴》）

黄连七钱半　黄柏半两　栀子半两　黄芩一两

清凉四顺饮子（《卫生宝鉴》）

当归（去芦）　甘草（炙）　赤芍药　大黄各等分

上㕮咀，每服五钱，水一盏，煎至七分，去渣，食后温服

清暑益气汤方（《卫生宝鉴》）

人参半钱　白术半钱　陈皮半钱　神曲半钱　泽泻半钱　黄芪一钱半（少汗者减半钱）　炙甘草三分　黄柏（酒浸）三分　葛根三分　青皮三分　当归身三分　麦冬三分　苍术一钱半　升麻一钱　五味子九枚

上十五味㕮咀，作一服，水二盏，煎至一盏，去渣，大温服，食远。

银翘散（《温病条辨》）

连翘一两　金银花一两　苦桔梗六钱　薄荷六钱　竹叶四钱　生甘草五钱　荆芥穗四钱　淡豆豉五钱　牛蒡子六钱

上杵为散，每服六钱，鲜苇根汤煎，香气大出，即取服。勿过煎，肺药取轻清，过煎则味厚而入中焦矣。病重者，约二时一服，日三服，夜一服。轻者三时一服，日二服，夜一服。病不解者作再服。

银翘散去牛蒡子玄参加杏仁滑石方（《温病条辨》）

即银翘散内去牛蒡子　玄参，加杏仁六钱　飞滑石一两

服如银翘散法。

银翘散去豆豉加细生地丹皮大青叶倍玄参方 《温病条辨》

连翘一两　金银花一两　苦桔梗六钱　薄荷六钱　竹叶四钱　生甘草五钱　荆芥穗四钱　细生地黄四钱　大青叶三钱　牡丹皮三钱　玄参一两

服如银翘散法。

银翘散加生地丹皮赤芍麦冬方 《温病条辨》

即银翘散内加生地黄六钱　牡丹皮四钱　赤芍四钱　麦冬六钱

服如银翘散法。

麻黄杏仁甘草石膏汤方 《伤寒论》

麻黄四两（去节）　杏仁五十个（去皮尖）　甘草二两（炙）石膏半斤（碎，绵裹）

上四味，以水七升，煮麻黄，减二升，去上沫，内诸药，煮取二升，去滓，温服一升。本云黄耳杯。

麻杏石甘汤 《温病条辨》

麻黄三钱（去节）　杏仁三钱（去皮尖，碾细）　甘草二钱（炙）　石膏三钱（碾）

水八杯，先煮麻黄，减二杯，去沫，内诸药煮取三杯，先服一杯，以喉亮方度。

麻黄杏仁薏苡甘草汤方 《金匮要略》

麻黄（去节）半两（汤泡）　甘草一两（炙）　薏苡仁半两　杏仁十个（去皮尖，炒）

上挫麻豆大，每服四钱匕，水盏半，煮八分，去滓，温服。有微汗，避风。

旋覆花汤方 《金匮要略》

旋覆花三两　葱十四茎　新绛少许

上三味，以水三升，煮取一升，顿服之。

清络饮 《温病条辨》

鲜荷叶边二钱　鲜金银花二钱　西瓜翠衣二钱　鲜扁豆花一枝　丝瓜皮二钱　鲜竹叶心二钱

水二杯，煮取一杯，日二服。

清宫汤 《温病条辨》

玄参心三钱　莲子心五分　竹叶卷心二钱　连翘心二钱　犀角尖二钱（磨冲）　连心麦冬三钱

清营汤 《温病条辨》

犀角三钱　生地黄五钱　玄参三钱　竹叶心一钱　麦冬三钱　丹参二钱　黄连一钱五分　金银花三钱　连翘二钱（连心用）

水八杯，煮取三杯，日三服。

清瘟败毒饮 《疫疹一得》

生石膏大剂六至八两，中剂二至四两，小剂八钱至一两二钱　生地黄大剂六钱至一两，中剂三至五钱，小剂二至四钱　犀角大剂六至八钱，中剂三至五钱，小剂一至一钱半（磨冲）　真川连大剂四钱至六钱，中剂二钱至四钱，小剂一至一钱半　山栀　桔梗　黄芩　知母　赤芍　玄参　连翘　甘草　牡丹皮　鲜竹叶（各取一般常用量）

水煎服，先煮石膏，后下诸药，犀角磨汁和服。

梓皮饮子 《伤寒总病论》

单煮梓皮汁，稍稍饮之佳。

屠苏酒 《备急千金要方》

大黄十五铢　白术十八铢　桔梗、蜀椒各十五铢　桂心十八铢　乌头六铢　菝葜十二铢　一方有防

风一两

上七味，㕮咀，绛袋盛，以十二月晦日日中悬沉井中，令至泥，正月朔日平晓出药，置酒中煎数沸，于东向户中饮之。屠苏之饮先从小儿起，多少自在。一人饮，一家无疫；一家饮，一里无疫。饮药酒得，三朝还滓置井中，能仍岁饮，可世无病。当家内外有井，皆悉著药，辟温气也。

十二画

葛根芩连汤 《伤寒论》

葛根半斤　甘草（炙）二两　黄芩三两　黄连三两
上四味，以水八升，先煮葛根，减二升，内诸药，煮取二升，去滓，分温再服。

翘荷汤 《温病条辨》

薄荷一钱五分　连翘一钱五分　生甘草一钱　黑栀皮一钱五分　桔梗三钱　绿豆皮二钱
水二杯，煮取一杯，顿服之。日服二剂，甚者日三服。

紫雪丹 《温病条辨》

滑石一斤　石膏一斤　寒水石一斤　磁石（水煮）二斤
捣煎，去渣，入后药：
羚羊角五两　木香五两　犀角五两　沉香五两　丁香一两　升麻一斤　玄参一斤　炙甘草半斤
以上八味，并捣锉，入煎药汁中煎，去渣，入后药：
朴硝、硝石各二斤
提净，入煎药汁中，微火煎，不住手将柳木搅，候汁欲凝，再加入后二味：
辰砂（研细）三两　麝香（研细）一两二钱
入煎药拌匀。合成退火气，冷水调服一二钱。

犀角地黄汤 《温病条辨》

干地黄一两　生白芍三钱　牡丹皮三钱　犀角三钱
水五杯，煮取二杯，分二次服，渣再煮一杯服。

葳蕤汤 《伤寒总病论》

葳蕤　白薇　麻黄　独活　大杏仁生　芎劳　甘草　青木香　葛根各一两　石膏一两半
㕮咀，水五升，煎二升半，去滓，饮一盏，通口服之，取汗。若一寒一热者，加朴硝半两，大黄一两半，朴硝末后下。

越鞠丸 《金匮钩玄》

苍术　香附　抚芎　神曲　栀子
等分为末，水丸如绿豆大。

滋肾丸 《卫生宝鉴》

肉桂二钱　知母（酒洗，焙干）二两　黄柏（酒洗焙）二两
上为末，熟水丸如鸡头实大，每服一百丸加至二百丸，百沸汤送下，空心服之。

普济消毒饮子 《卫生宝鉴》

黄芩半两　黄连半两　人参三钱　橘红二钱　玄参二钱　生甘草二钱　柴胡二钱　桔梗各二钱　黍粘子一钱　马勃一钱　板蓝根一钱　僵蚕（炒）五分　升麻五分　连翘一钱
上十四味细末，半以汤调，时时服之。半用蜜丸，口嚼化之。或加防风、薄荷、川芎、当归身，咀。或大便硬，加酒煨大黄一钱或二钱以利之；如肿势盛大，宜针刺之。

黑膏方 《肘后备急方》

生地黄半斤（切碎）　好豉一升　猪脂二斤

合煎五六沸，令至三分减一，绞去滓，末雄黄、麝香如大豆者，内中搅合，尽服之。

紫菀散（《黄帝素问宣明论方》）

紫菀　桑白皮　桔梗　续断　甘草　五味子各一两　赤小豆一合

上为末，水一大盏，药末五钱、青竹茹弹子大，同煎至七分，温服，去滓。

十三画

蒿芩清胆汤（《通俗伤寒论》）

青蒿钱半至二钱　黄芩钱半至三钱　淡竹茹三钱　仙半夏钱半　枳壳钱半　陈皮钱半　赤茯苓三钱
碧玉散三钱（包）

新加香薷饮（《温病条辨》）

香薷二钱　金银花三钱　鲜扁豆花三钱　厚朴二钱　连翘二钱

水五杯，煮取二杯，先服一杯，得汗止后服，不汗再服。服尽不汗，再作服。

新加黄龙汤（《温病条辨》）

细生地五钱　麦冬五钱（连心）　玄参五钱　生大黄三钱　芒硝一钱　生甘草二钱　人参一钱半
（另煎）　当归一钱半　海参二条（洗）　姜汁六匙

水八杯，煮取三杯，先服一杯，冲参汁五分，姜汁两匙，顿服之。腹中有响声或转矢气为欲便也，候一二时不便再如前法服一杯……如服一杯即得便，止后服。

解毒承气汤（《伤寒温疫条辨》）

僵蚕（酒炒）　芒硝（另入）各三钱　蝉蜕十个　黄连、黄芩、黄柏、栀子各一钱　枳实（麸炒）
二钱五分　厚朴（姜汁炒）、大黄（酒炒）各五钱

十五画

增液汤（《温病条辨》）

玄参一两　麦冬八钱（连心）　细生地黄八钱

水八杯，煮取三杯，口干则与饮，令尽。不便，再作服。

增液承气汤（《温病条辨》）

玄参一两　麦冬八钱（连心）　细生地黄八钱　大黄三钱　芒硝一钱五分

水五杯，煮取三杯，先服一杯，不知再服。

增损双解散（《伤寒温疫条辨》）

僵蚕（酒炒）　滑石各三钱　蝉蜕十二个　姜黄七分　防风　薄荷叶　荆芥穗　当归　白芍药　黄
连　连翘　山栀　甘草各一钱　黄芩　桔梗　大黄（酒浸）　芒硝（冲服）各二钱　石膏六钱

水煎，加蜜三匙，黄酒半杯和匀冷服。

十六画

薛氏五叶芦根汤（《湿热病篇》）

藿香叶　薄荷叶　鲜荷叶　枇杷叶　佩兰叶　芦根　冬瓜仁

参考文献

[1]　郭霭春.《黄帝内经·灵枢》校注语译 [M]. 贵阳：贵州教育出版社，2010.

[2]　郭霭春.《黄帝内经·素问》校注语译 [M]. 贵阳：贵州教育出版社，2010.

[3]　程士德. 内经 [M]. 2 版. 北京：人民卫生出版社，2006.

[4]　邢玉瑞. 中医经典词典 [M]. 北京：人民卫生出版社，2016.

[5]　邢玉瑞. 中医思维方法 [M]. 北京：人民卫生出版社，2010.

[6]　邢玉瑞.《黄帝内经》的研究方法与路径思考之一：《黄帝内经》文献与医学内容研究 [J]. 陕西中医药大学学报，2023，46（05）：1 - 6.

[7]　宋兴，罗才贵. 难经 [M]. 成都：四川科学技术出版社，2010.

[8]　田向东，郭志玲，朱光宇，等.《内经》和《难经》中三焦所指的脏器组织探讨 [J]. 中医药导报，2018，24（23）：19 - 23，51.

[9]　钱会南.《难经》命元三焦之论发微及临床启示 [J]. 云南中医学院学报，2016，39（03）：35 - 37.

[10]　中医研究院研究生班.《伤寒论》注评 [M]. 北京：中国中医药出版社，2011.

[11]　李遨宇，崔书克，张天元，等.《伤寒论》中六经病与温病卫气分证关系探讨 [J]. 中医学报，2023，38（11）：2330 - 2333.

[12]　艾军，曾彩玲，陈斌成，等. 温病郁热辨证与《伤寒论》三阳病辨治关系探析 [J]. 辽宁中医杂志，2024，5（51）：54 - 56.

[13]　梁永宣. 元邓珍本《新编金匮要略方》校注 [M]. 北京：学苑出版社，2009.

[14]　赵云川，陈曦，曾宪彪，等. 从三焦气化理论探析《金匮要略》水气病 [J]. 中医药临床杂志，2022，34（06）：1016 - 1019.

[15]　张文选. 叶天士用经方 [M]. 北京：人民卫生出版社，2011.

[16]　张文选. 温病方证与杂病辨治 [M]. 北京：中国医药科技出版社，2017.

[17]　韩祗和. 伤寒微旨论 [M]. 北京：中国中医药出版社，2015.

[18]　葛琦. 韩祗和伏气温病学说探讨：评《伤寒微旨论》[J]. 天津中医学院学报，1985，（02）：43 - 45.

[19]　杨丽娜. 谈《伤寒微旨论》"伏阳成温" 说 [J]. 辽宁中医药大学学报，2010，12（09）：53 - 54.

[20]　杨丽娜，黄博韬.《伤寒微旨论》伏气温病证治特色 [J]. 中华中医药学刊，2014，32（01）：137 - 138.

[21]　田思胜. 朱肱、庞安时医学全书 [M]. 2 版. 北京：中国医药科技出版社，2015.

[22]　张友和. 剖析宋代医家朱肱的学术思想 [J]. 内蒙古中医药，2007，（10）：68.

[23]　赵永辰，卢丽君，王涛，等. 朱肱及其病证结合观 [J]. 医学研究与教育，2017，34（05）：11 - 15.

[24]　刘欣欣. 庞安时温热病学术思想及证治规律研究 [D]. 湖北中医药大学，2017.

[25]　许霞，安静. 庞安时论治温疫学术思想及其对后世的影响 [J]. 安徽中医药大学学报，2016，35（03）：1 - 3.

[26]　王叔和. 脉经 [M]. 影印本林亿，校正. 北京：人民卫生出版社，1956.

[27]　谷晓红，冯全生. 温病学 [M]. 北京：人民卫生出版社，2016.

[28]　张丽，王荣，胡申，等.《脉经》与《难经》寸口诊法比较 [J]. 中华中医药杂志，2022，37（01）：325 - 328.

[29]　李灿东. 中医诊断学 [M]. 北京：中国中医药出版社，2016.

[30]　葛洪. 肘后备急方全本校注与研究 [M]. 刘小斌，魏永明，校注. 广州：广东科技出版社，2018.

[31] 葛洪. 白话肘后备急方 [M]. 易良杰，郭春茂，廖承建，译. 广州：广东高等教育出版社，2022.

[32] 梅全喜. 葛洪《肘后备急方》研究 [M]. 北京：中国中医药出版社，2018.

[33] 葛洪.《抱朴子内篇》《肘后备急方》今译 [M]. 梅全喜，赫近大，冉懋雄，等译. 北京：中国中医药出版社，1997.

[34] 杨瑞华，吕文亮，孙玉洁，等. 孙思邈《备急千金要方》疫病学术思想探微 [J]. 中华中医药杂志，2021，36 (5)：2461 - 2464.

[35] 卢芬萍，呼兴华，高原，等.《千金方》"辟温"用药规律及方法探析 [J]. 陕西中医药大学学报，2022，45 (1)：15 - 18.

[36] 张建伟，陈阳，吕菲菲，等. 浅析《千金方》对瘟疫学说的贡献 [J]. 陕西中医药大学学报，2023，46 (4)：64 - 68.

[37] 王竹星.《千金要方》白话精解中华药学经典 [M]. 天津：天津科学技术出版社，2010.

[38] 孙思邈. 千金方：白话精译·现代珍藏版 [M]. 倪泰一，王春涛，译. 海口：海南出版社，2002.

[39] 宋乃光. 刘完素医学全书 [M]. 北京：中国中医药出版社，2015.

[40] 毕海金. 刘河间及其学说对温病学派产生和发展的影响 [J]. 西部中医药，2012，25 (12)：1 - 3.

[41] 刘帆，魏凤琴. 刘完素火热论学术思想的形成与发展研究 [J]. 北京中医药大学学报，2020，43 (01)：27 - 31.

[42] 冯瑞雪，张紫微，张再康. 后世三大学派对河间学派继承与发展的探讨 [J]. 河北中医药学报，2015，30 (02)：8 - 10.

[43] 刘巨海，吴建林，陈静. 浅析刘完素学术思想在消渴病机学说中的应用 [J]. 山东中医药大学学报，2013，37 (05)：381 - 382.

[44] 闫醒刚，呼兴华，许建秦. "流湿润燥"析义 [J]. 中华中医药杂志，2023，38 (03)：1317 - 1319.

[45] 李海玉，胡艳敏. 刘完素诊治中风病的特点 [J]. 中国中医基础医学杂志，2017，23 (04)：453 - 454.

[46] 张子和. 儒门事亲 [M]. 北京：人民卫生出版社，2005.

[47] 代玄烨. 淮左名医张从正及其攻邪理论 [J]. 华北水利水电学院学报（社科版），2013，29 (04)：173 - 175.

[48] 相鲁闽. 张戴人与《儒门事亲》[J]. 河南中医，2014，34 (05)：896.

[49] 于峥，杨威，刘寨华. 张从正《儒门事亲》五运六气治法述要 [J]. 中国中医基础医学杂志，2009，15 (12)：891，895.

[50] 马兰，刘湘玲. 张从正"三消当从火断"理论及其对后世治疗消渴的探讨 [J]. 云南中医中药杂志，2022，43 (05)：19 - 22.

[51] 李欣，王仁和. 张从正对消渴病因病机及治法理论体系的贡献 [J]. 西部中医药，2021，34 (05)：73 - 75.

[52] 方本荣，沈钦荣. 戴思恭郁证主中焦说探析 [J]. 江苏中医，1996，17 (01)：37 - 38.

[53] 赵胜权. 戴思恭学术思想撷英 [J]. 光明中医，2001 (01)：48 - 50.

[54] 徐晓聪，郑洪. 戴原礼编辑《金匮钩玄》新证及其影响探讨 [J]. 浙江中医药大学学报，2023，47 (04)：353 - 360.

[55] 陈天祥，沈万生. 戴思恭与《金匮钩玄》[J]. 中医杂志，1989 (06)：10 - 12.

[56] 戴琪，朱明. 从朱丹溪君火与相火的关系论中医心理调节机制 [J]. 北京中医药大学学报，2002 (02)：5 - 9.

[57] 孙钰. 基于易水学派的罗天益学术思想探讨 [D]. 北京中医药大学，2019.

[58] 孙钰，王雨，张钰欣，等. 罗天益对东垣脾胃内伤理论的创新与临证应用 [J]. 陕西中医，2019，40 (06)：784 - 786.

[59] 杨景锋，任艳芸，文颖娟. 罗天益学术思想探析 [J]. 中国中医基础医学杂志，2014，20 (06)：719 - 721.

[60] 王雪之. 三焦寒热辨治者罗天益 [J]. 开卷有益—求医问药，2015 (05)：54 - 55.

[61] 王德润，于艳红，张衍卿.《黄帝内经》三焦理论探源 [J]. 新中医，2023，55 (21)：209 - 212.

[62] 姚晨思，田传玺，张湘苑，等. 仝小林院士应用宣白承气汤加减治疗新冠重症经验 [J]. 吉林中医药，2023，43 (10)：1158 - 1160.

[63] 李镇，张雪薇，王媛媛. 基于"治中焦如衡"理论辨治慢性萎缩性胃炎/胃癌前病变概述 [J]. 中国临床研究，2023，36 (09)：1357 - 1360.

[64] 陈星洁，余江毅. 余江毅基于"治中焦如衡"理论辨治代谢相关脂肪性肝病经验 [J]. 中医药通报，2023，22 (03)：15 - 18.

［65］ 孙红，刘建华，闫占峰，等．"治上焦如羽"在耳鼻咽喉疾病治疗中的应用［J］．中国医药导报，2022，19（15）：133－135.

［66］ 杨晨曦，鲁明源．三焦理论的发生学原理［J］．中华中医药杂志，2021，36（11）：6663－6665.

［67］ 徐海青，贾妮．论银翘散现代临床应用［J］．辽宁中医药大学学报，2020，22（02）：164－167.

［68］ 孙素灵，王鸣．三焦辨证理论研究及应用现状［J］．亚太传统医药，2019，15（10）：188－190.

［69］ 张增超，程强，闻庆汉，等．浅析"治上焦如羽"理论在小儿推拿中应用［J］．按摩与康复医学，2018，9（13）：30－31.

［70］ 谢薇，汪剑．由"三焦气化"浅议"治下焦如权"之法［J］．云南中医中药杂志，2018，39（05）：30－33.

［71］ 刘风竹，王颖晓．三焦理论及临床研究概况［J］．中国中医药信息杂志，2018，25（01）：136－140.

［72］ 于河，李杭洲，司庆阳，等．从三焦膜系理论解析孔光一教授对妇科病的辨治思路［J］．世界中医药，2016，11（11）：2354－2358.

［73］ 李征．三焦辨证治疗干燥综合征研究［J］．长春中医药大学学报，2016，32（01）：71－74.

［74］ 相鲁闽．王安道医书评释［J］．河南中医，2014，34（07）：1220.

［75］ 余锦秀．青蒿鳖甲汤临床应用研究进展［J］．中医临床研究，2012，4（15）：118－119.

［76］ 任渭丽，董兴武．刘河间、王安道论"亢害承制"［J］．陕西中医函授，1991（06）：15－17.

［77］ 赵洪钧．回眸与反思中西医结合二十年［M］．安徽：安徽科学技术出版社，2007.

［78］ 吴少祯，杨进．《温病条辨》全本全译全注［M］．北京：中国医药科技出版社，2018.

［79］ 张光霁．中医病因探要［M］．上海：上海科学技术出版社，2002.

［80］ 李晨，李鲜，韩冰，等．基于雷少逸《时病论》探析四时伏气病的辨治［J］．四川中医，2023，41（06）：25－27.

［81］ 汪如镜，龚人爱，吴小明．雷少逸伏气泄泻特点初探［J］．浙江中医药大学学报，2016，40（08）：640－642.

［82］ 任宇航，贾波．雷丰辨治时病"冒、伤、中"治法探析［J］．成都中医药大学学报，2021，44（03）：89－92.

［83］ 周桥，郭锦晨，黄辉，等．基于《时病论》论雷丰对"冬伤于寒，春必病温"理论的阐释［J］．中医研究，2019，32（12）：3－5.

［84］ 周茂琳，安世英，安世军，等．朱丹溪《格致余论》中的医易思想探析［J］．中医文献杂志，2023，41（03）：37－40.

［85］ 张航，冯嘉玮．李东垣"阴火"与朱丹溪"相火"之比较研究［J］．中国中医基础医学杂志，2019，25（07）：871－873.

［86］ 许芸，王芙蓉．李东垣"阳升阴降"与朱丹溪"阴升阳降"之比较研究［J］．中国民族民间医药，2022，31（06）：10－13.

［87］ 苏海臣，和金玲．读《格致余论·阳有余阴不足论》谈朱丹溪的学术思想［J］．内蒙古中医药，2011，30（06）：130.

［88］ 李霞，冯全生．《伤寒指掌》学术思想探析［J］．中国中医基础医学杂志，2023，29（04）：526－529.

［89］ 郭凤鹏，周利，张彩丽．《伤寒指掌》一书的内容与特色［J］．中国中医药现代远程教育，2013，11（15）：123－124.

［90］ 李晓寅，江凌圳，庄爱文．浙籍名医吴坤安温病学术特色探讨［C］．//浙江省中医药学会．浙派中医学术传承与文化研究学术会议论文集．2017：126－130.

［91］ 张之文．瘟疫学新编［M］．北京：中国中医药出版社，2006.

［92］ 宋春生．古代中医药名家的学术思想与认识论［M］．北京：科学出版社，2011.

［93］ 苏颖．明清医家论温疫［M］．北京：中国中医药出版社，2013.

［94］ 毕岩，孙大中，岳冬辉．清代医家戴天章温病辨治特色探析［J］．中国中医基础医学杂志，2014，20（12）：1617－1619.

［95］ 江泳．论戴天章《广瘟疫论》中辨治之要［J］．中国中医基础医学杂志，2012，18（1）：16－18.

［96］ 丁伟森．论戴天章瘟疫五辨［J］．河南中医，2013，12：2056－2057.

［97］ 陈凤芝，苏颖．戴天章《广瘟疫论》治疗瘟疫方剂与药物的统计分析［J］．长春中医药大学学报，2006，22（3）：1－2.

［98］ 陈大舜．从《瘟疫明辨》探讨戴天章学术思想［J］．湖南中医学院学报，1984，3：9－12.

[99]　张建伟.《广瘟疫论》的学术思想探究［J］. 福建中医药，2015，46（2）：53-54.

[100]　陈枝伯，陈扬荣. 戴天章与《广瘟疫论》［J］. 福建中医学院学报，2000，10（1）44-45.

[101]　戴天章. 广瘟疫论［M］. 北京：中国中医药出版社，2009.

[102]　果志霞，曹力明. 叶天士学术思想概说［J］. 河南中医，2011，31（10）：1106-1107.

[103]　郑李锐，陈庆伟，刘兰林，等. 叶天士生平事迹与主要医著研究［J］. 中医药临床杂志，2014，26（2）：125-127.

[104]　薛瑜峰，薛佳茜. 叶天士学术思想的继承与创新［J］. 中医学报，2013，28（1）：58-59.

[105]　张玉辉，杜松. 叶天士学术思想探析［J］. 中华中医药学刊，2007，25（12）：2512-2513.

[106]　秦书礼，张林.《温热论》浅释［J］. 中医药学报，1982，（1）：42-45.

[107]　秦书礼，张林.《温热论》浅释（续一）［J］. 中医药学报，1982，（2）：31-36.

[108]　秦书礼，张林.《温热论》浅释（续二）［J］. 中医药学报，1982，（3）：38-48.

[109]　秦书礼，张林.《温热论》浅释（续完）［J］. 中医药学报，1982，（1）：54-59.

[110]　戴鑫，叶天士《临证指南医案》外感温热类温病养阴学术思想及用药规律研究［D］. 昆明：云南中医学院，2012.

[111]　洪金亿. 叶天士《温热论》中"先安未受邪之地"思想研究［D］. 北京：北京中医药大学，2006.

[112]　董正平，丁晓洁，肖相如.《临证指南医案》从体质辨治外感病医案分析［J］. 上海中医药杂志，2015，49（3）：30-31.

[113]　陈克正. 叶天士诊治大全：叶天士医案研究［M］. 北京：中国中医药出版社，1995.

[114]　薛公忱. 诗人袁枚笔下的名医薛雪［J］. 中医药文化，2009，6：27-28.

[115]　郑齐. 薛雪诊治四时温病特点探析［J］. 中国中医基础医学杂志，2015，21（3）：249-250.

[116]　孙利祥. 薛生白《湿热论》用药思路浅析［J］. 江西中医药，2012，43（3）：5-7.

[117]　黄欢，黄家诏. 薛生白辨治湿热病浅析［J］. 时珍国医国药，2009，20（1）：242-243.

[118]　张文选. 温病方证与杂病辨治［M］. 北京：人民卫生出版社，2007.

[119]　杨进. 温病学理论与实践［M］. 北京：人民卫生出版社，2009.

[120]　林宁. 温病名方三甲散的源流探析［J］. 中医研究，2007，20（1）：52-53.

[121]　李鑫辉. 活学活用温病名方［M］. 北京：中国中医药出版社，2014.

[122]　顾泳源. 薛生白治疗痰饮喘咳经验［J］. 江苏中医杂志，1987，（12）：36-37.

[123]　郁觉初. 薛生白湿温病辩治浅析［J］. 安徽中医学院学报，1987，6（1）：7-9.

[124]　周茂福. 试探《湿热病篇》的学术特点［J］. 江西中医药，1996，27（2）：54-55.

[125]　朱建君，周银亭. 浅论薛生白《湿热病篇》的学术特点［J］. 河北中医，2005，27（6）：470-471.

[126]　沈仲圭，陆文彬. 薛生白《湿热论》的研讨［J］. 浙江中医药大学学报，1983，（2）：9-11.

[127]　张义敏，张思超.《湿热病篇》治湿四法探析［J］. 浙江中医药大学学报，2008，32（3）：302-303.

[128]　肖益群. 杨栗山温病学术思想研究［D］. 湖北：湖北中医药大学，2010.

[129]　李彦军. 升降散临证验案举隅［J］. 山西中医，2013，29（5）：35-36.

[130]　刘晓峰，郭贺龙. 余师愚辨治疫疹学术思想之探析［J］. 上海中医药杂志，2011（02）：21-22.

[131]　岳冬辉.《疫疹一得》论治温疫方药特色探析［J］. 北京中医药大学学报，2011，34（04）：228-230.

[132]　王文远，杨进. 余师愚《疫疹一得》治疫思想探析［J］. 吉林中医药，2011，31（06）：499-501.

[133]　岳冬辉，苏颖. 余师愚从运气规律认识温疫防治策略的特色探析［J］. 中国中医基础医学杂志，2011，17（12）：1307-1308，1310.

[134]　苏颖，岳冬辉. 余师愚《疫疹一得》论疫特色［J］. 上海中医药杂志，2006，40（03）：45-46.

[135]　王秀莲，丁慧芬. 温疫学派学术思想及治疗经验探讨［C］//国际中医药学术交流会. 天津：天津中医学院，2004.

[136]　杜建. 余霖对温病学说的贡献［J］. 福建中医药，1986（04）：13-15.

[137]　刘鹏举. 余师愚《疫病篇》要旨［J］. 中医函授通讯，1989（04）：6-7.

[138]　傅建忠. 余霖生平及其《疫疹一得》考［J］. 安徽中医药大学学报，2014，33（04）：13-15.

[139]　沈元良. 俞根初学术思想与《通俗伤寒论》［J］. 中华中医药学刊，2013，31（10）：2289-2291.

[140]　熊益亮. 浅谈俞根初《通俗伤寒论》的温病证治特点［J］. 浙江中医药大学学报，2013，37（10）：1189-1190，

1193.

［141］　孟凡滕. 俞根初《通俗伤寒论》辨治温病用药规律及学术思想研究［D］. 济南：山东中医药大学，2022.

［142］　吴文军. 俞根初"以六经钤百病"学术思想研究［D］. 成都：成都中医药大学，2019.

［143］　潘桂娟，江泳. 中医历代名家学术研究丛书：俞根初［M］. 北京：中国中医药出版社，2017.

［144］　刘景源.《温病条辨》评介：吴鞠通学术思想探讨（一）［J］. 中国中医药现代远程教育，2005，7（3）：22 - 24.

［145］　刘景源.《温病条辨》评介：吴鞠通学术思想探讨（二）［J］. 中国中医药现代远程教育，2005，8（3）：22 - 25.

［146］　朱亚亮，周奎龙. 吴鞠通《医医病书》的创作缘由及其为医之道［J］. 湖南中医杂志，2013，29（10）：108 - 109.

［147］　邹克扬. 吴鞠通对温病学的卓越贡献［J］. 四川中医，1985，3（12）：20 - 21.

［148］　崔儒涛，谢建群. 吴鞠通学术成就述评［J］. 浙江中医学院学报，1999，23（4）：10 - 12.

［149］　郝印卿. 陈伯庄先生《温病会讲录》［J］. 山西中医，1995，11（4）：36 - 37.

［150］　刘寨华，于峥，张华敏. 论吴鞠通温病学术思想［J］. 中国中医基础医学杂志，2011，17（1）：12 - 13.

［151］　苗裕. 江苏温病流派学术思想及临床经验研究［D］. 南京：南京中医药大学，2010.

［152］　彭文博，何新慧.《吴鞠通医案》对温热病治法的创新［J］. 上海中医药杂志，2008，42（8）：63 - 65.

［153］　马卫国，杨进. 吴鞠通温病治疗禁忌思想探讨［J］. 四川中医，2003，21（9）：1 - 2.

［154］　刘寨华，杨威，马艳华，等. 吴鞠通治疗内科病学术特点探讨［J］. 河北中医药学报，2014，29（2）：17 - 19.

［155］　李鑫辉. 活学活用温病辨证［M］. 北京：中国中医药出版社，2016.

［156］　钟嘉熙，林兴栋. 温病学临床运用［M］. 北京：科学出版社，2010.

［157］　沈仲圭，陆文彬. 吴坤安先生温病救逆法研讨［J］. 成都中医学院学报，1980，02：16 - 17.

［158］　沈凤阁. 吴坤安对温病的学术贡献［J］. 安徽中医学院学报，1984，01：1 - 4.

［159］　陈宝苍. 类伤寒的文献研究［D］. 北京：北京中医药大学，2006.

［160］　于世良. 浅谈吴坤安的《察舌辨证歌》［J］. 新疆中医药，1985，01：62，43.

［161］　张前进. 清代伤寒病医案的舌诊研究［D］. 北京：北京中医药大学，2013.

［162］　丰广魁.《温热经纬》温病学术思想浅析［J］. 辽宁中医杂志，2011，38（12）：2357 - 2358.

［163］　周富明，费德升. 王孟英学术思想初探［J］. 安徽中医学院报，2004，23（3）：4 - 6.

［164］　鞠煜沽，苏颖. 论雷少逸时病辨治特色［J］. 长春中医药大学学报，2007，05：1 - 2.

［165］　仝小林. 评雷少逸学术思想［J］. 云南中医杂志，1985，02：8 - 10.

［166］　沈钦荣. 雷少逸治时病特色［J］. 上海中医药杂志，1986，10：10 - 11.

［167］　郁觉初. 雷少逸学术思想初探［J］. 福建中医药，1986，03：6 - 7.

［168］　林慧光. 雷少逸治妇人时病特点初探［J］. 福建中医学院学报，1997，03：39 - 41.

［169］　胡振义，熊楠华. 试论雷少逸学术思想及其治温经验［J］. 江西中医药，1999，06：48 - 49.

［170］　郑秋霞. 关于《时病论》的文献研究［J］. 浙江中医药大学学报，2010，05：644 - 645.

［171］　赵冬丽.《时病论》学术思想及方剂用药特点研究［D］. 哈尔滨：黑龙江中医药大学，2008.

［172］　徐复霖，田维君，吴仕九. 古今救误［M］. 长沙：湖南科学技术出版社，1985.

［173］　宋咏梅，张思超. 第九讲《时病论》及其主要学术特点［J］. 山东中医杂志，2007，09：654 - 655.

［174］　张之文. 温病学［M］. 成都：四川科学技术出版社，1987.

［175］　洪嘉禾，潘华信. 评校柳选四家医案［M］. 上海：上海中医学院出版社，1993.

［176］　刘纳文，肖照岑. 柳宝诒治温特色钩玄［J］. 江苏中医药，2010，42（04）：14 - 16.

［177］　潘华信.《柳选四家医案》阐微（一）［J］. 上海中医药杂志，2007，41（1）：84 - 86.

［178］　刘佳衡.《柳宝诒医案》诊治特色浅析［J］. 江苏中医药，2013，45（3）：9 - 10.

［179］　陈正平. 柳宝诒《温热逢源》伏气温病学说述要［J］. 中国中医基础医学杂志，2006，12（10）：766 - 768.

［180］　杨进. 温病学理论与实践［M］. 北京：人民卫生出版社，2009.

［181］　沈庆法. 温病学说之研究［M］. 上海：上海中医药大学出版社，2000.

［182］　沈庆法，赵章忠. 温病名著选读［M］. 上海：上海中医学院出版社，1992.

［183］　李鑫辉，喻嵘. 明清温病名家临床诊治精华［M］. 北京：化学工业出版社，2016.